U0189224

ERCP
内镜逆行胰胆管造影
·第3版·

原著者　［美］托德 H. 巴隆

　　　　理查德 A. 科佐赖克

　　　　大卫 L. 凯尔洛克

主　译　潘阳林　郭学刚

副主译　梁树辉　罗　辉　王向平

中国科学技术出版社
·北　京·

图书在版编目（CIP）数据

ERCP 内镜逆行胰胆管造影 /（美）托德·H. 巴隆编著；潘阳林，郭学刚主译. —北京：中国科学技术出版社，2021.6
ISBN 978-7-5046-8345-8

Ⅰ．①E… Ⅱ．①托… ②潘… ③郭… Ⅲ．①胰管 - 内窥镜检 ②胆管 - 内窥镜检 Ⅳ．① R570.4

中国版本图书馆 CIP 数据核字（2019）第 174513 号

策划编辑	张建平	
责任编辑	张建平	
装帧设计	华图文轩	
责任校对	邓雪梅　张晓莉　吕传新	
责任印制	马宇晨	

出　　版	中国科学技术出版社
发　　行	中国科学技术出版社发行部
地　　址	北京市海淀区中关村南大街 16 号
邮　　编	100081
发行电话	010-62173865
传　　真	010-62173081
网　　址	http://www.cspbooks.com.cn

开　　本	889mm×1194mm　1/16
字　　数	1085 千字
印　　张	41.75
版　　次	2021 年 6 月第 1 版
印　　次	2021 年 6 月第 1 次印刷
印　　刷	北京瑞禾彩色印刷有限公司
书　　号	ISBN 978-7-5046-8345-8 / R · 2445
定　　价	499.00 元

译者名单

（以姓氏笔画为序）

丁　斌	王力涛	王玉军	王向平	王丽梅	王超智
兰海涛	冉文斌	宁　波	石　鑫	任　贵	刘　翼
刘金财	刘群清	孙　鹏	孙趁意	孙新房	朱奕锦
贠建蔚	吴平安	宋文冲	张　利	张　晶	张荣春
张险峰	张鹏飞	李亚岭	李婕琳	杨　雪	杨宪武
陈　雷	陈和清	周中银	罗　辉	郑　亮	郑立跃
金　雷	金晓维	宫　健	段　聿	洪江龙	相　祎
倪　志	夏明星	贾　慧	郭长存	郭争荣	郭学刚
郭晓扬	陶　芹	高　磊	康晓宇	梁树辉	黄神安
曾　伟	曾　波	曾伟伟	韩　东	韩岩智	蔡开琳
潘阳林					

ELSEVIER

Elsevier (Singapore) Pte Ltd.

3 Killiney Road, #08-01 Winsland House I, Singapore 239519

Tel: (65) 6349-0200; Fax: (65) 6733-1817

This translation of ERCP, 3rd edition by Todd H. Baron, Richard A. Kozarek, David L. Carr-Locke was undertaken by China Science and Technology Press and is published by arrangement with Elsevier (Singapore) Pte Ltd.

ERCP, 3rd edition by Todd H. Baron, Richard A. Kozarek, David L. Carr-Locke 由中国科学技术出版社进行翻译，并根据中国科学技术出版社与爱思唯尔（新加坡）私人有限公司的协议约定出版。

《ERCP 内镜逆行胰胆管造影》（第 3 版）（潘阳林　郭学刚　主译）

ISBN 978-7-5046-8345-8

Printed in China by China Science and Technology Press under special arrangement with Elsevier (Singapore) Pte Ltd. This edition is authorized for sale in the People's Republic of China only, excluding Hong Kong SAR, Macau SAR and Taiwan. Unauthorized export of this edition is a violation of the contract.

著作权合同登记号：01-2019-6282

谨将第 3 版 ERCP 献给我们的患者……当然还有我们的家人，当我们花费整个晚上及周末的时间修改书中那些冗赘的表达、添加参考图片及文献以及向那些拖延交稿的章节作者好说歹说时，他们只能恼怒着忍受于此却无能为力。这次终于轮到你们了！至少在我们计划开始第 4 版前。

参编者

Douglas G. Adler, MD, FACG, AGAF, FASGE
Professor of Medicine
Director of Therapeutic Endoscopy
Director of GI Fellowship Program
Gastroenterology and Hepatology
University of Utah School of Medicine
Huntsman Cancer Center
Salt Lake City, Utah

Sushil K. Ahlawat, MD, FACP, FASGE, AGAF
Associate Professor of Medicine
Director of Endoscopy
Program Director, Gastroenterology and
    Hepatology Fellowship
Program Director, Advanced Endoscopy
    Fellowship
Division of Gastroenterology and
    Hepatology
Rutgers New Jersey Medical School
Newark, New Jersey

Jawad Ahmad, MD, FRCP, FAASLD
Professor of Medicine
Division of Liver Diseases
Icahn School of Medicine at Mount Sinai
New York, New York

Firas H. Al-Kawas, MD
Professor of Medicine
Division of Gastroenterology and
    Hepatology
Johns Hopkins University
Baltimore, Maryland
Director of Johns Hopkins Endoscopy
    Program
Sibley Memorial Hospital
Washington, District of Columbia

Michelle A. Anderson, MD
Associate Professor of Medicine
Taubman Center
University of Michigan
Ann Arbor, Michigan

Everson Luiz de Almeida Artifon, MD, PhD, FASGE
Coordinator of Pancreatic Biliary
    Endoscopy Unit
GI Endoscopy Service
Hospital de Clinicas of the University
    of Sao Paulo
Associate Professor of Surgery
University of Sao Paulo
Sao Paulo, Brazil

João Guilherme Guerra de Andrade
Lima Cabral, MD
Endoscopist
Advanced Endoscopy Unit
A.C. Camargo Cancer Center
São Paulo, Brazil

John Baillie, MD
Professor of Medicine
Chief of Endoscopy
Virginia Commonwealth University School
    of Medicine
Richmond, Virginia

Rupa Banerjee, MD, DTM
Consultant Gastroenterologist
Asian Institute of Gastroenterology
Hyderabad, India

Todd H. Baron, MD, FASGE
Professor of Medicine
Division of Gastroenterology and
    Hepatology
University of North Carolina School of
    Medicine
Chapel Hill, North Carolina

Omer Basar, MD
Gastrointestinal Unit
Pancreas Biliary Center
Massachusetts General Hospital
Boston, Massachusetts
Professor of Medicine
Department of Gastroenterology
Hacettepe University Medical School

Ankara, Turkey

Petros C. Benias, MD
Director of Endoscopic Surgery
Division of Gastroenterology
Northwell Health System
Hofstra Zucker School of Medicine
Manhasset, New York

Ivo Boškoski, MD, PhD
Digestive Endoscopy Unit
Cattolic University of Rome
Rome, Italy

Michael J. Bourke, MBBS, FRACP
Clinical Professor of Medicine
Director of Endoscopy
Gastroenterology and Hepatology
Westmead Hospital
Sydney, Australia

Brian C. Brauer, MD
Associate Professor of Medicine
University of Colorado School of
    Medicine
Aurora, Colorado

William R. Brugge, MD
Professor of Medicine
Harvard Medical School
Director of Gastrointestinal Unit
Pancreas Biliary Center
Massachusetts General Hospital
Boston, Massachusetts

Jonathan M. Buscaglia, MD
Associate Professor and Division Chief
Gastroenterology and Hepatology
Stony Brook University School of
Medicine
Stony Brook, New York

David L. Carr-Locke, MD, FRCP, FASGE, FACG
Clinical Director
Center for Advanced Digestive Care
Division of Gastroenterology and

Hepatology
Weill Cornell Medicine
Cornell University
New York, New York

Prabhleen Chahal, MD
Physician
Department of Gastroenterology and
    Hepatology
Cleveland Clinic
Cleveland, Ohio

Sujievvan Chandran, MBBS, FRACP
Therapeutic Endoscopy Fellow
Gastroenterology
St. Michaels's Hospital
Toronto, Ontario, Canada

Yen-I Chen, MD
Assistant Professor of Medicine
Division of Gastroenterology and
Hepatology
McGill University Health Center
Montreal, Quebec, Canada

Anthony J. Choi, MD
Resident Physician
Department of Medicine
Weill Cornell Medicine
Cornell University
New York, New York

Jonah Cohen, MD
Clinical Fellow in Advanced Endoscopy
Division of Gastroenterology
Beth Israel Deaconess Medical Center
Boston, Massachusetts

Guido Costamagna, MD, FACG
Digestive Endoscopy Unit
Catholic University
Gemelli University Hospital
Rome, Italy
Chair of Digestive Endoscopy
USIAS Strasbourg University
Strasbourg, France

Gregory A. Coté, MD
Associate Professor of Medicine
Division of Gastroenterology and
    Hepatology
Department of Medicine
Medical University of South Carolina
Charleston, South Carolina

Peter Cotton, MD, FRCS, FRCP
Professor of Medicine
Digestive Disease Center
Medical University of South Carolina
Charleston, South Carolina

Koushik K. Das, MD
Assistant Professor of Medicine
Division of Gastroenterology
Washington University School of
Medicine
St. Louis, Missouri

Jacques Devière, MD, PhD
Professor of Medicine
Head
Department of Gastroenterology,
    Hepatology, and Digestive Oncology
CUB Erasme
Université Libre de Bruxelles
Brussels, Belgium

Steven A. Edmundowicz, MD
Professor of Medicine
University of Colorado School of
Medicine
Aurora, Colorado

Ihab I. El Hajj, MD, MPH
Assistant Professor of Medicine
Division of Gastroenterology and
    Hepatology
Indiana University
Indianapolis, Indiana

Douglas O. Faigel, MD, FACG, FASGE, AGAF
Professor of Medicine
Department of Gastroenterology and
    Hepatology
Mayo Clinic
Scottsdale, Arizona

Pietro Familiari, MD, PhD
Fondazione Policlinico Gemelli
Digestive Endoscopy Unit
Rome, Italy

Paul Fockens, MD, PhD, FASGE
Professor and Chair
Gastroenterology and Hepatology
Academic Medical Center
Amsterdam, Netherland

Evan L. Fogel, MD
Professor of Medicine
Division of Gastroenterology and
    Hepatology
Indiana University School of Medicine
Indianapolis, Indiana

Victor L. Fox, MD
Associate Professor of Pediatrics
Harvard Medical School
Director of GI Procedure and Endoscopy
    Unit
Division of Gastroenterology, Hepatology,
    and Nutrition
Boston Children's Hospital
Boston, Massachusetts

Martin L. Freeman, MD
Professor of Medicine
Division of Gastroenterology, Hepatology,
    and Nutrition
University of Minnesota
Minneapolis, Minnesota

S. Ian Gan, MD
Department of Gastroenterology
Virginia Mason Medical Center
Seattle, Washington

Andres Gelrud, MD, MMSc, FASGE
Director
Pancreatic Disease Center
Miami Cancer Institute
Miami, Florida

Gregory G. Ginsberg, MD
Professor of Medicine
Department of Medicine
Division of Gastroenterology
Hospital of the University of
Pennsylvania
Philadelphia, Pennsylvania

Michael Gluck, MD
Past Chief of Medicine
Department of Gastroenterology
Virginia Mason Medical Center
Seattle, Washington

Khean-Lee Goh, MBBS, FRCP, MD
Professor
Gastroenterology and Medicine
University of Malaya
Kuala Lumpur, Malaysia

Robert H. Hawes
Professor of Medicine
University of Central Florida College of
    Medicine
Medical Director
Florida Hospital Institute for Minimally
    Invasive Therapy
Center for Interventional Endoscopy
Florida Hospital Orlando
Orlando, Florida

Jennifer T. Higa, MD
Advanced Endoscopy Fellow
Department of Gastroenterology
Virginia Mason Medical Center
Seattle, Washington

Jordan D. Holmes, MD
Gastroenterologist
Iowa Digestive Disease Center
Clive, Iowa

Shayan Irani, MBBS, MD
Department of Gastroenterology
Virginia Mason Medical Center
Seattle, Washington

Takao Itoi, MD, PhD, FASGE, FACG
Professor and Chair
Department of Gastroenterology and
    Hepatology
Tokyo Medical University
Tokyo, Japan

Priya A. Jamidar, MD
Professor of Medicine
Director of Endoscopy
Section of Digestive Diseases
Yale University
New Haven, Connecticut

Michel Kahaleh, MD
Professor of Medicine
Division of Gastroenterology and
    Hepatology
Department of Medicine
Weill Cornell Medicine
Cornell University
New York, New York

Anthony N. Kalloo, MD
The Moses and Helen Golden Paulson
    Professor of Gastroenterology
Director of Division of Gastroenterology
    and Hepatology

The Johns Hopkins Hospital
Baltimore, Maryland

Mouen A. Khashab, MD
Director of Therapeutic Endoscopy
Associate Professor of Medicine
Department of Gastroenterology and
    Hepatology
The Johns Hopkins Hospital
Baltimore, Maryland

Michael L. Kochman, MD
Wilmott Family Professor of Medicine
Division of Gastroenterology
Department of Medicine
Perelman School of Medicine
University of Pennsylvania
Philadelphia, Pennsylvania

Tadashi Kodama, MD, PhD
Advisor
Department of Gastroenterology
Iwasaki Hospital
Mitoyo City, Kagawa, Japan

Andrew Korman, MD
Division of Gastroenterology and
    Hepatology
Saint Peter's University Hospital
New Brunswick, New Jersey

**Paul Kortan, MD, FRCPC, FASGE,
AGAF**
Department of Medicine
St. Michael's Hospital
University of Toronto
Toronto, Ontario, Canada

Tatsuya Koshitani, MD, PhD
Director of Department of
Gastroenterology
Japan Community Healthcare
Organization
Kobe Central Hospital
Kobe City, Hyogo, Japan

Richard A. Kozarek, MD, FASGE
Executive Director
Digestive Disease Institute
Department of Gastroenterology
Virginia Mason Medical Center
Seattle, Washington

Michael Larsen, MD
Gastroenterologist

Digestive Disease Institute
Virginia Mason Medical Center
Seattle, Washington

James Y.W. Lau, MD
Chairman and Yao Ling Sun Professor of
    Surgery
The Chinese University of Hong Kong
Shatin, Hong Kong, China

Ryan Law, DO
Clinical Lecturer
Division of Gastroenterology
University of Michigan
Ann Arbor, Michigan

Glen Lehman, MD
Professor of Medicine
Division of Gastroenterology
Department of Medicine
Indiana University
Indianapolis, Indiana

**Joseph W. Leung, MD, FRCP, FACP,
MACG, FASGE**
Mr. and Mrs. C.W. Law Professor of
    Medicine
Division of Gastroenterology and
    Hepatology
University of California Davis School of
    Medicine
Sacramento, California
Section Chief of Gastroenterology
Veterans Affairs Northern California
    Health Care System
Mather, California

Dario Ligresti, MD
Endoscopy Service
Department of Diagnostic and Therapeutic
    Services
IRCCS ISMETT (Instituto Mediterraneo
    per i Trapianti e Terapie ad Alta
    Specializzazione)
Palermo, Italy

Eugene Lin, MD
Attending Radiologist
Virginia Mason Medical Center
Seattle, Washington

Simon K. Lo, MD, FACP
Director of Endoscopy
Head of Pancreatic Diseases Program
Division of Digestive Diseases and

Hepatology
Cedars-Sinai Medical Center
Clinical Professor of Medicine
David Geffen School of Medicine at UCLA
Los Angeles, California

Michael X. Ma, MBBS, FRACP
Advanced Endoscopy Fellow
Gastroenterology and Hepatology
Westmead Hospital
Sydney, Australia

John T. Maple, DO
Associate Professor of Medicine
Division of Digestive Diseases and Nutrition
University of Oklahoma
Oklahoma City, Oklahoma

Alberto Mariani, MD
Pancreato-Biliary Endoscopy and
    Endosonography Division
Pancreas Translational and Clinical Research
    Center
San Raffaele Scientific Institute
Vita Salute San Raffaele University
Via Olgettina
Milan, Italy

Gary May, MD, FRCPC, FASGE
Division of Gastroenterology
Department of Medicine
The Center of Advanced Therapeutic
    Endoscopy and Endoscopic Oncology
St. Michael's Hospital
University of Toronto Faculty of Medicine
Toronto, Ontario, Canada

Lee McHenry, MD
Professor of Medicine
Division of Gastroenterology
Department of Medicine
Indiana University
Indianapolis, Indiana

Meir Mizrahi, MD
Director of Advanced Endoscopy
Internal Medicine
Division of Gastroenterology
University of South Alabama College of
    Medicine
Mobile, Alabama

Rawad Mounzer, MD
Assistant Professor of Medicine
Digestive Institute

Banner-University Medical Center
University of Arizona
Phoenix, Arizona

**Thiruvengadam Muniraj, MD, PhD,
MRCP(UK)**
Assistant Professor of Medicine
Director of Yale Center for Pancreatitis
Section of Digestive Diseases
Yale University School of Medicine
New Haven, Connecticut

Horst Neuhaus, MD
Professor of Medicine
Chief of the Department of Internal
    Medicine
Evangelisches Krankenhaus Düsseldorf
Düsseldorf, Germany

Ian D. Norton, MBBS, PhD
Associate Professor
Department of Gastroenterology
Royal North Shore Hospital
Sydney, Australia

Manuel Perez-Miranda, MD, PhD
Head of Gastroenterology and Hepatology
Hospital Universitario Rio Hortega
Associate Professor of Medicine
Valladolid University Medical School
Valladolid, Spain

Bret T. Petersen, MD
Professor of Medicine
Department of Gastroenterology and
    Hepatology
Mayo Clinic
Rochester, Minnesota

Douglas Pleskow, MD
Associate Clinical Professor
Department of Medicine
Harvard Medical School
Chief of Clinical Gastroenterology
Beth Israel Deaconess Medical Center
Boston, Massachusetts

Tugrul Purnak, MD
Associate Professor of Medicine
Gastroenterology and Hepatology
Hacettepe University Medical School
Ankara, Turkey

G. Venkat Rao, MS, MAMS, FRCS
Director and Chief of Gastrointestinal

and Minimally Invasive Surgery
Asian Institute of Gastroenterology
Hyderabad, India

Anthony Razzak, MD
Gastroenterologist
Oregon Clinic
Portland, Oregon

D. Nageshwar Reddy, MBBS, MD, DM
Director and Chief Gastroenterologist
Asian Institute of Gastroenterology
Hyderabad, India

Andrew S. Ross, MD
Section Head of Gastroenterology
Medical Director
Therapeutic Endoscopy Center of Excellence
Virginia Mason Medical Center
Seattle, Washington

Alexander M. Sarkisian, MD
Resident Physician
Internal Medicine
Tulane University School of Medicine
New Orleans, Louisiana

Beth Schueler, PhD
Professor of Medical Physics
Department of Radiology
Mayo Clinic
Rochester, Minnesota

Dong Wan Seo, MD, PhD
Professor
Gastroenterology
University of Ulsan College of Medicine
Asan Medical Center
Seoul, South Korea

Raj J. Shah, MD, FASGE, AGAF
Professor of Medicine
Division of Gastroenterology
University of Colorado School of Medicine
Director of Pancreaticobiliary Endoscopy
Division of Gastroenterology
University of Colorado Anschutz Medical
    Campus
Aurora, Colorado

Reem Z. Sharaiha, MD, MSc
Assistant Professor of Medicine
Division of Gastroenterology and
    Hepatology
Weill Cornell Medicine

Cornell University
New York City, New York

Stuart Sherman, MD
Professor of Medicine and Radiology
Glen Lehman Professor in Gastroenterology
Division of Gastroenterology and
　Hepatology
Indiana University
Indianapolis, Indiana

Chan Sup Shim, MD, PhD, FASGE, AGAF
Professor
Department of Gastroenterology
Kunkuk University Medical Center
Seoul, South Korea

Ajaypal Singh, MD
Director of Advanced Endoscopy
Rush University Medical Center
Chicago, Illinois

Adam Slivka, MD, PhD
Professor of Medicine
Associate Chief of Clinical Services
Division of Gastroenterology, Hepatology,
　and Nutrition
University of Pittsburgh School of Medicine
Pittsburgh, Pennsylvania

Sanjeev Solomon, MD
Howard University Hospital
Washington, District of Columbia

Tae Jun Song, MD, PhD
Associate Professor
Gastroenterology

University of Ulsan College of Medicine
Asan Medical Center
Seoul, South Korea

Indu Srinivasan, MD
Advanced Endoscopy Fellow
Maricopa Integrated Health System
Chandler, Arizona

Joseph J.Y. Sung, MD, PhD
President and Vice Chancellor
Mok Hing Yiu Professor of Medicine
The Chinese University of Hong Kong
Shatin, Hong Kong, China

Ilaria Tarantino, MD
Endoscopy Service
Department of Diagnostic and Therapeutic
　Services
IRCCS ISMETT (Instituto Mediterraneo
　per i Trapianti e Terapie ad Alta
　Specializzazione)
Palermo, Italy

Paul R. Tarnasky, MD
Physician
Methodist Dallas Medical Center
Dallas, Texas

Pier Alberto Testoni, MD, FASGE
Director of Division of Gastroenterology
　and GI Endoscopy
San Raffaele Scientific Institute
Vita Salute San Raffaele University
Via Olgettina
Milan, Italy

Catherine D. Tobin, MD
Associate Professor of Anesthesiology

Department of Anesthesia
Medical University of South Carolina
Charleston, South Carolina

Mark Topazian, MD
Professor of Medicine
Department of Gastroenterology and
　Hepatology
Mayo Clinic
Rochester, Minnesota

Sachin Wani, MD
Associate Professor of Medicine
Division of Gastroenterology and
　Hepatology
University of Colorado Anschutz Medical
　Campus
Aurora, Colorado

John C.T. Wong, MD
Clinical Professional Consultant
Institute of Digestive Disease
The Chinese University of Hong Kong
Shatin, Hong Kong, China

Andrew W. Yen, MD, MAS, FACG, FASGE
Associate Chief of Gastroenterology
Veterans Affairs Northern California
　Health Care System
Mather, California
Assistant Clinical Professor of Medicine
Division of Gastroenterology and
　Hepatology
University of California Davis School of
　Medicine
Sacramento, California

回首过去 10 年，变化之巨大，不禁感慨万千。自 2008 年第一版《ERCP》出版以来，消化内科和消化内镜领域变化日新月异。由于 CT、MRI 以及 EUS 技术与时俱进，诊断性 ERCP 的地位亦逐渐被取代。其中 EUS 不仅可获得胆胰管直径、管腔内容和廓形信息，还可以扫查胰腺肝脏实质、邻近器官、血管和淋巴结情况。另外，EUS 诊断胰腺肿瘤的敏感性要高于 ERCP 刷检和活检。不仅如此，随着 EUS 技术发展和经验积累，EUS 可以完成的 ERCP（或放射介入）相关操作日益增多，例如胆囊 / 胆管十二指肠支架置入、肝内胆管支架置入、输入襻梗阻的内镜吻合治疗、十二指肠恶性梗阻的内镜旁路治疗、解剖入路困难的胰管病变诊治以及胰腺液体积聚的内镜诊治等。

既然如此，EUS 会"后来者居上"而取代 ERCP 吗？答案是否定的，事实上 ERCP 括约肌切开或联合球囊扩张依旧是胆、胰管结石的最佳治疗方式。ERCP 同时也是良性胆胰管狭窄和绝大多数恶性梗阻性黄疸的首选治疗办法。与之相比，EUS 为术后解剖结构异常、十二指肠梗阻或失败 ERCP 提供入路。其实我们才是"后来者"，例如我们可以在一次手术中先后使用超声内镜和十二指肠镜为恶性梗阻性黄疸患者进行肿瘤分期、获得明确的组织学诊断以及提供合适的保守治疗方案。又比如我们可以利用 EUS 获得胆胰管入路进行会师术，从而提高 ERCP 治疗成功率。正因如此，在第 3 版《ERCP》中，我们认可 EUS 对诊断性和治疗性 ERCP 的合理补充，因为过度使用或者局限于一种（潜在）更高危险度的内镜操作是对患者的伤害。

10 年来 ERCP 领域进展焕然一新，新版《ERCP》扩充了许多全新的章节，其中就包括内镜消毒。近年来，无论是新闻媒体还是医学文献，均有诸多关于十二指肠镜导致耐药菌感染的报道，因此大家对于这一新章节的内容应该不会感到陌生。那么第 3 版《ERCP》中还有哪些新的内容呢？事实上内容几乎都是全新的：包括最新的图片和与时俱进的视频，而且多个章节还融合了 EUS 与现代 ERCP 的观点。当然也保留了一些经典章节而没有做过多的变动。更值得一提的是，本书分享了全球最优秀临床医师和内镜医师的 ERCP 经验、智慧及忠告，相信将使读者获益匪浅。

鸣谢

本书编辑在此衷心感谢相关医护人员在患者诊治过程中做出的杰出贡献，同时也要衷心感谢各章节作者在内容更新方面付出的辛勤劳动。

Todd H. Baron, MD, FASGE

Richard A. Kozarek, MD, FASGE

David L. Carr-Locke, MD, FRCP, FASGE, FACG

中文版序一

　　凡事一而再、再而三,肯定这事很重要。美国《ERCP》这本专著曾经一版再版,5 年后又出了第 3 版,足见其重要性。我曾形容这本专著讲的是"倒行逆施",再版就再次倒行逆施,而今出第 3 版,也就倒行逆施到了极致。任何事情做到极致就是最好的,第三次请我作序,我当然欣然命笔。

　　2009 年,Todd 的这本书首次由学刚等译给读者,上市后很快售罄。此后,2014 年的再版也早已卖空,可见其在国内内镜界的重要地位,亦可见国内内镜医者对此书的推崇。这本权威著作的引进,能在国内广受欢迎,有赖于翻译的精准。该书的热销,推进了我国内镜微创事业的发展,引领了我国相关专业人才队伍的成长。第 3 版的翻译组织工作,学刚把它交到了潘阳林手中,翻译团队都是西京消化病医院围手术期培训的参与者和见证者,翻译更加精准易读。

　　郭学刚教授是中华消化内镜学会副主任委员,潘阳林教授又是中华消化内镜青年委员会副主任委员,他们对内镜逆行胰胆管造影（ERCP）深有研究,技术精湛,经常在全国或国际内镜会议上与国内外著名专家同台操作演示和交流。更可喜的是,他们团队在临床工作中善于发现问题、研究问题、解决问题。他们在工作中提出了"ERCP 围手术期培训"的教学模式,同时对如何预防 ERCP 术后胰腺炎进行了前瞻性临床研究,并在医学权威杂志 Lancet 发表,为推动和规范全世界 ERCP 的发展做出了中国贡献。

　　本书最大的特点是实用和全面。作者都是工作在一线、经验丰富的内镜医师,从临床实用的角度阐述了 ERCP 的方方面面,尤其是对解决临床问题的办法进行了详细论述。本次再版中,在 ERCP 术前准备、质量控制、控制不良事件等方面进行了加强,丰富了操作流程,同时增加了近年来开展的超声内镜、经自然腔道内镜手术（NOTES）、内镜下胃肠吻合等创新技术,使全书体系更为全面系统,对使用者更有指导作用。深信此书的第 2 次再版,能带给大家更大的帮助。

　　是为序。

中国工程院院士

美国医学科学院外籍院士

西京消化病医院院长

2020 年 1 月

内镜逆行胰胆管造影（ERCP）技术今年诞生 50 周年，经过国内外消化内镜前辈的拼搏与奋斗，现已成为诊疗胆胰疾病不可或缺的重要手段。在我国，ERCP 技术在数代内镜工作者的努力推动下经历了从无到有、从诊断到治疗、从简单到复杂的进步，取得了可喜的成就。2012 年，中华消化内镜学分会就全国消化内镜现状进行的调研发现，我国的 ERCP 技术虽然起步较晚，但发展很快，专业队伍、展开规模、适应证例数都是世界之最。但同时也应认识到，我国 ERCP 临床应用还存在诸多不足，如：适应证把握不严格，操作不规范；与其他内镜技术和微创技术的融合不够；放射暴露防护意识不强；ERCP 相关并发症尤其是严重并发症仍时有发生；从临床中发现问题、开展高质量多中心研究解决问题的能力不足；医师培训尚有很大的缺口，培训基地师资力量参差不齐；地域发展尚不均衡等。因此，我们更需要在规范操作技术的同时，不断更新理念、加强临床研究。

郭学刚、潘阳林分别是中华消化内镜学分会副主任委员、青年委员会的副主任委员。他们的团队致力于 ERCP 技术的发展和规范，其技术精湛，理念超前，在 ERCP 技术的应用、发展和培训等方面做出了重要的贡献，尤其是针对 ERCP 术后胰腺炎的临床研究成果更发表在医学权威杂志 *Lancet* 上，为我国内镜医师取得了国际话语权。前期他们已经主持翻译了美国专著《ERCP》第 1 版和第 2 版，我都曾为其作序。该书采集了大量临床研究数据，结合著者丰富的临床经验和卓越思维，在围手术期的处理、操作技术、前沿理论推进等方面均有独到的见解，已经成为国内 ERCP 从业者必读的参考书之一。

而今，美国《ERCP》又出第 3 版，在原有基础上，紧跟技术发展前沿，增加了超声内镜、小肠镜、经自然腔道内镜手术（NOTES）、内镜微创胃肠吻合术等创新技术。郭学刚、潘阳林教授组织团队及时跟进，完成了对该书的翻译工作。本书翻译紧贴原文，对于新增专用名词进行了反复斟酌和讨论，力争复合原文词义的同时，兼顾国人阅读习惯，易于理解。相信该译著的出版，不仅有助于提高广大基层 ERCP 从业者的技术水平，也能为中国 ERCP 事业的继续发展带来更多的提示和指引。展望未来，要努力使我国患者都可以在 ERCP 术中最大程度的获益，我们任重而道远。唯其如此，实为编译者之初心。

中国工程院院士

中国医师协会内镜分会会长

长海医院消化内科主任

2020 年 1 月

中文版序三

21 世纪以来，随着设备器械的高精尖化和无痛技术的普及，消化内镜的诊断和微创治疗不断创新并迅速发展普及，其临床应用范围不断拓展。消化内镜医师的诊治思维和理念也在这一过程中深化整合。消化内镜不再局限于单纯的技术操作，而是在吸纳多学科知识的基础上，向注重如何使用技术、改善医学实践质量的技术学科发展，从而形成消化内镜学。

其中 ERCP 的发展更是体现了这一历程。作为消化内镜领域内操作难度最大、风险因素最复杂、培训门槛最高的胆胰内镜微创诊疗技术，堪称内镜皇冠上的明珠。不仅如此，适应证的把握、围手术期的质量风险控制，以及操作培训的规范化更是施用该项技术的重点，需要进一步推广强化，以使患者能得到个体化的最优获益。中国的 ERCP 技术发展历经 40 余年，在数代内镜医师的砥砺奉献下，已经在全国普及并且日趋成熟和规范，甚至成为"一带一路"倡议中医学技术输出的重要内容。

郭学刚教授是中华医学会消化内镜学分会副主任委员，潘阳林教授是青年委员会副主任委员，他们带领的团队专注于 ERCP 操作、质控和培训的规范化。其不仅在临床实践中强化了 ERCP 围手术期全程管理意识，提出了"围手术期培训"的培训新模式，更是通过临床研究确认了术前应用吲哚美辛栓能有效降低 ERCP 术后胰腺炎的风险，研究成果发表在医学权威杂志 Lancet 上，为我国内镜医师取得了国际话语权。这些工作和研究成果的应用，将 ERCP 拓展到了新的境界，即消化内镜学的范畴。

郭学刚、潘阳林教授曾主持翻译出版了美国《ERCP》的第 1 版和第 2 版。该书原版由美国 ERCP专家 Todd H. Baron 教授统编，详述了 ERCP 各项操作技术要点及其临床应用，引用甚广，评述客观，其统论部分更是系统囊括了质量控制、风险控制、术前准备、培训等各个相关面，具有很强的临床指导性和实用性。两版译著亦颇受国内 ERCP 从业者好评。该书内容紧跟 ERCP 最新发展，在近 10 年内连出 3 版。最新的第 3 版中除技术理念更新之外，还增加了 ERCP 与超声内镜、小肠镜、NOTES、内镜微创胃肠吻合术等技术的交融联用。现两位专家组织团队适时跟进，完成了第 3 版的翻译工作，其译文精准，既可作为我国 ERCP 初学者的规范入门教材，也可为经验丰富的 ERCP 医师提供借鉴。相信该译著的出版，能进一步推进我国 ERCP 技术的规范和发展，促使我国更多的内镜医师更新理念，进一步与国际接轨，走上国际舞台，为我国"一带一路"建设贡献力量。

为此，我愿意向大家推荐此书。

中华消化内镜学分会主任委员
中国医师协会消化分会会长
首都医科大学北京友谊医院院长
2020 年 1 月

目　录

第一部分　总　论

第二部分　操作技术

第三部分 临床问题的解决方法

第 1 章

ERCP 近 50 年发展历史

Lee McHenry, Glen Lehman

周中银 郭学刚 译

内镜逆行胰胆管造影（endoscopic retrograde cholangiopancreatography，ERCP）是近 50 年来消化内镜领域发展起来的一项具有里程碑意义的内镜技术，它重新定义了内、外科在处理胆胰疾病中的地位。自 1968 年该项技术问世后，在 ERCP 先驱者的推动下，早期 ERCP 仅用来诊断疾病，后来逐渐从治疗胆道疾病（如胆管结石和胆管恶性狭窄），发展到治疗胰腺疾病和 ERCP 术后胰腺炎的预防。现在该技术更加精益求精，使之更安全、有效。

在推动 ERCP 新技术发展和新设备革新方面，有许多先驱者发挥了重要作用，他们采用新技术来减少不良事件，有效地培训新一代的内镜医师安全操作。ERCP 经历了 50 年里程碑式的发展，我们回顾过去，这是一段愉快的、令人兴奋的、充满创新激情并能让众多患者从中获益的历程（框 1-1）。如果对过去 50 年来许多 ERCP 内镜医师的全部重要贡献进行阐述将需要整本书的篇幅。我们在此提前对这段 ERCP 发展简史小结中忽略了的一些重要人物表示诚挚的歉意。

一、ERCP 发展初期：1968 ~ 1980 年

在 20 世纪 20 年代，外科医师 Evart Graham 和 Wretl Cole 首次进行胆道成像，并用 X 线成像的方法记录了通过静脉注射碘酚酞后酚酞排泄到胆汁中的图片。此外，还开展了口服胆囊造影术和经皮"Chiba"细针穿刺胆囊造影术来进行胆管

显影。对于临床医师来说比较困难的是用非手术技术来显示胰管。1965 年，Rabinov 和 Simon 两位放射学家发明了一种可弯曲的导管，将这种导管通过口篮状导管插入十二指肠降段内侧壁，用可弯曲的导管尖端刮擦该部位，第一次成功地获得了胰管造影图。在 8 次尝试中，有 2 例患者获得了明确的胰管显影。随着内镜医师进入这个领域，1968 年，乔治·华盛顿大学的 William McCune 和他的外科同事第一次报道了活体内镜下乳头插管。McCune 使用了一种 Eder 十二指肠纤维镜（Eder Instrument Company，Chicago，IL），它有正位和侧位两个摄像头，摄像头旁有一个气囊，通过对气囊的充气和放气来调节摄像头的焦距，获得清晰的镜下视野。McCune 用胶带把一根细塑料管固定在内镜身上，在内镜引导下，将导管插入十二指肠乳头内。在他对 50 例患者的研究报告中，十二指肠乳头插管成功率只有 50%，胰管显影率只有 25%。McCune 在讨论中说："掌握这项技术必须具备两项人格特征。首先，必须诚实，其次，必须不懈坚持。"ERCP 在先驱者的诚实和不懈坚持下从初具雏形到走向成熟。

1969 年 3 月，日本 Oi（图 1-1）及其同事们与 Machida 公司（Machida Endoscope，Ltd，Tokyo）和 Olympus 公司（Olympus Optical Co，Ltd，Tokyo，Japan）密切合作开发了侧视纤维十二指肠镜，配有通道和抬钳器可以协助插管。最初 Oi 在大约 50% 的病例（共 105 例）中观察到了乳头。在随

框 1-1　ERCP 的历史：50 年

20 世纪 70 年代：诊断与治疗
- 壶腹定位
- 胆胰管插管
- 解释胆胰管造影结果，识别病理情况
- 首次报道胆总管括约肌切开术
- 器械的发展：球囊胆道取石及支架置入

20 世纪 80 年代：胰胆管疾病从外科处理到内镜处理的渐变
- 改进附件，提高放射成像
- 报道括约肌切开术的不良事件
- 治疗梗阻性黄疸：从姑息性手术转向胆道支架置入术
- 教学设备的引进："眼见为实"
- 医学界对 ERCP 认可
  - 胆总管结石的治疗从手术转为内镜
- 对医师和 ERCP 护士进行 ERCP 培训
  - 胜任 ERCP 操作的基本病例数

20 世纪 90 年代：培训和拓展治疗
- 重视高级培训
- 内镜摄影与视频拍摄；图像共享
  - 推荐医师、患者和器械厂家
  - 比较操作技术
  - 教学与训练
- ERCP 演示
- 胰腺疾病的治疗：慢性胰腺炎、假性囊肿和胰腺坏死
- 腹腔镜胆囊切除术与胆管损伤的时代

- 更安全的括约肌切开术：单丝和电脑调整混合电流
- 自膨式金属支架
- 胰胆管检查技术的发展
- 超声内镜（EUS）与磁共振胰胆管成像（MRCP）

21 世纪 00 年代：胰腺炎预防、碎石技术和特殊胰腺疾病
- 胰管支架及 ERCP 术后胰腺炎的预防
- 技术改进：胆管"大"结石的取出
  - 十二指肠乳头球囊扩张术
  - 导管内震波碎石系统
- 导管内乳头状黏液瘤（IPMN）与自身免疫性胰腺炎（AIP）的识别
- "手把手"课程
- EUS 与 ERCP 治疗相结合

21 世纪 10 年代：ERCP 技术的改进与新的治疗
- ERCP 术后胰腺炎的药物预防（非甾体抗炎药直肠用药）
- 修订奥迪括约肌功能障碍的诊断和治疗
- 重新审视 ERCP 相关的感染，修订 ERCP 相关的严格清洗程序
- 新型胆管癌 ERCP 治疗方法，包括光动力疗法和射频消融治疗
- 电荷耦合器件（CCD）成像改善了胆道镜检查和胰管镜检查

后的一份报告中，Oi 在 53 名患者中有 41 名（77%）插入了乳头，且没有明显的并发症。到 1972 年，明尼苏达大学的 Jack Vennes 和 Steven Silvis 首次报道了 80 例胆管和胰管插管后，ERCP 技术在美国内镜界得到认可（表 1-1）。在随后 5 年间，Safrany，Cotton，Geenen，Siegel，Classen 和 Demling 以及日本研究团队等先驱们采用了这项新技术并报道了这项技术的成功率（插管率 >90%）（图 1-2）、缺点 [例如术后胰腺炎（PEP）]、操作细节（各种导管类型和插管角度）以及 ERCP 在胆胰疾病中的应用。但是作为内镜医师还可以做些什么呢？

　　1973 年，全球不同地区的 ERCP 研究者形成了应用 ERCP 治疗疾病的构想。完整的乳头括约肌防止十二指肠内容物反流到胆管和胰管，但妨碍了从胆管取出结石。德国 Erlangen 的 Demling 和 Classen 以及日本京都的 Kawai 分别研发了相似的技术来切开乳头括约肌。Demling 和 Classen 研发了高频电热圈套器——Demling-Classen 探针，由特氟龙导管和细钢丝组成，将钢丝推出导管后形成"弓弦状"，用来切开乳头括约肌（图 1-3）。随后的犬实验表明，该器械可以安全地进行乳头括约肌切开术，无出血或穿孔。Demling-Classen 探针的另一个好处是可以通过导管注入造影剂。在日本，Kawai 开发了一种乳头切开术装置，它由两个独立的 2mm 长的透热刀从导管尖端突出而来，可以用来切割乳头括约肌，类似于现在的针刀技术。这一设备在乳头结石嵌顿的患者中尤其有用。Erlangen 探头由于能明显降低穿孔的风险，在欧美地区更受欢迎。开始考虑括约肌切开后可

研究组	例数	总体插管成功率（%）	选择性胰管插管成功率（%）	选择性胆管插管成功率（%）
Ogoshi	283	88		
Oi	310	81		
Kasugai	270	74		
Cremer	144	76	68	63
Cotton	132	83	78	73
Classen	541	86		
Safrany	145	94		
Vennes	80	75		

表1-1　ERCP初期：1972年前后插管成功率

摘自Cotton PB Progress report: cannulation of the papilla of Vater by endoscopy and retrogradepancreatography（ERCP）. Gut, 1972，13: 1014-1025

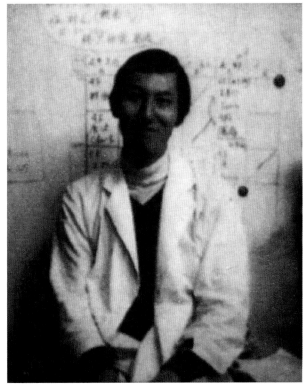

图1-1　乔治华盛顿大学的William McCune医师成功完成了首例ERCP，1年后（1969年5月）日本的Itaru Oi医师及其助手Takemoto医师用Machida内镜完成了内镜下胆胰管造影，并称之为ECPG。两者的操作方法几乎一致，McCune医师使用的是加长的纤维胃镜。通过与Machida和Olympus公司的密切合作，Oi医师发明了侧视纤维十二指肠镜，配备有工作通道及抬钳器以便于插管操作（照片由南加州医科大学的Peter Cotton医师惠赠）

能容易形成瘢痕，但随后发现发病率是罕见的。括约肌切开术作为ERCP的首个治疗技术，存在着与生俱来的风险，这项技术的应用被世界范围内的内镜医师逐渐采用。胆总管结石在胆管造影时可以被准确诊断，胆道括约肌切开后，结石留在胆管内需要自行排出，这个问题仍然需要解决。就像许多内镜技术一样，主要内镜技术进步基于对其他领域的模仿（例如泌尿外科的网篮、支架和球囊技术；放射影像学的导管和导丝技术；心脏病学的导管和金属支架）。为了解决胆管结石取出的临床问题，1975年来自纽约的Zimmon等报道了用球囊导管取出胆管结石，这一技术进一步扩大了内镜医师的治疗设备。细长的球囊导管、网篮导管、抓石钳、内镜激光或超声碎石器通过内镜工作钳道可以取出胆管结石，从而避免了外科剖腹手术和开放性胆总管切开术。

20世纪70年代，ERCP经历了一段辉煌的发展时期，但许多医师（胃肠病科医师和外科医师）都在关注这项技术的危险性，特别是术后胰腺炎、出血和胆管炎。1976年，Bilbao等对402名在美国使用侧视十二指肠镜的医师进行了调查，他们总共完成了10 435次ERCP，手术失败率为30%，不良事件发生率为3%，死亡率为0.2%。术后胰腺炎与造影剂注入胰管有关，术后胆管炎与胆管

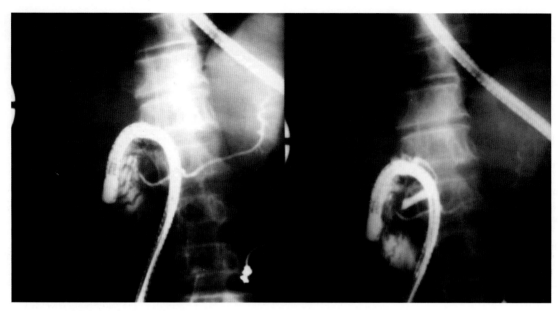

图 1-2　1970 年日本新泻癌症中心医院 Ogoshi 医师操作的首例 ERCP。X 线透视可见完整的胰管显影（左图）及远端胆管显影（右图），使用了长镜身方法以达成胰管造影（照片由南加州医科大学的 Peter Cotton 医师惠赠）

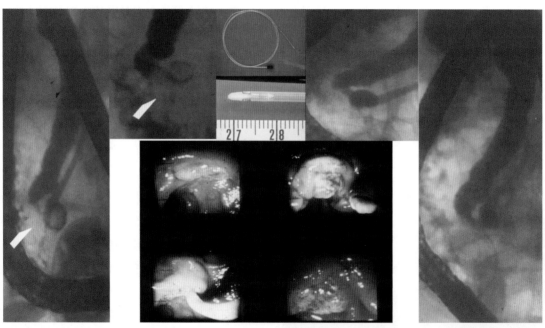

图 1-3　首例乳头括约肌切开术在 1974 年由日本京都 Nakajima 医师和 Kawai 医师完成，其内镜及透视图像从左侧顺时针开始分别为：左侧的 X 线透视图显示远端胆管结石（箭头）及其上方充盈的胆管。所示导管用于插管及乳头括约肌切开。右侧胆胰管造影图显示胆管充盈无缺损。中下左图为部分显示的十二指肠乳头，中下右图为乳头括约肌切开术后的十二指肠乳头（照片由南加州医科大学的 Peter Cotton 医师惠赠）

阻塞有关，缺乏经验导致失败率增加 4 倍（62%）和不良事件率增加 2 倍（7%）。虽然这项技术逐渐被大家接受，并且愿意从事 ERCP 的医师不断增加，但 ERCP 对内镜医师来说仍然是最危险的手术。回顾过去 50 年的 ERCP 历史，胃肠病学界应该充分认识到 ERCP 有较高的严重不良事件发生率，在进行这项有着可能致命的操作之前必须接受充分的培训，使风险降到最低并使这些风险能得到处理。其他内镜新技术应该从中吸取经验和教训。

20 世纪 70 年代，恶性胆管梗阻成为 ERCP 医师的另一个难题。除胆道下端或壶腹部梗阻外，将含有细菌的造影剂注入梗阻的胆道中，仅仅行括约肌切开术不能获得充分引流。在当时经皮经肝胆管引流术常用于恶性胆道梗阻的患者术前胆汁引流来解除梗阻，Burcthet 等在 1979 首次报道了经皮经肝胆管造影（percutaneous transhepatic cholangiography，PTC）引导下胆管内支架植入术。1980 年在英国（Laurence 和 Cotton）和德国（Soehendra 和 Reynders-Frederix）报道了 ERCP 引导下胆道内支架置入术治疗恶性胆道梗阻（图 1-4）。这些最初的方法主要依赖于"借用"其他领域的技术，如将 7Fr 的塑料导管切割成猪尾支架，利用 7Fr 的血管造影导管充当鼻胆管。在随

后的 30 年，得益于学术界的创造性和产业界的技术，胆道支架的设计也逐渐从技术工人和内镜医师到精密的工程学，设计并生产出了多尺寸聚乙烯塑料支架和自膨式金属支架。内镜治疗逐渐取代了外科手术或 PTC，成为治疗恶性胆道梗阻的主要方法。

二、ERCP 发展的第二个 10 年：1980 ～ 1990 年

在接下来的 10 年里，1980 ～ 1990 年在世界范围内 ERCP 经历了"爆炸式"发展。放射学、麻醉学、病理学和外科学等众多学科的发展共同推动了 ERCP 前进。1979 年的诺贝尔医学奖由 Godfrey N. Hounsfield（U.K.）和 Allan Mcleod Cormack（Tufts University, Medford/Somerville, MA）共同获得，他们分别发明了计算机轴向断层成像（CAT）扫描仪。ERCP 代替超声、普通放射学更加准确地对胰胆疾病患者进行定位和描述。良好的围手术期管理和麻醉护理使 ERCP 操作更容易被患者接受。内镜活检技术和细胞刷检技术的不断提高，使得组织学的诊断不再依赖于手术。外科医师的角色也从诊断性手术转化到更加专一的治疗性手术，从而降低了发病率和死亡率，改善了患者的预后。

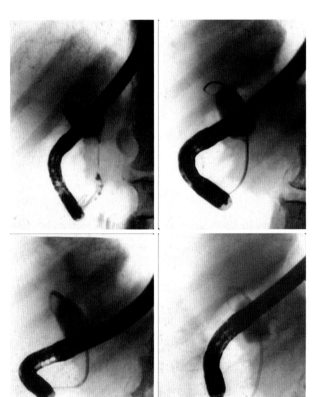

图 1-4　1979 年德国汉堡的 Soehendra 医师及 Reynders-Frederix 医师在 ERCP 胆道引流中首次采用了胆管支架，使之成为 ERCP 治疗设备。他们循导丝置入了 7Fr-20cm、带 12 个侧孔的不透光血管造影导管，其头端形成单猪尾以锚定于胆管内（照片由南加州医科大学的 Peter Cotton 医师惠赠）

制造工业与内镜医师密切合作使 ERCP 附件技术得到发展，包括插管导管、括约肌切开刀和支架，从而改进了治疗方法，改善了患者的预后。诸如 Wilson-Cook（现在的 Cook Endoscopy, winston-salem, NC）、Olympus（Center Valley, PA, Tokyo, and Tokyo, Japan）、Bard（现在的 Conmed, Utica, NY）、Microv（现在的 boston-scientific, Marlborough, MA）和许多其他公司与 ERCP 的先驱者建立了紧密、长久的关系，加快了这一领域的创新（图 1-5）。插管率的提高、括约肌切开术的改进和可靠的支架使 ERCP 内镜医师和患者共同获益。胆管结石和恶性肿瘤姑息性治疗逐步从外科转向内镜，但不变的主题是工业工程师和临床医师密切合作共同解决临床问题，最终使患者获益。

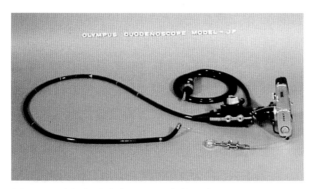

图 1-5　设备制造商在 ERCP 领域具有重要作用。1971 年 Olympus 公司研发了 JF 型号十二指肠镜（图中所示为连接有照相机的内镜）。JF 型号十二指肠镜是视角 65° 并装有抬钳器的纤维镜，但其工作通道直径 <2mm，限制了所能使用的导管尺寸，同时增加了导管插入后内镜吸引的难度（照片由 Olympus 公司的 David Barlow 博士惠赠）

20 世纪 70 年代，纤维内镜使得 ERCP 技术的培训成为挑战。当时纤维内镜的前端照相机非常笨重，成像质量很差，不能实时成像，必须连接教学装置后护士和学生才能看到内镜图像，而且只能一个人看到图像，使得操作护士必须一只手握着成像装置，另一只手进行内镜附件的操作。1984 年美国的 Sivak 和 Flischer 以及德国的 Classen 和 Phillip 首次报道了使用电子内镜操作 ERCP，电子内镜头端内置一个微型摄像头，电脑能够将电子信号转换成实时图像，电子内镜能更好地向操作者、护士以及学员展示操作过程，开创了 ERCP 培训新时代。

三、ERCP 发展的第三个 10 年: 1990 ~ 2000 年

1990 ~ 2000 年的 10 年间，放射学、内镜和外科领域的技术突破改变了 ERCP 内镜医师以及胆胰疾病的处理策略。磁共振成像（magnetic resonance imaging，MRI）以及磁共振胰胆管成像（magnetic resonance cholangiopancreatography，MRCP）技术可以对胆管和胰管进行无创成像，使得 ERCP 的适应证从诊治结合转变为以治疗为主。1980 年 Dimagno 等首先介绍了环扫型超声内镜（endoscopic ultrasonography，EUS），20 世纪 80 年代后期在临床上得到广泛应用。随后在 1994 年线

阵型超声内镜问世，并实现了超声引导下细针穿刺抽吸术。1987 年 Mouret（未发表结果）首次进行了腹腔镜胆囊切除术，1989 年欧洲学者 Dubois 等和 Perissat 等以及美国学者 Reddick 和 Olsen 相继报道了腹腔镜胆囊切除术。腹腔镜胆囊切除术的盛行使得患者更依赖内镜医师在术前或者术后进行 ERCP 清除胆道结石。

四、新千年的 ERCP

在第四和第五个 10 年，ERCP 作为一种内镜手术被许多胃肠病学家大力推广，这些医院几乎都有超过 50 张专科床位。在 ERCP 初期，该技术最初是基于逻辑推测而开展，并开始在插管成功的基础上发展，最终取得了治疗成功。在早期，内镜医师更多拥有的是创新的激情与狂热，加上缺乏研究资金，很少有前瞻性、对照、随机、基于结果的研究。ERCP10 年间的增长部分是由于不断改进技术以及引进新设备。在新千年，"ERCP 学科"已经成为关注的焦点。2000 年以来，前瞻性的科学研究蓬勃发展，包括评估 ERCP 在胆源性胰腺炎、恶性胆道梗阻（术前内镜引流后胰十二指肠切除术与单纯胰十二指肠切除术对比）、奥迪括约肌功能障碍（美国国立卫生研究院赞助的 EPISOD 试验）的作用、假手术与定向括约肌切开术的对比以及使用胰管支架和药物预防 PEP 的研究。出现了评估胆管癌新疗法的对比试验，包括光动力疗法（PDT）和射频消融术（RFA）。

ERCP 经过 50 年的发展，我们提出以下问题：在临床应用中 ERCP 有哪些不足之处？ERCP 的风险认识不足，尤其在胰腺炎和穿孔方面。试图对患者进行 PEP 最大风险分层的尝试直到第四个十年才被 Freeman 及其同事解决。对 ERCP 的知情同意内容比较粗略，在许多情况下，没有向患者充分披露不良事件的潜在风险和严重程度。在最初十年 ERCP 的自我培训是规范的，随后出现的高级培训项目使 ERCP 培训更加容易。内镜学会在指导 ERCP 培训项目和社区医院获得基本能力所需的 ERCP 数量方面没有明确要求。即使

在 1996 年，胃肠病学核心组织 [由美国肝病研究协会（AASLD）、美国胃肠病学会（ACG）、美国胃肠病学协会（AGA）和美国胃肠镜检查协会（ASGE）联合组成] 的基础课程并没有提及从事多少例 ERCP 操作后才能胜任这项技术。早期 ASGE 指南推荐 100 例 ERCP 操作（75 例诊断和 25 例治疗）作为能够胜任 ERCP 操作的最低数量。也有人推荐至少需要 180 例 ERCP 操作，但这个阈值仍然不清。目前已经建立了内镜医师执业每年需要操作的 ERCP 量用以指导认证机构。

高风险、复杂的 ERCP 程序向转诊中心的"转变"，反映在过去 25 年里我们机构执行的 ERCP 病例越来越多（图 1-6）。胃肠病学家提高 ERCP 技能的实践培训机会是稀缺的，而现实生活中的 ERCP 模拟器仍然没有。

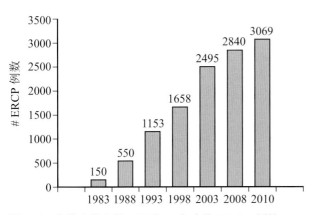

图 1-6 印第安纳大学胃肠科 25 年来的 ERCP 例数

五、ERCP 的未来

在回顾 ERCP 的历史时，我们有必要去展望 ERCP 的未来。胶囊相机和远程遥控相机可以补充或取代手持式胃镜、小肠镜和结肠镜检查，但我们可以预见，胆胰系统疾病的内镜下插管仍将是金标准。随着 CCD 的发展，小口径的胆道镜和胰管镜很快就会出现，并且应该很快成为现实。然而，获得最优视野、操纵性和可靠性仍然是挑战。与机器人辅助手术类似，非手持操作的内镜具有降低内镜医师的疲劳、改进内镜医师的培训和更精细的操作附件的优点。随着管腔内镜的发展，胰胆管肿瘤的诊断和组织病检无疑将得到改善。内镜下筛查胰腺癌高危人群可能成为现实，胰腺炎的治疗也会从内镜获益。内镜下支架的置入，有可能实现导管内胰石的溶解。对胰液的研究可以预测复发性胰腺炎、胰腺癌发病风险和对化学治疗的反应。我们需要继续努力使 ERCP 更安全、更有效，开展高级培训项目确保 ERCP 医师可以更加熟练地完成这项操作。

六、小 结

- 20 世纪 70 年代初期，McCune, Oi, Classen, Kawai, Cotton, Vennes, Silvis, Geenen 等先驱们开创了 ERCP 这项新技术。

- 内镜医师和工程师密切合作设计新仪器起到了至关重要的作用，提高了插管成功率，改进了括约肌切开术，使引流技术更加有效，并改善疗效。

- ERCP 的早期操作者的技术是自学而来，随后的学员通过使用教学模型来学习技术。通过观看内镜视频提高技术。能胜任 ERCP 工作的最基本的操作数尚不明确。

- 在新千年中，ERCP 内镜医师强调科学严谨，并进行了一些前瞻性的、基于结果的研究。采用了新技术，如预防性胰管支架置入术，使 ERCP 在高危患者中更安全。

第 2 章

ERCP 手术室

Brian C. Brauer, Steven A. Edmundowicz
倪志罗辉译

ERCP 手术室可简可繁。诊疗量少的单位通常在放射科或手术室进行 ERCP 手术，大多数诊疗量较大的单位一般将 ERCP 手术室放在内镜中心。除了标准的内镜设备外，ERCP 室还需要配备一台能固定图像的高质量 X 线透视设备。随着内镜介入技术的发展，诸如超声内镜、胆道镜、胰管镜、共聚焦显微内镜及其他介入技术不断与 ERCP 相结合，一个设计合理的 ERCP 室应能满足相关设备不断增加或更新的需求。此外，当涉及肥胖或消化道解剖结构改变的患者需要进行 ERCP 手术时，有可能用到小肠镜。在许多中心，ERCP 手术均在麻醉状态下进行。这些变化对于 ERCP 室的规划设计产生显著的影响，ERCP 与新技术的融合使用对于医患双方均有受益。

一、ERCP 手术室的沿革

ERCP 术的基本目的没有改变，即内镜观察壶腹部、选择性插管、获得高质量的放射图像，指导合适的治疗。对于绝大多数病例而言，基本设备就可以满足胆管取石或支架置入的需求。但 ERCP 的潜在复杂性不断改变，特别是在三级诊疗中心。大部分复杂 ERCP 病例需要关注病变部位的高质量透视图像，就需要改进数字化透视设备来提高分辨率、减少透视时间、并且能在长时间曝光中不会因机器过热而影响操作。另外，诊疗床宽度应大于 30 英寸（1 英寸 =2.54cm），最大承重应大于 450 磅（1 磅 ≈ 204.12kg），这样能够满足麻醉操作和肥胖患者的诊疗需要。ERCP 室还需要预留额外的空间来容纳较大的病床和担架床（图 2-1）。通常采用移动或固定式 C 臂系统通过改变

检查平面来更好地显示胆道系统。另外，诸如胆道镜、超声内镜、激光碎石、液电碎石、小肠镜和其他辅助设备的整合也对 ERCP 手术室的空间有进一步要求，麻醉设备进一步增加了对患者头部空间的需求。基于这一切，一个精心设计的先进 ERCP 室的面积应超过 500 平方英尺（1 平方英尺 = 0.0929m²）。

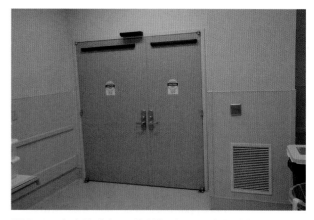

图 2-1 宽大的房门及放射机床周围的空地有助于转运身材高大的患者，也易于术后在床旁移动处于麻醉状态的患者

二、ERCP 操作人员

ERCP 术操作团队人员数量各地情况不一。通常情况下，一台手术需要 1 名手术医师及至少 2 名助手。第一助手（护士或技师）站在医师旁边，配合操作导丝及相关附件。通常第二助手（护士或技师）协助准备器械并记录操作。镇静护士或麻醉人员位于患者头侧，给予镇静或麻醉，并全程监护患者。有时还需要放射科技师在手术室内操作设备。在许多中心，经常还有学员参与手术。整个手术过程在一个封闭的环境中进行，并且至少有 3 名人员

位于靠近患者头部的区域。一个设计良好的工作空间使 ERCP 手术变得相对轻松和高效。

三、手术室布局

在 ERCP 手术室设计之初，就需要考虑到整合各个方面使手术室兼具功能性和效益性。需要内镜医师、内镜护士及技师、麻醉医师、患者、放射科医师及技师、辐射安全技术人员、人体工学专家、结构或设计团队共同合作，才能使最终设计优化和成功。典型大型 ERCP 手术室布局如图 2-2 所示。手术室分为多个工作区域，中间是透视检查床，术者站在紧邻患者头部的位置，并能直接控制 C 臂或检查床以获得最佳透视成像效果。第一助手位于术者右侧，学员位于术者左侧。毗邻第一助手的是手术准备区，第二助手在一个固定或可移动的工作台面准备手术器械，该区域应靠近常用器械及附件的储存柜。患者头侧区域要为麻醉医师或护士及其所需药物、监护仪和复苏设备预留足够空间。通常麻醉机器位于患者头侧前方，麻醉药物和设备存储设备位于麻醉人员触手可及的地方。一个设计良好的手术室应该有足够的空间来容纳这些设备，并方便术中获取。另外，最好还有独立的空间以供术者查看透视图

像及出报告，该区域可位于铅屏后或是一处独立的工作区。有的 ERCP 手术室会设立一个独立的透视设备控制室，放射科技师可在该控制室内进行操作。

内镜及透视设备要易于术者控制，吊臂的使用可将多种设备整合其中并置于便于术者及助手操作的位置，同时亦减少了手术室内的地面管线（图 2-3）。吊臂可放置内镜主机、光源、电单元及其他辅助设备，如二氧化碳泵、注水系统、EUS 主机及其他设备。内镜及透视显示器置于术者前方，方便其直视观察（图 2-4）。显示器高度应可调节，以适应术者身高及患者体位。辅助显示器可以显示更多图像或信息，如胆道镜、测压、EUS，乃至患者生命体征等信息，便于术者术中查看。具有视频集成系统的手术室可以在显示器上并列显示多路信号，如术中需要查阅的患者影像学资料（如 CT、MRI 等），这种系统非常方便。显示器应该在第一助手的直视视野范围内以便于配合。在术者附近应有充分的空间来放置辅助设备（如 EUS 主机、胆道镜等）。在一些具有多个 ERCP 手术室的大型诊疗中心，可将不常用的设备放在推车上便于移动。在整体设计中应预留足够空间，便于大的担架床或病床进出手术室，移动吊顶臂的应用极大地方便了患者在手术室内的移动。为了提高效率，手术室应该有洗消专用通道，方便快速转运使用后的内镜；如无法做到，则应将使用后的内镜置于可快速、安全转运的容器内（图 2-5）。

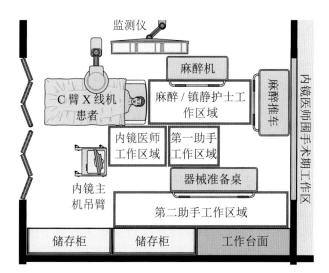

图 2-2　现代内镜介入室中内镜医师、第一助手、麻醉医师或麻醉护士及第二助手的工位分布示意图。图中还描绘了内镜医师术前及术后工作区域、悬吊的监视屏列及内镜设备吊臂的位置

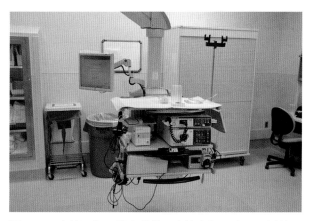

图 2-3　内镜设备吊臂上装载了内镜主机、光源及其他重要设备如电刀、二氧化碳给气器及给水器等，便于操控。吊臂内集束了各种线路及电缆，避免了地面走线

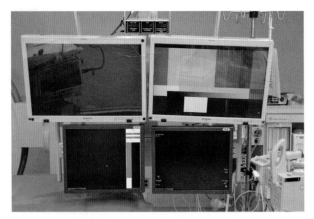

图 2-4　监控吊臂可调节到适于内镜医师和助手观看的高度。上方的监控器可显示多个信号源

四、放射成像设备

放射成像系统是 ERCP 室设计或改建中最重要和最昂贵设备。大多数医院与供应商合作，大多数放射设备或放射室的制造商均有满足 ERCP 手术需求的设备单元。也有专门的 ERCP 系统和便携式数字 C 臂系统。关于放射成像原理及不同的成像系统将在第 3 章中介绍。在过去 10 年中，成像系统逐渐过渡到数字化成像，极大地简化了放射成像和存储的过程，使放射科医师无须在手术室内操作。放射系统的选择取决于许多因素，包括病例数量、类型及患者组成。对于病例数量较少且手术难度不大的中心，可以选择许多系统。对于手术数量大且复杂（ASGE 难度等级 2 或 3 级）的中心，高端专用的固定 C 臂系统通常是最好的选择。这类高端专用设备有足够的功率和最佳的成像系统，利于肥胖或复杂狭窄患者中导丝和附件的显示，而这些对于便携式设备而言则难以做到。另外，在困难病例中通过需要调整曝光速度以获取高质量图像，同时还避免了连续透视。

与传统的模拟图像增强器相比，数字化成像系统图像质量更高、方便保存、并且放大图像不会增加辐射剂量。数字化成像系统已广泛应用于大多数固定透视系统和便携式 C 臂平台，但设备价格昂贵。表 2-1 列举了常见的放射单元。此外，固定透视单元的辐射产生和冷却特性可允许其长

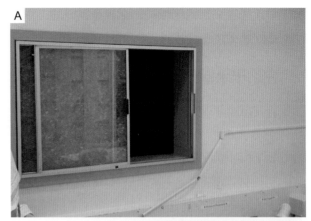

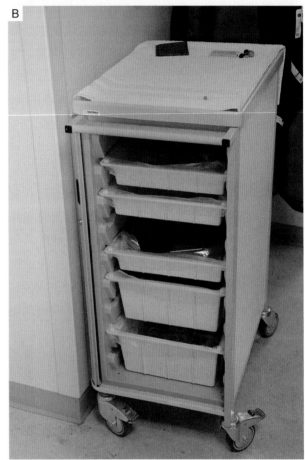

图 2-5　A. 清洗及冷杀菌区域窗口；B. 被覆盖的托盘。在内镜使用完毕后，用这些托盘将污染的内镜等设备快速转送去洗消区

时间操作而不会导致设备过热及成像质量下降。专用放射室的设计中还应包括对工作人员的辐射屏蔽和防护设施。在 X 线球管旁安装防辐射帘可显著减少 ERCP 术中工作人员受到的辐射剂量。使用悬挂或台式铅屏可以大大减少射线散射和工

作人员射线暴露（图 2-6A）。便携式铅屏亦可提供额外的防护（图 2-6B）。按照建筑法规和医院安全防护管理要求，对于安装放射设备的房间必须进行墙体及门的防辐射处理。

制造商	C 臂	固定式	数字化平板探测器	网址
Philips	有	有	有	usa.philips.com
Seimens	有	有	有	usa.healthcare.seimens.com
Omega	无	有	有	omegamedicalimaging.com
GE	有	有	固定式设备有	www.gehealthcare.com
Toshiba	无	有	有	medical.toshiba.com

表 2-1　ERCP 放射设备部分制造商

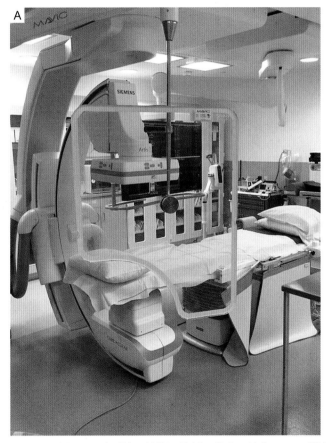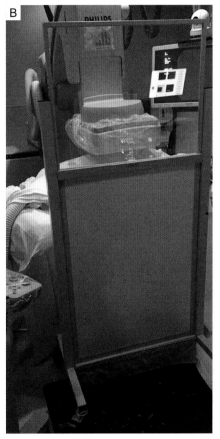

图 2-6　A. 顶置式铅屏可放到能保护靠近放射源的人员的位置；B. 带滚轮的移动式铅屏可用于没有装顶置式铅屏的操作间

五、集成系统

视频集成系统允许操控人员在现代化介入房间内同时监控多路视频输入信号。可以根据特殊的房间或单元定制个性化集成系统。一个设计良好的集成系统能使多路输入信号同时显示在显示器上（图 2-7）。经典的集成系统通常能同时集成 EUS、胆道镜及其他视频信号，用于记录或显示，并可由术者或助手直接控制。更复杂的集成系统还可以集成医院影像系统及电子病历系统，可以在手术室显示影像、文字、图片以及病历系统中其他信息。一些集成系统可以记录和编辑输入信号，输出新的记录或将多个输入信号同步传输到本地或远程会议室。在设计视频集成系统时，应该考虑到扩展灵活性，以便后期添加新设备的信号源。

通信交流。理想情况下，该区域应紧邻手术区以便于围手术期团队成员间相互交流（图 2-9）。

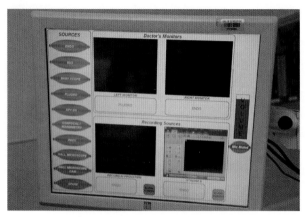

图 2-7　内镜医师和助手视野正面的 4 个监视器中，其中一个是可接收任意视频输入格式的视频集成系统可触屏监视器

六、内镜医师工作区域

（一）术中工作区域

内镜医师的术中工作区域应尽量符合人体工学，兼顾舒适性、屏蔽辐射及操作便利性。柔软的地垫或脚垫可缓解术者长时间站立所造成的疲劳。手术室的主显示器应置于内镜医师眼睛直视的位置，尽量减少术者头部转动，缓解颈部疲劳。显示器的高度应可调节以适应术者的身高，透视及内镜的显示器应相邻，术者不需扭头即可同时观察两个显示器（图 2-8）。

透视设备、电单元、注水系统、液电碎石和激光碎石设备的踏板均位于内镜医师脚下狭小空间内。在使用多种设备时，将不同的脚踏放置在固定的位置是非常方便、高效的。

（二）围手术期工作区

内镜手术前后需要完成大量的工作（参考第10 章）。一个设计良好的 ERCP 手术室应能提供一处方便、舒适的区域用于查阅记录、查询电子病历系统、查看影像系统、撰写报告、电话及电子

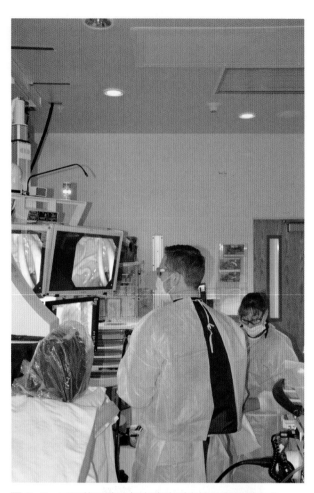

图 2-8　可调节吊臂设备应移动到内镜医师视线方向

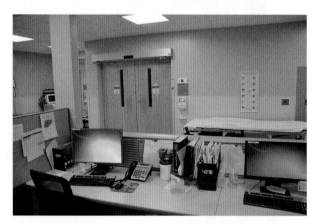

图 2-9　独立的内科医师工作间毗邻于 ERCP 室

七、麻醉 / 镇静工作区域

随着社会肥胖人群的增多，许多中心改进了其手术室设计。通常会扩大手术室空间、安装固

定透视系统，使用更宽（超过 30 英寸）及承重更大（超过 450 磅）的检查床。使用转移板方便将镇静或复苏患者由检查床转移至担架床或病床上。

麻醉或镇静工作区位于床头，便于患者的气道管理。麻醉方式有从深度镇静到气管插管的全身麻醉等多种方式可以选择，ERCP 相关的麻醉问题将在第 6 章中详述。麻醉或镇静区域包括药车、气管插管设备、二氧化碳和血氧饱和度等生命体征监护仪（图 2-10）。许多医院有小型麻醉机用于 ERCP 室，能够提供全身麻醉及 100% 高流量氧气。气道管理设备应包括鼻氧管、面罩、呼吸球囊、气管导管、喉镜及其他插管器械。一些中心由麻醉护士负责患者气道管理，提供静脉镇静。

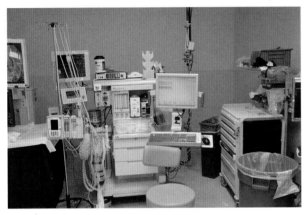

图 2-10　麻醉区域内有麻醉机、药品推车及可供麻醉医师坐立的位置

八、护士和技师工作区域

助手的工作区域是 ERCP 手术室设计是否合理的关键。该区域要有足够的空间来准备、交换设备和配件。可以使用一个固定或可移动的工作台来完成这些工作，工作台放在靠近内镜医师的地方，以便于准备器械。该区域应紧邻常用器械及附件的储存区，以备术中所需。为防止飞溅污染，储存区最好安装玻璃门或卷帘门（图 2-11）。手术间内的储存柜可以少量储存各类附件以备术中使用。内镜中心的大储存室可以随时补充术中消耗的各类器械及附件。条形码扫描器可以获得设备信息和储存量，甚至包括供应商存货量，以确保充足库存量。在手术室内管理库存系统，就像药物配发系统一样负责供应。

当进行复杂手术操作时，需要有足够空间来放置诸如 EUS、胆道镜等额外设备。这些设备往往置于患者头侧并占据部分第一助手空间。另一个手术室设计的重点是要预留足够的空间便于设备的搬动、标本的处理及其他工作的顺利完成。辅助设备应储存在靠近 ERCP 手术室的地方以便快速取用（图 2-12）。

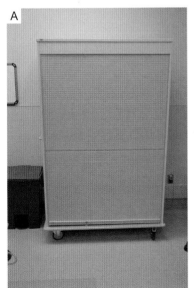
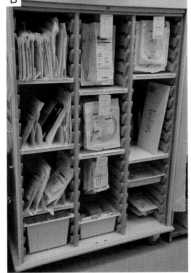
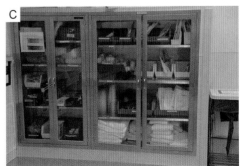

图 2-11　A.ERCP 室内带有滑门的补给器械储存柜；B. 滑门打开后的储存柜；C.ERCP 室内嵌入式玻璃补给器械储存柜

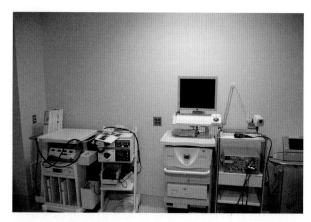

图 2-12 靠近 ERCP 室的专用储存区域。大型设备应存放在易于寻见的指定位置

九、人体工学

手术室的设计应充分考虑人体工学。如地板软垫、显示器摆放在直视范围内、防辐射屏蔽及适合久坐的椅子都有助于预防工作疲劳和损伤。合体轻巧的铅衣可以大大减少手术人员的疲劳和肌肉劳损。一些制造商也提供实时放射剂量管理器 [Right Dose（Siemens AG, Muenchen, Germany）；Dose Wise Portal（Philips North America, Andover, MA）；RaySafe X2（Unfors Raysafe, Inc., Cleveland, OH）]，可精确监控医患双方所受辐射剂量，并帮助指导辐射防护。

设计和建造手术室时还要考虑其与设备库、标本储存室及内镜洗消室尽量相邻，以缩短工作人员走动距离并减少疲劳。

十、其他问题

即便有配备麻醉机的专用 ERCP 手术室，偶尔也需要在其他手术室、ICU 床旁、放射科或其他更罕见的地方进行 ERCP 手术。在这些地方可使用装有内镜、显示器、ERCP 必须设备的转运车来完成手术（图 2-13），这就相当于一个迷你典型 ERCP 操作室。在手术室进行 ERCP 术时，最好将手术安排在配备腹腔镜的手术间，以便将内镜及透视的视频信号接入腹腔镜的显示器，从而将影像显示在更符合人体工学的位置，以利于内镜医师及其助手术中查看。设备转运车可以在手术室内储存额外的设备，以备不时之需。

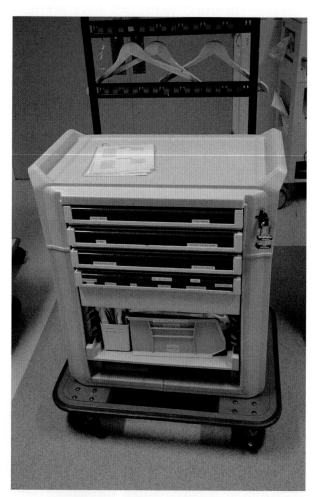

图 2-13 便携式 ERCP 附件车。常用的附件存放在推车内，并按操作室内的模式开列存储清单

第 3 章

ERCP 放射问题和辐射安全

Eugene Lin, Beth Schueler

贾慧罗辉译

ERCP 的范畴和实践在过去 20 年间不断发展。首先得益于 MRCP 在学术和实践方面的进步（参考第 34 章），治疗性 ERCP 已逐步成为主流。随着治疗性 ERCP 复杂性增加和新设备引入，长时间的操作可能会增加患者、内镜医师、护理以及其他人员的辐射暴露。再加上诊断性和治疗性 EUS 的出现（参考第 32 章和第 34 章），改变了传统的临床实践模式，更加强调围手术期内镜医师和放射科医师之间的沟通。这一章节不仅讨论 ERCP 的图像采集技巧，还讨论术中辐射安全问题。

ERCP 术前阅片（CT 或 MRI 或超声）有助于高效、有计划地进行手术。不同的治疗计划方案所关注的图像信息不同。与腹部超声相比，MRCP 能更好地显示末端胆管结石。与 CT 相比，MRI 能更好地显示胰腺液体积聚的复杂信息，无须增强就能早期评估胰腺的炎症和坏死情况，更好地

发现胆道结石和胰性出血（图 3-1，图 3-2）。最理想的状态是治疗性内镜介入手术过程中有胆胰外科医师或放射介入科医师共同参与。在作者单位，对胰腺疾病患者进行多学科讨论和评估，共同制订诊疗计划。在知情同意过程中应明确患者有无过敏史，如造影剂过敏史。

一、X 线透视成像系统

X 线透视为 ERCP 提供实时图像。X 线透视系统的基础配置包括 X 射线管、发生器、图像接收器及视频成像和记录系统（图 3-3）。现代的透视系统含有多种操作模式及不同配置。因此，内镜医师有必要充分了解该系统的各种原理及操作方法。

高压发生器调节 X 线能量（管电压或 kVp）及束流强度（管电流或 mA）后由 X 线管产生原

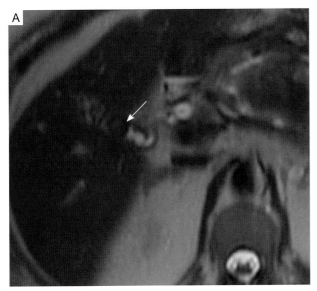
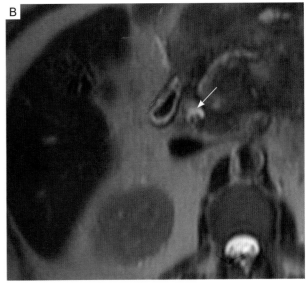

图 3-1 胆石症 MRCP 表现。MRCP 的重 T_2 加权成像很容易显示不扩张的胆道系统里位于 A. 胆囊内（箭号）和 B. 胆总管远端（箭号）的黑色充盈缺损。MRCP. 磁共振胆胰管成像

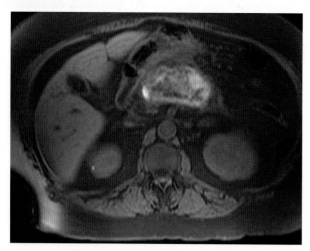

图 3-2　胰腺血性液体积聚的 MRI 平扫成像

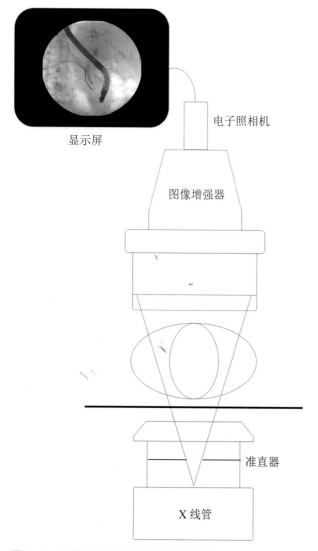

图 3-3　X 线放射系统组件（作者供图）

发电子束。自动曝光控制（AEC）是 X 线透视系统的一个重要功能。当原发电子束穿过患者身体时会发生衰减，因此 X 线电子束的能量和强度必须调整以获得稳定的成像效果。AEC 会在成像过程中自动完成这些调整，无须额外操作。在进行长时间透视和多次曝光采图后，X 线管的温度会迅速升高。当达到热量负载上限时，透视设备会自动停止运行或退出高剂量成像模式，以达到降温的目的。

在 X 线管出口处的限束器可以改变 X 线电子束的形状。当选择放大模式或成像距离发生变化时，限束器自动将 X 线电子束限制在图像接受视野范围（FOV）内。此外，操作者也可通过移动限束器来获得理想的成像范围。

透视成像可通过持续或脉冲式的 X 线产生，其帧率从 30 帧 / 秒（fps）到 1fps 甚至更少。脉冲式成像的优势在于提高瞬时分辨率，图像采集时间缩短会减少动态模糊的发生，因而脉冲式成像对动态变化的观察更为有利。此外，低脉冲还可以减少辐射剂量。透视成像停止瞬间的图像会保留在显示器上，以便于医师查阅。部分透视成像系统还带有循环记录功能，能够存储或查阅短视频片段。高剂量图像采集可通过单次曝光或者帧率在 30fps 到 1fps（甚至更低）的系列曝光来实现。图像记录方式包括透视视频捕捉和图像采集输出（可供查阅或长期存档）。

目前透视成像系统有两种图像接收器：图像增强器和平板探测器。图像增强器将电子强化使 X 线转化成可见光图像。照相机捕获输出的图像，并将其呈现在显示器上。图像增强器适用于直径 10 ～ 40cm 的输入界面，可以选择一种或多种放大模式。当 FOV 减小时，为了获得稳定的图像输出，X 线曝光率则会相应增加，患者所吸收的辐射剂量也会增加。

平板探测器是一种可产生电信号的固态探测器。透视平板为正方形或长方形，面积介于 17cm×17cm ～ 40cm×40cm。与图像增强器相比，平板探测器亮度均匀（不产生光晕），不会出现图像失真（枕形失真）。

现代的透视系统在显示图像之前会将图像进行数字化处理（如灰阶处理、边缘锐化、瞬时帧平均化）以提高图像质量。灰阶处理通过调整图像的对比度和亮度，以突出特定密度范围内图像的对比度，还可减少眩光的出现。眩光是指图像信号饱和后对比度降低或完全消失而形成的高亮区域。与平板探测器相比，图像增强系统的动态范围小，更容易出现眩光。边缘锐化可提高小物体的锐度以及不同密度区域之间的边界感。瞬时帧平均化是将当前视频的帧数与一个或多个以前视频的帧数进行平均从而降低图像噪点。采用瞬时帧平均化处理可导致移动物体显像模糊或者使高对比度的物体在快速移动时出现多重伪像。根据临床应用和使用者偏好调整参数设定来优化图像质量是设备配置中的关键步骤。

大多数透视系统都会显示患者辐射剂量（2006年起在美国制造的设备均有功能）。显示的剂量参数为入射体表空气比释动能，单位为毫戈瑞（mGy）。透视期间会显示空气比释动能，透视完成后会显示患者的累积空气比释动能。中等体型成年人腹部的空气比释动能率为 20～60mGy/min。在普通模式下，最大空气比释动能率不得高于88mGy/min。透视设备可能包含高能模式，该模式可允许较高的曝光剂量，最高可达 176mGy/min。Buls 等报道，ERCP 操作的中位积累空气比释动能为 271mGy（最大剂量为 1180mGy）。

这些基本的透视设备有不同的配置来满足特定的诊断或治疗需求。常见的固定式 ERCP 透视设备包括检查床、位于检查床下方的 X 线管及位于检查床上方的图像接收器。另一种固定式 ERCP 透视设备的 X 线管位于检查床上方而图像接收器则位于检查床下方。移动式透视系统的 X 线管和图像接收器安装在 C 臂定位器上，可以获得不同角度的图像。需要注意的是，该系统需要配置可透 X 线的检查床。移动式 C 臂可以在检查室之间移动，以满足灵活的临床需求。近期一种多功能新型固定式透视系统面世，由倾斜的 C 臂定位器及位于其右侧的检查床构成，更利于 ERCP 操作。该系统还可以床旁调整 C 臂角度。

二、辐射剂量管理

内镜医师可调整多项参数来控制患者在透视过程中所受到的辐射剂量。尽管辐射损伤的风险很小，但可能会发生确定性效应（包括皮肤烧伤及白内障）和随机效应（患癌风险增加）。确定性损伤仅在辐射剂量超过阈值的情况下发生。例如，透视过程中可能发生皮肤损伤，当放射剂量超过2000mGy 时可出现一过性红斑，更高剂量的放射可以导致脱发、脱皮等更严重的损伤。尽管单次ERCP 操作的辐射剂量不太可能超过阈值而造成皮肤损伤，但如果身体同一部位在 60 天内再次经历放射暴露，则应评估累积辐射剂量，必要时要采取相应的防护措施。关于辐射损伤的一些信息可以参考几篇综述文章。为了避免潜在的辐射损伤，必须采取防护措施以减低操作中的辐射暴露。辐射剂量优化需注意以下几项基本原则。

限制透视时间是降低辐射剂量最直接的办法。操作人员应避免在观察屏幕前开始透视。一般情况下，间断透视、末张图像保留和循环记录可以满足观察需求，而无须持续透视。末张图像保留也可以存档，无须额外采图。缩短曝光时间还可以防止 X 线管过热。

尽量使用低剂量透视模式。低帧率脉冲式透视模式是目前降低辐射剂量的最佳选择。透视系统应该默认设定为低剂量模式，操作者根据不同的需求来调整放射剂量。应尽量减少高剂量透视模式的使用。

患者与 X 线管及图像接收器之间的位置关系也影响辐射剂量。X 线电子束强度与到 X 线管距离的平方呈负相关。因此，当使用 C 臂定位器时，患者应尽可能远离 X 线管。由于射线管出口处辐射强度最大，C 臂定位器上应配有锥形罩，确保患者与射线管之间保持安全距离。此外，缩短发生器和接收器之间的距离也可减少辐射。当使用下球管透视系统时，操作者应降低图像接收器的位置，使之尽可能接近患者身体。

调整限束器，仅使目标观察区域暴露于辐射下，通过减少组织暴露范围降低辐射强度。缩小范围可减少眩光以提高图像质量，尤其是在肺野或躯干边缘处采图时。另一种影响图像质量的因素是 X 线散射。当原发电子束射入人体组织时，一部分 X 线会向身体各个方向散射。这些散射的 X 线撞击图像接收器时就会增加整个图像的信号强度，掩盖了 X 线穿过人体后衰减形成的暗区，降低了图像对比度。组织暴露范围越大，散射就越明显。因此，限定暴露范围可提高图像对比度。

放大模式可以提高空间解析度和图像对比度，有利于图像细节的呈现。然而，随着放大倍数的增加，放射剂量也随之增大。因此，除了观察微小病变，应谨慎使用放大模式。

需要注意的是，体积越大的患者所受到的辐射剂量越高。患者组织厚度每增加 3cm，所接收的辐射剂量率约增加 1 倍。此外，组织厚度的增加也会增加 X 线的散射，导致图像对比度降低。因此肥胖患者的透视成像质量不高。

操作过程中要监测患者的累积辐射量。将术后总辐射量记录在病历资料中，以便监测接受多次放射患者的累积辐射量。监测和记录辐射剂量也有助于内镜医师警惕潜在辐射伤害。同样，监测个人辐射暴露量对于确保工作人员的安全至关重要。不同设备的监测流程也不尽相同，具体由放射安全部门来安排。可使用剂量监测仪来监测辐射剂量，具体方法为：将剂量检测仪放在铅衣外领口水平处，或使用两个监测仪，一个放在铅衣内，另一个放在铅衣外。为准确估计和跟踪职业辐射剂量，应始终佩戴监测仪并定期更换。全身年辐射剂量不应超过 50mSv，眼晶状体的年辐射剂量不超过 150mSv。

患者所受辐射的主要来源是原发 X 线电子束，而操作间内工作人员所受的辐射主要来自 X 线散射。散射剂量率通常为 1～10mGy/h，该数值与患者的体积呈正相关，与距离的平方呈负相关。当患者射入剂量率增加时，散射剂量率会相应增加。因此，使用以上技术控制患者辐射剂量就会减少散射剂量。

图 3-4 是下球管 C 臂透视设备典型的散射辐射等剂量范围示意图。从图中我们可以看出辐射强度主要集中在检查床下近 X 线管的区域。尽管 X 线管可向外泄漏少量辐射，但散射辐射强度仍然是最高的。X 线散射分布主要来自原发 X 线电子束射入患者的区域。由患者浅层组织向前散射的 X 线强度会被更深部组织迅速减弱，这就会降低图像接收器后方区域的辐射水平。上球管透视系统的散射辐射等剂量范围如图 3-5 所示，侧向球管透视系统的散射辐射等剂量范围如图 3-6 所示。

三、职业辐射暴露

为了减少职业暴露，相关工作人员应了解操作间中哪些区域的射线散射强度最高，从而可以有意识地避开这些区域。Johnlin 等开展的一项关于 ERCP 术中个人辐射剂量的对照仿真研究提示，所受辐射剂量最高的是位于检查床头的工作人员，通常为监护护士和给药护士。其次为位于检查床右上方向的内镜医师，所受辐射剂量相对较低的

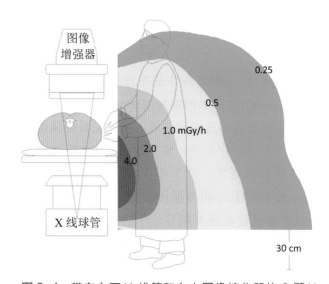

图 3-4　带有台下 X 线管和台上图像接收器的 C 臂 X 线成像系统的散射剂量图（摘自 Schueler BA, Vrieze TJ, Bjarnason H, et al. An investigation of operator exposure in interventional radiology. *RadioGraphics*，2006(26):1533 - 1541.）

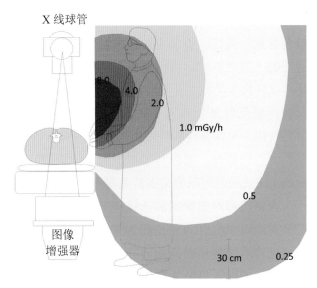

图 3-5　台上射线管 X 线成像系统的散射剂量图（作者供图）

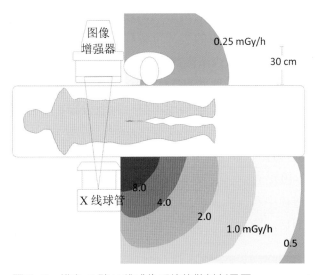

图 3-6　横向 C 臂 X 线成像系统的散射剂量图
（摘自 Schueler BA. Operator shielding: how and why. Tech Vasc Interv Radiol, 2010(13):167－171.）

是位于内镜医师右侧的助手。由于 X 线管处的垂直铅帘减少了散射量，所以当助手位于患者腹部位置时所受辐射剂量最低。但是助手通常位于内镜医师的右侧。由于射线的散射辐射强度随距离的增加而迅速衰减，因此应尽可能远离患者暴露区域。使用 C 臂透视系统时，应将 X 线管置于检查床下。当 C 臂与检查床呈一定角度或与其平行时，工作人员应靠近接收器，因为该区域的散射强度较低。上球管透视系统的散射辐射主要集中在操作者的上身及头部，因此操作者应常规佩戴

特殊防护设备。

有多种防护装备可以减少术中工作人员的辐射暴露。包括防护服，如围裙、护颈、眼罩；移动式防护设备，可以安装在地板、天花板或检查床上。一般来讲，在不延长操作时间或损害患者安全的情况下，应尽量使用防护装备以降低个人暴露。

在透视期间，操作间内所有人员都必须穿戴防护装备。防护衣的铅层厚度一般为 0.25～1mm。最常见的厚度为 0.5mm，可以吸收 90% 的散射 X 线。防护衣的设计也不尽相同，有的防护衣仅覆盖身体前面的区域，有的则将身体包裹其中，或是上衣加围裙式的设计。在透视过程中，如果操作者有可能将背部朝向患者，则应选择包裹式或上衣加围裙式的防护衣。无论选择哪款防护衣，都应确保颈部及袖口部位得到足够的保护。因为铅衣较重，可以减少铅含量或使用无铅的防护服。含有钡、钨、锑等成分的防护衣，在相同厚度的情况下可以吸收同等量的辐射，而重量仅为铅衣的 30%。

护颈通常是可选的防护装备，当颈部辐射监测仪数值＞4mSv/ 月时推荐佩戴护颈。因护颈较为轻便，操作者在低辐射水平时也要佩戴以保护甲状腺。由辐射所致的甲状腺癌风险随年龄增长而降低，对于 40 岁以上的工作人员来说，护颈的作用较小。

以前普遍认为晶状体累计辐射剂量不超过 2～5Gy 阈值时，不会导致白内障。因此建议每年晶状体接受的照射剂量不超过 150mSv。然而，最近关于眼部放射敏感性的研究指出，晶状体辐射量并无阈值，目前的推荐剂量也需要重新评估。因此，应重视眼部辐射防护，以降低白内障的风险。对于使用上球管透视系统的医师来讲，眼部防护尤为必要。眼部防辐射措施包括佩戴铅制眼镜或使用悬吊式防护设备。

操作间内的工作人员应对透视期间的安全防护有基本的了解。操作者应彻底熟悉透视设备的使用，了解减少辐射量和优化图像质量的一般原

则。进行辐射安全防护教育是避免不必要辐射伤害的有效手段。

四、改进及观察影像

在 ERCP 操作期间，屏幕上可以呈现不同方位的透视图像。基于临床需求，可能是内镜医师和放射科医师共用一间放射室。部分内镜医师喜欢观察原始图像，即俯卧位时患者的左侧投射在屏幕的右侧，头侧投射在屏幕的底部。ERCP 检查床的"头侧"相当于透视床的"脚侧"，所见即所得。相反，一些内镜医师喜欢翻转图像，显示器上显示处于正常解剖学位置的图像。但球管需反向移动才能到达目标区域。在检查期间图像方向可以随意改变。

作者所在医院的内镜中心配有 ERCP 专用的数字化放射室。内镜放射室采集的图片保存在放射科 PACS（图像记录和交流系统）系统中，整个医院和各个诊所都可以看到。ERCP 患者取仰卧位或左侧卧位（LLD）有利于麻醉支持和气道管理。变换体位是显示正常胆管和病变胆管的关键。本章节中关于患者体位的描述是相对于检查床的，如左前斜位（LAO）指患者采取俯卧位，左侧身体贴近检查床，右侧身体垫高。

传统的 X 线胶片曝光后会产生"白色胆管，黑色背景"图像。数字成像技术可以产生类似于透视的"黑色影像，白色背景"图像，如果需要还可以转换成类似于传统胶片的曝光图片（"白色影像，黑色背景"）。笔者认为小结石（图 3-8）、游离气体，尤其是腹膜后游离气体（图 3-7）更容易在"白色影像，黑色背景"图像上显示，但目前尚无正式的对照研究来支持此观点。

内镜医师对造影剂的选择也不尽相同。有的医师喜欢用 50% 浓度的造影剂来寻找结石；有的医师则喜欢缓慢注射原始浓度的造影剂来查找充盈缺损，或注入原始浓度造影剂后追加生理盐水以提高透明度使结石显示更加清楚。有的医师建议使用原始浓度的造影剂，理由是如果胆道梗阻或扩张，胆道内的胆汁可稀释造影剂。根据情况调整，可以减少造影剂注入（图 3-9）。

无论诊断性或治疗性 ERCP，操作期间所获得的系列图像应当能描述出整个检查过程。术前透视可显示出影响造影观察的项目，如残留的造影剂、钙化灶、管腔、引流管、已放置的支架或其他（图 3-10）。多数胆道结石为 X 线阴性结石，在检查前透视中看不到，但胰管结石可以看到。注入造影剂后，管腔内的 X 线阳性结石可能会被掩盖，因

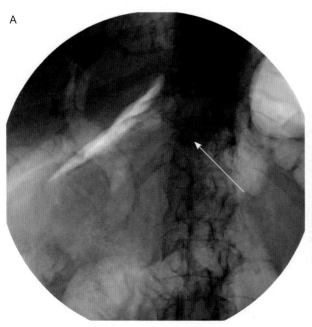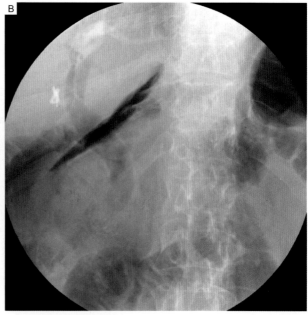

图 3-7　胆管括约肌切开术后的腹腔游离气体（箭号）成像的白底图（A）和黑底图（B）

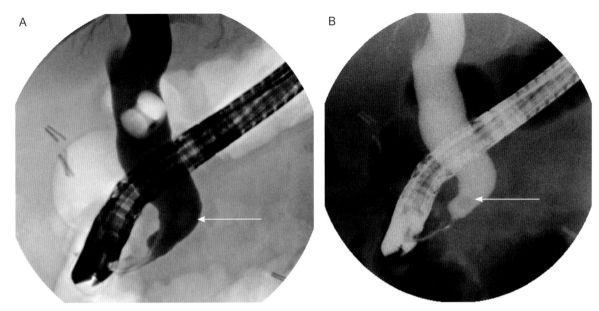

图 3-8　扩张的胆道系统内胆管末端小结石成像的白底图（A）和黑底图（B）

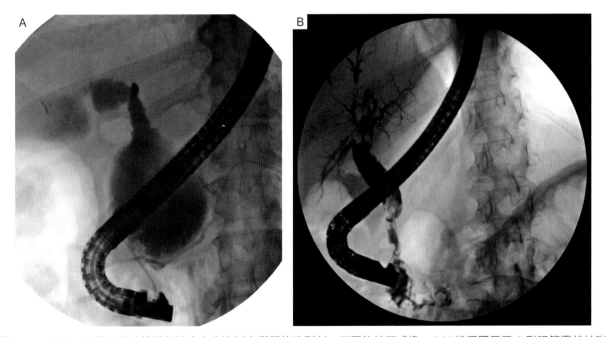

图 3-9　两位不同的患者胆管局部狭窄上方注射未稀释的造影剂：不同的结石成像。A.X 线采图显示 1 型胆管囊状扩张的胆管内多个小的不规则结石；B.X 线采图显示自身免疫性胰腺炎导致远端胆管狭窄的患者扩张的胆总管中段内大结石。注意该自身免疫性胰腺炎患者同时合并中央肝内胆管局部狭窄

为结石和周围造影剂密度相同。诊断性图像应包括造影剂早期填充和完全填充的图像，通常使用影像增强器 6 英寸或 9 英寸 FOV 模式获得。除了胆、胰管全景图像，还应获得显示异常或可疑病变的局部图像。可通过不同的放大模式（6 英寸或 4.5 英寸）来强调局部图像。延迟拍摄对于评估胆道引流效果（图 3-11）或显示支架位置及扩张情况（图 3-12）非常有帮助。术后拍摄大视野图片（12 英寸或 15 英寸）有助于评估可能的腹膜后或腹膜内气体（图 3-7）。

使用内镜直径和简单公式，可以在数字或传统透视图片上计算出胆胰管的实际直径，并确定

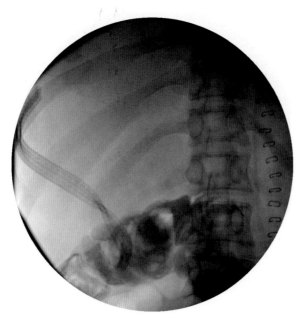

图 3-10　拟行 ERCP 评估创伤（枪伤）后胆漏情况的患者的术前 X 线定位图。患者 12 小时前做腹部 CT 时口服的造影剂正位于结肠肝曲，可能会干扰对造影剂外溢情况的观察

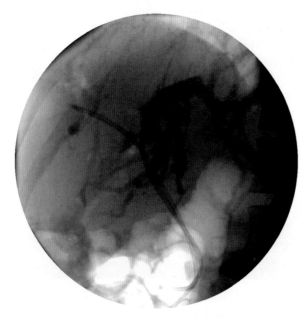

图 3-11　成功放置并充分引流的胆管支架。注意左右肝内胆管都置入胆管支架，造影剂部分排出且胆道气体显影提示支架通畅

图像的实际放大情况。如果内镜直径为 11.5mm，可通过测量图像上胆道与内镜的直径比例来计算胆道实际直径。以下是一个简单的比例公式：

$$\frac{图片上测量的内镜直径}{11.5mm（实际的内镜直径）} = \frac{图片上测量的管腔直径}{X\ mm}$$

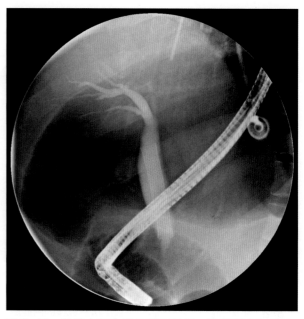

图 3-12　胆管支架放置位置不理想，胆道引流不成功。支架末端位于胰头段胆管恶性狭窄的上方

计算 X 值不需要计算像素校正基准值（数字图像）或估计标准透视图像的放大率。此方法也可以用于计算从乳头到狭窄部的长度以选择合适长度的支架，但使用刻度导管或测量导丝退出的长度更加准确。如需使用新式或不同直径的内镜进行特殊操作，应与放射科医师沟通相关信息以确保测量的准确性。

五、胆道评估

向肝胰壶腹部主乳头内注射造影剂可以显示胆总管末端情况。注射造影剂后肝外胆管的正常直径为 3 ～ 9mm，老年患者或胆囊切除术后患者的胆道直径可能会增宽，但术后并不会立即增宽。因为没有注入造影剂，通过超声或 CT 图像测量的管腔直径的上限相对较小，老年患者和胆囊切除术后患者也会出现这种情况。由于胆囊管汇入胆管的角度不同，需要调整患者体位才能清楚地显示胆囊管。当胆总管和胆囊管的共同通道较长时，鉴别胆囊管入口或胆囊管结石的最佳体位是左前斜位。显示左、右肝管汇合部，特别是评估肝门部肿瘤的最佳体位是右前斜位（图 3-13）。由于重力原因，当患者取俯卧位或左侧卧位时，左侧肝内胆管优先显影；当患者取仰卧位或右侧卧位时有利于右侧胆管显影；当患者取仰卧位时有利于后段肝内胆管分支显影；当患者取俯卧位，检查床头向下倾斜，有利于右侧肝内胆管显影。其他方法，如在肝总管（CHD）近端注射造影剂或使用球囊封堵造影有助于肝内胆管（IDHs）完全显影（图 3-14）。如果肝内胆管系统充分显影，而改

变患者体位后胆囊管和胆囊仍不显影，则要考虑是否存在胆囊管梗阻。对于肝门汇合处胆管狭窄的患者，改变体位（图 3-15）或在狭窄处造影（图 3-16）可以充分显影肝内胆管情况。造影剂充盈不充分会造成对狭窄程度的过分估计，而且不能很好地显示恶性狭窄的"垫肩征"（图 3-17）。同样的，良性狭窄的特征也只有在充分显影时才能

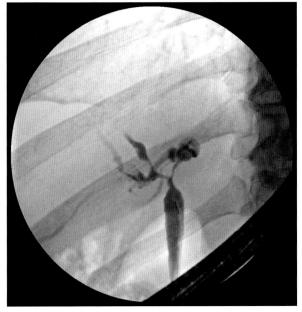

图 3-13 Klatskin 肿瘤，右前斜位透视显示最佳

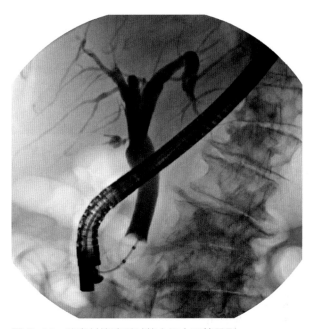

图 3-14 球囊封堵造影时整个肝内胆管显影

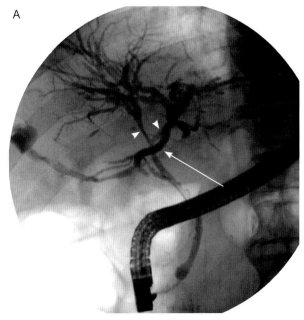

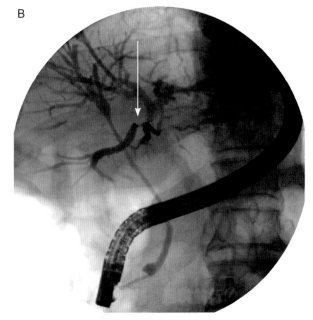

图 3-15 淋巴瘤所致肝门部胆管狭窄。A. 俯卧位透视可见肝门部左右肝管的长段、相对平滑的狭窄（箭头）。同时可见扩张的右后叶分支胆管（箭号）异位汇合到左肝管；B. 当患者取斜卧位时，异位的右后叶分支胆管的狭窄段（箭号）明显可见

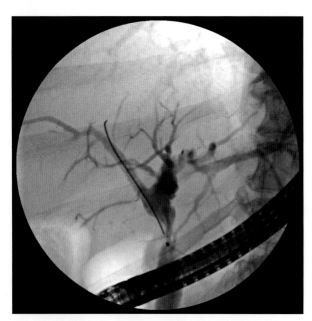

图 3-16　狭窄段处注射造影剂显示其最宽的管径。门脉下方肝总管近端的外压性改变是由乳腺癌的淋巴结转移造成的，通过在狭窄段造影得到清晰的显影

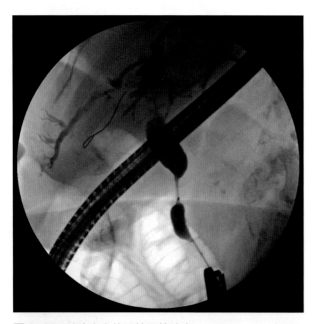

图 3-17　胰头上方的恶性胆管狭窄

更好地显示。造影剂注入后迅速消失要警惕是否存在异常胆管或造影剂未在胆管内（如血管内）（图 3-18）。变换患者体位有助于识别胆瘘部位或交错的胆道结构。当造影剂在外引流管周围渗漏时，继续注射造影剂的同时变化患者体位可以追踪到胆瘘部位（图 3-19）。就像在狭窄附近注射造影剂可以更好地观察狭窄程度和特征，在胆瘘或梗阻附近（图 3-20）（或使用球囊封堵）注射造影剂可以更充分地掌握胆瘘情况。当镜身遮挡部分胆管时（通常在肝外胆管胰腺上段）（图 3-21），可通过改变镜身位置来获得视野（如旋转镜身）。如果胆道狭窄端较长，可采集正交位胆管（狭窄段在屏幕上显示最长时的位置）图片以显示狭窄特征和外压情况，该方法也适用于由肝实质性疾病（如多囊肝、肝硬化）引起的肝内胆管异常。在摄片前将检查床头端抬高几分钟有助于观察造影剂的引流情况。最终图像提示支架位置或扩张不佳，有必要进一步干预（图 3-21）。

六、胰管评估

与胰腺颈部和体部相比，胰腺头部和尾部位置更靠近身体背部。因此，当患者呈俯卧时，从乳头向胰管内注射的造影剂必须克服重力才能到达胰腺尾部。将患者体位转为仰卧位后有利于胰尾部显影。主胰管长度约为 20cm，其直径大小不一。下游或乳头部胰管的直径最大，上游或胰尾部胰管逐渐变细。一般情况下，注入造影剂后胰管直径为胰头部 4mm，胰体部 3mm，胰尾部 2mm，老年患者的胰管直径会有所增加。如果患者的胰管走行过度纡曲（CT 或 MRI 轴位图像），左前斜位和右前斜位联合图像比单纯仰卧位或俯卧位能更好地显示胰管全程。因为造影剂在正常胰管内排流迅速，所以在注射造影剂时以 2～3 张 /s 的速度采集图像不仅可避免重复造影，还能获得包括病变在内的胰管完全显影。重复胰管造影会增加 ERCP 术后胰腺炎的风险。与胆瘘相似，将导管置于胰周积液（术前通过横断面成像获得）处注射造影剂有助于发现渗漏点（图 3-22）。对于胰腺假性囊肿或者包裹性坏死的患者，进行胰管造影可以判断是否存在胰管断裂，以指导选择不同的内镜治疗方案（经乳头或经腔）（图 3-23）。

七、成像要点

通常情况下，局部的胆、胰管直径变化常提示存在病理改变。将导管放置在可疑狭窄或充盈

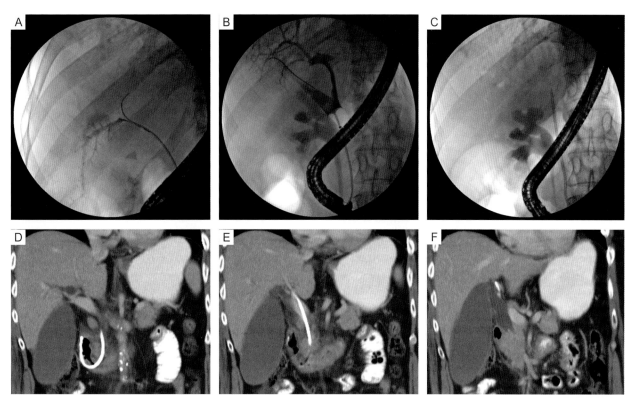

图 3-18　胆管穿孔至门静脉。A ~ C.ERCP 术中采图可见造影剂连续进入门静脉右支，置入胆管支架治疗。术中无出血迹象，也没有发现胆总管支架头端位置的异常；D ~ F. 增强 CT 冠状位图像显示胆管支架的远端位于十二指肠内（A），而其近端位于肝外胆管壁外

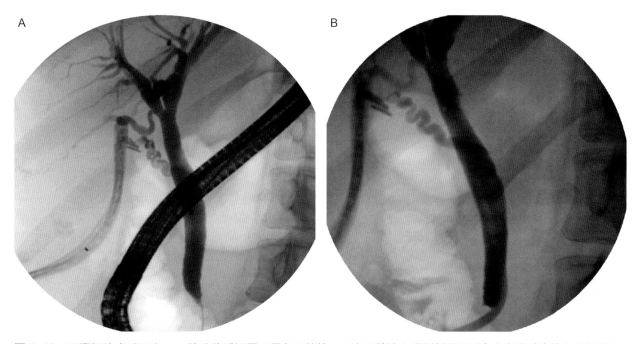

图 3-19　胆囊切除术后胆瘘。A. 俯卧位透视图可见在胆总管及肝内胆管注入造影剂显影时右上腹的引流管内也有造影剂充盈。钛夹夹闭的胆囊管残端及异位右肝管都位于引流管上方，由于没有获得最开始显影的图像，从而无法确定胆瘘的位置；然后如图 B 所示，当患者体位轻度倾斜时，可见造影剂是从异位的胆管处外漏，而非胆囊管残端。注意在 B 图中支架置入后胆总管远端出现气泡

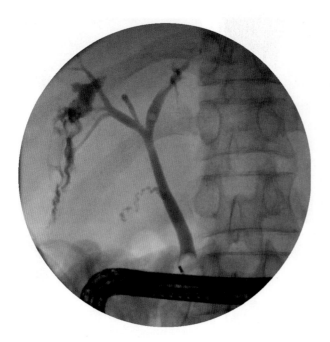

图 3-20 枪伤后右肝内胆管胆瘘。球囊封堵造影产生的压力使得瘘口充分显影

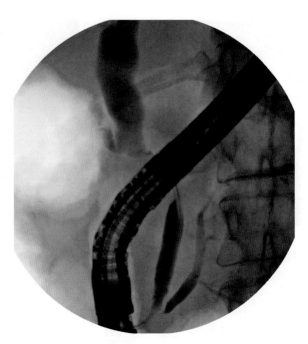

图 3-21 在一例胰腺癌胰头上方胆管受侵的病人 ERCP 造影图中，内镜遮挡了大部分的胆总管恶性狭窄段。注意邻近的主胰管狭窄

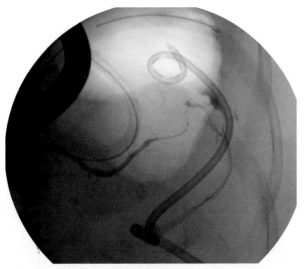

图 3-22 胰管体尾部造影显示造影剂外漏到左上腹，这正是卵巢癌减瘤术后胰周积液的区域（CT 可见，未供图）

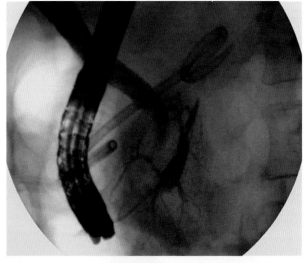

图 3-23 经十二指肠胰周积液引流后胰管造影显示胰管在颈部突然中断，与积液腔及远端胰管无交通（与图 3-32 为同一例患者）

缺损上方进行造影，操作医师可以相对确定受累区已经充分显影（图 3-13，图 3-16）。尽管多数情况下并非有意为之，但当狭窄段远端或下游都充分显影或出现腺泡显影时（图 3-24），就可以明确管腔狭窄或阻塞并非技术因素所致。值得注意的是，当造影剂通过狭窄段进入相对扩张的管腔时

会被稀释甚至会出现分层现象，无法准确评估狭窄长度或扩张程度。同样，在随访时为了证明瘘口已经愈合，在以前渗漏的部位注入造影剂有助于排除技术性因素造成的假阴性结果，如造影剂充盈不佳。因为注入的造影剂有限，ERCP 常会低估胆、胰管瘘继发的腹腔包裹腔大小，因此最好

使用 CT 或 MRI 进行评估（图 3-25）。

内镜医师和放射科医师之间的充分交流有利于对管腔内的充盈缺损进行正确评估。松软结石可以产生类似于血凝块或胆管内软组织的充盈缺损（图 3-26），但操作过程中的表现会明显不同。可通过改变患者体位来区分圆形或椭圆形气泡和胆道小结石或胰管结石（棱角或圆形）（图 3-27）。抬高检查床头，胆管结石向下移动，而气泡则向上移动。括约肌切开后管腔内会有气泡，当大量气体进入胆道后会影响结石的发现（图 3-26）。进行预切开后，气体往往先于造影剂进入管腔内。即使在这种情况下，观察胆管内充盈缺损的形状和移动情况也有助于区分两者。没有记录就没有发生。ERCP 最常见的适应证是胆道梗阻，括约肌切开最常见的适应证是胆管结石，取石前留图或时刻记录内镜发现，有助于确保报告结果的一致性。此外，括约肌切开术也应该记录。因为括约肌切开刀可能仅用于插管，而放射科或内科医师单纯依靠报告无法判断是否进行过括约肌切开。

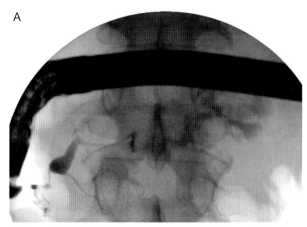

A

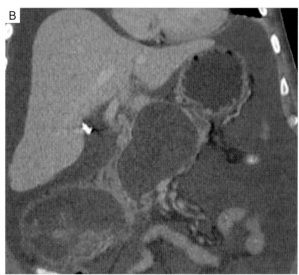

B

图 3-25　重症急性胰腺炎胰管破裂导致胰瘘。A. 主胰管造影见造影剂外漏到脊柱和左上正中旁区上方的不定形腔隙内；B.CT 冠状位重建图像显示胰周积液的范围，对比可见胰管造影未能充分显示胰瘘程度

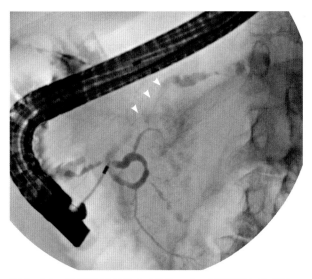

图 3-24　胰管造影时腺泡显影。对一例胰腺癌患者以一定压力进行胰管造影，可见胰腺实质显影及胰管颈部紧密的恶性狭窄（箭头），伴远端胰管扩张

图 3-26　巨大胆管内腺瘤。胆总管中段靠近胆囊管残端处可见巨大的不定形充盈缺损，未能提示特定病因。如果是血凝块，内镜下会见到胆道出血。如果是堆积成团的结石，使用球囊或网篮拖拽时会散开

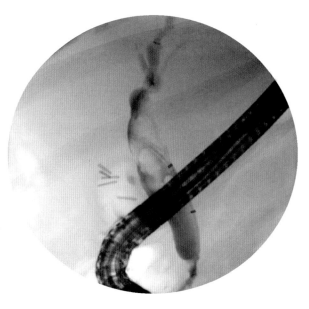

括约肌切开术的穿孔风险较高，术后应注意局部或整体 X 线片上有无腹膜后气体。通常使用长镜身法进行副乳头造影和治疗（副乳头切开或支架置入）（图 3-28），即使没有记录主乳头和胰腺分裂情况，长镜身法也是进行副胰管造影的一个提示。但为求报告的准确性，这些信息应与放射科医师及时沟通。

对于一些治疗方法，图片本身就能说明问题，如活检（图 3-29）、取石（图 3-30）或支架置入（图 3-11）。进行内镜下胰腺液体积聚引流时（图 3-31），尽管局部图像显示导丝已经穿过胃壁，且支架位置良好，但无法显示手术细节。因此，必须在内

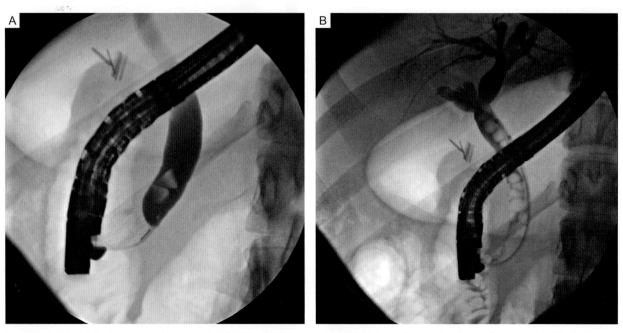

图 3-27 结石或气泡。A. 胆总管远端三角形充盈缺损提示为不规则的结石；B. 乳头括约肌切开术后一旦空气进入胆总管，会呈现多个与气泡形态高度一致的圆形充盈缺损，会混淆可能存在的圆形结石

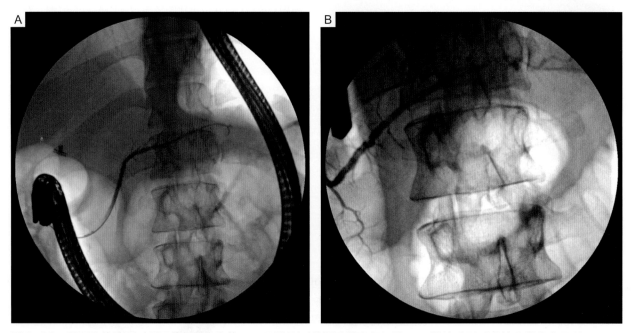

图 3-28 经副乳头造影时采用的长镜身姿势。A. 刚造影时背侧胰管内径正常；B. 持续造影时胰管异常分支显影

镜报告上进行详尽描述。引流术后，进行 ERCP 随访时如果发现胰管断裂，通常需要胰泌素强化 MRCP 完整评估胰管情况（图 3-32 与图 3-23 为同一患者），放射科医师应充分了解这两种方法的局限性、优势及互补信息。对于一些新技术，如内镜下肿瘤标记术（图 3-33），就需要与放射科医师充分沟通、明确目的，以便正确地评估标记物位置。此外，当怀疑奥迪括约肌功能障碍时，胆胰管形态可能均正常，但不能仅依靠图像做出诊断。需要结合测压情况和临床因素，以确保准确诠释放射图像。最后，内镜医师在操作过程中应时刻

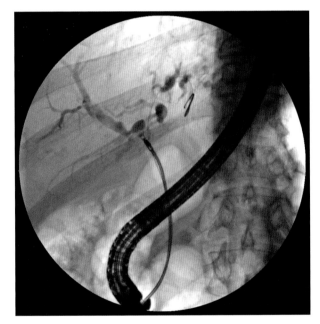

图 3-29　肝门部胆管癌的内镜活检

警惕造影剂内渗入十二指肠壁内或外渗到腹膜后（图 3-34），这提示可能存在穿孔或其他不良事件。壶腹周围憩室内造影剂在患者体位变化时很容易进入十二指肠腔（图 3-35）。与之相反，壶腹或导管周围的造影剂外渗在体位改变时无变化。

　　总之，现代 ERCP 操作绝大多数为治疗性。最理想的方式是对现有的影像资料进行多学科讨论以获得最优治疗方案。但实际情况下放射科医师和内镜医师并不会同时出现在介入室内；因此，针对个别特殊病例进行充分沟通对放射和内镜报告结果的一致性至关重要。一些内镜中心配备了内部语音和视频通信系统以便内镜医师和放射科医师在不同房间内进行实时讨论。在内镜医师和放射科医师进行更远程（包括时间和空间）合作时，语音识别听写系统可以进行即时报告、数字医疗记录存档、院内共享可迅速做出 ERCP 报告，但仍无法取代实时沟通。如果无法实现信息实时共享，则应该仔细记录 ERCP 操作过程中的正常或异常结构以及治疗图像，从而为患者做出最佳治疗决策。一些内镜中心完全由内镜医师对放射图像进行判断，这样可以避免放射科医师和内镜医师之间的沟通困难和图像判断差异。

八、医疗辐射所致的癌症风险

　　现在医疗辐射剂量约占人均辐射剂量的 50%，而在 20 世纪 80 年代早期，该比例仅为 15%。其主要原因是近年来 CT 的使用率大幅增加。文献

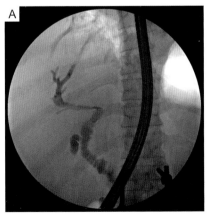
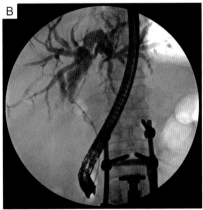
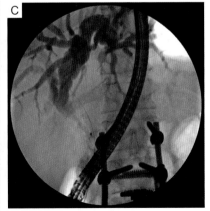

图 3-30　胆管结石及结石取出。A. 胆总管远端造影显示带棱角的充盈缺损（箭号）及波浪状的胆管壁，后者为胆管炎征象；B. 球囊拖拽清理胆管；C. 乳头括约肌切开术后网篮取出结石

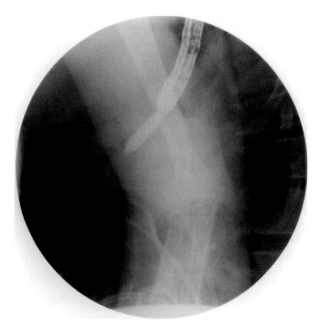

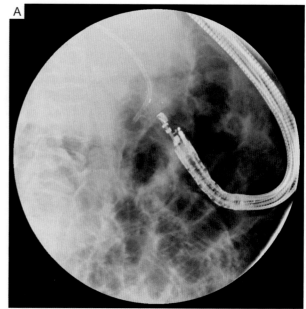

图 3-31　经胃引流胰周液体积聚。侧卧位透视图可见内镜位于胃腔内，导丝位于下方的胰周积液区内，球囊扩张经胃引流道。注意患者的手臂遮挡了细节

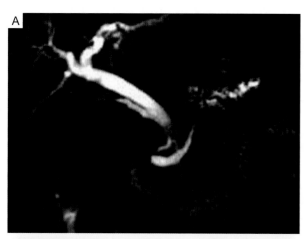

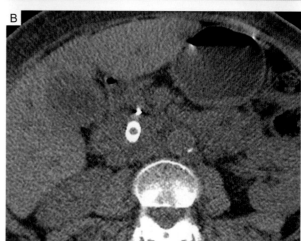

图 3-33　内镜下置入放射治疗定位标记。A.ERCP 透视采图显示内镜下按治疗计划在胰腺肿瘤的边界置入不透光的定位标记（一般由碳或金制成）；B.CT 平扫横截面图像显示胰头支架前方的小标记

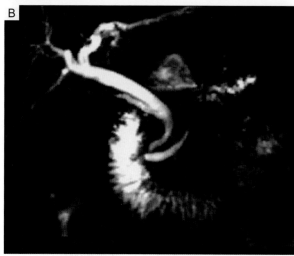

图 3-32　胰管不连续综合征的磁共振胰管成像图（与图 3-23 为同一病例）。A. 尽管在内镜造影时显示了胰管的中断，MRCP 可清晰显示断裂上游的胰管；B. 注射促胰液素可协助显示上游功能正常的胰管及胰液外漏情况，此例患者在注射促胰液素后，显现了经十二指肠引流后形成的永久性瘘道

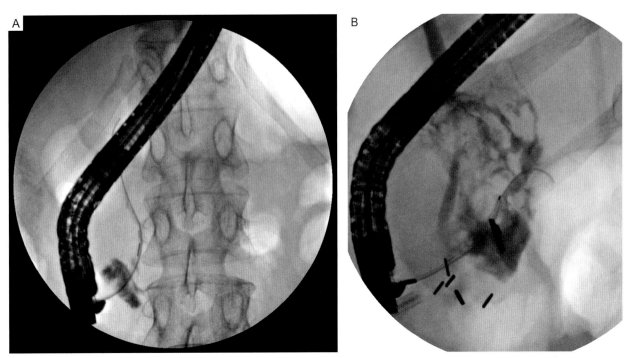

图 3-34　两例不同患者的造影剂外漏。A. 括约肌切开刀插管成功后造影剂漏至十二指肠腔内（ 与图 3-18 为同一例患者 ）；B. 胰管深插管后造影造影剂外漏到胰腺实质内。以上显影均表现为无变化、非解剖形态、形状各异的造影剂聚集

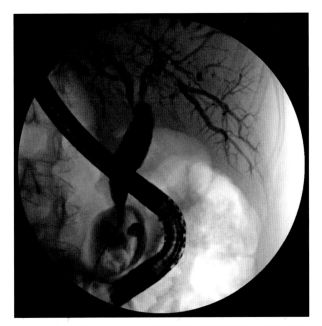

图 3-35　壶腹旁憩室。壶腹部周围边界光滑的造影剂积聚区，内含气体及碎片影。操作过程中憩室征象可能更为明显（ 与图 3-9B 为同一例患者 ）

估计美国 2007 年约新增 29 000 例与 CT 使用相关的癌症患者。因此，我们必须重视医疗辐射所致的额外癌症风险。辐射剂量指被身体从辐射暴露中吸收的能量。其单位为戈瑞（Gy）：1kg 被辐照物质吸收 1J 的能量即为 1Gy。由于不同类型的辐射会产生不同的生物学效应，常使用剂量当量来代替吸收剂量。剂量当量为吸收剂量与辐射权重因子的乘积，其单位为西弗（Sv）。在医学影像中，1Gy 等于 1Sv，因为 X 线和 γ 射线的权重因子为 1。但西弗是个非常大的单位，因此通常使用毫西弗（mSv）。年人均背景辐射剂量约为 3mSv（主要来自家中的氡气），美国年人均医疗辐射剂量也约为 3mSv。电离辐射可以致癌，其作用是随机的，并无阈值，辐射剂量越大则致癌风险越高，但严重程度与剂量无关。这与确定性效应不同，如辐射达到阈值后会诱发皮炎，且发生风险和严重程度是剂量相关的。关于辐射与癌症风险的证据主要来自以下四组人群：日本原子弹爆炸幸存者、医疗辐射暴露人群、职业暴露人群和环境暴露人群。迄今为止，最有力的证据来自对日本原子弹爆炸幸存者的研究。对广岛和长崎原子弹爆炸幸存者寿命的研究是一项样本量超过 105 000 例的队列研究。该研究指出，全身辐射剂量的单位终生癌

症风险是 0.005%/mSv。因此，如果患者在 ERCP 过程中吸收的辐射剂量为 5mSv，其额外患癌风险为 0.025%（5×0.005%）。由此可以推测出患癌风险的线性无阈值风险模型。然而一些研究者认为当辐射剂量非常低时，两者之间并非呈线性关系，如细胞可以自行修复低剂量的辐射伤害。因此基于原子弹爆炸幸存者的辐射风险估计可能代表了最严重的情况。

表示辐射风险的一种有效方式是将其与日常活动进行比较。如剂量范围在 1～10mSv 的辐射（大多数 ERCP 辐射剂量在此范围内）死亡风险与驾驶 2000 英里的死亡风险相似。医疗辐射剂量在概念上可划分为三层。有明确的证据表明辐射剂量超过 100mSv 可以致癌，但仅少数患者位于此列。鉴于统计学效力不足，辐射剂量在 10～100mSv 的致癌风险尚存在争议。国际多学科专家组估计，X 线或 γ 射线急性暴露剂量高于 10～50mSV，长期暴露剂量高于 50～100mSv 会增加癌症风险，但仍存在不确定性。该辐射范围与医学影像检查密切相关，比如明确致癌的 CT 检查（如肝脏和胰腺的多相期增强 CT）、心脏的放射性核素检查以及涉及延长透视时间的复杂检查的辐射剂量都在此范围内。普通 X 线拍片，大多数透视、核医学和多数 CT 检查相关的辐射剂量低于 10mSv，并没有直接的流行病学数据指出这些检查会增加癌症风险。但并不意味着低于 10mSv 的辐射剂量是安全的，因为目前现有的大规模流行病学研究没有能力发现低辐射剂量的致癌风险。操作者有义务在尽可能低的辐射剂量下获得诊断或治疗所需的影像。包括正确设置及维护成像设备，在满足临床所需信息的同时保持尽可能低的辐

射剂量。这需要临床医师、放射科医师、医学物理学家和制造商的共同努力。

尽管影像学检查所带来的额外癌症风险与癌症的自然死亡率相比微不足道，但当患者获益很少或无获益时这个风险就具有临床意义。如与其不确定性获益相比，全身 CT 筛查（以及初筛后可能产生的后续检查；特别是筛查后假阳性结果和过度诊断）所带来的额外癌症风险可能具有临床意义。将循证支持的适用标准与临床决策相结合有利于选择最佳方案，放射科医师协助选择最佳影像学检查。

此外，要时常考虑使用无电离辐射的替代检查（如磁共振成像和超声检查）。例如，美国放射学会推荐使用 MRCP 而不是 CT 对偶然发现的胰腺囊肿进行随访。

使用有医疗放射时还应考虑患者的年龄、健康状况和性别因素。流行病学资料提示，在辐射暴露后形成实体瘤至少需要 10 年或更久的时间。辐射暴露会增加年龄特异性实体肿瘤的终生风险。因此，年轻患者的辐射风险更高，因为在剩余生存期内可能会发生辐射诱发的癌症。儿童对放射线的敏感性可能是成人的 3～4 倍，因此他们的辐射风险更高。相反地，由于实体肿瘤的生长停滞期为 10 年或更久，对于一些病情严重或者高龄患者，就无须或较少考虑辐射剂量。

女性的辐射诱发癌变风险大约为男性的 1.5 倍。其中胸部检查的风险最高，因为女性乳腺癌和肺癌的风险系数比男性高。此外，女性腹部和盆腔检查的辐射诱发癌症风险也较高。

表 3-1 列举了以上风险的一些实例，如 ERCP 所带来的额外致癌风险，在 35 岁女性为 1/2221，而 65 岁男性为 1/7468。

表 3-1　常见影像检查的额外致癌风险		
检查类型	有效剂量（mSv）	额外致癌风险
腹部 X 线（50 岁男性）	0.7	1/28 246
腹部 X 线（50 岁女性）	0.7	1/21 133
ERCP（35 岁男性）	4	1/3273
ERCP（35 岁女性）	4	1/2221
ERCP（60 岁男性）	4	1/7468
ERCP（60 岁女性）	4	1/6159
腹部 / 盆腔 CT（35 岁男性）	14	1/935
腹部 / 盆腔 CT（35 岁女性）	14	1/635
腹部 / 盆腔 CT（65 岁男性）	14	1/2134
腹部 / 盆腔 CT（65 岁女性）	14	1/1760

放射剂量与额外致癌风险值来源于 http://www.xrayrisk.com/（2016 年 5 月 24 日）；原始放射剂量值来源于 Mettler 等的研究

第4章

内镜、导丝和附件

Sushil K. Ahlawat，Firas H. Al-Kawas

康晓宇　罗　辉　译

内镜逆行胰胆管造影（ERCP）已经成为处理多种胆胰管良恶性疾病的首选技术。ERCP 的成功和安全性在很大程度上依赖于适应证把控、术者技能和一个组织有序、运行良好的 ERCP 单元。除了专门的 ERCP 操作间和透视系统，ERCP 还需要十二指肠镜和各种辅助性器械和附件。为了满足日益增长的复杂性治疗性 ERCP 的需求，ERCP 附件也在不断发展。本章节主要讨论诊断性和治疗性 ERCP 可用的附件。

一、内镜

（一）侧视镜

如今的十二指肠镜是配有抬钳器的侧视镜，主要用于诊断性和治疗性 ERCP 操作。抬钳器便于乳头插管及其他附件的插入（图 4-1）。配有大钳道（4.2mm 及 4.8mm）的治疗镜可以通过大直径（10 ～ 11.5Fr，3Fr=1mm，Fr 即 French，是导管直径单位）的附件。得益于技术进步，在不增加镜身尺寸的情况下，现有大部分 ERCP 内镜具有与治疗镜相同的大孔径治疗钳道。7.4mm 外径的儿科十二指肠镜配有 2.2mm 钳道，可以用于新生儿检查（参考第 29 章）。但是小工作钳道内镜需要更小的专用附件，限制儿科内镜主要用于诊断目的和有限的取石操作。通常，标准的成人十二指肠镜可以用于 2 岁以上的大部分儿童。超大外径（5.5mm 孔径）的十二指肠镜曾被当作子母镜系统使用，可以通过胆道镜（参考第 27 章），但由于操作困难现在很少被使用。

（二）前视镜

上消化道内镜、结肠镜、小肠镜可用于术后解剖结构改变（例如，肝管空肠吻合术、鲁氏 Y 形吻合术）的患者（参考第 31 章）。由于常规前视镜没有抬钳器，进行插管或治疗时对附件的控制就会受限，此外对壶腹部的观察也受影响。使用结肠镜时，就需要足够长的附件，但并不是所有的标准附件都有足够的长度。

（三）球囊辅助式小肠镜

单气囊（Olympus America Inc.,Lehigh Valley, PA）和双气囊（Fujinon, Tokyo, Japan）小肠镜使得小肠深部插管成为可能。这些小肠镜配有可充气气囊专用套管，可以在拉镜子时固定镜身。大

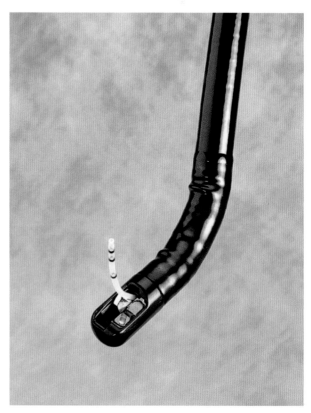

图 4-1 4.2mm 工作通道的十二指肠镜（Courtesy Pentax Medical, Montvale, NJ.）

部分术后解剖结构改变的患者可以使用球囊辅助式小肠镜来完成 ERCP 诊断和治疗。但因为小肠镜的镜身长（200cm）、工作孔道小，可用的内镜附件很少。"短"的双气囊小肠镜（Fujinon, Tokyo, Japan）镜身长 152cm，工作孔道直径 2.8mm，可以使用 ≤ 7Fr 的标准胆道附件。最近，这种内镜有了工作孔道为 3.2mm 的型号。但无论如何，缺少抬钳器以及前视镜的特点限制了小肠镜原始乳头的插管成功率。最近美国胃肠内镜学会（ASEG）发布了胃肠道术后 ERCP 设备和技术的详细报告。

（四）超声内镜

当 ERCP 失败或无法到达乳头部位时，可使用线阵超声内镜（CF-UC180 或 CF-UCT180; Olypmus America Inc., Lehigh Valley, PA 和 Pentax, Montvale, NJ.）进入胆胰管（参考第 32 章和第 33 章）。治疗性线阵超声内镜（Pentax and Olypmus America Inc.）配有可通过标准 ERCP 附件的 3.8mm 工作孔道，可以使用 10Fr 塑料支架或自膨式金属支架治疗胰腺液体积聚。19G 或 22G 的穿刺针或囊肿切开刀 [Cystotome（Cook Endoscopy, Winston-Salem, N.C.）或标准针刀] 可以在超声实时引导下穿刺或进入目标区域（参考第 56 章）。囊肿切开刀（图 4-2）是一个电凝切开系统，由带有粗头针刀的 5Fr 内芯导管和末端带有电切环的 10Fr 外套管构成。切开刀近端由带有电源线组件的手柄及以及造影剂注射装置组成，这个囊肿切开刀将在第 32 章中详细讨论。最近，全覆膜自膨式双蘑菇头金属支架（LAMS）（图 4-3）已经被安全有效地应用于各种胰腺液体积聚的引流（参考第 56 章），如胰腺假性囊肿和胰腺包裹性坏死的治疗。LAMS 的优势在于一步植入、长度短、孔径大、移位风险小以及内镜可通过支架直接进行坏死组织清理。

二、附件

附件是帮助内镜医师完成诊断和治疗的设备或药物。选择性插管是 ERCP 诊断和治疗的前提

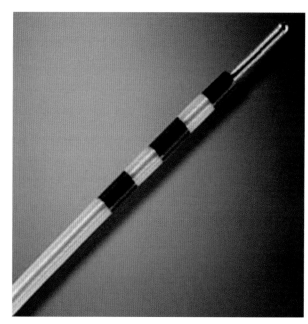

图 4-2　囊肿切开刀（Courtesy Cook Endoscopy, Winston-Salem, NC.）

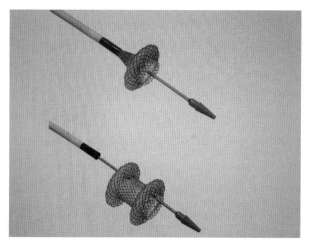

图 4-3　Axios 支架 [双蘑菇头自膨式金属支架（Courtesy Cook Endoscopy, Winston-Salem, NC.）]

条件。目前多种附件可用于插管。尤其是括约肌切开刀 / 导丝和预切开的使用大大地提高了深插管成功率。

（一）标准插管导管

ERCP 插管所用的标准器械是 5 ～ 7Fr 的直头、尖头或圆头导管，可以通过直径为 0.035 英寸的导丝（图 4-4A）。使用双腔、三腔导管或连接适配器后，可以在保留导丝的情况下进行造影剂注射。使用尖头（4.5Fr-4Fr-3.5Fr）或者超尖头（5Fr-4Fr-3Fr）

导管可以更好地插管，但是一些尖头导管只能通过细导丝（0.018～0.025 英寸）。目前尚无研究对标准导管和尖头导管的插管成功率进行比较，不过用尖头导管造成黏膜下注射的风险较高。

无论有无导丝，造影管在接近乳头时角度变化有限。头端可旋转的造影管（Olympus America Inc.）（图 4-4 B）克服了这个局限性，可以进行上下、左右弯曲，有利于胆管插管或肝内胆管超选。Cremer 针状尖头导管（Cook Endoscopy）直径为 1.8mm，末端针状金属尖头设计有利于副乳头插管（图 4-5A、B）。

标准的胰胆管测压导管是一种可注水的 5Fr 导管，头端直径 3.5Fr，可以进行奥迪括约肌动力监测（图 4-6 A）（参考第 16 章）。还有各种不同型号的测压导管。一些测压导管的长鼻式设计可以帮助维持导管位置。标准导管有 3 个相隔 2mm 的侧孔可以同时测压。Lehman 测压导管（Cook Endoscopy）的一个侧孔在注水测压期间专门用于抽水，以防止胰管内过量注水，可降低 ERCP 术后胰腺炎（PEP）风险。标准的水灌注式食管测压监测系统也可用于奥迪括约肌压力监测。最近出现了一种紧凑型灌注水泵（Mui Scientific, Mississauga, Canada）（图 4-6 B）。另一种无须注水的微传感器导管也已问世，这种导管可以降低 PEP 风险。对现有奥迪括约肌测压装置的详细讨论请参考 ASGE 技术评估报告或第 16 章。

（二）括约肌切开刀

拉式切开刀（Erlangen）的设计初衷是进行胆管括约肌切开，它由内含金属丝的聚四氟乙烯导管构成，金属丝在距导管尖端 2～3cm 处暴露于导管外（图 4-7A）。早期的切开刀是拉式设计，刀丝一直延伸到尖端部（图 4-7A）。导丝的另一端绝缘，并连接于高频电单元上。在过去的十几年中，内镜医师已经意识到需要向上弯曲导管以便于选择性胆管插管。随后的前瞻性随机对照研究表明：切开刀的插管成功率为 84%～97%，远高于标准造影导管的 62%～67%（参考第 17 章）。

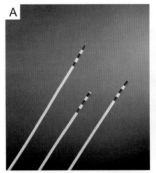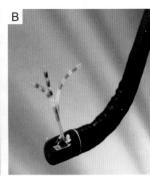

图 4-4　A.ERCP 造影管；B. 头端可旋转的 ERCP 造影管（A.Courtesy Cook Endoscopy, Winston-Salem, NC; B.Courtesy Olympus America Inc., Center Valley, PA. ）

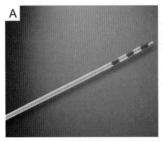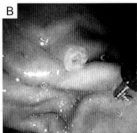

图 4-5　A.Cremer 造影管；B. 内镜视野下的 Cremer 造影管和副乳头（A.Courtesy Cook Endoscopy, Winston-Salem, NC. ）

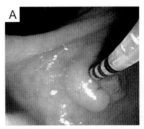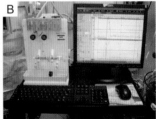

图 4-6　A. 内镜视野下的测压管；B. 奥迪括约肌测压及记录系统（A.Endoscopic view showing motility catheter; B.Manometry tracing sphincter of Oddi motility recording system. ）

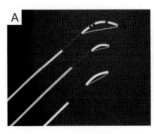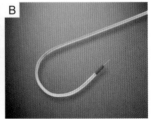

图 4-7　A. 标准式及预切开式乳头括约肌切开刀；B. 针刀式乳头括约肌切开刀（Courtesy Cook Endoscopy, Winston-Salem, NC. ）

此外，由于 ERCP 中很大一部分病例需要进行括约肌切开，因而在原始乳头患者中，拉式切开刀成为 ERCP 插管的首选附件。

括约肌切开刀有单腔、双腔和三腔三种类型，目前主要使用三腔切开刀。双腔括约肌切开刀不能同时插入导丝和注射造影剂，需要移除导丝或保留导丝情况下使用适配器（Tuohy-borst adaptor; Cook Medical）注射造影剂。三腔括约肌切开刀可以同时使用导丝和注射造影剂，但由于注射腔孔径很小，注射操作费力，造影剂填充缓慢。因为纯造影剂黏度大，使用小注射器或者稀释造影剂有助于注射。有的括约肌切开刀同时具备切开和取石球囊的功能（Stonetome, Boston Scientific, Marlborough, MA）。但是，球囊增加了导管直径和头部尺寸，不利于插管。

当进行括约肌切开时，多种电流可供选择，如切割、自动切割、电凝或混合电流。有限的资料显示，使用纯切电流可以降低术后胰腺炎风险，使用自动切割电流可以降低术中出血风险，并可以减少拉链式切开。当进行胰管括约肌切开时，常使用纯切电流以减少胰管损伤和术后狭窄（参考第 11 章）。

可旋转括约肌切开刀可以改变插管方向，有助于提高插管成功率，尤其对于乳头方向不佳或比罗 II 式吻合术后的患者。可旋转括约肌切开刀可以在切开时改变刀丝方向，但目前没有数据支持这一特点的优势。刀丝方向相反的切开刀（Cook Endoscopy）可用于比罗 II 式吻合术后的患者。此外，S 形头端的括约肌切开刀也常用于术后解剖结构改变的患者。

导丝配合造影管或括约肌切开刀以达到目标管道深插管的目的。导丝辅助插管可以提高插管成功率并降低 PEP 风险。一项随机对照研究结果显示 5Fr 和 4Fr 括约肌切开刀的插管成功率与并发症发生率并无区别。关于胆管插管的详细信息请参考第 14 章。

（三）预切开器械

预切开是指常规方法插管失败后使用的一系列进入目标管道的内镜技术（参考第 15 章）。针状刀及括约肌预切开刀是进入胆管最常用的器械。Huibregtse 于 1981 年首次报道了针状刀，是一种导管末端有 4 ～ 5mm 裸露金属刀丝突出的切开刀（图 4-7 B）。改进的针状刀增加了进导丝和（或）注射造影剂的管腔（双腔或三腔）。Soehendra 及其 Hamburg 研究组于 1996 年首次报道了括约肌预切开刀（图 4-7 A）。这种括约肌预切开刀可以进行乳头开窗术。目前也有双腔型号，其优点是可以同时注射造影剂和进入导丝。由于预装了亲水头导丝，插管成功后可以立即进行胆道括约肌切开。一种新型针状刀的刀头绝缘，可以防止能量从刀丝头端扩散。刀丝头端的涂层可以帮助切开刀稳定在乳头开口，防止过度深切开或穿孔。由于缺乏对照研究，目前尚不知晓哪一种是最理想的括约肌预切开刀。

（四）导丝

导丝是进行诊断性和治疗性 ERCP 的基础。ERCP 操作过程中，使用导丝插管、探路和留置，协助置入或更换其他附件。此外，导丝在括约肌切开、通过狭窄、狭窄扩张、组织取样以及支架置入等操作中也很重要。插管和通过狭窄操作与进入和交换附件操作对导丝的要求是不同的。插管或通过狭窄段时通常使用头端柔软的超滑导丝，但这种导丝在器械交换时不易固定。而偏硬的导丝则有利于器械交换，可以减少横向移位，有利于力量向前传导。摩擦力有助于维持导丝张力，但阻碍了导丝和附件的活动。如今有各种性能各异的导丝（表 4-1），其在材料、长度、直径及设计上不尽相同。

一般来说，ERCP 导丝有三种设计：①单丝型，由不锈钢制成，以增加其硬度。②螺旋型，内核为单丝提供刚性，外部为不锈钢螺旋丝提供柔韧性。大部分螺旋型导丝表面覆盖聚四氟乙烯涂层（DuPont, Washington, DE）以减少通过阻力。由于螺旋型导丝兼具刚性和柔韧性，其循腔性好，有利于通过扭曲的胆管狭窄。③带涂层导丝核心为不锈钢或镍钛合金单丝，外涂

表 4-1　ERCP 导丝

导丝类型 / 名称 （制造商）	直径（inch）	长度（cm）	核心材料	外鞘材料	头端材料
单丝					
Axcess 21（CE）	0.021	480	镍钛诺	无	铂合金
Amplatz（BS）	0.038	260	SS	无	铂合金
螺旋丝					
标准导丝（CE）	0.018, 0.021, 0.025	480	SS	不锈钢螺旋丝 ,0.035 聚四氟乙烯涂层	锥形不锈钢螺旋丝
涂层					
Tracer Metro Direct（CE）	0.021, 0.025, 0.035	260, 480	镍钛诺	聚四氟乙烯	铂合金 , 亲水性
Delta（CE）	0.025, 0.035	260	镍钛诺	聚氨酯	亲水性
Acrobat（CE）	0.025, 0.035	260, 450	镍钛诺	聚四氟乙烯	亲水性
Tracer Metro（CE）	0.035, 0.035	260, 480	镍钛诺	聚四氟乙烯	铂合金 , 亲水性
Roadrunner（CE ）	0.018	480	镍钛诺	聚四氟乙烯	铂合金
Jagwire*（BS）	0.038, 0.035, 0.025	260, 450	镍钛诺	聚四氟乙烯	钨合金 , 亲水性
Hydra jagwire（BS）	0.035	260, 450	镍钛诺	Endoglide 涂层	钨合金 , 亲水性
NovaGold（BS）	0.018	260, 480	氚合金	亲水性	直的，可成形
NaviPro（BS）	0.018, 0.025, 0.035	260	镍钛诺	聚氨酯	亲水性铂合金全覆盖
Pathfinder（BS）	0.018,	450	镍钛诺	Endoglide	铂合金，亲水性
VisiGlide（O）	0.025	450, 270	超弹性合金	氟	亲水性
LinearGuide（O）	0.035	270, 450	镍钛诺	聚四氟乙烯	亲水性
X wire*（CM）	0.035, 0.025	260, 450	镍钛诺	亲水性	镍钛诺

* 有超硬型号

BS: Boston Scientific, Marlborough, MA; CE, Cook Endoscopy, Winston-Salem, NC; CM: ConMed, Utica, NY; O: Olympus America Inc., Lehigh Valley, PA; SS, 不锈钢

引自：Cortas GA, Mehta SN, Abraham NS, Barkun AN. Selective cannulation of the common bile duct: a prospective randomized trial comparing standard catheters with sphincterotomes. Gastrointest Endosc. 1999 Dec, 50（6）:775-779.

层为聚四氟乙烯、聚氨酯或其他超滑材料。外鞘材料具有 X 线可见性、超滑性以及绝缘性的特点。内核逐渐变细使导丝头端极具弹性，许多导丝头端核心为铂类以提高透视下的可视性。导丝形态又分为直头或弯头（J 形）（图 4-8 A）。有些导丝标有刻度或连续性标志线以便于内镜下测量或导丝移动的监视。

使用导管或切开刀送入导丝可以增加其硬度和方向性。向空导管或充填造影剂的导管内注水可以减少摩擦力便于导丝通过。保持导丝亲水部分湿润可以减少导丝通过附件时的干涩感。维持导丝位置对于附件（扩张器或支架）交换非常重要。使用带渐变或连续标示、刻度或移动标示的导丝可见减少脱落风险（图 4-8 B）。此外，使用导丝锁固定导丝近端也可以减少脱落风险。

现有的导丝包括常规型、亲水型及混合型，其直径为 0.018～0.035 英寸，长度为 260～480cm（表 4-1）。对于解剖结构改变的患者，需要使用 2m 长的内镜进行 ERCP 操作，可以使用长度超过 400cm（最长不到 600cm）的导丝进行附件交换。进行电切/凝操作时推荐使用带涂层的导丝。

关于特殊导丝在 ERCP 操作中的有效性资料非常有限。临床经验表明，使用带涂层和亲水性导丝可以提高困难乳头和狭窄患者的 ERCP 操作成功率。全亲水性导丝（Glidewire; Olympus Corporation 和 Terumo,Tokyo, Japan）具有超滑、力量传导性好的特点，便于通过困难狭窄部位。但交换附件时容易从胆管或狭窄部位脱落。混合型导丝，比如 Jagwire，Hydra Jagwire（Boston Endoscopy）；FX,X

（ConMed, Utica,NY）；VisiGlide（Olympus America Inc.）和 Metro（Cook Endoscopy）兼具超滑和韧性的优势（图 4-8 A）。近期数据显示，导丝引导的插管法可以降低 PEP 风险，这可能与乳头损伤小以及胰管造影少有关。聚四氟乙烯涂层导丝的费用最低，但却很少使用；混合型导丝使用方便，但较昂贵。近期的 ASGE 技术评估报告中有关于导丝的详细综述。

（五）导丝的安全性

在 ERCP 操作过程中，与导丝相关的两个主要风险是穿孔和附件置入失败。在狭窄段近端或成角处多度用力会造成穿孔。导丝缺乏张力或使用硬附件如胆管扩张探条通过狭窄时也可造成穿孔。使用标准的特氟龙涂层导丝引导进行括约肌切开时，电流可通过刀丝传导至胆管。完整的带涂层导丝可以隔绝短路或感应电流。任何破损的导丝都有传导电流的风险。

（六）附件交换辅助设备（短导丝系统）

治疗性 ERCP 操作过程中需要使用多种附件。常需要在留置的导丝上进行各种附件交换。不同的厂家开发出几种便于附件交换的辅助设备，有利于在导丝上进行可靠的交换，又可以避免导丝脱落。这些设备使用短导丝（260cm）可以提高工作效率、减少透视时间。这些设备的潜在问题包括相关附件选择的限制性，一次操作过程中同一附件的再次使用以及费用问题。近期的 ASGE 技术评估报告中有目前可用的短导丝系统的详细讨论。值得注意的是，全亲水导丝可以使用"液压技术"在标准或非单轨型导管中使用。

（七）胆道快速交换系统

胆道快速交换系统（RX）系统（Boston Scientific）基于单轨型设计，便于内镜医师在导丝进入和附件交换过程中控制导丝。RX 系统由三部分组成：导丝锁扣装置（图 4-9 A），特别设计的 RX 导管以及 260cm 长的导丝。锁扣装置可以在经导丝更换或推送附件，以及进行其他操作时锁

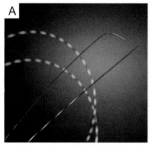
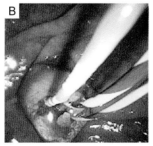

图 4-8　A. 直头及弯头导丝；B. 内镜视野下导丝体部的标记（A. Courtesy Boston Scientific, Natick, MA. ）

住导丝。锁扣装置可以容纳多根导丝并始终保持其位置，从而进行多项操作。导管或切开刀有开放槽，缩短了器械交换长度，简化操作。一旦插管成功，导丝可以从导管中分离（图 4-9 B），并被锁扣装置固定。RX 系统有多种快速交换附件可供选择。该系统的潜在优势包括减少总操作时间、插管后操作时间和透视时间。但其费用高于标准设备，并且限定了附件的选择。目前尚无关于 RX 系统的成本效益研究。

（八）Fusion 系统

这种短导丝系统由 Cook 公司制造。所谓的"Fusion"系统是指该系统既可以使用长导丝又可以使用短导丝。该系统包括双腔、三腔导管和三腔括约肌切开刀。该系统可以在不动导丝的情况下更换附件，或者更换导管 / 切开刀时无须经过导丝全长。

这套系统与常规设计的主要区别在于距导管头端 6cm 处有个侧孔（该系列产品的附件均有类似设计，除了支架内衬管侧孔位于距头端 2.5cm 处）（图 4-10 A）。导丝长度为 185cm，大多数附件的长度为 220cm。为了更好地控制这些短附件和导丝，该系统使用一种特殊的带锁扣的活检帽，以便在附件交换过程中锁定导丝（图 4-10 B）。

Fusion 系统的主要优点是可以在不退出导丝的情况下放置多根支架。使用这套系统时导丝

可以保留在胆管内，并进行"胆管内交换"操作。在置入后续支架时不用担心导丝从狭窄段脱落。因为无须重新插管、超选以及导丝交换，也节省了操作时间。另一个优点是可以取出未释放的 10Fr 支架。某些治疗需要使用标准长度或常规附件，可以在移除尼龙芯后将标准长度的导丝从造影管或切开刀末端插入，然后通过常规

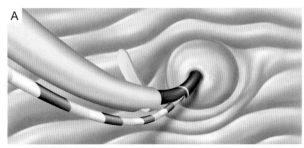

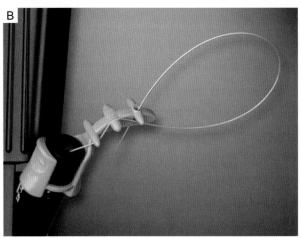

图 4-10　一体式系统。A. 一体式支架；B. 活检阀及导丝锁（Courtesy Cook Endoscopy, Winston-Salem, NC.）

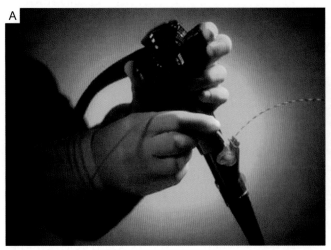

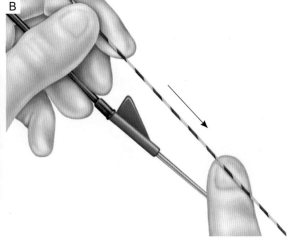

图 4-9　快速交换系统。A. 导丝锁；B. 导丝从导管内劈出（Courtesy Boston Scientific, Natick, MA.）

方式更换附件。目前尚无关于融合系统有效性的研究数据。

（九）V 系统

奥林巴斯 V 系统将治疗设备和奥林巴斯内镜整合在一起，但也可使用其他设备和附件。这种设计可以让医师或助手控制导丝，并可以使用短导丝交换"长"导管。V 形内镜增加了抬钳器角度，并在抬钳器上增加了 V 形槽，可以使用抬钳器锁定导丝。这种设计提高了选择性胆管插管能力。除了抬钳器上的 V 形槽外，V 系统还辅以 C 挂钩、V 标记和 V 鞘管以便于控制附件（图 4-10 A）。

C 挂钩将附件固定在胃镜活检孔下方（图 4-11B），便于内镜医师或助手操控附件。V 系统所有附件的近端均有 V 标记，当附件上的 V 标记退出内镜活检孔时提示导管头端已经退出抬钳器的 V 形槽，此时可以使用抬钳器锁定导丝。V 鞘管采用导丝导管与注射导管可拆分式设计，可以由内镜医师和助手同时进行操作。V 形内镜和 V 系统附件可以使用各种类型的导丝，也可以使用其他制造商的 ERCP 附件。关于 V 系统的初步评估显示其可以提高导丝的稳定性。但是关于导管及导丝交换效率的资料目前还很有限。另外，V 形内镜对全亲水性导丝（如 Terumo）的固定性较差。

现有的短导丝系统学习成本低，内镜医师可以直接控制导丝和附件。其潜在的优势包括快速附件交换，X 线透视时间减少以及在助手经验不足时也能够实施治疗性 ERCP。但使用某些交换辅助装置时也限制了附件的选择。目前尚缺乏支持上述优点的研究，也缺乏短导丝系统在插管成功率和不良反应发生率方面的数据。

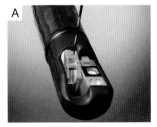
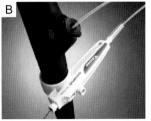

图 4-11　V 系统。A.V 形内镜头端；B. 钩形装置（ Courtesy Olympus America Inc., Center Valley, PA. ）

（十）引流装置

引流装置包括支架和鼻胆引流管。支架由不同的材料制成，有多种外形，可用于各种目的。鼻胆管和鼻胰管在美国很少使用，主要在第 22 章进行讨论。

1. 支架

（1）塑料支架：塑料支架由聚乙烯或聚四氟乙烯制成，针对不同的胆胰管疾病，其大小、形状、长度各不相同。塑料支架的置入需要使用推送套管，有时还需要内引导管，支架推送系统则结合了推送套管与内引导管。标准的 10Fr 支架推送系统包括 0.035 英寸导丝（长 480cm），直径 6Fr、长 260cm、不透 X 线的特氟龙内引导管（其头端逐渐变细以便于通过狭窄部位）以及推送套管。一些内引导管头端有间隔为 7cm 的两个金属环，可以协助测量狭窄长度。推送套管由特氟龙制成（直径有 8Fr、10Fr 和 11.5Fr），用于推送支架。

大部分塑料支架由不透 X 线的聚乙烯制成，直径（3 ～ 11.5Fr）、长度和形状各异。一般来讲，3 ～ 7Fr 的支架，其推送系统没有内引导管。当使用 NaviFlex RX 推送系统置入 ≥ 7Fr 的 Advanix 胆管支架时，需要使用内引导管。Amsterdam 式直型支架主要用于胆管引流（图 4-12 A）。基于 Poiseuille 法则，支架直径与支架通畅时间明确相关（图 4-13）。直支架似乎能改善支架通畅度。试图通过去除侧孔，改变支架材料或在其内部涂上亲水材质以改善支架的通畅度并未获得成功。加入抗反流瓣或使用不同的涂层可能有一定的作用。双猪尾结构（图 4-12 A）有助于支架固定，可防止其内外移位。常用于困难结石的治疗，因为这类患者通常存在胆管扩张，而且没有防止支架移位的狭窄结构。也常用于支架移位率较高的肝门部狭窄患者。

单猪尾支架（图 4-12 B）由各种材料制成，多用于胰管引流，位于外部的猪尾可防止其内移位。有限的数据表明，在正常胰管内预防性置入细支架（3Fr 或 4Fr）对胰管的损伤较小。去除侧孔和尾翼的短支架在长期使用时可能会延长通畅期，短期使用时有助于预防性胰管支架的自行脱落。横截面为星状的新型无侧孔支架（GI Supply, Camp Hill,PA）内腔仅能通过导丝，其设计目的是延长通畅时间，但目前仅有限数据支持这一观点。

目前也有与短导丝系统兼容的塑料支架推送器。RCT 研究结果显示，与传统的长导丝推送器相比，短导丝推送器显著减少了器械交换和支架植入时间。如前所述，Cook 公司的 Fusion 系统可以进行胆管内交换，便于置入多支架。

可以使用圈套器、网篮或异物钳取出支架（参考第 24 章）。大孔径（10Fr）支架可以通过治疗内镜的孔道借助圈套器取出。较小的支架（3～5Fr

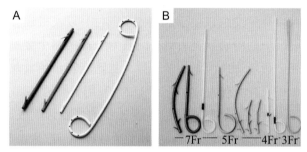

图 4-12 A. 直头及双猪尾支架；B. 单猪尾支架（A. Courtesy Olympus America Inc., Center Valley, PA; B. Courtesy Cook Endoscopy, Winston-Salem, NC. ）

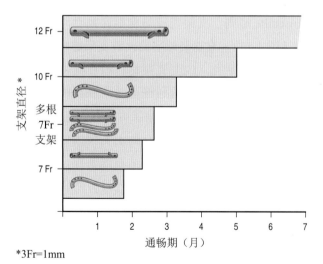

*3Fr=1mm

图 4-13 支架直径和支架通畅期的关系（经授权摘自 Siegel JH, Pullano W, Kodsi B, et al. Optimal palliation of malignant bile duct obstruction: experience with endoscopic 12 French prostheses. *Endoscopy*, 1988(20):137‐141. ）

的胰管支架）也可以通过内镜孔道借助异物钳（如鼠齿钳）或普通活检钳取出。Soehendra 支架回收器（Cook Endoscopy）头部呈螺丝状，可以通过导丝（图 4-14 A），并在保持导丝位置不变的同时取出支架。另外，头端延长的设计有利于插管。对于严重狭窄的患者，为了保持胆道入路，可使用导丝加圈套器办法取出 / 更换支架。导丝穿过支架内部，通过狭窄部位，圈套器沿导丝进入后套取支架尾端，在保留导丝的情况下取出支架。

（2）自膨式金属支架：自膨式金属支架（SEMS）比塑料支架的通畅时间长。SEMS 扩张后直径为 8～10mm，有不覆膜、部分覆膜和全覆膜三种类型。裸支架不会因为细菌生物膜而阻塞（参考第 23 章）。在美国，非覆膜 SEMS 为网眼设计，包括 Wallstent/Wallflex（Boston Scientific）、Evolution 和 Zilver 支架（Cook Endoscopy）、Flexxus（ConMed）、Alimaxx-B（Merit Medical Endotek, South Jordan, UT）以及奥林巴斯的 X-Suit NIR（表 4-2，图 4-15）。最近韩国 TaeWoong 公司在美国市场推出了非覆膜胆道支架（Niti-S）。大多数自膨式金属支架由不锈钢或镍钛合金制成，镍钛合金的柔韧性强且不易打结。但 X 线可视性不佳，因此常加入不透射线的标志（黄金或铂）以增加其 X 线可视性，便于释放过程中的定位。支架直径主要为 8mm 和 10mm。在无法切除的肝门部胆管梗阻患者中常优先选择 8mm 裸支架并列置入（图 4-15）（参考第 40 章）。部分覆膜的 Wallstent/Wallflex 支架内覆盖一层聚合物（Permalune），其作用是防止肿瘤内生长以及延长支架通畅时间。

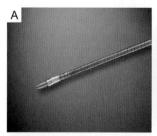
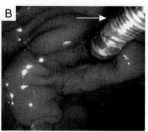

图 4-14 A. 支架回收器；B. 内镜视野下的支架回收器（箭号）（A. Courtesy Cook Endoscopy, Winston-Salem, NC. ）

Wallflex 支架（Boston Scientific）也有全覆膜类型，由镍钛诺（Platinol）制成，其末端呈圆形，比 Wallstent 支架造成的创伤更小。全覆膜支架的末端有回收环便于调整位置或取出。Viabil 支架覆盖有聚四氟乙烯和六氟丙烯（Eptfe/FEP），在胆囊管开口处有开窗设计以减少胆囊炎风险。全覆膜和半覆膜的 SEMS 在置入一段时间后，可用圈套器和异物钳取出（图 4-16）。虽然全覆膜 SEMS 越来越多地被用于治疗良性胆胰疾病，但在美国仅有一种全覆膜 SEMS 被批准用于治疗良性疾病，并且 FDA 只批准其用于慢性胰腺炎引起的末端胆管狭窄，治疗周期不超过 12 个月（Wallflex RMV;Boston Scientific）。

SEMS 释放系统设计各不相同（表 4-2）。支架呈收缩状态固定在直径为 6/6.5Fr 的内引导管上，外部是直径为 8/8.5Fr 塑料外套管。整个系统沿导丝通过内镜孔道进入，在透视引导下通过狭窄段。Wallflex/wallflex 释放系统在支架释放到达 80% 释放标志之前可以进行收回和重新定位。无覆膜 SEMS 支架的主要缺点是释放后支架周围组织内陷，在支架置入后很短的时间内就不能移除。虽然 SEMS 比塑料支架贵，但整体而言是经济有效的，尤其对于恶性疾病，因为 SEMS 减少了重复置入的需要。

2. 鼻胆管和鼻胰管　鼻胆引流管（参考第 22 章）用于胆道系统的临时引流，其长度为 250cm，直径为 5Fr、7Fr 或 10Fr，有 5 ～ 9 个侧孔用于引流。其头端的形状为猪尾状、直型或侧翼型。鼻胰引流管直径为 5Fr，可用于胰腺括约肌切开后主胰管的引流，或者用于胰腺假性囊肿的冲洗和引流。鼻胆管或鼻胰管使用 0.035 英寸导丝进行放置，需要使用转移管将其从口腔改道至鼻腔拉出，外部使用连接管连接引流袋进行重力或负压引流。

（十一）组织取样装置

细胞刷有单腔或多腔系统。使用单腔细胞刷

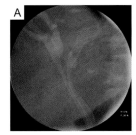
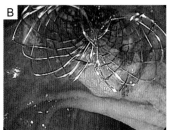

图 4-15　用于肝门部胆管狭窄的自膨式双金属支架。A. 内镜视野下的支架；B.X 线透视图中的支架

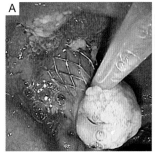
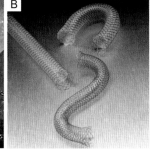

图 4-16　A. 圈套器拔除全覆膜自膨式支架；B.Wallflex 全覆膜支架（Courtesy Boston Scientific, Natick, MA.）

表 4-2　自膨式胆道金属支架

	Wallflex（BS）	Wallstent*（BS）	Viabil（GM）	X-Suit NIR（Olympus）	Bonastent（EC）	Zilver*（CE）
材料	铂合金	磁性合金	镍钛诺	镍钛诺	镍钛诺	镍钛诺
长度（cm）	4/6/8/10	4/6/8/10	4/6/8/10	4/6/8/10	5/7/8/9/10	4/6/8
展开直径（mm）	8/10	8/10	8/10	8/10	8/10	6,8,10
支架可回缩	是	是	否	否	否	否
推送器直径（Fr）	8.5	8	8.5	7.5	7	6/7.5/6

BS, Boston Scientific, Marlborough, MA; CE, Cook Endoscopy, Winston-Salem, NC; EC, Endochoice, Alpharetta, GA; GM, GoreMedical, Flagstaff, AZ. * 根据制造商，磁共振成像兼容

时，由于刷子拉回时要通过导管全长，因此不可避免会造成细胞损失。使用单腔细胞刷时，从导管内抽吸胆汁以收集导管内脱落的细胞可以提高诊断率。双腔细胞刷是更好的选择（图4-17 A），导丝和刷子分别通过两个独立的管腔，还可以避免细胞刷脱出。此外，这种设计拉回刷子时无须通过整个导管，最大程度地减少了细胞丢失。虽然上消化内镜标准活检钳可以用于胆道活检，但胆道专用活检钳（Olympus America Inc.）可以在透视下选择性地获得活检标本（图4-17 B）。儿科活检钳更易弯曲，更容易通过侧视镜。

（十二）扩张装置

一般来说，胆胰管可使用球囊（图4-18 A）或探条进行扩张（图4-18 B）。扩张球囊由非顺应性聚乙烯制成，球囊直径分别为4mm、6mm、8mm和10mm，长度为2～4cm，球囊沿导丝通过内镜孔道进入。探条锥形末端的不透X线标志环指示其最大扩张处。乳头小切开联合大球囊（12～20mm）扩张，可用于胆管结石的治疗，这种方法是安全有效的（参考第18和第19章）。因为没有这么大直径的胆道扩张球囊，可以使用长5.5cm，直径为12～20mm的食管、幽门或结肠球囊（图4-19）。最近，有一种嵌入扩张球囊的括约肌切开刀（Stone MasterV；Olympus America Inc.），球囊直径为12～18mm（图4-20）。这种器械专为大结石取石而设计，避免了使用机械碎石。

Soehendra 扩张器（Cook Endoscopy）是标准的锥形探条，直径为6～11.5Fr，可以沿导丝置入。10Fr 和 11.5Fr 的扩张器则需要使用大孔道内镜。

头端呈螺纹状的 Soehendra 支架回收器可用于扩张只能通过导丝的胆胰管僵硬狭窄。导丝引导的螺纹状头端装置用于扩张重度狭窄（图4-14），现其改进型已经商业化（Cook Endoscopy）。目前仍缺乏关于胰胆管狭窄扩张技术或装置方面较好的对照研究。

（十三）取石附件

用于取石的附件包括双腔或三腔球囊导管，

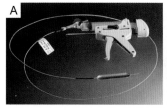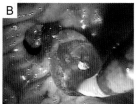

图4-19 A.CRE 食管/幽门/结肠扩张球囊；B. 内镜视野下显示 CRE 球囊扩张壶腹部（A. Courtesy Boston Scientific, Natick, MA. ）

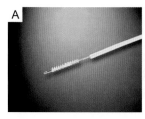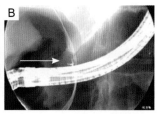

图4-17 A. 细胞刷；B.X 线透视图显示胆道活检钳（箭头）（A. Courtesy Cook Endoscopy, Winston-Salem, NC. ）

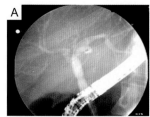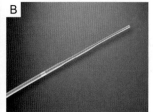

图4-18 A.X 线透视下的扩张球囊；B. Soehendra 扩张器（Courtesy Cook Endoscopy, Winston-Salem, NC. ）

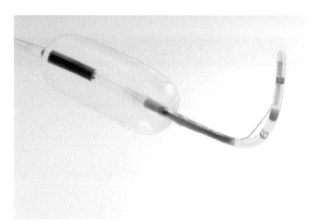

图4-20 带扩张球囊的乳头括约肌切开刀，Stone Master V.（Courtesy Olympus America Inc., Center Valley, PA. ）

金属网篮和机械碎石器（参考第 19 章）。取石球囊（图 4-21 A）由一个直径为 5 ～ 6.8Fr 的双腔或多腔导管及其头端的顺应性球囊（充气时直径为 8 ～ 18mm）组成。目前有多级取石球囊可用。在将其插入内镜前，应检查球囊是否能正常充盈。球囊导管可以沿导丝插入或在没有导丝的情况下直接插入目标导管。Stonetome（Boston Scientific）是一个双腔括约肌切开刀，其头端带有直径为 11.5mm 的取石球囊。

也可以使用各种大小和形状的网篮进行取石（图 4-21B）。网篮张开时后可以套取结石。网篮的功能取决于钢丝数目。新型网篮〔Trapezoid 网篮（Boston Scientific）和 Flower 网篮（Olympus America Inc.）〕可以通过导丝进入目标区域。Trapezoid 网篮的手柄可以进行机械碎石，并且可以紧急释放防止网篮嵌顿。目前没有数据表明哪种取石球囊或网篮效果更好。

（十四）机械碎石器

碎石网篮可以将胆管大结石（≥ 1.5cm）挤碎以便于取出。最初的 Soehcndra 外部碎石器（Cook Endoscopy）不能通过内镜孔道，需要在手柄处切断网篮，退出内镜后才能进行碎石。这种装置由一个直径为 14Fr 的金属外鞘管和自锁式转动手柄组成（图 4-22 A）。碎石器可以联合大多数标准取石网篮进行碎石。也可用于取石网篮乳头口嵌顿的补救治疗，这种情况下最常使用的就是碎石器。

另一种机械碎石器是经内镜预装型碎石网篮，可以通过治疗性十二指肠镜插入（图 4-22 B ～ D）（BML 碎石网篮，Olympus Medical Inc.）。最新的机械碎石器可以沿导丝置入。这种装置有一次性和可重复使用两种类型。一次性机械碎石器包括网篮、金属外鞘管和手柄（Monolith，Boston Scientific）。近期的 ASGE 技术报告中有关于机械碎石器的详情和规格细节。

（十五）胆道镜

十二指肠镜辅助的胰胆管镜（图 4-23A、B）可以直接观察胆管和胰管（参考第 26 和第 27 章）。过去则需要专门的子母镜系统。目前，各种微型的电子或纤维内镜可以通过治疗性十二指肠镜 4.2mm 工作孔道直接观察胆胰管。这些内镜的直径为 10mm 或更小，钳道直径为 1.2mm，可以通过小活检钳、激光或液电碎石纤维。这些胆道镜来自 Pentax，Olympus 和 Boston Scientific 公司。其缺点是镜身脆弱，工作孔道小，除了 Boston Sientific 系统外都需要 2 位内镜医师进行操作。Boston Sientific 电子胆道镜（Spyglass DS）比纤维胆道镜在光学成像方面有了明显的提升。Pentax 胆管镜目前只有纤维胆道镜。Olympus 视频胆管镜已经在美国上市，虽然可以重新使用，但是还是比较脆弱而且维修成本高。

Boston Scientific 胆道镜（Spyglass）可以四向调节，有专门的冲洗管道，镜身细长，可以进入分支胆管（图 4-23 C）。Spyglass 电子胆道镜（Spyglass DS；Boston Scientific）成像质量好、易于安装、实用性强，活检钳和碎石探头可以通过内镜工作孔道（图 4-24 A ～ C）。这些设备将在第 26 章和第 27 章详细讨论。

超细胃镜（Olympus 和 Pentax）的外径为 5 ～ 5.4mm，孔道内径为 2mm，可在括约肌切开或扩张后直接进入胆管或胰管。可称之为直接经口胆管镜（或经口胰管镜）。有报道利用可拆卸式手柄的球囊导管引导超细胃镜直接插入胆道。可惜的是，因为空气栓塞，这个导管被迫退市。如

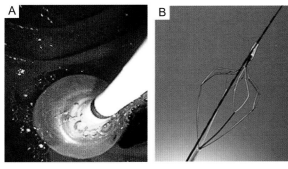

图 4-21　A. 内镜视野下的取石球囊；B. 取石网篮（Courtesy Olympus America Inc., Center Valley, PA.）

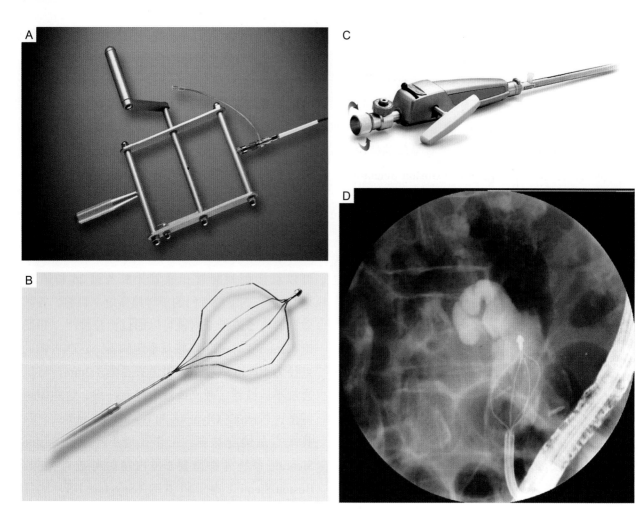

图4-22 A. Soehendra 机械碎石器手柄；B. 经内镜机械碎石网篮；C. 经内镜机械碎石器手柄；D.X 线透视下机械碎石器（A. Courtesy Cook Endoscopy, Winston-Salem, NC; B and C. Courtesy Olympus America Inc., Center Valley, PA. ）

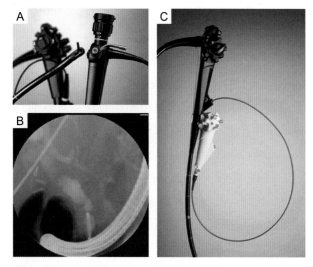

图4-23 A.胆道镜；B.X 线透视下胆道镜；C.SpyScope（A. Courtesy Pentax Medical, Montvale, NJ; C. Courtesy Boston Scientific, Natick, MA. ）

果使用直接经口胆管镜，可以使用二氧化碳以降低空气栓塞的风险。

（十六）管内超声探头

随着高频超声探头的日益发展，内镜专家可以使用这些设备来评估胆管狭窄，检测胆管结石和胆泥。内镜超声探头可以直接或沿导丝通过十二指肠镜工作孔道（图4-25）进入，可实时评价胆管狭窄及周围血管结构。有限的资料表明，这些探头可以提高良、恶性胆管狭窄的鉴别能力（参考第41章）。患者的选择、操作者的经验和费用问题仍是限制该技术广泛应用的因素。

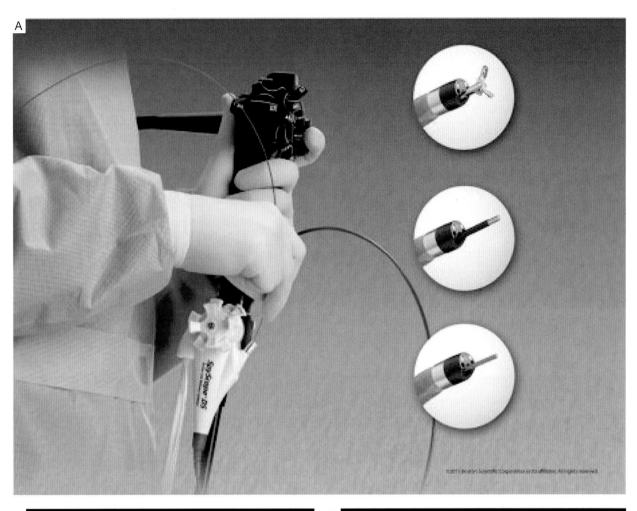

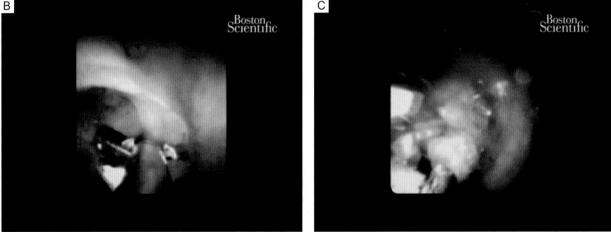

图 4-24 A.SpyGlass 电子镜；B.SpyBite 活检钳；C. 震波碎石探头（A. Courtesy Boston Scientific, Natick, MA; B. Courtesy Boston Scientific, Natick, MA; C. Courtesy Boston Scientific, Natick, MA. ）

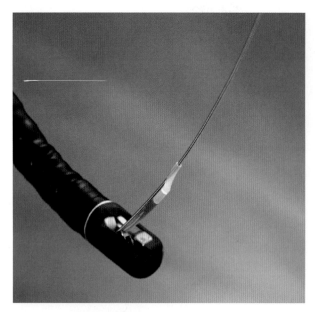

图 4-25   导管内超声探头（Courtesy Olympus America Inc., Center Valley, PA.）

三、探头式激光共聚焦显微内镜

激光共聚焦显微内镜是一种新型内镜成像技术，可以使内镜医师在体内进行组织学评估。这一探头式系统（Cholangioflex 微探头，Mauna Kea Technologies，Paris）可沿胆道镜的活检孔道或造影管置入，术中实时显微观察胰胆狭窄情况（图 4-26）。最近推出了共聚焦内镜诊断胆道恶性狭窄的共识（图 4-26）。

四、其他附件

附件的经典定义中并不包括药物和化学试剂。但是静脉注射胰泌素单用或联合乳头喷洒亚甲蓝溶液有助于胰管插管，尤其是在胰腺分裂患者中（图 4-27）（参考第 21 章）。这些试剂有助于胆管括约

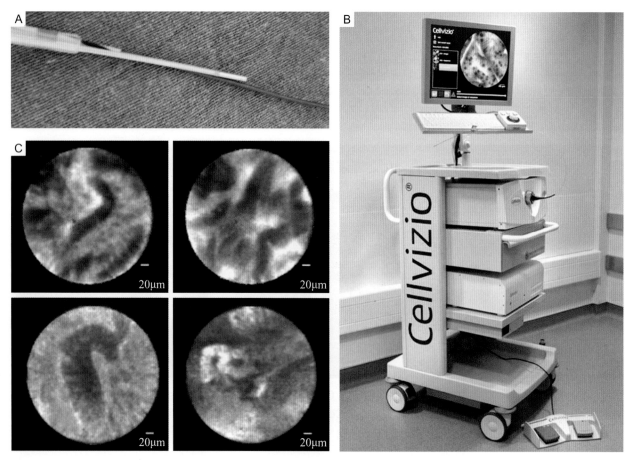

图 4-26   A.Cholangioflex 探头；B. 探头式共聚焦显微内镜系统；C. 探头式激光共聚焦显微内镜下典型的胆管癌表现（B. Courtesy Mauna Kea Tech, Paris; C. 经授权摘自 Wallace M, Lauwers GY, Chen Y, et al. Miami classification for probe-based confocal laser endomicroscopy. *Endoscopy*, 2011(43):882‐891.）

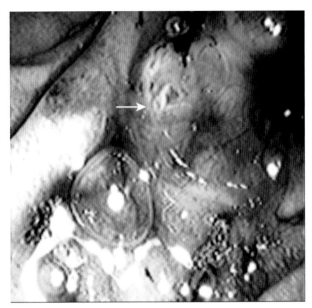

图 4-27　内镜视野下使用亚甲蓝喷洒确认胰管开口（箭号）

肌切开或内镜乳头切除术后胰管开口的识别。胰高血糖素和山莨菪碱常用于减少胃肠道蠕动，虽然其作用类似，但都没有进行过安慰剂对照研究。

（一）造影剂在 ERCP 中的应用

高渗和低渗造影剂都被用于胆胰造影。一般认为低渗造影剂比高渗造影剂更安全，但是并没有临床研究来证明这一点。发生严重不良反应的风险与机体吸收造影剂总量相关。ERCP 术中造影剂造成的血碘浓度升高仅为静脉注射的 1%，关于 ERCP 造影剂导致的不良反应数据非常有限。如何在对静脉造影剂有不良反应的患者中预防 ERCP 造影剂不良反应，这方面也缺乏循证支持的临床实践。ASGE 指南推荐在高风险患者中术前使用预防药物和（或）使用低渗造影剂。

（二）二氧化碳在 ERCP 中的应用

ERCP 相关性空气栓塞是一种罕见但非常严重的不良事件。ERCP 相关性空气栓塞的危险因素包括胆管镜、括约肌切开、金属支架置入、既往胆道手术、经肝门体脉分流术、经肝引流管和经腔内镜坏死组织清除术。建议在 ERCP 中使用二氧化碳注入代替空气注入，因为二氧化碳组织

吸收快，最大程度上减少了空气栓塞风险。尽管也有二氧化碳栓塞的报道，但是耐受良好。因此，ERCP 应首选二氧化碳注入。而且二氧化碳还可以减少术后腹胀和腹痛。但所有主要生产商的标准内镜系统都支持空气注入，商用二氧化碳注入器可以被整合到现有的内镜系统中。ASGE 技术综述中也提到二氧化碳在消化内镜中的应用。

（三）针对解剖结构改变患者的附件

十二指肠镜使用的标准附件长度为 200～260cm。但对于术后患者，如接受了 R-Y 胃肠吻合术和胆肠吻合术的患者，标准十二指肠镜可能无法达到壶腹部或胆肠吻合口，此时需要使用较长的内镜如儿童或成人结肠镜或小肠镜。一些附件如球囊、括约肌切开刀和推送导管（Cook Endoscopy 和 Olympus America Inc.）可用于较长的内镜。另外，"反向"括约肌切开刀可用于比罗 II 式吻合术后的患者。对于大多数比罗 II 式吻合术后的患者可以使用标准附件，如使用针状刀（参考第 31 章）进行括约肌切开。内镜医师应该在 ERCP 开始前确定合适的附件均已齐备。

（四）一次性附件与可重复使用附件

ERCP 操作时选择一次性或可重复使用的附件取决于多种医疗和经济因素。此外，重复使用一次性器械还有一些责任问题。几项研究评估了 ERCP 附件重复使用的问题，并发现重复使用一次性括约肌切开刀是安全、有效的。一次性括约肌切开刀需使用 2.2 次、可重复使用的括约肌切开刀使用 7.9 次才具有成本效益。最新的 ASGE 指南指出，选择可重复使用或一次性器械必须基于当地采购成本、再处理成本和能力、储存和处理设备以及个人喜好。

（五）附件储存

配有透视设备的 ERCP 房间应该具备迅速存取附件的布局（参考第 2 章）。房间的布局应该有利于诸如内镜、超声内镜、胆道镜、内镜主机、显示器以及 X 线设备的使用。X 线及内镜监视器

应并排放在内镜医师眼前以避免频繁转头影响操作。专门的 ERCP 操作间应该足够大，以利于容纳和储存附件。附件应储存在带标签的橱柜中，以便于操作过程中助手随时拿取，可以提高工作效率。

五、美国食品药品管理局（FDA）在器械评估和监测方面的作用

医疗器械及辐射健康中心（CDRH）是美国 FDA 所属单位，负责医疗器械标签管理规范。CDRH 审查医疗器械的生产、分发、标签、产品评估、临床调查和售前、售后评估。ERCP 附件是中度风险的医疗器械。MedWatch 项目是指用户，包括患者和医疗专业人士，向 FDA 报告所有与医疗器械相关的不良事件。目前所有的报告均会被调查，并且调查结果会收录在制造商和用户使用医疗器械经验数据库（MAUDE），数据库对公众开放。近期的 ASGE 技术评估报告详细讨论了 FDA 在医疗器械评估和监测方面所起到的作用。

六、辐射暴露

ERCP 操作需要使用 X 线透视，但由此给医患双方带来的辐射风险尚无明确研究（参考第 3 章）。近期一项前瞻性研究表明，ERCP 中医患接触到的辐射量会引起 1/7000～1/3500 的额外终身癌症死亡风险。辐射量随距辐射源距离的增大而呈指数级减低。因此，操作者应尽可能站在离辐射源相对较远的位置，并避免长时间透视。使用高电压和低电流可以尽量减少医务人员的辐射量。其他减少辐射暴露的措施包括防护铅帘、使用数字化成像以及下球管设备。对于暴露的患者，尤其是青年或孕妇等高风险患者，可使用铅裙保护盆腔部位以尽量减少辐射量（参考第 3、第 29 及第 30 章）。此外，使用数字成像代替曝光成像可进一步降低辐射量，单帧透视机的辐射暴露量较

低。近期的研究表明，随着 ERCP 医师操作时间和病例数的积累，X 线透视时间就会缩短。对于胆结石合并胆管炎的孕妇进行 ERCP 时，不使用 X 线透视，使用导丝引导的胆管插管或胆道镜，可以避免或最大程度减少辐射暴露。医院放射安全部门应进行连续的指控管理以监测 ERCP 透视使用情况。

内镜设备的自然曲线包括快速接纳期、相对缓慢的稳定期以及渐进式创新期（图 4-28），ERCP 附件也遵循这个自然过程。大部分设备在最近十年间得到了很大的发展。一般来说，许多新附件都是内镜医师和产品工程师或专业人员相互合作后推陈出新的产物。此外，一些用于血管、心脏和泌尿系统疾病的腔内介入产品在 ERCP 中也得到了类似应用，如导丝和金属支架。随后，新的附件也就应运而生。这意味着许多产品已经得到了 FDA 510（k）认证。有许多产品并没有经过严格的上市前评估，其使用可能是基于良好的口碑、个人经验或最多也就是基于病例系列报道。这些产品的主要不足还是费用与回报不平衡、缺乏成本效益及上市前研究。医疗人员应尽量向 FDA 的 MedWatch 项目报告医疗设备问题，以便尽早发现一些系统性问题。但为确保患者安全及临床效果，必须要进行上市后监管。

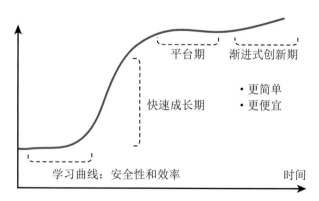

图 4-28 内镜设备的发展历程（经授权摘自 Pasricha PJ. The future of therapeutic endoscopy. *Clin Gastroenterol Hepatol*, 2004(2):286‑289.）

第 5 章

十二指肠镜再处理

Jennifer T. Higa, Michael Gluck, Andrew S. Ross

郭争荣 罗辉 译

越来越多的证据表明美国食品药品管理局（FDA）推荐的十二指肠镜再处理措施不足以阻断感染的传播。因此，众多研究者开始关注内镜再处理技术的改进。尽管完全符合当时的内镜再处理程序，2012 年欧洲和美国仍出现了内镜相关的多重耐药菌（MDRO）感染暴发。内镜检查相关感染的风险虽然罕见，但证据确凿。然而，对近期感染暴发的调查显示传染性可能是位于十二指肠镜抬钳器附近的残留细菌。尽管可能存在多因素污染的情况，并且很难解决，但 ERCP 仍然是胆胰疾病微创诊治重要且不可替代的方法。本章节将回顾此类感染暴发的历史背景，相应的联邦法规措施，十二指肠镜再处理的技术挑战以及正在进行的研究项目。

一、背景

自 ERCP 技术出现以来，由于抬钳器装置的使用，十二指肠镜相关感染一直是一个有据可查的问题。这种结构复杂的内镜很难使用高温高压或高温蒸气方法进行灭菌。虽然制造商的灭菌方案可使分枝杆菌减少至 6 log10 水平，这也被认为是"消除内镜—人病原体传播风险的替代指标"，但即使遵守再处理程序，并达到再处理标准，近期仍有多起内镜相关感染暴发。内镜传播感染的总体发生率非常低，一项回顾性研究显示每 100 万例操作会有 1.8 例院内感染，尽管该发生率可能被低估。历史记录的内镜传播感染主要原因有再处理程序错误、未遵守制造商处理流程和机器故障，还包括未严格遵守手工再处理程序。

二、内镜相关多重耐药菌感染的历史

北美早期暴发的 ERCP 相关碳氢霉烯类耐药肠杆菌（CRE）感染是由于违反了高水平消毒（HLD）方案和人工消毒不充分。内镜相关感染既非新话题，但也不意外，这与内镜本身的复杂设计、重复使用和不耐受高温灭菌有关。虽然既往有内镜传播乙型肝炎病毒（1983 年）和丙型肝炎病毒（1997 年）的病例报道，但与院内感染相关的主要是肠道革兰阴性菌。另外，有一些细菌容易形成生物膜，使内镜消毒更加困难。

尽管使用恰当的再处理技术并遵守制造商的灭菌程序，仍在 2012 年暴发了 CRE 和其他 MDRO 的系列感染，并且 MDRO 的感染率可能会被低估。因为许多美国的病例具有特殊的抗生素耐药模式，只有通过 PCR 技术才能检测出细菌克隆，因此很难确定暴发情况。内镜相关感染暴发通常发生在规模较大、资源充足、手术量大的大型内镜中心。另外，一些县和州的卫生部门（如西雅图和洛杉矶）协助这些大型内镜中心统计 MDRO 暴发情况。在一些病例单纯的小规模内镜中心，个别患者的感染很难被检测出。

来自荷兰 Erasmus 医院的研究人员在 2010 年首次报道了使用新引进的奥林巴斯 TJF-Q180V 十二指肠镜后出现 VIM-2 型金属酶铜绿假单胞菌系列感染的现象。一共有 30 名患者被感染，经过详尽调查，包括使用电子显微镜观察，认为 22 名患者的感染归因于新引进的十二指肠镜。在暂停使用十二指肠镜后，感染的发生率又恢复到基线水平。

随后，多个中心报道了 MDRO 系列感染事件，包括耐碳青霉烯类肠杆菌感染病例，迄今为止美国共报告了 19 起感染事件。这些感染发生在规模较大，而且再处理操作规范的内镜中心。医院通常使用 PCR 技术鉴定病原体来源为内镜。迄今为止，内镜相关的感染暴发的来源主要为三大制造商（奥林巴斯、富士及宾得）的商用十二指肠镜。

在 2012 年全州疫情监控中，西雅图一家大型内镜中心发现了一种特殊耐药机制（膜孔蛋白突变合并高产 AmpC 酶）的耐碳青霉烯类大肠埃希菌。2012 年 10 月至 2013 年 11 月，1149 例接受 ERCP 诊治的患者中有 32 例患者发生感染。医学中心、市和州公共卫生部门与疾病预防控制中心进行了联合调查。结果显示 32 例感染病例中有 7 例患者在同一住院期间和隔离后 30 天内死亡。其中恶性肿瘤患者（$P=0.01$）、感染耐碳青霉烯类产 AmpC 酶大肠埃希菌患者（$P=0.004$）的死亡率更高。联合调查排除了环境感染，并且内镜再处理标准远远高于制造商提供的规范化处理标准。但 2 条十二指肠镜被鉴定携带有产 AmpC 酶大肠埃希菌，并且使用脉冲场凝胶电泳技术鉴定病原体来源为内镜。所有 8 条十二指肠镜都被移交给制造商进行详细检查，发现其中 4 条有严重损伤，尽管所有内镜都没有任何操作不当的迹象，但仍不能排除内镜损伤可能成为病原体定植的温床，因此这种潜在的机械缺陷需要经常性维护和保养。

基于以上调查结果，医院对内镜再处理中心进行了彻底的检查，并对所有的十二指肠镜进行了采样培养和隔离消毒，因此医院必须额外购买 20 条十二指肠镜。对内镜再处理设备进行人性化改进以最大程度地减少工作人员的疲劳和失误，并采取其他措施以减少感染的发生，如对员工进行专业培训、任务调整（仅限技术熟练人员对围手术期内镜进行处理）和常规内镜维护检查。使用十二指肠镜诊治专用的知情同意书以提高患者对十二指肠镜操作相关风险的认识。所有接受 ERCP 治疗的患者都进行胆汁和肛周 MDRO 培养筛查。对于一个大型 ERCP 中心而言，建立符合高水平消毒要求的细菌培养和隔离消毒方案、增设一名专业微生物学实验员，这些费用大概为 100 万美元。

针对内镜再处理各个环节进行细菌培养和隔离消毒后，这家西雅图的内镜中心对超过 2500 份十二指肠镜拭子进行培养。其中 29 份检测出致病菌，这些细菌为不动杆菌、肠球菌、大肠埃希菌、肠杆菌、假单胞菌属。但随后的监测均为阴性。

培养阳性的病原体可分为高危和低危。对培养出高危病原体的内镜进行再次处理，直到高危病原体培养结果为阴性。根据 CDC 标准划分出高危病原体，定义为非污染性致病微生物，如金黄色葡萄球菌、草绿色链球菌、肠球菌和其他致病性肠道革兰阴性微生物。相反，低危病原体致病力弱，当内镜培养阳性时，通常被视为污染物。在培养结果出来之前不能使用内镜。如前所述，在微生物实验室、工作人员培训以及十二指肠镜数量方面的改进需要投入额外的资源。尽管对制度、设备、人员等各个环节进行了彻底改进，但高水平消毒后培养阳性率仍为 1.9%。20 个月综合的高危病原体培养阳性率为 1.3%。

三、高水平消毒和再处理

长期以来，内镜室管理者和感染预防小组一直致力于优化内镜再处理方案以减少操作相关风险。1968 年的斯伯尔丁分类法认为软式内镜器械消毒标准要达到高水平消毒（HLD）要求，即生物负载量减少至 6 log10 水平，以最大限度地降低传染性病原体的传播风险。内镜使用后（接触血液和腔内分泌物）污染菌量可达 $10^5 \sim 10^{10}$ CFU/ml。目前的 HLD 主要通过内镜操作后立即冲洗、人工清洗、机器再处理（AER）来减少微生物量。然而，应该注意的是，高水平消毒的定义是消除 99% 而非全部病原体。前文中提到的 MDRO 感染暴发是在完全符合制造商再处理流程并达到 HLD 标准的情况下发生的。此外，西雅图一家内镜中心 HLD 处理后病原体培养阳性率仍为 1.3%，也提示内镜操作传播病原体的风险不可能为零，实际上是减少至 2-log$_{10}$ 水平。由于这些实际情况，必须对 HLD 再处理和消毒标准进行评估，以确定是否可以进一步改进风险缓解策略。

出于这个原因，一些中心选择对内镜进行完全灭菌，但这种方法有一定的难度。内镜对热敏感，无法使用传统的高温蒸气灭菌，因此必须使用低温灭菌技术以保护内镜。FDA 批准的低温灭菌方法包括环氧乙烷气体灭菌（EtO）和过氧乙酸液体化学灭菌。目前也有 EtO、戊二醛、过氧乙酸、过氧化氢、二氧化碳等 AER 方案。最近出现的感染暴发也促使一些内镜中心开始使用环氧乙烷灭菌系统。然而，EtO 存在严重的职业危害，具有致癌性、致畸性和神经毒性效应。过氧乙酸灭菌程序繁冗复杂，目前尚未在十二指肠镜中使用。此外，这些灭菌方法的长期效果和灭菌阳性率尚缺乏数据支持。最近一个中心报道十二指肠镜再处理失败率为 1.2%，592 个 EtO 灭菌周期后发现 1 次肺炎克雷伯菌培养阳性。虽然没有患者被感染，十二指肠镜也没有机械缺陷，但这个结果是 EtO 灭菌缺陷还是偶然污染，抑或是之前 HLD 处理方法所遗留的问题还有待调查研究。

最近开发的生物灭菌剂可能是一种更好的灭菌方法，但仍处于临床前阶段。包括酸性电解水和超氧水，这些消毒剂价格便宜、无毒、无生物组织刺激性，安全性好。目前正在评估 FDA 批准的过氧乙酸低温液体灭菌系统。早期研究显示，使用 50% 灭菌暴露时间的"分次循环"方案结果令人鼓舞。与环氧乙烷气体灭菌相比，过氧乙酸液体灭菌的潜在优势包括再处理时间短、设备损伤风险低和安全性高。将来可能会使用生物灭菌剂，例如过氧化氢等离子体或臭氧气体，但目前 FDA 尚未批准其应用于十二指肠镜消毒，而且内镜对其的耐受程度还未确定。

除了再处理的灭菌技术难度，操作流程也是非常关键的。最近一篇综述文章强调内镜孔道内灭菌剂残留的问题，灭菌剂残留可能掩盖了残留的病原体，影响再处理后效果的评估。因此在采样时需要使用中和剂中和灭菌剂以免影响评估，

这是再处理的必备步骤。一项研究使用预装肠道细菌的套管模拟内镜孔道，然后分别进行无 HLD 前处理的环氧乙烷气体灭菌和过氧化氢等离子体灭菌，结果显示两者灭菌效果无差异。研究结论认为在灭菌操作前需要进行严格的 HLD 人工清洗。

曾使用腺苷三磷酸（ATP）、血红蛋白、糖类和其他非生物残留组织的标记物来评估再处理和灭菌效果。但这些标记物并不足以确保无菌。研究认为使用 ATP 生物荧光监测细菌培养结果的假阴性率太高，并不能成为标准的监测方法。但是一些内部指南仍推荐使用该方法。总的来说，ATP 生物荧光和其他生物标记物并不能作为唯一的再处理质量指标，但在有效的验证办法出现之前，可以作为评估再处理的辅助衡量指标。

四、监管机构的作用

在伊拉兹马斯和芝加哥发生内镜相关感染暴发后，CDC 向 FDA 通报了尽管遵守制造商的再处理方案，但十二指肠镜引起的 CRE/MDRO 感染仍不断发生（图 5-1）这一情况。为解决这一棘手问题，CDC 联合胃肠病专业学会、FDA 以及领域专家于 2014 年初制定了行业指导标准。FDA 与行业团队进行讨论，并促使了再处理规范和专家小组建议的改进。

早在 2012 年 12 月，美国一些大型 ERCP 中心就内镜相关感染的趋势进行了调查。多数内镜中心并没有在 2013 年 1 月向 FDA 提交 ERCP 相关 MDRO 感染的报告，都在单独解决问题，彼此间并没有合作。大众媒体在促进监管部门和相关制造商采取措施方面发挥了重要作用，并持续报道监管部门、医疗机构和十二指肠镜制造商之间不断改进的情况。2015 年 3 月，CDC 发布了"临时十二指肠镜监管协议"，提出了适用于内镜中心的采样和培养监测措施，随后奥林巴斯公司发布了内镜手工再处理指南。奥林巴斯建议在 160 和 180 系列十二指肠镜手工再处理过程中使用专用小毛刷，并建议强力冲洗以解决抬钳器结构凹陷的

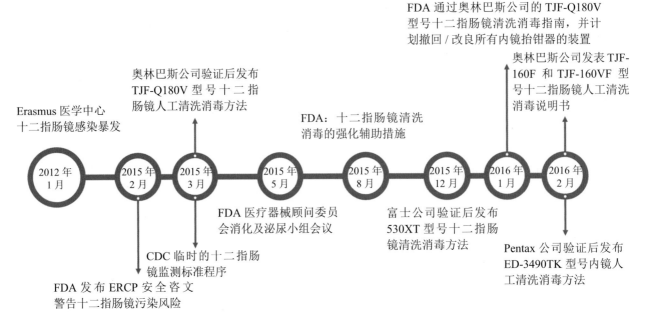

图 5-1 安全性顾问性文献发表时间线

问题。2015 年 5 月，FDA 召开了公共论坛会议，"医疗器械咨询委员会的胃肠病学和泌尿学小组"参会并旨在探索关于内镜再处理策略的科学和专家意见，"增强十二指肠镜再处理的补充措施"发表在 2015 年 8 月 4 日 FDA 的主要出版物上。除了严格遵守制造商的再处理程序，更新的补充措施建议但不强制性要求：微生物培养、EtO 灭菌、液体化学灭菌处理系统和（经验性）重复 HLD。2016 年 1 月，奥林巴斯公司宣布召回并计划对所有 TJF-Q180V 十二指肠镜上的抬钳器结构进行改造。

五、降低风险的策略

与高风险的外科手术相比，ERCP 仍是一种重要的诊断和治疗方法。目前有哪些操作策略可以减少感染传播的风险？消除生物膜是减少感染传播风险的因素之一，可以作为内镜和设备的监控指标。CDC 推荐十二指肠镜进行 60 次操作之后进行监测。然而，这个建议和监测频率尚未得到验证。操作前培养和隔离消毒方案能满足各个中心的需求。监测方法也在不断发展，CDC 指南试图精简操作程序。然而，许多监管机构的建议均

来自专家意见，并无循证支持。此外，还应关注再处理的结果及其完整性。一项评估戊二醛 HLD 效果的单中心研究使用的监测方法认为：每 5 个 AER 周期使用测试条监测，每 3～6 个月对 AER 机器进行保养。

许多公众质疑 CDC 指南所规定的严格、复杂程序的可行性。Chiu 等提出了一个更易操作的流程来提高检测率。使用修订的 ESGE 程序（MEP），革兰阴性菌去除率为 64.1%；使用 CDC 程序，革兰阴性菌去除率为 32.9%。而两者对于革兰阳性菌的去除率均为 60%，提示使用不复杂、易实施的方案就能提高致病菌去除率。此外，去除率差异最显著的是铜绿假单胞菌（MEP 为 80.3%，CDC 为 46.2%，P=0.04）和肺炎克雷伯杆菌（MEP 为 66.0%，CDC 为 32.1%，P=0.001），两者对于大肠埃希菌的去除率也有显著性差异。表明这些方案尤其适用于消除与内镜感染风险相关的微生物，并且现有的检测程序可以在不影响微生物去除率的情况下得到简化以提高其适用性。

培养结果的分析对再处理措施的改进也很重要，特殊的结果提示再处理步骤可能发生故障。2007 年 ESGE-ESGENA 质量评估为解释内镜监测

培养结果提供了指导：大肠埃希菌（HLD 不足），铜绿假单胞菌（储存前清洗 / 干燥不足），金黄色葡萄球菌（内镜再污染），军团杆菌或非典型分枝杆菌（水污染或设备污染）等。此外，尽管努力完善监测程序，培养阳性和传染严重程度之间的关联仍不明确。由于按照现行标准无法完全避免感染风险，因此需要针对十二指肠镜设计专用的知情同意书，而且还需要预测内镜相关感染的高危患者。最近一项单中心回顾性研究结果显示，十二指肠镜 CRE 传播的易感因素包括抗生素使用、急诊患者、胆管癌和胆道支架置入。

在较小规模的内镜中心使用培养联合隔离消毒程序过于昂贵，而且缺乏技术可行性。最近一项成本分析研究对比了培养联合隔离消毒、FDA 再处理程序、EtO 灭菌以及腹腔镜手术治疗胆总管结石的灭菌成本，结果显示 FDA 再处理程序成本最低，其进行十二指肠镜再处理成本为 69 美元（培养联合隔离消毒成本为 400 美元，EtO 灭菌成本为 1044 美元）。腹腔镜胆囊切除术联合胆管探查是效果最差和费用最高的方法。ERCP 治疗胆总管结石每额外获得 1 个平均生命质量调整年，使用 EtO 灭菌方法成本增加 5000 万美元，而使用培养联合隔离消毒方法成本增加 400 万美元。此外，早期数据显示 EtO 灭菌并不完美，其内镜培养阳性率为 1/645（0.16%）。虽然阳性内镜经过反复灭菌后变为阴性，但这一结果说明即使按照严格的灭菌方案仍需要监测。最近一篇综述文章总结了 HLD、灭菌、其他再处理改进方案的优缺点。多数未经验证的观点并没有给出明确的指导和容易实施的方案。

一旦感染暴发，应该对再处理和监测方案进行评估，找出根本原因。应仔细调查暴发情况以确保遵守安全措施。需要着重指出的是，培养阴性并不能排除内镜不是传染源。此外，即使没有明显的缺陷，制造商也应该对内镜进行评估。

六、解决方案

内镜设计（或重新设计）和消毒技术方面的改进是接受治疗性 ERCP/ 超声内镜患者的安全保障。尽管目前报道的 MDRO/CRE 感染事件主要发生在大型 ERCP 中心，但小型 ERCP 中心患者被感染的随机风险较高，可能高于配备有采样培养和隔离消毒的中心。

我们建议内镜中心制定符合 CDC 要求的相关制度，以最大限度降低不良事件风险。各级工作人员和行政部门都应参与再处理措施的评估和改进，包括预防措施和感染暴发后处理措施。要优先考虑工作人员的培训（接受外部组织的专业培训及反馈）和个人能力（直接观察），这些可用于软式内镜再处理的资格认证。其他措施包括任务调整、工作环境人性化改进以及建议反馈。

很明显，长期有效的解决方案是内镜设计理念的改变，比如去除抬钳器设计。但是目前并没有有效的解决方案，而且这种设计改变很可能在多年后才能实现。临时解决方案包括消毒方法改进、质量评估（整合到再处理流程中）、详尽的知情同意以及内镜常规维护。其他可能的解决方案包括对十二指肠镜进行改进，以提高其对高温灭菌的耐受性；验证其他低温气体或液体化学灭菌方案，并获得 FDA 批准；增加内镜和消毒设备的一次性部件。前期研究表明，双重 HLD 方案可将风险降至 1 log10 水平，但这并不是一个零风险和长期的解决方案。最近一项来自大型内镜中心的研究描述其再处理程序：对配有抬钳器装置的内镜进行双重人工清洗和 HLD 处理，然后对培养阳性的内镜（内镜连续两次培养阳性，或对 CRE 感染患者使用过的内镜进行经验性灭菌）。在研究期间，从 329 条十二指肠镜中随机抽样进行采样培养和隔离消毒。采样培养阳性率为 9.1%（$n=30$），潜在致病菌阳性率为 0.6%。最近一项包含 21 个卫生系统 30 天监测数据（遵守制造商推荐的 HLD 方案）的研究显示，4032 例采样中有 201 例（5%）阳性结果，其中 0.6% 为肠道病原体（但无任何 MDRO）。这些结果表明，我们仍需要不断完善 HLD 方案和指南。

七、小结

制造商推荐的现行 HLD 方案不足以保证内镜完全无病原体。然而，优化这些措施保证 ERCP 继续进行是最明智的策略。与其他治疗方案相比，ERCP 仍然是一个必要的、风险非常低的操作。被转诊至大型中心进行复杂 ERCP 操作的患者通常是为了挽救生命或者姑息治疗，或患者已无外科手术机会。停止 ERCP 以减少感染风险是不合理的选择。

因为十二指肠镜本身的复杂性和设计缺陷以及不充分的 HLD 程序，所以进行充分的十二指肠镜再处理和适当的监测，制定感染暴发后处理方案仍然是有意义的。但对于一些因经济或后勤原因无法实施此程序的小型内镜中心来说，在十二指肠镜设计改进之前，大型内镜中心实施的部分变化可能适用于较小的内镜中心。但仍然需要一个经证实的制造商推荐的十二指肠镜常规维护和再处理方案，这些方案可以在绝大多数内镜中心实施（合适的设备和合理的操作成本）。理想的程序是平衡患者和技术人员的安全性，同时提供判断内镜污染的早期指标。毫无疑问，这些改变不仅需要时间和精力，还需要可证明和可量化的证据，以重新获得患者和专业人士的信任。

第 6 章

ERCP 的术中镇静

Catherine D. Tobin, Gregory A. Coté
陈 雷 罗 辉 译

与普通内镜操作有所不同，ERCP 操作有其独特的挑战性。尽管适应证明确，但 ERCP 的插管难度和后续操作难度无法预料，所以每个 ERCP 操作的复杂程度和时长都难以估计。ERCP 患者常处于俯卧位以维持稳定的短镜身状态，但俯卧位状态及患者身体上方的 X 线设备使得气道监测及管理难度加大。而且，一些 ERCP 患者合并功能性或机械性幽门梗阻，也增加了围手术期误吸的风险。此外，肥胖、临床或亚临床阻塞性睡眠呼吸暂停综合征日益流行，这些都是麻醉相关不良事件的高危因素。基于以上原因，ERCP 内镜医师必须对围手术期麻醉风险进行认真评估，以确定最佳的镇静方式。本章节将讨论以下问题：① ERCP 术中镇静的方法，包括镇静麻醉和经验性气管插管；②镇静相关不良事件的风险评估；③降低风险的方法。

一、镇静水平连续性分类和定义

美国麻醉医师协会（ASA）对镇静水平连续性分类的定义见表 6-1。通常根据患者对语言、触觉刺激和疼痛刺激的反应来判断镇静深度。在中度镇静（又称为"清醒镇静"）时，患者常处于睡眠状态，对口头指令无反应，但对触觉刺激有

反应。而在深度镇静时，患者仅对重复刺激或疼痛刺激有反应。即使患者有自主呼吸，但如果对疼痛刺激无反应则定义为全身麻醉。麻醉监测管理（MAC）是镇静常用术语。但 MAC 并不反映镇静级别，是指麻醉医师参与患者的监测和给药，提高围手术期的安全性和舒适性。在实际内镜诊疗过程中，患者的镇静状态并不固定于一个阶段，而往往是个连续的过程。在诱导中度镇静时，经常会达到深度镇静水平。同样，在诱导深度镇静时经常会达到全身麻醉水平。

由于 ERCP 操作时间长，并且要尽量减少术中患者活动以确保操作成功，所以多数 ERCP 患者需要深度镇静，而胃镜或结肠镜患者只需要轻至中度镇静。一项评估 ERCP 术中镇静深度的研究显示，85% 的患者至少在操作过程中的某个阶段会达到深度镇静水平。ASA 建议对麻醉人员进行充分训练，使其具备实施比预期高一级镇静的能力。因此，实施深度镇静的麻醉人员应具备实施全身麻醉的能力（面罩通气、喉罩通气及气管插管通气）。经过美国几个主要胃肠病协会努力后，美国医疗保险和医疗补助服务中心（CMS）于 2010 年批准，在进行常规内镜检查时可由非麻

表 6-1　ASA 连续镇静的分级标准				
	最小镇静 / 抗焦虑	中度镇静 / 镇痛（清醒镇静）	深度镇静 / 镇痛	全身麻醉
反应性	对口头指令做出正常反应	对口头指令或轻微的触觉刺激做出有目的的反应	对重复口头指令或疼痛刺激做出有目的的反应	疼痛刺激下仍不能苏醒
气道	无影响	无须干预	可能需要干预	经常需要干预
自主通气	无影响	充足	可能不充足	经常不充足
心血管功能	无影响	通常能维持	通常能维持	可能受损

醉医师对低危人群进行丙泊酚镇静。

目前，ERCP 镇静可以简单分为两类：内镜医师管理的镇静和麻醉医师管理的镇静。有报道将计算机麻醉系统联合实时反馈应用于常规内镜检查，但尚未应用于 ERCP。在美国，丙泊酚只能由麻醉人员使用，内镜医师管理的中度镇静只能使用常规药物，例如，苯二氮䓬类（如咪达唑仑）和阿片类（如芬太尼或哌替啶）药物的联合应用。应该注意的是，当苯二氮䓬类和阿片类药物使用过量时，可分别使用氟马西尼和纳洛酮拮抗。麻醉医师在操作前会选择气管插管全身麻醉，或鼻导管全身麻醉以保留患者自主呼吸。后一种方案通常使用丙泊酚诱导患者进入深度镇静或全身麻醉状态。内镜医师越来越倾向于选择麻醉医师管理的镇静。流行病学数据显示，丙泊酚在内镜操作中的应用不断增加，提示麻醉医师管理的镇静越来越多。无痛结肠镜的过度应用正被加强监管。随着对医疗服务成本效益的不断强调，在操作前评估风险以合理选择麻醉十分必要；这对 ERCP 尤其重要，因为其镇静相关的并发症发生率最高。

丙泊酚起效快（30 ～ 45 秒），半衰期短（4 ～ 8 分钟），最初用于麻醉诱导和麻醉维持，目前在内镜操作中的应用越来越普遍。然而，丙泊酚的镇静效力强、无相应拮抗药物、镇静深度不易控制，可以从中度镇静迅速变为全身麻醉状态。因此，在美国，丙泊酚的应用仅限于麻醉医师或急诊医师。不过，包含 12 项研究的 meta 分析评估丙泊酚在常规内镜、EUS 和 ERCP 中应用的安全性，结果显示其心肺不良事件的总体发生率低于阿片类药物和苯二氮䓬类药物的联合应用。

与其他内镜操作相比，丙泊酚在 ERCP 中的应用有诸多优势。ERCP 操作时间长，需要患者长时间配合。为了维持长时间的中度镇静，往往会增加苯二氮䓬类和阿片类药物的累积剂量，导致术后苏醒恢复时间长。

二、镇静相关不良事件的定义

文献中根据客观指标定义镇静相关不良事件，例如氧饱和度降低、误吸、喉痉挛、呼吸暂停、低血压、心律失常、心肌缺血，以及需要使用紧急气道管理或拮抗药物。内镜操作中镇静相关的病死率极低，在 ERCP 中尤其如此。在常规内镜操作中，镇静药物相关的死亡风险约为 0.03%。关于内镜操作中应用气道急救措施的研究极少，比如托下颌、鼻咽通气道以及间歇性正压通气（例如球囊面罩），这些措施可以防止缺氧或窒息。因此，有气道管理经验的麻醉人员在操作现场是很重要的。丙泊酚镇静的 ERCP 术中鼻导管转气管插管率尚不明确，一项包含 528 例 ERCP 患者的研究显示，MAC 报告的术中非计划性气管插管率为 3%。一项为期 5 年的队列研究表明，在所有内镜操作中，ASA 分级高的患者（表 6-2）及 ERCP 患者使用氟马西尼或纳洛酮等拮抗剂促醒的可能性更大。

三、风险评估

ERCP 术前全面评估患者风险非常困难，尤其当患者处于紧急或急诊状态时。ASA 指南认为目前尚缺乏术前风险评估可以减少镇静相关不良事件的循证支持，但专家强烈建议在镇静前进行风险评估。识别镇静相关不良事件的危险因素有助于内镜医师决定是否需要寻求麻醉医师的帮助。内镜医师应始终有针对性地对器官功能不全（特别是心肺系统疾病）、颈椎疾病、阻塞性睡眠呼吸暂停（OSA）、禁食间隔和药物滥用等情况进行评估。由于 30% 以上的美国人存在超重或者肥胖，亚临床型睡眠呼吸暂停的发生率可能超过 10%。可使用 STOP-BANG 等仪器在床旁评估阻塞性睡眠呼吸暂停的风险，高危患者可能需要积极的术中气道管理。在问卷调查中，患者被问及是否存在以下情况：打鼾（S）、疲劳感（T）、呼吸暂停（O）、高血压（P）、体重指数 >35（B）、年龄 > 50 岁（A）、颈围 >16 英寸（N）、男性（G）。体格检查包括心、肺常规查体，以及气道、头部、颈部专科查体。具备以下特征，巨颌、牙关紧闭、下颌 - 胸骨切迹距离短、腭垂大，往往提示存在复杂气道。Mallampai 指数（0 ～ 4 分）是床旁评估气道风险

表 6-2　美国麻醉医师协会身体状况分级

等级	定义
1	正常健康患者（如体格健康，不吸烟，无或少量饮酒）
2	轻度系统性疾病患者 [包括（但不限于）吸烟，社交性饮酒，孕妇，肥胖（30 < BMI < 40），控制良好的糖尿病或高血压，轻度肺疾病]
3	严重系统性疾病患者 [包括（但不限于）控制不佳的糖尿病或高血压，慢性阻塞性肺疾病，严重肥胖（BMI ≥ 40），活动性肝炎，酒精依赖或酗酒，心脏起搏器植入，射血分数中度下降，终末期肾病接受规律透析，早产儿（孕周 < 60 周），有心肌梗死、脑血管意外、短暂性脑缺血发作、冠状动脉粥样硬化性心脏病 / 冠脉支架植入病史（病史 > 3 个月）]
4	有致命性严重系统性疾病的患者 [包括（但不限于）有心肌梗死、脑血管意外、短暂性脑缺血发作、冠状动脉粥样硬化性心脏病 / 冠脉支架植入病史（< 3 个月）；心脏缺血或严重瓣膜功能障碍，射血分数重度下降，脓毒症，DIC，急性肾病或终末期肾病，未接受规律透析]
5	垂死的患者，如不接受手术，则无生存可能 [包括（但不限于）腹 / 胸主动脉瘤破裂，严重创伤，颅内出血合并占位效应，缺血性肠病面临严重的心脏病理性改变，多器官 / 系统功能障碍]
6	已宣布为脑死亡患者，其器官拟用于器官移植手术

的有效方法。表 6-3 中总结了病史及查体中与镇静相关不良事件和困难气道相关的一些因素。美国麻醉医师协会的身体状况分级系统是另一个床旁风险评估方法，3 分以上患者的镇静相关不良事件发生率明显增加（表 6-3）。镇静相关不良事件风险较高的患者可能需要麻醉团队进行气管插管及气道管理。

除了患者的自身因素外，内镜医师还应根据 ERCP 适应证和所估计的手术时长选择合适的镇静方式。尽管预估 ERCP 手术复杂程度非常困难，但像给 EST 术后患者取出或更换支架等这类操作所需时间很短；对于病情简单、状况好的患者，往往在门诊进行 ERCP 操作。这些情况下，多不需要麻醉医师帮忙或追加额外药物。当患者存在以下情况时，建议与麻醉团队合作。如肝硬化及大量腹水的终末期肝病，长期口服大量阿片类药物，术前疼痛评分高以及败血症。这些患者出现误吸、气道阻塞、低血压（需升压药物维持）以及超常规剂量应用阿片类药物的风险较高。对于胰腺液体积聚（如假性囊肿）引流术，我们建议进行气管插管，因为可能有大量液体涌入胃内，增加误吸风险。

四、麻醉医师管理的镇静

全身麻醉的安全性很高，其死亡率约为 1/200 000 ～ 1/300 000。然而，关于 ERCP 术中麻醉科医师管理的镇静的安全性数据非常有限。许多麻醉科医师不愿意对静脉镇静的 ERCP 患者进行 MAC，因为俯卧位时维持气道开放、监测呼吸功能以及实施紧急气道管理都非常困难。虽然位于患者上方的 X 线装置使得胸廓动度监测十分困难，但俯卧位并不是镇静相关不良事件的独立危险因素，实际上俯卧位有可能会减少误吸风险。虽然左侧卧位也可以减少误吸风险，但不利于 X 线影像观察。与仰卧位相比，俯卧位不易发生舌后坠，气道阻塞风险也较低。有经验的麻醉医师对接受 ERCP 等高级内镜操作的患者进行静脉丙泊酚镇静时，即使没有气管插管，安全性也很好。由固定且有经验的麻醉团队提供麻醉不仅可以减少深度镇静中低氧血症的风险，还会降低设施成本、提高房间效率。

ERCP 术前是否进行经验性气管插管要根据患者的具体情况而定。对于误吸、气道阻塞风险大，或存在低血氧饱和度的患者，需要进行气管插管。对于肥胖及阻塞性睡眠呼吸暂停的患者，建议进

表 6-3　麻醉相关不良事件的相关因素

既往病史	体格检查	评分系统
镇静 / 麻醉相关不良事件	短粗颈伴头颈后仰受限	ASA 身体状态分级系统
心脏病史（如主动脉狭窄）	舌颏距离缩短（成年人 <3cm）	困难气道综合评分
肺部病变	牙关紧闭	BMI
阻塞性睡眠呼吸暂停（考虑使用床旁筛查工具）	巨舌	STOP-BANG（阻塞性睡眠呼吸暂停风险的床旁评估工具）
正压通气或气管插管困难	扁桃体肥大	
风湿病活动期	小颌畸形	
颈椎骨关节炎活动期	肥胖	
	无牙颌	
	络腮胡	

行气管插管，因为这类患者极有可能因上呼吸道阻塞而缺氧。胃排空延迟和胃流出道梗阻的患者误吸风险较高；如使用阿片类药物、高龄孕妇、糖尿病胃轻瘫、肥胖以及未禁食的患者（表 6-4）。术前常规禁食并不能确保胃完全排空。比如糖尿病或非糖尿病性胃轻瘫患者存在胃排空延迟，应该延长禁食时间。

当患者近期做过手术、术前疼痛评分高、手术操作时间长或手术风险大时要考虑经验性气管插管。最后，当患者存在一些肺部疾病时，也需要进行气管插管。如对家用供氧机依赖的患者和各种原因导致的肺动脉高压患者（应避免出现高碳酸血症，否则会加重肺血管阻力）。一些心脏疾病患者，如存在冠脉支架、有心肌缺血史或心肌病的患者并不需要气管插管，除非患者存在低氧血症风险。喉罩通气可以最大限度地降低上呼吸道阻塞风险，但并不会降低误吸风险。

五、非麻醉医师（内镜医师）管理的镇静

在一些中心，由非麻醉医师按照 ASA 指南实

表 6-4　ASA 成人禁食指导

食物种类	最短禁食时间（小时）	
清淡液体	2	清水、糖水、碳酸饮料、清茶、黑咖啡（不加奶）及无渣果汁，但均不含酒精
牛奶	6	
淀粉类固体食物	6	馒头、面条、米饭、面包
脂肪类固体食物	8	
煎炸、高脂肪食物，肉类	8	
易消化固体食物	6	
不易消化固体食物	8	

施镇静管理,如术前评估和禁食时长。ASA 定期为这些中心发布镇静指南。ERCP 内镜医师管理的镇静通常是指联合使用苯二氮䓬类药物和阿片类药物进行中度镇静。使用这类药物的优点包括,当出现镇静相关不良事件时可以使用拮抗药物、遗忘效应和术后麻醉效果维持(通常为几小时)。如果这些药物不能提供足够的镇静深度和时长,可以加用抗组胺药物(如苯海拉明或异丙嗪)和氟哌利多等药物。抗组胺药物会增加呼吸暂停风险,有时需要使用拮抗剂。由于氟哌利多会增加 Q-T 间期延长和潜在的室性心律失常风险,已经很少使用。与丙泊酚相比,上述药物起效慢、定量追加困难、效果有限。由于胆胰管梗阻性病变(如结石、肿瘤)导致的疼痛,很多患者在 ERCP 术前会使用阿片类药物镇痛,这些患者使用上述药物进行镇静时不良事件风险较高。有研究表明,接受全身麻醉患者的 ERCP 成功率明显高于接受联合药物中度镇静的患者。因此,以丙泊酚为基础的镇静方案在 ERCP 中的应用越来越广泛。

六、镇静监测

ASA 及联合委员会规定,除了术者,还应有专门人员对患者进行镇静监测。进行中度镇静时,麻醉人员可以在操作过程中实施间断性监测;而进行深度镇静时,麻醉人员必须接受过全身麻醉培训,并且要全程持续监测。

标准的监测设备应包括连续脉搏血氧仪,3 导联或 5 导联心电图和无创血压袖带。此外,ASA 还建议对所有中度以上镇静的患者进行二氧化碳波形图监测。有研究报道在 ERCP 术中使用经皮电极或二氧化碳波形图来监测二氧化碳水平,以便在低氧血症发生前鉴别通气不足或呼吸暂停。二氧化碳波形图能实时监测吸气末和呼气末二氧化碳分压。正常二氧化碳分压为 $35 \sim 45mmHg$,镇静监测时观察波形变化比观察数值变化更重要。当发生呼吸暂停或气道阻塞时,潮气末二氧化碳分压($ETCO_2$)会立即下降,而脉搏氧饱和度则需要数分钟才能反映出呼吸暂停/通气不足引起的低氧血症。因此,

监测者可以根据二氧化碳波形图迅速做出反应以解决气道问题,避免产生不可逆的严重后果。一项包含了 5 项研究的 meta 分析结果显示,二氧化碳波形图可以提高多种内镜操作过程中呼吸抑制的发现率。二氧化碳波形图可以降低丙泊酚镇静或苯二氮䓬和阿片类药物联合镇静中低氧血症或窒息的风险。健康人群中接受中度镇静的常规内镜操作是否需要二氧化碳波形图监测尚不明确,但具有成本效益。由于 ERCP 镇静的复杂性,强烈推荐常规进行二氧化碳波形图监测。

改良警觉/镇静评分(MOAA/S)(表 6-5)可以对镇静深度进行量化监测。MOAA/S 是一个描述患者反应的 5 级评分(1 ~ 5)。目前尚没有研究评估频繁监测 MOAA/S 评分(比如每 2 分钟 1 次)对镇静结果的影响。因为 ERCP 术本身就强制要求频繁评估患者术中觉醒情况,MOAA/S 只能作为研究工具来迅速评估镇静深度,而不能作为判断镇静剂量的工具。术中频繁评估非常重要,有助于提前发现麻醉相关不良事件,预防严重不良事件的发生。

自动响应性监测仪(ARMs)可以实现患者自控式镇静,由电脑产生听觉或触觉刺激,要求患者在规定时间内做出反应(如按一下按钮)。与传统镇静方案相比,ARMs 为计算机精确控制丙泊酚滴定,可以减少镇静相关不良事件。目前尚没有在 ERCP 术中运用计算机控制丙泊酚滴定的研究报道;由于 ERCP 患者多为深度镇静,所以 ARMs 在 ERCP 术中的作用非常有限。但是,需要进一步评估 ARMs 在 ERCP 或其他介入性内镜操作中的效果。

七、操作间设计及安全性考虑

操作间设计和布局极其重要(图 6-1)。麻醉人员需要同时看到患者及监护仪。持续监测生命体征时常常需要托下颌操作(图 6-2)。在伸手可及的地方要备好气囊面罩。另外,操作床旁要备有担架,当出现紧急情况(如顽固的气道阻塞或心搏呼吸骤停)时可以将患者转为仰卧位进行气管插管。

表 6-5　改良警觉 / 镇静评分（MOAA/S 评分）		
分数	定义	与美国麻醉医师协会镇静分级的关系
5	意识和反应完全正常	轻度镇静
4	昏睡，对正常呼名有反应	中度镇静
3	仅对大声呼名有反应	
2	仅对拍身体有反应	深度镇静
1	对拍身体无反应	

还需要重视麻醉人员的辐射防护（参考第 3 章）。需要穿戴个人防护装备，如防护服、护颈和眼罩。如果可能，麻醉医师应尽量位于辐射屏障之后。

八、小结

ERCP 的复杂性逐渐增加，患者也常伴有各种合并症。因为镇静相关不良事件的风险与患者或操作因素相关，所以 ERCP 的镇静应该是个体化的。在美国，尽管不断呼吁控制医疗费用，但麻醉医师管理的镇静在 ERCP 和其他内镜诊治中越来越多，这使得内镜医师进行镇静管理的门槛越来越高。期望将来有更多的研究和政策支持在所有内镜操作中使用丙泊酚镇静方案。这些措施将影响和改变常规内镜操作。尽管这些变化最初主要影响常规内镜操作，但 ERCP 医师应该要非常熟悉该手术独特的镇静风险。不管采取哪种镇静方式，在术前鉴别高危人群以及具备紧急气道管理的能力都非常重要。

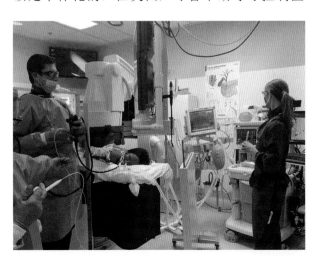

图 6-1　ERCP 室构造示意图。注意铅屏及员工所穿的铅裙，患者监护仪，急救包 – 面罩通气设备都位于明确的位置。麻醉师的位置贴近患者气道及监护仪

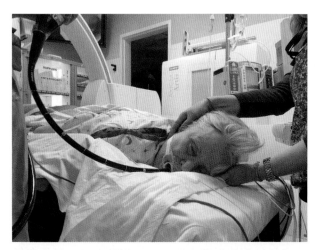

图 6-2　俯卧位时的托颌法。该图描绘了麻醉师为处于俯卧位的 ERCP 患者实施托颌法。患者通过鼻导管吸入氧气，同时监测呼吸末二氧化碳

第 7 章

ERCP 的适应证与禁忌证

Sanjeev Solomon　John Baillie
丁 斌 罗 辉 译

对消化内镜医师来讲，在有禁忌或者存在替代诊断方法时避免 ERCP 和在适当的时候选择 ERCP 同样重要。美国消化内镜学会（ASGE）的操作指南标准常被美国及其他国家作为消化内镜医师的从业标准。多年来，ASGE 的操作及培训标准委员会及 ASGE 与美国胃肠病学会（ACG）内镜质量协作组已经针对 ERCP 发布了多项观点声明。包括最近修订的《ERCP 在胆道良性疾病中的作用》（2015）和《ERCP 质控指标》（2015）。本文将扼要介绍之前的观点并突出 ERCP 实践的改变，因为最新的 ASGE 指南已经颁布。

需要明确指出的是，并不是所有的 ERCP 医师都能胜任 ERCP，尤其是复杂性 ERCP（ASGE 难度级别 3 级和 4 级）。我们很难界定胜任这个概念，这也不属于本章的内容（参考第 9 章）。1996 年本文作者（John Baillie）参与的一项关于 ERCP 培训的前瞻性研究表明，在有指导的情况下至少要完成 180 ～ 200 例操作，学员才能够勉强胜任一些 ERCP，如选择性插管及胆道括约肌切开（达到 80% 的成功率）。然而，大多数有经验的 ERCP 教员认为 200 例操作是不够的。自1996 年以来，绝大多数 ERCP 都已经是治疗性操作。现在，要能够完成预防性胰管支架置入、针刀切开术（NKP）及乳头切除术才能胜任 ERCP。2007 年英国的一项研究发现只有 66% 的学员在完成 200 例操作后能胜任 ERCP。作者认为，在英国，过多的学员集中在大量低病例数的中心使 ERCP 培训质量受到影响。这个问题不仅存在于英国，在美国同样有大量低病例数的中心声称能

够完成 ERCP 培训。Mayo 诊所对单个学员的学习曲线进行评估发现，需要 350 ～ 400 例指导下操作才能达到稳定的插管成功率（>80%），继续进行 300 例操作后成功率可达 96%。笔者认为这是对 ERCP 培训更为实际的估计。本章节中关于适应证及禁忌证的讨论都假定内镜医师已经接受了适宜的培训并对所需要的技术及设备具有相应多的使用经验。

一、ERCP 的适应证与禁忌证

2002 年 ASGE 在关于医院开展内镜的指南中指出对内镜操作适应证和禁忌证的认识是内镜医师培训不可或缺的一部分。高质量的 ERCP 培训包括对特定患者的适应证、禁忌证、特定风险因素及获益 - 风险的全面考虑。目前，单纯诊断性 ERCP 适应证非常少，ERCP 医师不可能只做诊断性操作。由于 ERCP 的技术要求逐渐提高，希望医师完成任务的范围及复杂程度也越来越高。所有 ERCP 医师都需要知道如何安全有效地进行胆道乳头括约肌切开、取出结石、扩张胆道狭窄、放置塑料及金属胆道支架、并用细胰管支架进行 PEP 预防。在过去，很多 ERCP 医师避免进行胰腺操作，但现在多项研究已经证明了放置胰管支架预防术后胰腺炎的作用，因此，放置胰管支架成为现代 ERCP 医师的必备技能。

2015 年 ASGE/ACG 内镜质量协作组的作者在《ERCP 质控指标》中根据现有文献明确了每项推荐的可信性（框 7-1）。尽管非常值得赞赏，但在 ERCP 围手术期一些重要方面仍然缺乏可靠的证据支持（表 7-1）。

框 7-1　推荐级别

1A. 明确。无明显缺陷的随机临床研究支持。强烈推荐，适用于大多数临床情况（明确获益）

1B. 明确。有重要缺陷的随机临床研究（如结果不一致，非关键性的方法学缺陷）支持。强烈推荐，可能适用于大多数临床情况（明确获益）

1C+. 明确。大量观察性研究支持。强烈推荐，适用于大多数中心大多数临床情况（明确获益）

1C. 明确。观察性研究支持。一般推荐，重要证据出现后可能会改变（明确获益）

2A. 不明确。无明显缺陷的随机临床研究支持。一般推荐，因环境、患者及社会价值情况不同而反应不同（获益不明确）

2B. 不明确。有重要缺陷的随机临床研究（如结果不一致，非关键性的方法学缺陷）。弱推荐，某些情况下替代方法可能更佳（获益不明确）

2C. 不明确。观察性研究支持。极弱推荐，某些情况下替代方法可能更佳（获益不明确）

3. 不明确。仅为专家意见。弱推荐，当有证据时可能会改变（获益不明确）

From Chutkan RK, Ahmad AS, Cohen J, et al. ERCP core curriculum. Gastrointest Endosc, 2006(63):361-376

表 7-1　ERCP 质控指标总结

影响因素	推荐级别
1. 合适的适应证	1C+
2. 知情同意	1C
3. 合适的抗生素	2B
4. 培训合格的内镜医师	3
5. 年 ERCP 操作例数	1C
6. 选择性插管成功率	1C
7. 选择性插管成功率（原始乳头）	1C
8. 辐射剂量	2C
9. 胆总管取石	1C
10. 胆道支架置入	1C
11. 完整的病历文书	3
12. 并发症发生率或转院情况	3
13. 术后胰腺炎发生率	1C
14. 穿孔率	2C
15. 出血率	1C
16. 迟发性并发症	3

也可以对这些证据按级别分类，如 2015 年 ASGE 胆道良性疾病 ERCP 操作指南所使用的：高质量证据（4+）、中等质量证据（3+）、低质量证据（2+）、极低质量证据（1+）（框 7-1）。

ASGE 对 ERCP 提供了如下观点声明：

1. 在缺乏胆胰影像学或实验室检查明显异常的情况下，ERCP 不用于胆胰性疼痛的诊断（3+）。

2. 在缺乏胆道梗阻或胆道结石的客观体征情况下，不推荐在腹腔镜胆囊切除术前行常规 ERCP 术（3+）。

3. 对于急性胆源性胰腺炎患者，合并胆管炎或胆道梗阻时才需要行 ERCP 术（4+）。

4. 对于胆道良性狭窄患者，推荐 ERCP 扩张和支架置入治疗（3+）。

5. ERCP 是术后胆瘘的首选治疗方法（4+）。

6. 对于乳头括约肌切开 ± 球囊扩张或机械碎石后仍取石困难的患者，使用胆道镜治疗（2+）。

7. 胆道镜活检是确定胆道狭窄性质的备选技术（2+）。

8. 推荐 Ⅰ 型 SOD 患者行乳头括约肌切开术（3+）。

9. 不推荐 Ⅲ 型 SOD 患者行 ERCP 术（4+）。

10. 对于疑似 SOD 患者行 ERCP 时，不论是否使用预防性胰管支架，均推荐使用吲哚美辛（3+）。

二、ERCP 的适应证

ASGE/ACG 协作组的《ERCP 质控指标》中推荐的 ERCP 适应证见框 7-2（A ～ Q）。字母顺序与前文中讨论的证据质量等级无关（4+、3+、2+ 和 1+）。笔者加入了一些额外适应证作为第 R 条内容，此外，笔者在适应证下加入评述内容。

A. 考虑为胆道梗阻引起的黄疸

评论：此情况下并不总是需要进行 ERCP，对于有切除机会的肿瘤患者可能不需要术前胆道引流。过去 10 年间，外科医师认为术前 ERCP 及胆道支架置入增加了手术并发症的风险。大部分证据来自质量较差的回顾性研究。前瞻性研究证实了胆胰外科医师既有的观点，即术前胆道引流增加了术后感染风险，但不增加死亡率，可能是细菌通过插管或其他器械进入了胆道这个无菌环境。专家意见是在等待手术的恶性梗阻性黄疸患者中，是否需要引流应该由外科医师、ERCP 医师及放射介入医师（必要时）共同决定。如果患者术前出现胆道感染（在恶性梗阻性黄疸中罕见）或药物无法缓解的瘙痒，而需等待手术时间明显延长（如需要术前放射治疗、化学治疗）时，可以行 ERCP 或经皮经肝胆道引流。如果患者没有临床症状或在 1 周左右可以进行手术，那么引流是没有必要的。以笔者的经验，有些外科医师倾向于术前胆道引流来获得组织学和细胞学诊断，以便与患者及其家属讨论病情。以前，为梗阻性黄疸患者进行诊断性 ERCP 常徒劳无功，现在在高质量影像学技术如螺旋 CT、MRCP 及超声内镜（EUS）的辅助下，明确病因相对容易。尽管小肿瘤、小结石及乳头狭窄的诊断仍然较困难。

B. 临床、生化或影像学资料提示胆胰疾病

评论：以前，当肝酶或胰酶轻度升高时就认为应该做 ERCP。其实，在缺乏胆道梗阻或胰腺炎影像学证据时进行 ERCP 常常没有获益，反而会增加风险。所有 I 型乳头肌功能障碍（SOD）及大部分 II 型 SOD 患者，其肝功能有短暂异常，并在发作间期恢复正常。发作间期肝功能未恢复正常的患者不应考虑为 SOD。这些患者可能存在乳头狭窄、其他原因引起的胆道结构微改变或影响肝实质的慢性疾病如脂肪肝。类似的是，无放射学异常时，持续的血清淀粉酶及脂肪酶轻度升高进行 ERCP 常不能发现问题。急性复发性特发胰腺炎的确值得进行内镜干预（参考 D. 不明原因的胰腺炎和第 52 章）。如果怀疑胆道微结石，EUS 的侵入性更小，也更为敏感。EUS 已越来越多地用于低获益、高风险病例 ERCP 术前排查。如果 EUS 没有阳性发现，则可以考虑取消 ERCP 以避免对患者进行侵入性更强的操作。

C. 症状或体征提示胰腺恶性肿瘤，而影像学结果不确定或正常时

评论：很难明确这里推荐意见的目的。如果怀疑存在胰腺肿块（通常位于胰头），或需要明确胰管扩张的原因，EUS 可能是更好的选择。EUS 的分辨率很高，发现小结石或细微狭窄的可能性要高于 ERCP。

D. 不明原因的胰腺炎

评论：这里讨论的胰腺炎主要是急性胰腺炎。对于特发性急性复发性胰腺炎（IARP）患者，如果影像学检查（经腹超声、CT 及 MRI）没有发现胆囊及胆道结石，应进行 EUS 以除外胆泥（微结石）及小结石，此时 EUS 常有阳性发现。对 IARP 患者应行十二指肠侧视镜检查主乳头除外明显的结构异常，如胆总管囊肿或乳头肿瘤。胰腺分裂（P. Div.）主要通过 MRCP 或 EUS 诊断，并不需要通过副乳头插管造影。当有治疗计划时（如副乳头切开），才对怀疑胰腺分裂的患者（如没有其他原因的 IARP）进行副乳头插管造影。如果怀疑胰管括约肌功能障碍，应该将患者介绍到可以进行胰管测压的中心以明确诊断，然后才考虑治疗。但在当前情况下，很多内镜医师没有做测压就进行经验性胰管括约肌切开，然后置入胰管支架。胰管括约肌切开及支架置入并不是完全获益的治疗，例如会出现穿孔、PEP、切口狭窄以及因支架堵塞侧支造成的局灶胰腺炎。经验性胰腺内镜治疗前应始终衡量治疗的风险与

获益。

E．慢性胰腺炎或胰腺假性囊肿的术前评估

评论：目前 CT 及 MRI 的高质量成像使得 ERCP 在慢性胰腺炎（CP）的术前评估中变得意义不大。此外，当诊断不明确时还可以进行 EUS 穿刺。然而，胰管造影（ERP）仍是发现胰管与周围结构间窦道以及与假性囊肿间交通支的最准确方法。内镜下假性囊肿减压术正越来越多地由 EUS 单独完成，ERP 诊断和进行支架治疗胰管瘘的机会也越来越少，仅在一些位置不佳或囊肿太小而无法行 EUS 引流的情况下才进行 ERP 治疗。目前尚无数据表明不进行胰管逆行造影的 EUS 假性囊肿减压术会影响患者预后。

F．奥迪括约肌测压（SOM）

评论：SOM 仍然是诊断性 ERCP 为数不多的指征之一。然而一些 SOM 病例（胰管异常高压者）随后会接受治疗性干预，通常是进行胰管括约肌切开。这些病例都应放置小直径的胰管支架以预防 PEP 的发生。

G．未进行胆道括约肌测压时，不推荐对怀疑Ⅲ型 SOD 的患者进行经验性胆道括约肌切开

评论：2014 年一项平行、随机、双盲、假手术对照的多中心研究（EPISOD）证实 SOM 与括约肌切开术并不能使Ⅲ型 SOD 患者获益，反而会增加并发症发生率。可以预测，Ⅲ型 SOD 这个诊断即将取消。

H．内镜下乳头肌切开（ES）

评论：ES 是乳头狭窄等情况的主要治疗方法，或为了便于胆道其他介入性治疗。

H1．胆总管结石：ERCP 不仅可以取胆总管结石，还可以进入胆囊管、胆囊取石，并能放置鼻胆管或支架。

H2．乳头狭窄或奥迪括约肌功能障碍（SOD）（参考第 47 章）：仅有症状的患者才需要诊治。

H3．胆道支架置入或胆道狭窄扩张：胆道括约肌球囊扩张（乳头括约肌成形术，参考第 18 章）是乳头括约肌切开术的替代方法。小切开联合球囊扩张越来越多地被用来大结石取石。

H4．盲端综合征：盲端综合征越来越少，主要是因为肝管空肠吻合术已逐渐取代胆总管十二指肠吻合术作为胆汁分流的主要手术方式。

H5．胆总管囊肿：使用针状刀切开胆总管囊肿后再用标准的拉式切开刀扩大切口。

H6．不适宜外科切除的乳头癌的胆道梗阻减压：在乳头肿瘤上进行括约肌大切开，出血风险明显增加。多数内镜医师更倾向于跨越狭窄放置支架。

H7．胰管治疗：胰管取石、机械碎石或使用胰管镜检查都需要进行胰管括约肌切开。

I．经良、恶性狭窄，窦道，术后胆瘘或巨大胆总管结石（取石失败时）放置支架

J．胆胰管狭窄扩张

K．十二指肠乳头球囊扩张术

L．为急性胆管炎或胰管碎石后冲洗胰管结石碎片而进行的鼻胆（胰）管引流

评论：鼻胆管引流会造成患者不适，已经越来越少被使用了。

M．部分适于假性囊肿引流的病例

评论：胰腺假性囊肿的引流已经越来越多地由 EUS 单独完成，尤其是双蘑菇头覆膜金属支架的使用，该支架可以一步释放并能进行内镜坏死组织清理术，而且可以防止支架移位。

N．胆胰管活检

评论：在这种情况下不一定需要进行括约肌切开，细胞刷及其他取样器械通常不需要扩大开口就可达到目标管腔。

O．十二指肠乳头腺瘤切除

P．胰腺和胆道的治疗

评论：包括胰管支架置入治疗胆、胰管狭窄和瘘，以及胆、胰管取石（参考第 54 和第 55 章）。

Q．胆道镜和胰管镜

评论：胆道镜及胰管镜是胆胰疾病的重要诊治手段，包括 ERCP 术中遗留结石的处理及不确定狭窄的判断（参考第 41 章）。

除以上情况外，作者还建议增加以下适应证。

R．胆管移位支架的取出，协助内镜放射治疗

措施，明确（或治疗）胆道出血，取出寄生虫（参考第 49 章）

施，如对胎儿进行辐射防护，儿童麻醉方案适当改变。

框 7-2　ERCP 适应证

A. 怀疑梗阻性黄疸患者（术中选择合适的治疗方式）

B. 患者无黄疸，但临床、生化或影像学资料提示胆胰疾病

C. 症状或体征提示胰腺恶性肿瘤，而影像学（EUS、CT、MRI）结果不确定或正常时

D. 不明原因的胰腺炎

E. 慢性胰腺炎或胰腺假性囊肿的术前评估

F. 奥迪括约肌测压（SOM）

G. 无论有无胆道括约肌测压，不建议 ERCP 治疗怀疑 Ⅲ 型 SOD 患者

H. 内镜乳头肌切开（ES）

　　H1. 胆总管结石

　　H2. 乳头狭窄或奥迪括约肌功能障碍（SOD）（Ⅰ 和 Ⅱ 型）

　　H3. 胆道支架置入或胆道狭窄扩张

　　H4. 盲端综合征

　　H5. 胆总管囊肿

　　H6. 不适宜外科切除的乳头癌

　　H7. 胰管相关治疗

I. 支架治疗良恶性狭窄、窦道、术后胆瘘或巨大胆总管结石

J. 胆胰管狭窄扩张

K. 十二指肠乳头扩张术

L. 鼻胆管引流术，为急性胆管炎或胰管碎石后冲洗胰管结石碎片而进行的鼻胆（胰）管引流

M. 假性囊肿引流

N. 胆胰管活检

O. 十二指肠乳头腺瘤切除

P. 胆镜或胰管治疗

Q. 胆道镜和胰管镜

三、特殊病例

　　ERCP 已被证实在妊娠妇女及儿童是安全而有效的，前提是有明确的适应证并采取适当的预防措

四、ERCP 的禁忌证

　　对 ERCP 禁忌证（框 7-3）讨论的目的是减少患者风险、提高安全性。ERCP 有很多潜在的并发症，一些并发症非常严重甚至会威胁生命（参考第 8 章）。根据情况不同，禁忌证可分成相对禁忌证或绝对禁忌证。因为常规禁忌证可能不适用于某些特殊或极端情况，2012 年 ASGE 消化内镜合理应用指南避免使用"禁忌证"这个词，而使用"通常不适于"的说法，对于极端危险的情况则使用了"通常禁忌"的说法。这种说法的改变给内镜医师一些变通的余地以避免因某些操作而受到诉讼的风险，毕竟从法律角度来看"绝对"的说法是不明智的（参考第 13 章）。该文件中一部分禁忌证是针对一般内镜操作的，一部分是特指 ERCP 的（2012 年 ASGE 消化内镜合理应用指南）。

框 7-3　ERCP 禁忌证

A 部分

一般情况下，消化内镜禁忌

- 内镜操作对患者健康和生命造成的危险超出其所带来的最大获益

- 患者的配合和知情同意难以获取

- 已知或怀疑空腔脏器穿孔

特殊情况下，不建议行 ERCP

- 缺乏胆胰疾病客观证据时，评估不明原因腹痛原因

- 无胆道疾病时，评估可疑的胆囊疾病

- 进一步评估已证实的胰腺恶性肿瘤，除非可能会改变诊治方案

ERCP 禁忌

- 有自主能力的患者拒绝 ERCP 操作

- 内镜医师未经过相关 ERCP 培训

- 缺少所需设备和（或）附件

B 部分

ERCP 相对禁忌

> **框 7-3　ERCP 禁忌证（续）**
>
> - 对华法林抗凝及使用治疗剂量氯吡格雷患者进行高风险操作，如胆道括约肌切开
> - 患者既往有 ERCP 造影剂严重过敏反应
> - 无法进行适当的麻醉
> - 术后解剖结构改变，限制器械到达乳头
> - 患者处于急性胰腺炎发作中

A 部分推荐引自 Appropriate use of GI endoscopy. Gastrointest Endosc. 2012; 75:1127-1131.

B 部分推荐引自 Cockerham A. Canadian Association of Gastro-enterology Practice Guideline for clinical competence in diagnostic and therapeutic endoscopic retrograde cholangiopancreatography. Can J Gastroenterol, 1997 Sep, 11(6):535-538.

　　加拿大的内镜执业组织提供了更为详细的 ERCP 禁忌证，如：

- 有自主能力的患者拒绝 ERCP 操作
- 内镜医师未经过相关 ERCP 培训
- 缺少所需设备和（或）附件
- 对华法林抗凝及使用治疗剂量氯吡格雷患者进行高风险操作，如胆道括约肌切开
- 当已知或怀疑空腔脏器穿孔时
- 患者既往有 ERCP 造影剂严重过敏反应
- 无法进行适当的麻醉
- 术后解剖结构改变，限制器械到达乳头
- 患者处于急性胰腺炎发作中

　　很明显，一些禁忌证还需要进一步确认。其中最有争议的就是抗血小板药物的使用（氯吡格雷）及抗凝药（华法林）。对择期 ERCP 的抗凝药物调整及急诊情况下抗血小板及抗凝患者的处理不在本章讨论范围内（参考第 10 章）。每位 ERCP 医师都应阅读最新的 ASGE 操作规范：内镜操作中抗血栓药的使用。在经自然孔道内镜手术（NOTES）的时代，疑似或已知穿孔并不是内镜的绝对禁忌证（如在乳头切除术后使用金属夹夹闭黏膜缺损）。过去，一些解剖结构改变限制了 ERCP 操作（如通过长 Roux 襻到达乳头），但现在利用合适的器械和附件完全可以解决。过去根据胰腺炎严重程度来判断是否要进行 ERCP，其实缓解急性胆源性胰腺炎的乳头梗阻是 ERCP 绝佳的适应证。

第 8 章

ERCP 不良事件的预测、预防和管理

Indu Srinivasan, Martin L. Freeman
郑立跃 罗 辉 译

ERCP 已经从一种单纯的诊断方法转变为胆胰腺疾病的首要治疗手段。ERCP 本身或相关的配件均可导致多种短期并发症，包括胰腺炎、出血、穿孔、心肺意外等（框 8-1）。这些并发症轻者经过 1～2 天的住院治疗即可康复，重者可能永久性致残，甚至死亡。不仅给患者带来了痛苦，也可能让内镜医师陷入焦虑，甚至是医疗纠纷中。

框 8-1　ERCP 不良事件

- 胰腺炎
- 出血
- 穿孔
- 胆管炎
- 胆囊炎
- 支架相关不良事件
- 心肺不良事件
- 经内镜传播的感染
- 麻醉相关不良事件
- 其他不良事件

ERCP 并发症研究领域有了重要进展：不良事件定义标准达成共识，大样本多中心研究指出了患者及技术相关的不良事件危险因素，新技术和新设备的引入可以减少 ERCP 不良事件发生风险。

一、并发症、不良事件、意外事件及其他不良结果的定义

括约肌切开术并发症的定义在 1991 年已达成共识，并广泛使用至今（表 8-1），近期发布了关于全部内镜操作不良事件的定义共识。该共识主要依据住院日及所需的干预措施对并发症的严重程度进行分级。这种分级方法可以对不同情况下 ERCP 和括约肌切开术的结果进行统一评估。除了近期并发症外，医疗工作者对各种阴性结果（或阳性结果）也很重视，包括技术失败、治疗无效、长期后遗症、花费、住院时间延长及患者满意度等。因而，所用术语也从并发症逐渐演变为不良事件，甚至是意外事件。不良事件这个术语将贯穿全书。我们必须从整个临床结果角度来看待不良事件：与没有任何不良事件的失败操作相比，大家更愿意看到成功的操作，即使是伴有轻度或中度不良事件。因为 ERCP 失败后往往需要再次 ERCP，或者选择经皮穿刺，甚至是外科手术治疗，这些都将明显增加患者的患病率、住院时间和医疗花费。

二、不良事件发生率的分析

关于 ERCP 术后不良事件发生率的报道差异较大，即使在前瞻性研究中也是如此。参考两项大型前瞻性研究，其中一项研究的诊断性和治疗性 ERCP 的术后胰腺炎发生率分别为 0.74% 和 1.4%，而另一项研究的诊断性 ERCP 的术后胰腺炎发生率高达 5.1%（约为上一项研究的 7 倍），治疗性 ERCP 的术后胰腺炎发生率为 6.9%（约为上一项研究的 5 倍）。造成这种差异的原因包括以下几个方面：①定义标准；②检测方法；③患者因素；④操作因素，如治疗程度，胰管支架或 NSAID 药物的使用情况。因此，不能简单地认为不良事件发生率低的内镜中心，其 ERCP 诊疗质量就高。

近期多数研究使用多因素分析来鉴别和量化多种潜在的混杂危险因素，这种做法并非绝对可靠，因为大多数研究并没有验证一些潜在的关键性危险因素，而一些研究又验证了过多的因素。表 8-2、表 8-3、表 8-4 总结了 ERCP 和括约肌切

开术不良事件的危险因素。

三、ERCP 及括约肌切开术总体不良事件

大多数前瞻性系列病例报道中 ERCP 或括约肌切开术的总体不良事件发生率为 5% ～ 10%。一般来讲，怀疑奥迪括约肌功能障碍（SOD）患者的不良事件发生率很高（＞ 20%，其中主要为胰腺炎；重症不良事件发生率为 4% 左右）；而常规胆道取石，特别是同时联合腹腔镜胆囊切除术的患者，其不良事件发生率非常低（＜ 5%）。括

约肌切开出血主要发生在胆道结石患者中，而胆管炎主要发生在恶性胆管梗阻患者中。

表 8-2 总结了 ERCP 和括约肌切开不良事件的危险因素。尽管不同研究间异质性较大，而且一些研究缺乏潜在关键性危险因素，但以下几点是较为可靠的高危因素（表 8-2）。

（1）疑似 SOD 是公认的危险因素。

（2）技术因素，包括内镜技巧或医师经验，是总体不良事件的重要危险因素。技术因素包括：困难插管、使用预切开或乳头切开术进入胆道、胆道引流失败、内镜插管失败后使用经皮胆道引

表 8-1　ERCP 主要不良事件的定义

	轻度	中度	重度
胰腺炎	出现胰腺炎相关的临床表现，术后 24 小时淀粉酶升高至少 3 倍，需住院治疗或在原住院天数上延长 2 ～ 3 天	需住院治疗 4 ～ 10 天	住院治疗＞ 10 天，出现假性囊肿或需要干预（包括经皮引流或手术）
出血	有临床出血征象（而非仅内镜下出血），血红蛋白下降＜ 3g，无须输血	需输血（≤ 4U），无须血管造影或手术治疗	输血≥ 5U，或需介入治疗（包括血管造影或手术）
穿孔	可疑，或仅极少量液体或造影剂渗漏，可经≤ 3 天的输液或负压吸引解决	任何明确的穿孔，需药物治疗 4 ～ 10 天	药物治疗＞ 10 天，或需介入治疗（包括经皮或手术）
感染（胆管炎）	发热＞ 38℃，持续 24 ～ 48 小时	发热或败血症，需住院治疗＞ 3 天或经皮介入治疗	感染性休克或需手术干预

术后若需进入重症监护室治疗则属于严重不良事件
其他罕见不良事件可以根据其所需住院天数进行分级

表 8-2　ERCP 总体不良事件危险因素的多变量分析

确定[a]	可能[b]	无关[c]
怀疑奥迪括约肌功能障碍	年轻	有合并症
肝硬化	胰管造影	胆总管直径小
插管困难	胆管引流失败	女性
乳头括约肌预切开	学员参与	比罗Ⅱ式吻合术后
经皮进入胆道		壶腹周围憩室
ERCP 手术量少		

[a] 大多数多变量分析证实
[b] 大多数单变量分析证实
[c] 任何多变量分析均无显著相关性

表 8-3　ERCP 术后胰腺炎危险因素的多变量分析		
确定 [a]	可能 [b]	无关 [c]
怀疑奥迪括约肌功能障碍	女性	胆总管直径小
年轻	胰腺腺泡显影	奥迪括约肌测压
胆红素正常	无胆总管结石	胆道括约肌切开
既往 PEP 史	ERCP 手术量少	
插管困难或失败	学员参与	
导丝进入胰管		
胰管括约肌切开（尤其是副乳头）		
球囊扩张原始乳头		
括约肌预切开		
金属支架		

[a] 大多数多变量分析证实
[b] 大多数单变量分析证实
[c] 任何多变量分析均无显著相关性

表 8-4　内镜下括约肌切开后出血危险因素的多变量分析		
确定 [a]	可能 [b]	无关 [c]
凝血障碍	肝硬化	使用阿司匹林或其他非甾体抗炎药
EST 术后 3 天内恢复抗凝治疗	胆总管扩张	壶腹癌
ERCP 术前存在胆管炎	胆总管结石	括约肌大切开
EST 术中出血	壶腹周围憩室	括约肌再切开
ERCP 手术量少	括约肌预切开	

[a] 大多数多变量分析证实
[b] 大多数单变量分析证实
[c] 任何多变量分析均无显著相关性

流。此外，无论是单因素还是多因素分析均显示，内镜医师及内镜中心的 ERCP 手术量与不良事件显著相关。

（3）ERCP 相关的死亡风险很小（< 0.5%），主要与心肺不良事件有关。提醒内镜医师注意镇静和监护中的安全问题（参考第 6 章）。

值得注意的是，下列因素并不会增加不良事件的风险：①老年患者或并发症较多的患者。相反，在单因素和多因素分析中年轻患者的不良事件风险会增加。②胆管直径较小。③解剖结构异常，如壶腹周围憩室或比罗 II 式吻合术后（尽管其明显增加了操作难度）。

四、胰腺炎

胰腺炎是 ERCP 最常见的并发症。各项研究报道的发生率 1%～40% 不等，一般多在 5% 左右。

ERCP 术后胰腺炎（PEP）的共识定义是：出现胰腺炎临床症状（如有新发腹痛或原有腹痛加重）、术后 24 小时血清淀粉酶升高至正常上限 3 倍及 3 倍以上并且需要住院治疗 1 天以上（表 8-1）。有些情况比较难判断是否属于 PEP，例如有术后出现腹痛但血清淀粉酶在正常值上限 3 倍以下或者是有显著的酶学升高但缺乏胰腺炎症状或症状极轻。ERCP 和括约肌切开操作会对胰腺造成很多潜在的损伤，包括机械的、化学的、流体力学的、酶学的、微生物学及热损伤等。尽管这些损伤与 PEP 的关系仍不清楚，但近期一些多变量分析研究鉴别出与 PEP 独立相关的患者及操作方面的因素。

1. 患者相关的 PEP 危险因素　患者相关的 PEP 危险因素被认为至少与操作及技术相关的危险因素相当（表 8-3）。几项重要的研究发现患者相关的 PEP 危险因素包括：年轻、疑似括约肌功能障碍、PEP 既往史、血清胆红素正常。女性可能会增加 PEP 风险，但因为括约肌功能障碍几乎仅见于女性，故很难排除括约肌功能障碍对女性这个危险因素的影响。一项 meta 分析显示，女性是明确的 PEP 危险因素，而且会增加重度或致死性 PEP 的风险。

括约肌功能障碍常见于胆囊切除术后出现腹痛的女性（参考第 47 章），无论是针对诊断、测压还是治疗性 ERCP 操作，括约肌功能障碍都是非常明确的 PEP 危险因素。疑似括约肌功能障碍患者的 PEP 风险增高 3 倍，达到 10% ～ 30%。但此类患者易感性增加的原因仍不清楚。以前普遍认为奥迪括约肌测压是这类患者发生 PEP 的主要原因。但多变量分析显示，在这类患者中，测压与诊断性 ERCP 或者经验性乳头括约肌切开操作的 PEP 风险相同。在传统灌注式测压逐渐被抽吸式测压所取代后，括约肌测压的 PEP 风险可能已经减少到与 ERCP 附件插管相似的水平。探索测压与 PEP 关系的研究主要来自三级诊疗中心，而且主要在疑似括约肌功能障碍的患者中进行，因此很难将操作因素和患者因素分开。另外，两项专门探索测压是否会增加疑似括约肌功能障碍患

者 PEP 风险的研究发现，测压并不是这类患者出现 PEP 的独立危险因素。还有研究发现，术前疑似胆总管结石的患者，如果术中未发现结石，也是 PEP 的独立危险因素，这类患者很可能存在括约肌功能障碍。这些研究表明，对胆囊切除术后反复腹痛的女性患者进行诊断性 ERCP 以判断有无胆管结石是有风险的，因为这类患者存在结石的可能性较小，相反 PEP 风险却很高。需要注意的是，认为只要避免进行奥迪括约肌测压就可减少 PEP 风险的观点是错误且危险的。各种危险因素的风险是可以叠加的，因此不仅要鉴别高危因素，还要避免对适应证不明确的患者进行 ERCP 诊治（参考第 7 章）。适应证越不明确，PEP 风险就越高。

PEP 既往史也是潜在的危险因素（*OR*: 2.0 ～ 5.4），需要特别警惕。相反，进展期慢性胰腺炎患者却对 PEP 有一定的"免疫力"，可能是因为胰腺腺体萎缩及酶活性下降的原因。胰腺分裂仅在行副乳头插管时是一个危险因素。

尽管很多早期的研究认为胆管直径小是 PEP 的危险因素，但近期大部分研究并没有发现胆管内径对胰腺炎风险有独立影响，这可能是因为在早期的研究中，胆道直径小这个因素被作为括约肌功能障碍的替代指标来进行单变量分析。多中心研究显示，不论胆管直径大小，ERCP 胆管取石的 PEP 风险都比较稳定（4%）。胰腺导管内乳头状黏液瘤（IPMN）合并胰管直径小也曾被认为是 PEP 的危险因素，这可能与术后黏液排流障碍有关（即使已经放置了预防性胰管支架）。同时壶腹周围憩室或比罗 II 式吻合术后均被证实对 PEP 风险没有影响。最近一项研究还发现吸烟和慢性肝病是 PEP 的保护性因素。

2. 技术相关的 PEP 危险因素　长期以来，技术因素一直被认为是导致 PEP 的重要原因。乳头损伤（包括困难插管所致）和胰管内造影剂注入都是 PEP 的独立危险因素。在无胰管内造影剂注入的患者中，PEP 的发生率仅为 2.5%。尽管在 ERCP 操作中要尽量避免胰腺腺泡显影，但它并不

如人们普遍想象的那样危险，最近两项研究显示其并不会增加 PEP 风险。

　　总体来讲，诊断性和治疗性 ERCP 的 PEP 风险大致相近。与以往广泛持有的观点相反，胆道括约肌切开术并不会显著增加 PEP 风险。并不是说括约肌切开术本身是安全的，而是因为诊断性 ERCP 掩盖了其所带来的风险。任何形式的胰管括约肌切开（包括副乳头切开术）都是 PEP 的显著危险因素，但因为这类患者几乎都放置了胰管支架，所以重症胰腺炎的发生率 >1%。最近一项研究认为金属支架置入是 PEP 的危险因素，可能是因为支架压迫了胰管开口。

　　为进入共同通道而进行预切开或乳头切开是否会增加 PEP 风险仍有争议。不同内镜医师的预切开率为 5%～30%。预切开方法有很多种：①标准针刀插入乳头口后向上切开；②针刀在乳头口上方"造瘘"，然后向上或向下切开；③拉式括约肌切开刀插入乳头口或胰管后进行切开（参考第 15 章）。上述预切开方法均可能会破坏或损伤胰管括约肌。包含不同经验内镜医师的多中心研究显示，预切开不仅会增加 PEP 风险，而且会增加总体不良事件的风险。然而，来自三级诊疗中心的研究发现，预切开与标准括约肌切开的不良事件风险并无差别，这提示预切开风险大小主要取决于术者。

　　开展预切开与标准括约肌切开的对比研究比较困难，原因在于两者的适应证和情况差异很大，常在风险较低的梗阻性黄疸和乳头肿大的患者中优先选择预切开。而且，随着预防性胰管支架应用的普及，预切开的 PEP 风险也有降低。括约肌预切开的适应证不同，其风险也不尽相同。早期未使用胰管支架的研究显示，对疑似括约肌功能障碍患者进行预切开，其不良事件发生率可高达 30%。然而，对疑似括约肌功能障碍患者，在胰管支架基础上进行针刀切开的安全性要高于传统拉式切开刀切开。

　　预切开增加 PEP 风险的原因尚有争议，还不清楚 PEP 的发生是由预切开本身还是由预切开前长时间插管所致。一项纳入 6 项 RCT 研究 966 例患者的 meta 分析对上述问题进行了研究。这项 meta 分析纳入的研究将患者分为早期预切开组和持续常规插管组，结果发现：早期预切开组的 PEP 风险更低（3% vs 5%），而两者的总体不良事件（包括胰腺炎、出血、胆管炎、穿孔）风险无显著性差异（5% vs 6%）。这项 meta 分析也存在局限性，很少使用预防性胰管支架（目前是一个标准预防措施），或很少纳入高危病例（如括约肌功能障碍患者）。

　　尽管普遍认为胰管内造影剂注入是 PEP 的罪魁祸首，但最近几项研究发现导丝进入胰管（之后未放置胰管支架）也是一个独立的技术相关危险因素。一项包含 3178 例 ERCP 患者的研究全面评估了 PEP 的危险因素，其结果显示 PEP 的独立危险因素包括：女性（OR：1.84，$P=0.002$）、年龄 ≤60 岁（OR：1.59，$P=0.025$）、尝试插管时间超过 10 分钟（OR：1.76，$P=0.012$）、导丝进入胰管次数 ≥1（OR：2.77，$P<0.001$）以及针刀预切开（OR：4.34，$P<0.001$）。有趣的是，胰管内造影剂注入并不是 PEP 的独立危险因素。随后的研究也认为导丝进入胰管是 PEP 的独立危险因素。另一项研究认为"双导丝插管技巧"也会增加 PEP 风险。

　　当患者有多个危险因素时，PEP 风险会叠加。多重危险因素相互作用会导致重症胰腺炎。一项研究显示，对于置入预防性胰管支架的患者，血清胆红素正常的女性患者的 PEP 风险为 5%；若伴有插管困难，PEP 风险上升到 16%；若更进一步伴有疑似括约肌功能障碍（未发现结石），PEP 风险则上升到 42%。另外两项研究显示，几乎所有出现术后重症胰腺炎的患者都是反复腹痛、血清胆红素正常且无胆道梗阻病理表现的中青年女性。这些研究强调了 ERCP 个体化操作的重要性。

　　最近一项研究结果表明，学员参与操作是 PEP 的独立危险因素。但大多数多中心研究均未发现内镜医师手术量与 PEP 发生率之间存在联系。也有可能是因为在这些研究中没有一位内镜医师的年手术量达到了足以降低 PEP 发生率的阈值（为每年 250 ~ 500 例）。大多数美国内镜医师平均每周的 ERCP 例数小于 2 例，而且三级诊疗中心的 PEP 发生率反而高于私人诊所。所有这些研究提示，病例复杂性与操作经验一样，都会影响 PEP 的风险。

3. 降低 PEP 风险的具体措施　理论上讲，最迅速有效的插管方法应该是最安全的。多个随机对照研究对乳头切开刀 / 可控造影导管和标准造影导管进行了对比，结果一致显示切开刀可以显著提高插管成功率，但不会降低 PEP 和其他不良事件的风险。另一项随机对照研究显示，与单纯切开刀插管相比，导丝辅助的切开刀插管可以降低 PEP 风险。

一些前瞻性随机对照研究发现，与造影剂辅助插管技巧相比，导丝辅助插管技巧的 PEP 风险更低（4% ~ 12% vs 0 ~ 3%）。理论上讲，导丝探插联合少量造影剂注射的策略可能更佳，但目前尚未被正式评估。

预防性胰管支架置入在很多情况下都可以降低 PEP 风险（表 8-5），很多高级内镜中心已广泛使用（图 8-1）。胰管支架可以防止操作损伤引起的胰液排流不畅。在某些情况下可通过置入胰管支架来降低 PEP 风险，如行胆道括约肌切开的括约肌功能障碍患者、胆道测压正常的疑似括约肌功能障碍患者、胰管括约肌切开、括约肌预切开、胆道括约肌球囊扩张、内镜下乳头切除、胰管导丝辅助的胆道插管、困难插管、甚至原始乳头患者（除外胰腺分裂和胰腺癌患者）。

3 项 meta 分析结果显示，在高危人群中使用预防性胰管支架可减少 2/3 的 PEP，并避免了重症胰腺炎的发生。另外一项 meta 分析显示预防性胰管支架可以降低高危、低危到混合危险患者的轻、中、重症胰腺炎风险。尽管在高危人群中有效，但在胰腺癌伴胰管梗阻的黄疸患者中，无论是否存在困难插管，都没必要使用预防性胰管支架。

作为预防措施，胰管支架置入有其局限性。许多内镜医师及其助手不熟悉支架置入操作，有一定的失败率。尝试胰管支架置入失败的后果比

表 8-5　预防性胰管支架降低 PEP 风险

病例特点	受益	依据
SOD（括约肌功能障碍）行胆道括约肌切开	肯定	RCT
疑似 SOD 行常规测压	肯定	回顾性病例对照研究
胰管括约肌切开	肯定	RCT，回顾性病例对照研究
胆道球囊扩张取石	可能	回顾性病例对照研究
括约肌预切开	肯定	RCT
高危患者（困难插管等）	肯定	RCT×3
胰管导丝辅助插管	肯定	RCT
胰管刷检	可能	回顾性病例对照研究
内镜下乳头切除术	肯定 / 可能	RCT，回顾性病例对照研究
非选择性 ERCP	肯定	RCT×2
IPMN（胰腺导管内黏液腺瘤）	不会	回顾性病例对照研究

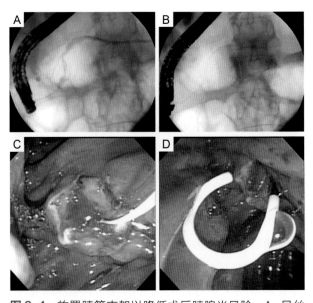

图 8-1　放置胰管支架以降低术后胰腺炎风险。A. 导丝通过胰管体部；B. 置入 4Fr-9cm 单猪尾无侧翼胰管支架；C. 内镜视野下胆道括约肌切开术后导丝位于胰管内；D. 4Fr 单猪尾胰管支架置入后可见胰液引流

不放置支架更严重。通常选择细导丝（0.018 英寸 / 0.025 英寸）放置支架，很多内镜医师并不熟悉这种导丝的深插管技巧。即使对于有经验的内镜医师来讲，在胰管纡曲及呈襻（360°α 环）的情况下置入支架也是有挑战性的。有一种技术不需要导丝深插，在解剖困难时仍能成功置入胰管支架。这种技术是将一种头端为镍钛合金的导丝浅插入主胰管内（跨越胰管括约肌至少 1～2cm）并形成弯曲以便寻腔，随后置入细的短支架。

遗憾的是，使用胰管支架会引起一些问题。当使用直型或者是带有内侧翼的支架时，容易将支架完全送入胰管内或出现支架内移位。使用单猪尾支架可以避免这个问题，这种支架尾端带有明显的标志，在释放过程中起到提示作用。使用胰管支架的另一个顾虑是，其可能导致胰管或胰腺实质损伤甚至是穿孔。在正常胰管中使用传统的 5Fr 或更大直径的聚乙烯支架时，胰管和胰腺实质损伤率高达 80%，有时甚至会导致严重的胰管狭窄和胰腺炎。避免这些问题的策略包括：①使用更细的支架（3Fr 或 4Fr）可以明显降低胰管损伤；②使用材质更软的支架，这些支架现已广泛应用于临床。应在 2 周左右行腹部 X 线观察预防性胰管支架是否自行排出，如果仍未排出，则需要取出支架。

胆道括约肌球囊扩张可作为胆道括约肌切开的替代方法用于胆管结石的取出。尽管美国之外的研究显示胆道括约肌球囊扩张的并发症风险与括约肌切开的相当或更低，但来自美国的研究显示球囊扩张会显著增加 PEP 风险，并导致 2 例死亡。meta 分析也显示球囊扩张会增加 PEP 风险。通常情况下不建议使用球囊扩张原始乳头，除非存在括约肌切开禁忌（如凝血障碍或必须早期恢复抗凝治疗）。如果已行球囊扩张，应放置预防性胰管支架，或使用 NSAID 类药物。小切开联合大球囊扩张有利于大结石的取出（参考第 18 章和第 19 章），可以减少括约肌大切开相关的出血和穿孔风险。

胆道及胰管括约肌切开的热损伤可能与 PEP 发生有关。虽然随机对照研究的结果不一致，但与混合电流相比，单纯切割电流的 PEP 风险相对较低。产生特定组织效应的自动电流输出系统现已普及。由于没有对照研究，尚不清楚该系统是否能像单纯切割电流一样不增加 PEP 风险。

4. 药物预防　许多药物被尝试用于降低 PEP 风险，但到目前为止，结果均不理想。包含随机对照研究的 meta 分析显示，加贝酯（一种蛋白抑制药物）或生长抑素的预防作用有限，且必须持续给药（术后 12 小时以上），而短期给药（＜ 4 小时）通常无效。这两种药物均未在美国上市，而且延长给药时间也严重降低了其性价比和实用性。最近，直肠 NSAID 引起了研究者的极大关注，并被称为最简单的 PEP 预防方法。过去 10 年间有 6 项 RCT 研究表明，吲哚美辛纳肛可以减少 50%～60% 的 PEP 风险。meta 分析也进一步证实了上述观点。最近，一项单中心研究将 449 名连续的 ERCP 患者随机分配到吲哚美辛栓组和安慰剂组，但这项研究结果显示两组间的 PEP 发生率并无显著差异。导致这一差异的原因可能在于，之前的 6 项研究中仅有一项研究来自美国，并且这项研究纳入了大量 III 型括约肌功能障碍患者。研究认为 ERCP 术后使用 100mg 吲哚美辛栓纳肛可以将 PEP 发生率从 17% 降低至 9%。需要注意的是，研究中大多数患者（80%）接受了预防性胰管支架置入。所以，目前关于 NSAID 预防 PEP 的观点仍存在一些争议。近期另外 2 项研究支持 NSAID 预防 PEP 的观点，包括在低危人群中使用 NSAID 预防 PEP。

5. PEP 的预防和治疗　防止 PEP 最有效的办法是避免对适应证不明确的患者，尤其是对并发症高危患者施行 ERCP。与梗阻性黄疸患者相比，适应证不明确的患者不仅获益少，而且并发症风险也高。当结石或其他梗阻性病变的可能性较小，同时又有其他方法可供选择时（如 EUS 或 MRCP），或者是 ERCP 风险与效益比值过大时（如疑似括约肌功能障碍），要尽量在大的专科医疗中心进行 ERCP。其他成像技术，如术中腹腔镜胆道造影、MRCP 和 EUS 都是排除胆道梗阻性病变的安全方法。如果这些技术的诊断结果为阴性，但仍怀疑胆胰病变时，最好将患者转诊至三级 ERCP 中心进行包括 EUS 诊断、胰腺内镜治疗、胰管支架置入等诊治。

一些研究认为在围手术期全程使用生理盐水扩容可以降低 PEP 风险。虽然有效，但在内镜中心难以实施，且容易出现液体过量。

一旦决定进行 ERCP 操作，应根据患者的个体风险对插管方法和括约肌切开方法进行调整。对于低危患者，如出现梗阻性黄疸的老年患者，因其手术耐受性通常较好，可以使用各种插管及引流方法；对于高危患者，操作不宜过于复杂，并应考虑置入预防性胰管支架。对于疑似括约肌功能障碍、有 PEP 既往史、存在插管困难或预切开有其他危险因素的患者，推荐置入预防性胰管支架。胰管支架型号应与胰管的直径及走行相适应，一般选择 3 ～ 5Fr 无侧翼支架（5Fr 支架长度为 2 ～ 3cm，3Fr 支架长度为 7 ～ 10cm）。高危患者的括约肌预切开最好由专家早期完成；而对于高危状态或乳头解剖结构不清的患者，应先置入胰管支架再进行预切开。

如前所述，多项随机研究和 meta 分析认为 NSAID 是预防 PEP 的重要措施。对于缺乏胰管导丝或支架放置经验的内镜医师来讲，NSAID 无创、易操作，是一个合适的选择。此外，欧洲胃肠病学会推荐在 ERCP 术前常规使用 NSAID 预防 PEP。尽管如此，现有数据无法明确 NSAID 在预防 PEP 方面是否优于胰管支架。虽然 NSAID 可以降低高危人群的 PEP 风险，但也没有数据支持其可以完全替代胰管支架。

ERCP 术后胰腺炎的治疗与其他任何原因导致的急性胰腺炎类似。对于高危患者或术后腹痛患者，在术后几小时内检测血清淀粉酶或脂肪酶，有助于早期识别潜在的 PEP。如果血清淀粉酶或脂肪酶正常，则该患者发生胰腺炎的可能性非常小，若无其他情况可考虑安排其当天出院。如果患者的淀粉酶显著升高（超过 3 倍正常上限），则

应继续留院观察。当患者出现胰腺炎症状时，即应给予禁食，快速、足量的液体复苏，重症患者应收入重症监护室治疗。

出现潜在重症 PEP 后是否需要进行补救性 ERCP 胰管支架置入仍存在争议，但对于个别无预防性胰管支架或胰管支架过早脱落的患者有治疗效果。

五、出血

通常将括约肌切开引起的镜下出血记录为不良事件，但这并不代表患者会出现预后不良，除非出现有临床意义的出血或者是出血导致了治疗方案的改变。10% ～ 30% 的患者在括约肌切开过程中会出现不同程度的出血（从渗血到严重出血）。有临床意义的出血在临床共识（表 8-1）中定义为出现临床出血征象（如黑粪、呕血）伴或不伴相应的血红蛋白下降，或者需要内镜干预或输血等治疗。括约肌切开后有临床意义出血的发生率为 0.1% ～ 2%，临床表现常在术后 1 ～ 10 天出现。

1. 括约肌切开术后出血的危险因素 对于有临床意义的出血（表 8-4），其高危因素包括：在 ERCP 操作过程中出现任何程度的出血；存在任何程度的凝血功能障碍或血小板减低（包括血液透析相关的凝血功能障碍）；括约肌切开后 3 天内开始抗凝治疗；内镜医师手术量少（平均每周括约肌切开操作不超过 1 次，切开操作或止血操作不熟练）。另有一些因素并不会增加出血风险，包括使用阿司匹林及 NSAID、大切开或扩大切开操作。新型抗血小板药物对出血的影响尚不清楚。

2. 预防及治疗出血的方法 避免对有出血风险的患者（如凝血功能障碍患者）进行括约肌切开可以在很大程度上减少出血的风险。在出血风险较高的患者中，可以使用球囊扩张替代括约肌切开或与括约肌切开联合应用。一旦实施了括约肌切开术，就需要通过纠正凝血功能障碍、避免在术后 3 天内恢复抗凝药物、仔细操作等方法来降低出血风险。在凝血功能障碍患者的括约肌切开部位预防性注射肾上腺素溶液可能会降低出血风险。新型计算机控制的组织效应电凝系统可以

降低术中即时出血的风险，但尚不清楚其是否会降低有临床意义出血的风险。

　　一旦发生出血，无论即刻出血还是迟发性出血，通常可以通过内镜下注射稀释的肾上腺素溶液来控制出血。球囊压迫可临时控制出血并改善视野，然后选择电凝或止血夹治疗（图 8-2）。需要注意的是，应避免对胰管括约肌造成热损伤或夹闭胰管开口，尤其是当出血灶位于括约肌切口右侧时，止血操作需格外小心。通过十二指肠镜放置止血夹时，要注意塑料鞘管通过抬钳器时容易受压变形。最近，有报道使用金属覆膜支架（SEMS）治疗括约肌切开后出血。2010 年首次报道该方法，随后一些病例系列报道认为 SEMS 支架可控制括约肌切开后出血，特别适用于其他内镜止血方法失败的病例。但关于支架的最佳直径和取出时机，目前尚未形成专家共识。支架移位也是大家关注的问题。目前该方法可以作为传统内镜止血失败后的补救措施。在极少数情况下，需要血管造影或外科手术止血。

六、穿孔

　　穿孔包括以下几种情况：内镜损伤肠壁、括约

肌切开导致的腹膜后渗漏、导丝或支架穿出或移位到肠壁外的任何部位（图 8-3、图 8-4、图 8-5）。目前报道的 ERCP 及括约肌切开术穿孔发生率 < 1%。穿孔较为罕见，很难鉴别出与其相关的危险因素。肠穿孔多见于比罗 II 式吻合术或鲁氏 Y 形吻合术术后患者，括约肌切开术所致穿孔多常见于针刀预切开术后和疑似括约肌功能障碍的患者。

　　ERCP 术后穿孔的治疗根据穿孔类型、渗出的严重程度及临床表现不同，而采取不同的方法。肠道穿孔通常需要外科手术治疗，而导丝及支架相关的穿孔通过内镜充分引流即可治疗。避免括约肌切开穿孔的关键是避免与组织过度接触，以及使用分段式切开的方法。如果在切开过程中怀疑穿孔，可以在 X 线透视下，一边退导管或切开刀一边少量注入造影剂以证实或排除造影剂外漏，以便早发现并采取积极治疗措施。对于明确的穿孔可进行内镜下夹闭。大多数情况下，需要放置鼻胆管或鼻胰管引流（根据情况而定）、进行胃肠减压、静脉使用抗生素、严格禁食、请外科会诊并留院观察。早发现、早引流疑似穿孔非常重要。

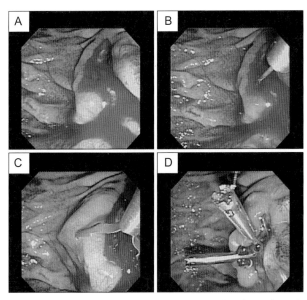

图 8-2　内镜下注射及钛夹治疗乳头括约肌切开术后出血。A. 乳头括约肌切开后左侧切缘出血；B. 肾上腺素注射止血；C. 使用内镜钛夹止血；D. 最终使用 2 枚钛夹夹闭左侧切缘出血点，出血停止

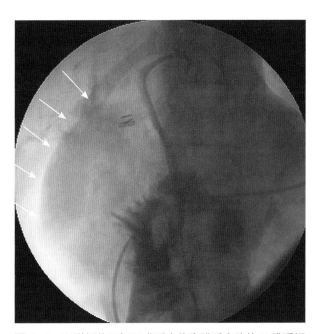

图 8-3　胆道括约肌切开术后大的腹膜后穿孔的 X 线透视图。已放置鼻胆管引流，左肾周围可见大量腹膜后气体（箭号），造影剂从鼻胆管周围位置进入后腹膜腔。由于穿孔即刻发现，且为大的进行性穿孔，患者接受了急诊手术治疗缝合穿孔部位，未行十二指肠切除，5 天后出院

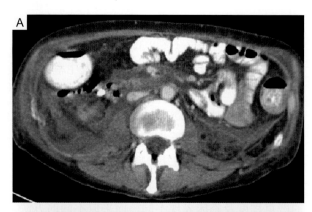

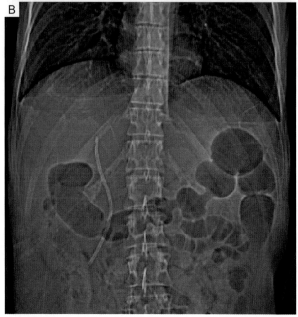

图 8-4　A. 胆管支架远端移位并导致对侧十二指肠壁穿孔。因肝门部肿瘤梗阻而于 5 天前置入该支架。患者临床表现为急腹症；B.CT 显示支架的尖端在右肾前方，同时伴有后腹膜腔气体

有研究认为，对于早发现的穿孔患者，通过积极的内镜下引流和保守治疗就可以避免手术治疗、预后不良甚至死亡。最近，有报道使用金属覆膜支架（SEMS）成功治疗括约肌切开后穿孔。治疗穿孔的关键是防止胆汁渗漏至腹腔，SEMS 可以封堵穿孔避免渗漏。一旦怀疑有任何类型的穿孔，应安排行腹部 CT 扫描来判断造影剂外渗、腹膜后及腹膜内积气情况（图 8-5）。如果渗漏范围大，且经过积极治疗（包括置入 SEMS）后仍怀疑持续渗漏或患者状况继续恶化，应考虑进行外科或经皮引流术（图 8-3）。

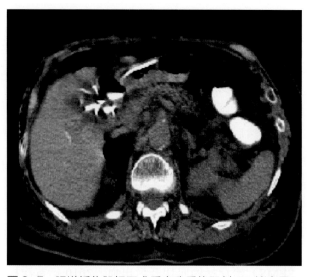

图 8-5　胆道括约肌切开术后穿孔后的即刻 CT 检查显示皮下气体（腹腔及腹膜后的游离气体）。该患者有胆总管大结石，在 ERCP 乳头括约肌切开并碎石过程中出现皮下捻发音。放置了鼻胆管引流。鼻胆管造影或 CT 检查都未发现造影剂外溢现象，提示可以保守治疗。在接受鼻胆管引流、胃管减压引流及抗生素治疗后，患者完全恢复，无须进一步干预治疗

七、胆管炎和胆囊炎

胆管炎（逆行胆道感染）和胆囊炎（胆囊感染）是 ERCP 或括约肌切开术的潜在并发症或后遗症。ERCP 和括约肌切开术后胆管炎的主要危险因素是引流失败或不完全以及经皮 - 内镜联合操作。其他危险因素还包括黄疸（尤其是恶性肿瘤所致黄疸）以及操作者经验不足。一些研究显示，预防性使用抗生素可减少菌血症的发生，但很少有研究认为其可以减少 ERCP 术后临床败血症的发生。一项 meta 分析认为常规使用抗生素并无临床获益。因此，预防和治疗胆管炎的主要措施还是成功和充分的胆道引流。

八、十二指肠镜相关的细菌感染

医源性感染是内镜治疗的一个重要并发症。近期有关于严重甚至致死的十二指肠镜相关感染病例的报道，尽管这些病例的内镜再处理严格遵守了制造商建议的高水平消毒程序。已有一些研究来评估十二指肠镜相关感染的危险因

素。现有的研究表明当前的消毒程序并不足以完全预防内镜相关感染的发生，但解决方案在积极研究中。关于十二指肠镜再处理的内容详见第 5 章。

九、长期并发症和后遗症

近期的研究显示，对于胆囊结石 / 占位的患者，行括约肌切开后早期和晚期胆囊炎风险会增加。胆囊结石会增加胆囊炎和胆管结石复发的风险。人们越来越关注不同内镜治疗（包括胆胰管括约肌切开）所带来的长期后遗症。胆管结石复发的原因可能为括约肌切开后狭窄、十二指肠 - 胆管反流或"sine-materia"胆管炎。在长期随访中，6% ～ 24% 的患者可能会出现结石复发或其他胆道问题。胆道括约肌切开术对胰管括约肌造成的热损伤可能会引起复发性胰腺炎。胰管括约肌切开的长期影响目前仍不明确。

十、术者经验和并发症

内镜操作者的专业经验对 ERCP 结果的影响比较大，但难以评估。由于各医疗中心的病例组成、治疗目的以及目标管道的插管成功率差异很大，所以单纯比较不同医疗中心间的 ERCP 不良事件发生率并不合理。一些研究评估操作因素对不良事件的影响。各项研究均显示 ERCP 手术量少（各项研究定义不同）会增加不良事件风险。内镜医师的括约肌切开操作超过每周 1 次，其总体不良事件（8%vs11%）和严重不良事件（0.9%vs2.3%）的发生率均会降低。一项利用 ERCP 术前信息预测不良事件风险的多变量分析研究显示，手术量少是预测括约肌切开术相关不良事件的 3 个指标之一。另外两项研究显示，手术量少与括约肌切开术后出血风险显著相关。然而，手术量少与 PEP 风险的相关性并不确切，提示病例组成对 PEP 的影响更重要。一项来自澳大利亚的多中心研究认为，手术量多的内镜医师（每年操作例数超过 50 例）的诊断及治疗成功率

更高（86.9%vs80.3%），且不良事件发生率更少（10.2%vs13.6%）。来自意大利的研究显示，年手术量少的中心（每年＜ 200 例）的不良事件发生率更高（7.1%vs2.0%）。来自美国的多中心研究也发现，平均每周行括约肌切开术不足 1 例的内镜医师的不良事件发生率更高。上述研究支持手术量少对治疗结果不利影响的观点。与之相反，最近一项来自英国的大型多中心研究显示，内镜医师的工作量和医院类型并不影响总体不良事件风险。但与社区医院相比，大学医院的 ERCP 风险较低，可能与综合性大学医院具备更好的人员和设备支持有关。

现有的数据很可能低估了术者经验对 ERCP 结果的影响。因为手术量多的内镜医师常进行高危病例操作，而且其插管成功率也高。与手术量少的内镜医师相比，平均每年 ERCP 操作超过 100 例的内镜医师的胆道插管成功率更高（96.5%vs91.5%）。另外两项研究显示，手术量多的内镜医师的手术失败率与不良事件发生率均显著低于手术量少的医师。ERCP 失败给患者带来的不良影响除了并发症之外，还包括花费增加、需要进一步干预及住院时间延长。

维持熟练操作所需的最少手术量尚不清楚。但要维持较好的胆道病变治疗效果，每年至少需要 50 ～ 100 例操作；而要维持较好的胰腺病变治疗效果，每年至少需要 200 ～ 250 例操作。在美国，只有一小部分内镜医师能达到这一操作量。这些数据提示，需要由少数内镜医师完成更多的 ERCP 操作来获得更好的结果。但要求所有的 ERCP 操作都在高级医疗中心完成，这并不可行，也不合适。实际上，足够的培训加上病例积累应该作为 ERCP 实践的先决条件。较大的医疗中心应尽量将 ERCP 病例集中在少数固定的术者中以利于他们尽快积累经验；较小的医疗中心因无法保证足够的病例数，应考虑将其 ERCP 病例转给更有经验的中心或术者。对于复杂 ERCP 操作经验较少的内镜医师有必要将患者介绍给复杂病例（包括复杂

胆道疾病、胰腺治疗以及大多数疑似括约肌功能障碍的患者）经验丰富的专科中心。总之，每个内镜医师都应努力在患者的获益与风险、自身的专业技能与工作经验之间找到一个最佳平衡点（框8-2）。

框 8-2　减少 ERCP 不良事件的策略
● 加强培训，尤其放置预防性胰管支架
● 培训内镜医师对危险因素进行识别
● 避免对适应证不明确的患者行 ERCP
● 将复杂或高危病例转入高级中心就诊
● 少数内镜医师进行多数 ERCP
● 使用直肠 NSAID 药物预防 PEP

第 9 章

ERCP 的培训

Rawad Mounzer，Sachin Wani
郑 亮 郭学刚 译

内镜逆行胰胆管造影术（ERCP）仍然是技术上最具挑战的内镜操作之一。与标准的内镜操作相比，ERCP 相关不良事件发生率更高（ERCP 术后胰腺炎、出血和穿孔），因此学员在 ERCP 培训期间需要掌握一系列的操作技能，以保证安全和有效地实施此项操作。在掌握操作技能的同时，ERCP 培训也必须需要充分理解与 ERCP 相关的适应证、局限性、潜在风险及替代处理方式（认知能力）。在过去的几十年中，ERCP 已经从一枚诊断工具转变为以治疗为主的操作技术，诊断性ERCP 减少了 7 倍，而治疗性 ERCP 增加了近 30 倍。此外，ERCP 操作的复杂程度有增加的趋势，常规用于复杂胆胰疾病的治疗，如慢性胰腺炎、恶性黄疸及肝移植术后胆道相关并发症。这种从诊断到治疗角色的转变主要是与胆胰管成像技术的发展相关，包括磁共振胰胆管成像（MRCP）和超声内镜检查（EUS），新型附件的出现也成为更加复杂的 ERCP 操作的一个必要条件。ERCP 风险较高，并且该技术日益复杂，ERCP 失败后则需要额外的干预（如经皮肝穿刺胆管造影、外科手术）或再次 ERCP，这些因素强调了充分培训的重要性。很明显 ERCP 是一项与操作者密切相关的技术，需要更多的培训来提高操作技术、认知和综合技能，已经超出了标准内镜操作的要求。在本章节中，作者着重描述了 ERCP 培训现状，以及对独立操作能力标准的设定逐渐从替代指标（操作例数）转变为经过验证的指标。

一、ERCP 的培训

为保证内镜操作安全有效的实施，培训应包括认知和技术两个方面的内容。在开始学习 ERCP 之前，学员需要掌握标准的上消化道内镜检查，包括对上消化道的全程观察，正确识别正常和异常的表现，最大程度地减轻患者的不适感，以及熟练进行基础的内镜下治疗。了解操作的适应证、禁忌证、相关风险和局限性,学习如何解释内镜下的所见（包括胆管和胰管造影结果）并与临床和内镜处理相结合是培训过程中不可或缺的一部分。认知教育是将高级内镜专家指导的手把手培训与阅读、观看教学视频、阅片、参加讲座和学术会议结合起来。美国胃肠内镜协会（ASGE）制定的 ERCP 核心培训课程是当前美国 ERCP 培训的标准。

培训通常始于观摩初级内镜专家操作 ERCP 过程，熟悉十二指肠镜的侧视镜视野以及抬钳器的功能。此后，学员即可开始尝试使用十二指肠镜进镜。和普通内镜一样，插入食管是操作十二指肠镜的第一个难点。进入食管后即可缓慢推进十二指肠镜，直至观察到胃黏膜。之后沿着胃大弯黏膜到达胃幽门部，注意通过幽门时的"落日征"，越过幽门部即到达十二指肠。到达十二指肠降部后拉直镜身，一般即可观察到主乳头。在镜身拉直时，透视下可见镜身呈经典的"曲棍球"形状。熟练使用辅助器械和合理有效地使用透视对安全成功地实施 ERCP操作至关重要。这个过程包括在高级内镜医师监督下操作，观摩手术并与术者进行互动交流，以及帮助内镜护士或助手传递附件。在 ERCP 培训早期，学员应进行低风险病例的操作，如更换支架或在有乳头括约肌切开史的病例中尝试插管。另外，进行 ERCP 培训的内镜中心应配备有 ERCP 基础操作所需的全部器械和足够数量的经验丰富的培训师，这些培训师应有足够的操作例数以及熟练的带教经验。框 9-1 为 ERCP 培训的终点。学员需要在手把手教学中持续记录操作过程、手术指征、困难程度（表 9-1），以及学员成功达到的特殊终点。这将有助于发放毕业证书及操作能力的评估。

二、ERCP 培训现状

在过去，ERCP 培训在美国是胃肠病学传统培训的一部分，仅针对部分学员开展。目前 ASGE 的 ERCP 核心培训课程要求至少为期 12 个月的专

框 9-1 ERCP 培训的推荐终点

技术方面

1. 食管插管
2. 拉直镜身
3. 确定乳头位置
4. 在原始乳头的患者中进行选择性插管
5. 高级插管技术（双导丝技术、放置胰管支架、预切开）
6. 胆管括约肌或胰管括约肌切开
7. 将导丝放置在预定位置
8. 更换支架
9. 扩张狭窄段并取活检
10. 结石取出技术（使用球囊、网篮取石，机械、电或激光碎石）
11. 识别和处理不良事件（出血、穿孔、急性胰腺炎、感染、心肺事件、住院时间延长和死亡）

认知方面

1. 充分理解知情同意的内容以及手术适应证、禁忌证及替代治疗方式
2. 合理使用透视
3. 熟练解读胰胆管造影图像，并根据图像推断病因（结石、狭窄、瘘等）
4. 根据造影发现制订合理的治疗计划
5. 熟练掌握降低 ERCP 术后胰腺炎发生率的手段（吲哚美辛纳肛，放置胰管支架，积极水化）
6. 熟练掌握抗生素及抗凝药的使用原则

表 9-1 ERCP 困难程度分级

困难等级	胆道操作	胰腺操作
1 级	诊断性胆管造影 胆管细胞刷检 胆管括约肌切开术 取石（直径＜ 10mm） 对肝外胆管狭窄或胆瘘进行扩张、放置支架及鼻胆管引流	诊断性胰管造影 胰管细胞刷检
2 级	比罗 II 式吻合术后诊断性胆管造影 取石（直径＞ 10mm） 肝门部疾病或肝内良性狭窄的扩张、放置支架及鼻胆管引流	比罗 II 式吻合术后诊断性胰管造影 副乳头插管
3 级	奥迪括约肌测压 比罗 II 式吻合术后治疗性 ERCP 肝内胆管取石 碎石术	奥迪括约肌测压 胰管镜检查 假性囊肿引流

ASGE Training Committee, Jorgensen J, Kubiliun N, et al. Endoscopic retrograde cholangiopancreatography（ERCP）: core curriculum. Gastrointest Endosc, 2016 (83): 279-289.

业培训，并且多数情况下需要再增加一年。在培训期间，学员们致力于提高自身的操作水平，目标是能够独立操作 ERCP。

目前，国际上采用操作例数对 ERCP 操作能力进行评估。操作例数阈值的设定基于有限的数据和专家意见。根据胃肠病学核心课程，学员至少在操作 200 例 ERCP 之后方可进行操作能力的评估。ASGE 核心培训课程推荐了相同的阈值，同时要求至少有一半的操作为治疗性 ERCP。加拿大胃肠病学协会与澳大利亚胃肠病学协会的建议类似，推荐至少进行 200 例 ERCP 操作，其中包括在培训者指导下独立完成 80 例括约肌切开术，至少放置 60 例胆道支撑。英国胃肠病学协会 ERCP 工作组最近修正了相关指南，将培训期间关键的操作相关指标包含在内，学员应至少参与 300 例 ERCP 的操作，在最后 50 例中插管成功率 ≥ 80%。另外，学员应学会合理选择患者并与其签署手术知情同意书，与多学科进行协同工作，发现并处理手术相关并发症，并且可以在没有语音或手把手的帮助下完成 1 级和 2 级手术。这些指南同时推荐学员在最初 2 年的独立操作中应有经验丰富的内镜医师作指导，以确保学员的独立操作可以逐渐娴熟。

目前指南缺乏对学员进行培训的效能和可行性的验证。另外，指南并没有考虑到不同学员学习和提高内镜技能的效率差别很大这个事实。事实上，现有数据和专家意见表明，虽然大多数学员在 ERCP 培训中达到了指南中规定的操作例数，但是并不具有独立操作 ERCP 的能力，需要将推荐的 ERCP 例数翻倍以达到独立操作的目标。因此，仅依据培训中的操作例数并不能评估学员的水平，也不是 ERCP 水平评估的一个理想指标。

在过去的 15 年中，美国境内参加高级内镜培训课程（通常是为期 1 年包含 ERCP 和 EUS 的培训）的医师数量显著增加。这些课程目前并没有被美国毕业后医学教育认证委员会（ACGME）认可。因为高级内镜学员在进行 ERCP 培训时缺乏固定的强制性课程，所以关于 ERCP 培训的课程组成

和培训目标的数据十分匮乏。最近一项前瞻性多中心的研究评估了高级内镜学员在培训结束时的操作能力，结果指出每名学员完成的 ERCP 中位数为 350（125 ～ 500）。77% 的操作是针对胆道，困难程度为 1 级，14% 的操作是针对胰腺。原始乳头允许的平均插管时间为 5.7 分钟（SD：4.8 分钟，即标准差），而学员插管失败的病例中，平均插管时间为 6.2 分钟（SD：5 分钟）。原始乳头的允许插管时间在培训期间没有更改。学员也进行了为数不多的高级插管操作。在培训结束时，学员表示有信心进行独立操作 ERCP（100%）、插管（92%）、括约肌切开（85%）、取石（92%）、放置胆管（100%）及胰管支架（92%）。接近一半的学员计划在教学医院就职，并且希望他们大部分的操作是在高级内镜中心进行。

三、学习曲线和 ERCP 熟练程度

到目前为止，高级内镜学员的 ERCP 学习曲线相关数据依然是有限的。根据 ASGE 资格审查指南，"能力"定义为"通过培训和体验获得的，为达到安全和熟练地进行某个任务或操作所需的最低水平的技能、知识和（或）专业技能"。但是胃肠病学核心课程明确指出"定义及量化内镜能力是十分困难的"，目前内镜能力的评估仍然是以"主观判断"为主。虽然 ASGE 的 ERCP 核心课程规定了最少操作例数，但同时也强调了不同学员掌握内镜技能的效率是截然不同的，因此需要客观的评价指标。目前大多数研究采用了一个替代指标来评估操作能力，定义为在没有培训者的帮助下，原始乳头的目标管道插管成功率 ≥ 80%，这个指标也被目前的指南和质量控制指标推荐。也有推荐意见认为，对于培训后要求独立操作的学员，更高的插管成功率（90%）是一个更为合适的指标。但是这些数据经常包括了既往有乳头切开史的患者，所以适用性不佳。

如果将深插管作为 ERCP 能力评估的一个指标，那么就需要描绘出学员进行原始乳头插管的学习曲线。近期的研究数据强调了无论是培训还

是独立操作，都应将原始乳头的插管成功率作为评估插管成功的指标。ERCP 的总体成功包括了插管及后续操作（如括约肌切开、取石、组织活检和放置支架）成功，同时也包括了对手术的认知（手术适应证、合理使用透视并解释透视图像）。在评估 ERCP 中学习曲线和能力的研究中，只有少部分采用了这些指标作为研究终点。

Jowell 等在 1996 年进行了一项对于学员培训有里程碑意义的研究，结果提示学员至少需要操作 180 例 ERCP 才可以被认为能够胜任这项技术。但是这项研究的局限性在于，仅有 3 名学员（共17 名）达到了 180 例的操作指标。另外，由于当时并没有 ERCP 困难程度分级标准，用于评估操作能力的困难程度分级标准是由评估结肠镜操作能力的标准推断而来。但是此后的数据表明，不同学员达到操作能力的效率是截然不同的。Verma 等的研究中评估了一个学员为期 4 年的培训数据，结果表明在 350 ～ 400 例 ERCP 操作之后，即可达到原始乳头插管成功率 ≥ 80% 的目标。接下来的一项荷兰的前瞻性研究评估了 15 名学员为期 2 年的培训数据，研究采用了包含质量控制指标和操作困难程度的自评工具。尽管经过 200 例的操作后，胆总管插管成功率从 36% 上升至 85%（$P < 0.001$），但在 180 例时，原始乳头的胆管插管成功率仅为 68%。这更强调了培训中有必要采用实际的操作表现，而并非最小操作例数作为评估能力的标准。近期的一篇摘要形式发表的研究中指出，在为期 1 年的培训中，最初的 9 个月选择性胆管插管的成功率是上升的，随后就进入了平台期，误入胰管的概率也没有发生变化。此外，最近一项 meta 分析纳入了 9 项研究，包括 137 名学员和 17 100 例 ERCP，分析结果显示不同学员达到 ERCP 操作能力所需要的操作例数差别很大（总体能力：70 ～ 400；胰管插管：70 ～ 160；选择性插管：79 ～ 300；胆总管插管：160 ～ 400；原始乳头胆管深插管：350 ～ 400）。

Wani 等最近进行了一项前瞻性多中心研究，旨在通过使用标准化评估工具和累积分析的方式，确定美国高级内镜培训项目中的学习曲线和评估操作能力的方法。该工具结合了 ASGE 评分系统的操作难度等级，并评估了所有 ERCP 相关技术和认知方面的内容（本章最后附录）。该研究的结果表明学员们在培训期间进行的 ERCP 操作数量，个体操作和认知方面的学习曲线均存在显著性差异。尽管所有学员的操作例数都超过了达到总体插管水平所需的阈值，但没有一名学员可以进行熟练的原始乳头插管，这也强调了应使用原始乳头深插管作为评估插管成功的标准（图 9-1）。在目前的临床研究中，学员的插管时间是有限制的，如果允许学员有更多的操作时间，或许有更多的学员可以达到熟练操作的目标。尽管该前瞻性研究采用标准化的评估工具和严谨的统计学方法绘出了 ERCP 培训期间的学习曲线，并且涵盖所有技术和认知方面的内容，但是关于学习曲线对于培训影响的数据依然有限。同样的，在完成培训后，学员的操作能力会继续提高，可以在后续的独立操作中达到熟练操作的目的。

四、以操作能力为本的医学教育

目前 ERCP 培训的短板在于缺乏内镜操作能力的明确定义以及持续采用最少操作例数作为内镜水平评估的一个替代指标。此外，目前设定的阈值基于有限的数据，培训者的整体评估更多地依赖于主观因素。为了将培训目标作为颁发培训证书的考量标准，ACGME 于 2012 年推出了新资格认证系统（NAS），重点关注基于能力的医学教育（CBME）。NAS 要求学员参加获得 ACGME 认证的培训项目，接受基于操作能力的培训，并实现特定专业的"培训里程碑"，以确保他们获得安全有效的独立操作所需的知识，技能和认知。在 NAS 以及越来越重视医疗保健质量的大环境下，高级内镜培训项目需要将 CBME 纳入其课程。在美国的一项全国性调查中，94 个 ACGME 认可的胃肠病学培训项目中有 23% 的项目缺乏正式的内镜课程。大多数项目通过操作例数和培训师的书面评语作为操作能力评估的主要标准。此外，不

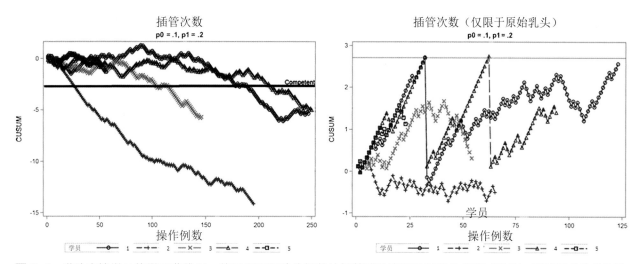

图 9-1　进阶内镜学员的学习曲线图，使用累积和法分析总体插管成功率和原始乳头插管成功率，可接受的失败率为 10%，不可接收的失败率为 20%

到 1/3 的项目采用了技能评估工具或特定的质量控制指标，如腺瘤检出率来评估操作能力。

为标准化评估 ERCP 认知和操作相关内容，并给予"操作能力"一个明确的定义，使用经过验证的评估工具是至关重要的。在美国，EUS 和 ERCP 技能评估工具（TEESAT）被用于已发表和正在进行的高级内镜培训的研究（图 9-1）。该工具允许记录手术的适应证、操作的难度等级并根据基础的 ERCP 操作情况将学员划分等级，以及技术和认知方面相关的指标，这些指标在胆道和胰腺疾病中是明显有区别的。此外，该工具还用于评估学员的允许插管时间以及参与高级插管技术学员的比例。该工具使用了一个满分为 4 分的评分系统，每一个分值都有相应的得分标准。

最近的研究还描述了一种新颖、全面的数据收集和报告系统，可以按需生成学习曲线，并创建了一个集中的数据库。该系统可以使培训项目负责人、培训师及学员识别培训中的技能缺陷，以便提出个性化的改善措施。此过程可以提供有效的数据收集、汇总和分析，并与全国同行的操作表现进行比较（基准化分析法）。最近一项大型前瞻性多中心研究通过使用这种综合数据收集和报告系统评估了 22 名高级内镜学员的 EUS 和 ERCP 学习曲线和操作能力，最终验证工具（TEESAT）证实了学员之间达到 ERCP 操作能

力的学习效率差别很大。分别有 60% 和 100% 的参训学员拥有了整体技术和认知能力。有趣的是，学员的整体插管成功率为 69%，67% 的括约肌切开由学员完成，但是仅 18% 的学员获得了原始乳头插管的能力。

这项工作将有利于高级内镜培训项目符合 ACGME / NAS 的规范，并建立可靠和普适性强的学习曲线（这是具有里程碑意义的）和操作能力标准，这也有利于国家胃肠协会和培训项目制定相关资格认证指南。最终，医学专科中 CBME 的实施需要在内镜培训评估和定义操作能力两个方面进行思维模式转换。鉴于不同机构学员的学习曲线和操作例数变异较大，操作例数已不能再作为衡量操作能力的标准。应在培训过程中进行持续客观的评估，以确保学员达到技术和认知方面的预定目标，最终使学员在培训结束时能够安全、熟练、独立地进行 ERCP 操作。

五、使用模拟器进行 ERCP 培训

在过去的几十年中，用于 ERCP 培训的模拟器包括活体动物、离体器官、计算机模拟器和机械模型。模拟器的使用主要是由于可用于临床培训的患者数量有限，并且 ERCP 操作相关的风险较高。研究人员于 1974 年开始尝试使用杂种犬的犬模型，随后于 1990 年提出了一种猪模型。但由

于花费较高，并且这两种动物在解剖学上与人类截然不同，具有单独的胆管和胰管乳头，因此限制了这些模型的广泛使用。研究人员在 1989 年对狒狒模型进行了评估，虽然狒狒与人类的解剖结构相似，但灵长类动物训练设施及费用问题限制了该模型的使用。为了开发一种与人类更为相似且更具成本效益的模型，德国的研究人员设计了Erlangen 内镜培训模型。在这个模型中，猪的上消化道、肝脏、胆囊和胆管被安装到模拟人的躯干中，小鹅卵石放入胆管以模拟胆总管结石。模型中十二指肠段的摆放方式使胆道的走形更接近于人类。当导丝推进至胆管时，可以使用透视进行辅助观察，随后进行深插管、括约肌切开、取石以及支架置入。

最近，研究人员使用鸡心脏的左心室作为一种新型的十二指肠乳头以模拟奥迪括约肌。将猪髂动脉或脾动脉缝合到鸡心中以模拟胰管和胆管，然后将该结构缝合到离体的猪十二指肠中。这种乳头可以在十二指肠内进行旋转，使得在心脏的未切割区域中可以进行多次括约肌切开术。研究人员随后在 2007 年设计了一个机械模拟器，其中乳头是一次性的，而且在胆管和胰管中放置了摄像机模拟透视检查。该模型可以进行选择性插管、球囊扩张、细胞学刷检和支架置入的培训。Itoi 等利用活体及离体猪模型模拟插管和括约肌切开术，模型通过黏膜下注射含有或不含靛蓝胭脂红的透明质酸溶液在胃或直肠中产生黏膜泡，黏膜泡形成的凸起类似于乳头，然后黏膜泡上使用针刀做小切开以模拟乳头开口。

尽管已经取得了一些不错的成果，但评估这些模拟器对 ERCP 培训影响的数据却依然有限。一项研究比较了活体猪、计算机模拟器和Erlangen 模型，Erlangen 模型在大多数指标中得分均是最高的，计算机模拟器得分显著低于其他两种模型。Erlangen 模型在 ERCP 基本操作教学和易用性方面的效果也得分最高。然而，计算机模拟器被认为是最容易引入到培训计划的。同样，在一项培训者和学员均参与的研究中，对比了机械和计算机模拟器，结果表明，与计算机模拟器相比，机械模拟器提高了学员对 ERCP 的理解，增加了实际操作 ERCP 的信心，也被认为是临床培训更为可靠的辅助手段。一项研究正面比较了机械模拟器和离体猪模型，共有 22 名内镜医师参加培训，结果表明机械模拟器可以使学员在培训后信心更高。与离体模型相比，机械模拟器也被认为是更有用的训练方式。经过为期 2 天的活体猪模型 ERCP 手把手教学之后，参与者表示对复杂干预措施的信心增加。这在临床操作上表现为实施针刀括约肌预切开术的次数明显增加，此结果也支持了模拟器在继续教育中的作用。还有另外两项研究评估了机械模拟器对学员操作的影响。两项研究结果均提示在培训早期进行机械模拟器操作有更高的胆管插管成功率。

根据目前的数据，ERCP 模拟器的使用有很好的前景，可作为实际操作培训的补充。然而，ASGE 表明，没有足够的客观证据表明可以通过 ERCP 模拟器训练使学员受益。因此，单独的模拟训练不能赋予学员足够的 ERCP 操作能力，仅可用作临床操作的辅助手段。

六、ERCP 技能和操作量的维持

基于普通人群的研究表明，ERCP 的成功率在不同的内镜中心之间存在显著性差异。目前尚不清楚每位内镜医师和每个内镜中心为维持 ERCP 操作水平和达到最理想操作终点所需要的操作例数。随着医疗保健系统的重心不断从数量转变到质量，提供高效的医疗服务将变得越来越重要。因此，了解与干预措施治疗失败的相关因素，如失败的 ERCP，对于医务工作者和患者都是至关重要的。在多数复杂的操作中，操作例数和临床治疗效果之间是存在关系的。但是这种关系在 ERCP 的治疗中尚不清楚，只有部分研究显示随着操作例数的增加，手术成功率是明显增加的。然而，其他研究尚未证实这种关系。

在奥地利的一项大型研究中，高操作例数（每年超过 50 例 ERCP）与较高的手术成功率和较低的不良事件风险是相关的。最近的 meta 分析确定了更高级别的内镜医师（*OR*，1.6；95% *CI*，1.5 ～ 1.8）和内镜中心操作例数（*OR*，2.0；95% *CI*，1.6 ～ 2.5；*P* <0.000 1）与总体操作成功是相关的。此外，内镜医师操作数量增加与不良事件发生率降低有关（*OR*，0.7；95% *CI*，0.6 ～ 0.8；*P* < 0.000 1）。经验丰富的内镜医师在 ERCP 中使用的透视时间更少，因此也减少了患者和工作人员的辐射暴露。在美国一项全国性调查报告中，ERCP 操作量较高的内镜医师与较低的医师相比，在 ERCP 的操作过程中更加收放自如。总之，这些数据强调了 ERCP 操作质量和安全的变数，也提示了对于病情复杂的患者，应到具有相应处理资质的内镜中心就诊。

学员还需要知晓介入胃肠病学医师过度疲劳的可能性。一项关于美国胃肠病学医师压力水平的自我报告调查结果显示，与非介入胃肠病学医师相比，介入胃肠病学医师每周工作时间更长，并且在工作的第一年内发生严重的内镜相关不良事件的可能性是其 2 倍。更长的工作时间以及更多的医疗并发症已被证明与医师过度疲劳有关。

七、学员的质量控制标准

鉴于目前美国医疗保健领域不断变化，应在培训早期告知学员监测 ERCP 质量的重要性。随着国家质量论坛对几种胃肠病学质量控制工具的认可，质量控制将是胃肠病学的"新常态"。遗憾的是，现有数据表明学员对质量控制的了解是有限的。培训课程应鼓励学员营造一个持续提高医疗质量的氛围，并采用正规的方式教育学员如何定义和量化医疗质量。最近，ASGE 和美国胃肠病学会内镜质量控制专家组概述了 ERCP 的质量控制标准。ERCP 的主要质量控制指标包括：①根据适应证进行的 ERCP 操作例数，同时有医疗文书的记录；②目标管道深插管成功率（原始乳头，没有术后解剖学改变）；③取石成功率（胆道解剖结构正常，胆总管结石＜ 1cm）；④胆道支架置入成功率（左、右肝管汇合处以下的胆道梗阻，解

剖结构正常）；⑤ ERCP 术后胰腺炎的发生率。学员应主动接受该主题的正式学习培训，并在独立操作 ERCP 时以这些目标来监测自己。

八、未来的发展方向

到目前为止，学员在完成培训后的最初几年内 ERCP 操作情况的数据较少。然而目前的研究结果表明，学员间的 ERCP 学习曲线变异较大，这支持了仅凭借操作例数并不能维持 ERCP 操作水平的说法。未来将需要更多的研究来评估学员培训结束后开始独立实践时的操作表现，以更好地说明他们的培训是否充分。这些数据将阐明如何修正当前的培训模式，以确保学员们在完成正规培训时可以获取足够的操作能力。未来的研究需要解决和确认的是，学员在独立的临床实践中维持内镜操作水平的持久性以及是否可以达到 ERCP 相关质量控制标准（内镜能力评估的最终终点）。由于培训中的大多数 ERCP 是针对胆道适应证进行的并且停留在 ASGE 1 级难度，因此有必要采取措施来增加学员接触更高级别 ERCP 操作的机会。尽管目前数据证实了增加内镜医师和内镜中心操作例数与操作成功之间存在显著关系，但 ERCP "成功"的定义仍没有统一的标准。既往研究中使用了很多不同的定义，但这些研究很少采用临床相关的终点，大多数研究质量较低。一些研究将经皮胆道引流或早期重复 ERCP 操作定义为操作失败，并将目标管道插管成功作为操作成功的一个替代指标。然而，成功的最有用的定义—在 ERCP 中实施了所有预定的干预措施—在数据管理中最难量化，需要翔实的数据记录。当我们开始量化 ERCP 成功时，已经开始独立操作的学员应确保他们遵循这样的一个终点——以患者为中心的终点。

九、小结

ERCP 培训仍然最接近学徒模式。然而，近期的数据清楚地表明了不同学院的 ERCP 学习曲线变异较大，这也意味着，采用统一的培训

标准和指定最低的受训操作例数并不能确保每位学员可以达到 ERCP 的合格操作能力。鉴于在内镜培训期间评估能力的方法正在转变并且 CBME 越来越受到关注，培训中关注的重点应该从操作例数转变为恰当定义操作能力及阈值，并给予验证。确保所有学员达到这些阈值并获得安全、有效、独立操作 ERCP 所需的技能，最终提高医疗质量。

［附录］　ERCP 和 EUS 技能评估表（TEESAT）

EUS

（每 5 次操作评估一次；如果 5 次不足以评估，*则每 6 次操作评估一次）

□ **环扫超声镜**　　□ **扇扫超声镜**　　□ **两者**

EUS 适应证（勾选所有指征）

□ 胰腺占位　　　　　□ 胆管扩张　　　　　□ 腹部 / 纵隔淋巴结肿大

□ 可疑黏膜下病变　　□ 胰腺囊肿　　　　　□ 胰管扩张

□ 消化道肿瘤分期　　□ 纵隔占位　　　　　□ 腹痛

□ 除外胆总管结石　　□ 除外慢性胰腺炎　　□ 其他：＿＿＿＿＿＿＿

评分

1（最优）= 独立操作　　　2（高级）= 需要少许语言指导

3（中级）= 需要较多语言指导或手把手协助

4（初级）= 无法独立完成操作，需要教员接手操作

N/T= 未尝试该项操作，非学员技术原因　　N/A= 不适用

EUS：技术点

如果可以，学员在进行每一位点操作前先接受约 1 分钟的口头指导

进镜	1　2　3　4　N/T　N/A
主动脉 - 肺动脉窗	1　2　3　4　N/T　N/A
胰体	1　2　3　4　N/T　N/A
胰尾	1　2　3　4　N/T　N/A
胰头 / 颈	1　2　3　4　N/T　N/A
胰腺钩突	1　2　3　4　N/T　N/A
壶腹部	1　2　3　4　N/T　N/A
胆囊	1　2　3　4　N/T　N/A
胆总管 / 肝总管（从肝门到壶腹部追踪胆总管）	1　2　3　4　N/T　N/A

续表

门脾静脉汇合	1 2 3 4 N/T N/A
腹腔干	1 2 3 4 N/T N/A

EUS：技术点

完成 FNA	1 2 3 4 N/T N/A
完成腹腔干神经节阻滞	1 2 3 4 N/T N/A

* 以下情况选择每 6 次操作评估一次：食管堵塞性占位病变；直肠 EUS；腹腔神经节阻滞

评分

1（最优）= 独立操作　　2（高级）= 需要少许语言指导

3（中级）= 需要较多语言指导或手把手协助

4（初级）= 无法独立完成操作，需要教员接手操作

N/T= 未尝试该项操作，非学员技术原因　　N/A= 不适用

EUS：诊疗认知

确认目标病灶或正确排除病灶	1 2 3 4 N/T N/A
正确的 TNM 分期	1 2 3 4 N/T N/A
描述黏膜下病变特征（起源层）	1 2 3 4 N/T N/A
正确的鉴别诊断	1 2 3 4 N/T N/A
恰当的治疗计划（FNA，外科手术，随访或不随访）	1 2 3 4 N/T N/A

总体评分

总体评分（主观性）			
1	2	3	4
初级：了解基本的操作技巧和诊疗认知，需要教员更多的协助和语言指导	掌握基本的操作技巧和诊疗认知，需要少量手把手协助和（或）大量语言指导	可独立操作，但需要少量语言指导和／（或）需要更长的时间完成操作	有能力独立操作

术后即刻并发症

在急救室完成操作？　　　　　□是　　　　　□否

患者术后住院？　　　　　　　□是　　　　　□否

术后住院原因

□术后腹痛需要住院治疗

□胰腺炎

	□轻度	□中度	□重度

□出血

	□即刻出血	□迟发性出血

□穿孔

□心肺并发症

□死亡

□其他：＿＿＿＿＿＿＿＿＿＿＿＿＿＿＿＿＿＿

对下次操作的建议

ERCP

（每 5 次操作评估一次；如果 5 次不足以评估，＊则每 6 次操作评估一次）

ERCP 适应症（勾选所有指征）

胆道

□拔除或更换胆管支架

□可疑 / 确诊的胆总管结石

□肝移植术后胆管狭窄

□狭窄

　□良性　　□恶性　　□未定性

□ Bismuth Ⅰ □ Bismuth Ⅱ □ Bismuth Ⅲ □ Bismuth Ⅳ

□胆漏

□可疑

□其他：＿＿＿＿＿＿＿＿＿＿

胰腺

□胰管狭窄

□胰漏 / 瘘

□复发性急性胰腺炎

□拔除或更换胆管支架

□可疑

□胰管结石

□副乳头内镜下治疗

□其他：＿＿＿＿＿＿＿＿＿

ASGE ERCP 难度等级

胆道

1 级	2 级	3 级
□诊断性胆管造影	□毕 Ⅱ 术后诊断性胆管造影	□ SOM
□胆管细胞刷检	□取出 >10mm 的结石	□胆管镜检查
□标准乳头括约肌切开术	□肝门部肿瘤或肝内胆管狭窄扩张 / 支架置入、肝内胆管胆漏支架置入	□胃肠解剖结构改变后的治疗性操作
□ +/- 取出 <10mm 的结石		□使用碎石术取出肝内胆管结石
□良性肝外胆管狭窄扩张 / 支架置入、胆漏支架置入		

胰腺

1 级	2 级	3 级
□ 诊断性胰管造影 □ 胰管细胞学检查	□ 毕 Ⅱ 术后诊断性胰管造影 □ 副乳头插管	□ SOM □ 胰管镜 □ 胃肠解剖结构改变后的治疗性操作 □ 包括假性囊肿引流在内的所有胰腺治疗

评分

1（最优）= 独立操作　　2（高级）= 需要少许语言指导

3（中级）= 需要较多语言指导或手把手协助

4（初级）= 无法独立完成操作，需要教员接手操作

N/T= 未尝试该项操作，非学员技术原因　　N/A= 不适用

操作评分（包括所有的 ERCPs）

进镜	1　2　3　4　N/T　N/A
拉直镜身	1　2　3　4　N/T　N/A
确认乳头	1　2　3　4　N/T　N/A
原始乳头？	□ 是　　　　　□ 否
既往胆管括约肌切开术史？	□ 是　　　　　□ 否
既往胰管括约肌切开术史？	□ 是　　　　　□ 否

* 以下情况选择每 6 次操作评估 1 次：患者全身状态不稳定或无法到达乳头，从而无法进行操作。

胆管 ERCP 评分点

1（最优）= 独立操作　　2（高级）= 需要少许语言指导

3（中级）= 需要较多语言指导或手把手协助

4（初级）= 无法独立完成操作，需要教员接手操作

N/T= 未尝试该项操作，非学员技术原因　　N/A= 不适用

技术点

取出胆管支架？	□ 是　　　　　□ 否
如果由学员取出，评分为：	1　2　3　4　　N/T　N/A
学员尝试插管？	□ 是　　　　　□ 否

学员插管时间 （从插管器械伸出十二指肠镜开始计时）（分钟）	
插管成功？（完成深插管并造影） 　如果是学员插管，评分为：	□是　　　□否 1　2　3　4　N/T　N/A
学员插管时误入胰管？	□是　　　□否
进行乳头括约肌切开术？ 　如果是学员操作，评分为：	□是　　　□否 1　2　3　4　N/T　N/A

高级插管技术

（双导丝法、胰管支架置入、乳头括约肌预切开）

使用双导丝法插管 　导丝置入胰管内？ 　完成胆总管插管？	□是　　　□否 1　2　3　4　N/T　N/A □是　　　□否
置入胰管支架协助胆总管插管？ 　导丝置入胰管内？ 　置入胰管支架？ 　完成胆总管插管？	□是　　　□否 1　2　3　4　N/T　N/A 1　2　3　4　N/T　N/A □是　　　□否
进行乳头括约肌预切开术？ 　如果是学员操作，评分为：	□是　　　□否 1　2　3　4　N/T　N/A

技术点

导丝到达目标胆管（如某一肝内胆管、胆囊管）？ 　如果是学员操作，评分为：	□是　　　□否 1　2　3　4　N/T　N/A
球囊清理	1　2　3　4　N/T　N/A
使用网篮	1　2　3　4　N/T　N/A
机械碎石术	1　2　3　4　N/T　N/A
结石清除	1　2　3　4　N/T　N/A
扩张狭窄段	1　2　3　4　N/T　N/A
置入支架	1　2　3　4　N/T　N/A

诊疗认知

学员掌握各项操作的适应证？	1 2 3 4 N/T N/A
胆管造影 　合理使用透视观察？	 1 2 3 4 N/T N/A
熟练解读实时胆管造影，确认病变（结石、狭窄、胆漏等）	1 2 3 4 N/T N/A
根据胆管造影的发现合理制订治疗计划	1 2 3 4 N/T N/A
学员掌握直肠用吲哚美辛栓的合理应用？	1 2 3 4 N/T N/A

胰腺 ERCP 评分点

1（最优）= 独立操作　　2（高级）= 需要少许语言指导

3（中级）= 需要较多语言指导或手把手协助

4（初级）= 无法独立完成操作，需要教员接手操作

N/T= 未尝试该项操作，非学员技术原因　　N/A= 不适用

技术点

取出胰管支架 　如果是学员操作，评分为：	□是　　　　□否 1 2 3 4 N/T N/A
学员插管？	□是　　　　□否
学员插管时间 （从插管器械伸出十二指肠镜开始计时）（分钟）	
插管成功？（完成深插管和造影） 　如果是学员操作，评分为：	□是　　　　□否 1 2 3 4 N/T N/A
胰管括约肌切开？ 　如果是学员操作，评分为：	□是　　　　□否 1 2 3 4 N/T N/A
球囊清理	1 2 3 4 N/T N/A
网篮取石	1 2 3 4 N/T N/A
结石清除情况	1 2 3 4 N/T N/A
狭窄段扩张	1 2 3 4 N/T N/A
支架置入 　如果由学员操作，评分为：	□是　　　　□否 1 2 3 4 N/T N/A

诊疗认知

学员掌握各项操作的适应证	1 2 3 4 N/T N/A
胰管造影	
合理使用透视观察？	1 2 3 4 N/T N/A
熟练解读实时胰管造影，确认病变（结石、狭窄、胆漏等）	1 2 3 4 N/T N/A
根据胰管造影的发现合理制订治疗计划	1 2 3 4 N/T N/A
学员掌握直肠用吲哚美辛栓的合理应用？	1 2 3 4 N/T N/A

总体评分

总体评分（主观性）			
1	2	3	4
初级：了解基本的操作技巧和诊疗认知，需要教员更多的协助和语言指导	掌握基本的操作技巧和诊疗认知，需要少量手把手协助和 /（或）大量语言指导	可独立操作，但需要少量语言指导和 /（或）需要更长的时间完成操作	有能力独立操作

术后即刻并发症

在急救室完成操作？   □是   □否

患者术后住院？   □是   □否

术后住院原因

□术后腹痛需要住院治疗

□胰腺炎

   □轻度   □中度   □重度

□出血

   □即刻出血   □迟发性出血

□穿孔

□心肺并发症

□死亡

□其他：＿＿＿＿＿＿＿＿＿

对下次操作的建议

＿＿＿＿＿＿＿＿＿＿＿＿＿＿＿＿＿＿＿＿＿＿＿＿＿＿＿＿＿＿＿＿＿＿＿＿＿＿＿

＿＿＿＿＿＿＿＿＿＿＿＿＿＿＿＿＿＿＿＿＿＿＿＿＿＿＿＿＿＿＿＿＿＿＿＿＿＿＿

第 10 章

ERCP 的术前准备

John T. Maple

张鹏飞 罗 辉 郭学刚 译

ERCP 的术前准备比一般内镜复杂，需要综合考虑多种可变因素。不仅包括患者准备，还包括内镜医师及其团队、麻醉团队以及必要的仪器设备准备。为了有效提高手术成功率，本章节着重讨论最重要的 ERCP 术前决策和准备步骤。本书第一部分的其他章节已经详细讨论过一些 ERCP 术前准备问题，如第 3 章关于放射问题以及第 6 章关于患者镇静问题，因此，本章节中对于上述问题仅做简要介绍。下面将按照 ERCP 术前准备工作的先后顺序进行介绍。

一、患者是否应该进行 ERCP 治疗

随着各种新技术的出现，如磁共振胰胆管成像（MRCP）、超声内镜检查（EUS）等，这些方法可以提供与 ERCP 类似（或者更优）的胆胰疾病的诊断信息，ERCP 已经逐渐成为一种单纯的治疗方法。因此，在进行 ERCP 前首先要明确患者有无适应证。对于"这个患者是否要做 ERCP"的回答可能是"是""否"或者"不确定"。有些病例（如对于单纯腹痛的诊断）没有 ERCP 适应证；有些病例的适应证稍有争议，如一般状况好的胰头小包块患者，可行外科手术切除，新出现的无痛性黄疸是否需要 ERCP 治疗。另外，对于部分病例，择期进行 ERCP 可能会提高治疗效果和安全性，如为疑似肝门部恶性肿瘤的患者行 MRCP 检查明确目标胆管情况后再行 ERCP 治疗；或者在 ERCP 术前先纠正患者的凝血功能障碍。

二、何时、何地、何人操作 ERCP

一旦确定要进行 ERCP，下一个主要问题就是要确定手术时机、手术地点以及是否需要其他专科医师的帮助，绝大多数患者不需要进行急诊 ERCP 操作。但如果重症急性胆管炎患者经抗生素及液体复苏治疗无效时，就应该进行急诊 ERCP 治疗。此外，一些情况需要尽快进行 ERCP 治疗，如保守治疗有效的中度重症急性胆管炎患者，早期 ERCP 治疗能够获得更好的效果。

危重患者（如使用呼吸机和升压药物的患者）并不适合转入消化病房或内镜中心进行 ERCP 治疗。这时就需要另想办法，如在重症监护病房（ICU）的手术室或就近的操作间进行 ERCP 治疗，或使用可移动式 C 臂 X 线机在 ICU 床旁进行操作，或在病房内进行无 X 线（如抽出胆汁证明已进入胆管）ERCP 操作。多数 X 线机检查床的承重上限为 350Ibs（159kg），部分病态肥胖患者就需要到合适的手术室，利用可移动式 X 线机进行 ERCP 操作。

此外，多个科室间医师的相互配合也是保证某些 ERCP 操作成功的重要因素。如在进行"会师"操作时，需要介入放射科医师进行经皮经肝穿刺胆管造影，并将导丝顺行穿过主乳头送入十二指肠腔内，以利于内镜逆行插管。另一个协同进行 ERCP 的案例为鲁氏 Y 形吻合术后患者行腹腔镜协助的 ERCP 操作，即先用腹腔镜进行旷置胃造瘘术，然后十二指肠镜通过造瘘口达到十二指肠降段完成 ERCP 操作（参考第 31 章）。

三、ERCP 术前患者评估

（一）病史和体格检查

ERCP 术前应熟知患者的病史，并完成体格

检查。患者的并发症可能会从不同方面影响 ERCP 的治疗和决策，如麻醉前评估、麻醉方式选择、抗凝药物管理及术后留院观察等。然而，在一些中心，ERCP 操作医师直到术前才会见到患者。这可能与医院流程有关，包括胃肠专科培训学员或外科医师已经评估过住院 ERCP 患者，或者其他消化科医师转诊的门诊 ERCP 患者。在某些情况下，患者病情的特殊情况在初始评估中不易被发现，但却影响后续的正确治疗。例如，对于症状不明显的进展期胰腺恶性肿瘤老年患者，当其一般情况较差时，选择临终关怀比进行 ERCP 胆道引流术更合适。而对于既往有消化道或胆道外科手术史的患者，ERCP 术前必须清楚其解剖结构（参考第 31 章）。许多患者只能说出做过"胃部手术"，但不能提供详细的手术信息，即便是转诊医师也不一定会意识到不同消化道重建术对 ERCP 的影响。因此，当术后解剖结构不清楚时，应该查看手术记录或与手术医师进行沟通。术后解剖结构和内镜医师的技术水平将决定是否应该进行操作或转诊到专科中心，以及内镜和器械的选择等。

（二）实验室检查

因其花费高但阳性率低，在 ERCP 术前常规进行实验室检查并无必要。然而，应该根据患者的特定临床情况和并发症选择某些实验室检查。当患者存在出血性疾病、肝病、营养不良、长期胆道梗阻、接受华法林抗凝治疗等情况时，应该检查凝血酶原时间（PT）和国际标准化比值（INR）。常规进行血细胞比容和血小板计数检查并无必要，除非存在贫血、出血风险高、骨髓增生异常、脾大、药物相关血小板减少等情况。所有育龄期女性都应该询问妊娠情况，必要时进行妊娠测试。对于存在糖尿病、慢性肾病或药物诱发的代谢异常（如血糖、血钾、肾功能异常等）的患者应进行生化检查。对于有心肺并发症的老年患者在 ERCP 前应该考虑进行心电图（ECG）和胸片检查，但这些并非 ERCP 术前常规检查。美国消化内镜学会（ASGE）的实践指南对内镜操作前的实验室检查有详细指导。

（三）查阅影像资料

尽管每位患者的影像资料质量和种类各不相同，但 ERCP 医师在术前亲自查阅影像资料十分必要。通过阅片常可以发现一些放射科医师未描述的问题，如 CT 图像中的胰腺分裂或胰管轻度扩张。有时影像报告也不够详细，如 CT 或磁共振成像（MRI）报告中描述肝门部恶性狭窄伴肝内胆管扩张，但却忽略了 Bismuth 分型或肝叶萎缩等重要信息，而这些信息对于患者的治疗非常重要。

四、ERCP 术前患者准备

（一）抗血栓药物管理

抗血栓药物（如阿司匹林、氯吡格雷、华法林）管理的关键在于平衡内镜操作诱发的出血风险和停用抗凝药诱发的血栓栓塞风险。ASGE 指南"消化内镜操作患者中抗血栓药物的管理"对这个问题进行了详细讨论。

ERCP 相关出血的主要原因是内镜括约肌切开（ES）。如果不进行 ES 操作，即使在使用抗凝药物期间进行 ERCP 操作，其出血风险也很小。因此，对于无 ES 操作的 ERCP，术前不需要停用抗凝药物。下面介绍行 ES 操作时抗血栓药物的使用方法。表 10-1 总结了 ES 操作前常用抗血栓药物的种类及用法。

（二）抗血小板药物

1. 阿司匹林　一项评估 ERCP 术后胰腺炎发生率的前瞻性研究将行 ES 的患者随机分配到吲哚美辛栓组（n=289）或安慰剂组（n=287），其中 87 名患者正在服用阿司匹林（100mg/d）。结果显示，服用阿司匹林患者的出血率并未显著增加（9/87,10.3% vs 41/489,8.4%，P=NS）。4 项回顾性病例对照研究发现，服用阿司匹林的患者 ES 术后出血风险并不会增加。同样，一项评估 ES 并发症的大型前瞻性多中心研究发现，阿司匹林并不是

表 10-1　ES 操作术前常用抗血栓药物的使用方法

药物分类	药品名称	使用方法	注意事项
抗血小板药物	阿司匹林、双嘧达莫、NSAID	无须停药	
	噻吩吡啶类药物（氯吡格雷、噻氯吡啶）	停药 7 天	在冠脉支架置入患者完成最小推荐治疗疗程前，应避免停用
抗凝药物	华法林	停药 3～5 天	对于血栓栓塞高危患者应进行替代治疗
	普通肝素	停药 4～6 小时	
	低分子肝素	停药 12～24 小时	
	达比加群	停药 1～2 天	对于肾功能不全的患者，应延长停药时间
	利伐沙班	停药 24 小时	
	阿哌沙班	停药 1～2 天	
	依度沙班	停药 24 小时	对于肾功能不全的患者，应延长停药时间
	磺达肝素钠	停药 2～4 天	对于肾功能不全的患者，应延长停药时间

ES，内镜下括约肌切开；NSAID，（非甾体抗炎药）

ES 术后出血的危险因素。一项回顾性队列研究纳入了 804 例行 ES 的患者，其中包括 124 例继续服用阿司匹林的患者、116 例术前 1 周停用阿司匹林的患者和 564 例未服用阿司匹林的患者。结果显示，两个服药组患者的 ES 术后出血率（9.6%）高于未服药组（3.9%，P=0.01）；继续服药组（9.7%，P=0.01）与术前 1 周停药组（9.5%）之间的 ES 术后出血率无统计学差异（P 值无意义）。但需要指出的是，该研究中 3 组患者的 ES 术后出血率均离奇的高。因此，需要谨慎对待这一研究结果。总的来说，现有数据表明阿司匹林并不会增加 ES 术后出血风险，术前停用阿司匹林也不会降低 ES 术后出血风险。

2. 噻吩吡啶类药物和双重抗血小板治疗　目前，关于噻吩吡啶类药物单药（如氯吡格雷、噻氯吡啶）或双重抗血小板治疗（DAT；阿司匹林＋氯吡格雷）的 ES 术后出血风险的数据非常有限。一项关于吲哚美辛栓预防术后胰腺炎的随机对照研究分析结果显示，服用氯吡格雷患者的 ES 术后出血率为 6.9%（2/29），而未服用氯吡格雷患者的

ES 术后出血率为 8.8%（48/547，P=NS）。这项研究中 5 位连续使用 DAT 的患者并未出现 ES 术后出血。同样，一项小型回顾性研究显示 8 位连续使用 DAT 的患者也未出现 ES 术后出血。一项纳入 762 位患者回顾性分析 ES 术后出血因素的研究显示，24 位使用 DAT 或 ES 术前停用 DAT 时间小于 7 天的患者并未出现出血。

冠脉支架置入术后患者的血栓形成风险非常高，尤其是术后 30 天内，这段时间内需要使用噻吩吡啶类药物。对于这类患者，要避免停药，应尽量完成推荐的最短治疗疗程，而且要尽量避免或推迟 ES 操作（如置入临时性胆道支架）。如果 ES 不可避免，可考虑停用噻吩吡啶类药物，继续服用（或开始服用）阿司匹林以降低血栓形成风险，或继续噻吩吡啶类药物单药治疗。但应邀请专科医师（如心脏内科医师）参与抗血栓药物的管理，尤其是决定停药时。

（三）抗凝药物

一项前瞻性多中心研究发现，ES 术前凝血功能障碍和 ES 术后 3 天内恢复抗凝治疗是 ES 术后

出血的危险因素。对于凝血功能障碍难以纠正的患者，应选择 ES 的替代方法（如球囊扩张、支架置入等）。如果 ES 不可避免，患者需要在 ES 术前 3 ~ 5 天停用华法林。对于血栓栓塞风险高的患者，当 INR < 2 时需要使用普通肝素（UFH）或低分子肝素（LMWH）替代治疗。血栓栓塞风险高的情况包括复杂心房颤动（如心房颤动伴瓣膜疾病或人工瓣膜置换术后）、二尖瓣人工瓣膜置换术后及冠脉支架置入术后等。关于血栓栓塞风险的信息，在 ASGE 指南"消化内镜操作患者中抗血栓药物的管理"中有详细介绍。ES 术前 4 小时停用 UFH，术前 12 ~ 24 小时停用 LMWH。术后应尽快恢复抗凝治疗，如未出现早期出血，ERCP 术后 2 ~ 6 小时应恢复普通肝素治疗，24 小时内应恢复华法林治疗。

达比加群（凝血酶抑制药）、利伐沙班、阿哌沙班和依度沙班（凝血因子 X a 抑制药）属于口服抗凝药，用于治疗静脉血栓栓塞性疾病和心房颤动的卒中预防。磺达肝素钠是一种皮下注射凝血因子 X a 抑制药，经 FDA 批准用于术后静脉血栓栓塞的预防，以及急性深静脉血栓形成和肺栓塞的治疗。目前还没有此类药物对 ES 术后出血风险影响的相关数据，关于此类药物的管理应参考药代动力学数据和药品生产商的建议。

达比加群的药品说明书指出，需根据药物半衰期（12 ~ 17 小时）及肾清除率来判断停药时间。若患者的肌酐清除率（Cl_{cr}）≥ 50ml/min，应在术前 1 ~ 2 天停药；若患者的 Cl_{cr} < 50ml/min，应在术前 3 ~ 5 天停药。阿哌沙班的生产商推荐，对于中 - 高出血风险的患者应在操作前 48 小时停药，对于出血风险低的患者应在术前 24 小时停药。阿哌沙班的半衰期大约为 12 小时，在肝、肾功能损害的患者中不需要停药或调整药物剂量。依度沙班的半衰期为 10 ~ 14 小时，药品生产商建议至少在介入性操作前 24 小时停药。该药物主要通过肾排泄，若患者的 Cl_{cr} <50ml/min，就需要调整药物剂量。同样，也要延长停药时间。利伐沙班的半衰期

只有 5 ~ 9 小时，推荐在 ERCP 术前 24 小时停药。磺达肝素钠的半衰期（17 ~ 21 小时）比低分子肝素的长，药品说明书中指出在肾功能正常的情况下，其抗凝作用会持续 2 ~ 4 天（至少 3 ~ 5 个半衰期）；在肾损害的情况下，其持续时间会更长。

（四）禁食时间

为了提高手术安全性及保证内镜视野清晰，患者应在 ERCP 术前 6 ~ 8 小时禁食，1 ~ 2 小时禁饮（防止误吸）。若患者存在胃排空延迟或胃流出道梗阻，应适当延长禁食时间或在术前使用鼻胃管减压。

五、镇静方法、参与人员和患者监护

（一）ERCP 镇静

为患者选择适当的镇静方式，如中度镇静（咪达唑仑和哌替啶）、深度镇静（丙泊酚）或全身麻醉，以提高 ERCP 的安全性和成功率。影响麻醉方式的因素包括患者自身因素（年龄、体型及合并症）、操作因素（复杂性、持续时间和风险）以及麻醉师的专业水平。第 6 章（ERCP 术中镇静）详细讨论了 ERCP 镇静相关问题。这里强调一些 ERCP 镇静的计划 / 准备重点。

两项关于 ERCP 麻醉监测管理（MAC；通常使用丙泊酚或联用低剂量咪达唑仑和麻醉药物）的大型前瞻性队列研究发现，高体重指数（BMI）和美国麻醉医师协会（ASA）评分 3 分以上是出现镇静相关并发症（SRC）的危险因素。最常见的 SRC 是呼吸系统问题（如低氧血症），可能需要气道干预（AM），包括托下颌、置入鼻导管甚至进行气管插管。另一项前瞻性队列研究发现，过度肥胖会增加 SRC 风险以及 AM 需求；当患者 BMI > 35 时风险最高，其中 27% 的患者需要进行气道干预。而阻塞性睡眠呼吸暂停（OSA）又使肥胖患者雪上加霜，往往提示更高的 SRAEs 和气道干预风险。一项前瞻性研究对接受 MAC 的 ERCP 患者进行 OSA 评估（使用 STOP-BANG 方法），结果发现 20% 的 OSA 高风险患者需要气

道干预，而仅有 6% 的低风险患者需要气道干预。因此，ASA 评分 ≥ 3、BMI > 30、已知或怀疑 OSA 均是 ERCP 麻醉相关并发症的高危因素。对于此类患者应制订镇静计划，并由专人负责气道管理。

一项大型回顾性研究发现，当使用咪达唑仑和哌替啶进行镇静时，长期使用镇痛药物或苯二氮䓬类药物的 ERCP 患者需要加大药物剂量，但这类患者的 SRC 风险并不增加。这项研究还发现，年龄 > 80 岁、高剂量哌替啶、辅助使用异丙嗪都是 SRC 的高危因素。因此，在使用镇痛药物或苯二氮䓬类药物的患者开始镇静之前，必须确保氟马西尼和纳洛酮随时可用。

（二）参与人员

国际医疗卫生机构认证联合委员会对内镜操作（包括 ERCP）的人员数量并无强制要求。然而，应该有足够合格的人员（除操作者外）来完成以下任务：①评估患者病情；②实施镇静或麻醉；③协助手术操作；④术后患者监测和复苏。如果实施中度镇静，需要 1 名注册护士进行静脉（IV）给药和患者监测，另外需要 1 名助手给术者提供器械方面的协助。如果麻醉师在场的话，仅需 1 名助手即可。一些 ERCP 操作需要使用多种或复杂器械，配备 2 名助手可以提高操作效率。有的透视设备还需要放射技师进行操作。联合委员会强调："实施中度、深度镇静或全身麻醉的人员必须具备相应资格，并有能力对各种深度的镇静和麻醉患者进行管理"。然而，每个中心对资格和能力的认定不同，多数中心要求麻醉管理者通过高级心血管生命支持认证，但也并非严格统一的要求。ASGE 标准化实践委员会声明"实施消化内镜操作的最低人员要求"对上述问题进行了详细讨论。

（三）适当的监护及相关设备

ASA 的"非麻醉师镇静和镇痛"实践指南概述和推荐了中度和深度镇静的监测方法和相关设备。对于中度或深度镇静的患者，建议常规评估

意识水平（例如，对声音的反应）和肺通气情况，进行连续血氧检测以及定期心率、血压监测。对于深度镇静患者，需要进行持续心电监护（ECG）和二氧化碳含量监测。一项研究将 263 名中度镇静的 ERCP 患者随机分配入标准监护组或额外使用二氧化碳通气监测系统组。与标准监护相比，加用二氧化碳监测的患者很少出现缺氧或窒息。基于上述结果，并且考虑到在光线较暗的 ERCP 室难以通过观察胸廓起伏来评估患者的通气情况，应该对所有中度或深度镇静的 ERCP 患者进行二氧化碳监测。脑电图指导的镇静，包括双频谱指数监测，能更有效地指导丙泊酚滴定，并且可以降低 ERCP 患者的丙泊酚剂量，但并不能降低呼吸抑制的发生率。因此，目前不推荐在 ERCP 镇静中常规使用该技术。妊娠患者进行 ERCP 时，应在术前和术后评估胎心情况，也可以考虑连续胎心监测以免出现异常情况。

ASA 建议在进行中度或深度镇静时，要配有合适的急救设备。包括基础气道管理设备（氧气源、吸引设备、鼻腔或口腔导管、气囊面罩）、高级气道管理设备（咽喉镜手柄、气管切开刀、气管导管）以及建立静脉通道所需物品（各类输液器、导管和液体）。为心脏病患者进行中度或深度镇静时，需要备有除颤器。联合委员会要求实施中度或深度镇静的单位要常规配有复苏设备，所有抢救设备要集中放置在"抢救车"上。

六、ERCP 团队的准备

建议在 ERCP 术前和团队成员讨论手术适应证、预期结果和操作计划，这有利于术前准备和避免术中延误。主要包括准备特殊附件和备用内镜（胆道镜或球囊辅助小肠镜），或准备胰管支架（预防高危人群 PEP）。有些中心还备有胰高血糖素用于减少十二指肠蠕动。在部分患者中，使用胆囊收缩素辛卡利特有助于定位十二指肠主乳头（如憩室内乳头或十二指肠黏膜充血 / 水肿），使用促胰液素有助于识别十二指肠副乳头开口。内镜室并不会常规储存这两种药物，术前准备充分可以

避免不必要的术中延迟。生理盐水稀释的造影剂可以协助疑似胆管结石的诊断，内镜技师需要提前配置好。尽管没有确凿的证据显示造影剂内添加抗生素（如庆大霉素）可以降低术后胆道感染的风险，但有些医师习惯于在复杂、多发胆道狭窄的病例中使用这种造影剂。ERCP 术中使用 CO_2（尤其适用于预期操作时间长或穿孔风险大的病例）可以减少患者术后不适感。如果内镜中心不常规使用 CO_2，技师可以在内镜主机旁安装 CO_2 罐、调节器和相应的管道。

七、ERCP 当天患者的准备

（一）知情同意

由于 ERCP 的操作风险比其他内镜操作要高，因此与患者进行谨慎详细的知情谈话非常重要，较为理想的术前知情谈话应在术前 1 天进行。但 ERCP 手术当天得到患者的知情同意签字后才能进行手术。在术前知情谈话中，手术医师有义务详细告知患者其他可能更加安全的替代治疗方法。每一例 ERCP 的潜在风险都不尽相同（尤其是术后胰腺炎的风险），这取决于不同的患者因素和操作因素。因此，应该进行个体化风险告知。理想情况下，术者应该了解自己的插管成功率和不良事件发生率，而不是单纯依靠文献报道的数据。ERCP 医学法律问题，包括知情同意，在第 13 章中有详细讨论。

（二）围手术期抗生素

一些大型前瞻性研究数据显示，ERCP 术后感染的发生率约为 1%，多为急性胆管炎。两项 meta 分析的结果显示，围手术期常规使用抗生素并不能降低 ERCP 相关的胆管炎或败血症风险。同样，近期的 Cochrane 系统评价认为，在围手术期常规预防性使用抗生素虽然可以减少菌血症的风险，但不会减少败血症和胆管炎风险。然而，围手术期使用抗生素或者术后持续使用抗生素似乎可以使某些特殊的患者获益。胆道引流不完全是 ERCP 术后胆管炎的主要原因，复杂胆道梗阻

（如肝门部胆道梗阻、原发性硬化性胆管炎）的引流往往不完全，应预防性使用抗生素，并且有限的证据表明术后持续使用 5 ～ 7 天抗生素可以使患者获益。应该选择覆盖肠道革兰阴性菌群及肠球菌的抗生素。尽管缺乏充分的证据支持，但专家建议在进行假性囊肿经腔引流或 ERCP 治疗胰腺假性囊肿（与主胰管相通）时在围手术期预防性使用抗生素。在一项病例数超过 11 000 例，时间跨度长达 11 年的单中心病例系列研究中，抗生素使用策略从以前的普遍性应用（95%）到现在的选择性应用（26%，只有怀疑或确诊为胆道引流不完全或存在免疫抑制时才使用抗生素）。结果发现选择性使用抗生素策略并不会增加患者感染的风险。多因素分析发现，只有肝移植术后患者的感染风险会增加。ERCP 围手术期需要预防性使用抗生素的情况总结在框 10-1 中。

框 10-1　推荐 ERCP 围手术期预防性使用抗生素的情况

- 估计患者存在不完全胆道引流（如肝门部胆管癌、原发性硬化性胆管炎）
- 胆道引流不完全（ERCP 失败后应立即使用抗生素）
- 免疫抑制治疗，尤其是肝移植术后
- 与主胰管相通的胰腺假性囊肿
- 假性囊肿经腔引流

（三）患者体位及 X 线检查准备

患者可以采取多种体位（包括俯卧位、仰卧位、倾斜位或左侧卧位）接受 ERCP 治疗。患者体位主要受以下因素影响：患者自身情况（如体型、存在腹部伤口或引流、颈部活动度）、麻醉方式和气道情况以及 X 线成像要求。左侧卧位及倾斜位有利于肝外胆管显影，俯卧位或仰卧位有利于胰管及肝门部胆管显影。使用可旋转 C 臂透视系统可以克服患者体位所带来的成像局限性。

有两项 RCT 研究及一项回顾性病例系列研究对仰卧位和俯卧位 ERCP 进行了对比。来自意大利的单中心研究将 34 名中度镇静的 ERCP 患者

随机分配到仰卧位组或俯卧位组。结果发现，仰卧位组患者的插管成功率更低（71% vs 100%，$P=0.05$），镇静相关并发症（SRC）发生率更高（41% vs 100%，$P=0.04$）。然而，另外一项在三级医疗中心开展的大型 RCT 研究（$n=120$，所有患者均接受中度镇静）发现，无论是专家还是学员操作，仰卧位或俯卧位 ERCP 间的插管成功率和镇静相关并发症并无差异。最后，一项回顾性研究纳入了 649 例由单一专家操作的 ERCP 患者，其中 506 名患者采取俯卧位，143 名患者采取仰卧位，麻醉方式包括中度镇静或全身麻醉。虽然仰卧位患者的操作难度相对较高（Schutz 和 Abbott 复杂度分级），但两种体位间患者的手术成功率及不良反应发生率并无差异。

当患者采取仰卧位时，需要通过额外的顺时针旋转镜身来获得较好的乳头直视视野。或者术者采取背对患者的姿势也能获得好的视野，但要调整屏幕的位置和朝向。图 10-1 显示了患者处于仰卧位或俯卧位时术者的站位和手姿。当患者采取仰卧位时，如果没有保护措施，很容易出现误吸。可以通过口咽部频繁吸痰或气道密切监测来减少误吸的风险。根据作者的经验，仰卧位 ERCP 的操作难度可能稍有增加，原因是十二指肠镜的位置欠佳，并且需要额外旋转。

建议 ERCP 开始前采集常规腹部平片。简单的腹部平片可以避免不必要的 ERCP 操作（如对于需要取支架的患者，腹部平片显示支架已脱落）或延迟 ERCP 操作（如术前 CT 检查时口服的对比剂蓄积在结肠内，干扰 ERCP 术野的观察）。术前平片能提供直观的信息，可以作为造影后的对比参照，也有利于胰腺钙化、肋软骨钙化、手术夹、游离气体或胆道积气等情况的判断。

在为孕妇进行 ERCP 手术时，应尽量保护胎儿避免受到辐射，在术前应使用铅板或铅裙遮盖孕妇盆部。更多关于孕妇 ERCP 的注意事项请参考第 30 章。

（四）检查静脉通路和过敏情况

应在镇静前再次检查患者静脉通道的位置、规格和功能性，以减少术中"跑针"的风险。如果担心一条静脉通路不够稳妥，那就需要建立第二条静脉通道。在术前患者信息核对期间，需再次谨慎地确定患者是否有药物过敏史，尤其是抗生素或造影剂（CM）过敏史。ERCP 碘造影剂的全身吸收很常见且容易观察（通过普通平片或 CT 观察尿道显影情况），但不良反应十分少见。可能

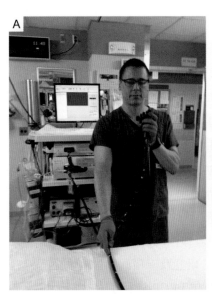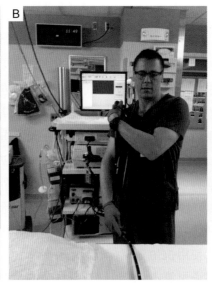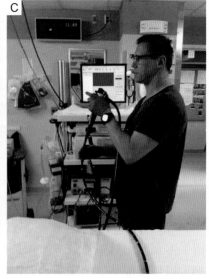

图 10-1　A. 患者处于俯卧位，内镜医师采用标准姿势；B. 患者处于仰卧位，内镜医师左手操纵内镜手柄处于过度顺时针转位；C. 患者处于仰卧位，内镜医师将站姿调整为背向患者，手柄可达到同样程度的顺时针转位

是因为与静脉注射相同剂量的对比剂相比，通过 ERCP 途径吸收的造影剂较少。对于有静脉造影剂不良反应史的患者，部分内镜医师会在术前 12 小时给患者口服不同剂量的糖皮质激素以预防过敏反应，有时还需要联合使用抗组胺药物。这些措施的必要性还不确定。一项前瞻性研究纳入 601 名 ERCP 患者，其中 80 名患者有静脉对比剂不良反应史。在术前未使用任何预防性药物的情况下，术后未出现任何对比剂不良反应。对于有严重剂不良反应史的患者，医师应做到个体化使用预防性药物，在任何情况下都保持警惕，随时应对任何不良反应。

第 11 章

电外科手术原理

Petros C. Benias, David L. Carr-Locke

宋文冲　罗　辉　译

电外科手术使用电能进行组织切割、止血或切除。虽然电外科发生器在临床中的使用越来越多，但它们并不是万无一失的，有必要了解 ERCP 和其他胆胰介入治疗的电外科原理。在此，我们主要探讨如何从电外科手术角度安全、有效地进行括约肌切开术、切除术、碎石术和囊肿引流术。

[**关键词**] 括约肌切开术；切除术；液电碎石术；碎石术；假性囊肿引流；胆囊引流；电外科发生器

一、电外科

电外科手术是利用电流产生的各种热效应来实现切除、切开、止血和目标组织的失活。所有电外科手术的治疗基础都是在细胞水平产生热能，通常由电外科发生器的高频交流电产生热能。

当电流通过组织时，利用其阻抗产生热量。电流的交替频率必须超过 10 万次 / 秒（10 万 Hz）才能避免 60Hz 家用电流所产生的神经肌肉反应和电击。但这一过程不应该被称为"电烙术"，因为这是对电"烧灼"的误解。"电外科手术"同时提供切割和凝固效应，使其成为进行治疗性凝固、切除和组织消融的理想技术。当目标组织内的电流密度足够大时，细胞内的水分会被迅速加热、沸腾，造成细胞膜破裂。当这种能量沿着刀片或刀丝释放时，就会产生电切割效应。当电流密度较低时，较弱的反应会导致组织凝固和脱水而不会产生切割效应。

电外科手术已在多种内镜操作中广泛应用，如息肉切除、止血和组织切除。软式十二指肠镜和小型电外科工具的出现，使得 ERCP 可以使用电外科技术进行括约肌切开、肿瘤消融和体内碎石。现有的和未来的技术应用要求对电外科手术有全面的了解。

二、ERCP 和电外科手术简史

德国爱尔博电子医疗仪器公司于 1923 年首次在欧洲推出电外科手术系统，William Bovie 和 Harvey Cushing 于 1926 年在美国推出电外科手术系统。20 世纪六七十年代，电外科单元（ESUs）在医疗行业中占有绝对优势，但由于缺乏正规的操作培训，许多医师经历了因技术理解不足而导致的灾难性后果。如负极板烧伤或异位烧伤。尽管在使用 ESUs 时无法彻底消除烧伤，但目前发生器内部的"隔离系统"有助于防止这种伤害。内置的预编程模式和微处理器，可以智能控制电流。

1974 年，Kawai 和 Classen 分别独立报道了内镜括约肌切开后取石的系列病例，这也是 ERCP 术首次应用电外科手术技术。Classen 描述了"一种特殊高频电热刀"，实质上是一种具有切割功能的小型化电外科手术工具。在这个全新的领域中，电外科手术给内镜治疗带来了立竿见影的优势。

ESUs 逐渐变得更复杂、更智能，也更安全。20 世纪 80 年代，ERBE 电子医疗仪器公司推出的可控式电外科手术是一项重大进步。现代 ESUs 可以持续监测电流和电压，根据这些参数计算功率和组织电阻等参数，并在毫秒内完成分析。ESU 根据所需效果对这些参数进行恒定输出或迅速转变。因此，目前的电外科手术非常普遍和安全。然而，对技术不理解所带来的潜在危险仍然存在，尤其是当没有达到预期效果时。

三、电外科手术的电学基础

（一）电学基础

根据物理学的基本定律可以预测电的特性。用 4 个相互依赖的变量来描述电路：电阻（R）、电压（V）、电流（I）和功率（P）。最简单的电路必须包括电源、电阻元件和电流路径。电流的单位是安培，是指在电动势能作用下产生的电子流通。电阻或阻抗代表电流流动的障碍，以欧姆为单位。电流通过导体遵循欧姆定律，电流（I）、电压（V）和电阻（R）的关系为：

$$V = IR$$

简单地说，对于恒定的电阻，电流随着电压的增加而增加，对于恒定的电压，电流随着电阻的增加而减少。这种关系是可以预测的。另一种简单的关系是 $P=VI=I^2R$，其中 P 是电路中产生的功率。功率是能量的传递，用瓦特和焦耳 / 秒（瓦·秒）来表示。储存在电路中的电势能产生电流，然后在某处（通常在电阻的位置）耗尽。在"人体电路"中，组织充当电阻，功率以热能形式耗散。温度的升高遵循焦耳定律：

$$Q=I^2Rt$$

其中 Q 是指一定时间内（t）恒定电流（I）通过电阻（R）所产生的热能。因此，当电外科手术应用于组织时，无论是切割还是凝固，其效果直接取决于 Q。

（二）电外科手术单元

在内镜应用中，电外科发生器充当电压源，手术电极（如括约肌切开刀）将电子传导给患者，患者充当电阻元件，电子通过回流电极返回 ESU。可以设置电外科发生器的功率，该功率表示电路在手术电极接触点做功的总量。如上所述，由于功率被设定为常数，人体组织的电阻是固定的，发生器可以智能地控制电流和电压。

电外科手术使用的高频交流电，其极性或方向每秒交替可达 50 万次。在 30 万～ 100 万 Hz 的较低频率范围内，电外科手术可以产生理想的切割和凝固效应。现代 ESUs 内置的微处理器不仅可以控制频率、电压和电流，还可以计算与手术电极接触的组织的阻抗。这些 ESUs 可以在较宽的阻抗范围内保持功率恒定，并尽可能地接近所设定的瓦特值。随着组织干燥和烧灼，阻抗会增加，ESU 可以根据不断变化的组织阻抗进行动态调节，并且可以控制不良效应。例如，在息肉切除过程中，电流密度会随着圈套器收紧而增加，保持恒定的功率有助于减少圈套器截留风险。在括约肌切开过程中，刀丝和组织接触面逐渐减小，阻抗随着组织干燥而逐渐增大，保持恒定的功率有助于可控式切开，而避免"拉链式切开"。

此外，现代 ESUs 具有"隔离"功能，保持电流在电路中流动，通过负极板回流。如果电路断开，系统内任何地方都不会有电流流动。隔离的 ESU 有一个变压器，使电流只能返回发生器，而不能通过其他通路返回。如果发生异常，发生器就会关闭。隔离的 ESU 可防止异位烧伤，但不能防止负极板烧伤。

（三）单极与双极电路

发生器通常使用两种类型的电路，单极或双极。单极电路由手术电极、负极板和两者之间的身体构成（图 11-1）。双极电路由电外科手术工具内部两个紧密靠近的手术电极构成。在内镜手术中，单极或双极电路均有其特殊用途和优势。

在单极电路中，负极板（又称回路板、接地电极、分散电极或中性电极）是必不可少的，因为它们收集来自患者的电外科能量并将其安全地返回到发生器中。没有负极板，就没有电路，电外科装置就不能工作。此外，位于患者皮肤外部的负极板是电路中的活跃部分，在过去，它可能会造成负极板烧伤。虽然返回的电流密度很低，可以降低或消除这种风险，但是如果负极板的位置不合适，这种情况仍有可能发生。

单极设备的优点是可以实现高水平的热效应，进行多种多样的切割和凝固。内镜治疗中的单极设备包括息肉圈套器、括约肌切开刀、针刀、ESD 工具和氩等离子体凝固。而双极模式不需要

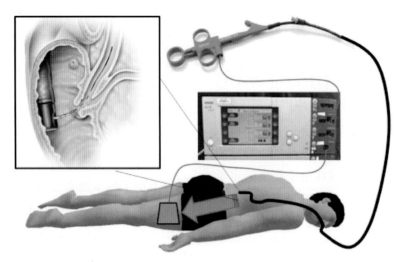

图 11-1 典型的单极回路：电流从电外科设备（ESU）流向乳头括约肌切开刀，通过人体回到电极片（贴于右侧大腿处），最后回路到 ESU

接地电极，热效应仅局限在与设备电极直接接触的组织内。其优点是精准释放能量，如双极止血或液电碎石。

这两种电路的相似之处在于其效果都取决于接触目标组织的手术电极的电流密度。电流密度是多个变量的结果，但本质上代表了一个给定电场内的能量密度。如果能量恒定，当括约肌切开面减小或圈套器收紧时，电流密度就会增加。而当能量扩散到更大体积的组织中时，电流密度就会减小，而产生较慢的加热。能量通过球型平面或扁平的钳子咬合面进行扩散可以减少电流密度而促进凝固；相反，能量通过圈套器或切开刀丝集中释放就会促进切割。

（四）安全最大化

随着微处理器控制 ESUs 的出现，电单元的安全性有了显著提高。预置模式使得 ESUs 的使用更简单，并且可以产生统一和可重复的结果。然而，安全相关问题依然存在，尤其是使用负极板时。

以下是最重要的安全规则：

1. 所有的负极板都有失效日期。失效的负极板黏合剂会变得干燥，与皮肤接触不良，在回流部位产生高密度电流，容易发生热损伤。

2. 负极板的形状不能随意修改。因为其形状和面积是由制造商根据不同的 ESU 预先设定的。

也不应该交叉使用不同制造商的负极板。

3. 负极板应放置在肌肉血管丰富、平坦且靠近手术目标的区域。皮肤必须干净、干燥、没有毛发，避免干扰负极板和皮肤间的接触。电极不应该缠绕肢体。如果可能，在内镜治疗中负极板通常放置在侧腹部或位于肾上方的背阔肌处。其他替代部位是大腿前部和上臂，但是这两个位置都增加了电路长度。

4. 负极板不应放置在骨性突起、金属植入物或假体、皮肤皱襞、瘢痕组织、毛发区、任何形式的皮肤变色/损伤或血供受限的肢体上；邻近 ECG 电极或起搏器/植入式除颤器的部位；或在受压区域/点。

5. 应根据患者体重选择合适大小的负极板，不能裁剪。

6. 移除的负极板不能重复使用，必须更换新的负极板。

（五）起搏器

射频电流有可能会损坏老式的起搏器，但新的型号是安全的。单极电路最有可能导致起搏器出现错误。必须注意将负极板放置在远离起搏器的位置。相反，植入式心脏除颤器（ICD）可能被发生器的脉冲电流激活，需要在除颤器上方的皮肤表面放置磁铁使之失效。操作结束后拿掉磁铁，ICD 会立即重新启动。内镜室的工作人员经过心脏专科医师的适当培训后就可以安全操作。ICD 的无意激活主要取决于电压和持续时间以及负极板的位置。因此，最好的做法是将负极板放置在身体下半部，并设置为低功率、短脉冲模式。因为一些患者要依赖起搏器，所以在使起搏器或 ICD "失效"之前，应谨慎地征求心脏专科医师的意见。

（六）神经肌肉刺激

电路中的任何故障均会引起神经肌肉刺激。例如，不适当的连接、绝缘不良、绝缘材料下的导线束破坏或适配器故障 / 缺陷。发生器的电流是射频式的，当电路出现故障时，电流频率会低于100 000Hz 的阈值。其后果可能是引起简单的肌肉抽搐，但特别危险的是对心肌的影响，可能会导致心室颤动或心搏骤停。高频电流（> 300 000Hz）应用于电外科手术是因为随着电流频率的增加心肌敏感性会降低。但是静电损耗的风险随着频率的增加而增加，从而降低了电流使用的效率，也增加了操作者或患者烧伤的风险。因此，电外科手术通常使用 300 000 ～ 1 000 000Hz 的高频电流。

（七）电流泄漏

电流泄漏是指电流通过其他途径返回到 ESU。这些泄漏电流减弱了应该输送到手术部位的功率，可能会给患者或使用者造成异位烧伤。ESU 的电缆不应与其他电缆缠绕在一起，应保持分离以避免电容耦合现象。这是一种自然现象，当通过内镜使用电外科手术附件时，会加重这种现象。内镜通道内的手术电极可以向其周围的金属结构发生电容耦合或电流泄漏现象。继发的电流泄漏会引起异位烧伤或手术电极功率下降。对于老式的ESUs，非隔离的内镜医师在纤维内镜的目镜周围被烧伤的情况时有发生（D.C.L.，个人通信）。

四、电外科手术在 ERCP 中的应用

（一）电流类型

内镜手术的电流有两大类——切割和凝固，有各种形式的混合电流或脉冲电流，可以产生不同的组织效应。脉冲混合模式可以根据用户自定义切割和凝固电流的交替间隔。这意味着切割电流是间歇性的，并周期性释放凝固电流。这不同于连续切割电流，这种电流是没有中断的完美正弦波。

电外科手术会产生各种组织效应，具体取决于电外科器械、传输到生物组织的能量和作用时间。要产生切割效应，电功率必须足以使组织温度快速达到 100℃；而要产生凝固效应，电功率必须使组织维持在 50 ～ 80℃范围内。高密度电流会在手术工具和组织之间产生"微火花"现象，并会立即破坏组织。这种极端快速的加热会导致细胞破裂，被认为是"切割"效应。

在凝固过程中，组织会被慢慢加热，使其干燥并失活。温度超过大约 50℃，组织就会产生不可逆的损伤（失活）。温度超过 80℃，蛋白质就会变性（凝结），组织会干燥收缩。作用时间越长，组织脱水程度越高。如果作用时间过长而导致组织过热，就会产生组织碳化效应，有穿孔的风险。在切割和凝固过程中调节电流从而避免组织过度损伤至关重要。有害效应就是产生过多的火花和炭化效应。脉冲宽度调节器可以使设备产生智能化间歇性高峰电流，以防止过度碳化和不良效应（如快速不受控制的切割），并降低穿孔的风险。

（二）括约肌切开术

括约肌切开刀的刀丝为单丝或编织型（图 11-2）。单丝括约肌切开刀可以提供更精准的切开，并减少切口边缘和壶腹周围热损伤风险，但目前尚没有关于这两种装置的前瞻性随机对照研究。括约肌切开刀可以有 1 个、2 个或 3 个独立的腔，分别容纳刀丝、导丝和造影剂。单腔括约肌切开刀目前很少被使用，因为在进行切开时必须取出导丝，否则导丝与刀丝接触后增加了短路的风险。因此，多腔切开刀不仅实用，还有助于刀丝部件与导丝的绝缘。

另一个重要因素是 ESU 的功率设置和电流选

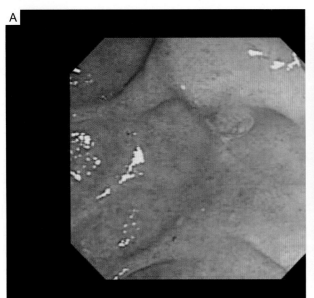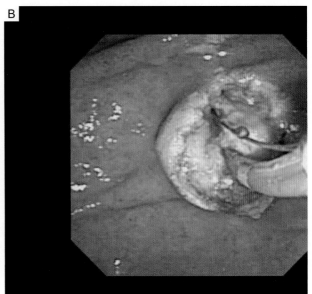

图 11-2　A. 完整的主乳头；B. 使用切开刀进行胆道括约肌切开，可见切缘呈电凝后改变，胆管壁内段显露

择。所有这些设置自始至终都在影响着切开操作，并可能导致出血、穿孔和胰腺炎等不良后果。内镜医师可以选择纯切割电流、凝固电流或混合和（或）脉冲电流，这些电流可能是制造商专有的。切割效率通常随着功率（30～60W）增加而增加，如果不加以控制，切割效率也会随着刀丝接触面的缩小而增加。随着括约肌切开的进行以及组织变干燥，组织阻抗将会增加。ESU 中通常内置微处理器控制的阻抗反馈，在进行切割时内镜医师只需要简单地设置功率，而 ESU 会调整所有其他参数。

　　已经有很多文献探讨最有效和最安全的括约肌切开电流。过度凝固所产生的热量会造成局部水肿，从而阻碍胰液的流出并导致由纤维化引起的迟发性狭窄。已经探索了多种电流组合模式在减少术后胰腺炎方面的作用（例如，括约肌切开的开始阶段使用纯切割电流，切开 3～5mm 后使用混合电流）。通常认为单纯切割模式会增加括约肌切开术后出血的风险。近期包含 4 项前瞻性随机研究及 804 名患者的 meta 分析显示，使用单纯切割电流与使用混合电流的胆道括约肌切开后胰腺炎发生率（3.8%vs7.9%）无显著差异。单纯切割电流与括约肌切开后出血率增加相关，但大多数为轻度出血，并不会增加发病率和死亡率。

表 11-1 列出了与括约肌切开术相关的实际问题。

表 11-1　括约肌切开术相关的实际问题
● 通电后 1～2 秒没有切割反应，并且电路完整时，缩短刀丝与周围组织的接触面可能会有用。这会增加电流密度。
● 刀丝与组织接触长度太短或刀丝张力过高，尤其是使用无微处理器控制的老式电外科单元时，会产生"拉链式切开"。这会增加出血和穿孔风险。
● 影响高效胆道括约肌切开的因素包括：较细的刀丝、刀丝与组织接触长度太短、刀丝与组织接触张力太高以及高功率设置。

（三）针刀乳头切开术和造瘘术

　　当胆管插管失败或反复误入胰管时进行针刀乳头切开（NKAP）（参考第 15 章）有利于进入胆道。与标准的内镜括约肌切开术相比，NKAP 通常徒手操作，很大程度上依赖于操作者的经验技巧。既往的系列研究显示，NKAP 会增加出血、胰腺炎和穿孔的风险。然而，大型研究显示，当有经验的内镜医师进行 NKAP 时并不会增加术后胰腺炎的发生率。降低术后胰腺炎风险的关键是当传统插管方法插管困难时早期进行预切开。

　　针刀是单极设备，热能可以沿着短而直的刀丝进行释放。混合电流可以实现短脉冲切割和凝固，采用与括约肌切开术相同的设置。然而与标准括约肌切开刀相比，针刀刀丝细小，电流密度显著增加，进行切开时要注意避免发生不可控的拉链式切开或深部组织损伤。最好在胰腺支架上进行针刀切开。如果无法做到，可以小心地从乳头开口处沿胆管方向逐层切开，直到出现胆管开口或胆汁流出。另一种方式是针刀造瘘，当乳头口结石嵌顿造成十二指肠内壁段胆管膨大时可以安全地进行针刀造瘘，也可以在结石上方或表面直接切开进入胆管。

（四）液电碎石术（参考第 19 章、第 46 章和第 55 章）

液电碎石术（EHL）通过位于探头尖端的两个隔离电极（双极）之间产生的高压火花来破坏结石（图 11-3）。电火花以短脉冲的形式传递，使周围的液体迅速膨胀，产生的球形压力波使结石破碎。波形由冲击波、压缩相和拉伸相组成。拉伸相时产生负压和空洞，是碎石的关键。相同能量下，低电容和高电压产生的短脉冲、高峰值压力比宽波长、低峰值压力的碎石效果更加显著。因为能量释放是非选择性的，必须注意避免损伤

胆管壁。EHL 探针通过胆道镜的工作通道在直视下操作。如果在碎石过程中火花对电极造成了破坏，就会导致碎石失败。大量研究显示，EHL 的碎石率为 96%，结石清除率为 90%。

（五）乳头切除术

乳头切除术（经常被错误地称为"壶腹切除术"；参考第 25 章）与息肉切除术具有相同的原则和风险，因为在这两种情况下均有腺瘤组织（图 11-4）。此外，切除术后额外使用辅助烧灼（如氩离子凝固）以彻底消融壶腹肿瘤或腺瘤，有可能会增加不良事件风险。使用胆、胰管支架，括约肌切开术，以及所谓的智能电流会降低发病率。

圈套器从肿瘤上方或下方放置在其基底部，收紧圈套器进行切除。平衡切割和凝固电流至关重要。早期的报道使用类似括约肌切开术的混合电流。没有关于不同电流和功率设置的头对头研究。常用的选择包括混合电流、纯切割电流以及 ERBE Endocut 模式，但尚未达成统一。然而，根据专家调查，67% 的内镜医师更喜欢 Endocut 模式而不是混合电流（17%）。具体来说，Endocut 模式使用的是低功率和连续电流，然后是短脉冲

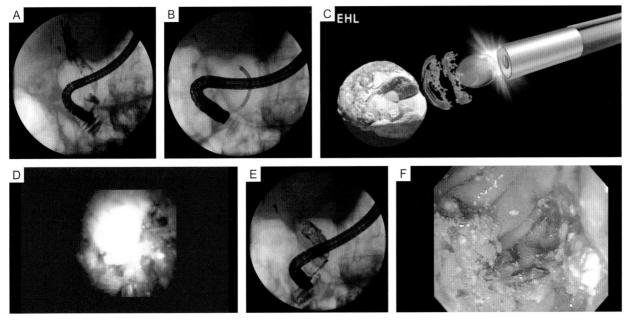

图 11-3　A. 初次 ERCP 提示胆总管多发大结石；B. 胆道镜下液电震波碎石（EHL）探头；C.EHL 探头及其发生冲击波震碎结石的示意图；D. 胆道镜视野下液电震波碎石过程，6 点钟方向可见探头尖端；E. 胆总管内充满了结石碎块；F. 结石碎块被网篮取出到十二指肠腔内

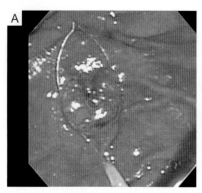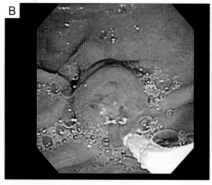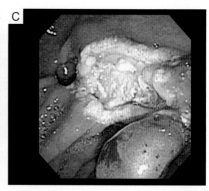

图 11-4　乳头切除术的顺序。A. 圈套器套住腺瘤状乳头；B. 圈套器收紧；C. 乳头切除术后改变，切除的病灶位于图像底部右侧

的切割和凝固。

胆、胰管的热损伤增加了管腔狭窄的风险。Catalano 等的回顾性研究显示乳头切除后没有放置胰管支架的患者更容易发生急性胰腺炎和乳头狭窄（胰腺炎为 17% vs 3%，狭窄为 8% vs 3%）。因此，在进行内镜下乳头切除时，要常规放置胰管支架。乳头切除术后的胆管狭窄不太容易预测。考虑到使用烧灼术进行辅助治疗，预防性置入胆管支架是合理的。与胃肠道其他部位的内镜下黏膜切除术不同，黏膜下注射并不利于乳头切除反而可能会成为障碍。

（六）假性囊肿引流和坏死清理

内镜下假性囊肿引流术已经非常普遍（参考第 56 章）。很多技术和装置被用来进行消化道-囊肿造瘘。最常用的器械是针刀和环形切开刀，又被称为"囊肿切开刀"。两者都使用单极电路以凝固式切割方式穿过胃或十二指肠壁进入囊肿腔。这两种装置都会在接触点产生高密度电流，以便穿过胃或十二指肠壁各层建立通路。

最常使用经胃途径进行引流，通常选择胃体上部后壁或胃底部位。这些部位的胃壁很厚，这也与假性囊肿壁的肉芽组织有关。从传统意义上讲，胃壁和假性囊肿壁完全是一回事，但也并非总是如此。如果使用超声内镜仔细检查，可以看到介于两层之间的不完全粘连的脂肪层。因此，应仔细选择入路，建立安全可靠的通路。同时应充分考虑使用合适的工具和电流类型。

最常用的工具是针刀，主要是因为针刀的广泛使用。需要注意的是，由于针刀穿过胃壁时会发生变形，刀丝可能缩回外鞘内。建立通路后，可以进行扩张以便于支架放置。使用囊肿切开刀（6～10Fr）不会出现这些情况，而且不必进行扩张，因为通路建立后可以立即放置自膨式金属支架。

最近在假性囊肿引流方面取得了一些进展，操作更加简单。Axios 系统（Boston Scientific Endoscopy），尤其是电刀增强版，结合了 10.5Fr 囊肿切开刀和双蘑菇头覆膜金属支架（LAMS）的优点，可以通过"一步法"进入假性囊肿或坏死组织包裹内。且可以在没有导丝引导或通路扩张的情况下放置支架。

这种操作使用了相似的电外科原理。大多数情况下使用混合电流建立通路。具体设置和作用时间并没有被很好地研究或标准化。虽然 LAMS 的膨胀压迫减少了出血风险，但短时间的纯切割电流并不会产生理想的组织凝固效果。因此，应缓慢推进切开过程，以便充分凝固，最大限度地减少出血风险。目前还没有相关研究支持这个观点。

（七）EUS 胆囊引流

一些病例系列报道认为 LAMS 胆囊（GB）引流是安全有效的。使用电刀增强的 Axios 系统，可以通过胃或十二指肠进行 GB 引流。消化道胆囊吻合术的长期结果尚不清楚，可能会复杂化或妨碍后续的胆囊切除术。然而，最初的技术和临床成功率超过了 95%。早期的结果也表明这种技术与经皮 GB 引流相当，由于减少了重复干预，也许长期效果更好。多数情况下，LAMS 可以在 4 周内取出，然后更换塑料支架和（或）最终清除 GB 结石。

（八）胆管射频消融

最近的进展还包括射频消融，它将聚焦射频应用于胆管系统内进行消融（图 11-5）（参考第 40 章）。射频消融（RFA）使组织炭化，已经在原发性和继发性肝癌中使用经皮和术中射频消融使局部肿瘤坏死。ERCP 可以使用内镜射频消融探头治疗恶性胆管狭窄。Habib EndoHPB（EMcision 公司）探头已通过美国 FDA 和欧盟认证，是第一个安全用于人体的内镜射频消融探头。它使用双极 RFA

电路，每次治疗包括 2 分钟 400 000Hz、7 ～ 10W 的能量释放和 1 分钟间歇期。病例系列研究显示经 RFA 和自膨胀金属支架治疗后的 90 天支架通畅率非常理想。RFA 还有利于支架放置。在上述研究中，大部分病例如果不进行 RFA 就无法放置金属支架。因为需要平衡导管末端两个电极之间的最大电流密度和治疗效果，所以消融长度局限在 25mm。因此，长的狭窄段需要多次治疗。RFA 的潜在不良事件包括邻近组织热损伤、导管再插管困难、出血和脓肿形成。

胆道 RFA 的其他潜在应用包括治疗壶腹部病变的导管内浸润。对于这种病例，单独应用 RFA 或与其他烧灼技术（APC）联合治疗的效果非常好，长期成功率超过 90%。这种技术非常有希望，但仍需要进一步研究。

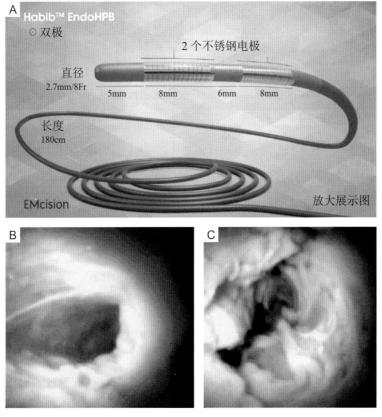

图 11-5　A. 内镜下胆管内双极射频消融导管；B. 消融治疗前胆管镜下表现；C. 消融治疗后胆管镜下表现

第 12 章

ERCP 的质量控制

Jordan D. Holmes，Douglas O. Faigel

王玉军　罗　辉　译

内镜逆行胰胆管造影术（ERCP）是一项对内镜操作技巧要求相对较高的手术。与其他内镜手术相比，其不良事件发生率较高。授权进行 ERCP 操作的内镜医师要能胜任这项操作。为此，美国胃肠内镜学会（ASGE）提出了关于 ERCP 的操作培训和授权的特殊标准，并明确了相关操作机构对授权疏忽所应承担的相应法律责任。从循证医学角度考虑，也需要建立评估 ERCP 质量的标准。因此，ASGE 与美国胃肠病学会（ACG）共同提出了用于衡量和促进 ERCP 质量的指标，这些指标包括对 ERCP 过程和结果的衡量。与现有标准相比，过程质控真正体现了 ERCP 的实际操作情况，结果质控主要从患者角度对医疗结果进行评价。

在本章中，我们主要讨论 ERCP 相关的质控指标（表 12-1）。主要包括术前、术中和术后 3 个时间段内的质控指标。其中，术前阶段指从接触患者到开始镇静或麻醉的阶段；术中阶段指从实施镇静或麻醉到内镜退出的阶段；术后阶段指从操作完成到患者随访结束的阶段。每个阶段都有特定的质控指标。此外，还应评估所有内镜操作通用的质控指标（框 12-1）。

一、术前质控指标

术前阶段是指患者与内镜中心工作人员（内镜医师、护士、技术人员、调度员等）接触到开始镇静或麻醉这个阶段。除了 ERCP 质控指标外，还需对内镜操作的一些通用指标进行评估，包括病史、体格检查、风险分层［美国麻醉医师协会（ASA）或 Mallampati 评分］、记录镇静计划、记

表 12-1　ERCP 质量指标	
质量指标	衡量类型
合适的适应证 *	过程
获得知情同意	过程
手术难度评估	过程
预防性使用抗生素	过程
内镜医师经验	过程
原始乳头插管成功率 *	过程
预切开使用情况	过程
胆总管结石取出情况 *	结果
胆道支架置入情况 *	结果
报告书写完整性	过程
不良事件发生率：胰腺炎 *、穿孔、胆管炎	结果
透视时间和辐射剂量	过程
*ERCP 主要质控指标	

录操作相关的时间、了解抗凝血药物或抗血小板药物的使用情况以及安全核查（框 12-1）。

（一）合适的适应证

ERCP 最重要的质控指标之一是合适的适应证（参考第 7 章）。在美国，适应证不明确是最常见的 ERCP 相关法律纠纷的原因（参考第 13 章）。根据情况不同，ERCP 的适应证包括：

1. 梗阻性黄疸。
2. 临床、生化或影像学检查怀疑胰、胆管疾病。
3. 临床怀疑胰腺恶性肿瘤，但影像学检查正常或疑似。

框 12-1 所有内镜操作通用的质控指标

术前

1. 合适的适应证
2. 获得知情同意
3. 术前查阅病史和体格检查
4. 记录危险分层
5. 预防性抗生素的合理使用
6. 记录手术时间
7. 记录镇静计划
8. 记录抗凝药物及抗血小板药物的使用情况
9. 安全核查

术中

1. 异常病变的图片采集
2. 患者监护
3. 记录药物使用情况
4. 记录急救药物、气道管理或心肺复苏情况

术后

1. 符合出院标准
2. 提供书面的出院指导
3. 追踪病理结果
4. 报告书写完整
5. 记录不良事件情况
6. 患者满意度调查
7. 与患者家属沟通
8. 术后抗凝治疗恢复计划

4. 评估和治疗不明原因的复发性胰腺炎。

5. 术前评估和治疗慢性胰腺炎。

6. 术前评估胰腺假性囊肿。

7. 奥迪括约肌测压。

8. 内镜下括约肌切开术。

（1）胆管结石。

（2）乳头狭窄或奥迪括约肌功能障碍。

（3）为行胆道支架置入。

（4）为行球囊扩张。

（5）治疗 sump 综合征。

（6）治疗有症状的胆总管囊肿。

（7）缓解无手术指征的壶腹部肿瘤引起的阻塞性黄疸。

（8）进入主胰管。

9. 支架置入

（1）良性或恶性狭窄。

（2）瘘。

（3）术后瘘。

（4）无法取出的胆总管巨大结石。

10. 球囊扩张管腔狭窄。

11. 鼻胆引流管置入。

12. 引流有症状及感染性胰周积液。

13. 胰、胆管的组织活检。

14. 治疗胰腺疾病。

15. 内镜下乳头切除。

16. 胆管镜检查 / 胰管镜检查。

以下情况一般不作为 ERCP 适应证：

1. 无客观胰、胆管疾病证据的腹痛。客观证据提示胰、胆管疾病的异常实验室检查或影像学检查。对于无客观证据的病例，ERCP 风险大于获益。如果在无胰、胆管疾病客观证据的情况下为明确腹痛原因而进行 ERCP，建议进行奥迪括约肌测压（参考第 16 章和第 47 章）。最近一项随机对照研究发现，无论测压结果如何，括约肌切开术对Ⅲ型奥迪括约肌功能障碍患者均无益处。

2. 胆囊切除术前的常规 ERCP。在确诊为急性胆管炎或高度怀疑胆总管结石（如影像学检查发现结石、胆管扩张，持续的肝功能异常）的情况下应在胆囊切除术前进行 ERCP。

3. 对于可切除的胆、胰恶性肿瘤所造成的恶性胆道梗阻行常规 ERCP。最近一项随机对照研究证实，在上述情况下，ERCP 会增加术前和术后不良事件的风险。但对于存在严重瘙痒的恶性胆道梗阻患者，尤其是当存在手术延迟或急性胆管炎时，建议进行 ERCP。

手术适应证应记录在医疗报告中。如果计划给非标准适应证的患者行 ERCP，则应对患者进行详细说明，对手术做详细记录，并对手术效果进行判断。

（二）知情同意

鉴于 ERCP 本身有较高的不良事件发生率，除了危及生命的急诊病例外，在手术前均应取得

患者或其法定监护人的知情同意。知情同意应在以下情况下进行：①自愿原则；②患者或其法定监护人有理性的决策能力；③传递充分的信息。医师有义务告知患者可能想要了解的尽可能多的信息，以帮助患者做出决定。合理的决策并非均建立在理性的基础上。医师必须掌握平衡，既要避免让患者有难以承受的压力，还要告知患者相关的风险。知情同意内容应包括 ERCP 中最常遇到的相关不良事件及其预期发生率，包括胰腺炎、感染性不良事件（胆管炎和胆囊炎、胰腺液体积聚感染）、括约肌切除术后出血、穿孔和镇静引起的心肺不良反应（参考第 8 章）。关于是否应该告知患者存在潜在的手术需要、住院时间延长或死亡，目前还没有统一的观点。并不提倡医师对患者进行过于详尽的 ERCP 知识宣教及其不良事件告知。在 ERCP 诉讼中，关于 ERCP 的告知范围及知情同意程度引起的争议较为常见（参考第 13 章）。尽管美国各州的法律对于实施知情同意的人员有不同的规定，但大多数专家建议由进行 ERCP 操作的内镜医师对患者及其家属进行说明，并获得知情同意。英国一项大型前瞻性多中心研究表明，ERCP 知情同意大多数由内镜医师（84%）自行完成，少数（14%）由团队其他成员完成。

ERCP 术后胰腺炎（PEP）的发生率一般为 1% ~ 7%，但在某些情况下可能会更高。多项研究已经鉴别出 PEP 相关的风险因素，包括患者和操作相关的高危因素。患者相关高危因素包括既往 PEP 病史、明确或疑似的奥迪括约肌功能障碍、年龄 < 60 岁、女性、无慢性胰腺炎、血清胆红素正常。操作相关高危因素包括超过 1 ~ 2 次胰管内造影剂注射、困难插管（定义不同，但通常认为是尝试 10 次以上的插管）、胰管括约肌切开术、括约肌预切开、副乳头括约肌切开、未行括约肌切开术的括约肌球囊扩张及学员操作。尽管以上因素在知情同意过程中应该向患者告知，但目前仍没有最佳的方式将这些因素解释给患者。至少应该告知患者有少部分病例可能会出现重症胰腺炎，并且可能会延长住院时间。

感染的不良事件在 ERCP 术后并不常见。ERCP 术后急性胆管炎发生率不到 1%，ERCP 术后急性胆囊炎的发生率为 0.2% ~ 0.5%。近期报道指出，耐碳青霉烯类肠杆菌（CRE）可通过十二指肠镜在人与人之间传播（参考第 5 章）。十二指肠镜前端结构复杂的抬钳器装置被认为是导致高水平消毒失败的主要原因，目前已有多起类似报道。一家医院改变再处理程序，使用环氧乙烷气体灭菌后再未出现感染事件。增强十二指肠镜再处理效果的策略包括细菌培养和隔离消毒（在确定培养结果为阴性之前不使用十二指肠镜，通常需要 2 天时间得到培养结果），以及十二指肠镜二次再处理。制造商会继续更新内镜再处理建议，至少有一家制造商提出召回十二指肠镜以重新改进抬钳器装置。

括约肌切开术，乳头切除术或透壁胰周积液穿刺引流术均会导致 ERCP 术后出血。括约肌切开术后出血发生率为 0.8% ~ 2%，术前应告知患者有输血、手术或介入栓塞治疗的可能性。应讨论并记录患者是否有接受输血的意愿。

ERCP 相关的穿孔可能与导丝（管周或管道穿孔）、乳头括约肌切开（十二指肠穿孔）或镜身有关。ERCP 术后穿孔的发生率为 0.35% ~ 0.6%，术前应告知患者有因穿孔需要手术并延长住院时间的可能性。ERCP 相关的死亡率为 0.07%。

（三）操作难度的评估

任何 ERCP 操作均存在一定的难度。越复杂的手术，成功率越小，不良事件发生率就越高。为方便内镜医师对不同难度的 ERCP 进行评估，ASGE 质量委员会提出了 ERCP 分级系统。这项分级系统是通过对美国、加拿大、英国大量的社区及教学医院的胃肠镜医师进行调查后提出的。该评分系统的局限性是基于统一意见，而缺乏证据支持。这项分级系统将 ERCP 按复杂程度分为 4 级（框 12-2）。存在以下情况时，操作难度应增加一个等级（最大至 4 级）：正常工作时间之外，3 岁以下儿童或既往操作失败的病例。有资质的内镜医师进行 1 级 ERCP 病例操作的预期成功率应达到 80% ～ 90%。成功率较低的内镜医师不应该尝试难度更高的 ERCP 操作（即 2 级和 3 级）。普通胃肠专科学员的培训目标是能够胜任 1、2 级 ERCP 操作（主要是标准的胆道操作）；高级胃肠专科学员的培训目标是掌握更复杂的 3、4 级 ERCP 操作。建议使用新的分级系统对每例 ERCP 的复杂程度进行分级并记录。

（四）预防性使用抗生素

对于胆道梗阻有可能引流不全的患者，应考虑术前预防性使用抗生素（参考第 10 章）。此类病例包括原发性硬化性胆管炎及肝门部胆管狭窄的患者。如果存在胆道引流不完全，术后应持续使用抗生素。对于肝移植术后行 ERCP 治疗的患者，即使已获得充分引流，术前预防性使用抗生素以及术后继续使用抗生素都是有利的。胆、胰瘘，胰腺假性囊肿及胰腺坏死的患者均应预防性使用抗生素。

（五）内镜医师经验

所有的内镜操作均需要由训练有素且能胜任的内镜医师主持，以保证操作的安全性及有效性。经验丰富的内镜医师可降低 ERCP 风险。由于内镜医师的手术量与较高的成功率和较低的不良事件相关，因此，有必要对内镜医师的手术量进行监测。

二、术中质控指标

术中阶段是指从实施镇静或麻醉到内镜退出的阶段。下列常规内镜监测指标适用于所有镇静的胃肠道内镜检查。包括患者监测、用药记录、镇静拮抗药物及复苏的需要、对标志性部位和病理发现进行影像记录（框 12-1）。除此之外，ERCP 还有其特殊的质量指标。

（一）插管成功率

插管是 ERCP 进行诊断及治疗的关键步骤。ERCP 专家的插管成功率高且不良事件发生率低。要达到较高的插管成功率，需要对受训者进行充

框 12-2　建议的 ERCP 复杂程度分级

1. 目标管道深插管、主乳头活检

   胆道支架取出 / 更换

2. 胆道取石，结石直径＜ 10mm

   治疗胆瘘

   治疗肝外胆管良恶性狭窄

   预防性胰管支架置入

3. 胆道取石，结石直径＞ 10mm

   胰腺分裂，副乳头插管及治疗

   取出内移位的胆道支架

   管腔内影像、活检、细针穿刺

   处理急性或复发性胰腺炎

   治疗胰管狭窄

   取出活动性胰管结石（＜ 5mm）

   治疗肝门部肿瘤

   治疗良性胆管狭窄、肝门部或更高位狭窄

   处理疑似十二指肠乳头括约肌功能障碍（有或无测压）

4. 取出内移位的胰管支架

   管腔内影像引导下的治疗（如光动力治疗、液电碎石）

   取出＞ 5mm 的胰管结石

   治疗肝内胆管结石

   假性囊肿引流、坏死组织清理

   乳头切除术

   惠普尔或鲁氏 Y 形吻合术后的 ERCP

   存在以下情况：正常工作时间之外，3 岁以下儿童或既往操作失败的病例，ERCP 操作难度应增加一个等级（最大至 4 级）

分的培训及持续的临床实践（参考第 9 章）。

深插管是指导管头端越过乳头口进入目标管道（参考第 14 ～ 16 章和第 21 章）。深插管是注射造影剂使胆道系统显影的基础，也是使用其他

器械进行后续治疗的基础。插管失败后，可能需要进行重复 ERCP、经皮经肝胆道造影（PTC）或手术以达到治疗的目的。

有经验的 ERCP 医师的选择性插管成功率超过 95%。插管成功率超过 80% 是胜任 ERCP 操作的最低标准。然而，对于大部分 ERCP 医师而言，90% 的插管成功率是一个合适的水平，而插管成功率低于 80% 的内镜医师应考虑接受进一步培训或停止 ERCP 操作。插管失败不包括以下情况：因镇静不充分导致操作中断，有腹部手术史（包括胰十二指肠切除术、惠普尔手术、比罗 II 式吻合术、胃空肠吻合术、肝空肠吻合术），近端十二指肠梗阻和胃内大量潴留的病例。

内镜医师应该记录深插管是否成功以及完成插管所用的器械。至少应记录一张 X 线透视图像，并对内镜下的异常情况进行记录。

如果标准插管方法失败，可以行括约肌预切开术（参考第 15 章）。括约肌预切开术会增加 ERCP 术后并发症的风险，这可能与内镜医师经验不丰富或过早进行预切开有关。大部分有经验的内镜医师使用预切开方式完成插管的病例不超过 10% ～ 15%。对于有经验的 ERCP 医师而言，括约肌预切开术是标准插管失败后可供选择的方法，并且是安全有效的。但需要注意的是，50% 的 ERCP 诉讼与预切开术后继发的穿孔事件有关。还有一些操作技巧对于成功实施 ERCP 也很重要，包括跨越狭窄段、取石及放置支架。插管成功后，多数情况下的技术成功率应达到 85%。ERCP 失败后的不良事件发生风险较高，并需要重复 ERCP 或其他介入治疗及影像检查，会增加成本。

（二）胆总管取石

胆管取石是 ERCP 最常见的适应证（参考第 46 章）。ERCP 可以有效缓解胆道梗阻并快速清理胆道，迅速缓解急性胆管炎。

有经验的内镜医师的结石清除率可达 95% ～ 99%（包括超过 2cm 的大结石）。有资质的 ERCP 医师使用胆道括约肌切开、球囊清理或

网篮取石方法清除直径小于 1cm 的结石的成功率应该在 90% 以上。标准取石方法失败时，使用大球囊扩张（或联合机械碎石）有助于取出大结石及困难结石。机械碎石可使取石成功率增加并超过 90%。低于 10% 的病例需要使用更高级的操作，如液电碎石、激光碎石或体外震波碎石。在手术相关文件中应详细记录结石的位置、大小、狭窄情况（如果存在）、术后解剖情况以及治疗是否成功。

（三）肝外胆管梗阻的支架置入

肝外胆管梗阻放置胆道支架的适应证包括无法取出的胆管结石、恶性胆道梗阻（胰腺及壶腹部肿瘤、胰头部转移性疾病）以及良性狭窄（慢性胰腺炎、胆道手术后）。狭窄位于肝门部及以上时，支架置入的难度更大，应用较少，因此不作为一项质量评估指标。

解除胆道梗阻是缓解胆管炎的关键，有资质的内镜医师通过放置支架缓解肝外胆管梗阻的成功率应该超过 90%。

三、术后质量控制

术后阶段是指从内镜退出到患者出院及完成随访的阶段。其质量评估指标与其他内镜操作一样（框 12-1），包括患者是否符合出院标准、提供出院指导（包括饮食恢复及药物治疗计划，如抗凝药物）、病理跟踪、患者满意度调查、与相关医务人员保持联系、不良事件的记录、完整的内镜报告。同样，ERCP 也有其特殊的评估指标。

（一）详细记录

所有的内镜报告应包含以下基本内容：

1. 操作时间。
2. 患者身份信息。
3. 内镜医师。
4. 护士和助手。
5. 患者病史及体格检查。
6. 知情同意信息。

7. 操作适应证。

8. 使用的内镜设备。

9. 用药情况（镇静药物、抗生素、解痉类药物）。

10. 解剖结构。

11. 检查的不足（如果有的话）。

12. 获得的组织或体液标本。

13. 结果。

14. 诊断。

15. 治疗干预的类型及结果。

16. 不良事件（如果有的话）。

17. 后续处置。

18. 对后续治疗的建议。

ERCP 报告需要记录插管方法及附件、治疗过程以及是否成功。还包括所插入的管道及胆胰管显影的程度。ERCP 报告应根据情况添加一些具有代表性的放射影像及内镜图片。不准确的资料记录可能会引起相关的法律纠纷。除此之外，记录的资料可供其他医师参考，协助其做出恰当的治疗决策。

（二）不良事件发生率

对于侵入性操作，记录及测量不良事件发生率是非常重要的。因此，有必要对 ERCP 相关的胰腺炎、穿孔、胆管炎和出血的发生率进行评估（参考第 8 章）。在 ERCP 中，经常发生的不良事件，如 PEP 可被用来进行质量评估。

临床研究所报道的 PEP 发生率有所差别。相关研究显示，教学医院的 PEP 发生率为 1% ～ 30%。PEP 发生率差别较大的可能原因包括：随访差别、PEP 的定义不同、患者相关因素如病例组成方面的差别、干预类型的差别及内镜医师的经验不同等。为了质量评估的一致性，PEP 应定义为 ERCP 操作后 24 小时内发生的典型腹痛且淀粉酶及脂肪酶水平高于正常值的 3 倍上限。在所有内镜中心（包括社区及教学医院），PEP 的发生率平均在 1% ～ 7%。内镜医师应该告知患者 PEP 的严重性，如住院时间延长、需要外科手术、甚至会导致死亡。在美国，约 50% 的

ERCP 诉讼与 PEP 有关。

对于胃肠道解剖结构正常的患者，ERCP 相关穿孔的发生率低于 1%。Stapfer 分类系统根据解剖部位和穿孔机制将 ERCP 导致的医源性穿孔分为以下 4 类。

1. 内镜引起的十二指肠壁穿孔。

2. 括约肌切开术导致的壶腹周围穿孔。

3. 器械通过时引起的导管或十二指肠穿孔。

4. 导丝相关的穿孔并伴腹膜腔内积气。

近期的研究认为可以根据 Stapfer 分类对患者进行保守或手术治疗，对于 Stapfer 2 型穿孔的患者可以进行保守治疗。术后解剖结构改变的患者（如比罗 II 式吻合术）在输入祥穿孔的风险高。这种情况下的穿孔属于腹膜内穿孔，如果内镜下不能闭合，就需要手术干预。

括约肌切开术后有临床意义的出血发生率约为 2%。增加术后出血风险的因素包括凝血功能障碍、手术时存在胆管炎、术后 3 天内开始抗凝治疗、手术量少的内镜医师（每周少于 1 例）。乳头切除术（参考第 25 章）或透壁胰周积液穿刺引流术（参考第 56 章）会显著增加出血的风险。未行括约肌切开术的 ERCP 操作（如胰、胆管支架置入及取出，球囊扩张，细胞学检查）几乎没有临床出血的风险，即使对于合并中度血小板减少症、接受抗凝药物或抗血小板药物治疗的患者也很少出现术后出血。

ERCP 术中可能出现心肺不良事件，一些事件与镇静有关。发生风险与高的 ASA 分级有关。因此，在术前应该进行 ASA 分级评估并做记录。内镜医师应该有处理心肺不良事件的准备。

术中应对患者进行监测，以便尽早发现心肺不良事件。在多数医疗机构中主要由麻醉医师进行常规的 ERCP 麻醉管理。麻醉医师主要负责镇静以及心肺功能的监护。即使这样，内镜医师也应该进行充分的术前评估，以便在必要的时候（不良事件发生时）能够提供应有的帮助。在某些医疗机构中，镇静是在内镜医师的指导下完成的，常用的药物包括苯二氮䓬类和阿片类药物，

有时会使用抗组胺药物及丙泊酚。内镜医师及内镜中心应遵守关于镇静或麻醉监测和管理的相关指南。

应尽量在术后 14 天内联系患者。术后与患者的交流对于讨论病理结果以及制订进一步的治疗计划意义重大。此外，还可以通过交流了解到晚期不良事件。掌握详细的 ERCP 相关不良事件将为今后总结相关的数据提供依据。

（三）透视持续时间和辐射剂量

辐射可对患者及工作人员产生不利影响（参考第 3 章），包括皮肤损伤、重要器官损伤、白内障、致癌及致畸。近几十年来，在遵循 ALARA 原则（合理、可行并尽可能低剂量）的基础上，放射医师及放疗医师为放射安全的改进做出很大的努力。在其他非内镜的透视操作中，测量并尝试减少辐射剂量已经是一个质控指标，现代透视设备均具备此功能。减少透视时间和辐射剂量应作为每例 ERCP 的质控指标。辐射剂量的测定包括参考点剂量（剂量 RP）和辐射剂量面积乘积（DAP）。剂量 RP 是传递到空间中特定点（中心射线上距离辐射中心 15cm 处）的辐射剂量。DAP 是吸收剂量和照射面积的乘积，与单独的透视时间相比，这些测量值更准确地反映了患者所受到的辐射剂量。多种因素影响辐射剂量，包括机器类型、辐射源距离、患者体型、放大倍数、曝光次数和斜位图像。在对肝门及肝门以上部位进行治疗时，辐射剂量较高。初步研究表明，记录透视时间有利于减少辐射暴露。在 ERCP 中可采取以下几种方法减少辐射剂量，如患者尽可能远离辐射源、限制透视时间、避免放大透视和斜位透视、减少曝光次数、使用可以减少辐射剂量的仪器。具体的 ALARA 原则见框 12-3。

四、启动质量评估

质量评估的目的是质量改进。质量改进过程是一个循环周期，首先确定需要改进的操作，通过指标的测定去评估并改进，重新测定指标来确定改进的目标是否完成。这个概念结合了计划—实施—学习—行动（PDSA）的方法，该方法使用计划（P）、小规模试点研究（D）、分析研究结果及学习经验教训（S）、将有效的新方法整合到实践中（A），由此循环往复，螺旋式提高。定义—衡量—分析—改进—控制（DMAIC）方法也提供了类似的结构进行重复定义、测试和再分析。

鉴于目前已经提出的质量评估指标较多，启动质量改进计划往往难以实施。要开展这项计划，首先应明确需改进之处，可以制订一个短期的计划以便操作（如几个月）。当质量评估、报告和改进有了一定的积累，再逐步延长质量改进计划的时限，并可逐步增加一些新的质量评估指标。

评估所得到的质量信息可在很多方面得以应用。在对内镜医师操作的评估中（如胆管深插管成功率），如果发现效果不理想，应及时向内镜医师进行反馈。如果内镜医师乐于接受反馈意见，将有利于其后续操作的改进。在实践中，负责质量评估的医师应该与评估结果不理想的内镜医师进行讨论，探讨相关原因。这种讨论并不是批评和谴责，而应以支持和合作为原则，以提升医疗服务质量为基础，以改进 ERCP 质量为目的。

根据质量评估依从性的不同（"我们怎么才能做得更好？"），可考虑进行外部基准测试。外部基准测试使用独立和客观的方法去收集和分析 ERCP 医师的操作数据。其测量标准来源于循证医学文献和相关标准。例如，胃肠质量促进联合有限公司（GIQuiC）是一个由专门从事胃肠病专业的内科医

框 12-3　ALARA 原则	
患者远离辐射源	使用图像固定代替曝光
医师靠近患者	维持最小的透射角度
穿铅衣、戴护镜	添加 0.1mm 厚度的 Cu 过滤器
使用最低的放大倍数	曝光时后退
使用准直	穿戴个人防护装备
减少透视时间	使用铅屏

师建立的教育及科学机构。GIQuiC 目前主要收集关于结肠镜的数据，但将来也有可能收集 ERCP 相关数据。ERCP 质量网是一个试点计划，该计划从 100 多位内科医师中收集 ERCP 质量数据，形成报告卡并建立相关指标，它已经被用于减少辐射暴露并考察不同经验水平内镜医师间的操作差别。

质量数据的使用仍然存在争议。这些数据多以质量评估为目的，并不适用于判断医师是否失职。在某些情况下，质量数据会被公开。这种数据公开可以提高透明度。一些情况下是政府要求公开，如公开医院获得性感染的报告。其他情况下，胃肠病专科医师选择在互联网上发布其质量数据（图 12-1）。

五、小结

成功的 ERCP 要有高的操作成功率及低的不良事件发生率。操作过程评估对于确保 ERCP 质量非常重要。开展质量改进计划可以提高 ERCP 操作质量和安全性，从而提高治疗效果。因此，应不断地对 ERCP 进行质量改进。医疗机构应根据个体差异选择合适的质控标准来衡量 ERCP 效果。在持续的质量改进过程中，应对这些指标进行定期分析和再评价。

结果	明尼苏达州数据	全国数据
胆管插管成功率	95.3%	95%
不良事件：		
总体	5.0%	4% ～ 15%
胰腺炎	3.97%	4.1% ～ 5.2%
出血	0.74%	1% ～ 5%
穿孔	0.12%	1%
感染	0.74%	2%
患者满意度 非常满意或满意 *	95%	N/A

* 基于 484 名患者调查（60% 响应率）

图 12-1　一项在互联网上公布的 ERCP 质量数据（经授权摘自 2011 年 12 月 12 日的网页 http://mngastro.advantagelabs.com/sites/mngastro.com/files/mngi_quality_outcomes_2008.pdf.）

第 13 章

ERCP 相关法律问题

Peter Cotton

曾伟伟　郑　亮　译

内镜逆行胰胆管造影（ERCP）是消化科医师日常诊疗中最危险的操作之一，不良事件发生率＞5%，引起诉讼也很常见。然而，如果操作者知道被起诉的原因，并采取相应的措施，那么被诉讼以及被诉讼失败的可能性就会大大降低。目前已有大量的关于其他专业和消化专业医疗事故的文献发表。本章试图提供 ERCP 领域的相关法律信息和实践指导，其中两个最关键的问题是规范化诊治以及围手术期的医患沟通。

医学是一门模糊科学，受到生命系统本身的不确定性和难以预测性以及人际交往的艺术性的影响。人类疾病从一开始就是生命的不良结果，对于医师而言，治愈或是减轻这些疾病并不容易。而且，在此过程中使用到的技术、工具和器械并不完美，有时甚至是危险的。因此，患者身体功能很难完全恢复到先前的健康状态，有时会治疗失败，偶尔会并发医源性损伤。医疗不良事件包括认知或技术缺陷、治疗无效、出现治疗并发症、高额费用、住院时间延长、工作和生活能力丧失等。这些情况都可能导致患者产生不满情绪，归罪医方并寻求赔偿。

正是在这种患病加恐惧、医学科学的局限性、患者的不满和可寻求法律赔偿的环境下，医疗法律问题不断出现。医师和保险公司通常抱怨患者不切实际的期望、诉讼律师的贪得无厌以及法官不适当的高额赔偿裁定导致案件数量逐年增加，反过来这又使得医疗事故保险金额增高、某些医疗技术使用受限以及高额保护性医疗费用出现。而律师和部分患者则谴责真正的医疗疏忽行为、高额的医疗费用、对资源欠缺医师的监管不

力以及保险公司的不当管理造成医疗法律环境进一步恶化。

因此，医师学习医疗法律很有必要，尤其是在自己的专业领域，可以提高患者的治疗效果、减少患者的损伤和不满，使得医疗事故风险最小化。

一、消化科医师被起诉的情况如何

同所有的医师一样，消化科医师有足够的理由关注医疗事故的起诉。医疗诉讼与从事的专业有关。分析美国医师保险协会（PIAA）数据库的数据，从 1985～2005 年只有 1.8% 的医疗索赔与消化医师有关，他们属于索赔风险中排名靠后的专业，在 28 种专业中排名第 21 位。然而，最近的一项跨度 24 年的关于索赔的大型回顾性研究发现，消化科医师的责任风险排名显著提高（25 种专业中排名第 5 名）。12% 以上的消化科医师每年都面临一起索赔，这一比例虽然少于一般的外科医师，但超过了妇产科医师。然而，令人惊奇的是，作者发现即使是风险最低专业的医师在到达 65 岁时被起诉过的概率也在 75% 以上，风险最高专业的医师被起诉过的概率高达 99%。值得庆幸的是，只有 20% 的索赔导致了赔偿。与一般人想象不同的是，美国近 10 年来医疗行业的总风险是有所下降的。

消化科医师索赔风险的上升可能会被认为是和侵入性操作的增加有关。然而与之矛盾的是，20 年前发表的一项分析发现操作失误比认知失误更容易引起起诉，而现在的情况刚好相反。因而，消化科医师不仅要在适应证恰当的情况下做好操作，而且必须留心每天来自于诊断、病情评估、

药物处方、注射、接种疫苗和涉及自己及同事与患者交流方面的法律风险。

二、关键法律原则是什么

在侵权法的原则下，最常见的医疗事故行为形式是民事过失而不是犯罪。这种民事过失最后以金钱赔偿了事。要在医疗事故诉讼中取胜，原告必须用强有力的证据证明 4 个基本的法律要素（事实更可能）而不是像在刑事诉讼中那样提供合理的猜测。这 4 个法律要素是：

1. 医师没有履行照顾患者的责任。
2. 医师未能遵从诊疗规范，违背其责任。
3. 责任疏忽导致患者损伤。
4. 患者的损伤可以补偿。

（一）责任

医师对于患者的责任来自于医患关系。医患关系来源于门诊、住院或者实施治疗时，也有可能来源于无实际的医患面对面交流。例如，医患关系可建立于门诊或内镜检查的预约时，或者结肠镜检查前开出清肠药物处方时。明确定义医师处理患者时的职责，可以帮助限定其职责的范围，可能会有助于减少后续的责任。医患关系一旦建立，将持续到患者或者医师正式合理地结束此关系为止。依照国家法律，未能合理终止医患关系可能导致放弃索赔。

（二）责任违背

医患关系一旦建立，医师就要按照合理的标准医疗程序进行。未按照医疗标准（如后面所述）操作，就构成医疗失职，并成为多数医疗渎职诉讼的主要原因。

（三）因果关系

为在医疗渎职诉讼中取胜，原告必须证明未按照标准进行的医疗操作是导致伤害的直接原因（重要原因而非次要原因）。

（四）损伤

作为原告的患者为胜诉必须证实发生了身体或心理上的损伤。在证明医疗渎职造成伤害后，3 种损失可能会被裁定进行经济补偿。包括：①导致疼痛和痛苦的一般损失；②导致过去、现在、将来的医疗支出增加而收入、工资和获利减少的特别损失；③因故意伤害、有意漠视或欺诈等重大过失造成的惩罚性赔偿。医疗事故保险通常不包含惩罚性赔偿。

三、规范化诊治和指南

（一）规范化诊治

规范化诊治是一个法律概念，用来描述医师对患者需要履行的责任。未能遵循规范化诊治即是责任违背，这是医疗事故案件的 4 个核心要素之一。诊治规范的建立依据专家证词、已发表的资料及公认的医疗标准。这其中最重要的是专家证词。专家证词反映的是当前经过良好训练的有资质的消化内科医师在当前条件下进行有损伤的诊治处理所应遵循的标准。简单来说，治疗规范就是好的处理措施。诊治规范反映的不是本领域的少数著名专家所能开展的最佳或者最好的处置措施，而是在同等情况下有资质医师所能提供的合理处理措施。被告律师有时候会对诊治规范持有不同意见，或者是在他们的团队内部会建议对诊疗规范进行简化，有时这些建议正好与专家的观点是相反的，这种情况应当尽量避免出现。最后，诊治规范不是地方性而是全国性的标准。

但是，一个临床问题的处理方式往往有很多种，评估和治疗疾病的规范往往也有很多个。实施大多数人认同的标准或是采用被大多数医师使用的方法往往是最好的辩护基础。一个不太常用的方法，少数人可能会接受，但是必须解释为什么要采用这些非常规的方法。

（二）指南

指南多由专业协会、联邦机构或专家小组撰写，有助于指导诊治规范的建立。这些专业的指南很容易获取，体现了行业内专家的共识，往往是建立诊治规范的现实基础。制定指南的机构往往有良好的专业素质和声望,指南的目的往往都是基于提供更好的医疗服务;指南也多涵盖了其他权威组织的不同意见,更重要的是其在相关患者中有着直接的实际应用。上述这些因素决定了指南的权威性和实用性。

我们往往会认为指南可以帮助医师更好地理解和执行标准治疗,从而减少医疗事故的风险。但实际情况正好相反,原告往往以指南为依据起诉医师未能进行标准治疗。美国胃肠内镜学会(ASGE)也撰写了 ERCP 的使用指南。

四、谁应是责任的承担者? 不仅仅是 ERCP 医师

尽管多数医疗渎职诉讼是针对不当行为的直接当事人,但有时其责任将由当事人之外的责任人承担。替代责任在以下几种情况下可能会出现。在法律上有所谓的雇主负责制,即雇主将为雇员所犯错误承担替代责任。在医疗活动的以下几种关系可能存在替代责任的情况,包括雇佣者与被雇佣者关系、合伙关系以及师生关系。与替代责任相关的人员包括高年资责任医师、指导老师、管理者、医疗单位等。在这种情况下,诉讼情况将由医师、护士、受训医师或医疗单位共同承担。更有经济能力和资源的替代责任人将可能与渎职人员共同作为被告,一起承担伤害责任。这些关系可以是直接雇佣也可以是表面上建立的,这意味着,患者有理由认为医师是由医院雇佣的或与医院有某种关系。

(一) 雇主责任

医师可能会为医院其他职员的服务不当造成的不利后果承担责任,如患者隐私受到侵犯、消毒技术不合格、未能提供适当的专业训练和未履行对医院其他职员的监督职责等。最近非医疗专业人员参与胃肠病综合服务的情况越来越多,门诊手术中心也逐渐增多,使得上述问题变得更加重要。

(二) 指导老师

指导老师是指对刚刚步入消化内镜领域的年轻医师以及参加临床新技术培训的医师进行指导的老师。作为指导老师的内镜医师可能要为其学生现在或将来的医疗行为负责。在 ERCP 培训中,指导老师可能要对受训人员造成的伤害或其有经验的同事学习新技术时的失误负责,或者对他们以后的医疗渎职行为负责。每位指导老师所负具体责任的程度视以下几个因素而定:受训人员对所操作患者情况的了解程度、受训人员技术熟练程度以及是否按照相应标准进行操作,以保证患者接受的操作符合适应证且操作者具有相应技术。对于培训完成后所造成的伤害,其责任将取决于培训是否适当和培训班的可信度。

在新手经过必要的培训和获得足够经验,安全地掌握这些技能之前,内镜专家不应该让他们完成复杂困难的操作。此外,对非专家级的 ERCP 医师进行高难度或者极少见操作的培训将可能给患者、内镜专家和指导老师带来诉讼(包括替代责任性诉讼)。这些复杂和高风险的操作应该在先进的内镜中心进行,尤其 ERCP 这种难度较大的技术,更应该由经验丰富的医师完成。

(三) 监察人

监察人是指观察和监督另一名医师的医师,拥有特殊的权限。监察人无须面对患者,不应承担责任,他们的任务只是评估被监督医师的能力。如果监察人涉及治疗患者,就可能会承担一定的责任。为了避免受到牵累,监督者不应干预被监督医师,应对监督过程和医院内镜操作资格充分了解,不应对患者提供咨询或与患者接触,应仅向医院或监察委员会报告,当发现对患者有害的医疗操作时,应考虑联系合适的上级医师要求被监督医师停止其错误操作,或最终以适当的医疗文件进行干预。

(四) 管理者

当医师在内镜室或消化科承担管理职能时,他就应对本机构的就诊患者负责。如果不能制定相应的政策和常规,保证安全的就医环境并符合政府的规章制度,则可能因此而承担替代责任。管理者的

职责包括购置和维护内镜设备、资格审定、感染控制及工作场所的安全。如果负责人知道有不熟练的内镜医师在单位进行操作，而且没有采取适当的措施进行纠正，则可能产生替代责任。

（五）医院的责任

对于受雇于该机构医院医师造成的错误或由内镜室或消化科主任的不适当失察造成的失误，医院应负责任。授予未经正规训练的医师去处理患者的权利，医院也应负替代性责任。

（六）总结

综上所述，消化科医师或内镜医师可能会因为自己所指导或监督的医师所犯的错误而背负替代性法律责任。在他们未意识到受训者所做的操作不正确时，甚至包括其监督的角色结束以后，都有可能面临替代性责任。所有上面提到的指导老师、监督者、雇主和管理人员需要谨慎行事、富有远见。理解了其背负的替代责任可使替代责任人更好地履行职责、规范操作，避免法律诉讼的出现。

五、知情同意

医疗渎职行为通常牵涉"过失侵权"，此时医师被认定未能达到医疗标准（"失职"）。然而另一项常见渎职行为的原因是未能做到知情同意，此原因常作为第二指控原因与未能达到治疗目的的第一指控一并提出。

伦理和法规要求医疗操作前必须获得患者的知情同意，这主要源于患者的个人自主权和自行决定权。基于上述背景，法庭认为医师只有获得知情同意才能保障患者个人决定的权利。有自主能力的患者在获知操作带来的主要风险，并理解风险、利弊和其他可能的选择后，可以自愿决定是否接受医疗。

起初，知情同意的过程基于医方的标准（专业告知标准）进行，即医师将他认为合理的相关治疗及相似情况下其他医师认为合理的信息告诉患者，然而最近法庭倾向于基于患者的标准，强制要求医师告知患者想知道的全部信息。

知情同意的基本元素包括：

1. 医师所建议的医疗操作的性质和特点，最好不用专业术语。

2. 该医疗操作的依据和指征。

3. 该医疗操作可能带来的益处。

4. 该医疗操作引起的主要风险和并发症，包括发生率和严重程度。

5. 该医疗操作的替代治疗，包括比该操作危险性更高或更低的治疗方式以及不进行处理。

知情同意的程序还应包括评估患者本人对医方提供信息的理解程度，并给患者提问的机会。

知情同意不仅仅是在标准化的知情同意书上签字，而是一个过程。这个过程涉及医患沟通和做出决定，是医患关系的一部分，同时也是一个风险处理的工具，让患者理解并接受即便操作成功也可能产生不良事件这一事实，把风险责任转移给患者。这是在患者管理过程中一个非常重要的新兴概念。

（一）风险告知

知情同意的一个最基本的元素就是对操作相关风险和可能出现的不良事件的讨论。这些风险应包括与操作相关的重大风险，可让患者更好地做出合理决策。医师应从以下 4 个方面对风险进行阐述。

1. 风险的性质。

2. 风险的程度。

3. 风险出现的可能性。

4. 风险出现的时间是发生在操作中还是操作后，或是延迟发生。

通常并不容易决定应该告知什么内容，一本知情同意的权威课本写道："医师必须在提供合适风险信息与避免给患者带来恐惧之间谨慎权衡，提供过多无关信息和提供过少信息一样都可能阻碍做出知情同意"。但是必须向患者讲明最严重并发症的风险。

（二）有争议之处

在知情同意的过程中，出现了以患者导向告

知标准的趋势，这扩大了"风险告知"的范围。以患者为导向的风险告知强调在患者做出决定之前，有权利知道想要知道的一切内容。因此，医师的经验水平和医师个人并发症相关情况也将是很多患者想要获知的内容，甚至还包括医师与操作相关的经济利益问题。患者可能更关心内镜医师的个人水平而非整个行业的平均水平。在复杂的内镜操作中（如 ERCP），内镜医师的个人经验可能更受到关注。在一起涉及高难度、高风险的脑部手术案例中，因医师未告知患者经验不足而败诉。虽然不清楚界限在哪，但如果需要，医师必须诚实地陈述自己的经验或缺乏经验。

（三）知情同意的例外情况

知情同意存在几个例外，包括：

1. 患者处于无能力签署知情同意的急诊情况，延误将使患者发生危险。

2. 当法律授权时，如法庭要求患者必须接受治疗时则无须知情同意。

3. 无法或没有能力做出决定的患者，相关责任将授予其法定监护人。

（四）知情拒绝

患者在拒绝操作或治疗时必须被详尽告知，而医师应确保告知患者所拒绝的内容，同时做好记录。

（五）未获得知情同意的法律后果

未能获得知情同意是仅次于未达规范化诊疗的第二大被起诉原因。即使伤害并非不合格医疗操作造成，未获取知情同意也可以成为医疗诉讼的独立原因，因为患者在知道主要风险后可以拒绝操作或治疗。但是原告必须证明一般人在相同情况下，知道有较小发生伤害的可能时也会拒绝操作。

如果未获得任何形式的知情同意，或是治疗超过知情同意范围，医护人员败诉后需要赔偿的费用并不在大多数医疗事故保险补偿的范围之内。

六、ERCP 相关法律诉讼的原因

很明显，大多数 ERCP 诉讼与术后的严重不良事件（如胰腺炎或穿孔）有关，这在第八章中有详细讨论。文献显示，ERCP 不良事件的发生率在 5% ～ 15%，但为什么仅有极少部分不良事件会导致法律诉讼呢？某些诉讼的目的仅仅是获得巨额的赔偿，尤其是在出现了严重并发症的情况之下。但如果在操作中没有失误，医师往往不会败诉。

作者（Peter Cotton）是相关医疗诉讼的专家证人，先后审阅了 150 例 ERCP 相关的诉讼案件，与之前 2 篇文章报道的 59 例和 20 例类似诉讼案件一致的是：ERCP 相关诉讼的 2 个主要因素是边缘适应证和缺乏交流。

（一）边缘适应证

大多数的边缘适应证是腹痛，伴有或不伴有胆管的轻度扩张（B 超或 CT 发现），很多这类的患者有胆囊切除史。内镜医师往往想通过 ERCP 排除胆总管结石或肿瘤，但往往未能向患者交代其他更微创的方法，如 MRCP 和 EUS。缺少 MRCP 或 EUS 的技术手段或两者的诊断效果欠佳等反驳意见在近 10 年来已经无法得到支持和认同。律师们对 2002 年 NIH 发表的一项学术报告非常清楚。国家科技大会上明确指出 ERCP 不能用于怀疑奥迪胆道括约肌障碍（SOD），除非是在可以实施胆道测压的三级医疗转诊中心。医师可能会辩解说："胆道测压是危险的"，但近来的研究发现，患者的类型才是术后不良事件的高危因素，测压并不是。上述情况也证实了"越不需要做 ERCP 的患者做 ERCP 就越危险"的观点。

SOD 的整体概念已有了变化，最近发表的 EPISOD 研究表明：对于 III 型 SOD 患者，乳头括约肌切开术并不优于假手术。

（二）医患交流的匮乏

毫不夸张地说，缺乏足够的交流（在不良事件发生前和发生后）是导致法律诉讼的主要原因。人们经常说，"患者不起诉他们喜欢的医师"。花时间建立和谐的医患关系和相互信任很重要，这也是知情同意最核心的部分。如果充分告知了操作的效益风险比，即使是具有边缘适应证的患者术后出现了不良事件，大多数情况下也不会出现法律诉讼，在上述的大多数病例中，胰腺炎的发生风险概率事实上远大于操作获益的概率。

发生不良事件后，缺乏交流将会进一步带来风险。感到被抛弃的患者会变得愤怒并寻求报复："当我回到急诊室或转到外科后，医师再也没有看过我"。后续章节将会就如何让患者和家属保持信心给出建议。

（三）内镜操作技术差

即使是术前进行了充分的风险告知，一旦出现了不良事件，患者和家属往往还是会怀疑术中医师有不恰当的操作。令人遗憾的是，的确有这样的例子。在一个病例中，一个大的胆道支架被错误的放置在胰管中，几天后才发现发生了错误。还有几个胰管支架被完全送入胰管内或是置入后不久发生了内移位。大多数情况下，内移位支架可在内镜下取出，但有小部分患者需要外科干预。当胆道结石不能取出时，如果未能放置临时的胆道支架，在辩护时将会很困难。预切开是一个争议很久的技术，当有明确 ERCP 适应证但标准插管失败时，预切开技术无疑是非常有用的技术，可以有效地帮助进入胆管，然而，无经验的内镜医师对其使用过于频繁了，这样容易出现并发症。在丹麦的一项 ERCP 相关死亡病例研究中发现，预切开是高危因素。很多专业医疗中心的研究表明对高危病例置入临时的胰管支架可以降低术后胰腺炎的风险，这是目前的普遍做法。但这是否是社区机构的标准治疗仍不明确，可能让一个缺乏经验的内镜医师去放置支架比不放支架更危险。这一警告不适用于非甾体抗炎药（NSAID）栓剂的使用，虽然到目前为止研究显示，高风险的情况下才是有用的，但现在许多医疗中心都已推广至所有患者，因为它们容易使用、没什么副作用，且其中一些高风险因素（困难插管、需要预切开等）只有在操作中才能明确。

（四）麻醉和镇静

麻醉和镇静引起的心肺问题并不少见。部分患者很难维持镇静，过度的镇静常可致命。ERCP 操作经常延长操作时间（尤其是现在几乎所有的操作都是治疗性的），在一个黑暗的房间里监护可能会更加困难。目前的趋势是，至少在美国，所有的 ERCP 手术都要在麻醉监护下进行，通常是在无气管插管的情况下使用丙泊酚。内镜医师越来越难以在患者有意识或适度镇静的情况下进行复杂的手术，尤其是美国麻醉师协会（ASA）界定的第 3 类及更高级别的患者。

（五）术后处理不当

未能即时发现、解释及处理不良事件可以使问题恶化。当患者返回病房时 ERCP 医师不在现场，那么任何情况都可能变得更糟，值班医师有时很难预见可能出现的不良事件，对突发状况的处理可能会欠妥当。在括约肌切开引起的十二指肠穿孔的例子中，由于较少见，也表现为类似的腹痛，很多时候被错误地当作胰腺炎处理好几天，造成很严重的后果。重症胰腺炎患者，在刚开始的几个小时内能否补足液体也至关重要。另一个普遍的问题是，当出现 ERCP 术后胆管感染时，未能及时给予抗生素。

（六）院内感染

有很多 ERCP 术后出现院内感染暴发的情况。当患者出现 ERCP 术后严重感染时，应考虑到假单胞菌、沙雷菌属、大肠埃希菌及克雷伯菌的可能。虽然之前的院内感染暴发归咎于器械的消毒不足，最近对暴发的 CRE 感染的研究引起了更广泛的关注并仍在研究中。当这些感染发生时，ERCP 内镜是有风险的，必须熟悉当地的器械清理消毒流程。

（七）ERCP 延误

在一些病例中，急性胆管炎患者未能及时进行 ERCP 导致出现了危及生命的败血症。

七、如何使医疗投诉风险最小化

风险管理旨在确定患者治疗效果不佳的原因，

并提出具体方法以预防患者出现损伤和避免医疗事故的发生风险。风险管理的具体内容包括确定何种情况下患者和医师可能出现风险、确定事态的可能性和严重性、实施风险管理的个体化策略、制定预防措施。风险管理策略包括恰当的培训、严格遵守已有规定、明白并避免可能的不良事件和医疗投诉，还包括对医疗投诉的良好应对。

对不良事件和医疗事故的最好辩护是良好的医疗实践。简单来说，用正确的方法做正确的事很重要。第一步是进行合理的医疗实践，通过合理的训练获得资格，详见第 9 章。

（一）培训和实践的复杂性

首先应意识到 ERCP 不是一个一成不变的操作。可以简单地认为 ERCP 是处理胰胆管疾病的一种方法，在这里面有一系列可能的操作。Schutz 和 Abbot 最先将 ERCP 操作的复杂性进行了分级，这一简单的 3 级分级方法被广泛采纳。等级 1：相对简单的胆道操作，如取结石、低位胆道狭窄和胆瘘的处理等，通常在社区即可完成（有时需要急诊）。等级 2：较复杂的一些操作，包括大结石的取出和副乳头插管。等级 3：一般仅限于三级医疗中心，包含胰腺治疗和括约肌测压。最近，美国消化内镜学会（ASGE）对这一分级系统进行了修订。

ERCP 医师所进行的操作等级应尽可能地不超过其受训的等级。当然，不排除通过特殊学习增加操作等级的可能性。想要学习或开展新技术的内镜医师应当注意，不可过高估计患者的需求，也不可过高估计自己的操作技术水平。什么样的医师经验足够丰富，可以考虑学习新的技术或者进行更高级的内镜操作；怎样进行培训。这些并没有严格的标准。以下情况可被认为是有丰富的操作经验：受训结束后完成 3 年以上的操作、95% 以上的插管成功率以及个人不良事件发生率低于平均水平。此外，在实践中必须有合理的临床需求，医疗中心也必须没有其他医师可以从事类似的高风险操作。相关操作的医师必须受过正规的培训或者有高级医师的手把手培训以获得相关资质。在内镜医师工作的初期，

盲目开展未经充分评估的新技术或者进行高风险、困难度高的操作并非是明智的抉择。如果不注意以上情况，将可能为患者带来不良结果，也可能让医师面临医疗起诉。

确保将操作水平持续维持在某一级别也是避免患者不良后果及发生医疗诉讼的另一途径。想要维持 ERCP 技术能力医师需不断地努力，需要阅读相关的文献著作，参加继续医学教育，熟悉新的内镜技术。另外，ERCP 内镜医师必须有足够的病例数以维持技术熟练度。一般而言，操作的病例越多，其成功率越高。此外，年完成病例数越多的医疗中心其不良事件尤其是严重不良事件的发生率越低。个人经验的积累是很重要的因素，并且相关医疗中心每年完成的病例数量也很重要，开展相关技术就需要相应的团队和设备的更新。英国胃肠学会建议 ERCP 必须由每年 75 次操作以上的内镜医师完成，在相关中心要求每年有 200 次以上的操作。在美国，似乎只有不到 50% 的内镜医师达到了上述条件，只有极少数医院能每年超过 50 例 ERCP 操作。最近有一篇对上述令人吃惊的数据的评论，其题目是"没有经验的 ERCP 医师在美国是一个难题吗？"

对于年完成数量不足的 ERCP 医师，避免医疗诉讼的最好方法就是不再从事 ERCP 操作。

个人能力的评估和记录。授权指的是机构授权个人进行特定操作的过程。授权的过程包括检查培训导师或培训项目所提供的证书，检查受训者的经历，确认授权相关操作所需要积累的病例数量。在理想情况下，医师的实际操作能力（尤其是高级内镜操作）需要有指定的监察人进行考察。此外，医疗机构应对再认证和再授权方面制定相应的指南，以确保内镜医师在以后的操作过程中（尤其是复杂的高级内镜操作，如 ERCP）可以维持相关的操作能力。医院有谨慎授予医师相关权限的责任，如果给培训不足或不熟练的操作者授予权限，医院将有可能承担被起诉的风险。不仅是医院，也包括内镜室相关管理人员，都需要承担可能的替代性责任。

同行评议旨在找出可能引起不良后果的问题，防止再次发生，并在再授权方面提供帮助。在理想情况下，同行评议应在对评议人无威胁的情况下进行，并同时进行正式的书面记录。每名被评议的医师应提供个人既往的不良事件发生情况以供同行评议专家进行参考。患者也有权利知道医师的操作和不良事件记录。最近已经开发出了相关的程序工具。ERCP 质量网络可帮助医师自愿上传 ERCP 病例的数据，可用于与其他操作医师进行相应的比较。一个结肠镜检查的类似工具（GIQUiC）也将被用于评估 ERCP。也许在不久的将来，焦虑的患者不仅需要口头的保证和知情同意，可能还会要求相关的操作医师提供既往操作数据，以便进行参考。认证委员会应要求提供数据，以便做出明智的选择。

（二）资格认证

我们都会赞同通过考试来获取从事某些危险职业的执照，比如开汽车、卡车、火车或者飞机。为什么内镜操作的认证不遵循这一准则呢？或者至少应在更困难的 ERCP 操作中执行这一准则。外科医师可能会说，在施行任何手术之前唯一需要确定的是手术等级。但我们的观点还是推荐对从事 ERCP 的医师和机构进行资格认证。

（三）高危患者认知

因为绝大部分医疗诉讼与治疗的不良后果有关，所以医护人员需要知晓发生并发症的高危因素，并采取全面的预防措施。受训良好的内镜医师会清楚地知道哪些是高危患者、哪些操作是高危操作，他们有丰富的经验进行相应处理。

1. 高危患者　Romagnuolo 及其同事对这一问题进行了细致的综述。心肺不良事件是 ERCP 术后最常见的死因。ASA 评分中指出，如患者已存在明确的心肺疾病，则手术相关风险增加。对于心肺疾病患者，尤其是 ASA 评分 3 分以上的患者，内镜医师应毫不犹豫地寻求麻醉医师的帮助。内镜医师及其核心团队成员应进行生命支持技术培训。先天性或继发性凝血障碍患者更容易发生术后出血。可能需要咨询开具抗凝药物的医师，以协商术前如何应用或停用抗凝药物。免疫抑制的患者更容易发生术后感染（如肝移植术后的患者）。健康的年轻人更容易发生术后胰腺炎，且肥胖患者的胰腺炎可能更加严重。既往有术后胰腺炎病史的患者也更容易发生胰腺炎。既往有造影剂过敏史的患者处理较为麻烦，造影剂严重过敏的情况极为罕见，但并非没有，针对这种情况制定相应的政策并严格执行不失为一种明智的选择。

2. 高风险操作　一般而言，ERCP 的风险和操作难度呈正相关，这一点在新的分级系统中有明确提及。内镜医师都知道，乳头切除术、SOD 之类的患者有更大的风险。然而，即便是在看起来很简单的病例上，也有一些技术细节需要掌控。比如我们都知道，多次胰管操作或者造影剂进入胰管并发术后胰腺炎的可能性大为增加。在专家手中，预防性放置胰管支架可减少高危患者术后胰腺炎的发生率，但放置胰管支架本身的操作即可能带来危害，因此，是否需要在所有患者中尝试放置胰管支架目前还不清楚。预切开的操作存有争议，但一般认为没有经验的内镜医师进行预切开操作无疑会增加胰腺炎和穿孔的风险。EST 术后难治性出血较为罕见，然而，熟练掌握 EST 操作的技巧是很关键的。如果注入的造影剂无法得以充分引流，则有胆道感染的风险，此时有应用抗生素的指征，放置额外的支架或鼻胆管也许是比较好的选择。肠道穿孔多发生在术后胆道分流的患者。

3. 操作过程中的问题　急诊操作的风险更多，体现在以下几个方面：①急诊患者往往有其特殊情况，病情较重；②急诊 ERCP 操作可能在陌生的环境下进行，透视设备有时效果不佳，其他 ERCP 团队成员往往并不在场。在这种情况下，对于 ERCP 操作者及其团队而言，减少额外的风险具有挑战性。

4. 风险 - 获益　显而易见，患者和内镜医师的目标是一致的，那就是获益最大化、风险最小化。

有时候即便是非常有风险的操作也是值得尝试的，如化脓性胆管炎患者的取石，如果不做，患者可能会面临死亡。相反，如前所述，一个主诉为腹痛但看起来情况良好的患者进行 ERCP 的风险要大于获益。因此，无论是患者还是医师，仔细评估风险 - 获益比是十分重要的。

（四）职业行为

医师的人际交往能力是良好医疗实践的一个关键性元素。这必须在培训中得以发展，在练习中得以升华。与患者及其家属、其他医师及保健医疗提供者进行有效沟通是维持良好医疗环境和处理风险的重要组成部分。相反，患者不满意医师的人际交往和沟通技巧可成为提出诉讼的主要原因。做出积极的关怀态度、真诚地交流，从接诊开始，直至知情同意和其后的整个医疗过程，这对于建立健康的医患关系很重要。这种关系会减少诉讼的可能性，也有助于帮助确定医师在医疗服务中的角色、约束医师的职责、把不良后果的责任部分转移给被告知的患者。一个最近比较有意义的趋势是，医师可以通过调查的方式确定患者既往是否有提出诉讼的经历，有几个专门的工具是可用和有效的。

1. 做好知情同意　医师和患者在宽松环境中面对面进行交流是非常重要的，这一点无可替代。有些材料可辅助进行医患交流，比如，分发一些专业协会颁布的教育小手册，让患者登录相关网站以了解相关内容等。需要注意的是，应仔细检查小册子和网站相关内容，确保相应内容与本单位的医疗实践是一致的。很多中心喜欢制作他们自己的知识宣传材料。如图 13-1 所示的南卡罗来纳医疗中心使用的 ERCP 知识宣传页，其中描述了 ERCP 相关操作的情况，这一材料给出了可能不良事件的一些统计数值。同时在医院的知情同意书里会有这样的语句"我收到并且阅读了专门准备的信息手册，并有机会提出问题"。

这些材料应尽可能在术前 1 天交付患者或家属，以便他们有充裕的时间来学习和消化相关内容。

有一些互动式网站增加了一个有趣的新内容。医师在预定的时间给患者发登录名和密码，相关的操作及重要内容均会在网页上显示，不同之处在于这些网页是交互式设计的，比如，患者可以决定是否需要更深入地了解不良事件，可以写下见面时需要医师回答的问题。网站会自动记录患者的浏览过程，提供打印以方便患者留存。

2. 记录知情过程　良好的记录是一个重要的风险处理工具，也是良好的医疗过程的重要组成部分。俗话说"空口无凭"，在医疗诉讼中也一样。知情同意的交流过程往往会在医疗诉讼中被提及，如患者会讲"如果我知道这个会发生，就不会同意这个治疗"。患者会很清楚地记起说过什么，没说什么，但是 2～5 年后的内镜医师将不会记得说过什么，往往不得不讲"这是我经常说的和做的"，这显然很缺乏说服力。患者在知情同意书上的签字也不能作为良好沟通的有力证据。书写或口述的逐字笔记是有帮助的，现在鼠标轻轻一点可以实现在电子医疗记录器上产生复杂的知情同意内容，但其权威性尚有不足。

对操作过程和风险的讨论可通过简单的手写记录予以确认。知情同意书需要描述潜在的益处、局限性、可有的选择、风险（强调主要的风险）、麻醉、患者质疑的权利，这样可证明医师执行了自己的告知职责以及患者已经参与了决策的过程并接受相关的风险。一些人采取了更激进的做法，如对知情同意谈话进行录音，以精确记录发生的一切。

3. 无预约和急诊 ERCP 的特殊关注点　无预约内镜是法律上的盲区，存有较大风险，尤其与结肠镜筛查有关。一旦预约，就需要对患者承担相应的责任。患者可能被非医疗人员通知在操作前停止或改变原有诊疗方案，如进行过程复杂的肠道准备，这会存有潜在风险。

大多数 ERCP 病例是择期进行的，最好在术前 1 天相关内镜医师能与患者进行从容而有意义的沟通。但是，有急诊 ERCP 的情况，也有一些

ERCP（内镜下逆行胰胆管造影）

ERCP 使用末端带有摄像头的小口径内镜进行，医师将内镜从嘴里送入（在镇静 / 麻醉下）到达十二指肠乳头部。乳头是胆管和胰管共同开口所在位置，肝脏、胆囊、胰腺分泌的消化液自此排出。X 线透视可显示是否存在病变，如结石、痉挛或阻塞。如果有问题，医师有可能通过内镜孔道对病变进行即时治疗。最常见的处理包括：

- 括约肌切开术：指对十二指肠乳头进行小切口，以扩大胆管或胰管的开口，有利于胆汁、胰液引流或取出结石。一般将结石放入肠腔，自行排出。
- 放置支架：支架是一种小塑料管，放在阻塞或狭窄管道内辅助引流。在支架放置前，狭窄处可能需要进行扩张。有些支架被设计成能在治疗完成后自行排到肠内。还有一些支架需要每 3 ～ 4 个月进行更换。也有永久的金属支架可选。
- 偶尔会用到其他治疗措施。如果需要的话，您的医师会向您解释。

局限性和风险？ ERCP 存在可能的风险，请与您的医师进行讨论。

- 检查和治疗方法并不是完美的。极少数情况下，可能会遗漏重要病变，治疗也可能会失败。
- 即便是在最好的专家手里，胰腺和胆管的操作也可引起并发症。您的医师会解释并回答您的问题，主要的并发症有：
  - 胰腺炎：胰腺水肿和炎症。20 个人中约有 1 个人发生。这会导致住院治疗，接受镇痛药物和静脉输液。胰腺炎一般会持续好几天，但也有特别严重的可能。

还有一些其他少见的并发症（100 例中不足 1 例），并不局限于以下几点：

- 心肺问题
- 出血（括约肌切开后）
- 胆道感染（胆管炎）
- 穿孔（肠道撕裂）

可能需要外科手术处理（约 500 例发生 1 例）并延长住院时间。致死性并发症罕见。

- 镇静药物可能会让您有一些不舒服。静脉注射部位有可能出现肿块。当静脉注射部位发红、疼痛或是隆起变大，请联系您的医师。操作过程中，您会受到低剂量的 X 线照射。

其他备选方案？可能还有其他的一些方法处理您的疾病，请与您的医师进行讨论。

- 可通过扫描进行诊断，如 CT、MRCP 或 EUS。ERCP 通常只有在上述方法无法提供诊断信息时采用。当发现病变时，ERCP 可能是最好的处理方法。
- 可能的备选治疗方法还包括外科手术，或少数病例可选择介入治疗。
  有问题请联系胆胰疾病办公室，电话：8438767230

图 13-1　南卡罗来纳医疗中心的 ERCP 宣传页

三级医院行"当日 ERCP"（从其他医院转来，完成 ERCP 后转回所在医院）。这些患者和家属一般都知道患者当前情况的严重性，知晓治疗存有风险，但这不能代表内镜医师的知情同意义务可以不予执行，医师仍需确保患者及其家属明白所需的操作及相关后果。

也存在这样的情况，不做 ERCP 的同行推荐患者到同事那里进行 ERCP。预约由医疗团队成员完成，ERCP 医师在透视床上才见到患者，此时往往有操作上的压力，有时难以对适应证进行仔细评估，很难有机会在短时间内与患者建立互为信任的关系。这种情况尤其需要小心。

4. 专家现场教学演示　访问专家的现场教学在早期的内镜和 ERCP 培训中很流行，无疑在很多内镜医师的培训中发挥了重要作用。但在几次这样的会议上曾发生了少数几例严重的不良事件，这使得有人质疑这种教学的安全性。我们尤其担心这样的问题，疲惫的内镜医师可能找不到感觉，不熟悉所用的器械及配合人员，患者并非自己所选甚至从未见过面。因此，美国和欧洲内镜学会制定了一些有用的策略，其中最重要的一点是需要会议组织者确保当地医院的医师在培训现场以控制全局。也有来自于中国和荷兰的 2 个研究对这一问题进行了探索，结果发现与日常 ERCP 相比，专家现场演示并不会增加不良事件的发生率。但是还是需要小心，海外受邀专家应该坚持在术前与患者及配合人员会面讨论。另外，在信息化时代，也许更好、更安全的做法是专家在自己的内镜中心进行演示，同时现场转播至教学现场。

（五）处理不良事件

ERCP 是困难和复杂的，即使仔细甄选患者并拥有良好的技术，不良事件还是会发生。事实上，不良事件的发生并非医疗事故，但未能及时诊断不良事件就有可能导致医疗事故。迅速识别不良事件，注意相关的症状和体征是很重要的。不良事件的早诊早治至关重要。

与患者及其家属的交流是关键所在。对当下情况和治疗计划的仔细解释很有必要。同情心和真诚是必要的。让患者及其家属认为你很关心他们，你与他们共同分担失望情绪，并同他们一起进行补救，这也是很重要的。重提术前知情同意的内容是明智的，例如，"X 线透视显示有穿孔，您想一下，我之前曾经提到了这种可能性，我很遗憾发生在你身上"。说句"对不起"，表示你很关心，但并不意味有不当的医疗行为。避免说"我可能切开太多、牵拉过于用力"的话。因此，建立这样一个"医疗系统错误披露程序"已被证明会降低索赔。

在不良事件的治疗中，保持与患者及其家属的沟通很重要，不能让患者感到自己被放弃，还要确保迅速取得所有必要的协商。即使医师经常自己觉得不自在，但这些与患者及其家属的持续交流将促进了良好的医疗互动，彰显同情，有望减少法律诉讼。可以尝试询问是否有其他家庭成员需要知道患者的情况，可以提供电话告知和咨询。也可以将你的电话号码给一个关键家庭成员以示关心。最后，告知保险公司发生的主要不良事件或可能出现的诉讼情况也很重要。

八、如果您被起诉

据统计，大多数医师在他们职业生涯的某个时间可能都会被起诉。尽管大多数案例均是医师胜诉，但是被起诉仍是令人痛苦的经历。与医师是否疏忽相比，发生不良事件的严重程度与败诉的关系更密切。如果患者在医疗过程中受到了损害，陪审团和法官可能基于同情的角度判给患者一定的补偿。

医师应该在诉讼过程中得到成长。一旦被起诉，应及时通知保险公司，医师有责任帮助保险公司赢得诉讼。近期有一些非常好的建议发表，以指导如何谈判并直面被起诉的难关。

供词一般会有利于原告，将被当成起诉被告的有力工具。在法庭陈述过程中，医师应真诚，但需尽量少发言。过度陈述只会对自身不利。在陈述和审判过程中，态度很重要。傲慢、愤怒及轻视的态度只会反映医师的拙劣，增加陪审团和法官对原告的同情。对各种证词的准备也很重要。医疗诉讼的律师往往非常聪明并精于此类案件。医师应该同样精通相关知识，充分准备并仔细琢磨自己的证词，在回答每个问题之前停顿一下，确保适当和精确的回答。

九、专家证词

内镜医师是否按照规范进行操作以及是否履行了自己的责任，这一般都需要医疗专家进行鉴定。鉴定专家应是注册的执业医师、广受认可并在相应领域开展了多年工作的（有丰富经验）。鉴定专家应有诉讼案件之外的相应经济补偿。医疗专家的意见应是不带偏见和个人情绪的，应与原告和被告均无关联。专家需要仔细复习医疗记录和患者的陈述。患者的陈述有多方面，如誓言、供词、甚至法庭上的证词等。只要专家证人的证词富有内涵、精确并且无偏见，将会给患者、医师同行和法庭以很大的帮助。由于担心某些专家可能无法达到上述标准，有的学会推出了一些有用的指南用以参考。

如果您被要求作为专家，有一些事情需要考虑。首先，您的证词需要您同行的挑剔和审查；其次，必须做大量的辅助工作。仔细阅读病例记录，记录笔记，有的医疗诉讼可能迁延数年，在这些笔记中可能会有所发现，所有他们应该是事实，而不是主观判断；回顾相关文献，包括自己在这个领域的著作，因为对方可能查阅您的既往言论并以之为依据推翻你。他们也有机会获得您以前的专家证词，所以，您的证词必须前后一致。当宣誓后陈述证词时，要显得正式，不要尝试搞笑，恰当的时候说"我不知道"。

十、一些建议

1. 在整个医疗交互过程中，展示您对患者及其家属的关心。

2. 在您的能力许可范围内进行操作，这取决于您的培训经历和个人经验。

3. 基于学会的指南和当前的进展，明确所开展操作的规范性。

4. 避免边缘适应证，尤其是有疼痛的健康年轻患者，伴很少或不伴客观异常情况。

5. 掌握患者和技术相关的高危因素以及最大程度减少风险的方法。

6. 仔细评估您所进行操作的获益 - 风险比。

7. 胰腺操作需特别谨慎，只有在明确治疗指征的情况下才可选择预切开。

8. 如果有适当的培训和操作经验，可以给高风险的患者放置胰管支架。

9. 在操作前给予吲哚美辛栓剂，可降低术后胰腺炎的风险。

10. 获得患者知情同意的过程应细致化、个体化，并需进行记录。

11. 随诊您的患者，确定您的操作是否和预先设想的一样好。

12. 对临床事件和决策过程进行详细记录。

13. 保持警惕，确保不良事件的早期发现和处理，与患者及其家属真诚沟通，不良事件处理的整个过程中保持联系。

十一、小结

ERCP 是复杂而困难的操作，有较高不良事件发生率，医师可能会面临被起诉。内镜医师在操作 ERCP 时要懂得 ERCP 相关责任内容，包括替代性责任；要懂得在医学实践中法律准则的重要性，包括医疗事故的元素、规范化诊治和知情同意。内镜医师必须认识到对合理规范化诊治的偏差会导致 ERCP 相关医疗诉讼，包括操作适应证、操作技术、ERCP 术后管理、知情同意的内容。了解了这些，操作 ERCP 的内镜医师可以制定和采取相应的管理策略以提高患者的安全性、满意度和治疗效果，同时避免发生被起诉的情况。这些策略包括合理规范的培训、完善知情同意、详尽的记录，以及甄别发生不良事件和诉讼的患者相关和技术相关的风险因素。

最重要的一项保护措施是要向患者和家属表明，您在整个治疗过程中始终关心他们，而且这种关心与治疗结果的好坏无关。

第 14 章

主乳头插管术

Michael J. Bourke，Michael X.M.

刘群清　罗辉　译

虽然影像学检查方法和设备在过去 10 年间已有很大进步，但经内镜逆行胰胆管造影术（ERCP）仍然极具技术挑战性，易出现并发症和失败。从某种程度上说，ERCP 操作首先要面临的困难就是选择性胆管插管（SBC）。某些医疗中心的胆管插管失败率可高达 20%。反复和长时间尝试插管增加了 ERCP 术后胰腺炎（PEP）的风险，延误了最佳治疗时机，并且为后续替代治疗带来较高的风险。最近的数据也强调了对学员插管能力的适当要求（参考第 9 章）。正如预期，学员的技术成功率随着经验的积累而增加，并且通常在完成350 ～ 400 例 ERCP 操作后才能胜任胆管插管，这个阈值远高于之前的估计。

每位患者都存在了一定的术前风险（基于年龄、性别和适应证），因此插管情况决定了大部分 ERCP 的不良事件风险，也是手术成功的关键。不容忽视的是，术前选择适应证明确的患者是获得良好治疗效果和最低 ERCP 不良事件风险的前提。当需要 ERCP 治疗干预的可能性较小时，应避免诊断性 ERCP，而选用其他低风险的影像技术，如超声内镜（EUS）或磁共振胰胆管成像（MRCP）。做好术前评估和患者筛选，可以避免插管失败或过度医疗所带来的困境。这样才有助于在适当的时候决定是否需要使用更激进、潜在高风险更高的辅助技巧（如预切开）来完成选择性胆管插管。但在这种情况下，操作所带来的风险可能远远大于其可能带来的获益。因此，内镜医师要在 ERCP 术前预测到所有可能的插管情况，并已掌握各种插管方法。术中决策要时刻考虑操作意图和其带来的潜在风险。对于梗阻性黄疸的老年患者，如

未合并解剖或患者自身高危因素，可以花费较多时间尝试不同技术以完成选择性胆管插管。相反，对插管困难或疑似奥迪括约肌功能障碍（SOD）的年轻患者，如果过早或反复插入胰管，就要改变插管策略，早期放置胰管支架。有时放弃手术可能是最好的选择。

简而言之，优选快速高效的插管方法、尽量避免反复尝试是 ERCP 成功的根本所在。

一、镜下视野调整

十二指肠镜到达十二指肠降部后，术者可以通过两种操作获得乳头正面视野。

（1）一种方法是轻微左旋转镜身，送镜身2 ～ 3cm，右旋并固定小钮。然后右旋镜身，稍上推大钮、回拉镜身，内镜前端便可到达主乳头下方。我们偏爱这种方式，可以减少镜身插入长度、减轻患者不适感。当存在肠腔狭窄或肠段相对固定的情况时应十分小心，因为回拉镜身可能会撕裂十二指肠壁，尤其是在小钮被锁定的情况下。

（2）另一种方法是将内镜前端送至十二指肠降部远端，再将小钮完全右旋并固定，回拉内镜及其他操作与方法（1）基本相同。

当十二指肠降部处于游离状态（如肝叶切除术后）或主乳头位置偏低时，可能只有用方法（2）才能达到理想位置。插管前应将主乳头放在视野中央有利于观察。但由于插管器械将从视野右下方进入，插管时应将主乳头摆放在视野轻微偏上偏右的位置。如果视野被分成 4 个等象限，那么插管时乳头的最佳位置为右上象限的左下角（图14-1）。

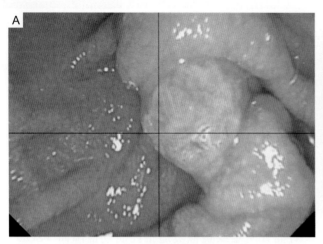 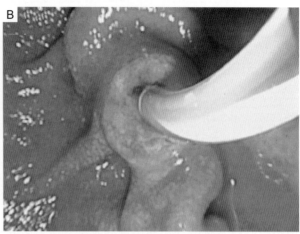

图 14-1　插管时，乳头处于显示器的最佳位置。A. 乳头长轴无扭转，开口置于屏幕左上象限的右下角，其上方可见隆起的乳头壁内段，开口处可见胆汁排流；B. 取 11 点为插管方向

为了成功进行选择性胆管插管，术者应持稳十二指肠镜，保持内镜前端低于或接近主乳头（将主乳头稳定在视野中点水平以上）。若内镜前端在主乳头上方，插管将非常困难。在获得主乳头最佳位置之前不要轻易尝试插管。有时需要使用"长镜身"才能获得理想的乳头位置，即向下推送并左旋镜身，这时镜身将抵住胃体大弯，内镜前端会到达主乳头下方的位置，在约 80% 的情况下内镜前端将从主乳头下方接近乳头。

当主乳头位置合适后，通过大钮使内镜前端远离或靠近主乳头。微调小钮将使内镜头端在主乳头上方或下方移动，而大幅度调整小钮将使内镜头端从一侧移向另一侧。主乳头的大小、形态、方向及与十二指肠的关系，乳头内部及以上胆管的假想方向，都是影响胆管插管的重要因素。如果乳头周围存在憩室，则可能会改变胆管方向（参考"憩室旁乳头"章节）。初始状态下十二指肠位置不佳的主要原因是大量注气导致的上消化道过度扩张，通常为胃腔过度扩张。抽吸气体并减少注气有利于改善位置不佳的情况，但有时需要将内镜退回胃内抽吸气体后重新进入十二指肠。操作过程中治疗暂停时，要避免非必要注气。

二、所需附件及设备（参考第 4 章）

1. 直头或弯头亲水导丝　常用直径为 0.035

英寸，也有 0.025 或 0.021 英寸的导丝；Jagwire 或梦幻导丝（Boston Scientific，Natick，Mass.）、Tracer Metro 和 Acrobat 导丝（Cook Endoscopy，Winston-Salem，N.C）或 Visiglide 导丝（Olympus Corporation，Tokyo，Japan）。对于胰管困难插管或使用 5-4-3Fr 造影管插管时，可选用 0.018 英寸的铂类头端导丝（Roadrunner，Cook Endoscopy）。其他特制的导丝在某些特殊情况下具有独特的优势。

2. 三腔括约肌切开刀（STs）　刀丝长度为 20mm、25mm 或 30mm：CleverCut3V 和 CleverCut2V（Olympus）；圆头 Fusion OMNI、DASH ST 或 Tri-Tome（Cook Endoscopy）；或 Autotome、Dreamtome、Hydratome、Jagtome 或 TRUEtome RX（Boston Scientific，Natick，MA）。

3. 3Fr 或 5Fr 胰管支架　Zimmon 或 Geenen Sof-Flex（Cook Endoscopy）；Advanix（Boston Scientific，Marlborough，MA）或 Freeman-Aliperti 支架（Hobbs Medical，Stafford Springs，CT）。

4. 产生短脉冲切割、长凝固电流的电外科发生器　ERBE VIO300（ERBE Elektromedizin GmH，Tubingen，Germany）或 Olympus ESG-100（Olympus Corporation）。

5. 针状刀（Olympus Corporation，Cook Endoscopy，Boston Scientific）。

三、插管技巧

由于现在几乎所有的 ERCP 都是治疗性操作，大多数内镜医师首次插管所用器械多为括约肌切开刀（ST）。与造影导管相比，括约肌切开刀更易进入胆管，且其方向可调节。尽管高质量的对比研究非常有限，但结果显示，与标准导管相比，括约肌切开刀更具优势。应避免 ST 盲目触碰乳头或注射造影剂等操作，这会引起乳头损伤水肿，并经常导致胰管（PD）显影。一般而言，比较理想的方法是 ST 无创性通过胆胰管共同段，并选择性插入胆管。形象地将插管操作理解为：将手从袖口伸入搭在椅背上的衬衫袖子。袖子有不同的长度和直径，或松散层叠或直而不屈。正因为无法固定衣袖，必须动作轻柔才能进入衣袖深部，若用蛮力则会使衣袖或乳头变形，往往无法成功进入。

（一）导丝或造影剂辅助插管

传统的插管方法借助初始造影剂注射，使胆管显影。但注射的造影剂多在不经意间进入胰管（PD），为了判断位置常需反复多次注射造影剂，从而使体部甚至尾部胰管逐渐显影。研究显示，PEP 风险随 PD 显影次数及程度的增加而升高。而导丝引导插管法（WGC）可以提高插管成功率并降低 PEP 风险。使用软头亲水导丝有利于胆管深插管，无须造影剂注射就可以明确是否已进入胆管，多数情况下避免了 PD 显影。即使导丝轻柔地插入胰管，也不会显著增加 PEP 风险。越来越多的研究证据表明，导丝引导插管法是更好的方法。

最近一项包含 12 项随机对照研究（RCTs）、纳入 3450 名患者的系统综述和 meta 分析评估了 WGC 和传统 CC 的有效性和安全性。与 CC 相比，WGC 的插管成功率更高（RR: 1.07,95%CI: 1.00 ～ 1.15），PEP 风险（RR: 0.51, 95%CI: 0.32 ～ 0.82）和预切开使用率（RR: 0.75, 95%CI: 0.60 ～ 0.95）更低，而且 WGC 不会增加其他 ERCP 相关不良事件风险。纳入的 10 项研究共包含 1497 名接受 WGC 的患者和 1489

名接受 CC 的患者来评估两种方法的首次插管成功率。研究间存在显著异质性（$P<0.000\,01$，$I^2=83\%$）。WGC 未加权合并的首次插管成功率为 83.6%，CC 为 77.3%。CC 的伤害所需人数（NNT）为 18（95%CI: 9 ～ 625）。在敏感性分析中，结果依然有统计学意义（OR: 1.50,95%CI: 1.05 ～ 2.14，$P=0.03$；固定效应模型，RR: 1.08,95%CI: 1.04 ～ 1.12，$P<0.00001$）。最终插管成功定义为初始插管失败，更换其他方法后插管成功。7 项交叉设计研究中有 4 项研究对比了 100 例 WGC 和 169 例 CC。更换 CC 后未加权合并的最终插管成功率为 34%，更换 WGC 后的最终插管成功率为 49.7%。但两者无统计学差异（RR: 0.74, 95% CI: 0.41 ～ 1.31；$P=0.3$）。

所有 12 项研究的主要分析中均报告了 PEP 发生率，包含 1784 名接受 WGC 的患者和 1666 名接受 CC 的患者，研究间存在显著异质性（$P=0.04$，$I^2=45\%$）。WGC 的未加权合并 PEP 发生率为 3.5%，CC 为 6.7%。ITT 分析（RR: 0.51, 95%CI: 0.32 ～ 0.82；$P=0.005$）或 PP 分析（RR: 0.51, 95%CI: 0.32 ～ 0.83；$P=0.007$）均显示，与 CC 相比，WGC 显著降低了 PEP 风险。CC 的 NNT 为 31（95%CI: 19 ～ 78）。敏感性分析的结论一致。

总之，这些结果表明 WGC 显著降低了 PEP 风险并增加了首次插管的成功率。尽管在常规临床实践中不可能单独使用任何一种技术进行胆管插管，但系统评价的结果支持 WGC 作为最合适的一线初级插管方法。

尽管证据充分，但仍有值得注意的问题。研究间的明显异质性可能来自以下因素的差异：研究设计和盲法、预防性胰管支架、括约肌预切开、插管设备、操作者经验以及学员参与情况。此外，少数研究未使用 1991 年制定的 PEP 共识定义标准。该研究另一个可能的局限性为纳入的 5 项交叉设计研究，可能降低了 WGC 的 PEP 预防效果。WGC 是否更具成本效益还有待验证。研究中的可变性也反映了真实的临床实践情况，狭窄的置信区间也说明结果非常明确,因此该研究结果适用于当前的临床实践。

这些研究中至少存在以下 3 种 WGC,根据乳头形态进行选择。

1. ST 直接插管法　用 ST 插入胆管(BD)后再送入导丝,凭导丝方向确认 SBC。这是经验丰富的 ERCP 医师常采用的插管方式,其快速成功率达 50% 以上。这种方法适用于乳头大小和位置正常,预计插管难度不大的乳头。也适用于松软下垂的乳头。

2. 浅插管深探导丝法　ST 插入乳头共同段后沿胆管方向进入 2 ~ 3mm,再轻轻送入导丝尝试探入胆道(长导丝由助手操作,短导丝可由术者或助手操作),完成 SBC。这种方法适用于松软下垂的乳头或方法 1 失败的情况;ST 可以在乳头内调整方向而不必完全撤出。通过回撤插入乳头内的 ST 以及吸气使乳头内部贴紧收紧的刀丝以取直壁内段胆管。

3. 导丝引导法　导丝头端伸出 ST 约 2mm,沿胆道方向一起插入乳头。可以使用方法 1 直接插入胆道,或方法 2 用导丝探入胆道,完成 SBC。对于小乳头或 ST 前端直径超过乳头口时,这种方法尤其适用。导丝起到引导的作用。

虽然这些方法各有不同,但最终目的都是在插管时避免注入造影剂。它们都有缺陷和风险。比如,导丝强行插入会在乳头内部形成假道。一般认为,要根据患者的具体情况,特别是乳头的形态来选择插管方法。对于松软下垂、壁内段胆管较长的大乳头,最好先用 ST 插入乳头口内,再取直胆管通道,随后用导丝或 ST 完成 SBC。关于乳头形态与 WGC 具体方法的选择值得进一步研究。

导丝头端的形状也可能是影响插管成功的因素。WGC 可以使用直头或弯头导丝;但并没有明确的证据表明哪一种导丝更好。其他形状,如 J 形和环形导丝也已经在小型 RCT 中进行了研究,并没有观察到其在胆管插管方面的明显优势。关于导丝直径的比较,尤其是对比 0.025 英寸和 0.035

英寸导丝的研究显示导丝直径并不会影响胆管插管成功率或 PEP 发生率。因此,WGC 通常使用传统 0.035 英寸直型软头亲水导丝,当然也可以选择其他导丝。

避免 PEP 是 ERCP 操作的主要目标之一,但即使专家操作也不可能完全避免 PEP 的发生,最重要的是注意基本的 ERCP 操作技巧和仔细尝试插管。另外两个方法,药物预防和胰管支架置入,也可能会降低 PEP 的风险。总体而言,现有的数据表明,直肠使用非甾体抗炎药(NSAID)可以降低 PEP 的发生率。2009—2014 年,共有 6 篇 meta 分析比较直肠使用 NSAID 药物与安慰剂在高风险和非选择人群中的 PEP 预防效果,所有结果均显示直肠使用 NSAID 药物可以降低 PEP 的发生率和严重程度,估计 NNT 为 11 ~ 17。是否应该常规使用还是仅在高危人群中使用直肠 NSAID 仍存在争议。最近两项随机对照研究在平均风险人群中评估术前常规使用直肠吲哚美辛栓的 PEP 预防效果,结论并不一致。一项 meta 分析间接比较了直肠 NSAID 药物和胰管支架的 PEP 预防效果,结果发现直肠使用 NSAID 药物可以更加有效地预防 PEP(OR:0.48,95%CI:0.26 ~ 0.87)。直接比较直肠 NSAID 药物与胰管支架的随机对照研究尚未完成,但目前至少有一项研究正在进行中。第 8 章进一步讨论了如何预防 PEP 和其他 ERCP 不良事件。

(二)乳头评估和基本技巧

让助手记录从开始接触乳头到插管成功的插管次数和时间很有帮助。要根据这些信息来判断何时更换插管方法,或终止插管。插管次数(以及插管时间)是 PEP 的独立危险因素,当插管次数超过 9 ~ 10 次后,PEP 风险将会迅速增加(图 14-2)。插管器械持续接触乳头超过 5 秒即为一次尝试插管。

十二指肠镜位置合适,仔细观察乳头及其周围结构后,就可以开始尝试插管。由于乳头位置可能会偏向肠腔一则,常需调整大小钮来获得最

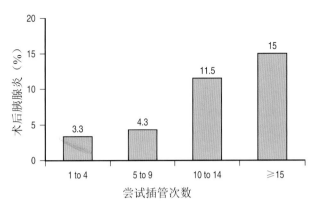

图14-2　与乳头插管次数相关的 PEP 发生率。数据来源于两项前瞻性插管相关临床试验（共纳入 732 例 ERCP）。随着插管次数的增加，PEP 发生率逐渐增加。PEP：ERCP 术后胰腺炎（图表根据下文数据重绘：Bailey AA, Bourke MJ, Kaffes AJ, et al. Needle-knife sphincterotomy: factors predicting its use and the relationship with post-ERCP pancreatitis [with video]. *Gastrointest Endosc*, 2010(71): 266‑271.）

佳的乳头位置以便于插管。乳头开口常位于乳头左上角的 11 点位置。在插管前拍摄乳头的静态图像并仔细评估其形态是很有用的。了解该区域的三维解剖结构，尤其是胆管与胰管的关系非常重要。需要从两方面评估乳头。

1. *乳头表面*　可以用时钟进行对照说明。以乳头的长轴作为参照线，乳头的最高点位于 12 点位置。然而，如果因憩室、肿瘤，高龄等情况引起十二指肠解剖变形，乳头长轴可能会向任何方向旋转（通常向左旋转），乳头表面最高点可能并不在 12 点位置。这时，还应以乳头长轴作为 12 点方向。超过 95% 的胆管开口位于 9 ～ 12 点位置，

通常位于 11 点位置。

2. *壁内段胆管*　乳头开口与十二指肠壁之间的胆管部分常被称为壁内段、十二指肠腔内段或乳头内段胆管，本文采用"壁内段胆管"的说法。壁内段胆管的长度、弯曲度和硬度往往多变，主要取决于乳头的大小（图 14-3）。多数情况下胆管方向与其开口方向一致（图 14-1），但有时与 ST 进入乳头的初始方向完全不同（图 14-4）。轻柔插入导丝或 ST 可能会成功进入胆管，使用蛮力往往会使乳头变形，尤其当壁内段胆管较长时。

插管前花一些时间来评估乳头的原始解剖结构将大大增加 SBC 成功的可能性。通常，第一次尝试插管最有可能成功，因为反复接触乳头可能导致乳头水肿堵塞开口。仔细观察乳头、评估胆管走向后，通常使用 ST 进行插管，因为其自然方向指向胆管的方向。需要注意的是，初学者的一个常见错误是 ST 指向过于水平（可以通过透视识别），导致误入 PD 或受到膈膜干扰。如果 ST 指向不合适，可以通过调整角度钮或旋转 ST 手柄来调整。如果镜下乳头位置很好，通常不需要过多调整就可以完成插管。

ST 从乳头开口左上角沿 11 点方向轻轻插入，目的是将 ST 头端置于乳头内胰胆管膈膜的上方（图 14-5）。如果胆管开口可见或乳头过小，将导丝头端伸出 ST1 ～ 2mm 更利于插管。一旦 ST 插入乳头 1 ～ 2mm，收起 ST 刀弓的同时放松抬钳器，使其更接近胆道走向。通常于此时轻压大钮以施加压力，ST 就会克服括约肌阻力进入胆管。轻轻回拉

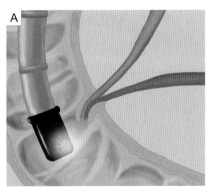
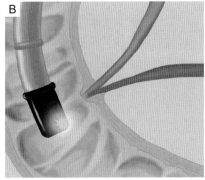
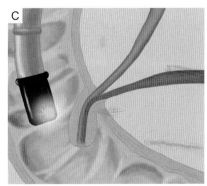

图14-3　乳头示意图：A. 正常大小的乳头；B. 壁内段短的小乳头。一旦插管越过胆管括约肌，可直接进入完成胆道深插管；C. 松弛悬垂的大乳头，可能难以获得正面插管位置、良好的胆管方向或深插管

镜身也有助于提起 ST 进入管道。接着轻轻送入导丝，根据其方向区分胰管和胆管。需要注意的是，某些情况下胰管和胆管可能相伴而行或导丝进入侧支胰管，导致难以鉴别。但插管过程中导丝通过应该毫无阻力。如果导丝进入胰管，保持 ST 位置不变，将导丝撤回 ST 内。然后进一步收刀，慢慢回

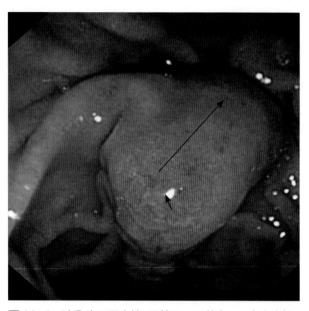

图 14-4　该乳头正面内镜，胆管开口可能在 11 点方向（短箭号），然而其壁内段（长箭号）朝向右后走行，因此插管器械在 11 点钟位置接触进入到乳头开口之后，应调整到这一轴向来完成深插管

撤 ST。ST 通常可以在乳头内轻轻地前后移动（移动范围为 1 ～ 2mm），以越过胆胰管膈膜挑起末端胆管上壁。在这一过程中，轻轻调整大小钮使 ST 轴向与胆管壁内段轴向一致。术者可能会有 ST 进入胆总管（CBD）的落空感。如果出现这种情况，则松弛 ST 刀弓以减轻壁内段变形，然后轻轻送入导丝。如果尝试 3 ～ 4 次后仍未成功，可以在透视下注入少量造影剂以判断管道结构。为了尽量避免胰管（PD）显影，建议内镜医师而不是助手注射小剂量高浓度造影剂，可以重复注射直到末端管道结构已明确。注射开始时可以采集一个静态图像，将静态图像靠近动态 X 线透视图像。这样可以协助导丝插管，包括向胆管方向调整导丝。用这种方法造影，极少会使胰头段以上的胰管显影。

　　有时导丝会顶在共同通道或胆道括约肌上（图 14-6），透视下可见导丝在乳头内形成 J 形弯曲。这时术者可以尝试慢慢回撤、再送入 ST（ST 与导丝合为一体进行操作），或者由术者或助手将导丝撤入 ST 内然后再重新送入导丝。这样做的目的是取直导丝使其进入胆管。选择性胆管插管往往会扭曲乳头（图 14-7），可能是顶在末端胆管壁上，因此即使 ST 已经进入胆管内也无法送入导丝，最终导致插管失败。如果术者感觉 ST 头端已经进入

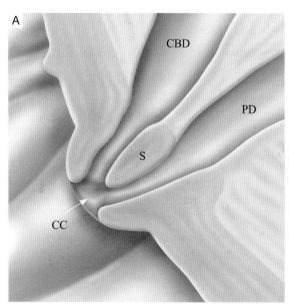
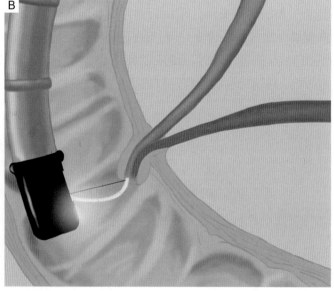

图 14-5　A. 正常乳头示意图。乳头内共同通道短，一层纤维肌性膈膜将胆胰管分隔成独立的管腔；B. 乳头括约肌切开刀插入乳头内并调整到胆管方向。CBD. 胆总管；CC. 共同通道；PD. 胰管；S. 膈膜

胆道，稍微回撤 ST 以消除扭曲（注意维持轴向），减轻对乳头的压迫，导丝就会轻松地进入胆管。有时 ST 对壁内段胆管向上压得过紧（图 14-7）或穿过十二指肠壁的胆管角度过于锐利（图 14-8），可以通过送镜身或回拉镜身至乳头上方的方法来解决。插管操作的基本原则是，在理解乳头袖套样结构的基础上，极力取直壁内段胆管，减少管腔扭曲变形。

如果一位经验丰富的内镜医师尝试插管 10 次或 5 分钟后仍未进入胆管，就需要改变插管策略（参考"困难插管"部分）。

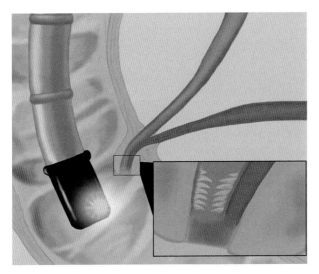

图 14-6 导丝头端陷入胆管括约肌的原理示意图

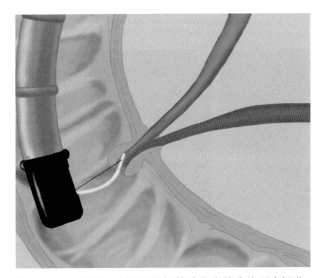

图 14-7 向胆管方向调整的插管动作会使乳头形态扭曲。一旦选择性胆管插管成功，应将扭曲的乳头形态回复至正常，以利于深插管的完成

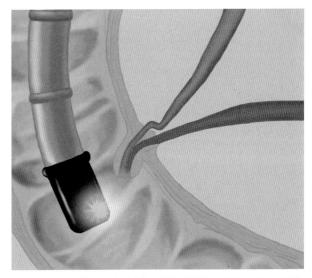

图 14-8 胆管走行经过十二指肠壁后，会有一个向下的急转，随后再转向上方头侧走行。20% ~ 30% 的胆管是这种走行方式。到导管进入到这个转折点时，暂时将内镜回拉至乳头上方，可能有助于深插管

（三）小乳头

乳头较小时，选择性插管比较困难，4 ~ 5Fr 的 ST 头端可能比乳头还要大。导丝引导插管方法特别适用于这种情况。导丝头端伸出 ST1 ~ 3mm，合为一体进行插管，具体方法如前所述。有时使用 5-4-3Fr 超细造影导管进行插管，有助于克服导丝引导插管所遇到的阻力。

（四）壶腹周围憩室

如果十二指肠壶腹周围存在憩室，乳头常位于憩室下缘或憩室内部，通常在憩室 4 ~ 8 点方向。约有 10% 的情况，乳头位于憩室内部，导致插管困难（图 14-9）。位于憩室内的壁内段胆管非常容易辨别（图 14-10），也提示了胆管走向，有助于引导 ST 的插入方向。与正常乳头相比，憩室周围乳头的胆道走向并非急转向上而是在起始段沿水平方向走行（图 14-11）。因此并不需要过度向上弯曲 ST 或导丝，标准造影导管有时更适合这种情况的插管。如果乳头位置良好，胆管插管非常容易，因为胆道括约肌的阻力似乎比普通乳头要小。一般认为，插管应该用常规方法进行；然而，由于憩室带来的解剖变形，有时胆管和胰管开口不再位于传统的 11 点和 5 点位置（尽管两者的相对关

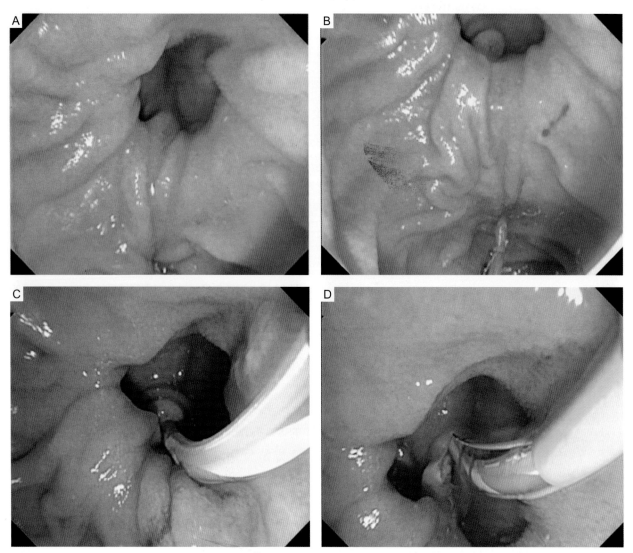

图 14-9　乳头位于憩室深处。A 和 B. 只有用括约肌切开刀向下牵拉乳头下方的黏膜后才能看见乳头开口；C. 括约肌切开刀辅助暴露乳头开口后完插管；D. 进行乳头括约肌切开术

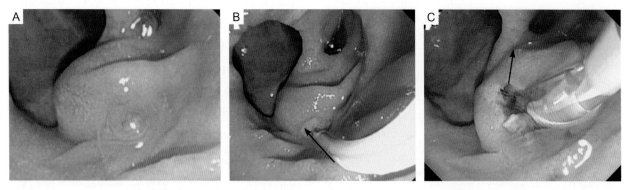

图 14-10　A. 乳头后方可见壁内段；B. 胆管起始段在憩室底部水平走行（箭号）；C. 沿箭号所示方向进行切开会很安全

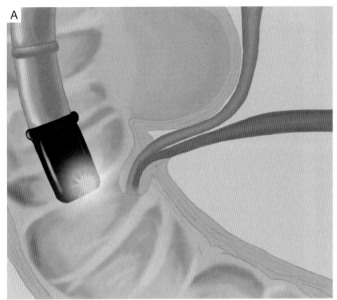
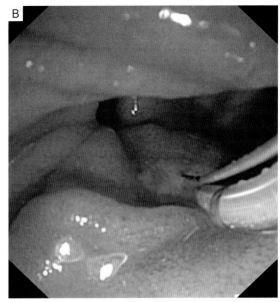

图 14-11　当乳头位于憩室旁时，胆管起始段的走向不是通常的急转朝上，而是直接水平方向走行，采用水平的插管方向更为合适

系通常是固定的），这需要引起注意（图 14-12）。如果乳头位于憩室深部或走向异常，可能需要用到特殊的操作技术：

1. 导丝反复进入胰管　保留胰管导丝或置入胰管支架有助于将乳头外翻入十二指肠腔，再使用前述的插管方法（图 14-13）。

2. 其他　还可用 ST 下压憩室外缘使乳头外翻，伺机快速插管（图 14-14），或者用一根造影管辅助暴露乳头开口，用另一根造影管插管。偶尔也可使用止血夹外翻暴露并固定乳头开口，便于插管。若憩室开口很大，可将内镜头端伸入憩室内部，获得较好的插管位置。在憩室内操作内镜要格外小心，避免导致憩室穿孔。

四、困难插管

困难插管是指可以接触乳头并进行插管操作，但选择性胆管插管难以完成。虽然目前并未形成困难插管的统一定义，但所有经验丰富的 ERCP 医师对它并不陌生。在常规操作中困难插管的发生率约为 10%，通常并没有明确的原因。定义困难插管应考虑以下因素：首次接触乳头后的尝试插管次数、尝试插管时间以及胰管显影或导丝误入胰管的次数。基于文献报道，尝试插管 10 分钟、尝试插管 5 次或误入胰管 4 次是较为合理的困难插管定义。一旦达到其中一项，无论是导丝辅助插管法还是造影剂辅助插管法，其成功率会越来越小。随着时间延长，重复尝试插管会增加 PEP 风险，而终将面临完全失败。面对困难插管，

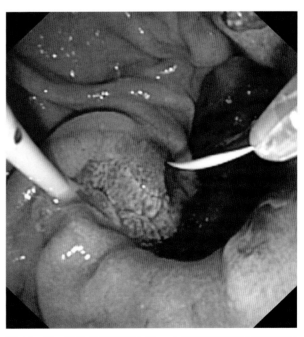

图 14-12　乳头位于憩室内缘，由于憩室导致局部解剖扭曲，乳头的长轴的扭转角度大于 90°

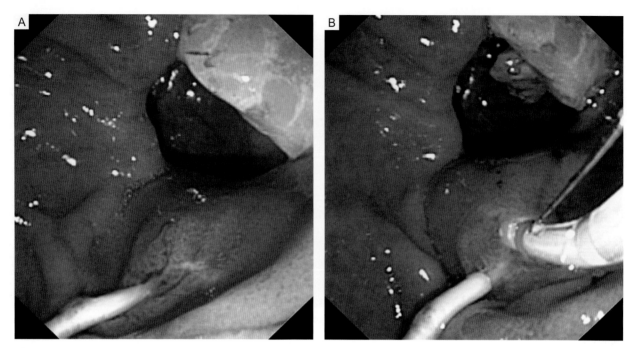

图 14-13　乳头位于憩室内。胰管支架置入后使乳头外翻，从而可以在胰管支架上方进行胆管插管

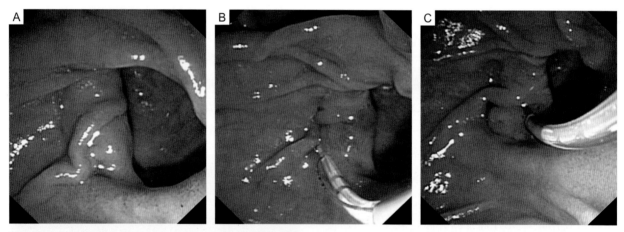

图 14-14　乳头位于憩室内缘。用切开刀推挤乳头外侧黏膜可使乳头外翻入十二指肠腔内，并趁机快速完成插管

ERCP 医师要有相应的处理策略，停止手术也是一种办法。如果器械多次进入胰管，要考虑在退镜前放置短的胰管支架以确保胰液排泄通畅。图 14-16 展示了插管策略流程图。

反复进入胰管

如果插管器械反复进入胰管而不能进入胆管，就需要考虑改变插管方法。尤其对于 PEP 高风险的患者（如进入胰管超过 4 次），要尽早做出决定，避免乳头受到更多的损伤或胰管过度显影。多次尝试 SBC 失败和胰管过度显影都会增加 PEP 风险。

可以选择下列两种方法进行尝试，这两种方法都需要置入胰管支架。插管困难时置入胰管支架可以降低患者的 PEP 风险。

1. 双导丝法（又称胰管导丝留置法）　如果有可能，尝试将一根亲水导丝置入体部胰管远端，并尽量避免损伤胰管。使用 J 形导丝或人工塑形的导丝（弯曲导丝亲水头 1cm 部分），也可在 PD 内通过轻轻施压使导丝末端成环，应小心操作避免深插入侧支胰管。J 形导丝易于通过胰管分叉成角处，避免进入侧支胰管而损伤胰腺。留置在 PD 内的导丝有助于取直壁内段胆管。结合衬衫袖

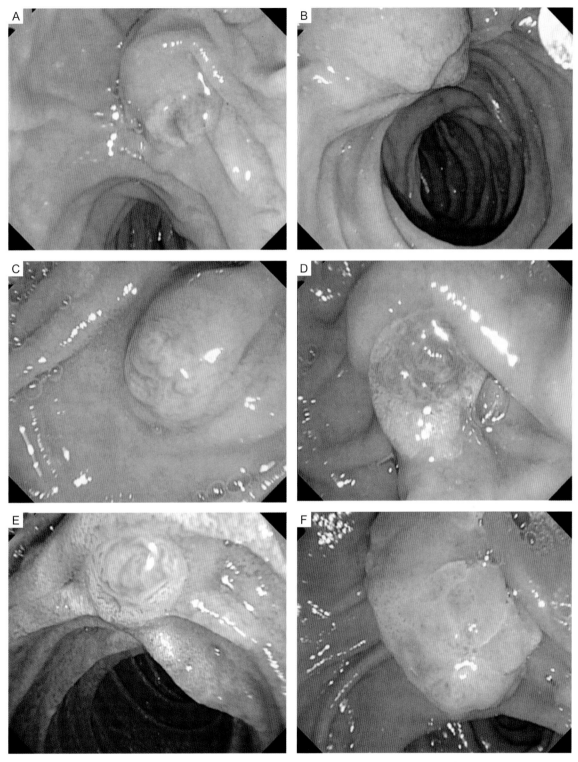

图 14-15　不同的乳头形态及相应的插管方式。A. 悬垂样乳头 / 长壁内段，插管时需将切开刀方向调整到与壁内段胆管方向一致，将切开刀尖端插入乳头开口，轻柔推送导丝，避免扭曲乳头；B. 乳头开口下垂。需要使用长镜身位置正面乳头插管；C. 乳头开口偏左。当切开刀尖端进入乳头开口时，将切开刀方向调整到与壁内段胆管方向一致，轻柔推送导丝；D. 乳头中膈膜凸出。使用导丝引导技术（见 Repeated Cannulation of the Pancreatic Duct Without Biliary Access 部分），先将导丝插入凸起的膈膜上方 11 点钟位置，然后同时推送切开刀及导丝，可能有助于选择性胆管插管；E. 乳头开口辨识不清。乳头开口位置最常见位于乳头左上角 11 点钟方向；F. 乳头腺瘤。首选需仔细观察胆管开口的位置，可能会比通常的位置更偏向中央

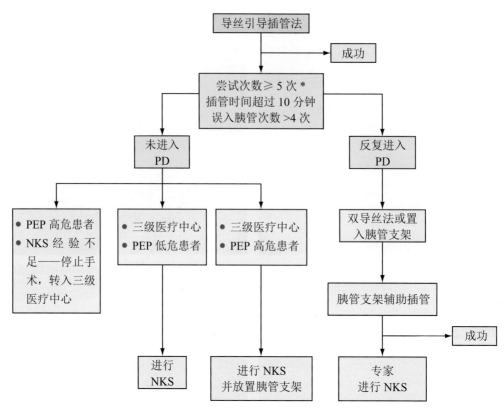

图 14-16　ERCP 选择性胆管插管流程
* 插管尝试次数根据患者发生 PEP 的风险及术者的经验不同而变化。胰管支架置入优先于双导丝法。NKS. 针状刀括约肌切开术；PD. 胰管支架；PEP.ERCP 术后胰腺炎

子的形象理解，胰管留置导丝后，相当于袖子相对固定，而且曲折的末段胆管也会被胰管导丝拉直而不易弯曲，从而使插管器械易于插入和通过。例如，存在憩室时可用这一技术来摆正乳头位置。将留置在胰管内的导丝固定好，通过十二指肠镜孔道插入用带有导丝的 ST（0.035 英寸的导丝要求使用 4.2mm 内镜孔道的内镜）至乳头前方。以位于 5 点位置的胰管导丝为参照，收紧 ST 刀弓使其向位于 11 点位置的胆道插入（图 14-17）。对于胰管细小或弯曲较多的患者，将导丝插入胰管深部不太可能，有时会造成较大创伤。这种情况下，使用 J 形 0.018 英寸或 0.021 英寸的导丝易于在胰管末端形成 2～3cm 的反折，位置相对稳定，能确保胆管插管和胰管支架置入。

2. 胰管支架后导丝引导胆管插管或 NKS　如果上述方法尝试 2～3 次后仍不成功，可以考虑放置 5Fr 胰管短支架（2～5cm），支架近段不跨越颈部胰管。选用质地软的直型支架可以减少胰

管损伤的风险。3Fr 支架需要使用 0.018 英寸或 0.021 英寸的导丝，并跨越颈部胰管以避免支架过早脱落。为了减小永久性胰管损伤，置入的 5Fr 支架不应跨越颈部胰管。需要在 2 周内完善腹部 X 线检查来明确支架是否自发脱落。如果方便，可以安排术后 6 小时腹部 X 线检查，必要时可以在同一天内取出支架。

放置胰管支架后撤出导丝，在支架上方使用 ST 尝试导丝引导胆管插管。将 ST 头端置于支架上方并下压支架，向 11 点方向插管（图 14-18），然后轻轻收刀弓，使 ST 方向与胆管走向一致，可以尝试轻轻送导丝，或轻拉镜身将 ST "提入" BD。若此方法失败，经验丰富的 ERCP 医师可以考虑在支架上方进行 NKS（针状刀括约肌切开术）。停止手术，择期再尝试插管或转至三级医疗中心，也不失为一个好的选择。如果 ERCP 专家进行了合适和足够的 NKS 后但仍未成功，数日后再次尝试插管往往能够成功。最好在 48 小时后进

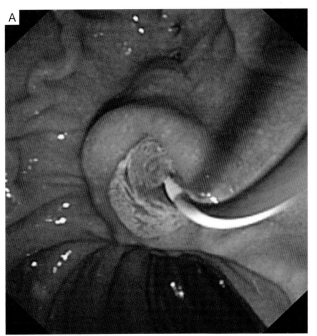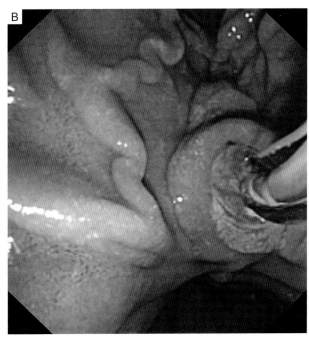

图 14-17　首先将导丝插入胰管，随后用导丝引导或括约肌切开刀直接进行胆管插管

行再次手术，此时乳头水肿已经消退。对于各种难度的困难插管，转入三级医疗中心后的插管成功率均可达到 95% ～ 100%。

　　一项包含 274 名患者的多中心、前瞻性随机对照研究结果显示，与继续尝试单导丝插管相比，双导丝法并不会增加成功率（*RR*：1.01，95%*CI*：0.07 ～ 1.05，*P*=1）或降低 PEP 风险（*RR*：1.17，95%*CI*：0.71 ～ 1.94，*P*=0.53）。一项回顾性研究在困难插管患者中对比了胰管支架辅助的导丝引导插管法（WGC-PS）和双导丝法（DGT）。结果发现两者的成功率相似[66.7%（60/90）vs 70.1%（61/87），*P*=0.632]，提示这两种方法均可以作为困难插管的备选方法。DGT 组 26 名插管失败的患者交叉接受WGC-PS 后，有 14 名患者成功，总体上减少了针刀预切开的使用率。两者的 PEP 发生率分别为 3.3%和 10.3%（*P*=0.077）。以上结果支持我们的结论，即重复误入胰管后放置 5Fr 短的胰管支架不仅有助于选择性胆管插管，还可以降低 PEP 风险。

五、针状刀括约肌预切开术（参考第15 章）

　　针状刀括约肌切开术（NKS）或括约肌预切开术是一项高级内镜操作，通过切开分离乳头黏膜及黏膜下层以暴露胆管开口。对于经验丰富的内镜医师，预切开是一种重要而安全的补救技术。一项多中心 RCT 为困难插管后使用 NK 提供了循证医学证据。这项研究将 WGC 插管失败的患者（尝试插管 10 分钟或误入胰管 5 次）随机分配入早期预切开组（针刀造瘘）和继续 WGC组（继续尝试插管 10 分钟）。如果选择性胆管插管仍不成功，内镜医师决定行 NKS 或继续尝试原有方法。结果显示，单次 ERCP 的总体成功率为85%，两次 ERCP 的总体成功率为 94%。NKS 明显减少了 PEP 发生率（2.6% vs 14.9%，*OR*：1.8，95%*CI*：1.38 ～ 1.48，*P*=0.008）。另外一项比较困难插管后使用早期 NKS 和继续标准插管方法的前瞻性 RCT 也支持该结论，结果显示早期插管失败是 PEP 的危险因素，而早期预切开并不会增加 PEP 的风险。随后包含这两项研究和其他三项RCT、共 523 名患者的 meta 分析显示，对于困难插管，早期 NKS 提高胆管插管成功率（*RR*：1.32，95%*CI*：1.04 ～ 1.68）。早期 NKS 和标准组的总体 PEP 发生率无差别。但是，仅包含经验丰富内镜医师操作（无学员参与操作）的亚组分析显

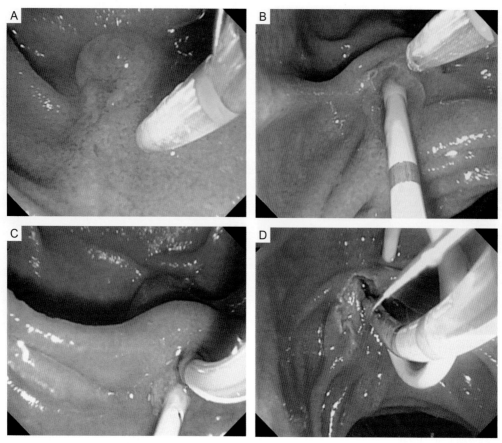

图 14-18   经小乳头开口插管，置入 5Fr 胰管支架，使用括约肌切开刀在支架上方朝向胆管方向插管

示，早期 NKS 明显降低了 PEP 风险（*RR*：0.29，95%*CI*：0.10 ～ 0.86）。尽管这项 meta 分析纳入的个别研究存在方法学问题，但目前的证据支持专家操作的早期 NKS 可以提高插管成功率，降低 PEP 风险。需要注意的是，这项技术只能由受过良好培训、经验丰富的内镜医师进行操作。

NKS 技巧

针状刀的刀丝不应超过 3mm。不同类型的针状刀都有固定刀丝长度的装置。然而，即使刀丝长度被固定，在针状刀进出内镜或受到抬钳器挤压时，刀丝长度仍会变化。因此，只需将刀丝伸出 2 ～ 3mm（根据乳头大小而定），这样便于针状刀头端鞘管抵住乳头开口上方，容易控制切割深度。NKS 前置入胰管支架有 3 个优点：NKS 操作过程中保护胰管开口；将壁内段胆管取直便于切开；NKS 完成后便于定位胆管位置。胰管支架一般位于胆管开口的 5 点方向。针状刀在乳头开

口上方 12 点钟位置开始切开，沿乳头长轴向上朝 12 点钟方向以每次 2mm 的长度使用短脉冲切割电流逐步切开。主要目标是以可控的、逐步切开的方式进行单向切开，尽量减少过量的热损伤。这项操作的目的是暴露胆管开口，而不是切开胆管末端，当然有时也会切开胆管。一旦乳头被切开，用 NKS 导管将整齐的切缘向两边推开。常能看见小红点或乳头样结构，胰管支架位于它的 5 点钟方向（图 14-19）。内镜吸引时仔细观察会发现有胆汁流出，有助于定位胆管开口（图 14-20）。然后可以用带导丝的 ST（导丝露头引导）或 5-4-3Fr 的造影导管进行选择性胆管插管。如果用 ST 插管方法，要把导丝和 ST 合为一体使用，像进行小乳头插管那样进行操作。导丝引导非常重要，只要轻柔仔细地操作，柔软的亲水导丝便不会在剖缘组织层间形成假道。相反，造影导管较钝的头端一般大于暴露的胆管开口，可能会损伤剖开的组

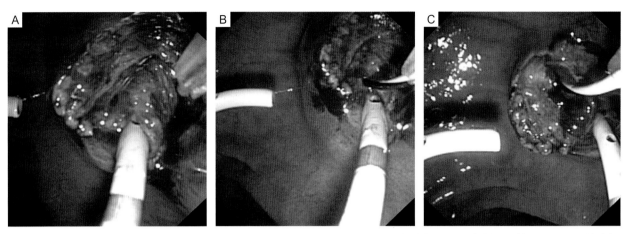

图 14-19　针状刀切开。图 A 和图 B 显示切缘干净，推开切缘后可显露出胰管支架上方红点状的胆管开口。随后按常规操作完成乳头括约肌切开术

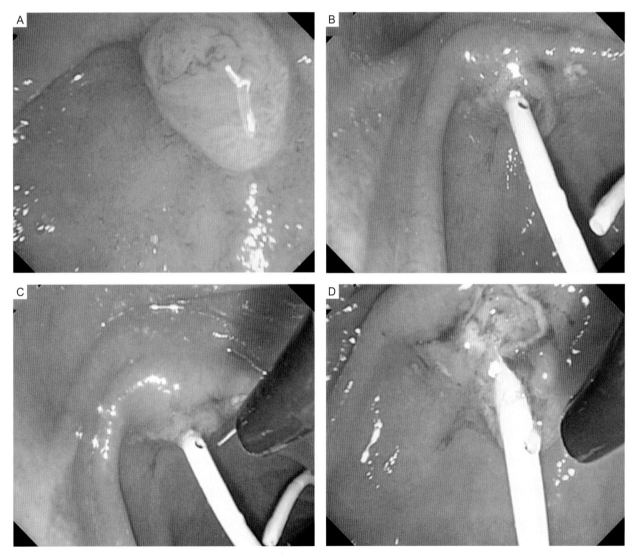

图 14-20　A. 原始乳头；B.5Fr 单猪尾塑料胰管支架置入后；C. 使用针状刀切开进入胆管；D. 乳头切开术后，胆管开口仍显露不清，以胰管支架作为参考去寻找胆管开口，可以看见支架上方 11 点钟方向有少量胆汁排出

织层。因此，不建议用导管或导丝用力盲目探插。最新的十二指肠镜具有优良的成像能力，可以清晰地识别剖开的各层结构并进行精确定向。导丝顺畅地进入到肝内胆管，就标志着 SBC 成功。接着跟进 ST 或造影导管，进行 BD 造影。当导管位置较低时，最好避免注入造影剂，因为 NKS 切开的壁内段组织容易出现造影剂外渗。插管成功后，应以常规方式进行胆道括肌切开（图 14-21）。胰管支架应至少留置 72 小时。

六、胰管插管术

胰管开口通常位于乳头开口的右下象限，一般在 5 点位置（图 14-5）。不同于胆管插管，常使用短镜身进行胰管插管，镜身平齐或略高于乳头、稍偏向左侧。导管方向趋于水平，而非向上。

倾向于使用导丝轻插管而非造影剂辅助插管，导丝进入胰管后，可以单次缓慢连续地注射造影剂完成胰管造影。通常可获得高质量胰管显影（尽量减少造影剂外渗或不必要的分支胰管显影），而不会增加胰管压力、妨碍胰液流出以及增加 PEP 风险。为了减少 PEP 风险，要尽量控制尝试插管次数、造影剂注射次数以及造影剂的总量。如果 0.035 英寸的导丝通过胰管阻力较大时，可以选择较细的导丝（0.025 英寸或更细）。对于胆道括约肌完全切开的患者，胰管开口常位于切开乳头的右侧，胆管开口下方。胰管开口可位于右切缘的任何部位，但通常位于中部。在残余的乳头结构，如黏膜瓣中仔细寻找往往能发现胰管开口（图 14-22）。尽管该

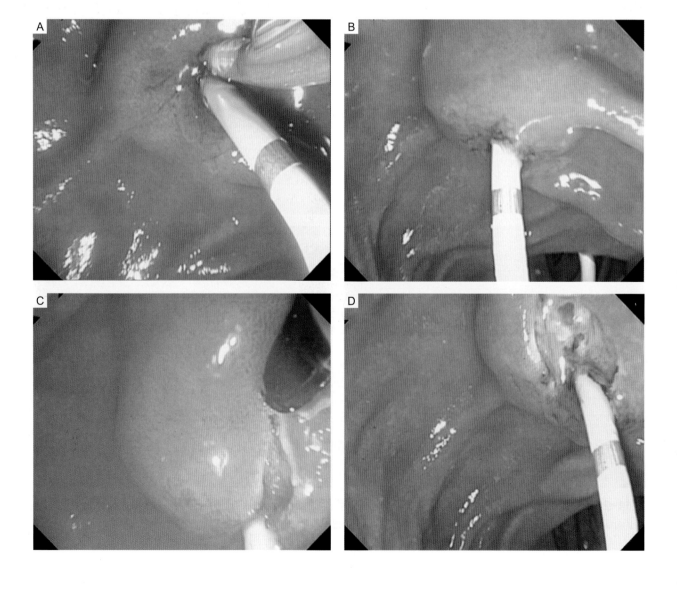

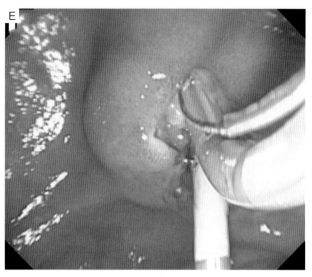
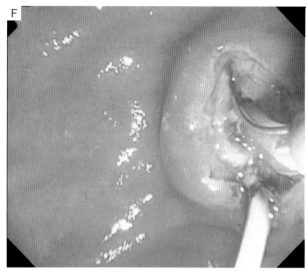

图 14-21　A. 置入胰管支架后，该乳头仍然插管困难；B. 针状刀预切开是针对壁内段长的乳头的理想插管方法；C 和 D，使用针状刀预切开后，所暴露的胰管支架上方切口顶端的红点即是胆管开口；E 和 F，完成深插管和乳头括约肌切开

方法常用来协助胰腺分裂患者的副乳头插管，但静脉使用胰泌素也适用于主胰管的定位与插管。

七、质量控制和强化疗效（参考第 12 章）

胰胆专业及其内镜医师的最大挑战是如何最安全有效地实施 ERCP 手术，而高质量插管技术是 ERCP 临床实践的基石。规范插管操作是建立质控安全体系的起点。操作规范的框架随着病例资料的积累、术者和助手技术的提高或其他可用资源的发展而不断完善。手术量大、病例资源丰富的三级医疗中心应实施更高级和更全面的插管操作，而社区医院并不适合开展这些操作。

前瞻性收集资料，包括各类插管参数以及对应的临床随访结果；鉴别、记录不良事件，并进行及时反馈，形成良性循环。召开病例讨论会评价和分析临床结果，并进行周期性总结。全面了解个人及团队操作的临床结果，有助于逐步提高操作质量和安全性。

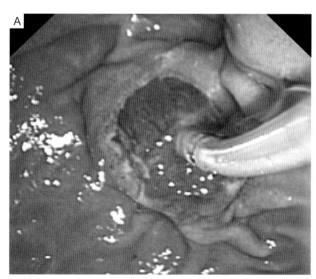
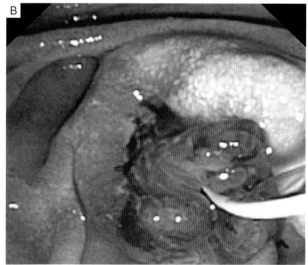

图 14-22　A. 胆管括约肌切开后，胰管开口通常位于切开乳头的右侧缘；B. 如果切开后可见乳头内有分叶状黏膜结构，胰管开口通常位于这些结构的边界内

第 15 章

十二指肠乳头括约肌预切开术

Sujievvan Chandran, Gary May, Paul Korton
曾 伟 罗 辉 译

ERCP 的首要步骤是完成目标管道深插管，多为胆管插管。即便是首要步骤，对于经验丰富的内镜医师而言仍具有挑战性。胆管深插管成功是完成任何 ERCP 诊断及治疗的必备条件。随着技术发展，CT、MRCP 和 EUS 能够精确判断和定位胆胰管病变，使得诊断性 ERCP 的运用受限。目前诊断性 ERCP 仅限于 SOD 测压、胆胰管病理取样及胆管镜 / 胰管镜检查，但这些操作都需要首先完成深插管。

专家的插管成功率为 90% ～ 95%，因此胆管深插管的失败率为 5% ～ 10%。在初次胆管深插管失败的情况下，需要替代方法。1980 年，Siegel 首次提出使用针状刀进行括约肌预切开术。预切开技术对于许多内镜医师来说仍具有挑战性，常由专家来操作，因为它比较复杂，而且会增加 ERCP 相关不良事件的风险。与传统乳头括约肌切开术不同，预切开术通常并非计划之中。因此，掌握预切开的使用技巧和时机是非常重要的。

本章节主要讨论预切开技巧、辅助器械、结果和不良事件。我们还讨论其适应证、禁忌证以及相应的临床研究证据。一些特殊情况将不在本章节中讨论，如对于比罗 II 式吻合术后或胰腺分裂患者，在胰管支架基础上进行预切开（参考第 21 章和第 31 章）。

一、乳头括约肌预切开术的适应证

胆管插管是 ERCP 的关键步骤之一（参考第 14 章），其成功与患者的解剖情况、内镜医师的操作经验、可供选择的附件器械及替代方法（如经皮和 EUS 引导的胆管入路）有关（参考第 32 章）。

即使是经验丰富的内镜医师也有初次插管失败的可能，这种情况下需要使用替代方法。乳头括约肌预切开术包含多种技巧，早期的研究认为其会增加 ERCP 术后胰腺炎（PEP）的风险，因此预切开常作为内镜专家的最后招数。但当尝试胆管插管时反复进入胰管，就需要考虑进行乳头括约肌预切开术。因此，适时改变插管方法非常重要。近年来越来越多的文献指出，早期使用替代方法并不会明显增加不良事件的风险。在壶腹部受到损伤前、导丝反复进入胰管和（或）胰管反复显影时，需要早期使用替代方法。在预切开前，有两种替代办法可供选择。作者经验是，如果选择性胰管插管成功，可以使用双导丝法（DGT），在胰管内留置导丝并退出导管。然后使用预装导丝的乳头切开刀或造影导管从胰管导丝旁进入并进行胆管插管。胰管内的导丝可以取直壁内段胆管，便于胆管插管。如果双导丝法胆管插管失败，可以放置 3Fr 或 5Fr 胰管支架，然后尝试在胰管支架上方进行胆管插管。如果仍未成功，则需使用乳头括约肌预切开术。

标准插管方法失败后，决定是否进行预切开主要取决于以下几个因素，包括 ERCP 适应证、内镜医师的经验以及是否有其他进入胆管的替代方法（例如，放射介入或 EUS 技术）。预切开的使用率存在明显差异，据报道为 1% ～ 38%。对于困难插管，预切开的初始成功率为 70% ～ 90%，因此胆管插管的总体成功率接近 100%。

标准插管法失败后，可供选择的替代方法包括：停止手术、择期再次尝试或将患者转诊至更有经验的内镜医师或内镜中心。另外一些技术，如经皮或

EUS 引导下会师技术也是插管失败后可选择的替代方法。然而，在大多数情况下，乳头括约肌预切开术是优先于其他替代方法的首要选择。预切开需要由经验丰富、熟练掌握该技术的内镜医师进行操作，这点非常重要。如果操作者无相关经验，最好终止操作，寻求他法（框 15-1）。

> **框 15-1　胆管插管失败后的替代方法**
>
> - 及早改变方法
> - 双导丝法
> - 胰管支架辅助的导丝插管法
> - 乳头括约肌预切开术

二、预切开附件

具备乳头括约肌预切开术所需附件及设备非常重要。预切开最常用的器械是针状刀，其设计特点为可伸缩刀丝，并且可以通过手柄控制刀丝长度。刀丝通过电外科手术电流对黏膜进行切开，可以通过抬钳器或大钮来控制刀头的切开方向。针状刀头端的刀丝长度可调节（4～7mm），导管可为单腔、双腔或三腔结构。双腔或三腔结构的优点是可以预装导丝，以便对切开区域进行导丝探插，而不需要更换器械。头端绝缘的针状刀可以保护乳头开口，其功效和安全性与普通针状刀相当，但尚未广泛使用。另一种乳头预切开刀为 Erlangen 型切开刀，与标准拉式括约肌切开刀相似，切割刀丝长度仅为5mm，导管头端长度小于 1mm。

在预切开过程中，使用软头亲水导丝有利于插管。我们建议使用带有脉冲模式的电外科手术单元，内置的微处理器控制产生交替的切割和凝固电流，并可以根据组织电阻变化进行自动调整。这有利于逐步切开，精准控制切割方向、深度和长度。如果遇到术中出血导致的视野模糊，可以使用稀释的肾上腺素溶液（1∶20 000）冲洗切开部位。

三、预切开技巧

预切开的原理是切开壶腹的十二指肠部分以暴露胆管开口，并实现胆管深插管。传统乳头括约肌切开术的目的是扩大胆管开口以取出结石和置入支架。因此，预切开的目的纯粹是进入胆管，偶为进入胰管（框 15-2）。

> **框 15-2　预切开技巧**
>
> - 针状刀经乳头口预切开
> - 针状刀在乳头顶部造瘘
> - 针状刀在胰管支架基础上预切开
> - 短鼻子弓状刀切开
> - 经胰管预切开（胆胰管膈膜切开）

在进行括约肌预切开前，了解肝胰壶腹部的三维解剖结构非常重要。进入十二指肠壁之前壶腹内部的胆胰管共同段逐渐变细。壶腹部结构包括胆管、胰管，覆盖胆胰管的壶腹括约肌可以控制分泌物的流动。十二指肠黏膜和黏膜下组织覆盖壶腹。进入十二指肠壁的末端胆、胰管有几种解剖形态。最常见的形态是导管汇合形成长约5mm 的共同通道进入十二指肠壁。多数情况下，胰管在乳头开口 1 点位置直行进入壶腹，故插管比较容易（图 15-1）。胆管在乳头开口 11～12 点位置平行于十二指肠壁进入壶腹，更为表浅。由于预切开技术为徒手操作，因此必须了解壶腹部的三维解剖结构（框 15-3）。

> **框 15-3　预切开的原则**
>
> - 理解乳头解剖结构
> - 逐层轻柔切开乳头
> - 根据乳头结构进行预切开
> - 完成深插管前避免注射造影剂
> - 多次进入胰管时，要置入胰管支架

（一）经乳头口预切开

最常用的预切开方法是徒手针刀技术，从乳头开口朝乳头顶部进行切开（图 15-2；例 15-1和例 15-2）。开始切开前，首先用导管"比划"切开操作，以确保实际切开方向良好（类似于打高尔夫球时的挥杆练习）。切开方向至关重要，而且关乎成败。可以使用抬钳器控制切开方向。Howell 建议通过回拉镜身的方法实现可控式、安全切开。针状刀的刀丝长度为 4 ～ 7mm，但通常我们只露出 2 ～ 3mm。针尖位于乳头开口上缘，通电后在乳头突起部分切开 2 ～ 5mm 的切口。切开的长度和深度取决于乳头的大小、结构以及十二指肠壁内段乳头的长度。作者建议小幅度、多次、逐步、逐层切开。在切开过程中连续调整针状刀以避免深部热损伤。一旦黏膜被切开，使用导管将切开的黏膜推向两侧以露出括约肌。轻微吸引会凸显括约肌，并可能促进胆汁流出。仔细检查切开部位，寻找胆管

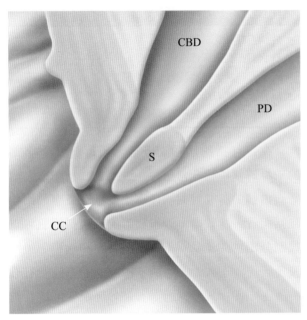

图 15-1 乳头
CBD. 胆总管；CC. 共同段；PD. 胰管支架；S. 膈膜

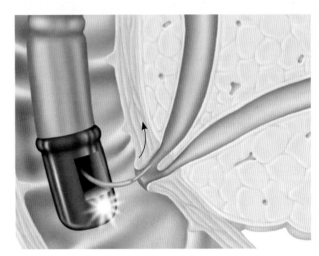

图 15-2 针状刀从乳头开口处开始预切开

例 15-1 造瘘术：壶腹部肿瘤

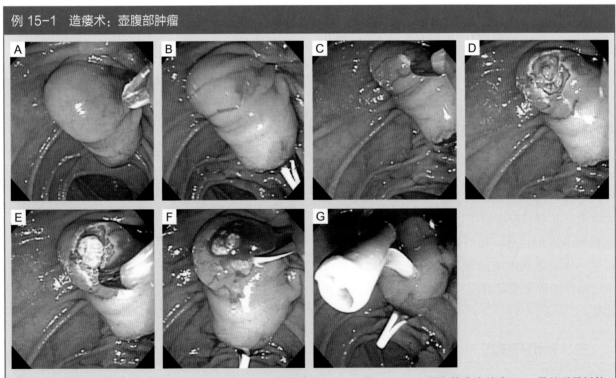

A. 原始乳头；B. 胰管支架置入；C. 乳头造瘘术切开黏膜层；D. 胆管开口；E. 脱出的乳头肿瘤；F. 导丝引导插管；G. 胆管和胰管支架置入

例 15-2　从乳头开口上方预切开

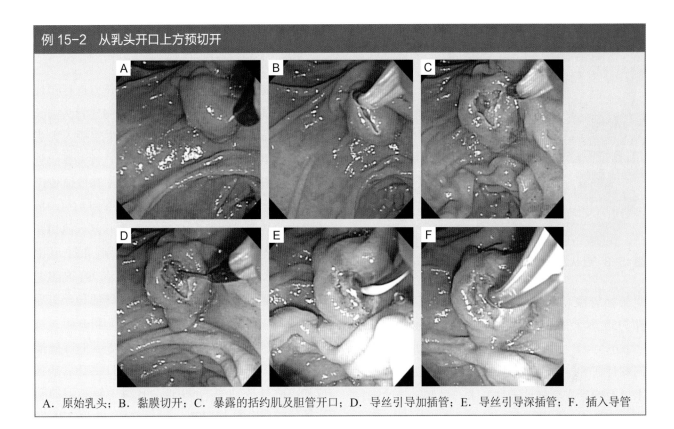

A. 原始乳头；B. 黏膜切开；C. 暴露的括约肌及胆管开口；D. 导丝引导加插管；E. 导丝引导深插管；F. 插入导管

表面小结节，通常表现为粉色或褐色结节。收回刀丝，使用导管和（或）导丝轻轻探探插切开区域。需要注意的是，完成深插管前要避免用力探插或注射造影剂，因为黏膜下注射可能会影响后续插管。作者推荐使用亲水导丝探插预切开部位。一旦完成胆管深插管，就可以更换标准括约肌切开刀来完成括约肌切开。如果插管仍不成功且患者状况稳定，可以中止手术，48～72 小时后再次尝试插管。那时乳头水肿已经消退，胆管开口更易识别。继续尝试插管的成功率为 80%～100%。但根据临床情况，如果胆道引流比较迫切（如严重的胆管炎），可能需要放置经皮导丝和（或）引流，或经 EUS 引流（如果可行，可在 ERCP 术中完成）。

（二）造瘘术

与其他三级医疗中心一样，作者更倾向于使用针刀造瘘术，尤其是无法置入胰管支架时。当大结石嵌顿在乳头口时，针刀造瘘术也是首选办法。其优点是避免对胰管开口造成热损伤，理论

上降低了 PEP 风险。这项技术也主要适用于壁内段胆管扩张的情况。针刀造瘘后可以向上（从乳头向十二指肠壁方向切开）或向下（从十二指肠壁向乳头方向切开）切开，取决十二指肠乳头的解剖结构，造瘘点（图 15-3）以及操作者的习惯。作者倾向于在乳头口上方 2mm 处进行造瘘，然后向上朝横向皱襞进行切开。当选择向下切开时，造瘘点应该位于横向褶襞下方 11～12 点位置，向下切开至接近乳头口的位置。通过联合控制内镜、大钮、抬钳器来控制切开的深度和方向。向下切开尤其适合小乳头的患者，理论上可以最大程度地减少十二指肠穿孔的风险。当使用针状刀徒手切开时，要避免在 11～12 点以外的范围内切开，以免引起腹膜后穿孔。术中可以喷洒稀释的肾上腺素溶液（1：20 000）进行止血和清理视野。而黏膜下注射肾上腺素盐水会引起解剖结构变形，应尽量避免。

比较各种预切技术的数据非常有限。第一项前瞻性随机研究在 103 名患者中比较了针刀造瘘术和经乳头口预切开术的效果。虽然两种方法的

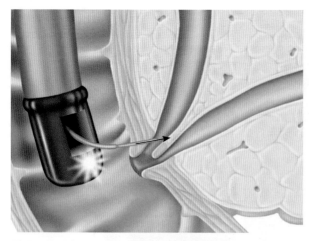

图 15-3　针状刀从乳头开口上方开始预切开（造瘘术）

胆管插管成功率无明显差别（91% vs 89%），但针刀造瘘术的 PEP 发生率更低（0 vs 7.59%，P < 0.05）。第二项研究为对比三种预切开技术的回顾性研究：针刀造瘘术、徒手经乳头口预切开术以及胰管支架辅助预切开术。虽然三者的插管成功率没有明显差别，但针刀造瘘术的 PEP 发生率更低（分别为 0、6% 和 3%）。另一项回顾性研究在 283 名患者中评估了三种预切开策略：经乳头开口预切开术、针刀造瘘术以及经胰管预切开术。虽然三者在插管成功率方面无明显差别，但针刀造瘘的 PEP 发生率更低（分别为 3%、21% 和 22%）。

（三）头端绝缘的针状刀

来自韩国的研究团队报道了使用头端绝缘的针状刀（Iso-Tome，MTW Endoskopie，Wesel，Germany）进行预切开，可防止在乳头口产生过多电流。研究报道的插管成功率为 92%，但轻型 PEP 的发生率为 20%。来自香港的研究团队报道了使用刀丝头端呈弧形且绝缘的针状刀进行预切开。这种改良针状刀的刀丝头端为弧形并且带有绝缘的玻璃头，以便抬起乳头顶部进行切开。小样本研究表明，其插管成功率 100%，无明显不良事件。近期，来自土耳其的研究团队报道了一种混合 Iso-Tome 针状刀，其头端为球形陶瓷绝缘体，体积比较小。研究中患者被随机分配入标准针状刀或 Iso-Tome 预切开组，但无论是插管成功率还

是不良事件发生率均无显著差异。

（四）短鼻刀预切开术

Sohendra 使用短鼻拉式乳头切开刀进行预切开术，短鼻刀使用单根刀丝，刀丝前导管头端长度仅为 1mm（图 15-4）。将短鼻刀头端插入乳头开口，朝 11 点钟方向切开乳头黏膜，并暴露胆管开口，切开长度约 5mm。Binmoeller 等报道使用短鼻刀后，首次 ERCP 的插管成功率为 91%，再次操作的插管成功率为 100%。与常规括约肌切开术相比，不良事件发生率无明显差别，PEP 发生率为 2.7%。来自德国的另一项研究将 291 名胆道疾病患者随机分配至 A 组（接受传统的导丝引导胆管插管，仅在失败时进行预切开）和 B 组（接受短鼻刀预切开）。A 组中有 42 名患者的常规插管失败，转变至短鼻刀预切开后有 41 名患者插管成功，总体成功率为 99.3%。B 组中短鼻刀的初次插管成功率即为 100%。两组的轻 - 中度 PEP 发生率无差别（A 组为 2.9%，B 组为 2.1%）。最近一项研究进一步证实了短鼻刀括约肌预切开术的安全性，该研究回顾性地比较了接受传统插管和预切开的患者。两组的不良事件发生率无显著差异。与针状刀相比，短鼻刀括约肌预切开术的优势包括：①切开方向更可控；②可以使用同一设

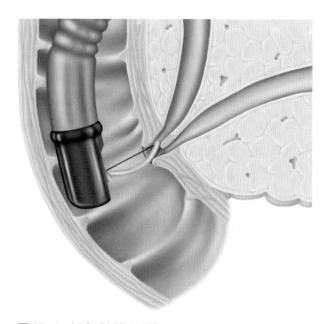

图 15-4　短鼻式括约肌预切开刀

备完成常规括约肌切开术。然而，由于括约肌切开刀的刀丝接近胰管开口，有增加胰管损伤的潜在风险。

（五）经胰管预切开术

Gofl 报道使用标准拉式括约肌切开刀进行经胰管预切开，将括约肌切开刀插入胰管开口，然后朝 11 点方向逐步进行小幅切开，以切开胰、胆管共同通道（膈膜切开术）（图 15-5）。胆道开口暴露后可以尝试胆管插管。研究报道的成功率和 PEP 发生率分别为 96% 和 1.96%。这种技术类似于传统的括约肌切开术，难度较低，更加容易实施。在过去的 10 年间，已发表了许多关于导丝引导经胰管括约肌预切开术的报道，胆管插管成功率为 85% ~ 96%，PEP 发生率为 5% ~ 10.4%。最新文献表明，与针状刀括约肌预切开术相比，这项技术具有相似或更高的插管成功率，但风险相当。最近一项包含 149 名困难插管患者的随机对照研究（RCT）显示，与针状刀括约肌切开术相比，经胰管括约肌切开术的插管成功率更高（95.9% vs 84.2%），插管时间更短（193 秒 vs 485 秒），而风险无差别。然而，这项技术仍存在一些问题，不必要的胰腺括约肌切开（总是伴随这种技术发生）的长期后果尚不清楚。

（六）非常规技术

Burdick 使用一种经假道切开技术成功进入 6

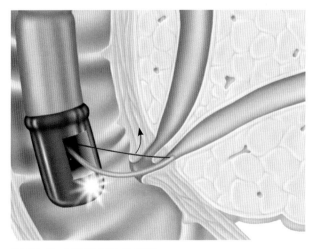

图 15-5　经胰管括约肌切开

名患者的胆道。括约肌切开刀在导丝引导下刺穿乳头壁内部分到达肠腔，切开假道后可以进入胆管。探插乳头的过程中可能会形成完全或不完全的假道，导丝可以通过假道进入十二指肠腔，通常在乳头上缘穿出；然后切开刀进入假道内切开乳头壁内段，分开乳头黏膜后可观察到胆、胰管开口。有 4 项小型研究对这项技术进行了评估，首次尝试成功率为 75% ~ 100%，1 ~ 4 周后第二次尝试插管的成功率接近 100%。在 2 项研究中，经假道切开术的成功率高于针状刀预切开术（94.1% ~ 100% vs 91.5% ~ 94%），且不良事件发生率更低（4.5% vs 8.5%）。改良的经假道切开术也有报道，如在困难插管时人为造成假道完成插管，成功率及不良事件发生率与 Burdick 法相似。

Artifon 等使用新型针刀刺穿乳头后再进行球囊扩张完成选择性胆管插管。成功率为 89.2%（25/28），并未发生 PEP。需要注意的是，这种穿刺针比较柔软，而且能通过导丝，并未广泛使用。

（七）使用胰管支架

对于 PEP 高风险患者，放置胰管支架（参考第 22 章）可以显著降低 PEP 的风险。在预切开前置入胰管支架不仅可以保证胰管引流通畅，还有助于判断胆管的解剖方向。置入胰腺支架还可带来心理上的优势：看到胰液从支架内流出可以解除内镜医师关于过度操作导致胰腺炎的顾虑，集中精力进行预切开操作。

关于预防性胰管支架在困难插管中应用的报道很多，但在预切开过程中应用胰管支架的报道很少（图 15-6；例 15-3 和例 15-4）。一项单中心前瞻性随机对照研究纳入了 151 名胆管插管失败并拟行括约肌预切开术的患者。其中 93 名患者放置了胰管支架（5 ~ 7F，长 2 ~ 2.5cm），并在胰管支架基础上进行针刀括约肌预切开以获得胆道通路。一旦成功进入胆总管并进行常规括约肌切开后，将患者随机分配入立即拔出支架组和留置支架组。剩余 58 名未置入胰管支架的患者接受针状刀括约肌预切开术。与立即拔出支架组相比，留置支架组的 PEP 发生率（4.3% vs 21.3%，$P=0.027$）和严重程度（中重度胰腺炎，0 vs 12.8%，$P=0.026$）均较低。一项回顾性队列研究在 134 例患者中对比了无胰管支架预切开和胰管支架辅助预切开的不良事件发生率，发现胰腺支架组的轻度至中度 PEP 发生率更低（6.1% vs 19.4%，$P=0.028$），胆管插管成功率更高（96.9% vs 86.1%，$P=0.0189$）。

由于报道结论尚不一致，预防性胰管支架的最佳长度，直径和设计仍存在争议。笔者的经验为，在胆管困难插管和导丝反复进入胰管的情况下，即使没有胰管造影，建议在尝试预切开前置入一枚短的（3 ～ 5cm）5Fr 胰管支架。如果胰管插管失败，无法置入胰管支架，就选用理论上能避免胰腺开口热损伤的预切开技术（如造瘘术）。

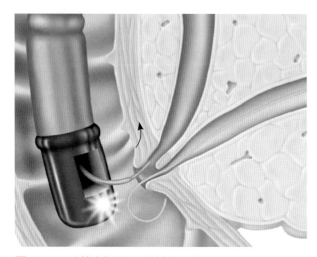

图 15-6　胰管支架置入后针状刀预切开

四、不良事件（参考第 8 章）

过去认为括约肌预切开会增加不良事件（尤其是 PEP）的发生率。然而，在过去，只有当多次尝试胆管插管失败、乳头受到创伤、导丝多次误入胰管和（或）胰管内造影剂注射后才使用预切开这一补救措施。早期文献报道的针刀预切开术相关的不良事件发生率并不一致，为 2% ～ 34%。近期多项 meta 分析认为，对于困难插管，早期预切开可降低 PEP 的风险。

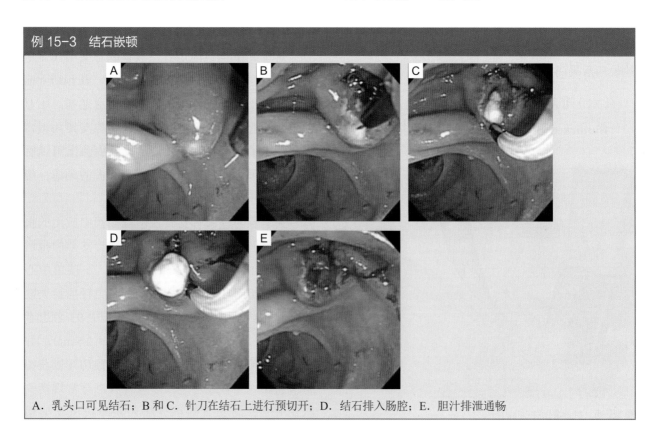

例 15-3　结石嵌顿

A. 乳头口可见结石；B 和 C. 针刀在结石上进行预切开；D. 结石排入肠腔；E. 胆汁排泄通畅

例 15-4　在胰管支架基础上预切开

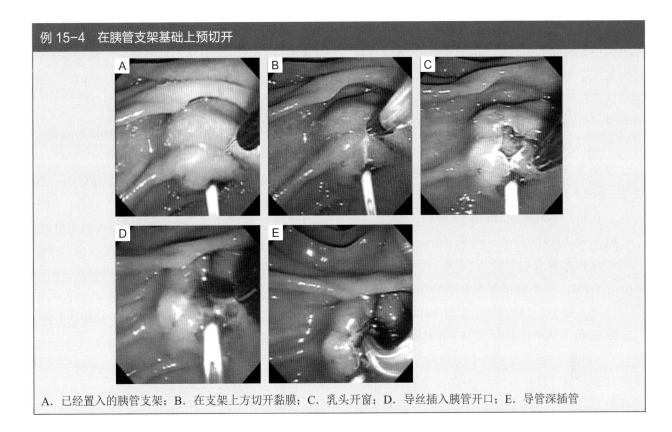

A. 已经置入的胰管支架；B. 在支架上方切开黏膜；C. 乳头开窗；D. 导丝插入胰管开口；E. 导管深插管

（一）胰腺炎

2003 年，Masci 等发表了关于 PEP 危险因素的 meta 分析。其中 7 项研究共 7622 名患者对预切开的风险进行了评估。与普通患者相比，预切开后 PEP 的发生率更高（3.1%vs5.28%，$P<0.001$）。另一危险因素是反复胰管内注射。这两个变量都反映了胆管困难插管。Masci 等认为预切开的真正风险来自延长的胆管插管，但是当时的研究缺乏预切开相关时间的数据。

20 多年前即提出了早期括约肌预切开术的观点，直到 2005 年出现了支持这一观点的文献报道。这些研究（包括来自作者单位的研究），主要集中探讨困难插管时针状刀括约肌预切开的时机，并且证实由经验丰富的内镜专家实施预切开是安全、有效的。目前，虽然一致认为在困难胆管插管中应该进行早期预切开，但困难插管的定义尚未统一。

定义困难插管时应考虑几个方面：尝试插管的时间、尝试插管的次数、导丝进入胰管次数以及胰管显影的次数。近期关于早期预切开策略的

文献将胆管困难插管定义为尝试插管超过 5 分钟，尝试插管超过 5 次和误入胰管（1 ～ 3 次）。不管是应用导丝引导插管法或是造影剂辅助插管法，一旦超过上述参数，继续应用原插管方法的成功概率很低。长时间反复尝试乳头插管将会增加 PEP 风险，插管成功的可能性也会降低。

近期关于早期括约肌预切开术的文献包括 2 项研究和 3 项 meta 分析。Mariani 等开展的 RCT 包含来自 8 各中心 375 名胆管困难插管的患者。这些患者被随机分配入早期预切开组或继续插管组（如果仍失败，则进行预切开）。两组的胆管插管成功率无明显差别（90.8% vs 92.6%）。但是早期预切开组的 PEP 发生率明显减少（5.4% vs 12.1%，*OR*：0.35，95%*CI*：0.16 ～ 0.78）。重要的是早预切开组 PEP 的发生率要低于晚预切开组（5.4% vs 14.1%，*OR*：0.42，95%*CI*：0.17 ～ 1.07）。近期，Lopes 等的单中心前瞻性队列研究的结论支持上述研究结果。该研究纳入的 350 例胆管困难插管患者分别接受早期和晚预切开造瘘术。两组的胆管插管成功率及胰腺炎发生率相似，但晚

预切开组的 PEP 发生率有升高的趋势（8.6% vs 4.2%）。Sundaralingam 等的 meta 分析纳入了 5 项研究共 532 名患者来评估早期预切开的效果。早期预切开组和继续尝试插管组的 PEP 发生率无显著差异；但是，早期预切开组的总体插管成功率有所增加（RR：1.32，95%CI：1.04 ～ 1.68）。不包含学员参与操作的亚组分析结果显示早期预切组的 PEP 风险显著降低（RR：0.29，95%CI：0.10 ～ 0.86）。Navaneethan 等的 meta 分析包含 7 项 RCT 共 1039 名患者。结果显示，早期预切开组的总体插管成功率较高（OR：1.98，95%CI：0.70 ～ 5.65），并不会增加不良事件（包括 PEP）的发生率。最后，Choudhary 等的 meta 分析包含 7 项 RCT 和 7 项非随机研究共 4580 名患者。结果显示，早期预切开有降低 PEP 风险的趋势，但无统计学意义（OR：0.58，95%CI：0.32 ～ 1.05，$P=0.07$），并不会改变胆管插管的成功率。现有的文献表明，与继续尝试插管相比，早期实施括约肌预切开并不会增加不良事件发生率，由经验丰富的内镜医师实施的早期预切开术可以降低 PEP 的风险。

（二）出血

根据定义不同，所报道的预切开后出血发生率有所差别。多数文献报道的出血发生率为 1% ～ 2%，如果包括术中轻微出血，则发生率可达 48%。但术中出血几乎没有什么临床意义。早期的文献表明，括约肌预切开术可能是出血的独立危险因素。然而，最近一项 meta 分析认为早期括约肌预切开术的出血率（0 ～ 6.5%）与常规技术（0 ～ 5.9%）相比并无显著性差异。最近的一项回顾性研究认为，括约肌预切开后插管仍失败会增加出血发生率（15.2% vs 5.7%，$P=0.001$）。

预切开操作期间发生的出血大部分可自行停止。与标准括约肌切开术后出血可以使用黏膜下肾上腺素注射止血所不同的是，对于预切开的患者应避免在完成深插管前进行注射止血。如前所述，可在出血区域喷洒肾上腺素进行止血。其他止血方法可能会掩盖解剖标志，导致预切开后插管失败。当出现预切开大量出血时，最好放弃进一步操作，并进行止血。

（三）穿孔

预切开后穿孔的风险类似于标准括约肌切开术，发生率为 0.1% ～ 0.8%。以下情况可能会导致腹膜后穿孔：超过壁内段胆管的过度切开、切开过深或在 11 ～ 12 点范围以外进行切开。与标准括约肌切开术相比，徒手预切开操作更不可控，对操作者的技巧要求很高，需要更加准确、谨慎地进行操作。内镜检查不易发现小的穿孔，但可通过透视观察到腹膜后气体或造影剂外渗进行诊断。对于大多数腹膜后小穿孔，如果早期被发现，可以通过置入胆道支架进行非手术治疗（某些情况可能需要置入自膨式金属覆膜支架）。

最近一项包含 706 名患者的回顾性研究认为，括约肌预切开失败是穿孔的独立危险因素。

（四）插管失败和成本效益

研究认为，50% ～ 60% 的 ERCP 失败患者会接受进一步治疗，包括放射介入、外科手术或重复内镜治疗。除非患者有明确的胆道引流指征，例如严重的胆管炎，作者首选的方法是在 48 ～ 72 小时内尝试第二次 ERCP。无论是患者还是医护人员，更愿意看到成功的治疗，即便有轻度不良事件；而不愿意看到没有任何不良事件的失败治疗。因为治疗失败后要求再次尝试原有方法或寻求他法，都需要面临新的不良事件，成本也会随之增加。

关于预切开术成本效益方面的数据很少。Harewood 及其同事对无法手术的胆道末端梗阻患者进行了一项模拟研究，在首次尝试胆管插管失败后，选择预切开或停止 ERCP 进行经皮经肝胆管造影术（PTC）放置金属胆管支架。结果显示预切开失败后再行 PTC 治疗是最具成本效益的方法。最近有研究表明在 ERCP 插管失败后，同期进行 EUS 胆道引流是切实可行的。Artifon 等在胆管末端恶性梗阻的患者中对比了 EUS 胆管引流和 PTC 胆道引流的效果，发现两者的操作成功率、不良事件发生率和住院时间没有明显差别，但 EUS 组的成本较低。最近，Khashab 等开展的回顾性队列研究在 73 名 ERCP 插管失败的胆管末端恶性梗阻患者中对比了 PTC 或 EUS 胆道引流的效果。结果发现，虽然 PTC 组的技术成功率较高（100% vs 86%），但 EUS 组的不良事件发生率，再干预率和成本均较低。最后，Gornalsetal 等的一项研究认为，EUS 可以在 ERCP 失败后进行同期治疗，EUS 胆道引流是安全、高成本效益的方法，每名患者可以节省 658 欧元。

括约肌预切开的目的就是插管失败后进行同期操作获得胆道通路。如未能成功，则可能导致住院时间延长，如果需要进行第二次 ERCP 或 PTC 治疗，就会增加费用。然而，内镜医师必须了解到自身的局限性，并衡量进一步操作的风险和获益。插管失败是可以接受的，盲目的坚持将导致非常严重的不良事件，显然会增加患者的总费用。

五、小结

预切开术是一项成功率高且安全的技术，可以辅助完成胆管插管并进行后续治疗。然而，在 ERCP 操作中，预切开可能是精确性最高的技术。预切技术的选择要取决于个人经验和喜好。对于大多数经验丰富的内镜专家，只有 10% ～ 15% 的病例需要进行预切开术。最理想的预切技术尚不清楚，主要根据操作者和患者的具体情况而定。

重要的是，内镜医师不要因为 ERCP 插管经验不足或插管技术差而选择预切开术作为替代方法。预切开术应由经验丰富的内镜专家来实施。进行预切开术的患者要有明确的胆管深插管适应证。对于困难插管、PEP 高危人群应考虑早期预切开术及置入胰管支架。应避免将预切开术用于诊断性 ERCP 中，因为 MRCP、EUS 和 CT 可以提供所需的诊断信息。

第 16 章

奥迪括约肌测压

Tugrul Purnak, Evan L. Fogel

王超智　罗　辉　译

奥迪括约肌是一个包绕胆总管、主胰管末端及其共同通道的复杂平滑肌结构（图 16-1）。其收缩产生的高压区域长 4 ～ 10mm。奥迪括约肌调节胆汁和胰腺外分泌液的流出并阻止十二指肠液反流入管道（维持胆胰管的无菌环境）。奥迪括约肌可以产生基础收缩压和时相性收缩活动，前者是调节胆胰液分泌的主要机制，后者也可调节胆胰液的排出，但其主要功能是维持胆胰管内的无菌环境。

奥迪括约肌功能障碍（SOD）是指奥迪括约肌收缩功能异常导致的胆胰液流经胰胆管汇合部（如奥迪括约肌）时产生的非结石性梗阻，可导致胆胰源性疼痛、胆汁淤积和（或）复发性胰腺炎。奥迪括约肌测压术（SOM）的出现，使我们对奥迪括约肌的压力变化有了进一步了解。SOM 是目前唯一直接测量奥迪括约肌活动情况的方法。SOM 被大多数学者认为是评价 SOD 最准确的检查方法。尽管 SOM 还可以通过手术和经皮的方式完成，但大多数 SOM 是通过 ERCP 进行的。通过压力检测器检测奥迪括约肌运动异常类似于胃肠道其他部分的压力检测，然而 SOM 的技术要求更强，带来的风险也更大（尤其是胰腺炎），在几项报道中其并发症发生率接近 20%。因此，SOM 主要用于临床症状显著或者病情比较严重的患者。其他旨在诊断 SOD 的非侵入性和刺激性试验已得以评估，促胰液素超声内镜造影和磁共振胰胆管水成像技术（MRCP）的诊断敏感性和特异性均较低。此外，放射性核素胆道成像也是一种可供选择的非侵入性检测方法，但结果并不理想。值得庆幸的是，在使用吸入式测压导管（参考"设备"

一节）后，SOM 就不再是 PEP 的独立危险因素。目前 SOM 的主要问题仍然是短时间观测（每次测量 2 ～ 10 分钟）是否能准确反映 24 小时括约肌的病理生理变化。尽管其临床实用性存在问题和困惑，SOM 在近 30 年间依然获得了越发广泛的临床应用。这一章我们将重点围绕 SOM 操作技巧和基本结果的解读进行讨论。

一、SOM 的方法

（一）镇静

SOM 通常是在 ERCP 下完成。因此，进行 SOM 的第一步就是充分地镇静，使患者舒适、安静地配合检查。测压前至少 8 ～ 12 小时以及测压过程中，应避免使用松弛括约肌的药物（抗胆碱能药物、硝酸盐、钙通道阻滞药和胰高血糖素），或刺激括约肌的药物（镇静药物、胆碱能药物）。关于咪达唑仑和地西泮的早期研究表明，这些苯二氮䓬类药物不会干扰奥迪括约肌测压的结果。因此，可用于接受 SOM 患者的镇静。尽管一项研究发现 22%（4/18）的患者会出现平均括约肌基础压力下降，但其他研究至今尚未观察到类似的结果。间接证据表明，阿片类药物会导致奥迪括约肌痉挛，应避免用于接受 SOM 的患者。然而，两项前瞻性研究表明，哌替啶在使用剂量 ≤ 1mg/kg 时并不影响括约肌的基础压力，但会改变时相性收缩波的特征。由于奥迪括约肌的基础压是诊断 SOD 的唯一标准并决定了后续的治疗方案，因此，小剂量哌替啶可用于协助 SOM 患者进行中度镇静。另外，一项研究表明局部使用小剂量芬太尼对括约肌基础压力没有影响，但结果有待进一

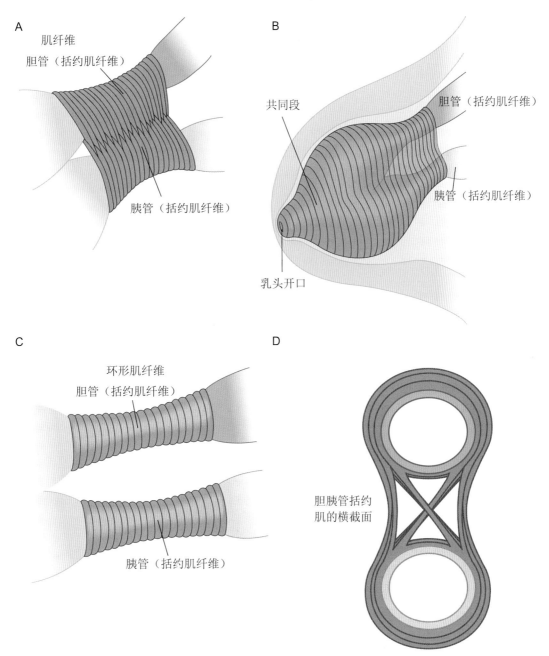

图 16-1 奥迪括约肌示意图。显示环绕共同通道、胆总管末端和胰管的环形平滑肌

步证实。SOD 患者因腹痛在平时多会使用较大剂量的镇痛药物，这导致 ERCP 术中镇静效果常常不理想。因此，需考虑使用辅助药物进行中度镇静。我们团队的研究数据表明氟哌利多不会显著影响 SOM 结果，97%（30/31）的患者使用氟哌利多前后的基础压力基本一致（包括基础括约肌压力正常及异常者）。相反的是，Wilcox 和 Linder 的研究结果显示氟哌利多实际上影响了 SOM 的参数。但在这项研究中，81.8% 的患者（45/55）在全身麻醉下接受 SOM。的确，近年来越来越多的 ERCP 操作在全身麻醉或监护性麻醉（MAC）下进行。尽管奥迪括约肌的运动功能在全身麻醉时可能不受影响，但一些新型麻醉药物对奥迪括约肌的作用尚不清楚，使得其结果的解释存在争议。一项研究认为氯胺酮对 SOM 参数没有明显影响，93% 的患者（28/30）在用药前后的测压结果一致。有限的研究数据表明，丙泊酚并不影响奥迪括约肌的基础压力，但对于 SOM 镇静是否要常规应用

氯胺酮和丙泊酚还需要进一步研究。如果为了插管必须使用胰高血糖素，需要等待 15 分钟让括约肌的基础状态恢复后再行 SOM 操作。

（二）设备

由于所有的标准均建立在 5Fr 导管上，因此，SOM 应选用 5Fr 导管。三腔导管是目前普遍应用的导管，有多个厂商的设备可供选择，长头端的导管有助于维持其在胆管内的稳定，但如果进行胰管测压时就会成为障碍。带有袖套的导管属于灌注通道系统，能够沿着其长轴记录压力，但存在限制括约肌运动的可能。来自澳大利亚有限的数据表明这种袖套式导管的测量结果与标准的三腔导管一致，而且胰腺炎发生率可能更低。此外，来自日本的学者使用一种导丝引导的测压器（原理类似于冠状动脉造影时的动脉压测量）对 22 名患者进行测压，操作简单、安全。当然，其数据仍需与标准测量方法进行对比。快速交换测压导管可在导丝引导下进入胆胰管内而且保持稳定。这种导丝是否会影响括约肌基础压力尚不清楚（参考"SOM 的操作技术"）。一些三腔导管能够容纳直径 0.018 英寸或 0.021 英寸的导丝，有助于测压导管插管及维持其在管腔内的稳定。早期研究表明使用灌注系统的 SOM 导致的 PEP 发生率高的令人难以接受。估计是灌注导致的胰管过度扩张所致。吸入式导管（图 16-2）的测压部分具有头端孔和侧孔，可以在灌注测压的同时吸出

胆胰管内的液体，因此强烈推荐其用于胰管测压。研究显示，这类导管能够减少 SOM 后 PEP 发生率，并同时精确地记录括约肌压力。大多数内镜中心倾向使用低顺应泵以每分钟 0.25ml/lumen 的速率进行灌注（图 16-3）。低灌注率能够准确测量括约肌基础压力但并不能准确反映括约肌时相性收缩的信息。灌注液通常为蒸馏水，生理盐水可能在灌注泵的管道中形成结晶而需经常冲洗避免管道堵塞，其应用尚需进一步评估。固态导管和微传感器测压系统也已问世，意在避免灌注测压时出现胆胰管内灌注过量的问题。来自几个中心的初步数据显示其测压结果与灌注式 SOM 类似。Draganov 与同事对 30 名患者进行三腔灌注导管和固态导管 SOM，两组 SOM（正常 / 异常）的最终结果完全一致（准确性 100%）。

（三）SOM 的技术性能

SOM 首先需要进行选择性胆管和（或）胰管插管。在实施 SOM 之前，最好进行胆管和（或）胰管造影，因为某些疾病（如胆总结石）无须进行 SOM。可以通过测压导管的一个灌注口注射造影剂，操作比较简单。同样也可以通过任何一个孔道轻轻回抽来确认插管情况（图 16-4）。内镜下见黄色胆汁提示进入胆管，见清亮胰液则提示进入胰管。由于胰管内反复注入造影剂会增加 PEP 风险，因此在完成胰管 SOM 后使用回抽法确认插管情况可以避免这一风险。如果导

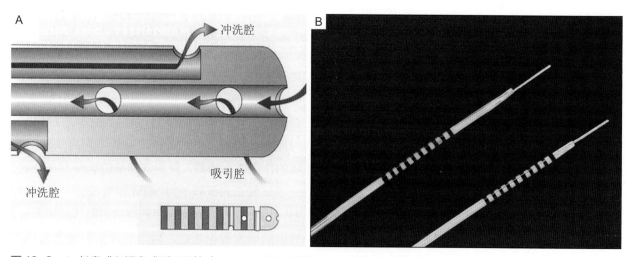

图 16-2　A. 长鼻式和短鼻式测压导管（lehman 测压吸引管）；B. 改良式三腔吸引测压管

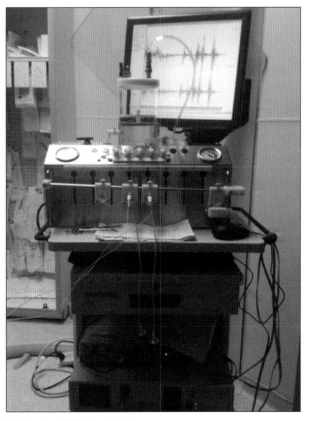

图 16-3　灌注泵及监测仪

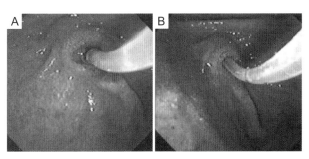

图 16-4　奥迪括约肌测压时可通过吸引来确认导管所进入的管腔。A. 吸引出清亮液体提示为胰管；B. 吸出黄色液体提示进入了胆管

管内可见无色液体，提示进入胰管，改变导管位置获得有利角度后再进行胆管插管。Blaut 及其同事的研究认为，在 SOM 之前，胆管及其分支内注射的造影剂对括约肌压力特性无显著影响。但胰管内注入的造影剂是否会影响括约肌压力尚不清楚。必须确保导管没有紧贴胆管壁以确保压力测量的精确性。有时只需用导丝就可以实现选择性管道的深插管。然而，测压导管内较硬的镍钛内芯导丝通常使胆管括约肌基础压力增加

50% ～ 100%。因此，我们建议如果使用导丝引导插管，在进行 SOM 时要将导丝撤回测压管内，避免导丝跨越括约肌。另外，要避免使用较硬的导丝或直接选用柔软的导丝进行深插管。一旦深插管完成，患者镇静良好，可以通过标准的回拉方法进行测压，导管每次退出 1 ～ 2mm 为宜。可根据临床情况分别对胆胰管进行测压。目前的数据表明，35% ～ 65% 的括约肌基础压力异常的患者仅为单一的胆管或胰管压力异常，意味着可能存在一个管腔压力正常、另一个管腔压力异常的情况。Raddawi 和同事的研究认为反复发作胰腺炎的患者多为胰管括约肌基础压力异常，而以胆绞痛和肝功能异常为表现的患者多为胆管括约肌基础压力异常。然而，最近一项随机对照研究显示，对于不明原因复发性胰腺炎患者，与单独胆管括约肌切开相比，胆胰管括约肌双重切开并没有额外的获益。关于单独或双重括约肌切开的问题将在第 47 章中进行讨论。

对于括约肌基础压力异常的测量观察应持续30 秒以上，并且要在 2 次或以上的回拉式测压中均能观察到。从临床操作的角度看，如果测压数据显示正常或异常的结果已经非常明确，只需要对胆管或胰管进行一次回拉式测压。重要的是，扭曲或挤压导管会造成括约肌压力升高的假象，影响结果解读。在回拉式测压期间，内镜医师和测压技术人员要进行良好沟通，便于选择最佳的导管位置，同时进行合适的解读。或者将测压系统的监视器和内镜系统的监视器放在一起，从而使内镜医师可在内镜检查过程中观察到测压结果。这样在十二指肠蠕动较强时内镜医师也可以时刻观察到导管的位置。一旦基线压力测量完成，则开始使用药物松弛或者收缩（如胆囊收缩素）括约肌来检查压力变化和疼痛反应。在常规应用这些额外操作前还需要进一步深入研究。

二、结果解读

测压结果的解读依据的是相对标准，不同中心的标准值不尽相同。一些中心在结果解读方

面可能存在差异：括约肌基础压力升高需要观察的时间长短、需要重复测量的次数，3个测定孔（吸入式导管为2个）压力测定平均值的问题。我们认为在测压前后都应定义十二指肠压力的基线值（零值）。或者通过附在十二指肠镜上的导管连续记录十二指肠压力，十二指肠最大基础压（定义为十二指肠基础压0以上的压力，图16-5）需持续测定30秒才能确认。回拉式测压的基础压为一个区域内压力曲线中4个波幅最低点的平均值；将多次测量的平均值进行再平均就得到最终的括约肌基础压力。时相性收缩波的波幅为波谷到波峰的测量值，取4个代表性收缩波的波幅平均值。同时还可以测量每分钟收缩波的数量和持续时间。大多数学者仅使用括约肌基础压力作为奥迪括约肌病理变化的指标。但是来自约翰霍普金斯大学的数据表明，胆管内压力与括约肌基础压力相关，并且更容易测量。研究显示，SOD患者的胆管内压力明显高于括约肌基础压力正常的人群（20mmHg

vs 10mmHg；P<0.01）。Milwaukee等开展的类似研究发现，胰管内压力升高与胰管括约肌的基础压力升高相关。SOD患者的胰管内压力明显高于括约肌基础压力正常的人群（20mmHg vs 11mmHg；P<0.001）。尽管这些研究结果有待进一步验证，但其结果支持胆管和（或）胰管内压力增高导致SOD患者疼痛这一理论。

Guelrud等报道了获得SOM正常值的最佳研究。他们对50名无症状的志愿者进行SOM，并对其中10名志愿者进行了重复测量。这项研究建立了管道内压力、括约肌基础压力和时相收缩压的正常参考值（表16-1）。此外，这项研究也证明了SOM测量的可重复性（参考"SOM的可重复性"）。然而，这项研究的一个潜在局限性为排除了困难插管或深插管失败的志愿者。对于胆胰管直径小的患者，用5Fr导管插管存在一定难度，这些患者会产生由结构导致的高压，与括约肌收缩或痉挛并没有关系。尽管如此，大多数中心使用35或40mmHg作为括约肌基础压力的上限值，该上限值为1个平均值加3个标准差。采用平均值加2或2.5个标准差是否更为合适还需要进一步研究。对于经验丰富的测量者，SOM结果解读的差异非常小。

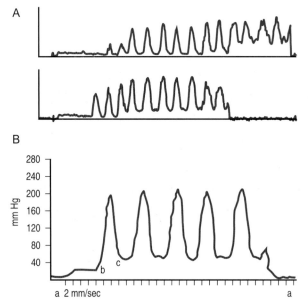

图16-5　A.拉出式奥迪括约肌测压时的一个异常波段结果简缩为一张图来表示；B.上图中一个导联的测压图。a.十二指肠压力为零基准；b.管腔（胰管）内压力为20mmHg（异常）；c.胰管括约肌基础压力为45mmHg（异常）。压力相位波振幅为155～175mmHg，持续6秒（正常）

表16-1 异常SOM参考值	
括约肌基础压力 *	＞35mmHg
管内基础压力	＞13mmHg
阶段性收缩	
波幅	＞220mmHg
持续时间	＞8秒
频率	大于10/min

*括约肌基础压力：平均值加3个标准差（平均值为2～3次静态回拉式测压结果的平均）。该数据结合了胆管及胰管的研究

三、SOM 的可重复性

因为SOD患者的症状多为间断性、周期性发

作，所以 SOM 的短时测压能否反映奥迪括约肌 24 小时的病理生理变化一直受到质疑。如果括约肌基础压力随时间变化而不同，那么在两个不同的时期进行 SOM 可能会导致两种不同的结果并影响治疗。有 3 项研究认为胆管 SOM 的可重复性较高，有症状患者为 94%（34/36），健康志愿者为 100%（10/10）。另外两项研究显示胰管 SOM 的可重复分别仅为 58%（7/12）和 40%（12/30）。其他研究也显示括约肌基础压力并非恒定，可能与奥迪括约肌运动所固有的生理性波动有关。便于携带、活动并可以进行长时间持续 SOM 的设备成为人们新的关注点。

四、SOM 的并发症

多项研究表明，胰腺炎是 SOM 最主要的并发症。既往报道使用标准灌注式导管测压后胰腺炎的发生率超过 20%，尤其是在胰管测压后。如此高的并发症发生率限制了 SOM 的临床应用和推广。对于 PEP 高危患者，放置临时的小直径胰管支架一直以来被认为是预防 PEP 的标准手段。此外，一项多中心随机对照研究表明，直肠使用吲哚美辛（100mg）可见减少高危患者 46% 的 PEP 风险（安慰剂组为 16.9% vs 吲哚美辛栓组为 9.2%，$P=0.05$），这些患者多数为疑似或确诊的 SOD 患者。最近一项回顾性研究在 3 型 SOD 患者中比较了单用胰管支架和胰管支架联合 100mg 吲哚美辛栓的 PEP 预防效果，结果发现两者在 PEP 发生率和严重程度方面并没有区别（23% vs 18%，$P=0.39$）。关于吲哚美辛栓最佳剂量以及吲哚美辛栓对比胰管支架的研究正在进行中。还有多种减少 PEP 发生率的方法：①使用吸入式导管；②胰

管测压后使用重力引流；③将灌注率降低至每分钟 $0.05 \sim 0.10$ml/lumen；④胰管测压时间限制在 2 分钟内（或避免胰腺测压）；⑤使用微传感器或固态测压（非灌注）系统。Sherman 等的前瞻性随机研究发现吸入式导管（可以从末端孔和侧孔抽吸灌注的液体，同时使用另外 2 个孔准确记录压力）可以使胰管测压后的 PEP 发生率由 31% 减少至 4%（$P=0.01$）。使用吸入式导管进行胰管测压以及胆管测压后胰腺炎风险较低的现象，也支持胰管内静水压升高是导致胰腺炎的主要原因这一观点。因此，进行胰管 SOM 时要常规抽吸胰液及灌注液。

五、小结

使用 SOM 评估患者病情的医师必须掌握 ERCP 的基本知识并经过适当的培训。内镜医师至少必须熟练掌握诊断性 ERCP，因为无法完成选择性胰管和胆管插管就不能顺利完成 SOM。医师必须意识到镇静药物对测压结果的影响，要熟悉测压设备、掌握测压技巧、减少操作因素导致的测量误差。对内镜医师及测压技术人员进行测压结果解读的培训十分重要。在常规开展 SOM 的胰胆中心成立专家小组保证相关人员的培训。最近的一项研究认为，在手术量较小的中心也可以进行 SOM（所有操作由年 ERCP 操作量＞ 400 例的内镜医师完成），而且结果和并发症情况与大中心相当。目前没有相关指南建议在培训期间需要完成多少例 SOM 操作，但对于第 3 ~ 4 年临床胃肠病专科培训医师至少完成 25 例 SOM 检查是比较合理的。经验的积累和练习对医师的成长是无可替代的。

第 17 章

胆道括约肌切开术

Horst Neuhaus

李婕琳　罗辉　译

诊断性内镜逆行胰胆管造影（ERCP）已逐渐被非侵入性或侵入性较小的影像技术所代替，如电子计算机断层扫描技术（CT）、磁共振胰胆管显影（MRCP）和超声内镜检查（EUS）。诊断性ERCP 的适应证应该局限在部分性质不明确的胆管狭窄或占位的患者中，通过这项技术或结合胆道镜取得活检组织，进行病理评估。目前，ERCP 主要用于胰胆管疾病的介入治疗。对于大部分胆道疾病的介入治疗，都需要进行内镜下胆道括约肌切开（EST）。

自 1973 年开展 EST 以来，已经出现了多种补充性方法，这些方法是胆道疾病微创治疗的重要手段，并且在世界范围内得到了广泛的认可。前瞻性多中心临床研究已经明确了 EST 的临床、解剖和技术参数，也证实了其安全性和有效性。插管情况、EST 技巧以及随后的治疗和内镜医师的经验都影响着 EST 的临床结果。

一、EST 技术

术前用药、十二指肠镜操作以及十二指肠乳头的观察和诊断性 ERCP 相同，请参考第 6 章和第 14 章。十二指肠治疗镜（工作孔道直径为 4.2mm）可以使用多种附件和器械进行各种治疗，已成为ERCP 的标准操作内镜。基于以下几个原因推荐使用乳头切开刀进行初始插管。首先，当计划进行乳头括约肌切开时，可省略导管交换过程；其次，乳头括约肌切开刀的尖端可以实现不同程度的弯曲，便于完成深插管（参考第 14 章）。随机对照研究显示，与标准造影导管相比，使用乳头括约肌切开刀进行初始插管的成功率更高，并且两者

在安全性上没有显著性差异。近期的 meta 分析显示，与造影剂辅助插管法相比，导丝辅助插管法提高了原始乳头的插管成功率，并且降低了 ERCP术后胰腺炎（PEP）的风险。12 项研究中的 7 项研究支持乳头括约肌切开刀联合导丝辅助插管法作为首选的插管方法。目前尚缺乏不同切开刀间的对比数据。关于十二指肠主乳头的插管细节请参考第 14 章。

（一）器械

括约肌切开刀的选择取决于十二指肠乳头的解剖特点和内镜医师的操作习惯。各种切开刀的头端长度和直径、刀丝长度和特点以及器械硬度有所不同，具体细节请参考第 4 章和近期的综述文章。锥形切开刀（需要使用 ≤ 0.025 英寸的细导丝）容易插入十二指肠乳头，但也容易导致组织损伤和黏膜下注射。

新型切开刀具备导丝和造影剂专用腔道，这种切开刀在注入造影剂时无须退出导丝。这对于困难插管时明确胆管解剖或通过目标狭窄胆管非常有帮助，因为造影可以引导导丝方向。预装导丝的切开刀可以方便助手操作，提高效率（图 17-1）。兼容短导丝的切开刀减少了导丝交换长度和导丝脱落的风险。此外，短导丝系统允许操作者自行控制导丝，减少了对操作者和助手间需密切配合的依赖。刀丝长度为15 ～ 20mm 的切开刀可以实现更加精确的操作，但切开方向偏向于 2 点钟，与胆道括约肌接触不够充分，某些情况下不利于切开。但与刀丝长度为 30mm 的切开刀相比，可以减少因插入胆管过深而导致的非控制性大切开的风险。此外，

长刀丝的近端部分会碰到十二指肠镜抬钳器或悬垂的肠道皱襞，电切时可能会导致刀丝断裂或损伤肠壁黏膜。在刀丝的近端部分添加绝缘保护套可以解决这个问题（图 17-2）。然而，近期的前瞻性随机对照研究显示，与标准切开刀相比，带有绝缘保护套的切开刀并不会降低出血和其他不良事件的风险。与编织刀丝相比，单导丝电切时更加干脆利落，但容易断裂。编织刀丝切开刀容易产生热损伤，现已很少使用。目前还没有正式的研究来对比这两种设备的有效性和安全性。随着经验的积累，每位内镜医师会根据个人经验、助手技能和患者情况倾向于选择特定类型的附件。特殊的切开刀仅限于特殊的病例。例如，超尖头的 4Fr 切开刀适用于标准插管失败、怀疑开口狭窄的小乳头，或难以朝目标方向切开的情况。后一种问题可以通过使用可旋转切开刀来解决，这种切开刀的手柄可以控制刀尖的方向。对于憩室旁乳头和外科术后解剖结构改变的患者，尖端长度超过 5mm 的切开刀可能更有帮助。推式切开刀或 S 形切开刀可用于比罗 II 式吻合术后患者的 EST。近期，一种新型切开刀集括约肌切开和扩张功能为一体（图 17-3），简化并加速了胆管大结石的治疗过程。切开刀故障不常发生，通常不会导致不良事件。

（二）操作

当切开刀接近乳头时，镜下将其尖端轻轻地送入乳头口内。短而直的镜身状态便于器械操控，弯曲切开刀末端便于其尖端朝 11 点方向插入胆管开口（图 17-4）。放直切开刀末端，并轻轻地回拉内镜，可以拉直胆道、解决胆总管末端成角问题，然后在内镜和透视的辅助下轻轻送入导丝。使用软头、亲水导丝可以减少胆管损伤的风险（图 17-5）。研究对比了不同直径、直头和弯头的导丝，结果显示其在插管成功率和 PEP 发生率方面并没有统计学差异。谨慎造影可以显示胆道结构，引导切开刀和导丝的插管方向。然而，反复注入造影剂会造成乳头水肿，增加 PEP 风险。使用切开刀

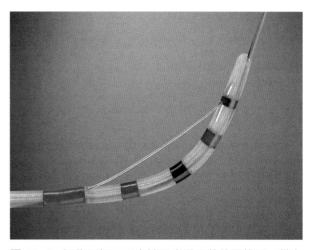

图 17-1　括约肌切开刀尖端呈光滑平整的圆锥形，带有彩色标记用以提示插入的深度。预装的导丝带有亲水头端以利于选择性胆管插管。导管内有专用注射腔，无须抽出导丝造影

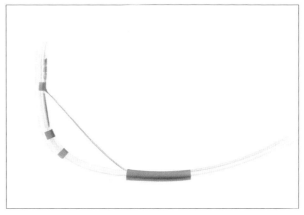

图 17-2　括约肌切开刀刀丝的近半端覆有保护膜

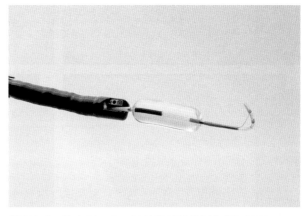

图 17-3　整合了一个三级扩张球囊的括约肌切开刀

插管的成功率应该在 90% 左右，无论是否使用导丝引导。插管失败的主要原因是解剖结构异常或既往行胃十二指肠手术而难以接近乳头。壶腹部

肿瘤或结石嵌顿会导致乳头膨出，影响切开刀接近乳头开口或进一步深插管。可通过控制切开刀的尖端将乳头抬起，联合使用亲水导丝有助于完成选择性插管和可控式切开。

标准插管方法失败后还有一些备用技巧。当切开刀反复进入胰管时，可以在胰管内留置亲水导丝，便于取直成角的共同通道或末端胆管（图17-6；视频17-2）。固定胰管导丝后，重新进入切开刀尝试胆管插管（参考第 14 章和第 15 章），或置入 5Fr 胰管支架也有助于切开刀进入胆管（图

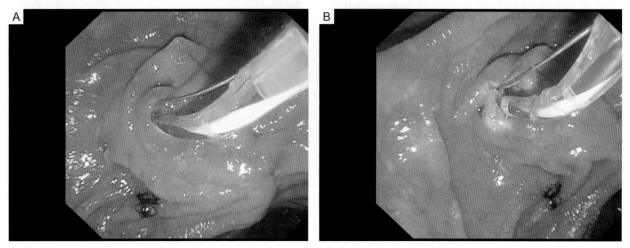

图17-4 A. 括约肌切开刀的头端对准乳头开口轻度弓刀朝向 11 点方向，以利于插管进入胆管开口。刀丝正对 1 点方向；B. 将括约肌切开刀回退，这样就只有不到 1/3 的刀丝位于乳头内，同时稍微回拉并左旋十二指肠镜，从而将刀丝方向调整到 11 点

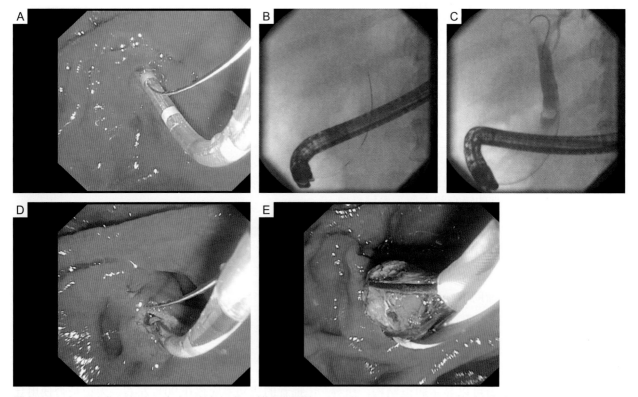

图17-5 A. 弓刀靠近乳头，亲水导丝轻柔朝胆管方向插管；B.X 线透视下仔细将导丝头端朝胆管方向插入；C. 切开刀沿导丝进入到胆管汇合段，造影显示下方结石；D. 弓刀并保留数毫米刀丝在乳头内，刀丝沿乳头顶部朝向 11 点方向，并远离右侧的十二指肠憩室；E. 沿胆管长轴方向施力取出胆管内结石。保留导丝在胆管内。网篮或球囊可循导丝插入胆道

17-7）。

当胆管插管困难，导丝无法进入胰管或双导丝法失败时，可以使用预切开方法。预切开主要有 3 种形式：胰管支架辅助的针刀乳头切开或徒手针刀乳头切开；针刀乳头造瘘；经胰管括约肌切开。关于这些方法的详细描述请参考第 15 章。预切开和继续尝试插管的成功率和总体并发症风险是相似的。早期预切开并不会增加，甚至会降低 PEP 风险。

合理运用这些高级插管技巧，可以成功完成几乎所有的插管。最近一项来自三级医疗机构的单中心前瞻性队列研究显示，518 名患者的 ERCP 总体插管成功率为 99.4%，但乳头预切开操作会明显增加不良事件风险。因此，应由有经验的内镜医师（标准选择性胆管插管成功率超过 80%）进行预切开操作。

确认深插管成功后，需要将导丝送入胆管近段以保持胆道通路，便于后续的操作和器械交换。短导丝系统可以通过镜身上的导丝锁固定导丝。

切开刀的尖端轻微弯曲使刀丝接触到乳头口。硬导丝有时会限制切开刀的弯曲，可以撤回导丝直到其软头部分接近乳头，这样既可以弯曲切开刀，又能维持胆道通路。进行括约肌切开时，刀丝插入乳头内 5mm 左右，这样可以避免使用纯切割电流时的过大切开（拉链式切开）。新式电外科手术发生器大大降低了拉链式切开的风险（参考第 11 章）。多数切开刀末端有内镜下可识别的标记，方便操作者判断刀丝插入胆管的深度。通常认为在 11 点到 1 点方向的范围内进行切开可以减少出血和穿孔的风险。尽管附件制造商为了使刀丝自动定位于安全切开范围内而付出了大量的努力，但有时刀丝仍然偏向于 2 点方向。对于部分病例，使用可旋转式切开刀可以达到理想的切开方向。为了获得理想的切开方向，应将乳头摆放在视野左侧。对于某些困难病例，通过左旋小钮、送镜身，在长镜身状态下可能更容易操作（图 17-8；视频 17-3），或者轻微左旋并拉镜身（图 17-4 B）。

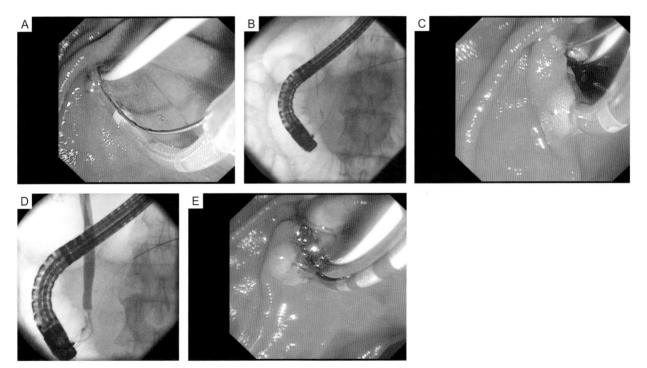

图 17-6   A. 常规胆管插管失败后，导丝插入胰管内来防止共同段或胆总管末端的成角，切开刀尖端再次调整到 11 点方向；B. 透视可见胰管导丝在位，切开刀带第二根导丝插管成功进入胆总管；C 和 D. 内镜及透视视野下控制胆管括约肌切开过程，切开刀刀丝只有短短一部分在乳头内；E. 内镜下括约肌切开术完成后，胆胰管内导丝可引导后续的胆管内操作及预防性胰管支架置入

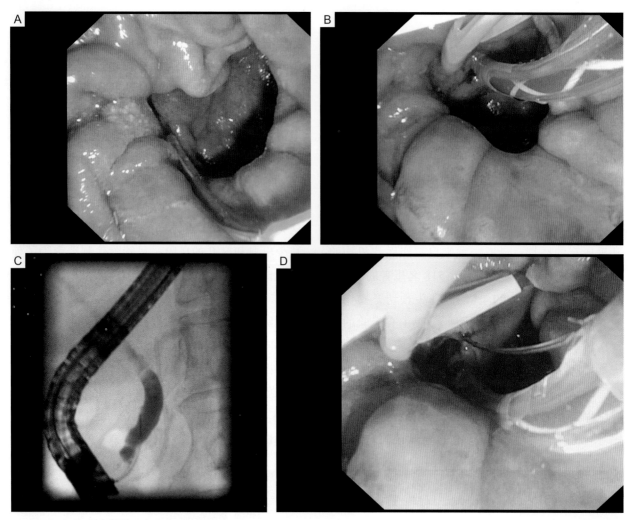

图 17-7　A. 用括约肌切开刀尖端在 7 点方向向下推开憩室壁，暴露憩室内乳头；B. 置入 5Fr 胰管支架后，调整切开刀朝向胆总管插管；C. 透视下可见胆总管显影，内可见胆管结石；D. 憩室内胆管括约肌切开，在这种解剖条件下切开较为困难，可以选择球囊扩张

　　关于 EST 电外科电流的选择一直存在争议。最常使用的是长切割加短凝固的混合电流。EST 过程中出现水肿、广泛的组织变白或焦痂是切割不良的表现，可能会增加 PEP 或括约肌狭窄的风险。当刀丝伸入乳头过多或与组织接触不佳时都会出现烧灼现象。既往的研究显示，与混合电流相比，单纯切割电流会减少 PEP 风险，而不会增加出血风险。然而，最近一项 meta 分析显示两者间的 PEP 风险并无差异，但纯切割电流会增加出血风险。当经验不丰富的内镜医师使用纯切割电流进行切开时，会增加出血和穿孔的风险，尤其是刀丝伸入乳头内过长时容易出现快速、不受控制的大切开（拉链式切开）。一项小型研究显示，

EST 开始时使用纯切割电流，结束时使用混合电流并不会降低 PEP 风险。可供选择的电流模式包括电外科发生器内置的 Endocut 模式（爱尔博，图宾根，德国）或脉冲切割模式（奥林巴斯，东京，日本），其潜在优势为逐步切开，可以精确地控制切开长度和方向（参考第 11 章）。该模式代替了由脚踏板控制的短脉冲电流模式，可以减少纯切割电流或混合电流拉链式切开的风险。一项大型回顾性研究发现，微处理器控制的 EST 显著降低了术中出血的风险，但并没有降低有临床意义出血的风险。另外一项包含 360 名患者的随机对照研究认为，与传统混合电流模式相比，Endocut 模式对切开成功率、不良事件和操作时间并无显著

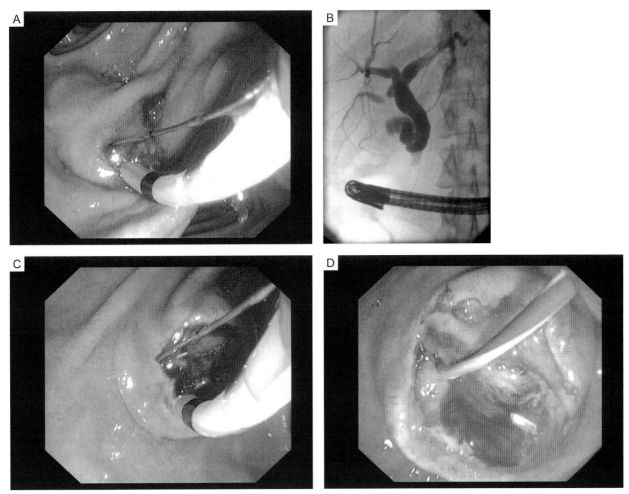

图 17-8　A. 切开刀尖端插入后，刀丝弓向 3 点方向；B. 透视显示在左旋并轻送镜身后形成的长镜身位置；C. 在图 B 所示的操作之后，刀丝弓向了 11 点钟方向，是乳头切开的最佳方向；D. 乳头括约肌完全切开后暴露出括约肌的红色切缘，保留导丝在位

影响。

EST 长度受末端胆管直径和适应证的影响。在切开过程中，通过收紧刀弓或操作旋钮使刀丝接触乳头口顶部。只有在清楚地看到刀丝并且切开方向在 11 点至 1 点范围内时才能进行 EST。内镜医师使用右手操作旋钮或旋转镜身来控制切开刀的方向。支架置入治疗恶性胆道梗阻时只需要进行小切开，而治疗胆道结石或奥迪括约肌功能障碍（SOD）时则需要完全切开乳头括约肌以降低复发和 EST 相关乳头狭窄的风险。然而还没有正式的临床研究来确定括约肌切开长度与 EST 术后早期或晚期并发症之间的关系。胆道括约肌的切开程度不应超过十二指肠壁与范特乳头十二指肠内壁段的汇合处，但由于缺乏可靠的镜下标记，此处往往难以定位。当胆管内壁可见或完全收紧刀弓的切开刀可以轻松通过乳头口时，则提示完全切开。考虑到碎石术和小切开联合大球囊扩张（参考第 18 章）等治疗方法的出现，大多数情况下无须进行危险的大切开操作。与其他适应证相比，存在胆管扩张、胆管结石，尤其是结石嵌顿的大乳头时，进行 EST 的风险通常较低。

胆管结石复发或 SOD 症状复发可能需要行括约肌扩大切开，这与初始 EST 差别不大。一些小样本病例系列报道认为，由于血供增加，扩大切开后大约 1 周内的出血风险会增加。然而大型前瞻性研究并没有发现 EST 后扩大切开是出血的独立危险因素。但要注意严重出血和十二指肠穿孔风险，括约肌扩大切开操作应该谨慎、逐步地进行。

对于一些扩大切开方向不佳的病例，球囊扩张括约肌成形术不失为一个好的选择。

（三）解剖结构复杂患者的 EST

10% ～ 20% 的 ERCP 患者为十二指肠憩室旁乳头。这类患者的插管比较困难，可能需要使用特殊的技巧，如将十二指肠镜插入憩室内、使用长鼻切开刀、用活检钳或导管将乳头拉出憩室。也可以使用胰管支架辅助预切开或针刀造瘘完成插管。由于解剖结构异常导致切开方向难以判断，插管成功后强烈推荐在留置导丝的情况下进行 EST，这有助于朝胆管方向切开。插入乳头内的切开刀轻轻收紧，保持数毫米刀丝与乳头口顶部接触，进行控制性、逐步切开。要避免导丝朝憩室基底部切开（图 17-5 D）。一项大型回顾性研究显示，十二指肠乳头旁憩室是 EST 术后出血的独立危险因素。

关于外科术后解剖结构改变患者的 ERCP 操作请参考第 11 章。在比罗 II 式吻合术后患者中使用十二指肠镜可以更好地观察乳头顶部情况，而且抬钳器使附件操作更加灵活（图 17-9 A）。由于患者乳头旋转了 180°，预弯的切开刀头端直接指向胰管开口，不利于胆管插管。使用直的造影导管加亲水头导丝有利于插管（图 17-9B、C；视频 17-5）。成功置入导丝后，可以使用可旋转推式或 S 形切开刀进行 EST 操作。即便使用了这些特殊器械，由于存在解剖结构异常，保持刀丝朝 5 点方向进行切开仍然比较困难（图 17-9D、E）。在胆道内置入 7Fr 直型支架辅助针刀切开乳头顶部要容易许多。在比罗 II 式吻合术后患者中使用小切开联合大球囊扩张的方法也是安全有效的取石方法（图 17-9F；视频 17-4）。对于因幽门或十二指肠梗阻而实施胃空肠吻合术的患者，也可以使用同样的办法进行 EST。

在鲁氏 Y 形吻合术后患者中使用十二指肠镜到达乳头部位几乎是不可能的，可以尝试使用小儿结肠镜或球囊辅助小肠镜。但由于镜身过长不利于力量传输或缺乏可用的附件而影响操作。

如果解剖结构异常导致乳头难以接近或即便

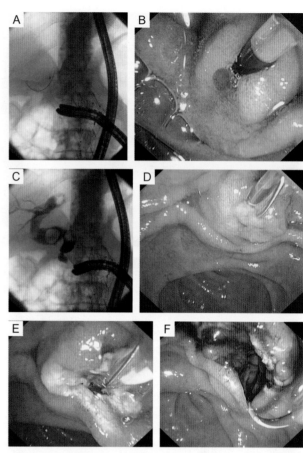

图 17-9 A. 透视显示比罗 II 式吻合术后十二指肠镜的位置，其头端指向十二指肠降段；B. 用直头 ERCP 导管从 5 点方向进行胆总管插管；C. 逆行胆管造影显示胆总管扩张，内有多发大结石；D. 成功插入可旋转式括约肌切开刀，刀丝朝向 5 点方向，是正确的切开方向。E. 乳头括约肌小切开后开放胆管开口；F. 球囊扩张扩大开口，以利于取出大结石等后续治疗

使用了预切开技术但插管仍然失败时，可以考虑会师术。首先建立经皮经肝通路，将 7Fr 导管置入胆总管内，经皮插入 400cm 的导丝顺行穿出十二指肠乳头。然后用活检钳将导丝自内镜孔道拉出。如果患者输入襻过长，可以从两端同时拉紧导丝，引导内镜头端到达乳头部位。切开刀沿着导丝插入后进行 EST。对于一些特殊病例，切开刀可以经皮顺行插入，在内镜观察下进行括约肌切开操作。超声内镜引导下的胆道引流（参考第 32 章）是另一种安全、有效的方法，其有效率为 70% ～ 100%，而并发症为 3% ～ 77%。关于经皮经肝方法和 EUS 方法治疗失败 ERCP 患者的

对比研究的结论目前尚不统一。要根据当地医院的经验和所具备的条件选择合适的方法。

极少数情况下，会师方法也无法使内镜到达乳头部位。这时可在经皮经肝胆道镜及 X 线透视引导下进行顺行括约肌切开，但这种操作风险极大，应严格限制在经皮经肝介入治疗经验丰富的医疗中心开展。

（四）EST 的替代选择

乳头括约肌球囊扩张在第 18 章中详细讨论。与 EST 相比，内镜下乳头括约肌球囊扩张术（EPBD）在理论上可以保留患者的括约肌功能，尤其是年轻的胆总管结石患者。此外，还可以避免术后出血的风险。治疗胆总管结石是 EPBD 替代 EST 的唯一适应证。近期的 3 项 meta 分析显示，EST 和 EPBD 在取石成功率方面无差异，单纯球囊扩张的机械碎石率似乎高于 EST。虽然两者间的不良事件发生率无差异，但球囊扩张的 PEP 发生率更高，术后出血率更低。由于西方国家的 ERCP 术后急性胰腺炎风险比较高，仅推荐在特殊人群中使用单纯球囊扩张，如凝血功能不全或乳头位置不佳的患者（如比罗Ⅱ式吻合术后或十二指肠憩室旁乳头患者）。

EPBD 的技术细节也会影响临床结果，但扩张压力、扩张时间以及扩张次数尚未标准化。近期一项 meta 分析显示，与扩张 1 分钟相比，扩张 5 分钟可以提高取石成功率，降低 PEP 发生率。然而需要更深入的研究来决定 EPBD 的持续时间。EPBD 可以保留胆道括约肌功能，减少十二指肠内容物胆道反流，从而减少潜在的胆管炎和结石复发风险。近期一项 meta 分析显示，EPBD 的远期并发症低于 EST。尤其对于胆管小结石患者，EPBD 后胆管结石的复发风险更低。

最近几项 meta 分析和随机对照研究显示，与单纯 EPBD 的潜在风险相比，EST 联合 EPBD 和单纯 EST 同样安全有效，并且在治疗胆管结石时显著减少了机械碎石的使用。近期的国际指南共识和第 18 章中有关于 EPBD 更深入的细节讨论。

二、EST 适应证

EST 的明确适应证包括胆总管结石、急性胆管炎、急性胆源性胰腺炎伴胆管炎 / 胆道梗阻、壶腹部恶性梗阻、便于置入胆道支架以及Ⅰ型和Ⅱ型 SOD（框 17-1）。胆道括约肌切开最主要的适应证仍然是方便网篮或球囊进行胆管取石。标准方法的取石成功率大约为 90%，具体情况与病例选择有关。体内（胆道内）或体外碎石术进一步提高了结石清除率。甚至可以在超过 90 岁的高龄患者中安全有效地进行 EST 操作。一项来自美国关于 EST 的前瞻性多中心研究包含两组患者，一组为腹腔镜胆囊切除术后 30 天内行胆道括约肌切开治疗胆总管结石的患者（n=487），另一组为胆囊在位和既往行胆囊切除术的患者（n=1113）行胆道括约肌切开治疗胆总管结石。前一组患者的胆总管直径更细（8.7 mm vs 10.00mm）、平均年龄更低（51 岁 vs 64 岁）、EST 不良事件的发生率更低（4.5% vs 9.5%）。这些数据表明，对于年轻的胆管结石患者，在腹腔镜胆囊切除术前、术中，或术后短期内，可以安全地进行 EST。在上述文章中，由普通外科医师和内镜医师共同商定 EST 的时机，而且需要结合当地的经验和相关设备的可利用性。最近一项系统综述和 meta 分析显示，对于胆囊结石合并胆总管结石的患者，术中 EST 的安全性和有效性与术前 EST 相当，并且可以明显缩短住院时间。与延迟胆囊切除（EST 术后 6 ～ 8 周）相比，早期胆囊切除（EST 术后 72 小时内）明显降低了胆道不良事件的发生率。

EST 联合其他方法，如取石、引流管或支架置入可以有效治疗胆管结石或狭窄引起的急性胆管炎。早期 EST 治疗重症急性胆源性胰腺炎也是有效的（参考第 50 章）。最近一项包含 11 项随机对照研究、1314 名患者的 meta 分析显示，与保守治疗相比，EST 治疗可以显著降低总体并发症风险（OR：0.32），但不会降低死亡率。在轻型胰腺炎患者中，ERCP 组并发症的降低趋势非常明显。虽然近期的综述文章认为早期 ERCP 并不会改善

框 17-1　内镜下胆道括约肌切开术的适应证

- 胆总管结石
- 便于良、恶性胆管狭窄的支架置入（尤其是多支架置入）
- 作为支架置入的替代方法缓解恶性乳头部肿瘤造成的胆道梗阻
- Ⅰ型和Ⅱ型 SOD；良性乳头狭窄
- 胆瘘
- 其他情况（胆总管囊肿、sump 综合征、胆道寄生虫）
- 便于经口胆道镜进入胆道和（或）ERCP 引导下胆道组织获取
- 标准插管失败后为主胰管插管提供通路

轻型胆源性胰腺炎的结局。但无论胰腺炎轻重，推荐为胰腺炎合并胆管炎的患者进行急诊 ERCP 治疗。对于无法行胆囊切除术的胆源性胰腺炎患者，EST 可以减少胰腺炎复发风险。

EST 的另一个适应证是行括约肌切开后方便扩张或支架置入。但乳头括约肌切开并非必需，除非需要置入多支大孔径支架，尤其是治疗术后胆管狭窄（参考第 43 章）。小切开有利于塑料支架的后续更换操作。包含 3 项 RCT 的 meta 分析显示，在恶性胆管狭窄患者中，EST 减少了 PEP 的发生率，却增加了术后出血的风险。另外一项系统综述和 meta 分析显示，支架置入治疗胆管末端狭窄时，EST 并不会影响不良事件的发生率。但在胆漏患者中置入支架前行 EST 会降低 PEP 的风险，既往的回顾性研究也支持这一观点。最近的一项大型随机对照研究显示，对于合并胆道梗阻、无法手术切除的胰腺癌患者，置入胆道自膨式金属支架（SEMS）之前进行 EST 并无获益。EST 对不良事件风险、支架通畅情况和患者生存期没有影响。SEMS 治疗其他胆道疾病前是否需要行 EST 仍不明确。

胆道括约肌切开是十二指肠乳头括约肌功能障碍确诊后的一种治疗方法（参考第 47 章）。然而一项大型多中心随机对照研究显示，与假手术相比，EST 并不能改善胆囊切除术后的腹痛情况。这个研究结论适用于Ⅲ型 SOD 患者（参考第 47 章）。EST 对Ⅱ型 SOD 的治疗效果也有待进一步

研究。SOD 患者的插管和括约肌切开难度要大于其他患者，因为其十二指肠乳头较小，而且往往有开口狭窄。为了尽量减少组织损伤，必须避免插管带来的损伤、仔细控制附件、在导丝辅助下进行精确切开。鉴于这些操作困难以及治疗的高风险性，应该由经验丰富的内镜医师对 SOD 患者进行 EST 操作。置入 3～5Fr 胰管支架可以明显降低 PEP 风险。此外，术前使用吲哚美辛栓也能降低 SOD 患者的 PEP 风险。然而，近期的研究显示在连续非选择患者中使用吲哚美辛栓并不能降低 PEP 风险。

框 17-1 中 EST 的其他适应证的证据等级较低。这些适应证的建立多基于前瞻性非对照研究和回顾性分析。由于病例数过少，在这些胆道疾病患者中开展随机对照研究比较困难。

三、EST 禁忌证

ERCP 和 EST 的禁忌证包括无法配合或生命体征不稳定的患者、无法签署书面知情同意书的患者、凝血功能障碍难以纠正 / 未纠正的患者，以及需要通过新形成的胃肠吻合口进行治疗的患者。对造影剂高度敏感并不是 EST 的禁忌证，但可以考虑静脉使用预防性皮质类固醇类药物。对于已知或怀疑凝血功能障碍或血液系统疾病的患者要进行凝血功能检查，并且在 EST 之前进行纠正。Child A 级肝硬化患者、应用阿司匹林或其他 NSAID 药物并不会增加出血风险。抗血小板药物如氯吡格雷、噻氯匹定在 EST 前应至少停药 7 天，但要根据患者的个体临床风险做出停药决定（参考第 7 章和第 10 章）。如果切开刀位置不佳或刀丝无法看到 / 甚至反向（因解剖结构异常）时，要避免进行切开操作。如果调整器械或操作后仍无法满足切开要求，可以考虑使用球囊扩张胆道括约肌。对于个别 EST 适应证不足的患者，要重新考虑 EST 的必要性。

四、EST 的并发症及处理（参考第 8 章）

一项来自美国的大型前瞻性研究报道了 2347

例 ERCP 患者的 EST 总体不良事件发生率为 9.8%（表 17-1）。急性胰腺炎是 EST 最常见的主要并发症，其发生率为 5.4%。研究中出血、穿孔、胆管炎和胆囊炎的发生率低于以往的报道。其他关于 ERCP 及相关危险因素的前瞻性多中心研究也有发表，与 Freeman 等的研究不同之处在于其包含了诊断性 ERCP 的数据，因此这些研究不能用于单独分析 EST 的并发症情况。

表 17-1　2347 例 EST 患者的并发症			
并发症	发生率 /%	严重并发症 /%	致死性并发症 /%
急性胰腺炎	5.4	0.4	<0.1
出血	2.0	0.5	0.1
穿孔	0.3	0.2	<0.1
胆管炎	1.0	0.1	<0.1
胆囊炎	0.5	0.1	<0.1
其他	1.1	0.3	0.2
总体	9.8	1.6	0.4

应该从识别高危因素、采取预防措施、早期发现以及合理治疗这几个方面降低 EST 的发生风险。但在某些情况下，难以确定并发症是否是由 EST、胆道插管或其他治疗措施所导致的。

（一）EST 相关的 PEP

目前使用两个 ERCP 术后胰腺炎定义：Cotton 等的共识定义和 PEP 严重程度分级；修订的亚特兰大国际共识定义和严重程度分级。根据亚特兰大分级标准，PEP 的诊断必须符合以下 3 条标准中的 2 条：急性胰腺炎引起的腹痛；血清脂肪酶或淀粉酶水平超过正常上限值的 3 倍及 3 倍以上；影像学表现符合急性胰腺炎特征。急性胰腺炎是 ERCP 术后最常见的并发症，在非选择性患者中的发生率为 3.5%，90% 为轻 - 中度胰腺炎。明确的 PEP 危险因素包括疑似 SOD、女性和既往胰腺炎病史。研究分析提示，预切开和胰管内注入造影剂是操作相关的 PEP 危险因素。Freeman 等的研究使用多因素分析鉴别出的 EST 相关危险因素总结在表 17-2 中。对于拟进行 EST 的患者要考虑到这些危险因素并采取适当的预防措施。

电外科手术参数也会影响 EST 的效果和安全性（参考第 11 章），也包括发生器中不同的波形和功率设定以及刀丝的接触长度等。但这些因素的临床意义尚不清楚。鉴于研究结果尚不一致，目前胆道 EST 的电外科电流主要根据内镜医师的习惯进行设置。

meta 分析回顾和评估了胰管支架在预防 PEP 方面的作用。对 10 项随机对照研究进行 meta 分析显示，预防性胰管支架降低了 PEP 风险（OR：0.22，$P<0.01$），绝对风险差异为 13.3%（NNT=8）。预防性胰管支架也降低了高淀粉酶水平。10 项非随机对照研究也有类似的结果。尽管这些数据无法单独分析 EST 对 PEP 的影响，但对 PEP 高危人群进行 EST 时，强烈建议置入预防性胰管支架。

ERCP 术后胰腺炎的处理与其他原因引起的急性胰腺炎的处理相似。对于胆总管残余结石、进行性加重的梗阻性黄疸和胆管炎患者应考虑再次行 ERCP 治疗。

（二）EST 相关的出血

有临床意义的出血是指出现黑粪、血便或呕血，伴血红蛋白下降超过 20g/L 或需要输血。前瞻性研究中 EST 相关出血的发生率为 0.8% ～ 2%，大约 50% 为迟发性出血，主要发生在术后 24 小时左右，但也有 1 周以后的迟发性

表 17-2　EST 相关胰腺炎的危险因素	
	校正的 OR^*（95%CI）
疑似 SOD	5.1（2.7±9.2）
预切开	4.3（1.7±10.9）
困难插管	2.4（1.1±5.4）
年轻	2.1（1.4±3.3）
胰管内反复注入造影剂	1.4（1.0±1.8）
* 多因素分析中有统计学意义	

出血。EST 相关出血的危险因素包括 EST 术前凝血功能障碍 / 胆管炎、EST 术中出血以及 EST 术后 3 天内开始抗凝治疗（表 17-3）。此外，低手术量内镜医师（EST 操作平均每周不足 1 例）的 EST 出血风险也会增加。意大利一项多中心研究的多因素分析发现，预切开和乳头口梗阻是 EST 相关出血的危险因素。EST 术中出血似乎并不能预示迟发型出血。一项回顾性研究分析 35 名 EST 术后出血的患者，结果显示 22% 的患者在初始止血成功后发生再出血。恶性胆管狭窄、胆红素水平大于 100mg/L、严重出血和凝血功能障碍是再出血的预测因素。

表 17-3　EST 相关出血的危险因素	
	矫正的 *OR*（95%*CI*）
EST 术后 3 天内开始抗凝治疗	5.1（1.6±16.7）
EST 术前凝血功能障碍	3.3（1.5±7.2）
EST 术前胆管炎	2.6（1.4±4.9）
内镜医师平均操作次数	
EST 操作每周≤ 1	2.2（1.1±4.2）
EST 术中出血	1.7（1.2±2.7）

　　EST 术中渗血会自行停止，通常不需要内镜下止血治疗；然而持续性或波动性出血常提示出血来源于十二指肠后动脉的畸形分支，需要内镜下止血治疗。通常需要反复注水明确出血部位后才能实施适当的止血措施。可以使用切开刀的刀丝对出血点的顶端进行电凝止血。对于严重出血，可以在切口顶端注射肾上腺素和纤维蛋白胶，也可以使用多极或双极电凝止血，但要注意与胰管开口保持适当的距离，避免引起 PEP；或者放置胰管支架保证胰液引流以预防 PEP。通过侧视镜释放传统的止血夹是有难度的。尽量使镜身头端靠近肠壁，放松抬钳器，便于通过坚硬的释放器释放止血夹。使用透明帽辅助的前视镜也可以有效地完成钛夹止血操作。如果怀疑止血操作会引起胆管梗阻，应考虑放置胆管支架或鼻胆引流管。

一项小的病例系列报道认为，对于常规止血失败的病例可以放置金属覆膜支架进行止血。

　　在极少数情况下，内镜下止血失败后可以进行血管栓塞或手术治疗，但手术的并发症和死亡率比较高。

（三）EST 相关的穿孔

　　由切开刀、导丝、球囊或其他附件引起的胆 / 胰管穿孔可以通过内镜或经皮途径放置胆 / 胰引流管或支架进行治疗。EST 相关的十二指肠穿孔主要由"拉链式切开"引起，可以通过控制插入乳头内的刀丝长度或使用现代电外科手术发生器的可控式切开模式。据报道，ERCP 相关穿孔的发生率为 0.3%～ 0.6%，单纯 EST 相关穿孔的发生率为 0.3%。近期一项回顾性研究的单因素分析显示，EST、SOD 及胆管狭窄扩张是穿孔的危险因素。大多数穿孔可根据 ERCP 术中透视发现的腹腔内或腹膜后游离气体来诊断，或在术后通过腹部平片或 CT 扫描来诊断。穿孔的临床表现是多样的，有时症状可能很轻。当出现进行性腹痛、腹膜炎体征、发热、白细胞升高及 C 反应蛋白升高时应考虑穿孔的可能。十二指肠腔内注入造影剂后进行腹部 CT 扫描有助于穿孔的诊断、分级和治疗。如果排除了活动性穿孔，可给予临时肠外营养和抗生素保守治疗，否则就需要多学科管理。鼻十二指肠引流管、鼻胆引流管或经皮经肝胆道引流可以防止胃液、胆胰液由肠道进入到腹膜后间隙。可以尝试使用金属覆膜支架封闭 EST 相关的十二指肠或胆道穿孔（图 17-10）。腹膜后脓肿可以使用大孔径引流管经皮引流。当上述治疗措施失败和（或）出现脓毒血症或腹膜炎时常需要外科手术干预。

（四）EST 相关的胆管炎

　　对于胆道不完全引流，尤其是肝门部肿瘤或原发性硬化性胆管炎引起的近段胆管狭窄，应该预防性使用抗生素（参考第 10 章和第 48 章）。对于胆管结石患者，当 EST 后胆管结石清除不彻底时，应放置鼻胆引流管或支架。由胆道梗阻导致

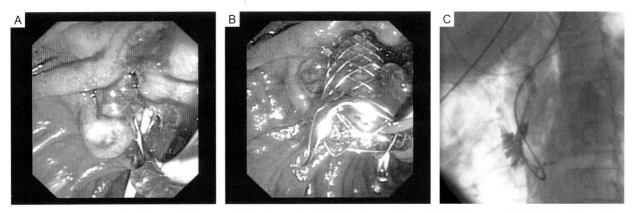

图 17-10　A. 对小的壶腹腺瘤行内镜下乳头切除术后，行胆管括约肌切开时出现黏膜皱壁下方 1 点位置的十二指肠穿孔。已预防性置入胰管支架；B. 置入全覆膜自膨式金属支架封闭穿孔处；C. 透视见支架及鼻胆管位置正常，鼻胆管造影可见后腹膜腔游离气体，但造影剂没有外漏

的迟发性胆管炎应考虑再次行 ERCP 干预。对于部分化脓性胆管炎患者，经鼻胆管反复冲洗可能有治疗效果。

（五）EST 的远期结果

　　一项系统综述（包含 5 项大样本、随访率高、随访时间超过 6 年的研究）讨论了 EST 的远期结果。由 EST 引起总体不良事件发生率为 6% ～ 24%，其中 3 项研究中的发生率为 10%。最常见的不良事件为胆总管结石和乳头狭窄。一般情况下，行扩大切开或球囊扩张后可以取出结石。乳头狭窄的问题可以通过扩大切开或联合支架置入解决。最近一项回顾性研究显示，对 80 名 EST 术后患者进行中位 16 个月的随访后，13 名患者出现了壶腹部狭窄。再次 EST 治疗的成功率为 92%（12/13），但有 3 名患者出现了严重不良事件。来自瑞典的基于人群的研究显示，对 964 名 EST 患者进行平均 8.9 年的随访后，胆总管结石的复发率为 4.1%。一项对随机对照研究中的患者进行 4 年的随访研究发现，106 名接受乳头括约肌成形术或乳头括约肌切开术的患者的胆管结石复发率为 8%。对于电凝导致的胆管末端狭窄，可以使用球囊扩张或胆道支架置入进行治疗。十二指肠内容物胆管反流导致的胆管炎比较少见，可以通过胆肠吻合进行治疗。现有的文献还不能明确 EST 大小与远期并发症之间的关系。一项来自斯堪的纳维亚的大样本病例对照研究并没有发现括约肌切开会增加胆管的长期恶变风险。

第 18 章

球囊扩张术

Chan Sup Shim

王力涛　罗　辉　译

内镜下十二指肠乳头括约肌切开术（EST，参考第 17 章）是胆管取石的主要治疗方法，尤其是对于胆囊切除术后的患者。EST 的技术成功率为 90%～98%，EST 联合球囊 / 网篮取石的治疗成功率为 86%～91%。

本章节主要讨论联合 EST 或单纯的内镜下球囊扩张术。单纯小球囊扩张（球囊直径 ≤ 10mm）用于治疗年轻患者的胆管小结石；而大球囊扩张（球囊直径 ≥ 12mm）或联合 EST，用于治疗老年患者的胆管大结石。技术和风险明显不同。

大结石、桶状结石以及锥形末端胆管，这些情况都增加了取石难度，需要使用其他取石技术，如机械碎石。对于大的困难结石，EST 联合机械碎石的治疗成功率为 79%～98%。但考虑到 EST 相关的不良事件，如出血、胰腺炎和穿孔（参考第 8 章和第 17 章），以及其对括约肌功能会造成永久性破坏，内镜医师开始寻找替代 EST 的方法。

内镜下乳头球囊扩张术（EPBD）是替代 EST 的胆管取石方法。为了避免永久性破坏胆道括约肌，Staritz、Meyerzum 和 Buschenfeldede 等建议使用 EPBD，并于 1983 年报道了第一例 EPBD。EPBD 通过扩张胆道括约肌来扩大胆管开口，其主要优势为避免胆道括约肌切开。因此，出血、穿孔等急性不良事件较少发生，并且可以保留胆道括约肌的功能。

EPBD 导致严重 PEP 的报道掩盖了其保留胆道括约肌功能、避免 EST 所带来的短期和长期不良事件的优势。虽然 EPBD 曾一度被禁止用于治疗胆管结石，但这一现象随着腹腔镜胆囊切除术的发展逐渐被逆转。随着几项关于 EPBD 在胆管取石方面的有利报道的出现，人们再次呼吁保护胆道括约肌功能。1995 年，Mac Mathuna 等对连续的胆管结石患者进行 EPBD 治疗，其结果非常理想。

但随后关于 EST 和 EPBD 的随机对照研究的结论并不一致。除了关于 EPBD 是否会增加 PEP 的争议外，一些学者还认为 EPBD 并不能为胆管困难结石（大结石或多发结石）提供足够的取石通路。据报道，EPBD 的取石成功率为 81%～99%，EST 的取石成功率为 85%～98%，两者的最终治疗成功率是相当的。而且关于 EPBD 和 EST 的随机研究认为，两者至少在治疗小 - 中等结石方面是相当的。

EPBD 较低的结石清除率和较高的机械碎石使用率可能与其无法提供足够大的胆道开口有关。Ersoz 等报道了 EST 联合大球囊扩张治疗 EST 联合传统器械取石失败的病例。内镜下乳头大球囊扩张术（EPLBD）作为 EST 的辅助手段用于治疗巨大或困难胆管结石。此方法同时结合了 EST 和 EPBD 的优势。

但考虑到其潜在的不良事件，如胰腺炎及胆道穿孔，EPLBD 并未被所有的内镜医师所接受。不过，近期来自东西方国家的多中心研究显示 EST 联合 EPLBD 是安全有效的。过去 10 年间，EPLBD 的技术方法和安全性得到了建立和验证，其适应证也逐渐被扩大。

作为替代方案，2009 年出现了无 EST 的单纯 EPLBD 技术。一些研究报道认为这项技术在治疗胆管巨大结石方面是安全有效的，并且不会增加重症胰腺炎及胆道穿孔的风险。

一、EST 联合 EPLBD

为了克服传统 EPBD 的局限性，提出了"小切开联合大球囊扩张"的概念。胆道括约肌小切开后进行大球囊扩张可以有效地取出胆管大结石而无须使用机械碎石（图 18-1，图 18-2）。尽管大切开也可以减少机械碎石使用率，但其出血和穿孔的风险要高于标准 EST。EST 联合 EPLBD 可以缓慢扩张乳头开口（图 18-1），不仅减少了穿孔及出血风险，也使得后续的取石操作更加简单、安全和高效（图 18-2）。

二、EST 联合 EPLBD 的技巧

使用十二指肠治疗镜（如 TJF260V，Olympus Corporation, Tokyo, Japan）进入十二指肠。大通道（直径 4.2mm）十二指肠镜可以通过大球囊。与常规 EPBD 不同的是实施 EPLBD 之前需要进行 EST。通常情况下并不需要完全切开，小切口（<1/3 最大切开长度）就可以满足需求。因为 EST 的目的不仅是切开奥迪括约肌（SO），还要引导扩张朝胆道或远离胰腺的方向进行。而单纯使用大球囊扩张时，就很难预测其扩张方向。因此，小切开使得乳头扩张的方向可以被预测。小切口的另一个目的是减轻扩张后乳头水肿，从而减少 PEP 的风险。

实施 EST 后，球囊导管沿着导丝进入胆管。根据定义，EPLBD 使用的球囊直径为 12 ～ 20mm。由于常规胆道扩张球囊的最大直径为 10mm，因此需要使用幽门扩张球囊，例如 CRE 导丝引导球囊（Boston Scientific, Marlborough, MA）（图 18-3）。最近出现了一种整合括约肌切开刀和大球囊为一体的产品（StoneMaster V；Olympus Corporation），可以使用一个器械完成 EST 和 EPLBD。

扩张球囊的直径取决于胆管结石大小和锥形末端胆管的直径。完成小切开后使用大球囊（最大

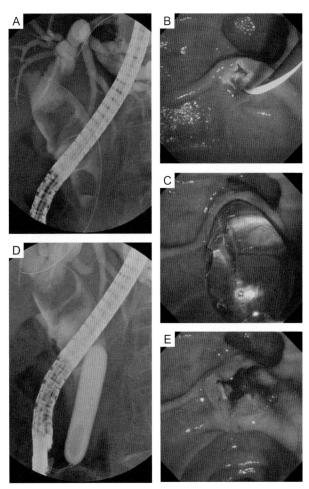

图 18-1　一例多发巨大肝外胆管结石患者采用 EST 小切口后球囊大扩张取石治疗。A. 逆行胆管造影图显示多发巨大结石全程填充肝外胆管；B ～ D，行 EST 小切口后，柱状球囊循导丝跨越切开后的乳头并加压充盈到 15mm 大小；E. 乳头开口被完全扩张，并可见胆管黏膜。EST：内镜下括约肌切开术

直径 20mm）缓慢扩张乳头开口，直到球囊直径与胆管直径相匹配。尽管 EPLBD 的球囊直径范围为 12 ～ 20mm，但即使胆管结石直径＞ 15mm，也会经常选用 15mm 及其以下的球囊以避免严重不良事件的发生。因此，选择扩张球囊时要着重考虑末端胆管的直径，因为过度扩张会增加胆道穿孔的风险。在一项包含 946 例大结石患者的大型回顾性多中心研究中，3 名患者的球囊扩张直径超过胆管末端直径，其中 2 名患者出现了致死性穿孔事件。

如上所述，要使用食管或幽门扩张球囊进行大球囊扩张。球囊导管沿着导丝通过乳头开口进

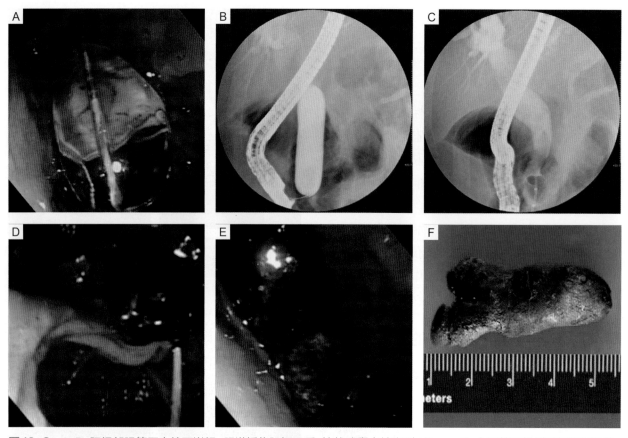

图18-2　A、B. 肝门部胆管巨大结石嵌顿。胆道括约肌切开后,柱状球囊大扩张到18mm; C. 大网篮及机械碎石取石失败,使用大的取石球囊尝试取石; D. 结石由取石球囊拖出至乳头口外; E、F. 巨大结石(4.5cm×2.0cm)被完整取出

入胆管内;球囊内注入稀释的造影剂,便于内镜或透视下观察到球囊腰部逐渐消失,表示在逐步扩张末端胆管及乳头开口。

进行大球囊扩张时,快速或强行扩张末端胆管狭窄会导致穿孔和出血。显性胆管狭窄在胆管造影中很容易观察到,但隐性胆管狭窄有时很难诊断。为了识别隐性胆管狭窄,应该总是缓慢充盈球囊、逐渐扩张至目标直径,并在透视下观察球囊的形状变化。如果达到最大规定压力的75%时球囊腰部仍未消失,则应怀疑末端胆管存在隐性狭窄,并停止进一步扩张以避免穿孔。

球囊腰部消失后应继续维持压力20～45秒,然后再移出球囊。一些情况下,球囊腰部并未完全消失,这时继续维持压力超过45秒可能会有帮助。然后使用取石网篮或球囊进行取石。取石结束后,使用生理盐水冲洗胆管可以避免结石残渣或残余结石。

由于球囊压迫时间不足,扩张持续时间小于1分钟很有可能会诱发出血。球囊扩张乳头1分钟后,移出球囊导管,使用网篮进行取石。对于锥形末端胆管的患者,EST 联合大球囊扩张后胆管末端呈圆柱形,有利于取石操作。

三、EST 联合 EPLBD 的不良事件

自2003年以来,有许多关于 EPLBD 结果和不良事件的报道。尽管仍缺乏大型前瞻性随机对照研究,但幸运的是大多数报道的是轻度不良事件,很少有严重不良事件的报道。

一项包含随机研究的 meta 分析对比 EPLBD 和 EST 治疗胆管结石的效果,结果显示 EPLBD 的总体不良事件发生率低于 EST(5.8% vs 13.1%,OR:0.41,95%CI:0.24～0.68,P=0.000 7)。

表18-1总结了多项关于 EST 联合 >10mm 扩张球囊进行胆管取石的研究结果。10项研究为完

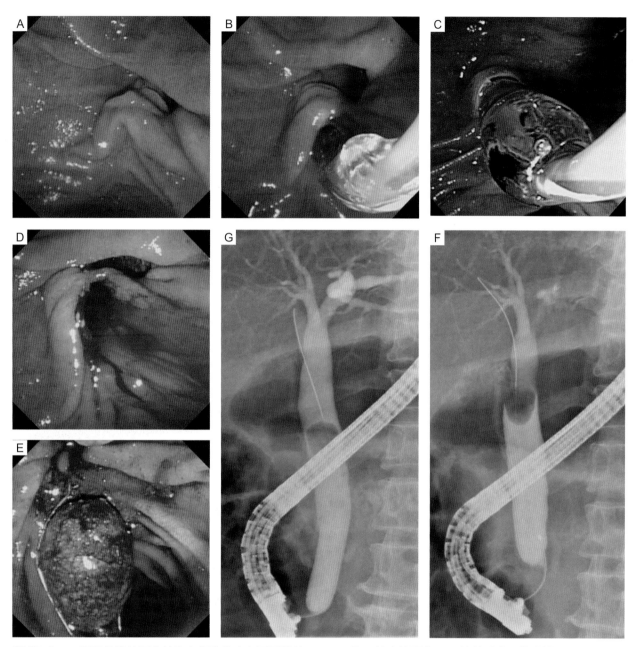

图 18-3　一例胆总管结石合并憩室旁乳头患者采用单纯 EPLBD 取石的内镜图像。A. 柱状球囊导管头端循导丝插入胆总管内，球囊开始扩张；A ～ C，未行 EST，柱状球囊循导丝插入后扩张到 15mm。D. 退出柱状球囊后，乳头口大开；E. Dormia 网篮取出大结石（直径 15mm）；F、G. 逆行胆管造影显示胆总管内大结石，充分扩张的柱状球囊跨越乳头口。EPLBD. 内镜下柱状球囊乳头大扩张；EST. 内镜下括约肌切开术

整版英文论著，4 项研究为初步报告。所报道的取石成功率为 73% ～ 100%，机械碎石术使用率为 1% ～ 33%。由于结石大小和球囊直径不同，所报道的机械碎石术使用率的差异较大。在 1003 例患者中，首次治疗的结石清除率为 90.2%，而机械碎石术的使用率为 11.6%。

系列研究报道的不良事件发生率为 1% ～ 23%，胰腺炎发生率为 0 ～ 5%。合并后不良事件发生率为 10.9%，胰腺炎发生率为 2.6%（表 18-1），大多数为轻型胰腺炎。EST 联合 EPLBD 的合并不良事件发生率与单纯 EST 相同（总体不良事件发生率为 8.2%，胰腺炎发生率为 1.9%）。有 2 例因出血和穿孔导致死亡的报道，1003 例患者的死亡率为 0.2%。

表 18-1　关于 EST 联合 EPLBD 治疗肝外胆管结石研究的总结

研究	操作数量	球囊直径（mm）	最大结石平均大小（mm）	首次治疗成功率（%）	机械碎石术使用率（%）	不良事件，n（%）总体	胰腺炎	出血	穿孔	其他
Ersoz 等	58	12～20	16/18[a]	83	7	9（16）	2（3）	5（9）	0	2[b]
Minami 等	88	最大20	14±3	99	1	5（6）[c]	1（1）	1（1）	0	1[b]/1[d]
Heo 等	100	12～20	16±0.7	97	8	5（5）	4（4）	0	0	1[b]
Maydeo, Bhandari	62	12～15	16	92	5	5（8.3）	0	5（8.3）	0	0
Bang 等	22	10～15	10（5～25）	72.7	9	1（4.5）	1（4.5）	0	0	0
Misra, Dwivedi	50	15～20	NM（<15～25）	90	10	23（46）	4（8）	19（38）	0	0
Attasaranya 等	107	12～18	13（10～30）	95	27	6（5.6）	0	2（1.9）	1（0.9）	1[e]/1[d]/1[d]
Kochhar 等	74	10～18	NM（10～15）	91.9	2.7	16（21.6）	2（2.7）	6（8.1）	0	13[e]/1[d]/1[d]
Kim 等	27	15～18	20.8（≥15）	85	33	4（15）	0	4（15）	0	0
Kim 等	72	12～20	NM	87.5	17.9	6（8.3）	5（6.9）	0	0	1[b]
Yoo 等	166	15～20	16.1±5.4	83	NM	11（6.6）[f]	NM	1（0.6）	1（0.6）	NM
Park 等	70	15～20	NM（均>15）	100	16	13（19）	3（4）	10（14）	0	0
Cho 等	69	NM	17.5/18.2[g]	91	NM	5（7）	4（6）	1（1.4）	0	0
Cha 等	38	15～20	18.9±5.3	95	3	1（3）	0	1（3）	0	0
合计	1003	10～20	—[h]	90.2	11.6[i]	110（10.9）	26（2.6）[j]	55（5.5）	2（0.2）	24（24）[j]

NM. 未提及

a. 两个亚组内的中位值

b. 胆管炎或胆囊炎

c. 未包含 10 例使用硝酸酯类药物（有预防 PEP 的效果）的高血压患者

d. 低氧血症、碎石网篮嵌顿以及壁内夹层

e. 腹痛

f. 2 例死亡

g. 2 组内的平均值

h. 无法计算

i. 未包含 Yoo 等和 Cho 等的研究

j. 未包含 Yoo 等的研究

Heo 等来自韩国的研究将 200 例连续的胆管结石患者随机分配到 EST 联合 EPLBD（球囊直径为 12 ～ 20mm）治疗组或单独 EST 治疗组，结果显示两组的 PEP 发生率并无差别。Attasaranya 等来自美国的多中心研究纳入了 107 例 EPLBD（球囊直径≥ 12mm）治疗胆管巨大结石的患者，结果并无 PEP 发生。这可能与多个因素有关。首先，可能也是最重要的，EST 将胆胰管开口分开，使得球囊扩张的力量不会压迫到胰管，从而降低了 PEP 的风险。Mavrogiannis 等报道了胆胰管分开在降低 PEP 风险方面的意义，81 名接受再次 EST 的胆管结石患者的 PEP 明显低于 250 名仅接受初次 EST 的患者（0 vs 4.8%）。这项研究中患者的平均年龄为 70.7 岁。而另一项来自美国的前瞻性多中心研究中患者的中位年龄为 49 岁，结果显示 EPBD（小结石和小的球囊直径）的 PEP 发生率较高。近期一项 meta 分析中的亚组分析比较了 EST 和 EPBD 治疗胆管结石的效果，结果显示在接受 EPBD 治疗的患者中年龄＜ 60 岁是 PEP 的危险因素之一。另一项前瞻性多中心研究显示年龄＜ 60 岁是 PEP 的独立危险因素。第三，这项研究很少使用胰管造影（14%）。一项小的系列研究认为，在接受 EPBD（球囊直径为 6 ～ 8mm）治疗的患者中，胰管内造影剂注入是 PEP 唯一的独立危险因素。近期一项包含 14 331 例 ERCP 患者的单中心研究显示胰管内造影剂注入后患者的 PEP 发生率会明显升高。

另一个关于 EPLBD 减少胰腺炎风险的机制假说为：无论是否联合 EST，EPLBD 扩大了乳头开口，减少了取石网篮和取石球囊造成乳头水肿的风险，从而减少了 PEP 的风险。相反，小球囊对乳头开口的扩张不够充分，增加了取石过程中器械损伤的风险。

EST 治疗胆管结石的出血发生率为 2% ～ 5%，而 EPBD 并不会增加出血风险。Misra 和 Dwivedi 来自印度的研究纳入了 50 名接受 EST 联合 EPLBD（球囊直径为 15 ～ 20mm）治疗的患者。出现的 16 例（32%）轻度渗血均自发停止，1 例大出血需要外科干预。Ersoz 等报道了 3 例需要输血和内镜治疗的中度出血，均考虑与 EST 有关。对于存在凝血功能障碍的胆管结石患者，大多数专家推荐小球囊扩张治疗，但 EST 联合 EPLBD 治疗是否同样安全仍然需要进一步研究。目前已经有 1 例致死性出血的报道，并且 8.3% 的出血患者需要内镜治疗。在凝血功能异常的患者中，应谨慎进行大球囊扩张（包括在有 EST 史的患者中单独使用 EPLBD）。

除 1 项 meta 分析认为 EST 联合 EPLBD 的出血风险显著低于单独 EST 外，其余 6 项随机对照研究和 3 项 meta 分析均显示两者的出血率相似。虽然大球囊扩张可能会撕裂黏膜下血管，但 EST 的切开长度仍然是影响 EPLBD 治疗后出血的主要因素。一项包含 32 项 EPLBD 研究的系统综述显示，联合 EPLBD 治疗时，大切开的出血风险明显高于小切开（OR: 3.33, P<0.001）或无切开（OR: 2.17, P=0.049）。而小切开和无切开的出血率并无差异（P=0.35）。

Park 等的研究提示末端胆管狭窄是 EPLBD 治疗后穿孔的独立危险因素，应该作为 EPLBD 的禁忌证。此外，作者建议当球囊压力达到制造商规定的最大压力的 75% 时，如果球囊腰部仍未消失，应该非常谨慎、缓慢地扩张球囊（框 18-1）。

框 18-1　识别显性或隐性胆管狭窄
● 应逐步、缓慢地给球囊加压 ● 达到最大压力 75% 时，阻力较大或腰部仍未消失应该作为警示信号 ● 进一步扩张会引起胆道穿孔

如果球囊扩张过程中的阻力非常明显，则应该停止加压。这种情况下推荐改变取石方法或放置临时引流，择期再进行 ERCP 治疗。如果整个肝外胆管的直径正常或很小，则不应该进行大球囊扩张。但几乎所有大结石患者的胆管至少会扩张至与结石大小相同的程度。

造影后即使不存在显性胆管狭窄或锥形末端

胆管，但球囊扩张过程中阻力明显、腰部持续存在或患者出现剧烈疼痛（根据麻醉深度），都提示存在隐形狭窄。

如果 ERCP 术中怀疑末端胆管狭窄，尤其是存在锥形末端胆管，可以考虑使用大直径取石球囊通过可疑狭窄的部位，明确是否存在狭窄。

四、单纯 EPLBD

近期的研究指出，对于胆管大结石或困难结石，EST 联合 EPLBD 治疗或单独 EPLBD 治疗的有效性均比较理想，不良事件发生率都在可接受范围内。理论上讲，与联合治疗相比，单纯 EPLBD 治疗更容易操作，而且更适合大结石或有出血倾向的患者。此外，EPLBD 治疗胆管大结石的主要目的是避免额外操作，如机械碎石（EML）、简化取石步骤以及减少不良事件风险。

五、单纯 EPLBD 的技巧

完成选择性胆管插管和胆管造影。ERCP 术中以十二指肠镜身外径（13.5mm；TJF260V，奥林巴斯）为参考，测量胆管直径和结石大小。如果最大结石的最大横径 ≥ 10mm 和肝外胆管直径 ≥ 15mm，可以使用直径超过 15mm 的球囊进行单独 EPLBD 治疗。将 0.035 英寸导丝送入胆

管内，沿导丝送入食管或幽门扩张球囊并跨越乳头口。使用加压装置注入稀释的造影剂，逐步扩张球囊至 15mm 及以上。如果透视观察到球囊腰部完全消失，则提示括约肌已被充分扩张，维持 30 ～ 60 秒后移出球囊（图 18-3）。使用取石网篮或球囊取出结石，如果取石困难，可以使用机械碎石。

来自韩国的 Jeong 等对 38 名患者进行了单纯 EPLBD 治疗。该研究中，扩张球囊的平均直径为 15.5mm（15 ～ 18mm），球囊扩张时间为 10 ～ 60 秒。完全结石清除率为 97.4%（37 人，无论是否使用机械碎石）；首次操作的结石清除率为 76.3%（29 人）；无机械碎石的首次操作的结石清除率为 65.8%（25 人）。另一项研究回顾了 247 名患者，平均年龄为 71.2 岁（76% 的患者 ≥ 65 岁），胆管的平均直径为 18.1mm，扩张球囊的平均直径为 13.2mm，首次操作的结石清除率为 81.8%（202/247），最终治疗成功率为 92.7%（存在多次操作）。

一项比较单纯 EPLBD 治疗和 EST 联合 EPLBD 治疗的回顾性研究显示，两者的总体取石成功率（96.8% vs 95.7%，P=0.74）及无机械碎石的取石成功率（80.6% vs 73.9%，P=0.36）相似。一项包含了 32 项 EPLBD 相关研究的系统综述认为，

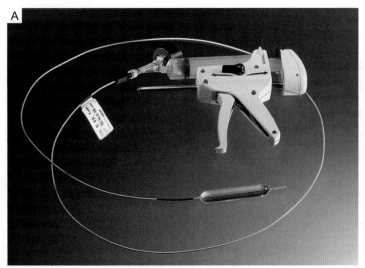
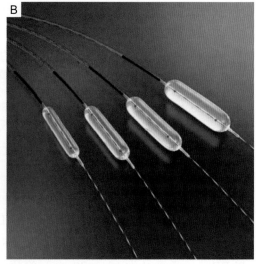

图 18-4　扩张器组成。A. 注射器、压力表和加压手柄装配成一体；B. 不同型号扩张球囊：6 ～ 8mm，8 ～ 10mm，12 ～ 15mm，18 ～ 20mm

单纯 EPLBD 治疗的初始取石成功率低于 EST 联合 EPLBD 治疗（76.2% vs 84%，P<0.001）。可能原因为单纯 EPLBD 扩张后的胆管开口很快会回缩至原始大小。但两者的总体取石成功率并无差别（97.2% vs 96.5%，P=0.43）。因此，可以认为单纯 EPLBD 治疗和 EST 联合 EPLBD 治疗的总体成功率相当。

六、单纯 EPLBD 的不良事件

在 Junbo Q 等的研究中，单纯 EPLBD 治疗后仅有 1 名患者（2.6%）出现 PEP，3 名患者（7.9%）出现高淀粉酶血症。在另一项病例系列研究中，胰管内造影剂注入率为 26.7%（66/247），共出现了 2 例（0.8%）轻度 PEP 和 1 例（0.4%）轻度胆管炎。胰腺炎发生率低的原因包括研究中患者的年龄偏大（平均年龄为 71 岁），逐渐下降的胰腺外分泌功能可以避免老年患者受到胰腺损伤。此外，作者在选择性胆管插管时尽量避免导丝进入胰管或进行过多的胰管内注射。单纯 EPLBD 治疗的 PEP 发生率（2.6%）和 EST 联合 EPLBD 治疗相似。

理论上讲，如果 EPLBD 前不进行切开就不会发生出血。实际上，Baron 和 Harewood 的 meta 分析（包含 8 项对比 EPBD 和 EST 的前瞻性随机对照研究）显示 EPBD 的出血率很低（EPBD 0% vs EST 2%，P=0.001）。对于凝血功能障碍的患者，EPLBD 前应尽量避免 EST。既往研究中 EST 联合 EPLBD 治疗的出血发生率为 0 ～ 9%。Jeong 等的研究显示单纯 EPLBD 治疗并不会出现有临床意义的出血，但另一项研究显示单纯 EPLBD 治疗的术中出血率为 2.4%（6/247）。

几项随机对照研究显示，与 EST 相比，EPBD 会明显减少出血的风险。但没有足够的证据来支持单纯 EPLBD 在凝血功能障碍患者中的应用。基于几项关于 EPBD 的研究结果，理论上讲单纯 EPLBD 会减少出血风险。一项设计良好的病例对照研究分析了 946 名接受 EPLBD 治疗的患者，结果显示潜在肝硬化是 EPLBD 治疗后出血的独立危险因素（OR：8.03，95%CI：2.02 ～ 31.88，P=0.003）。在一项包含 32 项 EPLBD 相关研究、413 名患者的系统综述中，单纯 EPLBD 治疗后并未出现严重出血，而 2503 名接受 EST 联合 EPLBD 治疗的患者出现了 4 例严重出血（无统计学差异）。因此，对于凝血功能障碍的患者推荐使用单纯 EPLBD 治疗。

这两项研究的局限性为样本量小和回顾性分析，可能低估了不良事件的发生率。此外，研究纳入了很多老年患者，可能低估了胰腺炎的发生率。因此，在年轻患者中，这种治疗方法可能会引起严重并发症。

使用网篮或球囊进行大结石取石时，往往会在胆道出口处遇到阻力。EPLBD 经验不足的内镜医师经常会低估结石大小，从而选择直径小的扩张球囊。当球囊直径和结石大小相匹配时，可以提高操作安全性。

总之，对于胆管大结石，单纯 EPLBD 治疗和 EST 联合 EPLBD 治疗同样简单、有效和安全。因此，单纯 EPLBD 可以作为胆管大结石的替代治疗方法。但需要大规模随机对照研究来验证这项技术的有效性以及其在年轻胆管大结石患者中的安全性。

七、安全成功实施 EPLBD 的建议

目前没有关于避免 EPLBD 不良事件的指南或共识。有 3 篇文献提出安全实施 EPLBD 和预防致死性不良事件的建议（框 18-2）。

Park 等提出以下安全实施 EPLBD 的指南：①选择适合的患者（例如，EPLBD 应用于胆总管扩张的患者，而避免用于存在末端胆管狭窄的患者）；②避免在 EPLBD 前进行完全 EST，以预防穿孔及出血；③缓慢、逐渐扩张球囊，以识别胆管末端狭窄，表现为球囊腰部不消失；④当球囊腰部持续存在，且遇到阻力时，应该停止继续加压；⑤球囊扩张的大小不应超过上游胆管的直径；⑥取石困难时，应及时更换取石方法或进行临时引流。

Lee 等于 2012 年提出相似的意见，即加压至推荐最大压力的 75% 时，如果球囊腰部持续存在，则应该停止加压；应缓慢、逐步加压以识别胆管

框 18-2 安全实施 EPLBD 的建议

- 严格的适应证
  - 胆管扩张且没有末端胆管狭窄
- 恰当的方法
  - 避免在 EPLBD 前进行完全 EST，以预防穿孔及出血
  - 缓慢、逐渐扩张球囊，以识别胆管末端狭窄，狭窄表现为球囊腰部不消失（隐性狭窄）
  - 加压至推荐最大压力的 75% 时，如果球囊腰部持续存在，则应该停止加压
  - 在加压过程中球囊腰部持续存在，且遇到阻力时，应该停止加压
  - 球囊扩张的大小不应该超过上游胆管的直径
  - 对于可疑胆管狭窄，推荐使用取石球囊通过可疑狭窄部位以明确是否存在狭窄
  - 取石困难时，建议更换其他方法，如机械性碎石术（MLT）或液电碎石术（EHL）

末端隐性狭窄。

Kim 等在上述推荐的基础上添加了以下细节：

1. 对于存在明显胆管狭窄的患者，应禁止行 EPLBD 治疗。对于可疑胆管狭窄的患者，推荐使用取石球囊通过可疑狭窄部位以明确是否存在狭窄。

2. 如果扩张过程中球囊腰部未消失或患者出现严重疼痛，应停止加压。

八、球囊扩张原始乳头

选择性胆管插管和诊断性 ERCP 后，向胆管内送入 0.025 英寸或 0.035 英寸导丝，然后沿导丝送入 6 ～ 10mm 球囊导管（图 18-4）。球囊的前 2/3 部分位于胆管内（图 18-5），使用生理盐水 1 ∶ 1 稀释的造影剂扩张球囊，过程中注意观察球囊腰部。球囊腰部消失后就停止加压，必须要避免快速、过度加压，扩张维持时间为 15 ～ 30 秒。如果胆管直径 < 8mm，可以使用 6mm×20mm 的扩张球囊。小直径球囊可以通过诊断性十二指肠镜，8mm 球囊要求活检孔道直径至少为 3.2mm。

九、EPBD 的适应证

Baron 和 Harewood 的 meta 分析显示，EPBD

的出血发生率明显低于 EST。EST 术后有临床意义的出血发生率为 2% ～ 5%。此外，存在凝血功能障碍和术后 3 天内接受抗凝治疗的患者的出

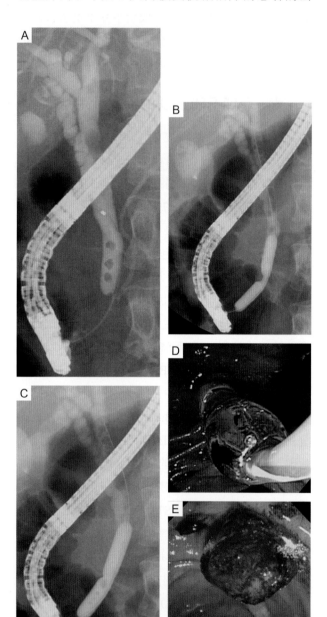

图 18-5 一例胆总管多发小结石患者使用内镜下球囊扩张取石治疗。A. 内镜下胆管造影图显示胆总管内多发结石。完成诊断性 ERCP 后，0.035 导丝通过 ERCP 导管进入胆总管内，随后导管退出；B. 柱状球囊导管头端循导丝插入胆总管内。球囊跨越乳头后开始扩张。胆道括约肌导致球囊腰部的形成；C. 当柱状球囊腰部几乎完全消失时，提示胆管括约肌已被充分扩张；D. 导丝进入胆管后，柱状球囊导管循导丝开始扩张；E. 退出柱状球囊导管和导丝后，用取石球囊取出结石

血风险很高。因此，EST 术前暂停抗凝治疗、使用冷冻血浆或血小板纠正凝血功能障碍以尽量减少出血风险，虽然这些措施并不足以预防出血。这种情况下，可以使用 EPBD 替代 EST 治疗。目前的研究尚未报道 EPBD 后出血事件。鉴于此，对于存在潜在凝血功能障碍或需要在 EST 后接受抗凝治疗的患者可以使用 EPBD 治疗，因为这部分患者的出血风险非常高。推荐在晚期肝硬化或凝血功能障碍的患者中使用 EPBD 治疗胆管小结石。

对于止血功能受损的胆管小结石患者，可以使用 EPBD 替代 EST 治疗（图 18-5）。但对于胆管大结石患者，单纯 EPBD 治疗存在困难。因此单纯 EPBD 的理想患者为胆管结石数量≤ 3，最大直径 10mm，胆管扩张不明显（框 18-3）。以下情况应谨慎使用 EPBD：存在急性重症胆管炎、胰腺炎活动期或存在胰腺炎病史、年龄≤ 50 岁以及困难插管，因为有年轻患者接受 EPBD 治疗后出现致死性胰腺炎的报道。需要注意的是，早期关于球囊扩张对年轻患者不利影响的研究是在预防性胰管支架和直肠吲哚美辛栓出现之前开展的。在年轻患者中使用 EPBD 时，推荐使用 PEP 预防措施（单用或联合）。

框 18-3　EPBD 的理想患者

- 止血功能障碍
- 结石数量≤ 3
- 结石大小 <10mm
- 胆总管直径 <12mm
- 无急性胆管炎
- 既往胰腺炎或急性胰腺炎活动期
- 年龄≥ 50 岁
- 无困难插管

十、EPBD 的不良事件

早期不良事件发生在术后 24 小时内，主要包括胰腺炎、出血、感染（胆管炎或胆囊炎）和穿孔。Bran 和 Harewood 的 meta 分析显示，在胆管取石方面，EPBD 和 EST 的早期总体不良事件发生率相当（10.5% vs 10.3%）。值得注意的是，EST 组的出血发生率更高（2.0% vs 0%，$P=0.001$），而 EPBD 组的胰腺炎发生率更高（7.4% vs 4.3%，$P=0.05$；未使用预防性胰管支架和 NSAIDs 药物）；但两者的感染（EPBD=2.75% vs EST=3.6%，$P=0.3$）和穿孔（0.4% vs 0.4%，$P=1.0$）发生率相似。

出血是 EST 最常见和最严重的并发症，存在凝血功能障碍是出血的危险因素之一。在 Baron 和 Harewood 的 meta 分析中，EPBD 取石可以显著减少出血风险，但所有研究都排除了凝血功能障碍和肝病患者。肝硬化患者出血后，会进一步出现其他不良事件，如肝衰竭。Komatsu 等对 24 名肝硬化胆管结石患者进行 EPBD 治疗。尽管肝功能不全患者的止血功能受损，但并未出现出血事件，而且治疗效果良好。尤其是 4 名 Child C 级患者以及 6 名严重凝血功能障碍患者并未出现不良事件。EST 相关出血发生率为 30%（6/20），而 EPBD 相关出血发生率为 0（$P=0.009$）。关于 Child 分级与出血率之间的关系，一项研究中大部分出血事件（$n=5$）发生在 Child C 级肝硬化患者中，而仅有 1 名 Child B 级患者出现出血事件。鉴于此，对于潜在凝血功能障碍或术后 72 小时内需要抗凝治疗的胆管结石患者，倾向于选择 EPBD 治疗，因为这些患者的 EST 术后出血风险非常高。

操作相关的胰腺炎也需要注意。5 项随机对照研究对比 EPBD 和 EST。Duct 和 UK 的研究显示 EPBD 和 EST 的有效性和安全性相似，胰腺炎发生率为 5% ～ 7%。来自日本的研究认为，EPBD 的胰腺炎发生率高于 EST；但并未出现重症胰腺炎事件，并且所有胰腺炎患者仅接受保守治疗。此外，在 Mac Mathuna 等和 Komatsu 等开展的大规模非随机对照研究中，胰腺炎的发生率分别为 5% 和 7%，但并没有发生重症胰腺炎和死亡事件。

EPBD 治疗后出现高淀粉酶的机制尚不明确，但似乎与操作相关。球囊压迫乳头或胰管开口会引起乳头水肿和括约肌痉挛。胆管插管或经乳头治疗（取石、鼻胆管引流或支架植入）也会引起水肿或括约肌痉挛。乳头水肿或括约肌痉挛会引起胰液流出受阻，最终导致胰腺水肿或胰腺炎。胰管插管或造影剂注入也会对胰腺炎和胰液排出造成影响。

十一、特殊情况

比罗 II 式吻合术后或其他术后解剖结构改变患者的十二指肠乳头倒置，在这些患者中进行 EST 操作的难度很大（参考第 31 章），可以使用 EPBD 替代 EST。

Jang 等在比罗 II 式吻合术后胆管大结石或困难结石患者中使用单纯 EPLBD 治疗，并未出现严重不良事件。虽然目前还没有关于 EPLBD 和 EST 在比罗 II 式吻合术后患者中应用的随机对照研究。但对于术后解剖结构改变的胆管结石患者，

EPLBD 仍是最常用的安全、有效的取石方法。

一项回顾性队列研究纳入了 EST 术后复发性胆管大结石（>10mm）患者，比较了 EPLBD 和非 EPLBD（必要时进行扩大切开）联合标准取石操作的治疗效果，EPLBD 组的操作时间和机械碎石使用率都优于非 EPLBD 组，而两组的结石清除率和操作相关不良事件相似。因此，对于 EST 术后患者，单纯 EPLBD 可以更加安全有效地取出复发性结石。

3 项回顾性研究纳入的患者中包含部分憩室旁乳头（PAD）患者（图 18-1，图 18-6），结果显示 EPLBD 治疗和小切开联合 EPLBD 治疗的总体取石成功率和不良事件发生率相似。PAD 患者与普通患者以及不同类型 PAD 患者间的总体不良事件发生率并无差别，但其中一项研究显示 A 型 PAD 患者的胰腺炎发生率高于对照患者（14.3%

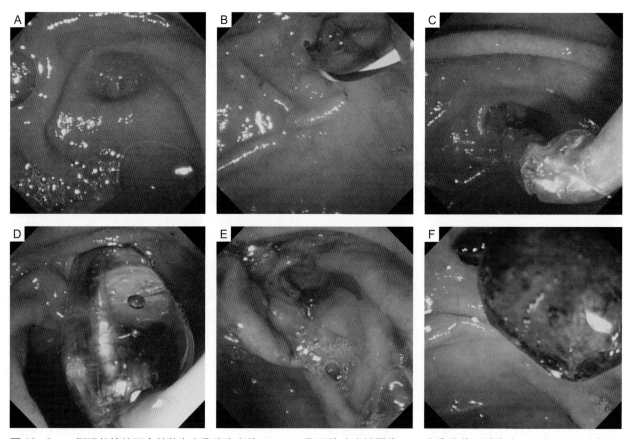

图 18-6　一例胆总管结石合并憩室内乳头患者的 EPLBD 取石治疗内镜图像。A. 主乳头位于憩室内；B. 行 EST 小切开；C 和 D. 导丝进入胆管后，柱状球囊导管循导丝扩张至 15mm 大小；E 和 F. 退出柱状球囊导管后，用取石网篮通过扩开的乳头开口取出结石。

vs 3.0%，*P*=0.047）。

　　尽管如此，对于 PAD 患者，通常使用单纯 EPLBD 治疗以避免穿孔或出血等严重不良事件。一项回顾性研究显示，对于憩室和非憩室患者，小切开联合 EPLBD 的结石清除率和不良事件发生率相似。数项研究结果显示，憩室并不会显著增加胰腺炎、出血或穿孔等不良事件的发生率。

　　关于 EPLBD 在术后解剖结构改变患者中应用的 6 项研究（比罗 Ⅱ 式吻合术后，图 18-7；鲁氏 Y 形吻合术后）显示，所有患者均实现了完全结石清除，胰腺炎和出血的发生率很低。可以在凝血功能障碍患者中进行单纯 EPLBD 治疗，但应该谨慎使用。这方面仍需要进一步研究。

十二、小结

　　尽管，对于小结石患者，球囊扩张取石的胰腺炎风险高于 EST，但 EST 联合 EPLBD 并不会增加胰腺炎风险。对于 EST 联合常规技术取石失

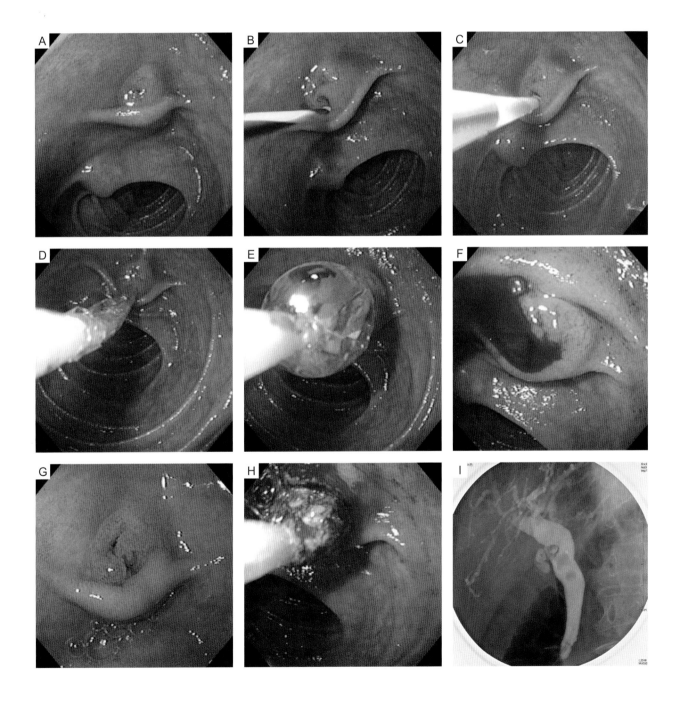

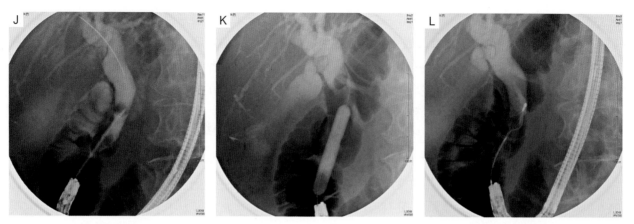

图 18-7 一例比罗 II 式吻合术胃切除术后并胆总管 2 枚结石的患者采用内镜下柱状球囊乳头大扩张取石的内镜下图像（A-H）和逆行胆管造影图像（I-L）。A. 内镜视野下主乳头图像；B ~ E,J、K. 柱状球囊循导丝插入胆管，用稀释后的造影剂充盈扩张；F、G. 回抽柱状球囊后，乳头口可见一过性渗血，但并未进展至严重的出血；I. 胆管造影显示 2 处充盈缺损。H、L. 取石网篮取出结石

败的患者，小切开联合 EPLBD 是安全有效的。这项操作可以减少机械碎石使用率和缩短操作时间，是肝外胆管多发大结石的有效治疗方法。因为大球囊扩张会撕裂括约肌或胆道，推荐选择不超过胆管直径的球囊。结石最大径和球囊直径的比值可能会影响大球囊取石的成功。还需要考虑胆管大小、结石大小和数量、乳头形状和大小以及乳头与憩室的关系。此外，当患者存在并发症，尤其是存在凝血功能障碍或需要抗凝治疗时，似乎更倾向于强调扩张而非括约肌切开。

尽管 EST 联合 EPLBD 的不良事件种类和长期不良事件发生率目前仍不清楚，但与单纯 EST 或 EPBD 相比，差异不大。单纯 EPLBD 是治疗胆管大结石的替代方法，在这类患者中 EST 并非 EPLBD 治疗前的必需步骤。对于术后解剖结构改变、存在 PAD 及 EST 术后的患者，单纯 EPLBD 取石是安全、有效的。但仍需要临床经验和研究来明确其确切的作用。

第二部分　操作技术

第 19 章

胆管结石取出术

Andrew W.Yen, Joseph W.Leung
孙新房　王向平　译

一、导言与科学依据

胆石症是进行治疗性内镜下逆行胰胆管造影（ERCP）最常见的原因。在西方国家，胆总管结石主要是由胆囊结石进入胆总管所致。胆总管结石的临床表现多变，包括无症状、胆绞痛、黄疸、胆管炎和（或）急性胆源性胰腺炎。ERCP 在胆结石胆道并发症的预防和治疗中起着重要作用。

内镜下乳头括约肌切开术后，大部分直径 < 1cm 的结石可自行排出。然而临床实践中应尽量取净结石并清理胆道，以避免继发结石嵌顿或其他潜在的不良事件。通常用柔软且顺应性好的取石球囊或网篮（如 Dormia 网篮）取出结石。然而，大结石（特别是直径 > 2cm 的结石）很难取出，需要先行碎石再取出。最常用的碎石方法是使用坚硬的大网篮进行机械碎石。其他方法包括胆管内液电或激光碎石术和体外冲击波碎石术（ESWL）。少数情况下内镜取石失败，可使用外科手术取石或化学溶石治疗。内镜取石失败时，暂时置入胆道支架可减轻胆道压力，并能有效控制胆源性脓毒血症，随后再择期行内镜取石。部分患者的结石因巨大而无法取出，可长期置入塑料支架进行胆道引流，预防胆管炎。值得注意的是，乳头大球囊扩张术的出现不仅提高了取石成功率，而且减少了机械碎石术的应用（参考第 18 章）。

诊断性 ERCP 通常使用未稀释的水溶性造影剂进行造影，应仔细分析早期显影的透视图像，其中结石通常表现为半月状的充盈缺陷（图 19-1A，B）。然而，如果胆管扩张，则应使用稀释的造影剂，以避免高浓度造影剂掩盖小结石。对疑似肝内胆管结石或结石位于狭窄近端的患者，也可能需要胆管封堵造影来显示结石（图 19-1C）。但如果过量的造影剂被注射到阻塞的胆管内，导致胆管内压力升高，则有诱发或加重胆管炎的风险。虽然胆管内充盈缺损大部分是由结石引起的，但充盈缺损不是胆管结石特有的征象。不规则形状或无定形的充盈缺损可能是其他病变，如胆管的导管内乳头状肿瘤（IPNB）产生的黏液、血凝块、寄生虫、息肉样恶性肿瘤等。应先结合患者的临床特征对充盈缺损进行鉴别诊断，然后再尝试取出。

为了成功地取出结石，最重要的是评估结石的大小和括约肌切口、胆总管远端直径的大小（即"取石通道"）。括约肌切口应足够大，以使结石通过。测量括约肌切口大小的一种方法是用拉紧的切开刀通过切口，充分的括约肌切开术可以让拉紧的括约肌切开刀轻松通过。另一种测量结石是否易于取出的方法是将取石球囊充盈到与结石相近的大小后通过胆管远端及括约肌切口，如果球囊通过顺利，则取石会很容易。如果球囊通过远端胆管时变形，或在通过乳头切口时感觉到过大的阻力，则取石会很困难，需要其他的治疗，如对括约肌切口和远端胆管进行球囊扩张（参考第 18 章）来帮助取石。此外，应准备适当的附件来处理任何可预见的并发症。

要取出肝内胆管结石和胆管狭窄上方的结石，

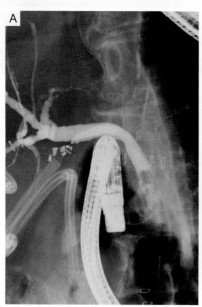 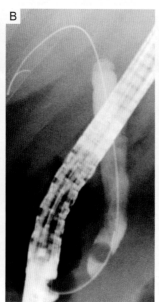 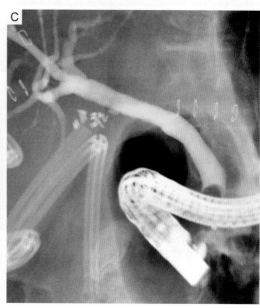

图 19-1　A. 胆管造影显示的充盈缺损代表胆管远端的不规则结石。注意内镜处于长镜身位置以显露这枚结石；B. 胆管造影显示圆形充盈缺损提示胆总管结石；C.A 图中同一患者取石后的胆管封堵造影图，充盈的球囊正位于镜身上方，此时内镜处于短镜身位置

需要先扩张胆管的良性狭窄。可以使用胆道扩张球囊来进行扩张，球囊基本上是低顺应性气球，可以膨胀到固定直径。这些球囊的直径从 4mm 到 10mm 不等，并且可以循导丝跨越狭窄段。使用稀释的造影剂充盈球囊到预定大小。球囊两端具有放射标记，可以指示球囊的位置，使狭窄段位于球囊的中部。球囊充盈后的大小以胆管正常部分的直径作为参考，并且不应大于正常胆管，以避免对胆管不必要的损害。将球囊充盈到预定的压力值，并且在透视下观察球囊的腰部是持续存在还是已经消失。球囊腰部是否消失将决定扩张的效果及结石能否顺利通过狭窄段。如果狭窄不能充分扩张，则在取石之前需要先行碎石。另外，也可暂时不取出结石，先治疗狭窄段直至其充分缓解（参考第 43 章），期间置入的胆道支架可预防结石相关的临床不良事件。

乳头括约肌小切开或因故无法行括约肌切开术时，可以联合使用球囊扩张或乳头成形术，以利于大结石的取出，同时避免因行十二指肠乳头括约肌大切开术而出现的出血和穿孔的风险（参考第 18 章）。

二、胆管结石及 ERCP 禁忌证（参考第 7 章）

1.胆管结石的适应证和注意事项

（1）壶腹部结石嵌顿：患者可表现为胆源性胰腺炎或胆管炎。结石嵌顿于壶腹部时，胆管深插管和括约肌切开难度增加，从而增加取石难度。

（2）胆总管结石：患者表现为腹痛和肝功能异常，伴或不伴胆管炎。

（3）肝内胆管结石：患者发生胆管炎风险高。

（4）标准球囊或网篮取石失败：如因结石过大而导致无法使用标准球囊或网篮取石，应先行球囊大扩张和或机械碎石术。

（5）取石网篮嵌顿：可使用机械碎石术将结石碎块化，从而解脱嵌顿的网篮。

（6）机械碎石失败：机械碎石失败多因碎石网篮无法套住大结石或结石嵌顿，此时可选择球囊大扩张或胆管内（液电或激光）碎石术。

（7）内镜下乳头球囊扩张术（或乳头成形术）：当解剖条件限制或凝血功能异常而无法行充分的括约肌切开时，用于辅助取出大结石，或作为（小结石取石时）内镜下括约肌切开术的替代治疗。

2. 禁忌证

（1）患者因各种疾病而无法接受麻醉镇静下的内镜治疗。

（2）胃流出道梗阻，内镜无法到达主乳头。

三、技术细节

1. 取出嵌顿于壶腹部的结石　应尝试将结石推向胆管近端以实现深插管。然而，嵌顿结石导致乳头肿大，可能需要使用针状刀直接切开乳头隆起部分，以便于深插管（即括约肌预切开术；参考第 15 章），随后使用标准括约肌切开刀和附件取出结石。有时可以使用针状刀延长切口，最终取出嵌顿的结石。

在一些病例，如急性胆源性胰腺炎中，结石恰好嵌顿在壶腹开口，可以用圈套器从嵌顿的结石上方越过结石后，圈套住膨隆的乳头并收紧，这样可以防止结石向近端移位（图 19-2）。轻柔拖拽圈套器，可以将嵌顿的结石从乳头口挤出。如果胆管中存在残余结石，则可以继续行括约肌切开术常规取石。如果担心肿胀的乳头引起胆汁淤积，可以放置胆道支架以确保引流通畅，从而预防胆管炎的发生。

2. 球囊取石　取石球囊有多种尺寸，直径 8 ～ 20mm。球囊大小由注入的空气量决定，并可经双通开关充放气调节（图 19-3A）。为避免结石嵌顿，取石前可用球囊估量胆管的可通过性，方法是将球囊充气至结石下方胆管的最大直径，并轻轻向外牵拉球囊以判断有无阻力，同时注意球囊在下拉过程中有无明显的变形。慢性胰腺炎病例的胰后段胆管可能受压或顺应性不佳，这时球囊会变形或呈"腊肠样"，提示取石时会有阻力。三腔球囊除了注射造影剂之外，还可以插入导丝以保持进入胆道的通路（图 19-3B）。但三腔球囊导管比常规的两腔球囊更硬一些。

为了便于胆管插管，可在使用前先将球囊导管头端轻微弯曲定形，形成向上的弧形。当球囊导管进入胆管并到达结石上方后，给球囊充气，然后轻柔地外拉，直至结石被拖到十二指肠乳头处。调整内镜使向外牵拉的方向与胆管轴线方向一致，这样能最大程度地传导机械拉力，同时避免造成胆管损伤。将内镜头端上弯曲贴近括约肌切口，在工作通道入口持续轻柔牵拉球囊导管，随后将内镜头端弯曲向下，将结石从括约肌切口取出（图 19-4）。如果初次取石遇到阻力而未成功时，可在保持对球囊导管牵引力的同时，将内镜头端再向上弯曲贴近括约肌切口，然后再向下弯曲，重复这一系列动作直到取出结石。注意整个过程应保持对球囊的持续牵引力，让结石缓慢地排出胆管。如果有必要，使内镜头端向下弯曲的同时右旋镜身，可增加向外的牵引力以帮助取出结石。需要注意的是，过度充气的球囊在拖出过程中可能会有更大的阻力，必须用双通开关控

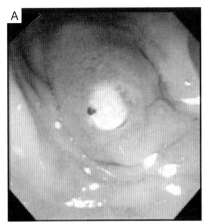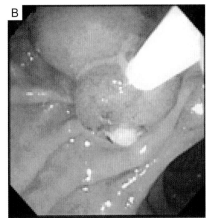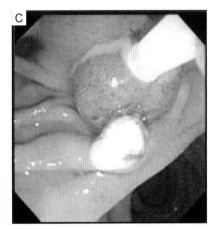

图 19-2　A. 结石嵌顿于壶腹部；B. 圈套器在嵌顿的结石上方套住乳头，防止结石向上移动；C. 轻柔收拉圈套器，挤出结石

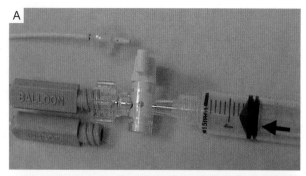

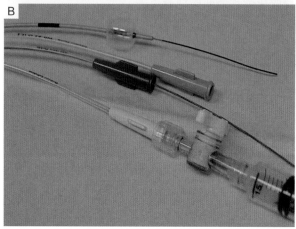

图 19-3　A. 不同直径的取石球囊。球囊（Courtesy Boston Scientific，Natick，MA）扩张至 12mm 并以双通开关维持大小；B. 三腔取石球囊（Courtesy Cook Endoscopy，Winston-Salem，NC）扩张后以双通开关维持大小，另有独立的注射腔和导丝腔

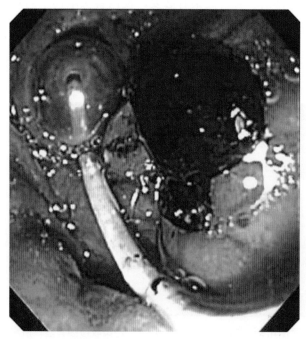

图 19-4　球囊取石

制性地慢慢给球囊放气，使其与胆管内径和括约肌切开大小相一致。如果存在多个结石，应首先取出胆管下端的结石，随后依次取出近端的结石，以避免结石嵌顿或使球囊破裂。

还应注意避免球囊过度充气，因为这样会拉伸胆管并导致未完全麻醉的患者出现明显的疼痛。应随时调整球囊的大小以保持与胆管的直径相一致。当球囊循导丝走行时，如果在取石过程中内镜动度过大，可使导丝从胆管内脱出。牵拉球囊的力度应轻柔，且避免内镜头端过度弯曲，以免导丝脱出。也可在取石前将更多的导丝插入胆管内，以保留方便进入胆道的通路。然而，即使导丝脱出，在括约肌切口足够的情况下，重新插入胆管也很容易。

使用取石球囊的优点有：膨胀的球囊能充分封堵胆管腔，有利于移除小结石和碎片；可以同时进行封堵胆管造影以确定胆管内结石已完全清除；球囊导管可以通过导丝上进入肝内胆管，清除肝内结石；球囊导管不会像网篮那样嵌顿在胆管内。使用取石球囊的缺点有：结石可能嵌顿在远端胆管中；未能完全清除胆管内结石，因为球囊可能在远端胆管内结石旁受压而变形通过乳头，从而造成结石清除的假象。

3. 网篮取石　网篮常用于取石术，现有不同大小和结构的网篮，可取出 0.5cm 至 3cm 大小不等的结石。> 2cm 的结石常不易被完整取出，需要先行碎石。4 根金属丝的 Dormia 网篮石是最常用的类型（图 19-5），呈六角形，由交错编织的钢丝或镍钛丝制成。当网篮关闭时，结石被套住网篮金属丝中间，随网篮的拖出而取出结石。但标准网篮的金属丝间隙较大，难以套取小结石。奥林巴斯公司改良设计了花瓣状网篮，其顶部的 4 根金属丝进一步分成了 8 股，网篮收紧时网眼更小，相比 4 根金属丝的标准网篮，更易套住小结石（图 19-6）。

螺旋状网篮也用于套取较小结石（图 19-7）。网篮呈螺旋状的构型，当网篮打开时，金属丝可在结石旁弹开并套住结石。螺旋状网篮并不是为

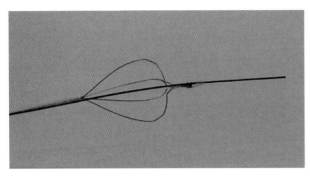

图19-5　打开的导丝引导取石网篮（Olympus America，Lehigh Valley，PA）。注意网篮金属丝之间的间隙很大

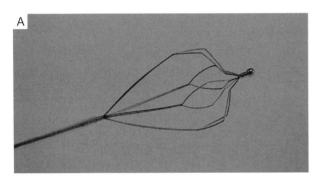

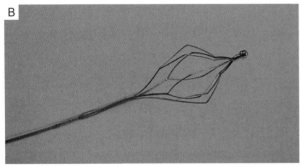

图19-6　A.打开的花瓣状网篮（Olympus America，Lehigh Valley，PA），注意网篮的上半部网孔偏小；B.部分收回的花瓣状网篮，显示出偏小的网孔，有利于套取小结石

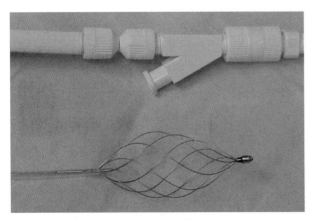

图19-7　打开的螺旋式取石网篮（Cook Endoscopy，Winston-Salem，NC）

了机械碎石而设计的。用于机械碎石的各种网篮的设计目的是套取大结石，其网篮金属丝更加强韧，外鞘为螺旋状金属鞘，可以机械性绞碎大结石。手动收紧网篮，或者在专用碎石手柄的帮助下回拉或收紧网篮，增加套在结石上的金属丝的张力，可以使结石碎裂。

通常可通过网篮在胆管内注入稀释后的造影剂使结石显影。应避免注射过量的造影剂，以免结石被向上冲到肝内胆管内。当使用单腔网篮时，应稍微打开网篮使稀释后的造影剂流出。双腔网篮可允许在经网篮注射造影剂的同时经另一个腔道插入导丝，或者通过一根事先放置好的导丝插入网篮，这种网篮有助于清除肝内胆管结石或是移位至肝内胆管的结石。通常，导丝要通过网篮导管的全程。使用快速交换系统时，只有一小段网篮导管可以通过导丝，操作网篮时应将导丝锁定。另一种改良设计是索道网篮，这是一种单腔系统，头端附带有一短截导管，只有网篮的头端（而不是网篮导管全程）是循着导丝移动的（图19-8）。

经胆道造影看到结石后，将闭合的网篮插入胆管并上行到结石近端。另一种方法是使用网篮注入造影剂以定位结石。如果刚完成括约肌切开术或者球囊括约肌成形术后，应确保网篮沿胆道的正确轴向插入，以免误入切缘组织层间的假道，降低黏膜下损伤或穿孔的风险。避免这种潜在不

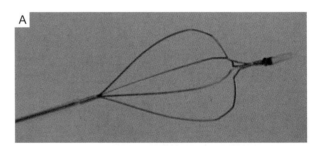

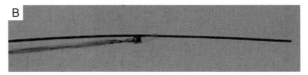

图19-8　A.Olympus 索道式取石网篮，打开的网篮尖端附带有一截导管；B.网篮尖端循导丝前进（带导丝网篮）

良事件的一种方法是事先留置导丝并通过导丝交换网篮。进入胆管后，在结石上方轻轻打开网篮，如果必要的话，可以在肝内胆管打开网篮，在将网篮向外拖出的过程中套住结石。注意不要在结石下方打开网篮，因为打开的网篮可能将结石推向胆管上段甚至肝内胆管，使取石更加困难。轻轻回拉打开的网篮，在结石旁抖动以套住结石。捕捉到结石后，将网篮部分收紧以避免结石滑脱（图 19-9A）。接着将内镜推向十二指肠降段和水平段以拉直网篮和胆管的轴线。在工作通道入口稳定地施力牵引网篮，直到结石被拖出至胆管末端或括约肌切口处，随后内镜头端向下弯曲并轻轻右旋镜身，将结石取出胆管外（图 19-9B）。大多数情况下，小 - 中型结石可以轻易取出。如果结石不能立刻取出，可维持适当的牵引力并重复上述操作，直到取出结石。

取石时，如果是在网篮完全张开的情况下将结石外拖则取石效率不高，因为此时松弛的网篮金属丝容易对括约肌切口产生切割而不是沿着胆总管远端的轴向被拖出，还容易使结石挤压切缘，造成组织损伤。轻轻关闭网篮可聚合金属丝，使拖拽力量沿导管有效传递，以便于取石。当然也不应该把网篮回收太紧，以免网篮丝嵌入结石。取大结石时应更加重视注意这一点，因为此时套住结石的网篮有可能嵌顿在胆总管末端，如果网篮套得过紧，将很难释放结石。

在扩张的胆管中套住小结石或结石碎块的一个技巧是在结石上方打开网篮，同时用注射器抽吸造影剂 / 胆汁，以便在网篮回拉时使胆管回缩；这将有助于网篮金属丝捕获结石，并提高取石的成功率。对于难以捕获的小结石，将打开的网篮跨越乳头开口（以撑开括约肌），并在十二指肠中施加吸力使胆管回缩，这种操作方法有助于捕获结石。也适用于小结石移位到左肝管的情况。通过是将打开的网篮放置在左、右肝管汇合处并配合抽吸，这有助于使左肝管结石下落到肝总管并进入打开的网篮，然后将其取出。

与取石球囊相比，网篮的优点在于提供更有效的牵引力，能有效清除大 - 中型结石，但不易套住小结石和结石碎块。此外，取石网篮难以到达肝内胆管结石旁取石，因为肝内胆管的内径较小，网篮打开受限，并且一些网篮相对缺乏柔韧性而倾向于直线走行（通常到达右侧肝管）。在这些情况下，可优选使用取石球囊。

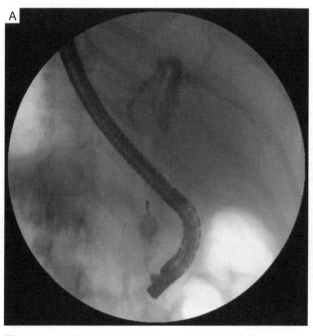
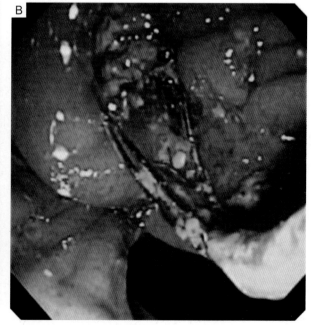

图 19-9　A. 结石被套入网篮内；B. 用网篮取出结石

最近有两项随机试验比较了取石球囊与网篮对较小结石（10～11mm）的取石效果，总体结果是球囊取石效果更好。然而，选择用网篮还是用球囊取较小结石通常基于个人偏好和地理位置差异（东部与西部）。

4. 机械碎石术　当用标准球囊或网篮取石失败时（图19-10），就需要行胆管内碎石，特别是当结石的直径＞2cm或结石尺寸明显超过取石通路的内径时（如胆总管远端狭窄、胆管内径小、仅行括约肌小切开时）。有时不宜扩大切开乳头括约肌，或有可能因此增加出血和穿孔的风险，也

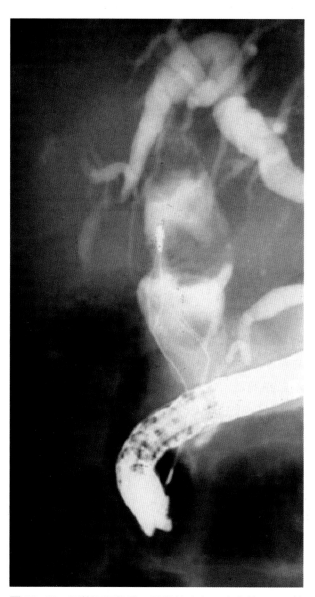

图19-10　网篮取石失败。胆总管内有3个大结石。网篮太小无法套住大结石

需先行碎石治疗。机械碎石术是先用碎石网篮套住结石，再把金属鞘穿在网篮上送至结石处，然后用力收紧网篮使结石被压在金属鞘上而碎裂。对于非常软的色素结石（如复发结石或棕色色素结石），无须使用金属鞘，仅仅收紧标准Dormia网篮就足以碎石。然而，在发生结石和网篮嵌顿的情况下，优先选择带导丝的碎石网篮和不通过内镜（非TTS）的碎石器（所有的内镜中心都应配备）来"补救"碎石。

现有的碎石器有多种样式，但可以归为两类。第一类在应用时要先在内镜工作通道入口处剪断网篮手柄，退出内镜后才能进行碎石，一般用于结石和网篮意外嵌顿的紧急情况下（应急碎石）。Soehendra碎石器（Cook Endoscopy，Winston-Salm，NC）由一个14Fr的金属鞘和一个自动锁定的绞柄组成（图19-11）。这个装置可与标准取石网篮或网篮丝更强韧的大碎石网篮兼容。使用时需要先剪除取石网篮的手柄，使十二指肠镜得以退出，再退出网篮的塑料外鞘，只剩下网篮的金属内芯从患者口腔伸出，然后再循着网篮的金属内芯插入金属鞘。金属鞘头端有几条沟槽，为防止裸露的网篮金属丝嵌入沟槽内，可在金属鞘头端缠绕胶带，这也有助于避免插入金属鞘的过程中损伤咽喉后壁。也可先保留取石网篮的塑料外鞘，待金属鞘插入后再抽出，这样有利于取石网篮穿过金属鞘。在X线透视下将金属鞘一直插入结石处，将网篮金属内芯的断端插入碎石手柄的中轴杆，用Luer锁将金属鞘锁定在手柄上。然后将网篮的金属内芯连到绞杆上，慢慢转动手柄摇杆收紧网篮，网篮会逐渐关闭并被用力拉进金属鞘内，结石则被金属鞘的头端挤碎（图19-12）。需要强调的是，标准的取石网篮并不是为碎石而设计的，牵引施力过快过猛可能会使网篮的金属丝断裂，而不是使结石碎裂。慢慢地旋转摇杆，使网篮金属丝有足够的时间切割结石，可避免发生网篮金属内芯断裂（而不是网篮本身）而结石仍嵌顿在网篮内的情况。

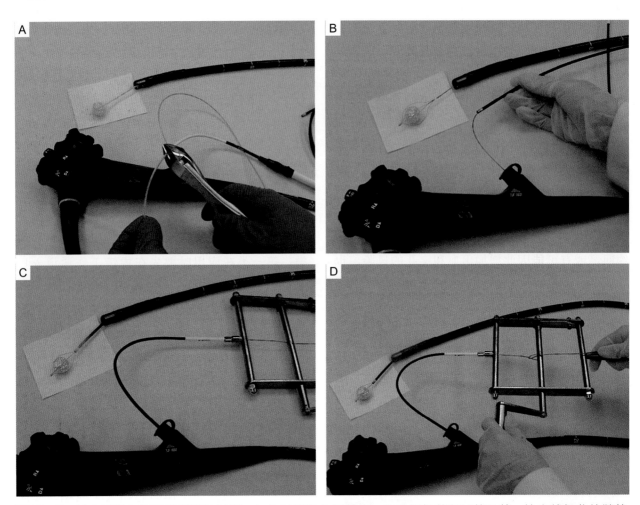

图 19-11 用人制结石演示机械碎石过程。A. 结石被套入网篮内，从手柄处剪断网篮导管，抽出特氟龙外鞘管；B.Soehendra 碎石器的金属鞘沿着网篮金属内芯插入；C. 金属鞘插入内镜工作通路到达结石位置，剪断的网篮金属内芯插入碎石手柄的中轴杆；D. 网篮金属内芯系在碎石手柄的中轴杆上，用手柄拉紧网篮金属内芯，缓慢施压碎石

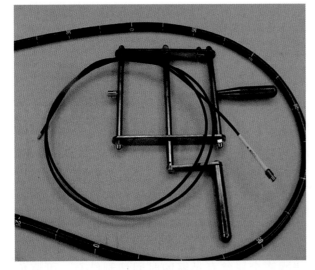

图 19-12 Soehendra 碎石器（Courtesy Cook Endoscopy，Winston-Salem，NC）由可通过十二指肠镜工作通道的 10Fr 金属外鞘和自锁式碎石手柄组成

Soehendra 碎石器的最新改进是采用了 10Fr 的细金属鞘，当剪除网篮手柄后就可将金属鞘经内镜工作通道循网篮金属内芯插入，不必退出十二指肠镜。这种经内镜的碎石套件专用 Webb 网篮（Cook Endoscopy），与标准网篮不匹配。与其他碎石网篮不同，这些网篮的手柄已经被剪除，所以不能再次套取结石和碎石。

其他专为 TTS 途径而设计的碎石网篮包括 BML 碎石网篮（Olympus，Tokyo，Japan）、梯形网篮（Boston Scientific，Marlborough，MA）和一体式取碎石网篮（Cook Endoscopy）。这些碎石网篮专用于大结石或结石在胆管狭窄上方，或预计结石取出困难等情况。

BML 碎石器有 3 层结构：4 根金属丝的坚

固的碎石网网篮，其外为特氟龙鞘管，再外层为金属鞘。大号的碎石网篮，即 BML-3Q 同等型（BML-201）的金属鞘较粗，需于 4.2mm 工作通道的内镜配合使用。由于其鞘管内径较大，可经内鞘注射造影剂。小号的碎石网篮，即 BML-4Q 同等型（BML-202、BML-203）可通过 3.2mm 的工作通道，经网篮注射造影剂就困难一些。BML 碎石器有可重复使用和一次性使用两种类型。可重复使用型的安装方法是，先将特氟龙导管插入金属鞘，再将碎石网篮的金属内芯装入特氟龙鞘。将网篮金属丝固定到碎石手柄的中轴杆上。造影剂可经特氟龙导管腔注入。网篮的开合由手柄控制。先将特氟龙导管和网篮插入胆管套住结石，只有在需要碎石时才将金属鞘沿特氟龙导管推进至结石处（图 19-13，图 19-14）。

BML 网篮在结石旁晃动或来回抖动就能套住结石，但大结石经常会挤压网篮金属丝而使其不能有效地套取结石。此时可旋转内镜头端（甚至可以插入金属鞘来加强旋转力度的传导），使

网篮在结石周围转动，可能有助于套取结石。金属鞘还有一个锁定装置（即金属手柄上的几个凹槽）可帮助维持碎石前金属鞘的推进位置，以保证结石的套牢状态。必须确保金属鞘锁定在正确的位置，只要保证其笔直、没有成襻即很容易做到。如果金属鞘未正确固定，如有一段特氟龙导管暴露在结石与金属鞘的末端之间，那么机械碎石就难以起效。如果旋转绞轮时听到弹响或"咔咔"的声音，说明没有起到碎石效果，应重新调整金属鞘的位置。正确套住结石并合理固定金属鞘位置后，旋转绞轮可对网篮施加牵引力，结石将被挤碎。早期版本的绞轮没有安装自锁装置来防止倒转，所以应缓慢而持续地用力，使金属丝能够有时间切割结石。最新设计的碎石手柄具有自锁装置，可用于维持对网篮金属丝的张力，从而实现更可控的碎石。可重复使用型在碎石后可拆分清洗和消毒。一次性使用型则将碎石网篮、特氟龙导管和金属鞘一体式组装在使用，只能用于一个病例。如果粉碎了大而硬的结石，应取出网篮

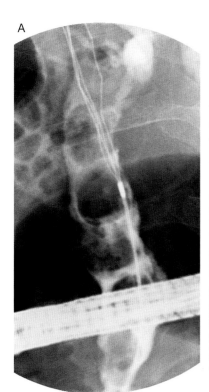 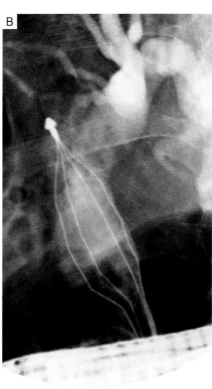 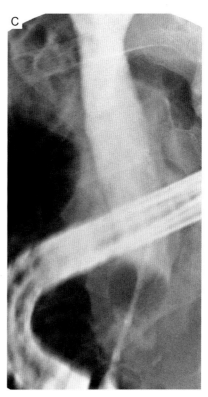

图 19-13 A. 大结石被套入 BML 碎石网篮内；B. 在个别病例中，BML 碎石网篮被用于套取结石；C. 碎石器的金属外鞘沿着特氟龙鞘前推，结石周围的网篮丝收紧，在胆总管中段碎石

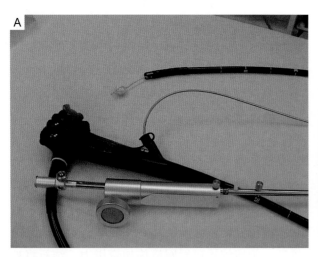
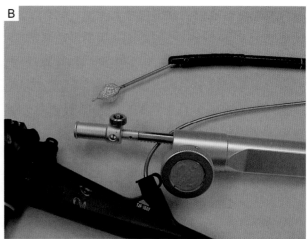

图 19-14　A. 经内镜 BML 碎石器（Courtesy Olympus America，Melville，NY）由手柄和带有内层特氟龙鞘、外层金属鞘的网篮组成；B. 网篮套住结石后，金属鞘沿特氟龙鞘前推到网篮处，转动手柄收紧网篮，结石会被金属鞘挤碎

检查，因为网篮经常因碎石而变形（图 19-15）。为使碎石网篮能再次正常打开套取残余结石并重复碎石，需用手或止血钳将网篮重新塑形。机械碎石术通常能有效碎裂大结石。巨大结石碎石后形成的碎块仍然很大，需反复碎石。据报道，对大结石行机械碎石术的成功率为 85%～90%。

　　由于类似的原因，梯形网篮（Boston Scientific）和取碎石一体网篮（Cook Endoscopy）都是由镍钛合金制成的，外鞘为带有涂层且相当柔韧的金属鞘（图 19-16）。这些网篮设计有独立的导丝腔，可循导丝移动，应用快速交换系统时操作更方便。这种鞘柔韧性较好，因此可直接进行胆管插管和套取结石。若无须碎石，则可当作常规取石网篮进行取石；需要碎石时，可将精密球囊加压器的手柄（与工业填缝枪设计相似）安装到网篮手柄上，施加牵引力绞碎结石。这种设计使其可在导丝引导下进行选择性胆管插管和碎石。网篮有不同的尺寸，以适用于不同直径的胆管结石。

　　5. 胆管内液电碎石术　无论是否联合使用机械碎石术，球囊大扩张术取石的效率和成功率已经很高，因此只有少部分特殊患者需进一步行管腔内碎石。管腔内碎石技术多见于医疗学术中心。胆管内碎石术可以使用特殊的球囊将碎石探头固定在胆管腔的中央，然后在透视指导下碎石，但更多的是使用子母镜系统（Olympus）或 SpyGlass（SpyGlass DS）系统（Boston Scientific，Natick，MA）的经口胆管镜在直视下完成碎石（参考第 27 章）。

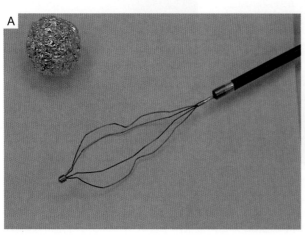
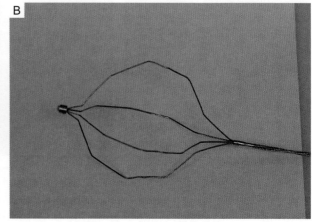

图 19-15　A. 硬质结石可能导致碎石网篮的金属丝变形；B. 为保证下次取石时能正常打开，应将变形的网篮重新塑形

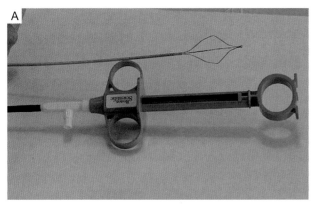
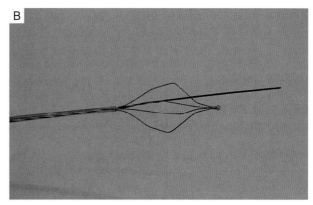

图 19-16　A. 打开的梯形网篮（Courtesy Boston Scientific，Natick，MA）及手柄。注意其内层金属鞘，外层塑料鞘，当需要碎石时，塑料手柄可被安装到碎石器上；B. 打开的梯形网篮循导丝插入

胆管内碎石术（IDL）有两种方式，即液电碎石术和激光碎石术。这两种碎石术最好都在经口胆管镜直视下实施。

有一种老型号的奥林巴斯内镜系统，即十二指肠镜（母镜）是超大尺寸的，工作通道为 5.5mm，纤维胆管镜（子镜）的外径为 4.7mm，工作通道为 1.7mm，可朝两个方向弯曲。在这套设备中子镜的钳道较大，因此碎石探头可轻松通过。而新型奥林巴斯胆道镜更小，外径为 3.2mm，其工作通道为 1mm，这种子镜可经治疗性十二指肠镜的 4.2mm 工作通道插入。另外这种新型胆管镜还有电子镜版本。由于其本身工作通道小，只能通过小号的碎石探头或激光探头。

近年来，单人操作的一次性经口胆管镜系统的使用越来越广泛，该系统通过连接到十二指肠镜操作部的一次性四腔 10Fr 推送导管进行操作。SpyScope Legacy（Boston Scientific）的推送导管具有四向转向能力。初始版本具有用于插入可直视光纤束的内腔和 1.2mm 附件通道。剩下的两个是独立的冲洗通道。第二代 SpyGlass Ds 具有 10.5Fr 推送导管，改进为数字化光纤以获得高分辨的直视图像并指导直视下治疗。集成数字传感器的应用取代了第一代设备中易碎的光学探头。

充分的括约肌切开术或者括约肌切开术联合球囊括约肌成形术后，胆管镜就可以插入胆总管内。液电碎石术需要液体介质（生理盐水而不是水）。液电碎石设备包括一个高压电发生器（如 Autolith；Nortech，Elgin，IL），放电量大小可依据电极探针大小（3 或 4.5Fr）预先设定。探针末端是双电极，当其在离子液体媒介中放电时会产生冲击波来破碎结石。冲击波的频率也可以在高压电发生器上预设，在脚踏开关的控制下进行单脉冲放电或连续放电。可根据胆管镜的钳道大小来选择使用不同大小的液电探头（1.9，3 和 4.5Fr）。在胆管内充盈盐水也有助于胆管镜检查，但注意不要灌注过多液体，以尽可能降低胆管炎风险。通过胆管镜的直视和 X 线透视辅助下，将液电碎石探头靠近结石，灌注生理盐水浸没结石和探头，踏下脚踏开关，在直视下进行碎石。碎石过程中产生的结石碎片可模糊视野，生理盐水灌洗和吸引可使视野恢复清晰。取出碎石探头后或使用 Tuohy Borst 共轴导管适配器直接从胆管镜工作通道注射造影剂到胆管内，可在透视下观察碎石效果。然后取出胆管镜，用取石球囊或网篮取出结石碎片，再用球囊封堵造影确认胆管结石清除干净。由于碎石过程会产生结石碎片，因此将取石网篮深插入胆管上段，经取石网篮鞘管注入盐水冲洗（十二指肠镜保持吸引），这有助于从胆总管中取出剩余的碎石，或者至少将它们冲向末端胆管以便取出。如果是使用超大尺寸的十二指肠镜配合"子母镜"检查，随后可换成常规治疗性十二指肠镜（4.2mm 通道）以便于操作。在一些病例中建议植入支架或留置鼻胆管以进行胆道减压，尤其是在不能确定结石是否完全清除的情况下。这能在有结石碎块的情况下起到治疗作用，避免结石嵌顿和胆管炎，并可择期再次行 ERCP 取出支架并完全清除结石。

6. 内镜下十二指肠乳头球囊扩张术　乳头球囊扩张术可帮助取石，无论是否先行了乳头括约肌切开术（参考第 18 章）。在既往取石失败、解剖异常导致取石困难（如憩室）或因患者原因（如凝血功能障碍）无法行括约肌切开术的情况下，这项技术可使取石出口（取石通路）充分扩张，以便于取出大结石。可用的扩张球囊（直径≤ 10mm）包括一体式扩张球囊（Cook Endoscopy）和 Hurricane 球囊（Boston Scientific）。大扩张球囊（12 ～ 20mm）由 CRE 幽门扩张球囊（Cook Endoscopy）或 TTS 扩张球囊（Boston Scientific）演变而来。为了避免穿孔，球囊的最大尺寸不应超过近端胆管的直径，扩张应缓慢进行，并且应在透视监视下评估腰部的消失。在透视下腰部消失后，扩张的持续时间通常为 30 ～ 60 秒。但扩张持续时间也可以更长，特别是在没有进行括约肌切开术的情况下，这可以降低胰腺炎的风险（没有进行括约肌切开术时）。与单纯括约肌切开术相比，内镜下括约肌切开术联合大气囊扩张术在结石清除率、较低整体不良事件和胰腺炎风险方面具有相似的结果。

四、不良事件及其处理（参考第 8 章）

（一）取石球囊的不良事件

• 球囊破裂

• 结石嵌顿

使用球囊时也会引起并发症。如果过度牵拉抵在结石上的球囊，可能会使球囊破裂。如果结石大小超过括约肌切口的尺寸，球囊可能被结石挤压变形后滑出，留下结石嵌顿在胆总管的下端或十二指肠乳头内。为了使嵌顿的结石松动，可能需要用较硬的配件如活检钳将其推回上方。如果能经结石旁插入括约肌切开刀，也可以扩大括约肌切口。或者使用针状刀切开因结石嵌顿而膨出的十二指肠壁内段胆管或十二指肠乳头（图 19-17）。另外，如果结石没有在嵌顿乳头内，而是在远端胆管内，则可在嵌顿的结石下方充盈球囊，并加压注射造影剂以将结石推向近端胆管，以便于开展如碎石术等后续治疗。如果结石已嵌顿在胆管内且无法移动，可通过放置支架或鼻胆管来确保胆道系统的引流，避免继发胆管炎。因此，应在保留导丝的基础上进行球囊取石操作，这样即便球囊取石失败也能保留胆管通路，并能进行后续的胆道引流治疗。

（二）取石网篮的不良事件

• 结石移位至肝内胆管

• 结石和网篮嵌顿

在应用网篮取石过程中，结石可能向上移位至肝内胆管。此时，在肝内胆管套取移位的结石难度较大，最好不要使用网篮。可将导丝超选插入有结石的肝内胆管，再引导球囊到达结石上方，

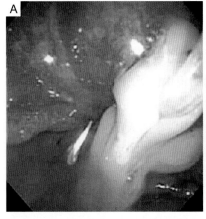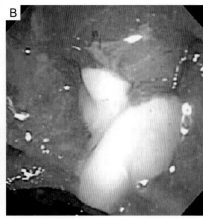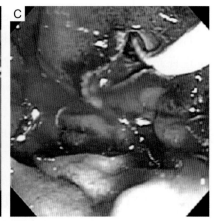

图 19-17　结石嵌顿。A. 注意肿大的乳头口有脓液排出；B. 先行预切开，再用括约肌切开刀插管；C. 扩大切开后结石排出

然后充气并将结石拖到肝总管或胆总管，再继续使用球囊或换用网篮来取石。带导丝的网篮也可用于套取肝内胆管结石，不过这种网篮的质地较硬而且在肝内胆管操作会有些困难。

如果网篮套取结石失败，则应将套住的结石松开，以避免网篮和结石嵌顿。此时可将网篮和套住的结石向上推送到胆管分叉处，再打开网篮使网篮金属丝弯回来，这样网篮金属丝间的间隙会打开，结石可从网篮中脱出。撤回网篮之前，应在结石上方慢慢关闭网篮以防止再次套取结石。将网篮关闭后就可以将其抽出来了。进一步取石则需要扩大括约肌切口或行球囊扩张术，或先行机械碎石术。

另一个可能发生的并发症是网篮连同结石嵌顿在胆管或乳头内，这主要是由于结石体积过大而括约肌切开不充分或无法扩大切口所致。少数情况下，胆总管胰内段狭窄也可使结石和网篮嵌顿于此。一旦发生这种情况，可试着使用Soehendra 碎石器进行紧急碎石。

（三）机械碎石术的不良事件

* 对坚硬结石的过度牵引可能导致网篮金属丝的断裂
* 结石嵌顿且无法在其周围打开大号取石网篮时可导致碎石失败

结石和网篮嵌顿时可使用 Soehendra 碎石器进行应急补救碎石。但因为标准网篮的金属丝相对较柔软，碎石时十二指肠腔内的那一段网篮线可能发生断裂，导致残余远端部分的网篮和结石仍旧嵌顿在胆管内。可以尝试使用正规的经内镜碎石网篮来套住断裂的网篮和结石并在碎石后移除网篮。这也可能需要延长括约肌切口，或使用球囊扩张术，或使用胆管镜下碎石术来碎裂网篮中的结石。如果能同时套住结石和网篮，就能成功地移除嵌顿的结石和网篮。只要能插入胆管支架或鼻胆管，就可以实现充分的胆道引流，这种结石和网篮一起嵌顿的情况就不会危及生命。在极少数情况下，可能需要进行手术探查以移除嵌顿

的结石和网篮。

奥林巴斯 TTS 碎石网篮设计上有两处容易断裂，一个断裂点在网篮和手柄连接处，另一个断裂点在网篮的头端，这样可避免断裂的网篮与结石嵌顿于胆管内的情况。针对碎石网篮与手柄连接处可能意外断裂的情况，奥林巴斯设计了一种类似于 Soehendra 碎石器的专用金属鞘，退出内镜后可将这种金属鞘套住断裂的碎石网篮金属内芯上插入，再像 Soehendra 碎石器一样碎石。不要将 Cook 公司的 Soehendra 碎石手柄连接到断裂的 Olympus 碎石网篮上使用，因为二者并不完全匹配。如果实在需要这种搭配使用，宜保留特氟龙导管为金属鞘提供支撑。一次性 BML 系统中金属鞘的设计有所不同，如果没有特氟龙导管的支撑而对网篮施加牵引力，则金属鞘会扭曲并卡住碎石网篮金属线，导致碎石失败。

TTS 机械碎石术在大多数病例中都能成功，因为这种碎石网篮很结实。在已报道的病例研究中，80% 以上的大结石（＞2cm）能被粉碎，胆管结石完全清除率可达到 95%。失败的主要原因是与碎石网篮的尺寸相比结石体积太大，尽管如此，若结石被部分套住，可先碎裂这部分，使结石体积缩小，然后再套住结石并将其彻底碎裂。如果结石嵌顿或者胆管内没有足够的空间来打开碎石网篮，机械碎石术就会失败。在这种情况下，需要临时置入胆管支架以保证胆汁引流通畅。随后约 30% 的病例中结石可能自动碎裂，很可能是因为支架与结石摩擦或胆汁引流通畅后结石发生溶解所致。

胆管穿孔虽然相对少见，但仍有可能因为碎石网篮被拉紧时其硬度相对增加而发生。另外，使用暴力拖出嵌顿的结石和网篮会损伤胰管开口，导致胰腺炎的发生。

（四）管腔内碎石术的不良事件

* 胆管损伤和穿孔

尽管管腔内碎石技术的碎石效率很高，但其主要存在的问题是碎石冲击波的定位有一定难度，

从而可能会导致意外的胆管损伤和穿孔。因此，该项技术应由有相关经验的内镜专家在内镜直视和透视监测下进行操作。

五、相关费用

根据制造商的不同，以及双腔和三腔导管的差异，球囊导管的价格为 100 至 150 美元不等。根据设计的差异，取石网篮的价格为 150 至 350 美元不等。一些取石网篮是一次性使用的，另一些是可重复使用的。SpyGlass DS system 的整装启动价格约 10 万美元，其中一次性的推送导管价格约 3000 美元。

六、小结

胆管结石可导致胆道梗阻、胆管炎及胰腺炎，即使暂时没有表现出相关症状，也必须进行取石治疗。乳头括约肌切开术和成形术有助于取石器械进入胆管内。取石网篮和球囊可取出大部分 1.5cm 及 1.5m 以下的结石。导丝引导的网篮或球囊还能到达肝内胆管并取出肝内胆管原发或移位的结石。要成功取出胆管狭窄段上方的结石，应先对狭窄段进行扩张治疗。机械碎石术有助于清除大结石或狭窄段上方的结石。机械碎石能有效清除胆总管结石，仅有 5% 的难治性结石需要使用管腔内碎石技术才能取出。

第 20 章

胰管括约肌切开术

Jonathan M.Buscaglia, Anthony N.Kalloo
金　雷　王向平　译

自 1974 年首次应用以来，内镜胆管括约肌切开术（第 17 章）已彻底改变了胆道疾病患者的治疗。以往需要外科手术才能解决的疾病，如今胆管括约肌切开术与支架置入、球囊和网篮取石、狭窄部位的扩张等技术的联合运用已成为标准治疗。然而，胰腺疾病的内镜下治疗方法发展却没有如此迅速。其主要原因是简单的十二指肠乳头和括约肌操作即可诱发胰腺炎，内镜医师对此一直心存顾虑。既往对胰腺炎及其相关并发症的顾虑使一些内镜医师不敢尝试将治疗胆道疾病的内镜技术应用于胰腺疾病。此外，由于缺乏设计良好的临床试验的验证，也很难明确界定胰腺内镜治疗的适应证。既往的研究只纳入了少量患者，仅由专家操作各种内镜技术，且大多数是没有对照组的回顾性研究，缺乏直接比较内镜治疗与外科手术或药物治疗的随机试验。

本章将在此背景下讨论内镜下胰管括约肌切开术。这项技术是胰腺疾病内镜治疗的基础，为进入主胰管提供了最初的通道。一旦成功进入主胰管，胰管括约肌切开术即可作为一种独立的治疗性操作（如治疗胰源型 SOD），也可与其他内镜治疗技术联合使用，如在胰管狭窄部位放置支架。对于慢性胰腺炎，胰管括约肌切开术不仅可以降低主胰管压力，还有助于取出结石和蛋白栓。

本章重点介绍的是经常进行胰管括约肌切开术的多位专家所采用的内镜技术及器械设备，并讨论了该技术的适应证、禁忌证以及支持依据，概括了胰管括约肌切开术的并发症及治疗策略。最后，我们简要讨论胰管括约肌切开术的费用和节省费用的相关文献。

一、内镜下胰管括约肌切开术

（一）术前准备

同所有内镜手术一样，术前必须获得患者的知情同意。内镜逆行胰胆管造影（ERCP）和胰管括约肌切开术的并发症发生率高于常规上消化道内镜诊治术，因此术前让患者及其家属了解其潜在风险尤为重要。患者术前常规进行全血细胞计数、凝血指标检测（参考第 10 章）。酌情停用抗血栓药物。为防止胰腺假性囊肿和其他液体积聚引流不全产生的与手术相关的感染，可术前预防性使用抗生素，这与胆道手术术前处理类似。但支持胰管括约肌切开术前预防性使用抗生素的资料很少。只有少数研究对这方面进行了调查，但其中大多数研究样本量小，研究终点不明，并无说服力。通常使用第二代或第三代头孢菌素即可，在某些情况下可能需要使用更广谱的抗生素，如哌拉西林 / 他唑巴坦，对青霉素过敏者可使用万古霉素和庆大霉素。

（二）器械

与胆管括约肌切开术相似，胰管括约肌切开术使用标准的十二指肠侧视镜、合适的括约肌切开刀（乳头切开刀）和高频电发生器。目前有多种高频电发生器已经上市（参考第 11 章），其中大多都有单极和双极两种选择，可提供纯切电流、纯凝电流和混合电流（电切 / 电凝）模式。这与结肠息肉切除时使用的高频电发生器相同。一种新的高频电发生模式可以 1mm 为间距单位逐层切开括约肌，并在每个切割单位结束时用警报声提醒内镜医师。该模式设置的目的是确保以谨慎、分步的方式进行括约肌切开，避免因无意而造成过大的切口。然而目前尚无资料证实该方法的有效性。

几乎没有证据支持在进行胆管括约肌切开时使用某种电流切割模式优于其他模式。但有些数据表明，与混合电流相比，纯切电流引起 ERCP 术后胰腺炎的发生率可能更低。此外，纯切电流可减少纤维化，从而降低了术后乳头狭窄的风险。因此，部分内镜医师提倡在胰管括约肌切开时使用纯切电流，但尚不清楚这样是否会增加出血的风险。

目前市场上已有多种括约肌切开刀和导丝可用于胰管括约肌切开术。有关内镜导丝和 ERCP 附件更详细的描述请参阅第 4 章。最早的 Dernling-Classen 或 Erlangen 拉式括约肌切开刀（弓弦型设计）仍是胰管括约肌切开术最受欢迎的选择（图 20-1）。该型括约肌切开刀有多种不同的改良设计，其外露刀丝的长度、管腔数目和刀"鼻"长度各不相同。在括约肌切开前，短鼻刀（导丝前端导管长 5 ～ 8mm）更有利于主乳头的插管，它使切开刀尖端不受导丝干扰而更易与乳头接合。一旦切开刀尖端置于主乳头开口内，可拉紧刀丝使切开刀弯曲成弓形，调整其尖端对准正确的轴向后最终进行括约肌切开。长"鼻"切开刀（导丝前端导管长 2 ～ 5cm）在完成深插管之前不能弯曲成弓形，因为此时大部分导丝仍在十二指肠镜工作管道内。在进行胰管括约肌切开时，这种切开刀的优势在于撤出导丝后刀身仍能保持在胰管内。然而，联合使用三腔刀和对胰管损伤更小、尖端柔软可弯曲的导丝进行胰管括约肌切开时，可以很容易地将导丝留在胰管内，以固定刀身（导丝引导的括约肌切开术）。这项导丝引导的括约肌切开术已成为胰管及胆管括约肌切开术的标准操作。

标准的括约肌切开刀头端直径为 5 ～ 7Fr，能通过 0.035 英寸的导丝。三腔切开刀可预装导丝，并同时注射造影剂，而无须拔除导丝。为了便于在括约肌切开术前对乳头和主胰管近端进行插管，许多内镜医师更喜欢使用超细尖端的切开刀（5Fr、

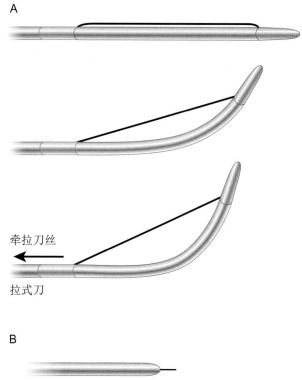

A

牵拉刀丝

拉式刀

B

针状刀

图 20-1　使用标准乳头括约肌切开刀进行胰管括约肌切开（该图经约翰霍普金斯医院胃肠及肝病科授权后重绘使用）

4Fr、3Fr）。这类括约肌切开刀需要使用更纤细的导丝，其直径为 0.018 英寸。另外，专用的 3Fr 导管可以通过标准括约肌切开刀的管腔伸出其头端，产生类似于尖头导管的作用。

用带导丝的切开刀完成主胰管深插管后，即可进行胰管括约肌切开。市面上有几种不同类型的导丝可用于该项技术。导丝可由常规材料、镍钛合金、亲水材料和"混合材料"制成。导丝直径 0.018 ～ 0.035 英寸。在导丝引导胰管括约肌切开时，覆有亲水涂层，尖端柔软的导丝有助于避免损伤主胰管及其侧支。如前所述，胰管括约肌切开术中采用的导丝深插管引导的技术，已经摆脱了对长鼻切开刀的依赖，以这种方式维持插管状态，损伤更小，安全性更高。

（三）内镜技术

胰管括约肌切开术的主要原则与胆管括约肌切开术大致相同（参考第 17 章）。先在导丝引导

下将切开刀插入胰管，再在准确识别解剖标志的基础上缓慢地逐层切开胰管括约肌。大多数内镜专家进行胰管括约肌切开时常使用了两种不同的技术。第一种方法更为常用，使用标准的拉式括约肌切开刀。第二种方法是在胰管支架置入后，用内镜针状刀切开括约肌。这两种技术各有利弊，具体细节将在下文中讨论。此外，我们将简要介绍预切开技术，即在胰管插管困难时如何进行胰管括约肌切开。副乳头括约肌切开术将在第 21 章专门讨论。

　　无论是胆管还是胰管括约肌切开术，成功的关键在于先将导管准确地插入相应管道（参考第 14 章）。这对于内镜治疗新手而言是最大的障碍。一般来说，当既往没有括约肌切开时，选择性胰管插管比胆管插管更容易。其原因和胰管、胆管解剖轴与十二指肠壁形成的角度有关。虽然主胰管存在多个弯曲、多条侧支，但胰管近乳头端的方向与十二指肠壁呈 90°（图 20-2），然后胰管

走行为水平向右直走向内侧。另一方面，胆总管远端与十二指肠壁多呈锐角，它从乳头开口向左上延伸，其走行越陡直，胆管插管就越困难。

　　必须谨记，肝胰壶腹内部截面（距十二指肠腔最远的部分）与"双眼洋葱"相似，每个管道沿各自特定的方向走行。然而，壶腹近端通过一个共同通道开口于十二指肠腔，"双眼洋葱"的两个管腔则汇合于此共同通道。该通道长度可变，通常在 1 ～ 10mm。通道内有多层乳头黏膜皱褶，常会阻碍括约肌切开刀选择性插管。因此准确插管取决于导管头端的轴向正确，然后导丝才能顺利进入主胰管。内镜医师只有以正确的方向从乳头开口进入，才能找到准确的胰管走向。

　　进行胰管插管时，导管应从垂直于十二指肠壁的方向进入乳头开口。然后导管头端应沿着乳头开口的底部前行以准确进入胰管。胆管插管则相反，导管头端是对着乳头开口的顶部插管以进入胆总管末端。唯一能确保插管方向正确的方法

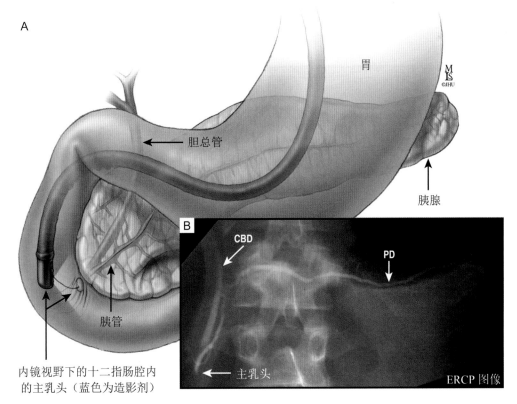

图 20-2　主乳头内主胰管和胆管远端的位置关系，胰管与十二指肠侧壁呈 90° 垂直走行（该图经约翰霍普金斯医院胃肠及肝病科授权后重绘使用）

是：①通过透视确定送入胰管的导丝横行走向或跨越脊柱；②透视下注射造影剂确认导丝在胰管内走行。为了降低术后胰腺炎的风险，应尽量减少造影剂的用量。

正确的导管轴向至关重要。当胰管插管困难时，应尽量放低导管头端，贴乳头底部进入。这可以通过放低十二指肠镜抬钳器，将导管头端压至乳头开口底部完成，同时注射造影剂可辅助定位胰管以便插管。

（四）拉式括约肌切开术

胰管插管成功且导丝进入主胰管后，通常行胰管造影来确认定位。如已有明确的括约肌切开术的指征，常使用的拉式括约肌切开刀进行切开（如前所述）。与胆管括约肌切开术一样，胰管括约肌切开应"炽热而缓慢"地进行。刀丝的远端应指向 1～2 点钟位置，也就是说，大部分刀丝应暴露在乳头口外侧以便观察切开方向。需注意的是胰管括约肌切开的方向与胆管括约肌切开的方向有很大不同（图 20-3）。胆管括约肌切开方向为 11～1 点位置（12 点最佳）。括约肌切开刀稍

弯曲，使导丝逐步地切开至乳头的顶部。胰管括约肌切开的原则类似，但切开方向更偏右，刀丝沿乳头开口底部走行。

实际切割时应使用高频电发生器的纯切电流模式，这可防止进一步损伤胰腺，减少纤维化和乳头狭窄的风险。切口的长度一般为 5～10mm。胰管有扩张时则需要更大的切口，以获得足够大的通道。当括约肌切开完成后，常会放置临时性胰管支架便于短期内充分引流胰液（假定没有因为治疗胰管狭窄、胰瘘等而置入更大的支架）。胰管括约肌切开术后的水肿可堵塞胰管、引发急性胰腺炎。因此在胰管括约肌切开术后一般要放置胰管支架。然而，对支架类型的选择和最佳的留置时间仍有争议。

早期许多内镜医师提倡在胰管括约肌切开术前必须先行胆管括约肌切开术，认为这样能更清楚地识别解剖标志，从而使操作更安全有效。这样还可以更好地暴露胆胰管膈膜，以便进入胰管。同样，这种方法可预防因胰管括约肌切口引起的罕见胆管并发症，如胆总管末端的误伤和胆管开口周围水肿引起的梗阻。许多内镜专家建议，在

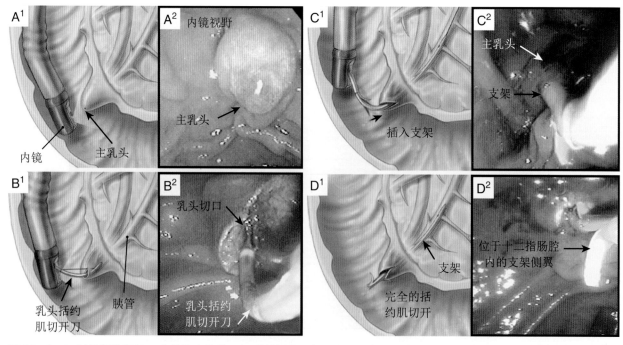

图 20-3　A. 胰管括约肌切开之前的主乳头；B. 胰管括约肌切开术时，切开刀丝朝向 2 点钟位置；C. 胰管括约肌切开术后置入胰管支架；D. 胰管支架就位后，继续完成括约肌切开术（该图经约翰霍普金斯医院胃肠及肝病科授权后重绘使用）

有胆管炎、梗阻性黄疸、胆总管直径 >12mm 或碱性磷酸酶水平高于正常值 2 倍的情况下，在胰管括约肌切除术之前可先行胆管括约肌切开术。当需要更好地暴露主胰管入口时也可如此。

胆管括约肌切开后乳头的解剖标志已发生改变。在行胰管括约肌切开之前，部分乳头已被切开，因此可以在右侧切缘 5 点位置看见胰管入口。内镜在十二指肠内轻轻吸气可以暂时暴露胰管入口，从而更好地显示插管方向和更准确地切开。一旦入口被确定并成功插管，就可按上述方法进行括约肌切开了（框 20-1）。

框 20-1 拉式括约肌切开要点
● 沿 1～2 点方向切开
● 用纯切电流模式
● 切开应"炽热而缓慢"
● 导丝的大部分应在乳头开口外
● 切口长度为 5～10mm
● 完成后置入胰管支架
● 先行或不行胆管括约肌切开

（五）针状刀括约肌切开术

胰管括约肌切开术的另一种方法是使用内镜针状刀替代标准的拉式括约肌切开刀（图 20-1）。通常在置入胰管支架后用针状刀进行括约肌切开。针状刀尖端应放置在包绕支架的胰管括约肌外缘。当以支架走行为引导沿胰管平面切开时，针状刀尖端在支架上沿其纵轴前进（图 20-4）。针状刀切开长度与拉式括约肌切开术长度相似，一般为 5～10mm。许多专家认为，针状刀切开前先行胆管括约肌切开是非常有用的，充分暴露胰胆管膈膜有利于更好地进入胰管和更有效地切开。

然而，这项技术有一定局限性。因其先决条件为胰管支架置入，所以如果不能置入胰管支架就不可进行该项技术。例如，在慢性胰腺炎中，如果不先取出胰管结石，就很难置入支架。此外，采用拉式括约肌切开术可以更全面地评估括约肌切开术的完整性。内镜医师可以反复评估切口，如有必要则可用刀丝扩大切开，这些操作用针状

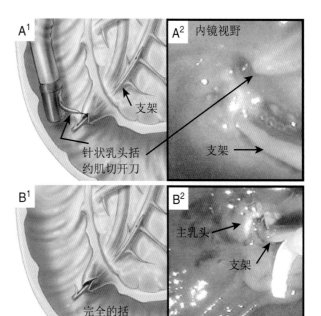

图 20-4　A. 使用针状刀进行括约肌切开术。切开括约肌组织之前，已预先置入胰管支架，注意切开的角度是沿 2 点钟方向向下切至支架处；B. 完成针状刀括约肌切开术（该图经约翰霍普金斯医院胃肠及肝病科授权后重绘使用）

刀和支架是无法完成的。最后，许多内镜医师认为省去放置胰腺支架的步骤，括约肌切开术会更加简单快捷（框 20-2）。

框 20-2 针状刀括约肌切开术
● 必须预先置入胰管支架
● 针状刀在支架上方切开乳头
● 应用纯切割电流模式
● 切口长度一般为 5～10mm
● 通常先行胆管括约肌切开术

尽管胰管括约肌切开术只有两种不同的术式，但调查问卷显示哪种方法最好仍缺乏专家共识。最近一项对美国 9 个中心的 14 位内镜专家的调查显示，其中有 6 位"总是"或"经常"使用拉式括约肌切开技术，而另 7 位"总是"或"经常"使用针状刀技术。有 8 位医师"总是"在胰管括约肌切开前行胆管括约肌切开，仅有 2 位在手术过程中使用纯切电流模式（表 20-1）。几乎所有内镜医师在胰管括约肌切开术后都会置入胰管支架，因为它能降

低 ERCP 术后胰腺炎发生率。然而，那些经常进行胰管括约肌切开的专家之间关于支架的类型和留置的时间也存在争议。至于两种技术差异的相关问题，只能在将来通过检验各类技术的短期或长期疗效的随机对照试验来验证（框 20-3）。

表 20-1　关于 14 位内镜专家使用不同的胰管括约肌切开术的调查				
	总是	经常	有时	从不
PTS	3	3	7	1
NK	1	6	5	2
EBS	8	4	1	1
PC	2			
BC	12			
PS	12	2		

经 Alsolaiman M（题录）等许可后修改，缺少专家一致意见

BC：混合电流；EBS：术前行内镜下胆管括约肌切开术；NK：针状刀技术；PC：纯切电流模式；PS：术后置入胰管支架；PTS：拉式括约肌切开术

框 20-3　关于胰管括约肌切开术的争议
● 选择拉式括约肌切开术还是针状刀切开技术？
● 在胰管括约肌切开术前是否行胆管括约肌切开？
● 使用混合电流还是纯切电流模式？
● 括约肌切开术后是否置入胰管支架？
● 如置入支架，选择何种类型支架？支架留置多长时间？

（六）胰管括约肌预切开术

　　胰管括约肌预切开术是指一项无须进行胰管深插管的情况下进入胰管的内镜技术，通常是在进入胰管受阻时（如结石嵌顿）使用。当预切开后最终进入胰管，就可行常规胰管括约肌切开术。由于胰管的困难插管比胆管要少得多，因此这项技术不像胆管括约肌预切开那样常用。胰管括约肌预切开的方式与胆管括约肌预切开非常相似（第15 章）。尽管有多种选择，大多数内镜医师会使用徒手针状刀预切。例如，当结石嵌顿在胰管开口时，

用针状刀直抵在结石上切开乳头括约肌。一旦结石取出，梗阻解除，就可以按常规的方式进行胰管插管，并行常规的胰管括约肌切开术。

二、胰管括约肌切开术的适应证

　　与内镜下胆管括约肌切开术不同，证实胰管括约肌切开术适应证的文献很少，其原因有很多。首先，胰管括约肌切开术主要在专业的转诊中心开展，术者通常具有多年的胆胰疾病内镜治疗经验。为了能熟练地开展这些高级内镜技术，内镜医师通常要在 ERCP 手术量相当高的、能够处理与手术相关的所有并发症的大型教学或转诊中心进行专项训练（多数中心没有这样的条件）。其次，胰管括约肌切开术并发症发生率较高，由此造成的顾虑导致开展这项技术的内镜医师减少。因此，多年来关于胰管括约肌切开术的适应证、结果和安全性的研究越来越少。本章将在此背景下，对该技术的适应证进行探讨。

　　胰管括约肌切开术用于治疗与各种胰腺疾病及相关症状。通常，按主要治疗和辅助治疗很容易界定胰管括约肌切开术的适应证（框 20-4）。也就是说，这项技术本身可以作为主要治疗方法（如治疗胰管 SOD），也可以作为辅助治疗方法以便进一步干预处理（如在扩张下游显性狭窄前建立通畅的主胰管通道）。总体上，讨论胰管括约肌切开术与进一步治疗相结合（辅助治疗）的文献要多于单独使用这项技术（主要治疗）的文献。下面将重点讲述作为主要治疗方法的胰管括约肌切开术的适应证。

（一）作为主要治疗方法的胰管括约肌切开术

　　1. 胰腺分裂、奥迪括约肌功能障碍和复发性急性胰腺炎　大多数将胰管括约肌切开术作为主要内镜治疗方法的文献是关于胰腺分裂和副乳头括约肌切开术的，这在第 21 章中有详细阐述。胰管括约肌切开术被证实对胰源性 SOD 起主要治疗作用。为了更好地了解胰管括约肌切开术作为其主要治疗方法的作用，有必要对其进行简要回顾。

框 20-4 内镜下胰管括约肌切开术（EPS）的适应证

EPS 作为主要治疗方法

- 括约肌功能障碍（SOD）
  - 胰源性 SOD
  - 胆管括约肌切开治疗无效的胆源性 SOD
- 慢性胰腺炎伴乳头堵塞或狭窄
- 胰腺分裂（副乳头括约肌切开术）

EPS 作为辅助治疗方法

- 伴胰管狭窄或结石的慢性胰腺炎行支架置入、碎石和（或）取石
- 胰腺假性囊肿经乳头引流
- 壶腹部腺瘤切除
- 胰瘘行胰管支架置入
- 恶性胰腺疾病
  - 原发性胰腺癌导致胰管狭窄、结石、假性囊肿
  - 转移癌导致胰管狭窄、结石、假性囊肿
- 用胰管镜诊断疾病、取石和（或）外科术前评估

框 20-5 胰源性 SOD Milwaukee 修正分类

标准

① 胰源性腹痛

② 淀粉酶或脂肪酶大于正常值 1.5 ～ 2.0 倍

③ 胰头段胰管直径 >6mm 或胰体段胰管直径 >5mm

分类

1 型胰源性 SOD=①，② 和 ③

2 型胰源性 SOD=① 加 ② 或 ③

3 型胰源性 SOD= 仅有 ①

SOD：奥迪括约肌功能障碍。

框 20-6 胆源性 SOD Milwaukee 分类

标准

① 胆源性腹痛（罗马标准）

②AST 或碱性磷酸酶大于正常值 2 倍 2 次或 2 次以上

③ERCP 胆总管造影剂排空延迟 > 45 分钟，胆总管扩张 > 12mm

分类

1 型胆源性 SOD=①，② 和 ③

2 型胆源性 SOD=① 加 ② 或 ③

3 型胆源性 SOD= 仅有 ①

SOD：奥迪括约肌功能障碍。

SOD 是胆胰管汇合处胆汁或胰液流出道的良性狭窄。这是由括约肌的功能性运动障碍或胆管和（或）胰管括约肌的高压引起的。它可导致暂时性非结石性梗阻，从而引起腹痛或胰腺炎。SOD 可见于各个年龄段，最常见于中年妇女。胆囊切除术后的患者，出现胆源性腹痛和（或）原因不明的急性复发性胰腺炎要高度怀疑 SOD（第 52 章）。目前，诊断 SOD 的金标准是胆管或胰管括约肌测压法（SOM）（图 20-5）。SOM 是通过十二指肠镜将压力感应导管插入胆管或胰管，当导管缓慢回退分别置于胆管或胰管括约肌区域时，可分别测出胆管或胰管的括约肌压力（第 16 章；图 20-6）。括约肌运动障碍或结构性狭窄均可导致其压力升高。

诊断胰源性 SOD 需具备三个标准：①胰源性腹痛；②淀粉酶或脂肪酶大于正常值 1.5 ～ 2.0 倍；③胰头段胰管直径 >6mm，或胰体段胰管直径 >5mm（框 20-5）。1 型胰源性 SOD 需符合以上所有标准。2 型 SOD 有胰源性腹痛和标准②或③。3 型胰源性 SOD 仅有胰源性腹痛，但最近发表的 EPISOD 研究对 3 型胰源性 SOD 提出质疑。胆源性 SOD 的诊断标准与其相似，采用了肝功能血清学检测和 ERCP 时胆管内造影剂排空延迟（框 20-6）。

原因不明的急性复发性胰腺炎患者中有 15% ～ 20% 的患者存在胰源性 SOD。因怀疑 SOD 而接受测压术的患者中约有 25% 是胰源性 SOD。SOD（胆管或胰管）内镜括约肌切开术的临床总体有效率在 55% ～ 95% 之间。1 型胰腺 SOD 患者最适宜行胰管括约肌切开术。研究显示，该类患者术后腹痛明显减轻，胰腺炎临床发作频率减少。2 型胰源性 SOD 的患者也可从中获益，但多数专家仍倾向于在胰管测压异常情况下行括约肌切开术。最近两项重要的临床研究改变了对 SOD 和（或）复发性急性胰腺炎患者行胰管括约肌切开术的观点。

2014 年，Cotton 等发表的 EPISOD 研究是一项针对疑似 3 型胰源性 SOD 患者开展的多中心、假手术对照组的随机临床试验。在不考虑测压结果的情况下，按 2：1 比例将患者随机分配至胰管括约肌切开术组（n=141）或假手术组（n=73）。在胰管括约肌切开术组，将存在胰管括约肌压力

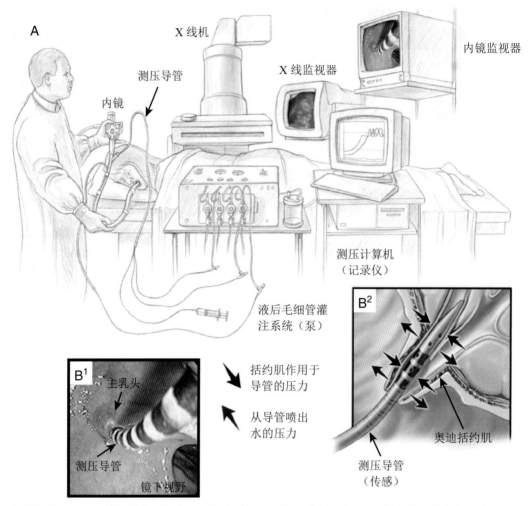

图 20-5　胰管括约肌测压。测压管的尖端位于胰管（B^1）和胆管（B^2）近端（该图经约翰霍普金斯医院胃肠及肝病科授权后重绘使用）

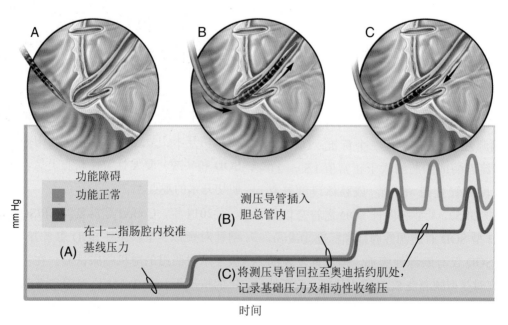

图 20-6　胆管括约肌测压（该图经约翰霍普金斯医院胃肠及肝病科授权后重绘使用）

升高的患者再按 1 ： 1 比例随机分为胆管括约肌切开术组和胆胰管双括约肌切开术组。有趣的是，括约肌切开术组和假手术对照组的治疗成功率（即腹痛改善）并没有显著性差异。此外，对于胰管括约肌压力升高的患者，行胆胰管双括约肌切开术组和单（胆道）括约肌切开术组治疗成功率分别只有 30% 和 20%。研究最终的结论是不支持对 3 型胰源性 SOD 患者行 ERCP 联合胰管括约肌切开术。在胰管括约肌压力升高的患者中，胆胰管双括约肌切开术与单纯胆管括约肌切开术相比似乎并没有明显的增益。这与 Cote 等在 2012 年发表的一项关于复发性急性胰腺炎患者的研究结论一致。因此认为对于胰源性 SOD 患者，行胆胰管双括约肌切开术和单纯胆管括约肌切开术在预防胰腺炎复发方面效果相似。

　　2. 慢性胰腺炎　对于中、重度慢性胰腺炎患者，单纯胰管括约肌切开术常被作为主要治疗方式（第 55 章）。内镜下治疗慢性胰腺炎的基本原理是降低主胰管内压力。中、重度慢性胰腺炎中可形成胰管结石、蛋白栓和管腔狭窄，导致胰液向十二指肠流出道完全或不完全阻塞，形成胰管结构的不可逆性改变（图 20-7，图 20-8）。胰

管阻塞会引起组织高压，进而导致组织局部缺血。Karanja 等用猫胰腺炎模型证实了结扎主胰管（形成胰管内高压）后胰腺血流量的减少。在主胰管梗阻解除后，减少的血流可部分恢复。据此认为，慢性胰腺炎的疼痛症状与胰腺实质局部缺血直接有关。

　　主胰管梗阻的另一个后果是引起胰管的小侧支继发性阻塞，最终导致胰腺实质萎缩。随着胰腺实质萎缩，胰腺就失去内分泌和外分泌功能。采取治疗措施将胰管内压力降到最低有助于预防这些危险的后续事件，从而缓解疼痛并保留胰腺功能。这是括约肌切开术治疗慢性胰腺炎的基础。

　　很少有专门研究单纯胰管括约肌切开对慢性胰腺炎的治疗作用。大多数的研究都联用了其他内镜治疗。也就是说，胰管括约肌切开术常与进一步的治疗措施（如支架置入或狭窄扩张）联用。应仔细区分这些研究中单纯胰管括约肌切开和胰管括约肌切开联合其他内镜治疗的疗效。这通常是困难的，尤其当研究本身没有对这两种治疗加以区分时。尽管如此，已有一些研究尝试评估慢性胰腺炎行胰管括约肌切开的安全性和远期疗效。

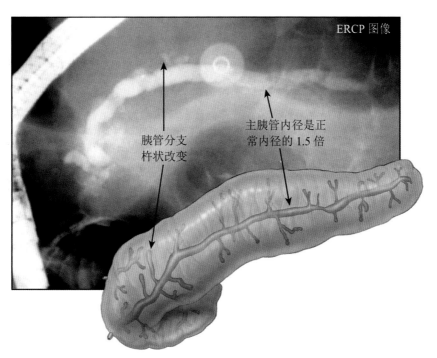

图 20-7　中、重度慢性胰腺炎胰管形态改变（该图经约翰霍普金斯医院胃肠及肝病科授权后重绘使用）

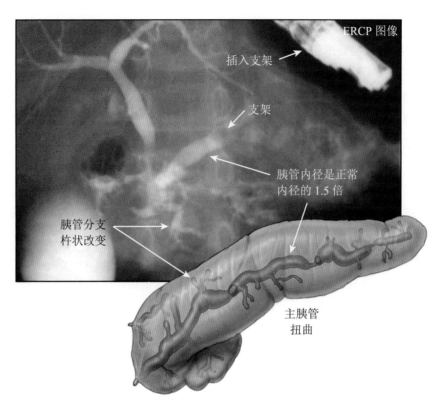

图 20-8　重度慢性胰腺炎胰管形态改变（该图经约翰霍普金斯医院胃肠及肝病科授权后重绘使用）

Ell 等对 118 例慢性胰腺炎患者的胰管括约肌切开术进行了观察。其中 80% 的患者接受了标准拉式括约肌切开术，而 20% 的患者接受了针状刀切开术。整体切开成功率为 98%，并发症发生率为 4.2%（4 例中度胰腺炎，1 例严重出血）。然而，在这项研究并中没有调查患者疼痛缓解的情况。

Okolo 等回顾分析了接受胰管括约肌切开术的 55 例患者。其中 40 例（73%）是有症状的慢性胰腺炎患者。研究的目的是评价括约肌切开术缓解疼痛的远期疗效。经过中位期为 16 个月的随访，60% 的患者反映他们的疼痛评分有明显改善。

最近，Cahen 等进行了一项比较慢性胰腺炎患者主胰管内镜减压和外科手术减压疗效的前瞻性随机试验。39 例患者随机分配，其中 19 例接受 ERCP 胰管括约肌切开术及其他内镜治疗。在随访的 24 个月内，外科手术组患者的 Izbicki 疼痛评分和身体健康总得分（根据 SF-36 问卷调查）优于内镜治疗组的患者。随访结束时，内镜治疗组有 32% 的患者疼痛完全或部分缓解，而外科治疗组患者中有 75% 的患者疼痛完全或部分缓解。

在有症状的慢性胰腺炎患者中，乳头狭窄是行单纯胰管括约肌切开术的明确适应证。如果乳头远端的胰管没有需要进一步治疗的明显异常情况，那么胰管括约肌切开术可以作为这类患者的主要内镜治疗方式。同样当病灶累及主胰管近端的导管内乳头状黏液瘤（IPMN）和（或）患者反复发作胰腺炎时，胰管括约肌切开术也被认为可能是有效的治疗方式，但对于能耐受外科手术治疗的患者，最好选择行胰腺切除治疗。

（二）作为辅助治疗方法的胰管括约肌切开术

胰管括约肌切开术通常与其他内镜技术联合运用，如主胰管的支架置入或球囊扩张（参考第 55 章）。在这种情况下，括约肌切开术目的是便于后续治疗的实施（如胰管取石或狭窄扩张）。很多疾病和情况为该方法的适应证（框 20-4）。在这种情况下，术者应根据临床情况合理判断是否需要行括约肌切开，权衡其作为辅助治疗可能的获益是否大于风险。

在中、重度慢性胰腺炎中，胰管狭窄和结石

很常见，且多位于远离乳头开口的主胰管段（上游）。因此单纯括约肌切开术是不够的。对这类患者来说，ERCP 的主要目的是取石或狭窄扩张。在这些治疗前要先行胰管括约肌切开术以便进入胰管（预切开），或者帮助降低胰管内压力，使胰液及微小结石更容易排至十二指肠。经乳头途径引流治疗胰腺假性囊肿时也需如此。对于那些与主胰管相通的假性囊肿，可在胰管内放置支架搭桥引流（第 56 章），胰管括约肌切开有助于降低胰管内压力并便于囊液流向乳头。

为了预防 IPMN 外科手术和远端胰腺切除术后胰瘘，以及为了治疗胰瘘而置入胰管支架时（第 45 章和第 54 章），也将胰管括约肌切开作为辅助治疗。胰管括约肌切开术也可与胰管支架联用于壶腹部腺瘤的切除术后（第 25 章）。此时括约肌切开及支架置入的目的是为了降低术后壶腹周围水肿诱发胰腺炎的风险。最后，括约肌切开术也常用于恶性梗阻所致的胰管狭窄、结石和假性囊肿的姑息治疗。

三、胰管括约肌切开术并发症

尽管内镜胰管括约肌切开术已有 35 年的历史，但这项技术并不像胆管括约肌切开术那么常用。这是因为其手术适应证不明确，且并发症发生率相对较高。当论及胰管括约肌切开术相关并发症时，需知道对其进行评估的研究很少，病例数也少。此项技术通常只在专业的转诊中心开展，研究多没有设立对照组。而且，多数的研究中胰管括约肌切开术是胰腺支架置入，球囊扩张和取石等其他内镜操作的辅助手段，从而很难解释究竟是哪种操作引起了并发症。比如，术后胰腺炎的诱因是单纯的狭窄扩张还是为了进入胰管而行的括约肌切开术？诸如此类问题使得这一领域的研究难以解读。讨论胰管括约肌切开术的并发症正是在这样的背景下进行的。

通常，胰管括约肌切开术的并发症可分为 3 种：早期并发症、晚期并发症和支架相关并发症（框 20-7）。早期并发症通常是指在术后 72 小时内出现的并发症，但通常多发生在最初的几小时内，包括胰腺炎、严重出血、穿孔、胰源性或胆源性脓毒血症。晚期并发症发生在术后 3 个月以后，主要包括乳头狭窄和近端胰管狭窄。另一方面，还有一些与支架相关的并发症。它们发生的时间各异，包括胰管和实质的改变、结石形成、感染、胰管穿孔、支架移位、支架堵塞［引起疼痛和（或）胰腺炎］和十二指肠糜烂等。

框 20-7　胰管括约肌切开术的并发症
早期并发症（< 3 个月，多 < 72 小时）
● 胰腺炎
● 严重出血
● 穿孔
● 胰源性和（或）胆源性脓毒血症
晚期并发症（> 3 个月）
● 乳头狭窄
● 近端胰管狭窄
支架相关并发症（发生时间不定）
● 胰管和实质的改变
● 结石形成
● 感染
● 胰管穿孔
● 支架移位
● 支架堵塞
● 十二指肠糜烂

在过去的 20 年里，评价胰管括约肌切开术相关的并发症发生率的研究有 3 项，其中 2 项研究仅以摘要形式发表（表 20-2）。在 Kozarek 等的研究中，56 名患者进行了胰管括约肌切开术，其中慢性胰腺炎患者 54 例（96%），急性复发性胰腺炎 2 例。括约肌切开术的指征包括：结石性胰管梗阻（26 例）、胰管断裂和胰瘘（13 例）、括约肌狭窄（10 例）、胰管显性狭窄（8 例）。47 例患者行拉式刀括约肌切开术，其中 33 例患者在括约肌切开术后放置了胰管支架。9 例患者在置入胰管支架后行针刀括约肌切开术。10.7% 的患者发生了早期并发症，包括胰腺炎（4 例，占 7.1%）和胆管炎（2 例，占 3.6%）。然而，30% 的患者出现了晚期并发症：14% 为乳头狭窄，16% 为无症状的

胰管改变（认为由支架置入引起）。

表 20-2　胰管括约肌切开术早期并发症的研究报道			
作者	例数	胰腺炎	总体并发症
Kozarek 等	56	4（7.1%）	6（10.7%）
Esber 等	236	33（14%）	37（15.7%）
Parsons 等	31	1（3.2%）	1（3.2%）

授权引自 Sherman S，Lehman GA

Esber 等报道了 236 例患者胰管括约肌切开术后并发症情况。123 例患者接受拉式刀括约肌切开术，其中 87 例患者术后放置了胰管支架。113 例患者接受胰管支架上针刀括约肌切开术。74% 的患者因胰源性 SOD 行括约肌切开术。26% 的患者为慢性胰腺炎，手术目的是进一步的内镜操作，如取石、狭窄部位组织活检。ERCP 术后胰腺炎总体发生率为 14%（轻度占 76%，中度占 21%，重度占 3%）。其他并发症发生率只有 1.7%。胰源性 SOD、慢性胰腺炎患者术后胰腺炎的发生率分别为 15.5%、9.7%。慢性胰腺炎患者 ERCP 后胰腺炎发生率较低可能是因为导管周围的纤维化和瘢痕起到了保护作用，也就是说，导管周围正常的胰腺实质很少，胰管括约肌切开造成的胰腺损伤有限。

Parsons 等评估了无支架置入的胰管括约肌切开术的并发症发生率。31 例患者在拉式刀括约肌切开术后放置鼻胰管引流。所有引流管在放置 24 小时后被拔除。1 例患者发生 ERCP 术后胰腺炎（3.2%），没有其他并发症（如穿孔、出血或脓毒血症）。

胰管括约肌切开术后胰腺炎的总体发生率为 10%～12%，早期并发症总体发生率（穿孔、出血等）为 10%～15%。胰源性 SOD 患者术后胰腺炎的发生率高于慢性胰腺炎患者。用胰管支架预防拉式刀括约肌切开术后胰腺炎的研究数据仍不全面。Sherman 等研究表明，在 SOD 患者的针状刀括约肌切开术中使用胰管支架可减少术后胰腺炎的发生。然而问题是，如果支架留置太久，可能会引起意外的胰管和实质改变。同时，如果支架没有自行脱落，患者还需再次接受内镜下支架取出术。

内镜医师实施胰管括约肌切开术时最顾虑的潜在并发症就是胰腺炎。这主要是因为它是最难控制的并发症，后果可能非常严重，甚至是致命的。括约肌切开术后是否需要放置支架依具体情况而定，其权衡因素包括发生早期胰腺炎或晚期并发症的风险，以及是否需要进行其他操作。

四、胰管括约肌切开术费用

关于胰管括约肌切开术的费用—效益比的文献信息很少。我们认为对慢性胰腺炎和 SOD 等疾病的内镜治疗可减少住院和手术次数，最终降低长期医疗费用，但目前的医学文献中确实缺少相关数据。其原因可能是这类研究庞大而复杂。为了获得可用的有效信息，需要在多个中心进行多年的调查研究，难以获得研究终点，且研究变量繁杂，因而多数调查者不大可能开展这类研究。

然而，有些研究评估了在门诊安全实施内镜下胰管括约肌切开术的可能性。这种想法的核心可能是减少不必要的夜间留观费，从而降低胰腺内镜治疗的整体费用。Tham 等回顾分析了 190 例行择期治疗性 ERCP 的门诊患者。5 例进行单纯胰管括约肌切开术，28 例行胰管支架置入。31 例（16%）需住院治疗，其中有 5 例（占总体 3%）是在离院平均 24 小时后非计划内再次入院，其余 26 例患者（占总体 13%）因发现明显的术后并发症而直接从内镜室收入院。在 219 例行 ERCP 治疗的住院患者中，总体并发症发生率为 13%。研究者认为，"可对门诊患者选择性进行治疗性 ERCP，发生或疑似有并发症时收入院治疗。这种策略是安全的，并且能减少医疗费用"。在门诊开展胰腺内镜治疗的费用和安全性尚需更多的研究来评估。

第 21 章

副乳头插管和括约肌切开术

Pier Alberto Testoni, Alberto Mariani
罗　辉　王向平　译

胰腺分裂是胰腺发育过程中腹侧胰管和背侧胰管未融合或部分融合的先天畸形，两个管腔分别开口于十二指肠内侧壁。大多数胰腺分裂患者通过背侧胰管从副乳头排流大部分胰液。胰腺分裂是胰腺最常见的先天畸形，在普通人群的发病率大约为 10%，全球范围报道为 2.7% ~ 22%。不同的 ERCP 中心疾病检出率相差很大。一项关于胰腺分裂的系统综述认为胰腺分裂的合并发生率为 2.9%，在亚洲的发生率为 1.5%，美国发生率 5.8%，欧洲发生率 6%。

15% 的胰腺分裂为不完全型，腹侧胰管的小分支胰管与背侧胰管相连。完全型和不完全型胰腺分裂造成的临床影响是相似的。

尽管大部分胰腺分裂患者一生中并不会出现症状，但 5% 的患者会出现轻度甚至重度胰源性腹痛、急性胰腺炎（多为复发性）或慢性阻塞性胰腺炎。这些症状或疾病的出现与副乳头开口太小，持续分泌的胰液排流不畅后引起的背侧胰管内压力增高、胰管扩张有关。持续或反复的背侧胰管内高压会导致胰腺炎复发，随时间推移会出现腺体的慢性阻塞性改变。因此胰腺分裂是复发性胰腺炎和慢性胰腺炎的易感因素。

背侧胰管堵塞的主要原因是副乳头相对狭窄而不是胰腺分裂本身造成的。当患者出现症状时，可以通过 ERCP 和副乳头括约肌切开术（minor papilla endoscopic sphincterotomy，MiES）来降低跨副乳头的压力。

与出现胰源性腹痛和慢性胰腺炎的患者相比，MiES 对出现复发性胰腺炎的胰腺分裂患者治疗效果最佳。但部分患者即使接受了有效的背侧胰管引流治疗，仍反复发作胰腺炎，其他因素例如基因突变、酒精和自身免疫性胰腺炎可能参与其中。10% ~ 20% 的胰腺分裂合并胰腺炎的患者会出现 CFTR（囊性纤维跨膜转导调控因子）和 SPINK1（丝氨酸肽酶抑制因子 Kazal 型 1）基因突变，提示多种因素参与这类患者胰腺炎的发病。

副乳头的内镜识别，插管和括约肌切开是有难度的。应充分衡量内镜治疗的潜在不良事件后，再对胰腺分裂患者进行 ERCP 治疗。尽管副乳头插管后可进一步诊断胰腺分裂，但其他非侵入性手段例如胰泌素增强 MRCP（S-MRCP），超声内镜（EUS）或者冠状位薄层 CT 检查更加合适（第 34 章）。S-MRCP 是最佳手段，其敏感性、特异性、阳性预测值和阴性预测值分别为 73.3%、96.8%、82.4% 和 94.8%。一些放射科医师认为 MRCP 联合胰泌素对于胰腺分裂的诊断是非常重要的，因为缺乏激素刺激的 MRCP 在很大一部分患者中是没有诊断意义的。诊断率低和放射科医师缺乏相关经验，使得普通 MRCP 不能成为胰腺分裂最理想的诊断方法。

本章主要关注内镜下副乳头的识别和插管，以及副乳头括约肌切开和背侧胰管引流技术。

一、副乳头插管和括约肌切开的适应证

框 21-1 列出了副乳头插管和括约肌切开的适应证。最常见的适应证包括胰管不扩张的复发性胰性腹痛、急性复发性胰腺炎伴或不伴背侧胰管扩张，以及慢性胰管改变的患者出现阻塞性胰性腹痛或复发性胰腺炎。在非胰腺分裂患者中，通过副乳头插管以及副乳头括约肌切开进入胰管也是可行的。

框 21-1　副乳头插管和括约肌切开的适应证

- 胰腺分裂合并急性复发性胰腺炎
- 背侧胰管堵塞的慢性胰腺炎［取石和（或）狭窄扩张］
- 胰腺分裂，副胰管末端囊状扩张（Santorinicele 症）
- 副乳头腺瘤
- 背侧胰管 IPMN（以利于经乳头引流黏液）
- 胰管堵塞后假性胰腺分裂或背侧胰管狭窄
- 主乳头插管失败后通过副乳头进行胰腺疾病治疗

二、镇静、辅助药物和 ERCP 附件

（一）镇静

副乳头插管和括约肌切开操作时间比较长，需要适当的镇静和镇痛。虽然重复使用咪达唑仑和哌替啶或芬太尼可以达到中度镇静效果，但更倾向于使用丙泊酚进行深度镇静（参考第 6 章）。

（二）解痉药物

解痉药物可以帮助内镜医师更好地观察副乳头。但这类药物应在内镜进入十二指肠降段后使用，因为过早使用会引起胃扩张导致内镜通过幽门比较困难。当内镜到达副乳头平面后，可以在部分患者中静脉注射胰高血糖素抑制胃蠕动，在基础剂量上按照 0.25 ～ 0.5mg 每次逐渐加量。

（三）其他药物

当副乳头及其开口观察困难时，可以尝试在乳头表面喷洒亚甲蓝或靛胭脂，注射胰泌素协助观察。

（四）ERCP 附件

一般情况下，主、副乳头插管和切开所使用的内镜附件基本通用（参考第 14 章）：切开刀、造影导管和软头导丝（图 21-1A、B）。如果乳头开口非常小，可使用针型头端造影导管（ERCP-1-CRAMER；COOK Medical，Winston-Salem，NC）。如果存在乳头开口狭窄，可以使用以下附件扩张以便于通过标准附件：3 ～ 7Fr 锥形扩张器［Soehendra 胆道扩张探条或 Geenen 逐级扩张探条（Cook Medical）］；逐级扩张探条（G-Flex，Nivelles，Belgium）；4mm 扩张球囊［Titan 胆道扩张球囊，（Cook Medical）］Eliminator PET 胆道扩张球囊（ConMed，Utica，NY）；Hurricane 快速交换胆道扩张球囊（Boston Scientific，Marlborough，MA）。

内镜室应备齐以下副乳头插管和括约肌切开所需附件。

- 造影导管：3 ～ 5Fr 锥形尖头造影导管，部分有金属头端［Glo-tip-1-ST /ERCP-1 金属头 /ERCP-1-Huibregtse-Katon，ERCP-1-CRAMER（Cook Medical）；Contour ERCP（Boston Scientific）；PR-V223Q（Olympus）］。
- 导丝：0.018 英寸部分或完全亲水导丝

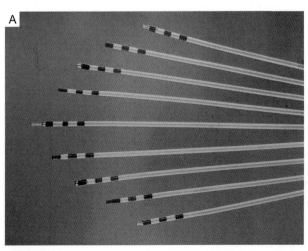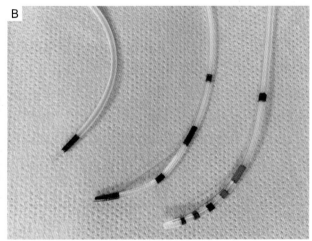

图 21-1　A. 用于副乳头插管的不同尖端的导管；B. 用于乳头括约肌切开术的器械。从左至右：针状刀、迷你刀、标准括约肌切开刀

[Roadrunner（Cook Medical）；Pathfinder（Boston Scientific）]；0.035 英寸导丝直头或弯头导丝 [Radifocus（Terumo，Elkton，MD）；METRO 或 Deltawire 或 Acrobat（Cook Medical）；Dreamwire 或 Hydra Jagwire 或 Jagwire（Boston Scientific）]。

• 括约肌切开刀：直径 4 ～ 5Fr、刀丝长 20 ～ 25mm 的拉式短头括约肌切开刀 [Minitome（Cook Medical）] 或直径 5.5 ～ 6Fr 标准括约肌切开刀。

• 扩张器：4 ～ 7Fr 扩张探条或 4mm 扩张球囊。

• 针刀：可通过导丝或注射造影剂的针刀 [Huibregtse（Cook Medical）；MicroKnife（Boston Scientific）]。

• 胰管支架：①预防术后胰腺炎。直径 3 ～ 5Fr，长 2 ～ 5cm，带或不带侧翼和单猪尾的塑料支架。②治疗性胰管支架。直径 7 ～ 10Fr，长 3 ～ 7cm，带侧翼支架 [Zimmon 或 Geenen（Cook Medical）；Advanix（Boston Scientific）]。

• 鼻胰管：直径 5Fr 鼻胰管 [NPDS-5（Cook Medical）；NPDC-5（Surgimedic）]。

• 高频电设备：我中心使用 IC200xing 型 ERBE 高频电发生器（ERBE Elektromedizin，Tubingen，Germany），一般使用 Effect 3，120W 和 EEDOCUT 模式。

三、副乳头的识别

副乳头一般位于主乳头的右上象限，距离主乳头 2 ～ 3cm，也可能位于主乳头平面边缘，距离主乳头 1cm（图 21-2）。副乳头可以小到难以发现，也可以突出明显，甚至罕见地位于憩室内部（图 21-3A ～ C）。高分辨率白光内镜和高级电子成像技术可以协助更好地识别副乳头及其开口（图 21-4A）。

有时轻柔地拨开十二指肠皱襞有助于发现副乳头，但要避免过多操作引起黏膜水肿，这样反而会增加副乳头识别难度。

副乳头的内镜下表现可以提示胰腺分裂或潜在的胰管形态异常。胰管形态异常患者的副乳头凸起形态和开口与正常有所不同。70% 的背侧胰管异常患者副乳头明显隆起，乳头开口明显可见。而多数胰管形态正常患者副乳头没有隆起，开口微不可见。

四、副乳头识别的特殊技巧

即使有经验的内镜医师使用高级内镜成像技

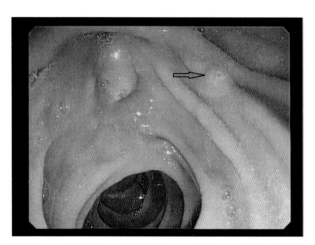

图 21-2　内镜视野下的副乳头。通常位于 2 点钟方向（箭号），距离主乳头约 1cm。该图中主乳头位于图像顶部

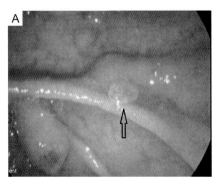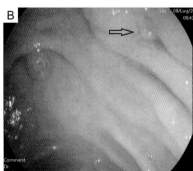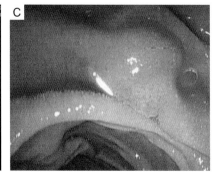

图 21-3　内镜视野下副乳头的形态。A. 正常形态（箭号）；B. 不明显的扁平状（箭号）；C. 明显隆起状

术，仍有大约 1/3 的副乳头开口一开始并不可见。遇到这种情况时，使用染色技术或胰泌素注射是十分有效的方法。

（一）染色剂

将亚甲蓝（活体染色剂）用生理盐水 10 ∶ 1 稀释，或者首选将 0.4% 的靛胭脂喷洒在怀疑有副乳头的黏膜表面可以识别副乳头或乳头开口（图 21-4 B、C）。染色剂喷洒后，在蓝色黏膜背景中乳头开口呈白色点状或有清亮液体从开口流出。对于不完全胰腺分裂患者，可以通过主乳头向胰管内注入亚甲蓝和造影剂 1 ∶ 10 配比的混合溶液，部分染色后的胰液通过背侧胰管从副乳头排出，有利于副乳头开口识别。使用该方法时最好避免胰管系统完全显影，因为这样会增加胰管内压力从而增加 ERCP 术后胰腺炎（PEP）风险。

（二）胰泌素

静脉使用胰泌素可以增加胰液分泌，排入十二指肠的胰液有利于乳头开口的识别。而且增加的胰液流量使乳头开口增大从而有利于导丝或造影导管插入（图 21-5 A、B 和图 21-6 A ～ C）。胰泌素是由 27 个氨基酸组成的酸性多肽，可以强烈刺激胰腺导管细胞分泌水和碳酸氢盐。分泌的大量胰液可以使副乳头开口可见。注射胰泌素后胰液分泌增加的效果会持续 1 ～ 3 分钟，胰管暂时扩张的效果会持续大约 15 分钟。但是在胰管本身扩张或堵塞的情况下，如严重的慢性胰腺炎或背侧胰管狭窄，使用胰泌素效果甚微。已有两种人工合成的猪源性胰泌素和一种非猪源性胰泌素分别在美国和欧洲广泛用于临床。胰泌素按 1μ/kg 剂量一次性静脉注射给药。各种类型的胰泌素均可显著提高副乳头插管成功率和缩短插管时间。一项样

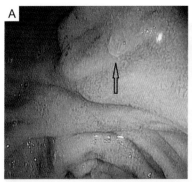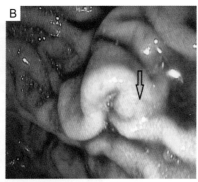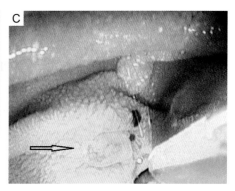

图 21-4　协助识别副乳头的方法。A. 高分辨成像（i-scan）（箭号）；B. 喷洒 0.4% 的未稀释靛胭脂（箭号）；C. 静脉注射促胰液素（箭号）

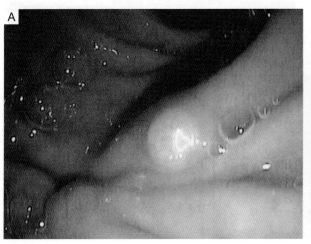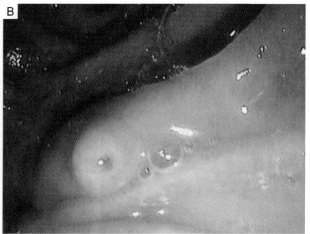

图 21-5　A. 注射促胰液素前副乳头显示不清；B. 注射促胰液素 2 分钟后，副乳头开口清晰可见

本量为 29 的随机对照研究显示注射胰泌素可以显著提高胰腺分裂患者副乳头插管成功率（81.3% vs 7.7%，$P < 0.01$）。然而胰泌素昂贵的价格限制了其在临床的广泛应用，因此在使用胰泌素前喷洒染色剂是一个更好的选择。有研究认为十二指肠腔内灌注稀释的盐酸溶液（0.1mol/L 盐酸 45ml）可以提高胰腺分裂患者困难插管的成功率。十二指肠腔内灌注盐酸溶液会诱导胰泌素的释放，而且比胰泌素便宜，但其效果需要在更多患者中验证。

五、副乳头插管

患者一般呈标准 ERCP 俯卧位，有些内镜医师习惯让患者处于仰卧位来进行 ERCP 胰管治疗，同样在进行副乳头插管时也是如此。使用标准十二指肠镜进行操作，通常要将内镜处于长镜身状态才能正面副乳头，一些病例报道认为使用较细、较软的诊断性十二指肠镜可以更好地维持长镜身状态（图 21-7 A、B）。但我们的经验与之不一致，而且新式的治疗性十二指肠镜比老式内镜更细、更软。目前 ERCP 在胰腺分裂中的应用仅为治疗性的，因此更倾向于使用标准大孔道治疗性十二指肠镜，必要时可以置入大孔径支架。

从主乳头位置慢慢地退镜，仔细观察可以发现副乳头，长镜身状态可以得到更好的内镜和 X 线视野。

长镜身状态也有利于副乳头插管，但内镜容易滑入胃内，操作过程中应注意反复适当送镜身以维持长镜身状态。

副乳头插管可使用刀丝长度为 20 ~ 25mm、预装导丝的拉式切开刀，专用的针状头造影导管（ERCP-1-CRAMER），5Fr 或 3Fr 标准或锥形尖头造影导管。ERCP-1-CRAMER 不能通过导丝但可以扩张乳头开口，有利于后续造影导管或导丝辅助的深插管。5Fr 造影导管可以预装 0.021 英寸或 0.035 英寸导丝，而 3Fr 造影导管只能使用 0.018

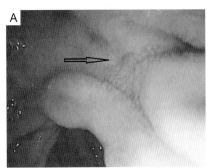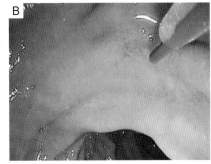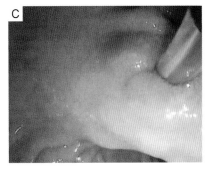

图 21-6 A. 扁平，不可见的乳头；B. 在隐没素注射后，可使用 Guidewire；C. 用标准括约肌深乳头插管识别和插管

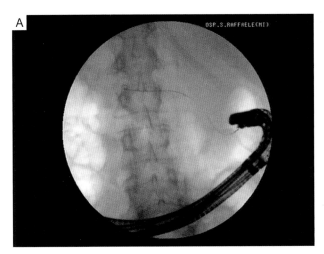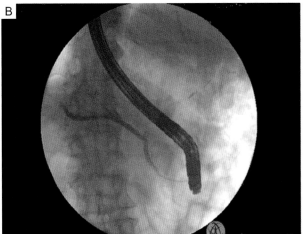

图 21-7 A. 长镜身状态下背侧胰管深插管；B. 拉直成短镜身后胰管造影，患者处于俯卧位

英寸导丝，有时候导管太软不利于操作。非锥形尖头造影导管不利于插管。

使用露出的导丝软头直接插管，当导丝进入到背侧胰管中部后再插入造影导管或切开刀，这样可以避免黏膜水肿后增加的插管难度。当乳头开口非常小或存在狭窄时，导丝进入胰管后导管却无法跟入，这时可以留置导丝后使用超细锥形推送管从导丝旁插管扩张，也可以在导丝旁或者循导丝进行预切开。多数情况下使用推送管扩张就足够了。此外，短镜身状态下力量传导更有利于导管进入副乳头开口。

如果计划进行副乳头括约肌切开，首选预装导丝的拉式切开刀进行插管（图 21-8 A、B）。当内镜无法正面副乳头进行插管时，切开刀的优势是可以调整角度以便于插管。深插管成功后可以取直内镜，维持稳定的镜身姿势。

内镜专家使用合适的附件，副乳头插管成功率为 90% ～ 100%。插管失败的原因包括：未找到副乳头、乳头或肠壁炎症导致的副乳头变形、憩室内乳头、十二指肠肿瘤或十二指肠解剖异常。

六、副乳头困难插管的处理

对于副乳头识别和插管困难病例而言，EUS 是非常好的补充技术。超声定位主胰管后可以进行经胃细针穿刺（参考第 33 章），通过两种

方式可以实现经乳头插管。第一种方式是使用 19G 或者 22G（创伤更小）穿刺针向胰管内注入稀释后的亚甲蓝或靛胭脂和造影剂的混合溶液，然后更换十二指肠镜。观察到染色的胰液从副乳头流出可以协助插管，有时需要使用胰泌素来增强该效果。

第二种方式是超声引导下将 0.018 英寸或 0.035 英寸导丝穿过胰腺实质进入主胰管内并顺行通过副乳头进入十二指肠腔内。过程中更倾向于使用可通过 0.035 英寸导丝的 19G 穿刺针，因为 0.018 英寸导丝难以通过 22G 穿刺针。随后将超声内镜更换为十二指肠镜，使用圈套器或 Dormia 网篮抓住穿出乳头的导丝，最后拉入内镜孔道（图 21-9 A ～ F）。使用这种会师技术，造影导管或切开刀可以沿导丝非常容易地插入背侧胰管内。

超声内镜辅助操作对于完全型和不完全型胰腺分裂的患者均有较大帮助的。如果没有超声内镜，对于不完全型胰腺分裂患者可以使用胰管内部会师方法。主乳头插管成功后，导丝通过腹侧胰管进入背侧胰管后穿出副乳头，然后将导丝拉入内镜孔道再进行副乳头插管（图 21-10）。这个操作需要使用更加柔软的 0.018 英寸或 0.021 英寸导丝以便通过胰管交汇处的拐角及潜在的狭窄。

如果以上方法均失败，副乳头预切开可以增加插管成功率。下文讨论副乳头预切开技巧。

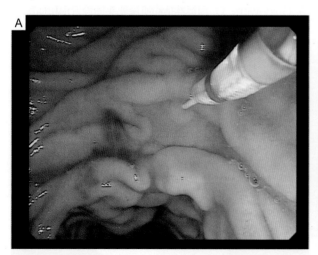
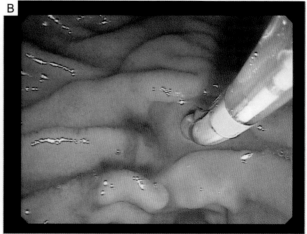

图 21-8 副乳头插管。A.0.035 英寸亲水导丝通过 5Fr 括约肌切开刀的尖端朝向副乳头开口轻柔推进；B. 切开刀带导丝完成副乳头插管

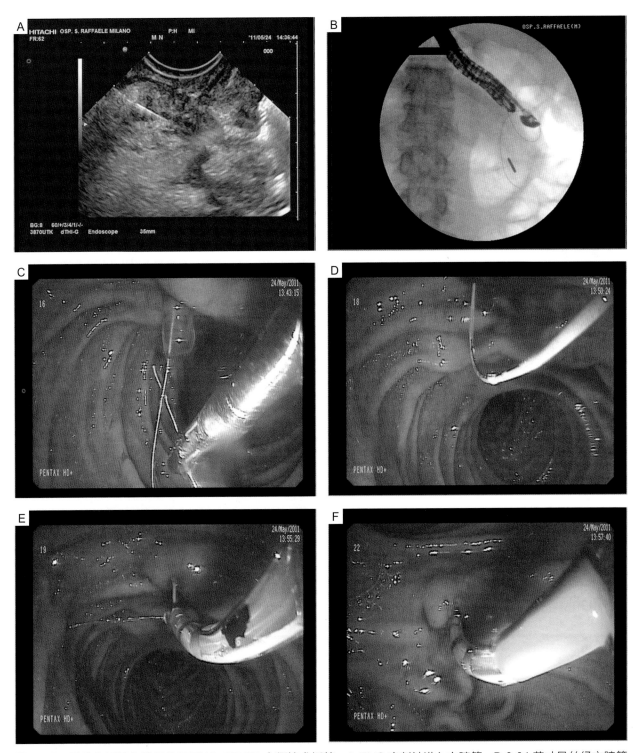

图 21-9　副乳头插管失败后使用 EUS-ERCP 会师技术插管。A.EUS 穿刺针进入主胰管；B.0.01 英寸导丝经主胰管从副乳头开口进入十二指肠腔；C. 圈套器套住导丝金属头端；D. 十二指肠腔可见导丝体部通过十二指肠工作通道被逐渐拉出；E. 括约肌切开刀循导丝插入到副乳头前；F. 括约肌切开刀完成副乳头插管

七、副乳头括约肌切开术

有学者认为副乳头可能并没有真正的括约肌，括约肌切开术改为乳头切开术更为合适，但测压实验发现副乳头有类似主乳头的括约肌活动。

副乳头括约肌切开术没有统一标准，因为没有明确的解剖标记来界定切开的范围和深度。但在 Santorinicele 症患者中，副胰管近乳头口侧囊状扩张会导致副乳头明显的隆起，从而能提示括约肌切开界限（图 21-11）。

副乳头括约肌切开方法

括约肌切开方法有 3 种：①导丝引导的拉式切开刀或迷你乳头切开刀切开术；②胰管支架辅助的针刀切开术；③导丝辅助的针刀切开术。小样本量回顾性研究显示球囊扩张乳头成形术也是一种安全有效的方法。

1. 拉式切开刀括约肌切开术　拉式切开刀副乳头插管常常需要导丝辅助，一般选择 0.018 英寸或 0.025 英寸导丝，也可以使用 0.035 英寸导丝。使用 0.018 英寸导丝插管成功后，可更换硬度稍高的导丝（0.021 ～ 0.035 英寸）进行随后操作。一旦导丝进到背侧胰管中部，切开刀可以沿导丝插入乳头口内，基于镜身状态在 10 ～ 12 点钟方向进行切开。长镜身状态下刀丝朝向 10 ～ 11 点钟方向（图 21-12 A、B），短镜身状态下刀丝朝向 11 ～ 12 点钟方向（图 21-13 A、B）。

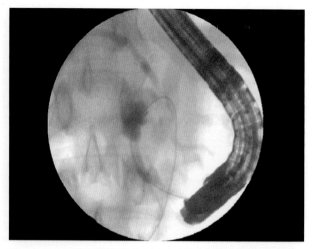

图 21-10　不完全胰腺分裂患者副乳头插管失败后采用主乳头会师技术插管。当主乳头插管成功后，导丝从腹侧胰管进入背侧胰管，再从副乳头开口出来

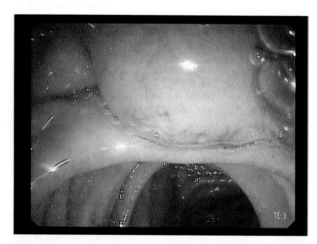

图 21-11　santorinicele 病患者肿大的副乳头。背侧胰管靠近副乳头口侧的管腔显著扩张并形成丘状隆起凸向十二指肠腔

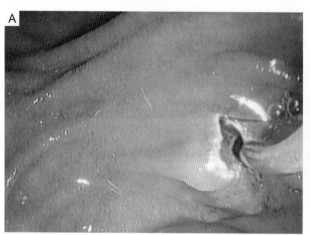

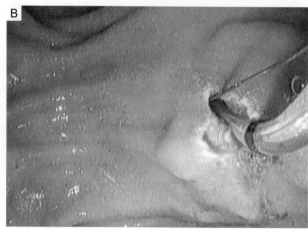

图 21-12　长镜身状态下的副乳头括约肌切开术。A. 轻微收拉括约肌切开刀，使刀丝朝向 10 ～ 11 点钟方向；B. 括约肌切开术后的副乳头切面及背侧胰管管腔

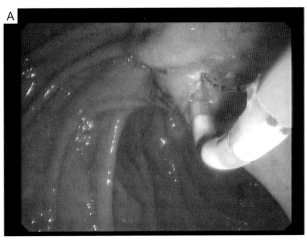
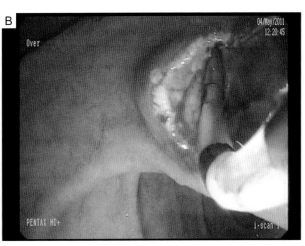

图 21-13　短镜身状态下的副胰管括约肌切开术。A. 刀丝朝向 11 ~ 12 点钟方向；B. 切开乳头隆起上缘 4 ~ 5mm

副乳头开口扩张后可使用任意类型的带导丝切开刀。可以使用直径 4Fr 或 5Fr，刀丝长度 20 ~ 25mm 的短头切开刀（刀丝前方有 2 ~ 3mm 的导管尖头）进行插管。较大的副乳头可使用刀丝长度为 30mm 的切开刀。细径的括约肌切开刀无须扩张副乳头就可以进入胰管。但因为只有一个孔道，切开刀深插管并撤出导丝后才能进行造影，操作时间有所增加。乳头开口扩张后就可以用更大直径的切开刀，便于保留导丝并同时造影。

一旦导丝位置合适后切开刀可以跟进背侧胰管。切开刀插入乳头开口 2 ~ 3mm 后，将刀丝切开方向调整至 10 ~ 12 点钟。高频电设备设置为 effect 3，120W，ENDOCUT 模式，开始切开时应

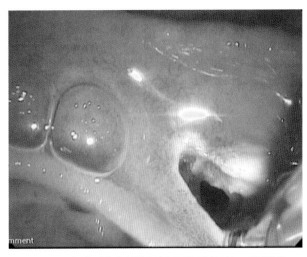

图 21-14　完成副乳头括约肌切开及延伸至十二指肠壁

持续踩住踏板，快结束时则点踩踏板。切开过程中保持刀弓张开，使刀丝持续接触并轻压组织边缘以快速切开，逐步进行切开以更好地控制切开的长度和深度，以切开乳头隆起上缘、切开深度 3 ~ 4mm 为最佳。往外拉弓状切开刀可以协助观察切口边缘。对于小乳头而言，判断乳头隆起上缘比较困难（图 21-15 A、B）。但是在切开过程中热刺激引起乳头水肿隆起，使切口的上界更加清楚。与主乳头不同的是，切开后仅在副乳头较大或胰管扩张等少数病例中能观察到背侧胰管管腔（图 21-16 A、B）。

应该在相对干燥的环境下进行切开操作，因为液体接触刀丝后会将电流导向周围组织形成电凝效果，而非有效切开，这很容易导致括约肌切口狭窄。因此在副乳头括约肌切开前吸净肠腔内液体十分重要。

如果刀丝插入太深而接触到胰管上皮，则不但无法切开副乳头，还会引起热损伤性胰管狭窄。

2. 胰管支架辅助的针刀括约肌切开术　有两种类型的针刀可以使用。使用最多的是一种锥形尖头针刀，刀丝直径 0.012 英寸，长度 4mm。优点是可以进行准确、快速的切开，减少热凝固引起的术后狭窄；缺点是无法同时注入造影剂，但该种切开方式通常也无须造影辅助。另一种针刀直径较大，可注射造影剂或通过导丝，但是操作不便利，精度差，会引起热损伤。

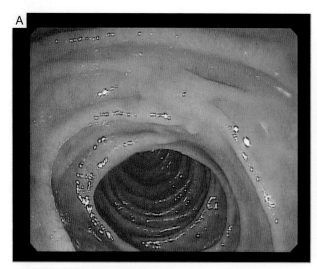
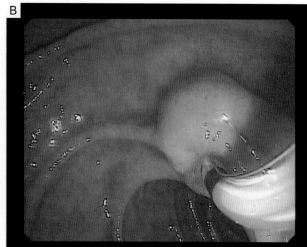

图 21-15　A. 副乳头隆起上缘难以界定；B. 插管导致的乳头水肿和热损伤使得乳头丘状隆起更为明显可见

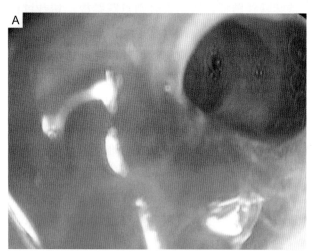
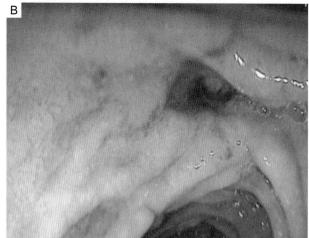

图 21-16　乳头括约肌切开后可见背侧胰管管腔。A. 轻度扩张的背侧胰管；B.Santorinicele 症

导丝进入背侧胰管中部后可置入直的或单猪尾塑料支架。使用单猪尾塑料支架时，注意将支架的猪尾朝向乳头下方进行释放，避免干扰乳头上方的切开操作。支架可以垫起乳头以便切开，导丝伸入乳头内 1 ～ 2mm，先切开乳头开口再向 10 ～ 11 点钟方向切开，每次切开 1 ～ 2mm，直到乳头隆起上部被切开。反复切开后暴露出胰管支架，然后可以沿胰管支架进行切开，最后针刀沿支架进入背侧胰管。针刀切开采用纯切电流（200W）或 ENDOCUT 电流（200W 切，20W 凝；tissue effect）。另一种切开方法是从乳头隆起顶部向下朝支架方向切开，这样可以避免向上盲目过度切开。

3. 导丝辅助针刀括约肌切开术　导丝进入背侧胰管后，针刀从导丝旁进入，沿 10 ～ 11 点钟向上进行乳头切开。这种形式的切开方法、安全性和有效性同胰管支架辅助的括约肌切开术。目前仍缺乏各种副乳头预切开术之间的对比研究。

八、拉式切开刀和针刀括约肌切开术的优缺点

两种方法的有效性和不良事件率相似。由于角度或肠道蠕动导致的十二指肠镜身不稳定时更倾向于使用拉式切开刀，伸入胰管的拉式切开刀可以协助稳定镜身。使用拉式切开刀也有利于多支塑料支架置入。然而，拉式切开刀的刀丝很容易接触到靠近乳头的胰管，热效应会同时累及乳

头和胰腺组织从而增加狭窄风险。虽然针刀可以更准确地进行切开，且对乳头组织的电凝损伤有限，但在镜身不稳定情况下操作难度增加。尽管以前更多使用胰管支架辅助针刀切开术，但目前的趋势倾向于使用拉式切开刀切开术。

九、插管失败后预切开

预切开是指在未完成深插管，无导丝或支架辅助的情况下使用针刀进行乳头切开术。副乳头预切开技巧与主乳头预切开技巧相似（参考第 15 章）。但因为副乳头体积小，缺乏明确的切开边缘标志，而且插管失败后无法置入胰管支架预防，所以副乳头预切开比主乳头的难度大、风险高。考虑到潜在的风险，我们认为如果胰管直径理想的话，可以使用超声内镜引导的会师技术。否则应该重新评估副乳头插管的必要性，治疗决策也是因病例具体情况而异的。

如果乳头开口可见，针刀伸入开口上缘 1～2mm，向 10～11 点钟方向切开 1～2mm，这跟支架辅助的针刀切开方向类似。沿着第一个切口继续切开 1～2mm，直到乳头开口开放，胰液流出。然后尝试用 0.025～0.035 英寸软头导丝进行插管。

对于乳头开口不可见的困难插管，注射胰泌素可以协助定位开口。如果联合喷洒染色剂，乳头开口表现为蓝色背景中的一个流出清亮液体的小点。如果导丝深插管失败，可以在原有基础上再做适当切开。导丝深插管成功后可以使用拉式切开刀完成括约肌切开，也可以用针刀继续沿着导丝或胰管支架切开。

Santorinicele 症患者的背侧胰管末端囊状扩张会使乳头和十二指肠壁形成隆起，对其进行预切开比较容易，风险也小。这时乳头隆起通常比较明显，十二指肠壁距离囊状扩张段也不到 2mm。注入造影剂或胰泌素刺激后，隆起会变得更加明显；而如果注入亚甲蓝和造影剂则可以观察到隆起表面蓝斑形成。因为囊状扩张段的壁较厚，切开长度 2～5mm、深度 2～3mm 后即可以进入管腔，应选择乳头开口上方隆起最明显的部位进行切开，类似于主乳头造瘘术（参考第 15 章）。根据末端囊状扩张的大小，最终切开可能长达 8mm。

十、副乳头支架置入

置入临时性胰管支架或鼻胰管，对于预防 ERCP 术后胰腺炎（PEP）是很有必要的。支架置入可以预防括约肌切开后狭窄，长期支架置入可以治疗乳头周围或胰管狭窄。

预防 PEP 可以使用的支架有：直径 3～5Fr，长 2～5cm，有 / 无侧翼（3Fr），聚乙烯单猪尾塑料支架［Zimmon 胰管支架（Cool Medical）；Advanix（Boston Scientific）］或直径 5Fr，长 3～5cm 直型塑料支架［Geenen 胰管支架（Cook Medical）；Advanix（Boston Scientific）］（图 21-17 A～D）。根据胰管直径，导丝情况［3Fr 支架要求使用 0.018 英寸导丝］和内镜医师喜好选择合适的支架。术后支架在位 2～3 天足以达到预防 PEP 目的。

短的 3～5Fr 塑料支架在数天内可自发移位到肠腔，因此不必担心支架相关的胰管损伤。术后 1 周透视观察支架是否自行脱落，如果支架仍在原位（5%～10% 可能性），需要内镜下拔出。

回顾性研究结果显示直径 3Fr，长 6～8cm 无内侧翼的 Zimmon 支架预防 PEP 效果很好。小直径塑料支架造成胰管损伤的风险小，避免了胰管狭窄等不可逆的慢性改变。虽然支架在胰管内的部分有摩擦力锚定、预防移位的作用，但是这些支架仍然有向外移位的趋势。由于我中心主要使用 0.025 英寸或 0.035 英寸导丝，所以主要使用直径 5Fr，长 2～3cm 胰管支架［Zimmon（Cook Medical）或 Advanix（Boston Scientific）］预防 PEP，目前没有发现支架导致的胰管慢性改变现象。

为了预防括约肌切开后潜在的副乳头狭窄风险，可使用直径 5～7Fr，有 / 无侧翼的塑料支架，放置时间不超过 1 个月，透视确认支架在位后内镜拔除。对于乳头周围狭窄无法行括约肌扩大切开治疗，则需要置入更大直径（10Fr）的塑料支架，治疗持续 1 年或直到狭窄消失，间隔 3 个月更换 1 次支架。对于顽固性狭窄，也可置入多支塑料支架（图 21-18 A、B）。

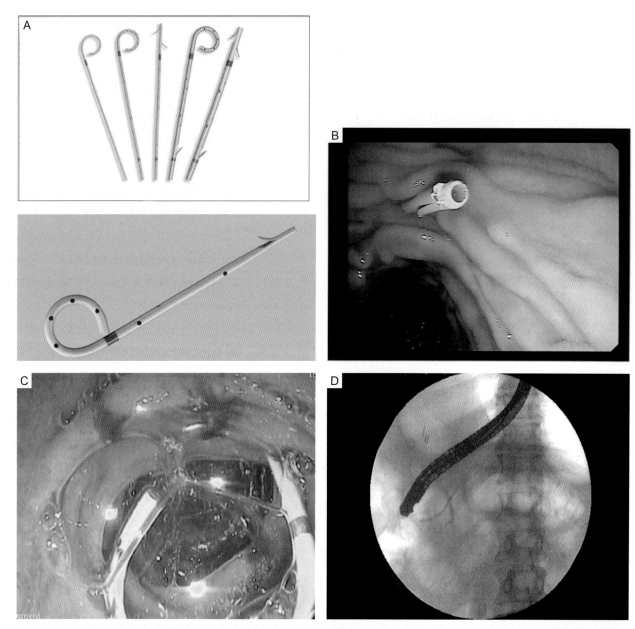

图 21-17　A. 不同类型的胰管塑料支架用以预防 ERCP 术后胰腺炎和背侧胰管支架置入。这些支架带或不带十二指肠腔侧猪尾、内侧或内外侧翼，上方为 Boston Scientific（Advanix）公司的支架，下方为 Cook Medical（Bloomington，IN）公司的支架；B. 直头式 5Fr 胰管塑料支架；C. 单猪尾式 5Fr 塑料支架；D.5Fr ~ 5cm 直头式塑料支架插入背侧胰管的透视图

十一、副乳头括约肌再切开

　　括约肌切开后，副乳头狭窄发生率约为 20%。切口愈合或热损伤瘢痕均可以导致狭窄。尽管非常容易看到开口，但由于缺乏乳头隆起，再切开难度很大。如果乳头口和肠壁间有足够的残余组织，可以使用拉式切开刀或针刀进行扩大切开。如果没有明显的残余组织以供切开，可用 4mm 球囊或 7 ~ 9Fr 锥形头探条（Soehendra 扩张器；Cook Endoscopy）进行扩张后可以显露残余组织并进行切开。同样地，置入 3 ~ 7Fr 的支架后可以显示出开口上缘少量残余组织以供针刀切开。

　　需要注意的是，尽量减少再次切开过程中热凝固所致的狭窄。此外，术后置入 10Fr ~ 3cm 塑料支架或更细更长的支架（根据胰管直径选择）

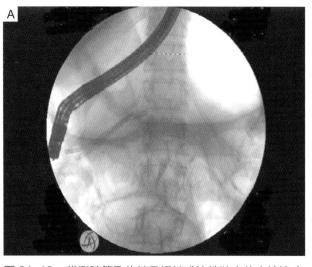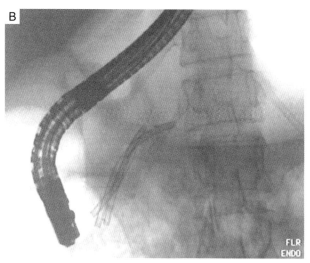

图 21-18　背侧胰管乳头端及远端难治性狭窄的内镜治疗。A. 已置入 2 根塑料支架；B. 置入 3 根塑料支架治疗胰管重度狭窄

1 ～ 3 个月来预防狭窄再次形成是明智之选，但最佳的支架留置时间目前仍不确定。

十二、副乳头括约肌切开术的临床效果

技术成功定义为术后获得完全或部分胰管引流；临床成功定义为术后即刻或长期随访中，急性胰腺炎发作次数减少或消失，腹痛患者的疼痛评分减少以及止疼药品用量减少。

对于胰腺分裂患者而言，副乳头括约肌切开的成功取决于临床表现和胰腺疾病。临床表现包括急、慢性胰腺炎，或复发性胰性腹痛。一项包含 22 项研究，共 838 例有症状胰腺分裂患者的系统综述结果显示，副乳头内镜治疗临床获益率为63%：复发性急性胰腺炎有效率为43%～100%（中位 76%）；慢性胰腺炎有效率为 21% ～ 80%（中位 42%）；胰源性腹痛有效率为 11% ～ 55%（中位 33%）。

表 21-1 列出了胰腺分裂副乳头内镜治疗的主要研究。但仍缺乏大样本量，长时间随访（10 ～ 20 年）的随机对照研究。似乎随着时间推移临床成功率有所下降，而且 2/3 的病例需要多次治疗，背侧胰管扩张或不规则似乎也不是获得良好内镜治疗结局的因素。

对于 Santorinicele 症患者来讲，其背侧胰管末端囊状扩张通常与胰腺分裂并存，副乳头括约肌切开的治疗效果很好（图 21-19 A ～ D）。一项包含 15 例该类患者的研究结果显示，副乳头括约肌切开可降低疼痛评分，停用镇痛药以及明显提高生活质量评分（4.5 ～ 8.4，分值范围为1 ～ 10）。

表 21-1　胰腺分裂副乳头内镜治疗的临床有效率（%）

作者（年份）	研究类型	治疗方法	随访（月）	复发性急性胰腺炎		腹痛		慢性胰腺炎	
				例数	%	例数	%	例数	%
Lans 等（1992）	RCT	PDS vs none	29*	10	90	0	—	0	—
Coleman 等（1994）	R	MiES ± PDS	23*	9	78	5	0	20	60
Kozarek 等（1995）	R	MiES ± PDS	20*	15	73	5	20	19	32
Ertan（2000）	P	PDS	24*	25	76	0	—	0	—

（续表）

作者 （年份）	研究 类型	治疗方法	随访 （月）	复发性急性胰腺炎		腹痛		慢性胰腺炎	
				例数	%	例数	%	例数	%
Heyries 等（2002）	R	MiES ± PDS	39[†]	24	92	0	—	0	—
Gerke 等（2004）	R	MiES ± PDS	29[†]	30	43	9	11	0	—
Attwell 等（2006）	R	MiES ± PDS	60[†]	69	84[#]	32	69[#]	83	76[#]
Chacko 等（2008）	R	MiES ± PDS	20[†]	27	76	8	33	20	42
Borak 等（2009）	R	MiES	43[†]	62	71	29	55	22	45
Rustagi 和 Golioto（2013）	R	MiES ± PDS	Ng	18	94	8	50	7	57
Mariani 等（2014）	P	MiES ± PDS	54[†]	22	74	0	—	0	—
合计				311	77[*]	86	34[*]	171	52[*]

* 平均数；† 中位数；# 未再狭窄

MiES. 副乳头括约肌切开；n. 样本量；ng. 无可用数据；P. 前瞻性研究；PDS. 胰管支架置入；R. 回顾性研究；RCT. 随机对照研究

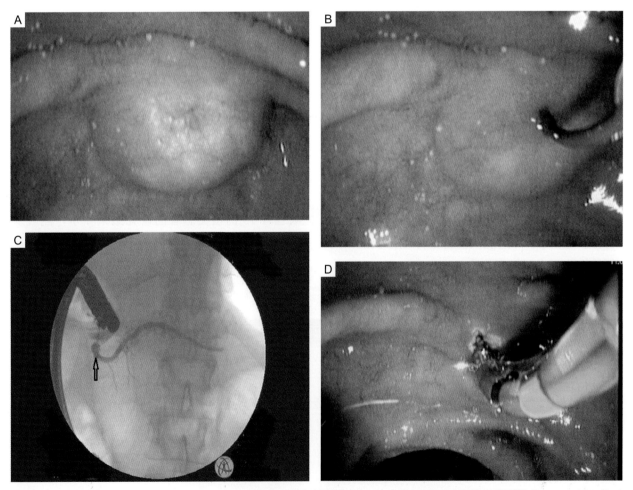

图 21-19 胰腺分裂患者合并 Santorinicele 症及复发性急性胰腺炎。A. 内镜视野下明显隆起的副乳头；B.0.035 英寸导丝进行副乳头插管；C. 透视显示背侧胰管充分显影，近乳头口侧胰管扩张；D. 拉式刀行副乳头括约肌切开

十三、不良事件（参考第 8 章）

与乳头头括约肌切开术相似，副乳头括约肌切开术会出现术中、早期以及迟发性不良事件。在目前样本量最大的病例系列研究中，1476 名胰腺分裂患者接受了 2753 次 ERCP 治疗。7.8% 的患者出现术中和早期并发症，包括 6.8% 的患者出现术后胰腺炎，0.7% 的患者出现出血，0.2% 的患者出现穿孔，0.1% 的患者出现胆管炎以及 0.1% 的患者出现心血管不良事件。表 21-2 列出了术后胰腺炎的严重程度及相应发生率。与插管后未切开相比，副乳头括约肌切开术显著增加 PEP 风险（5.9%vs10.6%，$P < 0.05$）。

表 21-2　胰腺分裂患者副乳头括约肌切开后 PEP 的严重程度及相应发生率		
	例数	%
ERCP	2753	—
PEP	187	6.8
轻度	63	33.7
中度	118	63.1
重度	6	3.2

PEP. ERCP 术后胰腺炎

在胰腺分裂患者中，多因素逻辑回归分析显示以下因素与 PEP 的发生明显相关：年龄 <40 岁，副乳头括约肌切开，女性，既往 PEP 以及背侧胰管插管（风险最高），而慢性胰腺炎是 PEP 的保护性因素。预防性置入 3 ～ 5Fr 短支架或置入 5 ～ 6Fr 鼻胰管（保持 24 ～ 48 小时）似乎可以减少 PEP 风险，在 PEP 高危人群中同样有效。对于慢性胰腺炎以及背侧胰管显著扩张的患者，尤其是接受了括约肌大切开、胰液排流通畅的患者，并不需要置入胰管支架来预防 PEP。但缺乏前瞻性研究来评估小直径胰管支架在胰腺分裂患者接受内镜治疗后预防 PEP 的效果。

在早期并发症中，大部分急性出血会自发停止或在出血点注射 0.5 ～ 2ml 肾上腺素溶液（1 ： 10 000 稀释）后停止。术中持续出血或术后迟发性出血可以使用局部热凝或钛夹止血。但是热凝会增加 PEP 或切开部位狭窄的风险，而且使用钛夹可能会夹闭乳头开口。为了避免这些风险，使用热凝治疗或钛夹之前需要置入 5 ～ 7Fr 的胰管支架（图 21-20 A ～ E）。

迟发性不良事件包括括约肌切开后狭窄或胰管支架导致的胰管改变。最主要的不良事件是乳头狭窄，发生率为 11.5% ～ 19%。如前所述，可以使用扩大切开或续贯支架治疗（根据胰管直径置入 5 ～ 10Fr 支架）。外科治疗包括括约肌成形术及胰管减压治疗，例如胰空肠侧侧吻合，情况特殊时需进行胰十二指肠切除术。

胰腺分裂患者长期置入治疗性胰管支架时，尤其是在胰管不扩张的患者中，会造成类似慢性胰腺炎的背侧胰管损伤，其发生率为 30% ～ 57%。

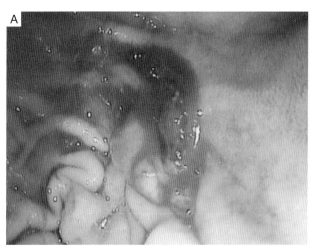

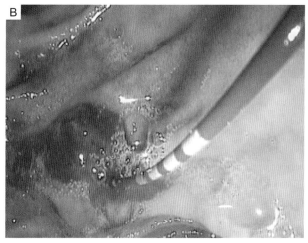

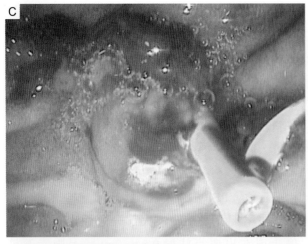

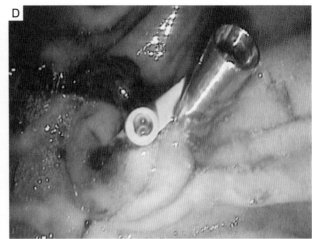

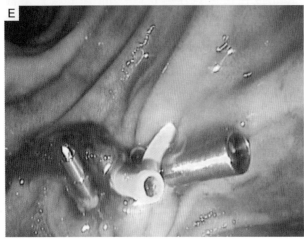

图 21-20　副乳头括约肌切开术后延迟性出血。A. 乳头括约肌切缘下方活动性出血；B. 导丝插入腹侧胰管作为引导；C.5Fr 直头塑料支架循导丝插入背侧胰管；D. 胰管支架置入后可保护副乳头开口，随后以金属夹闭出血点；E. 再加一枚金属夹止血

为了减少此类风险，支架直径不应大于背侧胰管直径，还要避免置入时间过长。

此外，支架置入时间过长导致的堵塞或内移位会引起腹痛和感染，但慢性胰腺炎患者已有胰管形态异常时，基本不会发生长期留置支架相关的后遗症。

第 22 章

胰胆管塑料支架和鼻胰胆管引流：概念及置入技术

Ryan Law, Todd H. Baron
贠建蔚　王向平　译

应用胰胆管塑料支架进行胆管引流早在 30 余年前即有报道。目前该类支架已广泛应用于胰胆管的各种良、恶性疾病，可以安全有效地进行胆道减压。与外科旁路手术类似，姑息性胆道支架置入可有效地解除远端胆管阻塞。尽管可膨胀金属支架在胆道疾病中的应用不断增加并且逐渐取代了塑料支架，胰管支架置入时仍首选塑料支架。

塑料支架置入方便、减压效果好且价格便宜。塑料支架有多种不同的构型和长度，组成材料包括聚四氟乙烯、聚乙烯或聚氨酯（表 22-1）。塑料支架常见的构型有直型、单猪尾型和双猪尾型（图 22-1）。由于可被胆泥和生物膜堵塞（图 22-2），塑料支架引流通畅的时间有限，因此当需要长期引流时则需要定期更换支架。大部分直径相同的支架，其引流通畅的时间也相近。几乎所有塑料支架均为中空的管状结构，其中胆管支架可有或无侧孔，但胰管支架均有侧孔以便于胰管分支的引流（图 22-3）。

为了防止塑料支架堵塞以延长通畅时间，在设计和选材方面做出了很多努力。这些工作包括：①具有双层设计的支架；②中央空腔很小的星型支架；

③带有防反流瓣（windsock）的胆道支架，可预防因食物和蔬菜引起的支架堵塞。但是，截至目前尚没有可信的资料确证上述支架可延长引流通畅的时

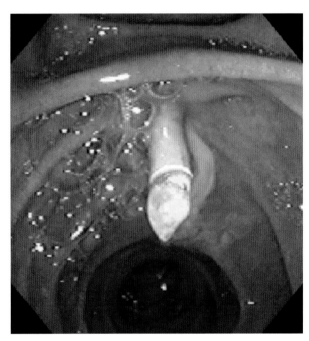

图 22-2　内镜视野下可见 10Fr 支架胆管外部分被堵塞

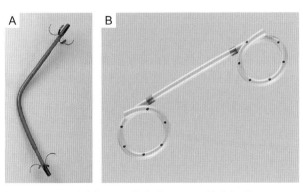

图 22-1　两种支架。A. 直头式 10Fr 胆管支架（Courtesy Olympus Corporation, Center Valley, PA.）；B. 双猪尾 10Fr 支架（Courtesy Cook Medical, Bloomington, IN.）

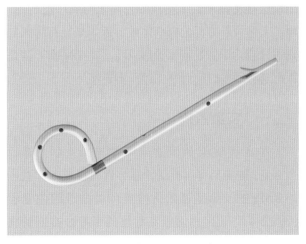

图 22-3　胰管支架。注意其上的侧孔（Courtesy Cook Medical, Bloomington, IN.）

表 22-1　胰胆管塑料支架

生产厂家	长度(cm)	直径（Fr）	形状	侧翼	材料	价格：支架/推送系统（美元）
胆管支架						
Boston Scientific Advanix	5～15	7,8.5,10	CB, DB,DP	S	聚乙烯	89/219
Cook Endoscopy	1～21	5,7,8.5,10, 11.5[§]	A, C, DP	S,Q	多种材料	69/145
ConMed Hydroduct	4～15	7,10,12[§]	A, S, C,DP	S	聚氨酯	72/146
Hobbs Medical	4～15	7,10	C,DP	S	软质多聚混合材料	44/90
Olympus Double Layer &Quick Place V	3～15	7,8.5,10, 12[§]	CB, DB,S,DP	S,Q	聚乙烯,专利*	78-274/169-365
胰管支架						
Boston Scientific Advanix	2～18	3,4,5, 7,10	S,SP	S,N	不透射线的多聚材料	77-87/170
Cook Endoscopy**	2～22	4,5,6,7, 8.5, 10, 11.5[§]	S,SP	D	多种材质**	69/145
Hobbs Medical Freeman Flexi	3～18	3,4,5,7	S,SP	S,N	软质多聚混合材料	44-48/50-54

*形状：A. 角弯型；C. 曲线型；CB. 中弯型；DB. 十二指肠端弯曲型；DP. 双猪尾型；S. 直型；SP. 单猪尾型。

+侧翼：D. 双侧翼（内侧 / 外侧）；N. 无侧翼；Q. 双头双侧翼；S. 单侧翼（内侧 / 外侧）

‡多种材质的支架：Cotton-Huibregtse，聚乙烯；Cotton-Leung，聚乙烯；Cotton-Leung Sof-flex，聚乙烯 / 聚氨酯；ST-2 Tannenbaum，聚四氟乙烯；Solus，聚乙烯 / 聚氨酯；Zimmon，聚乙烯

§置入直径 >10Fr 支架时，需使用 4.2mm 工作通道的十二指肠镜

被覆凝胶膜

该专利支架由全氟内层、不锈钢中间层及聚酰胺弹性外层构成

**多种材质的支架：Zimmon，聚乙烯；Geenen，聚乙烯；Geenen Sof-flex，聚乙烯 / 聚氨酯；Johlin Wedeg，聚乙烯 / 聚氨酯

间，这些支架在临床实践中也尚未得到广泛应用。除了上述设计方面的创新之外，近年来已有临床前期研究致力于开发亲水涂层以防止支架堵塞，其是否可延长通畅时间尚有待进一步观察。

一、支架系统

对各种支架系统的介绍参见第 4 章。直径 < 8.5Fr 的支架可用推送管循导丝直接置入；直径 > 8.5Fr 的支架通常附带导丝可以通过的内套管（图 22-4），可经内套管和导丝的引导由推送管将支架推送到合适位置（图 22-5），内套管可以提供支架通过重度狭窄时所需要的稳定性和硬度。

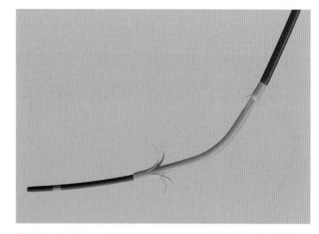

图 22-4　Cook 公司的典型的内镜用 10Fr 一体式支架，包括内芯、支架（蓝色）及推送管（Courtesy Cook Medical, Bloomington, IN.）

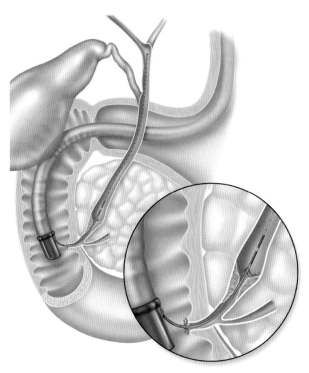

图 22-5　置入 10Fr 一体式支架缓解胆管远端恶性梗阻的示意图

（一）内镜要求

市面上的十二指肠镜几乎都配有直径 4.2mm 的治疗孔道，可以容纳最大直径为 11.5Fr 的支架。然而，气囊小肠镜、普通胃镜和超细（儿童）结肠镜的治疗孔道较小，只能完成 7Fr 塑料支架的置入。

（二）胆道支架置入的技术说明

由于 10Fr 支架比 7Fr 支架的通畅期更长，为了减少内镜操作次数，对恶性肿瘤患者常规推荐使用 10Fr 支架。

（三）下段胆道梗阻

与肝门部肿瘤所致的狭窄相比，下段胆道狭窄更容易解除，下文将分别阐述。胆管深插管成功后造影可清晰显示狭窄的范围，据此可选择合适长度的支架。随后将导丝跨过狭窄，插入狭窄近端以防止导丝脱出并为后续操作提供便利。不应将导丝插入太深，以免造成胆道穿孔。置入 10Fr 以下的支架无须先行胆管括约肌切开，在恶性胆道梗阻时行胆管括约肌切开后再置入支架也

并不减少 ERCP 术后胰腺炎的发生。然而，一项用 10Fr 支架治疗胆瘘的研究显示，未行胆管括约肌切开的患者 ERCP 术后胰腺炎的发生率增高。在治疗良性狭窄时（第 43 章），放置多个支架也需要先行胆管括约肌切开。

置入单个 10Fr 支架时，一般无须先行扩张狭窄，尤其是在通过胆道下段的狭窄时，推送支架的力量足以克服阻力。在不确定支架能否通过的情况下，可用 10Fr 扩张探条（如 Soehendra 扩张器；Cook Endoscopy，Winston Salem，NC）先通过狭窄段。如果扩张探条通过顺利，则无须球囊扩张。否则，应行柱状球囊扩张狭窄段。当计划置入多个支架时，必须先扩张狭窄段，还需要在支架置入前放置多根导丝。如果使用单根导丝，需要在每个支架放置后从支架旁重新插管。留置多根导丝有一个实用技巧，就是将大口径或多腔的导管先循第一根导丝插入胆管，随后再插入其他导丝，也可以用取掉刷子的三腔细胞刷的鞘管置入多根导丝。最近出现的 Fusion 系统（Cook Endoscopy）和短导丝腔可以进行腔内导丝交换，在每根支架置入时，可以把导丝从输送系统分离出来并用于下一根支架的置入，从而实现通过单根导丝依次置入多个支架的目的。

当放置多个支架时，最好先置入稍长的支架，因为后续置入的支架在置入过程中产生的摩擦会导致第一个支架上移。如果第一个支架太短，其末端就有可能也被推入胆道内。当然只要支架仍然跨越狭窄，一般不会带来不利影响。所选支架的长度应为十二指肠乳头到狭窄近端边缘的距离再加上 2cm。一般说来，5cm 或 7cm 长的支架足以解除大部分由胰腺恶性肿瘤引起的胆道梗阻。对狭窄段长度的测量有多种方法。一种方法是退出已插入的导管进行测量。当导管的前端位于狭窄段的近端边缘时，内镜医师用手指抓住活检口处的导管以作标记，随后在内镜监视下将导管后撤至刚出十二指肠乳头处。测量内镜医师手指标记处到活检孔的距离，即为狭窄段的长度。该方法测量的狭窄段长度可能比实际长度偏长。另一

种方法是利用放射影像进行测量。采集十二指肠镜前端紧贴乳头时的放射图片，测量内镜前端到狭窄段的近端边缘的距离。以内镜直径作为参照，计算出放大倍数。再用以下公式计算未知变量 X，即为狭窄段的实际长度（图 22-6）：

$$\frac{实际狭窄长度}{测量狭窄长度} = \frac{实际内镜直径}{测量内镜直径}$$

最后，某些导管或导丝上间距已知的不透 X 线的标记也可用作参照，来测量狭窄近端与乳头之间的距离。球囊扩张导管两端通常也有不透射线的标记，也可用作参照。应避免使用过长的支架，如果发生支架向肠腔内移位，在支架近端的侧翼或猪尾卡在狭窄上端之前，支架过长的肠内段可

能抵在对侧的十二指肠壁而导致穿孔（图 22-7）。

选择好支架就开始放置。支架逐渐变细的一端应置于狭窄段的近端。根据不同的支架置入系统，内套管或一体式的内套管和支架都应循导丝向前推进。推进过程中导丝和内套管不能插入胆道太深，否则可能损伤肝内胆管或肝包膜。反之，也不能过度牵拉导丝或内套管，否则会导致导丝脱出。通过推送器使支架循内套管到达预定部位。推送器内径接近支架直径。推进过程中抬钳器应处于关闭状态。当支架抵达抬钳器处时，略微松开抬钳器以便支架从内镜通道中释放出来；随后抬起抬钳器推送支架向上进入十二指肠乳头。必须拉直镜身且使其前端尽可能接近乳头，以获得

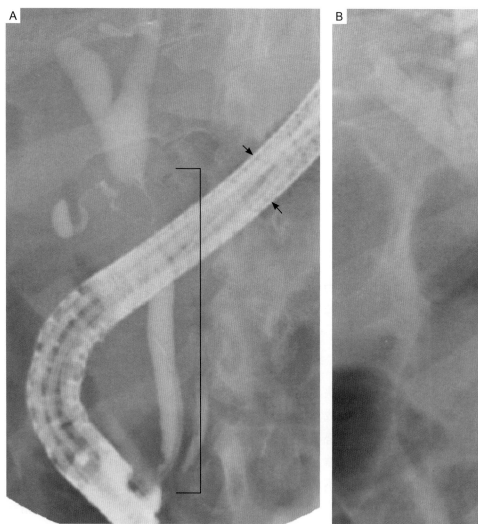
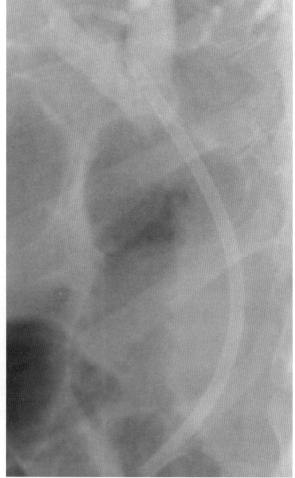

图 22-6 透视下测量计算所需支架长度。A. 当内镜头端靠近乳头时，其到胆管狭窄上端的长度与镜身（箭头）直径的比例为 7：1；B. 由于镜身直径是 11.5mm，选择 9cm 支架置入

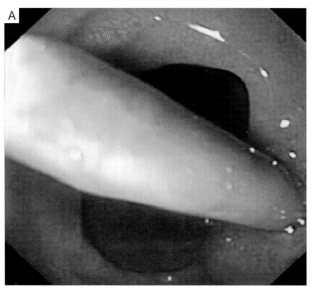 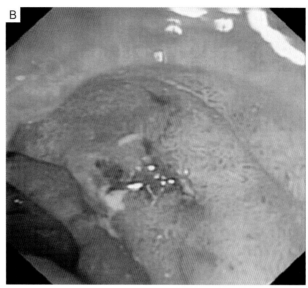

图 22-7　内镜视野下 11.5Fr 胆管支架远端移位并嵌入主乳头对侧十二指肠壁。A. 支架移除前；B. 支架取出后，可见肠壁小溃疡形成

较大的推送力，便于操作流畅顺利地进行。抬起、放松抬钳器交替进行，推送支架逐步进入胆道，最终到达目标位置。回拉内镜及并使其头端向上，进一步缩短内镜头端与乳头之间的距离，也易于使支架向上推进。支架自内镜推出后，从内镜到乳头间的长度要尽可能短，否则支架受力后容易在肠腔内弯曲，力量不易传导到支架前端，向上推进困难，最终可能导致支架置入失位。为了使支架易于向上推进，内镜助手必须持续牵引内套管（没有内套管时则牵引导丝）。当支架抵达最佳位置时，助手可将导丝和内套管抽出，同时内镜医师继续用推送管向前施力抵住支架末端，以防支架向远端移位。如需造影以评估胆道引流或支架上方肝内胆管情况，应先退出导丝、保留内套管，以便注入造影剂（仅限于使用长导丝系统的情况）。如需置入多个支架，可重复上述过程。

对于胆总管下端的狭窄段较短的患者（如慢性胰腺炎并发胆道狭窄，括约肌切开术后壶腹部狭窄），可以通过内套管一次性置入 3 ～ 4 个 10Fr ～ 5cm 的支架。第 1 根支架被置入到位后（图 22-8），将内套管和导丝撤出到刚好释放第 1 个支架的位置。随后，将带有第 2 根支架的导丝和内套管紧靠第 1 根支架的位置插入，重复上述操作

直到所有支架放置完成。当然，也可以一个接一个地逐次并排放置多根支架（图 22-9）。

（四）无法取出胆道结石的支架放置

如果碰到胆道结石无法取出、胆管明显扩张且下段无狭窄的患者，置入猪尾型支架（图 22-1B）比直型支架更好（第 19 章），因为前者向远端移位的可能性小。猪尾型支架的置入与直型支架有所不同，在支架释放的最后阶段，必须适当回拉内镜，以便在十二指肠降部形成猪尾结构。内镜医师应持续向前推送支架，直到内镜下看到猪尾支架的远端标记，可于置入前在支架的猪尾部和直型部交界处做特殊标记（如果支架本身在该处没有可视性标记的话）。然后在支架推进的同时回拉内镜，或者放松抬钳器让推送器进入肠腔，最终使支架在十二指肠腔内形成猪尾结构。

（五）肝门部胆道梗阻

肝门部胆道梗阻与下段胆道梗阻的支架置入存在两方面的差异：①尽管单侧支架置入从技术上不需要行胆管括约肌切开，但有少数资料显示与下段胆道梗阻相比，肝门部胆道梗阻行支架置入时并发胰腺炎的风险更高，而行胆管括约肌切开术可以减少这类胰腺炎的发生；②由于狭窄段

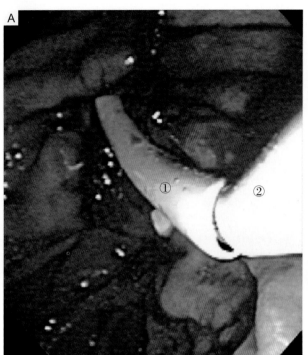 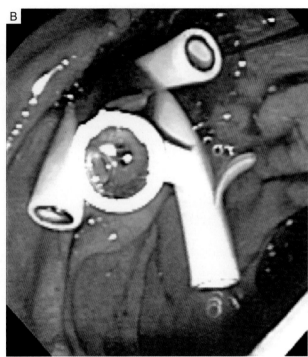

图 22-8　置入多根 10Fr 支架。A. 多根支架套在导管内芯上，推送器位于最后方，因而第 1 根支架由第 2 根支架推送插入；B. 最终通过支架推送系统一次性置入 4 根 10Fr 支架

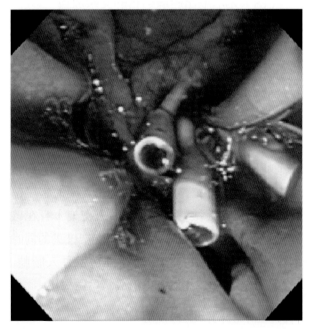

图 22-9　后续支架的置入。导管在已置入支架的旁边插管，再置入后续支架

远离内镜头端，导致推送支架的力量不足以克服狭窄段的阻力，因此通常需要对狭窄段进行扩张。当放置双侧支架时，需要同时进行胆管括约肌切开和狭窄段扩张（图 22-10）。

一般来说，用于肝门部肿瘤的支架长度至少需要 12cm，因为大部分患者从乳头开口到左右肝管汇合处的距离大约为 9cm。长度刚好跨过狭窄的支架，可能会太短而不能在肝内胆管内锚定，而更容易向远端移位。相比之下，易于塑形的软支架可能不容易向远端移位。如果需要放置双侧支架（第 40 章），有两种放置导丝的方法。一种是在置入支架前，在左、右肝管分别置入一根导丝（方法 1）（图 22-1）。另一种是先置入第 1 根支架，然后在支架旁重新插管，将导丝超选进入对侧的肝内胆管系统（方法 2）。两种方法在实际操作中均被采用，后一种方法的优点在于避免了第 1 根支架（如果是 10Fr）及其较粗的推送管与第二根导丝在内镜钳道内的摩擦。采用 0.025 英寸导丝作为第一根导丝可以减少这种摩擦。需要注意的是，由于受狭窄段的严重程度限制，或肝门部胆管梗阻时狭窄远端胆管因无胆汁而松弛变细，因此在第一次操作时，不一定能放置双侧 10Fr 支架。在这种情况下，最好先放置两根 7Fr 或 8.5Fr 支架，或者 10Fr 和 7Fr 支架各一个，然后在下次内镜操作的时候将其中一个或两个全部置换为直径更大的支架。

（六）鼻胆管

鼻胆管（NBTs）本质上相当于非常长的胆道支架，经口腔交换后从患者的鼻腔引出。鼻胆管置入的适应证和胆管支架相同，其中包括胆囊减压引流。由于患者感觉不适、存在脱落风险和口鼻交换的难度，鼻胆管在美国并不常用。与胆道支架相比，鼻胆管的优势在于：可用鼻胆管行非侵入性胆管或胆囊造影；能够冲洗胆道出血、黏液及结石碎渣；可无须借助内镜而直接拔除。当不能确定胆总管多发结石是否完全清除时，短期留置鼻胆管能有效观察；也可用作急性胆囊炎胆囊切除术前的短期姑息治疗方法（图 22-11）；鼻

胆管也可用作胆管恶性肿瘤的高剂量率、近距离放射治疗的通道。

鼻胆管直径为 5 ～ 10Fr，近端可为直型或猪尾型。除了没有内套管引导，放置鼻胆管的初始操作与置入胆管支架相同。一旦鼻胆管的头端置入合适的位置，即可一边推送鼻胆管一边将内镜从患者体内撤出。当十二指肠镜回拉至胃内时，应继续推送鼻胆管使其在胃内形成较大的弧型，以避免内镜退出或经口鼻转换时鼻胆管意外脱出。但留置在胃内的鼻胆管也不宜过长，否则也容易成襻而导致胆道内的鼻胆管脱出。内镜从患者体内撤出后，用鼻胆管器械包里的鼻交换导管将鼻胆管从口腔转换到鼻腔。这就可能需要内镜医师将手指伸入患者口腔内取出鼻交换导管，因而在

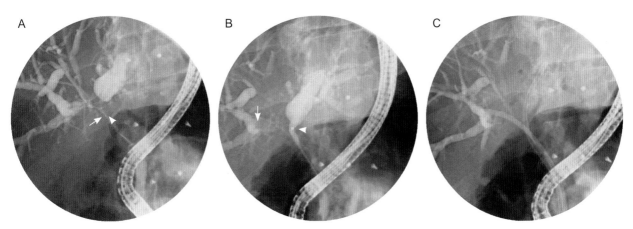

图 22-10　肝门部胆管癌双侧支架置入。A. 恶性胆管狭窄累及左侧（箭头）和右侧（箭号）肝管；B. 球囊扩张左肝管狭窄段（箭头），注意另一根导丝位于右侧肝内胆管（箭号）；C. 成功置入双侧支架

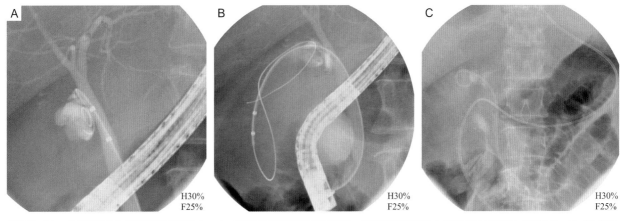

图 22-11　内镜下置入鼻胆管于胆囊内。A. 球囊位于胆囊管起始部，注意造影剂及小部分导丝已进入胆囊内；B. 轻水导丝在胆囊内盘曲；C. 置入鼻胆管（鼻胆囊管）并退出内镜后的透视图像

患者中度镇静情况下，该操作过程中就有被意外咬伤的可能。可以用经鼻胃镜辅助转换来避免这种风险。

（七）胰管支架的置入

由于胰管支架的直径小（3 ~ 7Fr），所以置入胰管支架时无须行胰管括约肌切开。纵然在极少数情况下需要放置 10F 支架，置入单个支架也不一定要行胰管括约肌切开术。支架直径的选择主要依据相应的适应证（如预防 ERCP 术后胰腺炎，治疗胰管狭窄或胰瘘）和主胰管内径的大小。细支架置入无须内套管，仅需要推送管或类似装置（如标准推送导管，括约肌切开刀或球囊导管）推送即可循导丝置入。与胆管支架的置入相似，首先应判定病变部位，将导丝插入胰管尾端，必要时进行狭窄扩张。当推送管到达合适位置时，撤出导丝，随后撤出推送管，保留支架尾端于乳头外。比较短且直径非常小（3Fr）的胰管支架的置入操作必须特别仔细，因为支架很容易插得过深而完全进入胰管内。胰管支架内移位后非常难以取出，因此有些医师喜欢使用单猪尾型支架，因为可以将其猪尾侧留置于十二指肠腔以防止支架向胰管内移位。

细塑料支架（3 ~ 5Fr）主要用于有高危因素的患者（如插管困难、壶腹切除术后）和（或）拟行高风险操作的患者（如胆管括约肌预切开、胰管括约肌切开术）（第 7 章；图 22-12），以预防 ERCP 术后胰腺炎的发生。一般认为该类支架多可于短期内自行排出，因而可以最大程度地减轻对胰管的损伤。现有的证据表明，5Fr ~ 3cm 无侧翼胰管支架是预防 ERCP 术后胰腺炎的最佳选择。

（八）鼻胰管

鼻胰管很少放置于主胰管内，但其适应证却与胰管支架相似。包括经乳头引流胰腺液体蓄积、治疗胰瘘和瘘管以及预防 ERCP 术后胰腺炎。鼻胰管也常用于进行主胰管冲洗，适用于经体外冲击波碎石治疗后的慢性钙化性胰腺炎（第 55 章）和胰腺包裹性坏死透壁引流治疗（第 56 章）。与

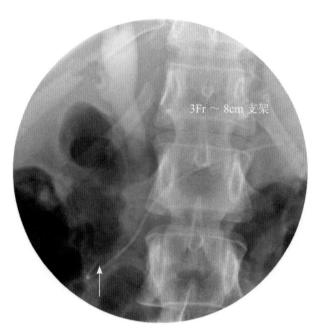

图 22-12　置入 3Fr 胰管支架预防 ERCP 术后胰腺炎。箭号所示为支架的两端

胰管支架类似，鼻胰管远端的 10 ~ 12cm 处有多个侧孔。常用的鼻胰管直径为 5Fr 或 7Fr，其置入方法与鼻胆管置入操作类似。

（九）胰腺液体蓄积的引流

胰腺液体蓄积的透壁引流首选双猪尾支架，将支架穿过胃壁或十二指肠壁进入积液区引流（第 54 章和第 56 章）（图 22-13）。如果使用直型支架，当囊肿随引流缩小时，支架近端可磨损囊壁而引起迟发性出血。支架的置入参照胆道支架的置入方法。需要注意的是，某些 10Fr 支架的近端呈锥形变细，因而不能通过内套管（如 Zimmon stent；Cook Endoscopy），需要将其锥形部切断后才能使内套管穿过支架；也可以将内套管剪短，这样内套管头端可以嵌在支架锥形末端，同时推送器也能对接支架的另一端。放置猪尾型支架时必须特别警惕支架进入囊肿中的部分不能过长，否则无意中整个支架可能被完全推入囊肿内。

二、适应证和禁忌证

（一）胆道适应证

胆道恶性梗阻是放置塑料支架最常见的适应

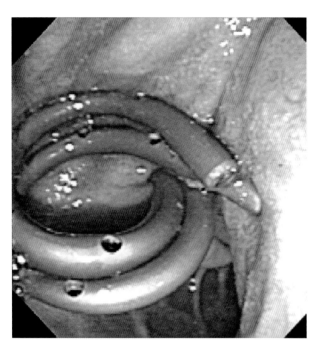

图22-13 2根10Fr支架经十二指肠乳头置入引流胰腺假性囊肿

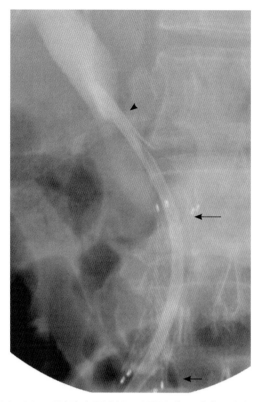

图22-14 因胰腺癌胆道梗阻所置入的胆道金属支架（箭号）堵塞后，经其内腔置入塑料胆道支架（箭头）

证。胆道下段梗阻最常见于胰腺癌，中上段恶性梗阻常见于胆道系统原发的恶性肿瘤（如胆囊癌或胆管癌）及邻近恶性肿瘤淋巴结转移侵犯或阻塞胆道。胆道金属支架阻塞时也可放置塑料支架来解除梗阻（图22-14）。一般说来，塑料支架治疗胆道下段梗阻比肝门部胆道梗阻效果更好。

胆道良性狭窄可通过扩张及置入多根塑料支架进行治疗（图22-15；第43章）。引起胆道良性狭窄的常见原因包括：括约肌切开术后狭窄、慢性胰腺炎、外科手术损伤、胆管缺血及肝移植术后胆道吻合口及非吻合口狭窄（第44章）。胆道外科手术、胆囊切除或外伤所致的胆瘘及瘘管形成可通过跨乳头放置支架短期引流进行治疗（图22-16），术中是否行胆管括约肌切开术视具体情况而定，支架不一定要跨越胆瘘位置。支架的置入可以消除括约肌压力的影响而利于胆瘘处的胆汁流入十二指肠，最终促进瘘口或瘘管的闭合。但对于更为复杂的胆瘘或胆总管的大瘘口，支架一般需要跨越胆瘘部位。

（二）胰腺适应证

塑料支架常用于治疗慢性胰腺炎所致的胰管阻

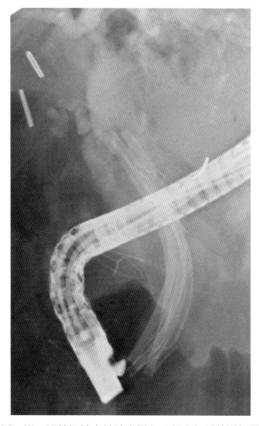

图22-15 胆管远端良性狭窄置入5根支架后的透视图像

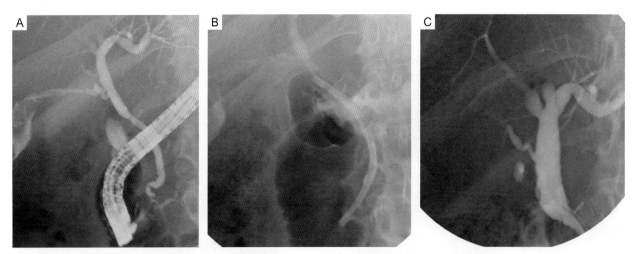

图 22-16   置入胆管支架治疗胆囊切除术后胆囊管胆瘘。A. 图中可见活动性胆瘘；B. 置入 10Fr 胆管支架后的即刻拍摄的透视图；C. 数周后复查胆管造影显示胆瘘愈合

塞。胰瘘可能表现的胰源性腹水或胰腺液体蓄积（第 54 章和第 56 章）。在极少数情况下，胰腺癌所致的胰管恶性梗阻也会引起胰腺炎或剧烈腹痛，可通过跨越狭窄放置胰管支架而得到有效治疗（图 22-17）。业已证实置入临时性胰管支架可以有效预防某些高危人群 ERCP 术后胰腺炎的发生。急性重症胰腺炎的情况下，发生胰管渗漏或断裂会导致预后不良，置入胰管支架可改善部分患者的临床进程。对于创伤性胰管损伤的患者，塑料支架可以有效地桥接损伤的胰管，利于胰瘘的愈合（第 45 章）。外科手术后发生的胰瘘（如胰尾切除术、术中误伤），也可通过胰管支架进行有效治疗（图 22-18）。慢性

钙化性胰腺炎的患者，在体外冲击波碎石前置入胰管支架可以减少完全碎石所需的治疗次数，最终缩短治疗时间。此外，目前已有多种不同构型的支架用于经十二指肠乳头或经胃十二指肠壁引流胰腺液体蓄积（第 56 章）。

三、并发症

当进行括约肌切开时，就有可能发生诸如出血（图 22-19）和穿孔等并发症。与支架置入直接相关的并发症包括：支架堵塞或移位导致频繁发作的胆管炎和胆囊管阻塞所致的胆囊炎。胆道支架堵塞可由细菌生物膜和（或）蔬菜食物（图

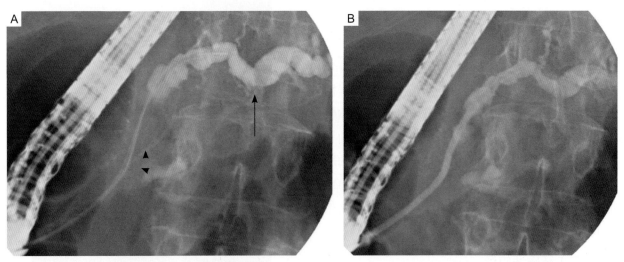

图 22-17   置入胰管支架治疗合并顽固性腹痛、发热及高淀粉酶血症的无法切除的胰腺癌患者。A. 主胰管扩张（箭号）及狭窄（箭头）；B. 胰管支架置入后即刻拍摄的透视图。患者的腹痛症状明显减轻

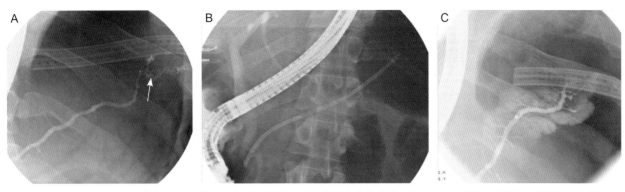

图 22-18　置入胰管支架治疗脾切除术后胰瘘。A. 图中可见活动性胰瘘（箭号）；B. 7Fr 胰管支架置入到胰腺尾部后即刻拍摄的透视图；C. 数周后复查胰管造影显示胰瘘愈合

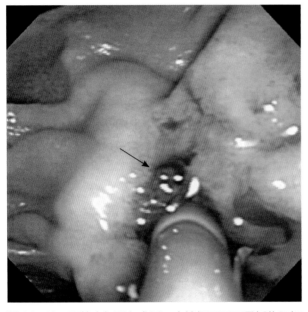

图 22-19　胆管支架置入术后，内镜视野下可见括约肌切开术后出血的血管（箭号）。热凝探头治疗后出血停止

22-2）沉积引起，可导致胆道梗阻和胆管炎复发。支架移位包括内移位和外移位约见于 5% 的病例，也可导致胆道梗阻和胆管炎复发。支架引起的少见的并发症包括支架末端引起的十二指肠壁穿孔，常与支架末端过长或支架外移位有关（图 22-7），该类穿孔比较隐匿，常在拔除或置换支架的时候才被发现。罕见的并发症包括支架完全脱落到肠腔内引发的肠梗阻和穿孔。

拔除内移位的或置入失误的胰管支架是非常困难的，尤其是预防性置入的胰管支架。因为这时胰管和支架的直径都比较小，而且支架还有可能卡在胰管的分支里。此外，拔除支架的过程中可能误将支架推向胰尾部，此时胰管变得更细而支架也更紧地楔入其中，从而更加难以拔除。

四、相关费用

对胆道下段恶性梗阻的患者，与外科分流术相比，塑料支架可以快速解除胆道梗阻并缩短住院时间。某些情况下，置入支架还可以避免外科手术。塑料支架的价格为 100 ~ 200 美元 / 个，远比自膨胀金属支架（SMES）便宜。根据制造商的不同和是否有覆膜，SMES 的价格可超过 2000 美元 / 个。SMES 的通畅期明显长于塑料支架。以前的资料显示，对预期寿命不足 3 ~ 4 个月的胆道下段恶性病变患者，置入塑料支架有更高的效价比。但最新的关于肝外胆管恶性梗阻患者的随机对照研究资料否定了这些早期资料。在首次治疗时，塑料支架的效价比高于 SEMS，但是这笔省下来的费用最终却又被支架过早堵塞住院治疗而产生的高昂费用所抵消。此外，即便对于预期寿命有限的患者，放置 SMES 的总体花费也并不高于塑料支架。与此类似，一项最新的成本 - 效益分析显示，由于花费低而且效果好，SMES 置入是治疗胆道恶性梗阻的主流策略。目前美国已公布胆道塑料支架的置入和（或）取出的 CPT 编码和门诊费用类别。

第 23 章

胆道金属支架置入：适应证与放置技巧

Koushik Das, Gergory G. Ginsberg

高 磊　王向平　译

自膨式金属支架（SEMS）可分为裸支架（uSEMS）、半覆膜（pcSEMS）或全覆膜（fcSEMS）支架，在治疗胆管狭窄时，其支架通畅期比塑料支架（PS）更长。而塑料支架的直径是固定的，其在 3 个月和 6 个月内的堵塞率分别为 30% 和 50%。受十二指肠镜钳道的内径限制，能置入的塑料支架的最大外径为 12Fr（4mm）。相比之下，SEMS 支架系统外径最小为 6 Fr，支架释放后可扩张至 10mm。尽管最初研发 SEMS 是为了给预期生存期短的恶性胆道梗阻患者提供更持久的支架缓解治疗，但是近年来人们对于用 fcSEMS 治疗良性胆管疾病的兴趣越来越大。本章介绍了胆道 SEMS 的适应证、可用类型、放置技术、预防和处理不良事件，以及相关费用。

一、适应证

（一）SEMS 治疗恶性胆道狭窄

恶性胆道梗阻的最常见原因是胰腺癌、胆管癌、壶腹癌、胆囊癌和由淋巴瘤或淋巴转移癌导致的外压。若不进行治疗，恶性胆道梗阻患者的平均存活时间 < 200 天。由于大多数患者发病时已处于癌症晚期，因此只有 10% ～ 15% 的病例有根治手术的机会。因此，机械性缓解梗阻在胰胆管恶性肿瘤患者的治疗中起主要作用（框 23-1）。恶性胆道梗阻的姑息治疗包括胆肠旁路手术、经皮引流和内镜下支架置入。对于绝大多数恶性胆道梗阻患者，基于治疗便利性、患者舒适度、不良事件和成本来说，内镜下支架置入优于旁路手术和经皮引流。

框 23-1　适应证和禁忌证

- uSEMS 适用于缓解恶性胆道梗阻
- 若患者预计存活期超过 3 个月，SEMS 疗效及成本效益佳
- fcSEMS 开始用于良性胆管疾病的治疗，初始研究证实其无须反复 ERCP，疗效及成本效益佳

（二）SEMS 和 PS 的比较

PS 和 uSEMS/pcSEMS 均可用于缓解恶性胆道梗阻。在第 22 章中已有详细讨论，PS 的优势在于安全有效，比 SEMS 便宜，堵塞时［通常表现为黄疸和（或）上行性胆管炎的复发］可以移除和更换。SEMS 的设计是以更大内径来延长通畅期，从而减少再次介入治疗的频率，减少后续胆管炎发作及择期或急诊再干预治疗次数，这样所节约的费用可以抵消其初次治疗的高费用。在对 2436 例远端恶性胆道梗阻患者的 meta 分析中，SEMS 在技术和治疗成功率、死亡率和总体不良事件发生率方面与 PS 相当，且 4 个月时堵塞率更低。美国 Wallstent 多中心研究将恶性远端胆管梗阻的患者随机分配至 uSEMS 组或 10Fr PS 组。PS 组因胆泥淤积导致早期支架堵塞率约为 3%，uSEMS 组为 0。在长期随访期间，uSEMS 组堵塞支架为 1/3，其不良事件发生率显著降低（20% vs 31%），手术次数明显减少。随后的许多研究及最近一项来自荷兰的多中心随机试验都证实 SEMS 通畅期比 PS 显著延长，住院天数更短，且治疗 1 年后费用相当。事实上，Walter 等研究发现，即使在生存期短（< 3 个月）的患者中，SEMS 和 PS 的总体费用也没有明显差异。

（三）pc/fcSEMS 和 uSEMS 治疗恶性胆道梗阻的比较

uSEMS 移位率低，可用于胆管的任何部位，包括肝门部胆管。然而，uSEMS 的局限性在于肿瘤向支架内生长和不可移除性。pc/fcSEMS 的适应证与 uSEMS 相同，但可能堵塞对侧肝内胆管系统或同侧肝内胆管分支，因此不能用于治疗肝门部或肝内的胆管梗阻。同样，对有胆囊的患者，如果预期支架会跨越胆囊管起始部，置入 fcSEMS 则会导致胆囊炎，此时应选择置入 uSEMS。pc/fcSEMS 的优势是防止组织向内生长（肿瘤性或增生性）和随后的支架堵塞，同时有可移除性（尽管 FDA 只批准了一种 SEMS 可以延迟性拔除，其他所有的 SEMS 都必须即刻拔除），但其价格比 uSEMS 更为昂贵。尽管已发表的很多数据是关于 uSEMS 使用的，但仍有大量文献提倡使用 pcSEMS 治疗恶性胆道梗阻。研究表明由肿瘤内生长所导致 pcSEMS 堵塞的发生率很低。然而，pc/fcSEMS 移位发生率和因支架堵塞胆囊管和胰管导致的胆囊炎和胰腺炎发生率比 uSEMS 更高，这已引起人们的关注。早期一项纳入 5 个随机对照试验、781 例患者的荟萃分析显示，与 uSEMS 相比，使用 pcSEMS 显著延长了支架通畅时间和再阻塞时间。但最新的一项 meta 分析表明，两类支架置入 6 个月后或 12 个月后，胆道梗阻复发次数和支架通畅期没有差异。同样，对 749 名患者（分别为 171 例 pcSEMS 和 578 例 uSEMS）进行的大样本单中心回顾性研究显示两者的 1 年梗阻复发率（35%vs38%）、总体或中位生存期、胆道梗阻复发的中位时间以及不良事件发生率没有差异。值得一提的是，覆膜支架很适合用于裸支架堵塞后的再通及维持。肿瘤治疗的进展（如肿瘤免疫治疗的出现）使得许多胆胰恶性肿瘤患者的生存期延长，从而也要求胆道支架有更长的通畅期。

（四）SEMS 在恶性胆道疾病中的术前应用

SEMS 最初上市时仅用于诊断明确且无法外科手术的恶性胆道梗阻患者。出于新辅助化疗的需求，SEMS 已开始用于外科术前减轻黄疸。但许多中心仍将 PS 置入作为疑似恶性但未经活检证实的胆道梗阻患者的初步治疗，仅在以下情况才考虑置入 SEMS，如 PS 堵塞、预期患者存活期大于 3 个月、病理确诊为恶性肿瘤和（或）经肿瘤分期确认无法手术治疗。然而，最近的数据建议 SEMS 可有更广泛的前期应用。的确有新的数据检验了 fcSEMS 在缓解恶性胆道梗阻中的应用，建议对组织学诊断不确定、但临床高度怀疑恶性的胆道梗阻患者使用 fcSEMS（因为覆膜支架是可移除的）。但这种情况下是否常规推荐使用覆膜 SEMS 还需要更多的研究来证实。

在胰切除术前常规对远端胆道梗阻患者放置 PS 减压的策略已开始引起担忧，尤其是一项多中心研究发现患者术后并发症发生率明显增加。但在这项研究中，初始插管失败率（25%）和 ERCP 并发症发生率（46%）较高。此外，研究中只使用 PS，许多患者（26%）因支架堵塞而继发胆管炎，如果先使用 SEMS，这一情况会有所改观。术前胆道引流可缓解黄疸和胆汁淤积相关的不良事件，并为放化疗争取时间。meta 分析表明，随着多种新辅助化疗方案的发展，超过 1/3 的胆胰恶性肿瘤患者可在治疗后从临界切除有效降为可切除。曾有人担忧 SEMS 会增加手术切除的难度，但这在临床实践中并没有得到证实。有一系列研究详细介绍了 SEMS 在可切除的胰腺癌患者术前胆道引流的应用。到目前为止，这些研究都认为术前放置 SEMS 不增加手术难度或影响术后病程或长期结果。研究还表明，使用 SEMS 进行术前引流所需要的内镜介入治疗次数比使用塑料支架更少。用 Mento Carlo 决策分析法比较可切除的远端胰腺胆管癌患者的几种术前引流策略，得出的结论是短的 uSEMS 与 PS 的疗效相同甚至更优，且总体成本低。尽管这些已发表的研究不是前瞻性或随机性研究，但也足以支持对预期可手术切除的患者选择性、个体化置入 SEMS 以达成术前引流，建议置入 4 ～ 6cm 长度的无覆膜或全覆膜 SEMS，且避免跨越胆管分支处。

（五）SEMS 对良性胆道疾病的治疗

SEMS 通常用于缓解恶性胆管阻塞，但因其具有可移除性，越来越多的文献支持选择性使用 fcSEMS 治疗良性胆道疾病，如胆管狭窄、胆瘘、胆瘘、括约肌切开术后出血。良性胆管狭窄（BBS）可由外科术后损伤、胆管吻合术（肝移植后）、慢性胰腺炎（CP）或原发性硬化性胆管炎（参见第 43 章）引起，需要置入胆管支架来缓解狭窄并重新塑形胆管。研究证实并行置入多根大口径 PS、定期选择性更换、治疗 1 年的疗效优于置入单根 10Fr PS，术后胆管狭窄缓解率高达 80% ～ 90%，CP 相关胆管狭窄缓解率可达 50% ～ 70%。因此，目前推荐对大部分 BBS 患者使用多根 PS 治疗。

多根 PS 治疗 BBS 的不足之处在于其通畅期有限，需要进行多次 ERCP 来更换为更大口径的支架扩张狭窄。塑料支架将会促进生物膜积聚和胆盐沉积，从而黏附和聚集胆泥。一旦形成这种内环境，胆汁流动受阻、管腔堵塞风险增加。首选放置单根 fcSEMS 而不是多根塑料支架是因为 fcSEMS 释放后的直径是 10Fr 塑料支架的 3 倍，能带来更长的通畅期和更有效的扩张。这可能会减少内镜手术的次数，最终抵消初次治疗的高费用。fcSEMS 可以用直径小的放置系统(8 ～ 8.5Fr)送入，无须预先充分扩张狭窄段或行胆道括约肌切开。

最近的两项大样本前瞻性研究已经对 fcSEMS 在 BBS 中的应用进行了严谨的验证。在 Devière 等开展的一项纳入 187 例患者的前瞻性国际研究中，CP 相关胆管狭窄缓解率为 79.7%（94/118），肝移植术后胆管吻合口狭窄缓解率为 68.3%（28/41），而胆囊切除术后（CCY 术后）狭窄缓解率为 72.2%（13/18），fcSEMS 在 CP/CCY 术后患者中留置 10 ～ 12 个月，在 OLT 吻合口狭窄患者中留置 4 ～ 6 个月。CP 患者 6 个月和 12 个月的支架移位率分别为 < 5% 和 18.6%，肝移植术后胆管狭窄患者 3 个月和 6 个月的支架移位率分别为 18% 和 75%。随后 Cotée 等完成了一项开放标签、多中心、非劣效性临床试验，该研究将 112 例至少 12 个月内未接受治疗的 BBS 患者随机分配至多根 PS 组或 fcSEMS 组，前者每隔 3 个月重复 ERCP，后者每隔 6 个月重复 ERCP。肝移植术后吻合口狭窄患者在多根 PS 组和 fcSEMS 组的狭窄缓解率分别为 92%（34/37）和 92%（34/37）。慢性胰腺炎胆管狭窄患者在多根 PS 组和 fcSEMS 组的狭窄缓解率分别为 76%（13/17）和 100%（18/18）。统计结果显示 fcSEMS 组治疗 12 个月后狭窄缓解率不低于多根 PS 组，但有重要意义的是 fcSEMS 能更快缓解狭窄（6 个月时狭窄缓解率 60% ～ 80%），所需 ERCP 平均次数至少减少 1 次。该研究中 fcSEMS 移位率为 25%（14/57），低于既往的研究，且多发于肝移植术后胆管吻合口狭窄患者。其他研究所报道的 fcSEMS 移位率高达 20% ～ 40%。降低移位率的措施包括在 SEMS 内置入双猪尾塑料支架，或使用带有锚定侧翼的 SEMS。鉴于这项令人兴奋的研究，可以考虑将 fcSEMS 用于治疗良性胆管狭窄。美国 FDA 已批准将一种 fcSEMS（WallFlex RMV；Boston Scientific，Natick，MA）用于治疗 CP 相关的 BBS，其留置时间可长达 12 个月。

二、放置技巧

胆道 SEMS 是以编织（交织）或以激光切割方式制成的网格状中空管腔，能够限制性径向膨胀。它们膨胀后的刚性和柔韧性程度各不相同。一些 SEMS 带有近端和远端侧翼以减少移位。与大口径 PS 一样，金属支架套在引导内芯上循导丝进入内镜工作通道。与塑料支架不同的是，SEMS 被塑料外鞘和弦释放装置压缩固定后预装在引导内芯上。金属支架可以由镍钛合金（镍和钛化合），不锈钢或铂镍钛（铂金内核与镍钛外壳）制成，但基本上都是由镍钛合金制成。覆盖的支架涂层可以由硅树脂外壳、聚醚聚氨酯、聚氨酯、聚己内酯或膨胀的聚四氟乙烯氟化乙烯丙烯（ePTFE）组成。没有足够的证据表明任何特定的支架设计、材料或涂层的通畅性更佳。

（一）目前可使用的自膨式金属支架

美国已上市多种用于缓解良、恶性胆道梗阻的 SEMS，详见表 23-1～表 23-3。SEMS 的设计、输送系统、构型、机械性能、金属类型、尺寸和价格各有不同。虽然更多的支架不断被引入市场，但以下是最常用的 uSEMS：Wallstent（波士顿科学，Natick，MA）（图 23-1），WallFlex 支架（波士顿科学）（图 23-2），Zilver & Evolution（Zilver，Zilver635）支架（库克，Winston-Salem，NC）（图 23-3），ALIMAXX-B 支架（Merit Medical Endotek，South Jordan，UT），X-Suit NIR 胆道支架

（Olympus Corporation，Center Valley，PA），Flexxus 支架（ConMed，Billerica，MA）（图 23-4），Niti-SS 型和 Niti-SD 型（Taewoong，Seoul，South Korea），T & Y（Taewoong）（图 23-5）和 Bonastent Biliary（EndoChoice，Inc.，Alpharetta，GA）。Wallstent（Boston Scientific）（图 23-6）和 WallFlex（Boston Scientific）（图 23-2，B）有半覆膜支架。可用的全覆膜支架包括 WallFlex（Boston Scientific）（图 23-2C），Viabil 支架（W.L.Gore，Flagstaff，AZ）（图 23-7），Com Vi 和 Niti-S（Taewoong）， 以 及 Bonastent Biliary（EndoChoice，Inc.）。

表 23-1 市面上常见的无覆膜自膨式金属支架

型号	制造商	推送系统(Fr)	材料	长度（cm）	直径（mm）	短缩	回装性能
Wallstent RX	Boston Scientific	8.0	Elgiloy（耐蚀游丝合金）	4，6，8，10	8，10	是	释放 80% 可回装
WallFlex	Boston Scientific	8.0	铂	4，6，8，10	8，10	是	释放 80% 可回装
Zilver635	Cook Endoscopy	6.0	镍钛合金	4，6，8	6，8，10	否	否
Zilver	Cook Endoscopy	7.0	镍钛合金	4，6，8	6，8，10	否	否
Evolution	Cook Endoscopy	8.5	镍钛合金	4，6，8，10	8，10	是	是
ALIMAXX-B	Merit Medical Endotek	6.5	镍钛合金	4，6，8，10	8，10	是	是
X-Suit NIR	Olympus，Inc	7.5	镍钛合金	4，6，8，10	8，10	是	否
Flexxus	ConMed	7.5	镍钛合金	4，6，8，10	8，10	是	否
Bonastent Biliary	EndoChoice，Inc.	7.0	镍钛合金	5，6，7，8，9，10	8，10	是	释放 76% 可回装
Niti-SStype	Taewoong	8.5	镍钛合金	4，5，6，7，8，9，10，12	8，10	是	否
Niti-S LCD type	Taewoong	8.0	镍钛合金	4，5，6，7，8，9，10，12	6，8，10	是	否
Niti-S D type	Taewoong	8.0	镍钛合金	4，5，6，7，8，9，10，12	6，8，10	是	否
Nitineila plus	ELLA-CS	7.0	镍钛合金	4，6，8，10	8，10	是	释放 50% 可回装
BIL-stent	Endo-Flex	8.0	镍钛合金	6，8，10	10	是	否
NIT-BIL-1010	Endo-Technik	8.5	镍钛合金	4，6，8，10	10	是	是

（续表）

型号	制造商	推送系统(Fr)	材料	长度（cm）	直径（mm）	短缩	回装性能
Aixstent Gallengag/ Gallengang BDL-BDH	Leufen Medical	8.5	镍钛合金	4，6，8，10，12	8，10	是	否
Hanarostent	M.l. Tech	8.5	镍钛合金	4，5，6，7，8，9，10，12	8，10	是	是
Hanarostent Hilar	M.l. Tech	8.5	镍钛合金	8	8	是	否
BD Stents Classic or Platinum Line	Micro-Tech	8.0	镍钛合金	4，6，8，10	10	是	否
EGIS Biliary DC	S and G Biotech	8.0	镍钛合金	4，5，6，7，8，9，10，12	8，10，12	是	否

表 23-2　市面上常见的半覆膜自膨式金属支架

型号	制造商	材料	长度（cm）	直径（mm）	短缩	回装	形状	覆膜涂层
WallFlex	Boston	铂	4，6，8，10	8，10	是	是	两端喇叭口	镍合金
Evolution	Cook	镍钛合金	4，6，8，10	8，10	是	是	两端喇叭口	硅胶
SX-ELLA Nitinella Plus	Ella-CS	镍钛合金	4，6，8，10	8，10	是	是	两端喇叭口	硅胶
NIT-BIL-1010	Endo-Technik	镍钛合金	4，6，8，10	10	是	否	直型	硅胶
Aixstent Gallengang	Leufen	镍钛合金	4，6，8	8，10	是	否	两端喇叭口	聚氨酯
Hanarostent BPE	M.l. Tech	镍钛合金	8，10	8，10	是	否	一端喇叭口一端活瓣	硅胶
BD stents	Micro-Tech	镍钛合金	4，6，8，10	10	是	否	两端喇叭口	硅胶
EGIS Biliary DC Stent	S and G Biotech	镍钛合金	4，5，6，7，8，9	8，10，12	是	否	两端喇叭口	聚四氟乙烯
Niti-S Giobor	Taewoong	镍钛合金	8，10	8，10	是	否	一端喇叭口	硅胶

　　目前正在研发非金属、可生物降解的和药物脱洗的自膨式支架来治疗良、恶性狭窄。可生物降解支架可以解决覆膜 SEMS 所有的局限性，且无须移除。已有几项动物实验证明其在实验环境中的相对安全性和有效性。这些研究将可生物降解支架分别放置于犬的正常胆管、胆管吻合口和

CCY 术后的胆囊管。目前没有发现支架置入后胆管发生显著的组织学改变。在最近的一项欧洲多中心回顾性研究中，对 107 名 BBS 患者进行了经皮置入可生物降解支架并证实了其安全可行性，3 年狭窄缓解率接近 70%。携带化疗药物的药物洗脱支架正在研发之中。体内、外实验都已证实携

表 23-3　市面上常见的全覆膜自膨式金属支架

型号	制造商	材料	长度（cm）	直径（mm）	短缩	回装	形状	覆膜涂层
Allium BIS	Allium medical	镍钛合金	6，8，10，12	8，10	否	否	直型带锚	聚氨酯
WallFlex	Boston Scientific	铂	4，6，8，10	8，10	是	是	两端喇叭口	镍合金
Evolution	Cook Endoscopy	镍钛合金	4，6，8，10	8，10	是	是	两端喇叭口	硅胶
SX-ELLA Nitinella	Ella-CS	镍钛合金	4，6，8，10	8，10	是	是	两端喇叭口	硅胶
Bonastent	Endochoice	镍钛合金	4，5，6，8，10，12	8，10	是	是	两端喇叭口	硅胶
BIL-stent	Endo-Flex	镍钛合金	6，8	10	是	否	直型	硅胶
Viabil	Gore Medical	镍钛合金	4，6，8，10	8，10	否	否	直型带锚	聚四氟乙烯带或者不带引流
Aixstent Gallengang	Leu fen Medical	镍钛合金	4，6，8	8，10	是	否	两端喇叭口	聚氨酯
Hanarostent BCT	M.l. Tech	镍钛合金	4，6，8，10	10	是	是	一端喇叭口一端活瓣和拉索	硅胶
Hanarostent BCS	M.l.Tech	镍钛合金	4，6，8，10，12	10	是	否	一端喇叭口一端活瓣	硅胶
BD stents	Micro-Tech	镍钛合金	4，6，8，10	10	是	否	两端喇叭口	硅胶
Niti-S S-Type	Taewoong Medical	镍钛合金	4，5，6，7，8，10，12	6，8，10	是	否	两端喇叭口	硅胶
Niti-S Kaffes	Taewoong Medical	镍钛合金	4，5，6，7，8	6，8，10	是	否	锥形带长套索	硅胶
Niti-S Bumpy	Taewoong Medical	镍钛合金	4，5，6，7，8，10，12	6，8，10	是	否	两端喇叭口	硅胶和聚四氟乙烯
Niti-S ComVi	Taewoong Medical	镍钛合金	4，5，6，7，8，10，12	6，8，10	是	否	直型	聚四氟乙烯

带氟尿嘧啶、吉西他滨和紫杉醇药物洗脱支架对局部组织的作用。虽然这些药物洗脱支架很有治疗前景，但目前尚没有一种可应用于临床。

（二）自膨式金属支架放置技巧

1. 导丝　导丝是穿过胆管狭窄段、导管上行和器械交换时保持胆管通路所必须用到的附件。通常首选体部刚性好、头端亲水的 0.035 英寸或 0.025 英寸导丝，以利于器械交换。肝门部胆管狭

窄时，需并行 Y 形放置双侧支架来缓解梗阻，从而需要使用多根导丝进入到特定的引流肝段胆管内（参见第 40 章）。

2. 支架尺寸，定位和括约肌切开术　10mm 直径的 SEMS 最为常用，其长度选择则由狭窄的长度、位置来决定，同时还要根据支架放置的方式是置于乳头上方还是跨越乳头来选择。释放后完全扩张开的 SEMS 应跨越狭窄段两端至少 10mm，以防止肿瘤跨越支架两端向内生长，一

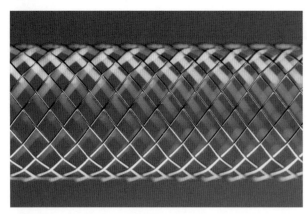

图 23-1　Wall 支架（Courtesy Boston Scientific，Natick，MA.）

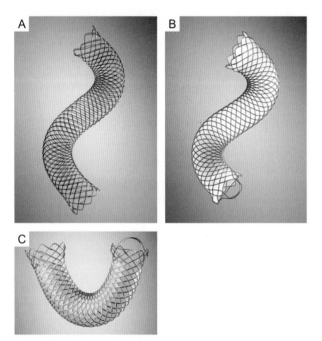

图 23-2　WallFlex 支架。A. 裸支架；B. 全覆膜支架；C. 部分覆膜支架（Courtesy Boston Scientific，Natick，MA.）

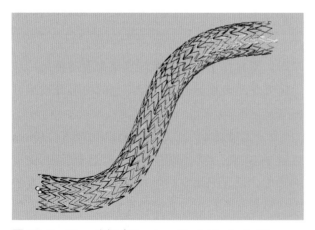

图 23-3　Zilver 支架（Courtesy Cook Medical，Bloomington，IN.）

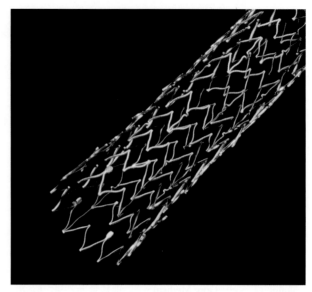

图 23-4　Flexxus 支架（Courtesy Merit Medical Endotek，South Jordan，UT.）

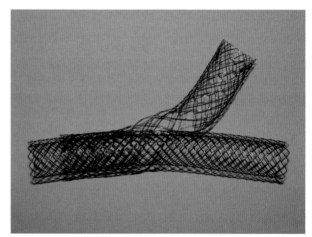

图 23-5　镍钛合金 Y 形支架（Courtesy Taewoong，Seoul，South Korea.）

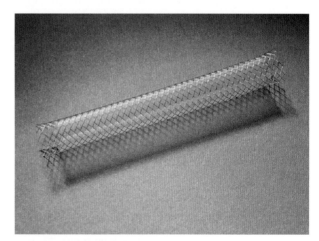

图 23-6　聚氨酯膜覆盖的 Wall 支架（Courtesy Boston Scientific，Natick，MA.）

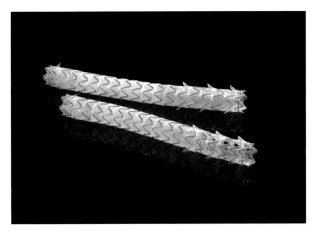

图 23-7 Viabil 支架：上方的支架无侧孔，下方的支架有侧孔（Courtesy W.L. Gore & Associates.）

些支架完全释放后长度会有相应缩短，在计算支架长度时也应考虑到这一点。在乳头上方放置支架（图 23-8），奥迪括约肌可保持完整，假设没有进行括约肌切开术，可能会减少十二指肠内容物反流到胆管。这种放置方式最常用于肝门部胆管或肝总管狭窄时，这时 SEMS 长度不足以跨越乳头；但是如果狭窄段太长，可将多根支架叠加放置。SEMS 放置在乳头上方的潜在缺点是会增加支架堵塞时再次插管进入支架内腔的难度。跨乳头置入 SEMS 的方式常用于胆总管梗阻时，支架伸入十二指肠腔内 3 ～ 10mm 有利于下次插管（图23-9）。然而，跨乳头方式放置 SEMS 时如果支架伸入肠腔过长会增加了支架对乳头对侧十二指肠壁的机械性损伤，可能导致溃疡、出血甚至穿孔，应注意避免这种情况。无论是在乳头上方还是跨越乳头放置 SEMS，都不一定要行胆管括约肌切开术。由于 SEMS 的输送系统直径小，且支架的径向膨胀力使其可在 48 小时内完全张开，因此常规无须先行扩张狭窄段。

3. 内镜和透视下自膨式金属支架的展开 除了需要高质量的胆管造影来确定胆道梗阻的长度、位置和廓形，磁共振胰胆管造影（MRCP）或计算机断层扫描在疑似肝门部胆管梗阻患者的 ERCP 术前评估中也很重要，有助于制订如单侧、双侧或多段引流方案（第 34 章和第 40 章）。支架推送器的端口（取决于支架设计）应注射生理

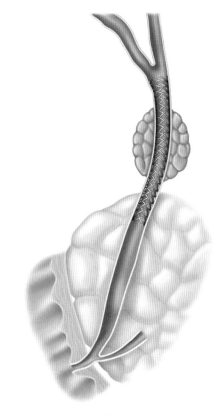

图 23-8 SEMS 置于乳头内

盐水润滑，以便于沿导丝推进支架及退出外鞘管。十二指肠镜的头端应保持尽量靠近乳头，以防止在将支架推送器的硬性导管插入乳头开口时意外滑脱导丝。在内镜医师和助手应互相配合使导丝在推送导管上行时始终保持在相对静止。SEMS 两端的透视标记通常可以提示释放前后的支架位置，当支架跨越乳头口放置时，在内镜下可持续监测 SEMS 远端边缘的位置。当 SEMS 推送器到达目标位置后，助手逐渐退回外鞘管或牵引绳以释放支架。通过"退出外鞘管"将支架反方向推离内镜并释放，这时支架被从输送系统推出，扩张的同时长度相应短缩。这时医师应逐渐回拉推送管来精确调整支架位置。随着外鞘管的回撤，支架的近端（肝脏侧）逐渐张开（图 23-10）。可以回拉输送系统来将支架位置向远端调整。若需将支架位置向近端调整，应推进外鞘管将部分释放的支架重新收回。外鞘管完全退出后，再退出推送导管和导丝。当 SEMS 跨越非常紧密的狭窄时，不会立即完全径向扩张，退出推送导管时会

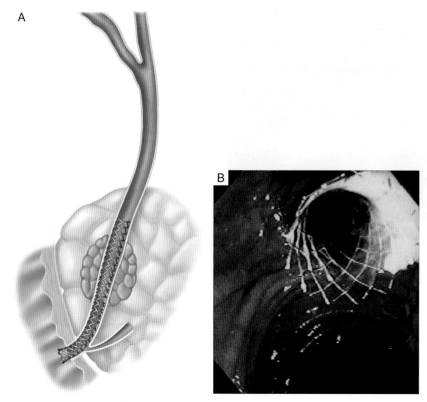

图 23-9　A 和 B，SEMS 跨乳头置入

使 SEMS 发生移位。为了避免这种情况，退出推送导管时将外鞘管再向前推进，以免推送导管的前鼻挂在支架网眼上而无法顺利退出。支架释放后已经无法向近端调整位置，但如果需要向远端调整位置或取出支架，可用异物钳抓取支架移动。（框 23-2）。

> **框 23-2　关键点：技巧总结**
> - 了解适应证和附件（可用的支架，兼容的导丝等）
> - 确定合适长度的支架；获得高质量的胆管造影以协助制订治疗策略
> - 在"贴近"乳头的位置操作
> - 通过支架上的透视标记来指导支架置入时的定位
> - 支架释放时长度会相应短缩，通过回拉推送导管来调节支架位置

（三）肝门部胆管狭窄

　　胆管癌、胆囊癌和门静脉肝淋巴结可导致肝门部胆管阻塞（第 40 章）。肝门部胆管阻塞的缓解比普通胆管病变更难。虽然单侧支架置入可有效缓解黄疸，但存在胆管炎的患者（尤其是已行引流治疗者）可能需要置入双侧支架引流治疗。如果胆管造影时左右肝内胆管都显影了，一般建议进行双侧支架引流（图 23-11）。如果 MRCP 确定某一侧肝内胆管具有引流优势，则应尝试使用导管和导丝对该侧进行超选，并注意造影压力不应过大。双侧 SEMS 可以并行放置，也可以将第二个 SEMS 通过第一个 SEMS 的网孔进入到对侧胆管，呈 Y 形放置（图 23-12）。这些技术更具挑战性，并且要求操作者具有高超的技巧和丰富的经验。鉴于这些特殊情况，应该考虑使有小直径推送系统的 SEMS（Zilver 635；Cook；6Fr 推送器），也可使用网孔大的 SEMS 以便于第 2 根支架通过并构成 Y 形放置 [Flexxus（ConMed），Niti-S（Taewoong）]。以并行方式放置双侧支架时，应保持两根导丝都位于左、右肝内胆管内。如果阻塞的肝管仍未充分引流，通常需要附加经皮胆管引流或超声内镜（EUS）引导下透壁引流（第 32 章和第 33 章），同时需要应用抗生素预防感染。

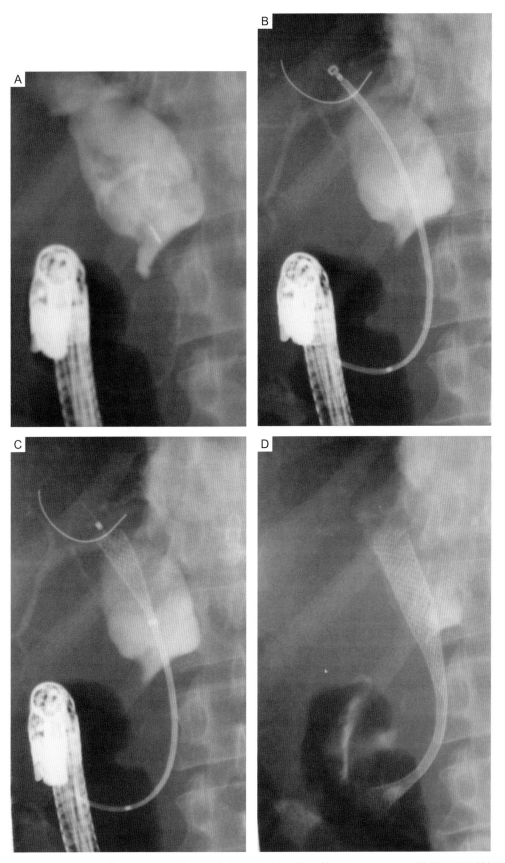

图 23-10　SEMS 置入。A. 胆管造影显示胆管远端狭窄，并近端胆管显著扩张；B.SEMS 推送器循导丝插入胆管，支架近端位于狭窄近端上方；C. 开始退出支架外鞘；D.SEMS 完全释放，透视可见狭窄段导致支架腰部形成

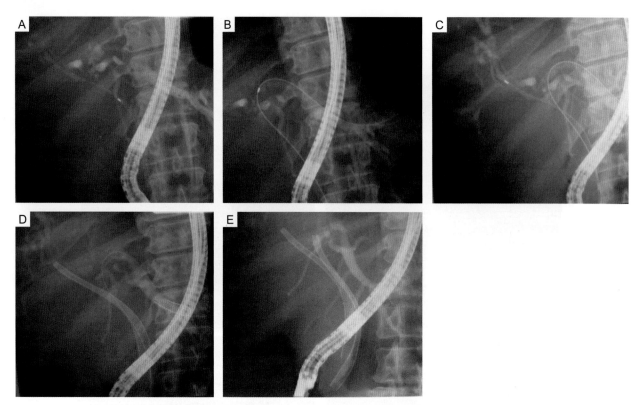

图 23-11　双侧 SEMS 置入治疗肝门部胆管狭窄。A. 胆管造影显示肝门部胆管狭窄并左右肝内胆管扩张；B. 导丝进入左肝内胆管；C. 导管插入右肝内胆管放置第二根导丝；D.SEMS 循导丝置入右侧肝内胆管，另一根导丝位于左肝内胆管；E. 支架分别置入左、右肝内胆管内。左侧肝内胆管支架位于乳头上

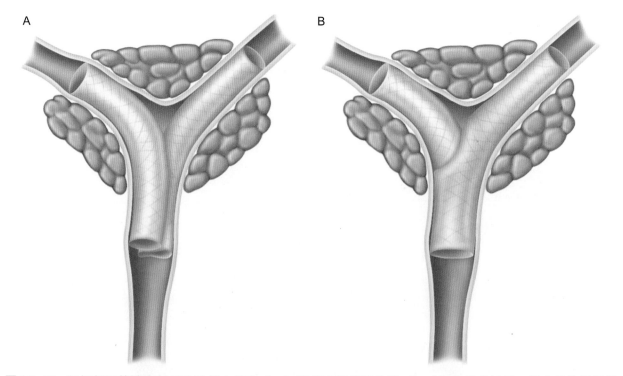

图 23-12　肝门部胆管狭窄时 SEMS 置入的方式。A. 两侧支架并列放置；B. 一根支架穿过另一根支架的网眼置入，构成 Y 形结构（经授权重绘自 Ahmad NA, Ginsberg GG. Expandable metal stents for malignant biliary obstruction. Tech Gastrointest Endosc, 2001, 3: 93‑102）

（四）十二指肠梗阻

高达 10% ～ 20% 的胰腺和壶腹部肿瘤患者会出现十二指肠或胃流出道梗阻。胃十二指肠支架是缓解恶性胃十二指肠梗阻症状的有效手段。许多患者同时存在或将会发生胆管阻塞，如果先放置的胃十二指肠支架跨越了乳头开口则难以进入胆管，因此建议在放置胃十二指肠支架前先置入胆道 SEMS。胆管支架也可以在十二指肠支架置入后放置（第 42 章）。尽管在个别情况下可行，但是很难将胆管支架穿过先放置的胃十二指肠支架的网孔。因此，我们的做法是，必要时先扩张十二指肠狭窄，ERCP 置入胆道 SEMS，然后再放置胃十二指肠支架。

三、不良事件及处理

与 SEMS 相关的不良事件包括与 ERCP 相关的不良事件以及即刻和迟发性的 SEMS 失效。导致 SEMS 即刻失效的原因包括器械故障、放置失败和支架移位。推进导管通道没有充分润滑，可能会使外鞘管无法顺利退出。同样，抬钳器的过度抬高阻止了外鞘管的退出，并且可能导致推送器的分离。若支架的位置不理想，则可以叠加放置第二个支架，或者用活检钳或圈套器移除原支架。SEMS 移除时，应抓住支架并将其拉到内镜的头端，随后在透视引导下退出内镜。通常应避免将支架从十二指肠镜的工作通道取出，以免支架尖锐的末端划伤通道，和（或）支架脱离并卡滞在通道内。uSEMS 置入后会逐渐嵌入胆管壁内，可能伴随组织增生，因此最好在置入后 48 小时内取出。

其他的早期不良事件发生于在支架置入后 1 周内，包括胆管炎、胆道出血和穿孔。造影时显影的胆管引流不充分会增加胆管炎的风险。恶性肝门部胆管狭窄或原发性硬化胆管炎患者并发胆管炎的风险最大。对患者给予选择性、预防性抗生素治疗有可能预防或治疗胆管炎。抗生素治疗无效的胆管炎患者应再次接受顺行或逆行胆管引流治疗。对质地较脆的胆管肿瘤置入 SEMS 可能诱发胆道出血。这种出血通常没有临床症状并且可以自发停止；但是，残留的血凝块可能导致胆道梗阻，需要使用导管冲洗或取石球囊清理。SEMS 移位可能导致胆管穿孔或造成对侧十二指肠壁溃疡、出血和穿孔。当支架的肠腔内部分过长而导致不良事件时，有报道曾使用氩气刀切割来缩短支架。

与 SEMS 相关的最常见的后期不良事件是支架阻塞和移位。SEMS 可能因肿瘤向内生长、胆管上皮增生、胆泥和回流的食物残渣而闭塞。uSEMS 肿瘤内生长堵塞的发生率高于覆膜 SEMS。可以在原有的 SEMS 内再次置入 PS 或覆膜 SEMS 来缓解支架堵塞，也可以清理原有 SEMS，应根据患者的总体预后来选择处理的方法。uSEMS 很少发生移位，fcSEMS 移位则很常见。除此之外，有胆囊的患者置入覆膜 SEMS 后可能堵塞胆囊管开口，其胆囊炎的发生率为 2.9% ～ 12%。

四、相关费用

对恶性胆管狭窄使用 PS 治疗时，多次更换 PS 会导致费用增加，相比之下 SEMS 的成本效益更佳。尽管先前的 Markov 模型研究建议预期生存期超过 6 个月的患者使用 SEMS 的成本效益更佳，一项随机试验发现对于预期存活期短（<3 个月）的患者使用 SEMS 或 PS 的个体总费用没有显著性差异。鉴于最近的一项 meta 分析证明 pcSEMS 和 uSEMS 在梗阻复发率、患者生存期和胆道梗阻复发的时间方面没有差异，似乎无须额外支付覆膜的费用。随着 fcSEMS 在 BBS 中的应用进展，初步证据表明延长每次 ERCP 的间隔时间（即间隔 6 个月而不是 3 个月）可节约平均成本，少做一次 ERCP 可抵消前期的高额费用。由于 fcSEMS 已更多地被用于治疗 BBS，因此需要仔细评估其最终的成本效益（框 23-3）。

框 23-3　成本、不良事件和争议
• 如果患者预计生存期超过或略不足 3 个月，置入 SEMS 成本效益最佳；否则，首选置入塑料支架
• 覆膜 SEMS 移位率高于 uSEMS
• 覆膜 SEMS 在治疗良性胆道疾病方面具有前景，但其地位还未完全确立

第 24 章

胰胆管支架取出

Anthony Razzak，Everson Luizde Almeida Artifon，Richard A. Kozarek
冉文斌　王向平　译

胰胆管支架置入术是解决伴有胆道症状的良、恶性疾病的一种有效、安全的方法。目前，支架置入的适应证包括姑息性胆道减压、辅助性术前胆道减压、良性胆管和胰管狭窄、难治性结石、胆瘘、胰管断裂、经乳头胆囊减压、预防 ERCP 术后胰腺炎（PEP）、括约肌切开术后出血的治疗。双蘑菇头覆膜金属支架（LAMS）的出现扩展了胆胰管支架的治疗范围，包括引流胰周液体积聚、胆总管和和胆囊透壁引流。迄今的研究已经证明，相对于经皮引流和（或）外科手术治疗，胆胰管支架置入技术成功率和临床有效率高，且安全性好。

对于大多数良性疾病患者和发生支架相关不良事件（包括支架堵塞和移位）的患者而言，必须取出胰胆管支架。由于受十二指肠镜钳道直径大小的限制，塑料支架直径相对偏小，在微生物定植、胆泥沉积和细菌生物膜形成等多因素作用下，会不可避免地出现堵塞，其风险随着置入时间的延长而增加，通常 10Fr 塑料支架的中位通畅期为 4～5 个月。而胰管塑料支架的直径往往更小，所以大多数在置入后 3 个月内发生堵塞。覆膜自膨式金属支架（cSEMS）由于具有较大的管腔内径，从而通畅期更长，且便于取出。在已发表的关于 cSEMS 治疗良性胆道狭窄病例报道中，支架的堵塞率和移位率估计分别达到 5% 和 10%。当恶性狭窄长期留置 SEMS 时，再次堵塞率和移位率仍是一个棘手的问题，估计分别达 30% 和 15%。有关 LAMS 置入后的不良事件数据有限，但已有发生支架移位和包埋的报道。最后，胆胰管支架取出的时间和技术取决于支架置入时的指征、位置、数量和类型。

支架取出的关键原则是：
- 优化取出策略以保证患者安全
- 确保彻底取出支架
- 必要时保持胆胰管通路
- 整体评估医源性损伤和支架置入的效果

本章将回顾胆、胰管支架取出的适应证、时机和技术，同时介绍双蘑菇头覆膜金属支架（LAMS）的取出。

一、胆道支架取出

（一）塑料胆道支架（参考第 22 章）

1980 年首次报道对胆道恶性梗阻患者经内镜放置塑料胆管支架（PBS），成为替代经皮和外科胆道介入的一种安全且经济有效的方案。PBS 在置入后的数月内取出通常并不困难。但当支架向胆道近端或远端移位时，取出就比较困难。与支架移位相关的风险因素通常包括胆总管扩张、胆管结石和良性胆管狭窄。近端狭窄和长胆道支架的使用与远端移位率高有关，而远端狭窄和短胆道支架的使用与近端移位率高有关。使近端移位支架取出难度增加的因素包括：

1. 移位至狭窄部位以上。
2. 支架移位到肝内胆管分支深处。
3. 在胆道不扩张的患者中，移位的支架与胆道轴向不一致。
4. 支架楔入胆管壁。

只要能接触到支架，几乎都可以将之取出。尽管近端移位的支架取出难度更大，但内镜移除的成功率仍在 70%～100%。如果经内镜取出失败，可以在原有支架旁放入新支架，改善引流后尝试择期一起取出。远端移位的支架通常可以通过肠道顺利排出体外，且不出现并发症；但也有肠道穿孔、肠梗阻并需要外科干预甚至死亡病例的报道。

（二）自膨式金属支架

为了解决塑料支架内径较小的问题，人们设计了更大内径的自膨式金属支架（SEMS），以延长通畅期。目前，SEMS 常用于恶性疾病的姑息治疗（第 39 章），而覆膜自膨式金属支架（cSEMS）在胆道良性狭窄、复杂性胆瘘、胆道穿孔和括约肌切开术后出血等良性病变的治疗中发挥越来越大的作用（第 8 章、第 43 章、第 44 章）。

SEMS 取出困难的确定和潜在危险因素包括：

1. SEMS 的类型　数据表明 cSEMS 的取出率较为可观，接近 78%～99%。取出失败多是由于组织增生和支架嵌入胆管壁所致。未覆膜的 SEMS（uSEMS）因本身设计特点可发生组织包埋和向内生长，从而难以取出，因此大多数内镜医师仅将其用于恶性狭窄的姑息性治疗。同预期一样，已报道的 uSEMS 取出率很低，介于 0～38%。在一项为期 5 年的回顾性研究中，cSEMS 取出成功率远高于 uSEMS，分别为 [24/26（92.3%）vs 5/13（38.4%），$P < 0.05$]。

2. 支架置入时间　在一项评估内镜下 SEMS 取出效果的研究中，14/19 例患者成功地取出支架。尽管没有统计学意义，但作者还是发现能成功取出的 SEMS 患者的平均支架在位时间明显短于取出失败的 SEMS 患者（94.9±71.5 天 vs166.2±76.2 天，P=0.08）。

3. 支架特有的结构特性　Familiari 等认为相对锯齿形网格（zigzag mesh）设计的支架，交错编织（interlaced mesh）的支架由于在支架拔除过程中能够承受更大的纵向牵引力，取出的成功率更高。然而，多变量分析未显示出明显的相关性（交错编织型网格 vs 锯齿型网格，P=0.258）。同样，Ishii 等认为在支架取出过程中，各种支架收缩和取直能力的不同与支架的结构性能是否有利于牵引力传导和支架取出相关。作者认为取出

Niti-S Biliary Com Vi 支架（Taewoong Company, Seoul, South Korea）比 Wallstents（Boston Scientific, Tokyo, Japan）稍困难，但因研究样本量太小，结果可信度受限。

（三）适应证和禁忌证

胆道支架取出的适应证取决于放置支架的疾病性质（良性或恶性）和患者的预期寿命。目前，对于良性疾病，通常使用 PBS 和 cSEMS，对于恶性梗阻可选用 PBS、cSEMS 和 uSEMS 姑息治疗。在良性疾病中，由于存在堵塞和胆管炎的风险，PBS 和 cSEMS 必须取出。取出 PBS 和 cSEMS 的适应证是相同的，包括以下几点。

1. 胆道疾病已治愈　一旦达到了支架的预期治疗效果，就应将其取出。取出时机根据疾病病程不同而有所差别。例如，慢性胰腺炎相关的良性胆管狭窄的治疗结果，随着支架置入时间的延长可获得更充分的改善，而对于胆管结石和复杂性胆瘘，短时间的支架置入足以解决问题。一些研究表明，疾病治愈是取出支架的最常见适应证，而其研究则将支架置入相关不良事件（下文所述），包括堵塞，作为支架取出的主要适应证。

2. 支架丧失功能　胆道支架丧失功能有两个主要原因，第一个是由于胆泥、碎片残渣、十二指肠液反流、组织增生或肿瘤向内生长和跨越支架两端生长引起支架堵塞。第二个是支架移位，如向近端移位至分支胆管内和向远端移位进入肠腔。

胆管支架的堵塞可造成胆管树系统梗阻，表现为混合型肝损伤、黄疸、瘙痒或胆管炎。胆泥的形成似乎在支架堵塞过程中起主要作用。用电子显微镜观察和生物化学法分析取出的堵塞支架，发现其包括细菌和（或）真菌、微生物副产物、胆红素、不溶性膳食残渣、蛋白质和胆固醇结晶，而没有发现明显的胆固醇结石和色素结石。一旦支架置入成功，宿主蛋白就会很快覆盖支架内面，从而增强细菌黏附，促进生物膜的形成。生物膜能够帮助细菌进一步牢固地黏附到支架上，造成

微生物菌群过度生长和相继的微生物降解产物持续沉积，最终导致支架内腔变窄。根据 Poiseuille 定律，狭窄的管腔减缓了胆汁流动，自发的和微生物作用下的胆盐沉淀进一步增加了胆汁黏度，并最终导致支架完全闭塞。40% 的 PBS 会发生堵塞而需要再次干预，并且与留置时间直接相关。治疗通常需要取出被堵塞的支架，然后更换新支架（如果需要），新支架的数量和类型取决于不同的适应证。

就 SEMS 来说，uSEMS 堵塞与组织增生和肿瘤向支架内生长更相关，cSEMS 堵塞常常与肿瘤过度生长（即支架末端的堵塞）和胆泥形成相关。同样胆泥和十二指肠内容物反流亦可导致上述两种类型 SEMS 堵塞，而 cSEMS 患者的发生风险可能更高。可用取石球囊清理被堵塞的 SEMS，但再堵塞发生率仍然较高，且通畅期短。亦可在被堵塞的支架内放置 PBS 或新的 SEMS，已有数据表明相对于球囊机械清除，其通畅期和效果更好。目前比较 SEMS 堵塞后再次置入 PBS 或 SEMS 的效果的研究数据有限。一项纳入 10 个回顾性研究的系统评价认为在 SEMS 堵塞后，无论是接受 PBS 的患者还是 SEMS 的患者，其总体的再堵塞风险、支架通畅时间和总体生存率没有显著差异；但是该系统评价的缺陷为纳入的各个研究之间存在较大的异质性。尽管关于这方面比较的数据有限且未发现明显差异，一些学者认为放置 PBS 可能有更好的成本效益比。另外一些作者建议取出堵塞支架并重新放入新的 SEMS。

支架移位是胆道支架丧失功能的另一个主要原因。完全的外移位通常会导致腹痛、黄疸或胆管炎等症状的复发，但如果潜在的疾病问题本身已经被解决（即狭窄已解决），可能不会引起临床症状。在症状持续或复发的患者中，必须重新评估是否需要重复置入支架。一般情况下，完全外移位的支架能够通过肠道排出体外，因此不需要内镜协助取出。偶尔的移位支架可能会导致严重不良事件，甚至需要手术治疗或导致死亡。向远端部分移位的支架，由于仍有部分支架在胆总管中，已移位的部分可以嵌入对侧十二指肠壁中；在这种情况下，支架除了发生堵塞外，还可以引起肠黏膜损伤，如出血和穿孔。大多数报道的近端支架移位的案例通常均出现临床症状且很难处理。据报道，取出近端移位支架的成功率在 70% ～ 100%。

3. 支架置入的不良反应　当支架置入引起有症状的临床不适，是取出支架的适应证。cSEMS 可堵塞胆囊管造成急性胆囊炎，这是 cSEMS 特有的不良事件，发病率为 0 ～ 10%。但当将 cSEMS 放置在胆囊管开口的远端或改用 uSEMS 时，胆囊炎发生风险明显减少。大口径 PBS 和 SEMS 放置通常和急性胰腺炎的发生相关，总发生率为 0 ～ 9%，但大多数研究并未均衡已知的其他 PEP 危险因素。PEP 发生的易感因素被认为与胰管开口的直接或间接堵塞有关。在最近一项对 544 名恶性梗阻患者行支架置入治疗的大型回顾性综述中指出，接受 SEMS 者胰腺炎发生风险明显高于 PBS 者（7.3%vs1.3%），而 SEMS 亚组分析中，发现 cSEMS 与 uSEMS 间无明显差别（6.9% vs 7.5%）。尽管研究数据相互矛盾，但大多数人建议在放置胆管支架之前进行乳头括约肌切开术，因为有可能减少 PEP 发生。最近对 3 项随机对照试验的 meta 分析显示支架置入术前行胆道括约肌切开可降低 PEP 发生率（OR：0.34，$95\%CI$：0.12 ～ 0.93，P=0.04），但 ERCP 术后出血的发生率明显增加（OR：9.70，$95\%CI$：1.21 ～ 77.75，P=0.03）。胆道支架置入术后腹痛报道较少，在一项前瞻性用于评估 cSEMS 在良性胆管狭窄的疗效的报道中，2/79 例患者（2.5%）因支架置入术后腹痛而需要取出支架。

支架取出的绝对禁忌证同 ERCP 禁忌证，如患有良性或恶性胆道闭塞的患者，放置胆道支架后发生十二指肠狭窄，是内镜胆道支架取出的禁忌证。Kahaleh 等报道了两名患有十二指肠狭窄的患者，起初无法行 ERCP，通过一段时间的肠内营养管支持治疗后十二指肠水肿得以改善，进而十二指肠镜成功通过狭窄段完成后续治疗。同样，一些取出技术存在使用禁忌，如对凝血功能异常患者不能使用逐根钢丝剥离的技术取出 uSEMS 支架、对患有重度门脉高压或胆道周围静脉曲张的患者不宜行近端移位 uSEMS 支架取出术。

此外，在以下情况不应该尝试取出支架：

治疗效果未达到并且未发生支架相关的不良事件。如果患者无症状并且支架处于良好位置，则在没有达到治疗效果之前不应取出支架，但定期更换支架者除外。

预期寿命较短的无症状患者。在患有恶性疾病、预期寿命较短的，没有因胆道支架问题引起临床症状者，不需取出支架。即便出现近端移位，也不需取出支架。

（四）支架取出的时机

胆管支架放置时间在很大程度上取决于支架类型、支架口径大小和支架放置的适应证。PBS 丧失功能的风险随着置入时间延长而增加，并且与支架的内径大小成反比。例如，10Fr PBS 的中位通畅时间为 4 ～ 5 个月，在置入 3 个月后堵塞风险开始逐渐增加。早期的支架堵塞（30 天内）较罕见，其发生与支架错位 / 移位、血凝块或黏液性肿瘤分泌有很大关系。支架堵塞最常见的直接原因为生物膜形成；然而一项纳入 5 个随机对照试验的荟萃分析显示，使用利胆剂和（或）抗生素并不能明显延长支架通畅时间。此外，早前的研究显示支架的生产原料（聚氨酯对聚乙烯）和形状（直形或猪尾状）似乎并不影响支架堵塞。如果需要延长治疗时间，建议定期进行支架更换，以预防与支架堵塞相关的不良事件，时间间隔通常由各地医疗惯例决定。

支架留置的时间长短也由支架置入的适应证决定，如治疗良性胆管狭窄时，支架应保持在位时间不少于 1 年。尽管有一项研究认为良性狭窄放置多根支架 3 个月时支架堵塞并不常见，更换支架的间隔时间可以适当延长，但常规仍是每 3 个月更换 PBS（单根或多根），直至治疗结束。SEMS 的直径比 PBS 大，因此在取出前可以留置更长时间。最近一项关于比较 cSEMS 与多根 PBS 治疗良性胆管狭窄的多中心随机对照研究中发现 cSEMS 在改善狭窄方面并不逊色于 PBS，且 ERCP 操作次数更少。

由于 uSEMS 取出的难度本身很高，所以 uSEMS 的使用应限于恶性疾病患者或预期寿命较短的良性疾病患者。虽然关于 uSEMS 通畅期的长期随访数据有限，但 uSEMS 的中位通畅期似乎可以达 20 个月（4.5 ～ 60 个月），再次干预主要是解决堵塞问题。如果因为诊断错误（如误诊）而置入 uSEMS 或者 uSEMS 已经移位，就应该尝试取出支架。通常，由于支架嵌入管壁和组织向内生长，置入时间超过数周的 uSEMS 取出往往非常困难，甚至不可能取出。如果支架取出失败，可以对支架内腔进行机械清理，并且可以在 uSEMS 内再套叠 PBS 或 SEMS；但是对于预期寿命较长的病人，往往需要定期清理或更换套叠的支架。

（五）技术

除 Soehendra（Wilson Cook Medical，Winston-Salem，NC）和 Carr-Locke（Telemed Systems，Hudson，MA）支架取出器之外，并没有专门设计用于支架取出的装置，因此支架取出具有挑战性。最常用于支架取出的器械包括圈套器、异物钳（鼠齿钳）和取石网篮。如果需要一次取出多根支架、更换支架或进行胆管其他治疗，建议使用工作通道孔径大的十二指肠镜。当只需要取出单根支架并且不需要行 ERCP 时，常选用前视内镜。

对于无移位和远端移位支架，抓住支架然后通过内镜工作钳道取出或者在抓住支架后连同内镜一起拔出体外，都可以完成取出支架。取出近端移位的支架要困难得多，有时需要特殊的器械和在 X 线透视辅助下进行胆管内操作，一旦发生支架取出失败或部分取出时，亦可选择临时置入新的支架以保证充分的引流。在尝试取出支架期间，最重要的是需要优先考虑患者的安全性、彻底检查和评估支架是否完整取出、是否有医源性损伤以及支架是否达到预期治疗效果。取出支架的操作可能导致胆管开口辨识不清，可在胆管内留置导丝以保证通路安全，同时有利于器械交换。

选择何种支架取出技术取决于多个因素，包括胆管插管的难易程度、有无胆管扩张、需要取出的支架类型和尺寸、移位支架的位置、支架有无嵌顿和各专家操作技术和经验等。

以下概述支架取出的常见技术方法。

1. 直接抓取技术　直接抓取技术是一种简单的技术，其通常是将内镜送到十二指肠降段后，使用圈套器套住支架的十二指肠腔内远侧端，将其紧紧地抓住后从胆管中拖出。依据我们和其他作者的经验，这是最常用的技术（图 24-1）。也可以使用取石网篮或异物钳（图 24-2）代替圈套器，其效果相当。

直接抓取技术同样可以用于远端移位支架的取出。在最近的一项多中心研究中，全部 30 例患者中 17 例患者出现支架远端移位伴相关临床症状，均通过内镜下直接抓取成功取出，其中 11 例患者使用了圈套器，6 例患者使用取石网篮。

2. 间接抓取技术　间接抓取技术通过在 X 线透视辅助下定位抓取器械在管腔内的位置，从而指导抓取和取出支架。抓取器械必须首先通过乳头插入胆管，到达支架附近，然后抓取支架并向外将支架拖入十二指肠肠腔内，完成支架取出。该方法可成功取出近端移位的 PBS 和 SEMS。这项操作最常用的器械是异物钳（图 24-3），然而也有一些学者更喜欢使用圈套器或取石网篮（图 24-4）。

3. 套索技术　套索技术是通过在支架的内腔插入导丝，然后将预先打开的圈套器套在导丝上

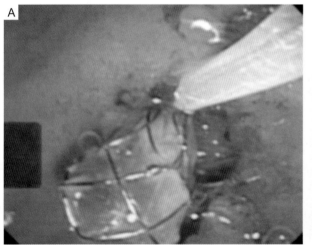
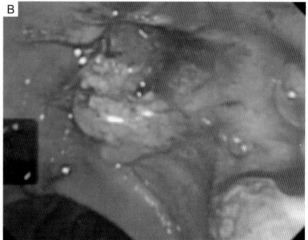

图 24-1　圈套器直接套取 SEMS。A. 圈套器套住 cSEMS 的远端；B. 支架取出后的主乳头。cSEMS. 覆膜自膨式金属支架；SEMS. 自膨式金属支架

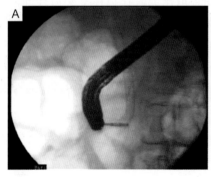
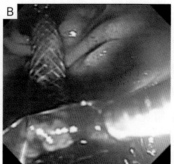
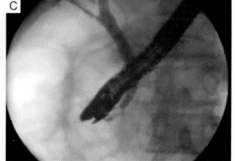

图 24-2　活检钳直接钳夹取出 SEMS。A 和 B. 活检钳钳夹 cSEMS 远端的透视图像及内镜图像；C. 支架取出后的胆管造影图。cSEMS. 覆膜自膨式金属支架；SEMS. 自膨式金属支架

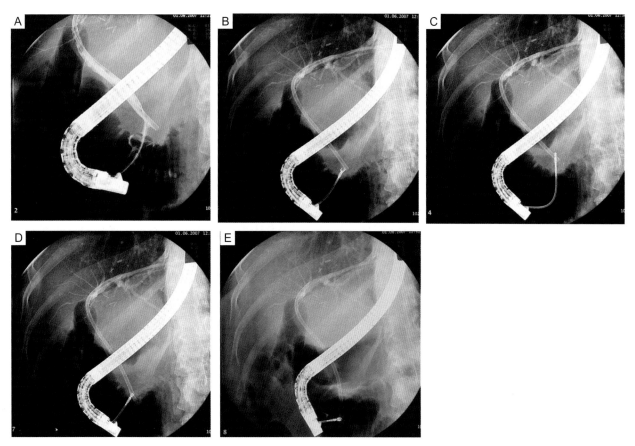

图 24-3　异物钳取出近端移位的 PBS。A. 该 PBS 向近端移位，其远端穿透胆管壁刺入胰头实质内；B. 将异物钳轻柔插入胆管内，到达支架的下段位置；C. 异物钳抓取支架并向上方推动，使其远端离开胆管壁；D. 当支架全部移动到胆管内时，其远端指向乳头方向；E. 最终将 PBS 从胆管内取出。PBS. 塑料胆管支架

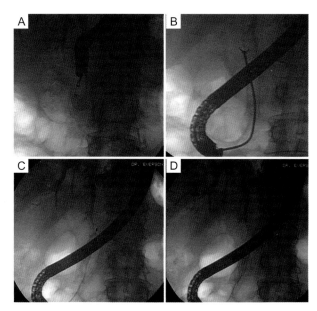

图 24-4　取出近端移位 SEMS 的不同方法。A. 活检钳抓取 SEMS 远端后取出；B. 活检钳抓取 SEMS 近端后取出；C 和 D. 取石网篮套住支架整体后取出。SEMS. 自膨式金属支架

送入胆道，在到达目标支架附近打开圈套器进行套取，一旦支架被圈套器紧紧套住后就将其沿导丝拖出，达到取出支架的目的，其优点是可维持已建立的胆道通路，而无须再次尝试插管。操作中要特别小心，在拔除支架的同时避免导丝脱出。该技术最初由 Sherman 等报道，需要将导丝插入支架内。目前已有人对该技术进行了改进，将导丝从支架旁插入胆道亦可辅助套取移位的支架。套索技术的主要优势是保留了进入胆道的路径，在预期支架取出后插管困难病例时显得特别有用，包括解剖异常的病例。

　　套索技术无法用于远端移位支架的取出，但在近端移位支架取出过程中非常有用。首先完成深插管，将导丝穿过移位的支架内腔或支架旁，然后将圈套器套在导丝上轻轻插入胆管，因为插入是在导丝引导下完成，就可以避免对壶腹或胆

管造成损伤。一旦圈套器到达移位支架远端，即可打开并抓持支架然后将其取出。

4. Soehendra 支架取出器技术　Soehendra 支架取出器是一次性的、由导丝引导的螺旋形金属支架取出设备，长为 180cm，旋转至支架内腔的螺杆梢长 3～4mm，有多种直径可用于取出 5～11.5Fr 的 PBS。根据待取出支架的尺寸可以选择不同直径的 Soehendra 支架取出器。其通过导丝引导，沿十二指肠镜钳道前进并旋转进入目标支架的内腔中，操作中需要将取出装置与支架的内腔精确对准才能使得取出器螺纹顺利旋入支架内腔，一旦将取出器牢固地锚固到支架的末端，就可以通过十二指肠镜的工作钳道将其连同支架一起取出。该装置亦可成功取出近端移位 PBS；需要选用合适尺寸的导丝对移位的支架内腔进行选择性插管，从而保证精准对接。

5. 球囊取出技术　通过球囊来取出胆道支架的方法有很多种。可以将球囊插入 cSEMS 中，膨胀后使支架和胆道轴向相同，持续牵引可将球囊和 cSEMS 一同经胆道开口拖出。为了使球囊能够充分锚定在 cSEMS 内以实现同步取出支架，球囊扩张的直径不能小于 cSEMS 的直径。为取出 PBS，可以将 4mm 或 6mm 的球囊经通过导丝插入支架腔内，然后充盈球囊，通常取出支架所需的球囊充盈压力小于扩张胆道狭窄时的球囊压力，然后持续牵引将支架和球囊一同拉出，而导丝保持在原位。由于球囊导管插管至少需要 5Fr 空间，因此该方法仅适用于取出口径至少为 10Fr 的 PBS。该技术改进后可用于取出近端移位的 PBS 和 cSEMS，首先导丝插入置入目标支架旁胆道内，然后充盈球囊，向外拖拽球囊直至将支架一同带出胆道。该方法成功实施的关键取决于胆管开口大小和球囊扩张的大小是否匹配。

6. 支架套叠技术（SIS）　限制 cSEMS 和 uSEMS 取出的主要因素是肿瘤向支架内生长和金属支架嵌入胆管内。在食管，在被包埋的部分覆膜 SEMS 内放置全覆膜 SEMS 可以安全且有效的实现 SEMS 取出。新置入的覆膜支架通过施加在增生组织上的径向力使其发生压力性坏死，从而松动嵌入的支架以便于取出。该方法也已成功取出被包埋的胆道 uSEMS 和 cSEMS（图 24-5）。谭等报道一位误诊为胰腺癌胆道梗阻患者置入了 uSEMS，支架置入 6 周后，在原有的 uSEMS 内套叠 cSEMS，2 周后成功将两个支架一同取出。Tringali 等报道的 5 例被包埋的 cSEMS，通过在原有支架内重新套叠新的 cSEMS，数周内均成功取出所有支架。根据食管 SIS 技术的经验推演，一些学者认为放置 cSEMS 和取出支架的时间差不应超过 18 天。这种技术具有应用前景，但其有效性仍需要进一步临床试验来验证。

7. SEMS 裁剪　SEMS 可以发生部分移位，特别是向远端移位后抵向对侧十二指肠壁，引起 SEMS 堵塞和继发性胆管炎，甚至十二指肠穿孔。这种支架的取出常充满挑战性且不容易取出。尽管无法完全取出支架，使用氩气等离子凝固（APC）技术对嵌入对侧十二指肠壁的过长的 SEMS 进行切割裁剪，可以缓解支架堵塞、减少出血的发生并最大限度地降低十二指肠穿孔的风险，并为处理后续胆道问题提供操作空间。在一篇纳入 8 例移位至十二指肠的 SEMS 的综述中，对所有移位的支架，均在距乳头开口 5～15mm 处用 APC 成功环周截断支架。设定的功率为 60～80W，气体流速为 1.5L/min，总的裁剪用时为 11～16 分钟。作者认为使用 80W 的效率明显高于 60W，手术过程中需要间断吸气以减少肠道过多气体残留引起腹胀等不适。最后裁剪的支架残片使用回收网或钳子取出体外，除了 1 例患者在支架残片取出过程中因划伤发生食管黏膜轻微自限性出血外，无其他严重不良事件发生。值得注意的是，在该研究中发现用于 cSEMS 与 uSEMS 的裁剪时间或疗效没有差别；而先前的报道认为 cSEMS 的裁剪成功率较低，且支架上的覆膜导电性和产热性差。尽管尚未有关于 APC 裁剪技术的严重不良事件报道，但最近有 1 例经 APC 修剪过的 SEMS 发生近端移位的案例报道，最终通过取石网篮取出支架。目前为止，有关 SEMS 裁剪的研究数据有限，有

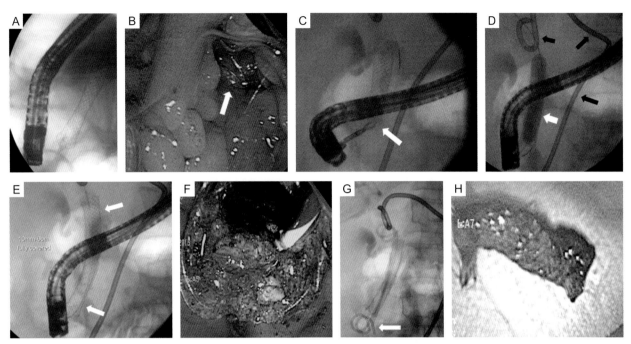

图 24-5　支架套支架方式取出被包埋的胆管 cSEMS。A. 透视下可见因慢性胰腺炎导致的炎性胆管狭窄而置入的 cSEMS（10mm×4cm；WallFlex；Boston Scientific）。患者失访 4 年后发生逆行性胆管炎，行急诊 PTBD 治疗；B. 内镜下可见主乳头开口处组织增生，cSEMS 不可见；C 和 D. 尝试用鼠齿钳和扩张球囊取出支架失败。黑箭号所示为 PTBD 引流管的位置；E 和 F. 透视图及内镜图示 cSEMS（10mm×6cm；WallFlex；Boston Scientific）置入被包埋的支架内腔，并完全覆盖后者。支架置入后，可见大量胆泥排出，几乎堵塞新置入的支架；G. 为确保支架通畅，在新置入的 cSEMS 内再置入 2 根 7Fr ～ 7cm 的双猪尾 PBS；H.2 周后患者复诊，用鼠齿钳直接钳取 cSEMS 后成功取出支架。cSEMS. 覆膜自膨式金属支架；PBS. 塑料胆管支架；PTBD. 经皮肝胆管引流

关适应证、技术要点和 APC 设置均无统一的标准。

8. 其他新技术　第一例取出 uSEMS 的操作是用鼠齿钳逐根将金属丝拔出而实现的，整个过程持续 90 分钟，内镜孔道也有因锐利金属丝划过导致破损的风险。除了操作时间长外，支架也未能完整取出，术后腹部 X 线平片检查显示胆总管内仍有金属丝残留。因此，由于其费时费力且不良事件和内镜损伤风险较高，因此不太可能被广泛推广。

另外一种取出被包埋的 SEMS 方法是剥离法。典型的案例是一位 85 岁男性胰腺癌患者，因继发梗阻性黄疸而放置了部分 cSEMS，术后 4 个月支架发生堵塞，但由于支架近端裸露部分已深深嵌入胆管中而无法取出，内镜医师将活检钳插入支架内部，抓取支架近端裸露金属丝，最终将其从胆管壁上逐渐剥离并反折拉入支架内腔，最终用圈套器整体取出。

还有取出嵌入对侧十二指肠壁的 SEMS 的另一种方法，即将闭合的活检钳从支架的网眼插入支架腔内，然后在支架腔内打开活检钳，形成锚样形状，连同内镜一起退出，即可将支架经十二指肠顺利拖入胃内，最后使用圈套器取出。有 4 例患者采用此方法取出支架，尽管并发十二指肠溃疡，但没有观察到其他的不良事件。使用这种方法时应确保 SEMS 未在十二指肠壁内嵌入过深，以降低与支架取出相关的黏膜损伤和穿孔风险。

对移位并紧紧嵌顿于对侧十二指肠壁或憩室内的 PBS，有使用导丝 - 网篮"套索"技术取出的报道。导丝和取石网篮并排通过十二指肠镜工作钳道后，将导丝从 PBS 支架上方越过，网篮从 PBS 下方越过，打开网篮并套取导丝后收紧网篮，从而在 PBS 周围形成"套索"，最后向外牵拉将支架从肠壁中拖出。

这种"套索"方法也被报道用于取出近端移

位的 PBS。回收网篮抓住直导丝的末端，两者一起通过十二指肠镜工作钳道并插入胆道内，导丝的末端持续被套在网篮内，同时继续将导丝送入胆管内形成一个襻，调整襻的位置以套住支架侧翼，收紧襻并将支架从胆管开口拉出。

也有报道使用"经圈套器套在内镜镜身"的技术来取出经球囊无法取出的近端移位的 PBS，通过将标准圈套器沿活检孔道侧从外部套住十二指肠镜头端，当十二指肠镜到达乳头后，使用取石球囊进行插管，并上行到支架附近，将球囊膨胀后在支架旁向外牵拉，将支架一起拉出乳头口。然后打开圈套器，套住支架和球囊的导管部分，一旦抓取牢靠后，就可以将球囊放气并随整个内镜一起拖出体外，即可取出支架。

还有报道描述了"括约肌切开刀钩取支架"技术，在括约肌切开刀通过近端移位的 PBS 后，通过收紧刀弓形成钩状弯曲，然后缓慢回拉即可取出支架。亦有使用报道使用超细小儿内镜作为胆管镜进入胆总管内，直视下用圈套器抓住支架并取出。

（六）不良事件及处理

胆道支架取出术中和术后不良事件发生率较低，为 0～9%。大部分有关胆管支架置入的研究报道中，很少发生或没有发生严重不良事件。已报道的不良事件如下。

1. 出血　在一项纳入 18 例取出 SEMS 的研究中报道了 1 例发生术后胆道出血，经保守治疗好转，无须输血。在另外一项纳入 8 例使用 APC 裁剪处理的 SEMS 的报道中，1 例患者在经内镜取出支架残片过程中发生食管黏膜划伤，引起自限性出血。

2. 胆瘘　在一项纳入 79 例接受 cSEMS 治疗的良性胆道狭窄患者的研究中，1 例患者在 cSEMS 取出后发生胆瘘，主要原因是支架取出过程中使用的柱状球囊位置不良引起胆道穿孔而造成，最终通过放置 PBS 成功修复胆瘘。

3. 急性胰腺炎　在一项纳入 37 例移位 PBS 取出的报道中，1 例患者术后发生轻度胰腺炎，经保守治疗治愈。另外一项报道了 44 例接受 cSEMS 治疗的胆管良性狭窄患者，支架取出术后发生 3 例 PEP，但病情严重程度和随后的处理未见描述。此外，该报道中未说明是否合并其他 PEP 高危因素和是否采取标准 PEP 预防措施。

4. 胆管狭窄　cSEMS 两端的组织过度生长亦可造成胆道狭窄。这其实不是支架取出相关的不良事件，而是支架自身的不良事件，通过取出支架或重叠新的支架可成功的解决这一问题。

5. 腹痛　也有研究描述了与支架取出相关的腹痛。

（七）相关成本与技术选择

内镜取出移位和未移位的胆管支架尚无统一技术标准。这项技术的施行有时需要内镜医师充满想象力、创造力和具有超高的内镜技巧，充分利用专用和非专用器械。所需的器械一般在任意内镜中心都有供用，且价格相对便宜。内镜支架取出成本不应高于其他替代方案如外科手术或经皮经肝途径。没有相关研究比较各种不同的支架取出技术的有效性。此外，也没有研究评估不同治疗措施的成本效益比。

选择合适的技术对于能否成功取出支架很重要，需考虑多种因素，包括可以获取的器械、内镜医师的经验、支架类型和支架在胆管内的位置。对未发生移位的支架，最好的方法是使用圈套器或鼠齿钳直接抓取支架伸入十二指肠腔的尾端，该方法经济、简单、易操作，常用于取出胆道 PBS、cSEMS 和置入时间较短 uSEMS 支架。如果支架取出后还需要进行 ERCP 操作，并且预期属于困难插管者，则应选择可以保持胆管路径的技术，如套索技术或其改良方法，或者使用专用的支架取出器。当 PBS 的远端嵌入胆管壁或支架内移位进入扩张的胆管内时，将导丝插入支架极其困难，使用鼠齿钳或取石网篮的间接抓取技术会有帮助。处理被包埋的 cSEMS 或 uSEMS 时，最好选择 SIS 技术，次选剥离法。如果 SEMS 发生部分移位并已经嵌入对侧十二指肠壁中，首先应尝试将活检钳经支架的网眼插入支架中锚定并取出支架。如果未能取出，可以尝试导丝网篮套索法，最后选择使用 APC 裁剪技术。

有症状的远端移位支架最好的取出方法是直接抓取法，无论胆管扩张与否，近端移位支架的取出仍具有一定的挑战性。最常用的方法仍为鼠齿钳间接抓取法，其次为球囊取出技术。对于胆总管结石和显著胆管扩张的患者，取石球囊、取石网篮或圈套器技术特别适用。Soehendra 支架取出器联合导丝能有效取出不伴有胆总管扩张的近端移位支架。

二、胰管支架取出

一旦达到预期疗效，没有自发脱落的支架都必须取出。成功的胰腺支架放置和取出需要了解各种技术的特点、不同的适应证和可能的不良事件。强烈建议由经验丰富的内镜医师来进行胰管支架的操作，提高操作和临床成功率。

同胆道支架一样，胰管支架放置中最常用的是塑料胰管支架（PPS）；但有关 cSEMS 在胰管中的使用、安全性和有效性的报道越来越多。相比之下 uSEMS 的适应证却很少（仅用于不可切除的有症状的恶性胰管梗阻）。

胰腺支架放置最常见的适应证之一是预防PEP。通常对 PEP 高危人群置入小口径 PPS，90%的支架在放置后 4 周内均可发生自发性脱落并排出体外。越来越多的研究评价了 cSEMS 在慢性胰腺炎相关的胰管狭窄治疗中的应用。其效用同胰管多根 PPS 相当，但仍需要进一步研究以确定理想的目标人群并解决成本 - 效益问题。

（一）适应证和禁忌证

与胆道支架放置不同，胰腺支架几乎全部用于良性疾病，因此绝大多数必须取出。唯一例外是用于预期寿命较短的患者或用于胰管断裂综合征治疗的患者，对后者而言，长期留置的塑料支架能够有效减少胰周液体积聚再发，具有良好的

安全性。预防性 PEP 中放置的胰管支架，多数可以自发脱落并排出体外，只有对未发生脱落的支架才需要取出。

除已达到支架治疗目的外，取出胰腺支架的其他主要适应证为支架相关的不良事件。

1. 支架堵塞　大约 50% 的胰腺支架在放置 6周后发生堵塞，3 个月内就会全部发生堵塞。支架堵塞的中位时间估计为 35 天，而预测堵塞的危险因素尚不明确。支架堵塞的机制尚不清楚，使用显微镜观察堵塞的胰管支架可发现胰腺分泌物沉淀、碳酸钙晶体和细菌。尽管大多数胰腺支架在短时间内发生堵塞，但根据发表的文献显示有少数患者（6%）出现临床症状，包括胰腺炎或疼痛。可以通过定期取出和（或）更换支架来预防堵塞。有研究表明大口径胰管支架堵塞率低。一项研究纳入23 例慢性胰腺炎导致胰管狭窄患者，使用 10Fr 支架置入治疗 2 个月后支架堵塞率仅为 13%。然而在一项纳入 47 例接受 PPS 治疗的慢性胰腺炎患者的评估研究中，多因素分析发现支架直径 >8.5Fr 是支架堵塞的危险因素。其理论推测是较大的胰腺支架可能会降低胰管内压力梯度，从而导致胰管内部胰液流速变慢，导致胰液沉淀增加，加速堵塞的发生。这些相互矛盾的数据体现根据适应证选择支架大小的重要性，同时确保支架取出 / 交换的最佳时间段以使不良事件发生风险最小化。

2. 支架移位　支架移位可以是向内部（近端）或外部（远端）。除了无法达到治疗效果或罕见的支架嵌入肠壁和造成穿孔，支架远端移位通常不会引起不良事件。胰管支架近端移位可能会带来严重不良影响，且其取出对内镜医师来说是一个严峻的挑战。支架移位总的发生率较低，为 4% ～ 10%。在最早发布的一系列报道中，近端移位的发生率为 5.2%，远端移位发生率为 7.5%。近端移位的危险因素是支架置入之前被诊断为奥迪括约肌功能障碍（*OR*：4.2，95%*CI*：1.0 ～ 16.4）和支架长度大于 7cm（*OR*：3.2，95%*CI*：1.01 ～ 10.0）。在一项纳入 386 例 PPS 的大样本单中心回顾性研究中，5 例（1.5%）发生

近端移位。在慢性胰腺炎相关的胰管狭窄患者中，系统评价显示 cSEMS 与多根 PPS 总体移位率分别为 8.2% 和 10.5%。

在一个回顾性系列报道中，20/26（77%）近端移位的 PPS 可以通过内镜取出，大多数采用取石球囊或网篮，其中尚有 3 例（11%）胰管留在原位而没有临床不适表现，另外 3 例（11%）需要手术取出。在最近的一个系列报道中，内镜支架取出率相似 [18/23（78%）]，其中 9 例（39%）需要多次操作才能取出，大多数支架由取石球囊取出。5 例支架（22%）取出失败，其中 4 例（17%）进行手术治疗，1 例（5%）继续观察而未取出支架。

3. 支架相关的胰腺导管和实质改变　支架置入后可引起胰管和胰腺实质发生慢性胰腺炎样改变。早期报道显示在接受 PPS 治疗的患者中，36% 的患者发生了因支架损伤和胰管分支被堵塞所导致的胰腺导管改变。对 PPS 治疗的 40 例患者的回顾分析显示 PPS 取出后 80% 的患者出现了新的胰管形态学改变，包括胰管不规则、狭窄和分支改变；在随后的随访中，64% 病变完全恢复正常，32% 得以改善，5% 保持不变。在另一项纳入 25 例接受 PPS 治疗患者的研究中，支架取出时的超声内镜评估发现 17/25（68%）的患者发生实质变化，其中 16 例接受了胰管造影检查，发现其中 9 例患者（56%）发生了新的胰管改变。有趣的是，使用 EUS 对 4 例患者进行长期随访（平均 16 个月），2 例患者在先前支架置入部位发现局灶性慢性胰腺炎改变。最近的一项纳入 32 例接受胰腺 cSEMS 治疗的研究中，5 例患者（15%）出现了支架诱导的新发狭窄，其中 4 例患者换用更长支架治疗 2 个月后完全恢复正常。总体而言，在胰腺支架取出后，大多数支架诱导的变化似乎有所改善；然而一小部分个体留下了胰腺损伤的后遗症。

胰腺支架取出的禁忌证与先前讨论的胆管支架取出禁忌证一致。

（二）支架取出的时机

相对于胆道支架，大多数胰腺支架的口径较小，因此，应更早地进行支架取出和（或）更换。支架取出的最佳时机取决于所用支架的数量、口径大小和类型。此外，支架放置时的适应证也可以帮助确定支架取出的间隔。对于慢性胰腺炎相关胰管狭窄的治疗，可能需要适当延长支架放置的时间，以便起到足够的支撑和重塑作用。有研究显示，针对单根 PPS 治疗效果不好的胰管狭窄患者，可以放置多个较大口径的 PPS，部分报道中，支架留置时间可长达 12 个月。另一种替代方法是放置 cSEMS，建议在 3 个月内取出。

对于预防性胰管支架放置后如何评估是否发生自发脱落，我们的实践经验同文献中报道的一致，一般在支架放置后 4 周内复查腹部 X 线平片，如果支架仍在位，则必须通过内镜取出。

（三）技术

除了个别例外情况，内镜下胰管支架取出术基本上与胆管支架术相同。对于没有慢性胰腺炎基础、胰管内径正常的患者，操作相关胰腺炎的风险明显增加，因此内镜医师在操作时应十分小心细致，最大限度地减少对胰管壁和胰管开口的损伤。慢性胰腺炎患者可以耐受支架取出时的有创操作，且胰腺炎等不良事件的风险低。如果需要进一步针对胰管进行评估，应特别注意在胰管支架取出之前建立好胰管通路，尤其是在副胰管支架取出前，因为后者插管难度大。另外，在胰管支架旁留置导丝可以引导附件，增加胰管支架取出的可能性（图 24-6）。

如果存在胰管狭窄，确定支架和狭窄的相对位置对决定采取何种支架取出方法具有重要的参考意义。其他关键原则还包括优先考虑患者安全性、确保支架完整取出（图 24-7）并进行全面检查以明确有无医源性损伤，同时评估支架放置后的疗效（图 24-8）。

同胆管支架取出术一样，可用直接抓取技术轻松取出未移位的胰管支架。通常使用圈套器或异物钳来抓住支架的远端后经胰管开口拖出。如果需要进行支架更换或后续胰管造影，套索技术可以在保持胰管路径的同时完成支架的取出（图 24-9）。用直接抓取技术取出支架后，再次胰管插管可能会很困难，导丝可能会进入分支胰管或假道，影响后续的胰管置入。套索技术是通过用括约肌切开刀对支架的内腔进行插管来实现，刀头的可弯曲性有利于导丝插入支架内腔，插管时

应避免在支架端口施加过大压力，以免将支架向更远侧（朝向尾部）推进，增加支架取出的难度。

取出近端移位的胰腺支架具有一定的挑战性，如果支架的远端（下游）存在胰管狭窄，会增加支架取出的难度。取出这类支架的技术有很多种，但

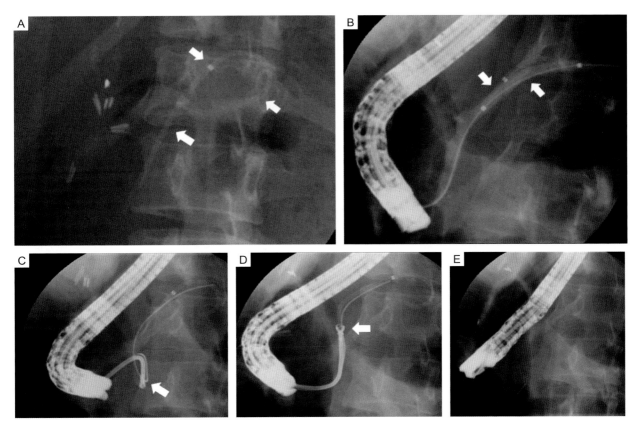

图 24-6 近端移位的胰管支架的取出，在支架旁插入导丝以引导取出方向。A. 术前透视图可见胆囊切除术后的金属夹和反向置入的单猪尾胰管支架，支架的猪尾端释放后盘曲在胰腺内；B. 循支架旁导丝置入扩张球囊，尝试取出支架失败；C ~ E. 导丝引导鼠齿钳插入抓取支架尾端，向近端推动，并成功将支架从胰管内取出

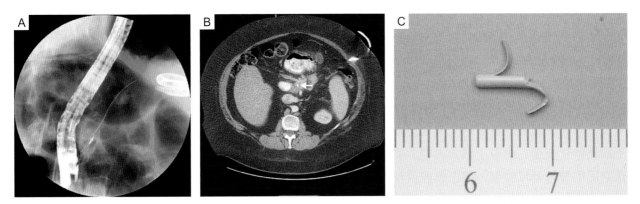

图 24-7 取出留滞在胰管内造成慢性胰腺损伤的支架碎片。A.CT 显示近端移位的胰管支架头端碎片（箭头）和假性囊肿经皮引流管；B.ERCP 术中用带导丝的网篮取出近端移位的胰管支架头端碎片，12F 单猪尾引流管位于假性囊肿囊腔内；C. 取出的胰管支架头端碎片（经授权重印）

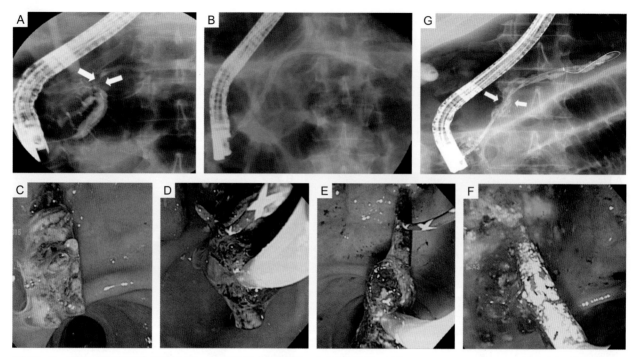

图 24-8　取出延期留滞的胰管支架，并评估狭窄缓解情。A 和 B. 置入 2 根 7Fr ~ 12cm 的 PBS 以治疗慢性胰腺炎所致的胰管颈部重度狭窄（箭号），该处既往曾形成胰腺炎脓肿，并行内镜引流治疗。该患者失访 12 年后再次复诊时腹部 CT 显示 2 根滞留并硬化的胰管支架，胰腺实质广泛钙化；C. 内镜视野下滞留的胰管支架；D 和 E. 导丝从支架旁插入，圈套器直接套住每根支架尾端依次取出支架；F. 球囊清理出大量胰管内软性结石及碎渣；G. 胰管造影显示既往胰管颈部重度狭窄（箭号所示为原狭窄部位）已缓解。由于患者为慢性胰腺炎且依从性差，未再置入支架治疗

绝大多数报道中最常使用取石网篮套住支架，或者将取石球囊放在支架的近端或旁边，适当的膨胀后，用力将支架拖入十二指肠腔。在一项纳入 23 例近端移位 PPS 的回顾性研究中，18 例采用内镜取出，最常用的技术是球囊取出技术［8/18（44%）］，其次为间接抓取技术［6/18（33%）］、套索技术［2/18（11%）］、取石网篮取出技术［1/18（5%）］及放射介入用的圈套器取出法［1/18（5%）］，其中的大多数病例还进行了经乳头胰管支架更换［15/22（68%）］。需要注意的是，在该报道中，支架下游胰管狭窄导致内镜下支架取出失败。

由于胰管和胆管系统在解剖形态学和内径的差异，前面提到的很多胆道支架取出技术不能用于取出胰管支架。受限于胰管内径，需要一定操作空间的技术难以施展，如在管腔内形成环襻来套住或抓取支架的技术。因此也有报道选择适用于小管腔的血管介入器械来取出胰管支架。

套索技术亦可用来复位向近端移位的胰管支架，既实用又方便操作。该方法最初报道是在恶性胆管梗阻时用来恢复胆管支架位置的，在支架内腔或在支架旁插入导丝，然后将略微打开的圈套器套住导丝并循之插入胰管，直到到达支架的远端，然后仔细缓慢打开圈套器并抓取支架，向外轻柔牵拉取出支架，在此过程中不要过于收紧圈套器，以免勒断胰管支架。

使用 SpyGlass（Boston Scientific，Marlborough，MA）进行直接胰管镜检查亦被用于困难胰管 PPS 的取出。一种情况是将 SpyGlass 经乳头开口送入胰管内直至移位支架附近，借助 SpyBite 钳（Boston Scientific）直接抓取和取出支架。另一种情况是将 SpyGlass 送至支架的远端，直视下先将导丝插入胰管支架，然后退出 SpyGlass，改用 Soehendra 支架回收器可顺利取回移位支架。但需要重点注意的是，目前的 SpyScope 尖端内径为 10Fr，因此事先必须确保胰管的直径足够大以便完成 Spyglass 的插入。

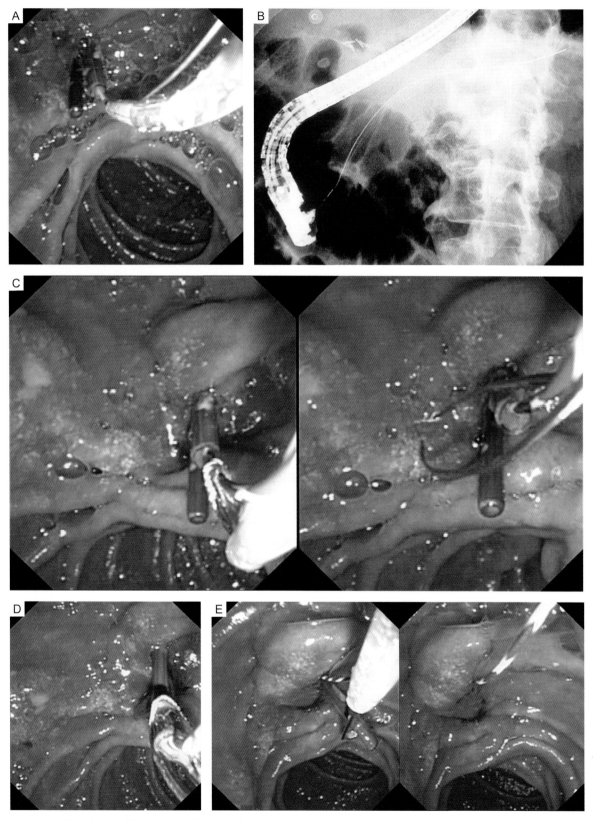

图 24-9　83 岁患者因胰管狭窄置入 2 根 PPS（分别为 5Fr 和 7Fr），并计划于 6 周后更换支架。图示使用套索技术取出支架。A. 用括约肌切开刀对 7FrPPS 进行插管；B. 导丝通过支架内腔进入胰管尾部；C. 息肉切除用的圈套器循导丝插入并套住支架；D. 圈套器套紧支架后循导丝取出，导丝保留在胰管内；E. 沿导丝旁送入圈套器，直接套住第二根支架并取出。PPS. 塑料胰管支架

还有其他一些新的关于胰腺支架取出的技术，为了取出近端移位的 10Fr PPS，将导丝穿过支架内腔后将一根新的 7Fr PPS 推入 10Fr PPS 中，最后直接抓取 7Fr/10Fr 嵌合支架后一起取出。对于因术后解剖改变而不能行常规胰管插管的患者，可以选择经 EUS 会师技术进入主胰管辅助取出支架（图 24-10）。在一项单中心回顾性报道中，通过 EUS 配合 19G 穿刺针和导丝将两根滞留的外科术中置入的胰管支架通过推入空肠而顺利取出。

（四）不良事件及处理

先前引用的文献报道中，操作相关不良事件达到 13%，包括胰管断裂和胰瘘［1/23（4.3%）］、支架断裂［1/23（4.3%）］和［PEP1/23（4.3%）］。Moffatt 等发布的一项预防性胰腺支架滞留的大样本研究中，支架取出所致 PEP 发生率为 3%。一项纳入 36 例近端移位 PPS 的研究中，支架取出后出现了 5 例 PEP（13.9%），1 例感染（2.8%）和 1 例出血（2.8%）。

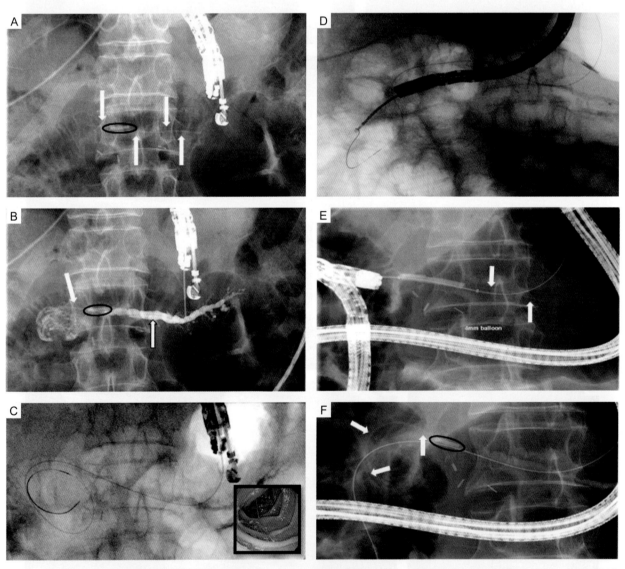

图 24-10　外科术中留置的胰管支架发生近端移位，小肠镜因未能辨识胰管十二指肠吻合口而无法取出支架，使用 EUS 会师技术取出。A. 术前透视图像（箭号所示为留滞的胰管支架位置，黑色卵圆形圈所示为外科术中使用的金属夹）；B.EUS 引导的胰管造影图；C. 导丝穿过胰管支架进入十二指肠腔（箭号所示为支架位置）；D. 鼠齿钳抓取导丝；E 和 F. 用扩张球囊取出支架。EUS. 超声内镜

（五）相对成本与技术选择

关于内镜取出胰腺支架的标准方案和流程尚未明确，与胆管支架取出类似，取出胰管支架使用的都是大多数内镜中心均具备的常用器械，所以费用不算昂贵。

对于未发生移位的胰管支架，应采用直接抓取技术。如果需要后续胰管操作，则更倾向于可以将导丝保留在胰管内的套索技术。

对于近端移位的 PPS，Price 等报道大多数的病例可以使用取石球囊和间接抓取法成功取出。尽管操作难度较大，但如果能将导丝插入支架内腔，会有利于支架（尤其是近端移位的）的取出。对于支架远端胰管狭窄的患者，往往需要先用柱状球囊扩张胰管狭窄段。如果上述方法均失败，亦可考虑 Spyglass 直视下取出支架，但必须慎重选择病例，以确保胰管直径可以通过 10Fr 的 Spyglss。

三、双蘑菇头覆膜金属支架的取出

LAMS 的研发拓展了胃肠道支架放置的适应证，如胆总管和胆囊的透壁引流，同时为解决症状性的胰周液体积聚提供了新的通路。其设计呈哑铃状，两端带有防移位的侧翼，特别适用于在跨越两个相邻内腔放置。初步研究数据发现还可将其用于治疗良性肠道狭窄和胃肠吻合，应用前景良好。

（一）支架取出的适应证、禁忌证和时机

目前还没有公认的 LAMS 用于胆胰引流的标准置入流程，因此也没有可供参考的标准取出流程。

LAMS 用于胰周液体积聚的引流时，一旦积液已充分引流，就应该将其取出。但具体时机取决于临床情况和当地的治疗经验。

LAMS 用于胆道引流时（即经十二指肠胆管引流术和经十二指肠胆囊引流术），主要用于改善预期寿命较短患者的临床症状，因此仅在少数特殊情况下取出。

（二）技术

取出 LAMS 最常用的是直接抓取技术，可以使用鼠齿钳或圈套器套住支架的防移位侧翼后取出。一般选用工作钳道较大的治疗胃镜或十二指肠镜。一旦成功抓取并抓牢 LAMS，通过内镜钳道时支架会发生收缩便于取出。若不能通过内镜钳道，可随内镜退出而取出支架。

对于被包埋的 LAMS 来说，取出时最重要的是确认支架移位后的瘘道。我们以前在 LAMS 支架内放置一根短双猪尾支架，以避免支架移位并保留置入时的通道（图 24-11）。但是，这种处理方式并未被广泛接受，取决于各内镜医师的偏好。确认支架移位后的瘘口后，可以使用导管或扩张球囊向瘘口内注射造影剂确认其与支架相通。随后扩张瘘道，使用鼠齿钳直接抓取支架将其从瘘道内取出。

有关 LAMS 向消化道管腔移位的风险和顺利通过胃肠道排出体外的数据较少，但已有关于移位支架引起肠梗阻需要剖腹探查手术取出的报道。

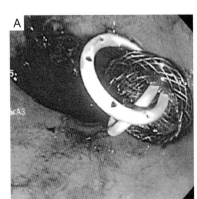
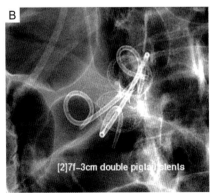
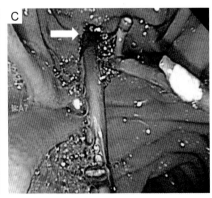

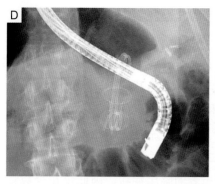 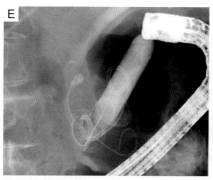 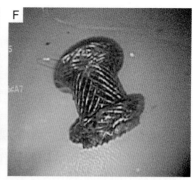

图 24-11　取出被包埋的双蘑菇头覆膜金属支架，该支架在对有症状的慢性胰腺炎假性囊肿患者行囊肿胃造瘘术时置入。A 和 B. 透视和内镜图示刚置入的用于囊肿胃造瘘术的双蘑菇头覆膜金属支架和其腔内 2 根 7Fr ~ 3cm 双猪尾支架；C 和 D. 内镜和透视图示双蘑菇头支架被包埋。箭号所示为被包埋的蘑菇头。注意双猪尾支架仍然在位，保持了双蘑菇头支架移位后瘘道的通畅性，并有助于支架的取出；E. 对准瘘道插管，当透视下确认导丝位置后，扩张球囊扩张瘘道，鼠齿钳成功取出支架；F. 内镜视野下被取出的支架

四、小结

内镜下取出胆道和胰管支架具有挑战性，其成功与否取决于多种因素，包括是否有合适的器械以供使用、特定取出技术的操作经验、多学科决策等，还受到专业性、各中心治疗经验和解剖学差异等多因素的制约。LAMS 在胰胆疾病引流治疗方面有良好的前景，但仍需更多的纵向研究结果支持来制定标准的取出流程。

第 25 章

十二指肠乳头切除术及壶腹切除术

Shayan Irani, Richard A. Kozarek

张险峰　王向平　译

壶腹部肿瘤（参考第 38 章）较为罕见，在美国年发病率为 3000 例，经尸检发现其发病率为 0.04% ～ 0.12%。除各种良、恶性肿瘤外，有其他壶腹疾病如乳头炎、十二指肠胃上皮化生、胰腺腺泡增生等时，内镜检查亦可发现乳头肿大或其他异常改变（图 25-1）。壶腹肿瘤可以根据它们的组织来源分为：源于黏膜上皮（如腺瘤、腺癌、淋巴瘤）和源于黏膜下组织（如神经内分泌肿瘤、平滑肌瘤、脂肪瘤、胃肠道间质瘤、淋巴管瘤、纤维瘤和错构瘤）。腺瘤是壶腹部最常见肿瘤，虽然其在一般人群中罕见（不到壶腹周围肿瘤的 10%），但对于遗传性结肠息肉综合征患者，尤其是在家族性腺瘤样息肉病（FAP）及其亚型患者中，其发病风险升高 2 ～ 3 倍。FAP 患者中 40% ～ 100% 会罹患十二指肠腺瘤，其中相当一部分患者会发生癌变。壶腹腺瘤可源于表层上皮或乳头内衬上皮。

既往资料显示，壶腹部腺瘤发现较晚，且恶变发生率高。患者因病变增大引起诸如胆管炎、胆汁淤积、胰腺炎、非特异性腹痛等梗阻症状，少数患者可出现出血症状。以往内镜治疗主要以解除梗阻性黄疸为目的，包括胆道括约肌切开术及胆道支架置入术。目前随着内镜医师对该病的认识逐渐增加及 CT 和 MRI 等断层影像技术的广泛应用，这些病变可在其恶变发生率低的早期被发现。FAP 随访患者，或因其他如胃食管反流病（GERD）、消化不良、巴雷特食管患者在定期内镜检查时，越来越多的无症状壶腹腺瘤病灶被发现。

一、治疗方案选择

一旦经活检确诊为壶腹部腺瘤，患者有 4 种治疗方案可选择：①密切内镜随访观察，胆汁淤积时置入胆道支架；②不置入胆道支架的内镜下乳头切除术；③外科十二指肠壶腹切除术或局部切除术；④胰十二指肠切除术（Whipple 术）。尚无临床试验证实那种治疗方法疗效更佳。对于治疗方案的选择受多因素的影响，包括病变的特点、患者的意愿、可能会影响外科手术的合并症、当地内镜和外科专家的技术水平及病变是散发腺瘤还是 FAP。对于病变超过 4 ～ 5cm、高级别上皮内瘤变、原位癌、断层影像或超声内镜检查发现淋巴结转移者，应考虑胰十二指肠切除术。然而，有小样本研究报道通过内镜下乳头切除术完全能

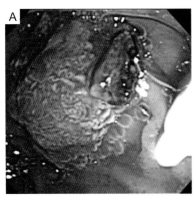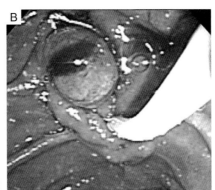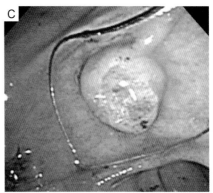

图 25-1　可被误认为壶腹腺瘤的肿大凸起的乳头。A. 乳头炎；B. 胃小凹型化生；C. 胰腺腺泡增生

够切除局灶性、低级别、早期 T_1 壶腹腺癌。

虽然胰十二指肠切除术的治愈率最高、复发率最低，但其手术并发症发生率高达 25%～63%，死亡率为 0～13%（恶性疾病患者死亡率更高）。一般而言，十二指肠壶腹局部切除术的并发症发生率（14%～27%）和死亡率（0～4%）较低，但复发率高达 0～32%（平均 18%～20%），因此需要长期的术后内镜随访。一个 38 例患者的回顾性研究表明，壶腹切除术与胰十二指肠切除术相比，手术时间短（169 分钟 vs 268 分钟）、预计失血量少（192ml vs 727ml）、平均住院时间短（10 天 vs 25 天）和总体并发症发生率低（29% vs 78%）。乳头腺瘤外科局部切除术并发症发生率和死亡率低，但复发率高，因此随着肠镜下息肉切除技术成为结肠大息肉的常规治疗手段，内镜下乳头切除术也开始成为能替代外科手术的治疗可靠方法。

1983 年 Suzuki 等第一次报道了内镜下十二指肠乳头切除术，1993 年 Binmoeller 等首次报道了大样本病例研究。过去的 20 年中更多的相关研究相继发表，证明该术成功率高，并发症发生率及死亡率低。因此，越来越多的壶腹腺瘤患者接受内镜下十二指肠乳头切除术作为首选治疗手段。

二、对于 FAP 的建议

在 FAP 患者中，80% 进展为壶腹腺瘤，5% 以上会恶变。对于 FAP 患者的壶腹部腺瘤进行完整切除并不能消除复发及出现新的上消化道癌症的风险，这增加了对该类患者临床处理的复杂程度。幸运的是，在 FAP 患者中上消化道腺瘤恶变的风险较低。在一项对于 114 例 FAP 十二指肠和壶腹部腺瘤的大样本随访观察中发现，十二指肠息肉中 26% 出现体积增大，32% 出现病灶数量增多，11% 出现组织学进展。乳头腺瘤中 14% 出现形态学进展，11% 出现组织学进展，在平均 51 个月随访中仅有一位患者恶变为壶腹周围癌。一些专家认为 FAP 患者的壶腹部腺瘤如未出现肿瘤迅速增大或高级别上皮内瘤变，可予以定期内镜活

检随访，而非切除。这种方法的最明显的好处是避免了切除治疗的相关风险，其局限性是可能漏诊隐匿的高级别上皮内瘤变或癌变。一项对 33 例壶腹部腺瘤患者的研究（不一定是 FAP）显示，经手术病理证实内镜活检的 10 例高级别上皮内瘤变患者中 5 例已发生癌变，19 例低级别上皮内瘤变患者中 3 例已发生癌变。基于上述相互矛盾的临床研究，对于 FAP 患者壶腹腺瘤应按个体化治疗原则，除了病人的意愿和风险承受能力外，并应考虑到所有上述因素。

三、技术

2006 年美国消化内镜协会发布了关于内镜下乳头切除术的指南（框 25-1）。

（一）内镜评估

1. 常规内镜　对壶腹部可用常规直视镜进行检查，但最好用十二指肠镜观察。大的壶腹旁憩室可能掩盖壶腹部，影响内镜检查效果（图 25-2）。壶腹部腺瘤的内镜下表现不一，合并 FAP 时可表现为大致正常，也可呈轻度肿大，或为侧向发育，

框 25-1　技术总结

- 断层影像技术（CT 和 MRI）不作为壶腹腺瘤分期的常规检查，但对于体重明显下降及胰胆管扩张的患者则应进行该类检查以评估是否存在淋巴结及远处转移
- 超声内镜有助于明确病灶的大小、浸润深度、导管受累程度及解剖结构辨认，但其不作为常规检查，特别是对于无黄疸、急性胰腺炎病史及胰胆管扩张的小病灶
- ERCP 用于所有病例的乳头切除术前评估，了解是否存在胰胆管受累，以及辨别是否存在如胰腺分裂等胰管解剖结构异常
- 使用十二指肠镜以类似于结肠息肉圈套切除术的方式进行乳头切除术，通常采用混合电流
- 对部分患者可以采用热消融术可作为辅助治疗
- 对于全部患者均应尝试预防性胰管括约肌切开术及胰管支架置入术
- 推荐常规行胆道括约肌切开术，如胆管引流好无须置入胆道支架
- 完全切除术后肿瘤仍存在局部复发可能，因此术后随访至关重要

亦可呈颗粒样或息肉样，伴或不伴溃疡（图 25-3）。NBI、FICE 或放大内镜有助于进一步确定某些病例的病变特征。仅凭如肿瘤较大、质脆、溃疡、质硬等一些可疑恶性的镜下改变，尚不能确诊，还需内镜活检证实其病理性质。然而内镜活检很难检出隐匿的腺瘤恶变。壶腹部腺瘤的恶变率为 20%～30%。经病理证实癌变的患者中，内镜活检阳性率仅为 40%～89%。上述数据可能支持对所有患者均行根治性手术治疗，但这些数据主要

来源于外科手术患者，可能存在选择偏移。目前许多壶腹肿瘤均在早期通过常规内镜检出。近期数个超过 100 例患者的大样本内镜临床观察发现，25%～33% 的壶腹部腺瘤系偶然发现或无症状病灶。乳头切除术标本的恶性率为 6%～8%。此外，对于一些活检虽未发现癌变但具有以下临床、内镜和影像学特征的患者不宜行内镜下乳头切除术，诸如明显消瘦、黄疸、肿瘤超过 4cm、质脆、溃疡形成、活动度差、胆管扩张，特别是 EUS、MRCP 或切除时胆道造影证实病变向胆管内生长的病例。笔者对一组 102 例行乳头切除术患者的研究表明，其中 8 例（7%）发现为浸润性癌。这 8 例患者中，2 例因严重的并发症无法耐受胰十二指肠切除术；仅 6 例（5%）患者系行内镜下乳头切除术后被最终病理确诊为浸润性癌。因此，虽然活检诊断浸润性癌存在一定的漏诊率，但只有少数有浸润性癌的病灶看起来可以在内镜下切除。随着更多中心将 EUS 作为所有壶腹腺瘤常规检查，

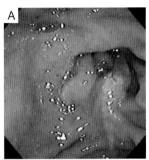
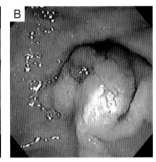

图 25-2　A. 被乳头旁憩室遮挡的壶腹腺瘤；B. 翻开遮挡的周围黏膜后壶腹腺瘤显露更佳

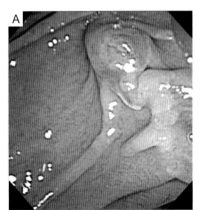
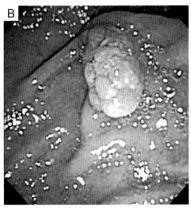
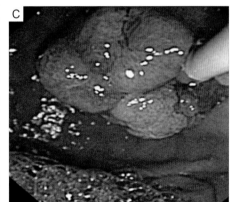
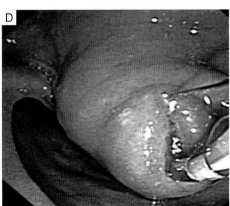
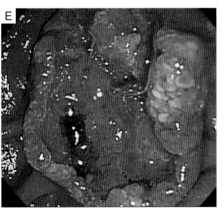

图 25-3　内镜视野下不同形态的壶腹腺瘤。A. 家族性腺瘤样息肉病患者的正常形态的乳头上生长有微小腺瘤；B. 平坦型的乳头腺瘤；C. 颗粒状息肉状腺瘤；D. 单纯导管内腺瘤；E. 凹陷型乳头腺癌

大多数学者推荐选择性对部分患者行术前 EUS 筛查，可进一步避免不必要的乳头切除术。最近，一项 56 例壶腹肿瘤研究中发现组织学和免疫组化特征对正确地选择外科手术或内镜切除有帮助。壶腹周围肿瘤、肠上皮来源、*CK20* 高表达者适合内镜下乳头切除术。相反，胆胰来源肿瘤或 *CDX2* 阴性的肠上皮来源肿瘤合并胆胰管浸润的可能性大，更适合外科手术切除。

2. 超声内镜和管腔内超声 一些学者建议对所有壶腹腺瘤患者均行 EUS 检查，其他则认为仅需对部分患者行 EUS 检查。如上所述，出现消瘦、黄疸等临床表现，影像学检查提示胆管扩张及内镜下形态异常（如质脆、溃疡、质硬，笔者认为肿瘤超过 2cm）时，在行乳头切除术前必须予以 EUS 检查。EUS 能很好地评估肿瘤大小、浸润十二指肠壁深度、胆胰管受累及壶腹周围淋巴结等情况（图 25-4）。EUS 对于肿瘤 T 期的判断非常好（83% ～ 90%），优于 CT 和 MRI。对于 N 期的判断有报道认为 EUS 优于 CT（84%vs68%），另一些报道则认为 EUS、CT 与 MRI 准确率类似（68%vs59%vs77%）。然而，患者如曾行乳头括约肌切开术或置有胆胰管支架均能降低 EUS 对肿瘤 T 期判断的准确率。

对于黏膜内癌（pT1）患者的治疗方案仍存在争议。在这些患者中，尚未出现淋巴管、血管的侵犯及淋巴结转移。如可明确排除胆管或胰管浸润，局部切除是可行的。对评估肿瘤是否浸润奥迪括约肌仍具有挑战性。胆胰管内超声（IDUS）可有经乳头或经皮两种入路。因为高频超声探头（20 ～ 30MHz）的应用，与 EUS（7.5 ～ 10MHz）相比，IDUS 具有更高的分辨率。目前已有 3 个 EUS 及 IDUS 诊断壶腹癌的临床对照研究。Itoh 等报道，对 32 例经外科手术壶腹癌患者的 EUS 及 IDUS 诊断准确率研究表明，IDUS 的 TNM 分期准确性与 EUS（88%vs90%）相似，但 IDUS 在辨别奥迪括约肌是否受累及精细的分期方面具有优势。Menzel 等进行了一项 27 例接受外科手术治疗的壶腹部肿瘤患者（腺瘤 12 例，腺癌 15 例）的前瞻性研究，他们认为 IDUS 对于肿瘤的观察及分期明显优于 EUS，分期准确率分别为 93% 和 62%。Ito 等通过对 40 例壶腹部肿瘤患者（腺癌 33 例，腺瘤 7 例）进行 EUS 及经乳头 IDUS 检查后发现，IDUS 对于 T 期的判断准确性略高（78%vs62%），但对于诊断是否存在胰胆管受累则无明显优势（90%vs88%）。因 EUS 与之性能相似，且目前缺乏更多的研究数据，IDUS 暂不推荐为常规检查。然而，随着探头的技术改善，IDUS 可能会更加普遍地用于诊断早期壶腹癌的细微的浸润病灶，以避免不必要的乳头切除术。

3. 内镜下逆行胰胆管造影术（ERCP） EUS 一般作为乳头切除术的术前检查，以提高分期的准确性；而在乳头切除术时行 ERCP 则有助于判断胰胆管内是否存在肿瘤侵袭，还可以行乳头括约肌切开术及支架置入。若无法行 EUS 检查或检查结果模棱两可，则术前行 ERCP 检查评估是否存在胰胆管内受累是至关重要的（图 25-5）。如有

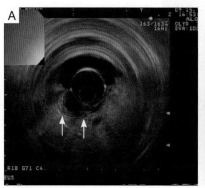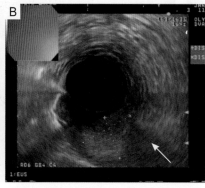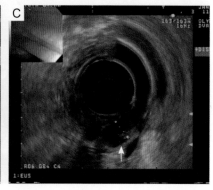

图 25-4 壶腹肿瘤的超声内镜检查。A. 病灶局限于黏膜下层，固有肌层（箭号）完整；B. 病灶（箭号）侵及固有肌层，不宜行乳头切除术；C. 病灶侵及胆管内（箭号），不宜行乳头切除术

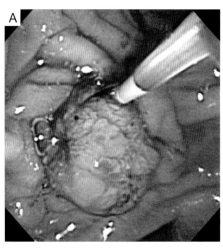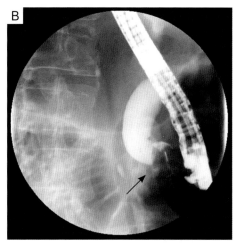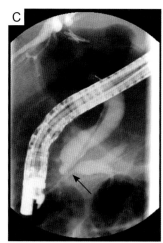

图 25-5　壶腹腺瘤的 ERCP 检查。A. 进行导管造影；B. 造影显示病灶生长侵犯到胆管内（箭号），不宜行乳头切除；C. 造影显示病灶生长侵犯到胰管内（箭号），不宜行乳头切除术

发现胰胆管受累，尤其是受累管腔长度超过 1cm 时，应考虑外科手术治疗。胰胆管造影成像可显示其解剖形态，有助于乳头切除术后胰胆管插管；此外，造影成像可明确是否存在胰腺分裂，避免不必要的胰管支架置入。

（二）内镜下十二指肠乳头切除术

内镜下切除范围局限于主乳头胆胰管开口周围组织及相邻十二指肠壁的黏膜和黏膜下层。内镜下乳头切除术难以切除侵犯胆总管及胰管的肿瘤。临床工作中，内镜下乳头切除术和内镜下壶腹切除术常相互替代。然而，壶腹部切除系指环形切除肝胰壶腹，并且重新将胰胆管分别独立造口于十二指肠壁，这无法通过内镜治疗完成，需要外科手术切开十二指肠并切除与壶腹部十二指肠壁毗邻的胰腺组织。因此，对内镜下切除壶腹部病变，使用内镜下乳头切除术这一术语较内镜下壶腹切除术更合适。

内镜切除术的目的是实现对壶腹肿瘤的完全切除。现已有多种不同的技术可行乳头切除术，但因缺乏大样本的对比研究，目前对何种操作方式最佳尚未达成共识。在决定如何最好地切除壶腹部腺瘤时，内镜专家必须确定病变的边缘（对于平坦型病变、弥散型病变或存在壶腹周围憩室的部分病例会难以判断）。一般而言，乳头切除术使用十二指肠镜以类似于结肠镜圈套器切除息肉

的方法来切除壶腹肿瘤。目前尚无证据支持在术前预防性使用抗生素，但类似于 ERCP 和其他黏膜下切除术，我们常规术前给予抗生素，对术中可能损伤十二指肠固有肌层的部分患者术后继续使用 2～3 天抗生素。

1. 圈套切除术　乳头切除术通常采用结肠镜下息肉切除术所使用的的标准单极透热圈套器。大多数相关的研究中均未提及圈套器的大小及切除的方向。根据病变大小可选用直径 11～27mm 的息肉圈套器。一些作者选择柔软、易弯曲的圈套器，如 2.5cm AcuSnare 圈套器（Cook Medical，Winston Salem，N.C.），另一些则喜欢使用不易弯曲的硬圈套器，如 2cm 的带螺纹钢丝的卵圆形圈套器（SnareMaster，Olympus America Inc.，Center Vally，PA.）。柔软易弯曲的圈套器容易被抬钳器操控；硬质圈套则易置于与切除平面平行并与胰胆管垂直的位置，从而能在固有肌层面上方均匀切除病灶（图 25-6）。笔者推荐选择软圈套器用于切除带蒂或较大的病变，硬圈套器用于切除扁平或侧向发育的病变。将病变及乳头一起圈套并整块切除。采用混合的电流可减少出血的风险。虽然从任何方向圈套都可切除病变，但两项研究均推荐从口侧向肛侧套住肿瘤（圈套顶端放置在病变口侧），这样切除整个乳头相对更容易。

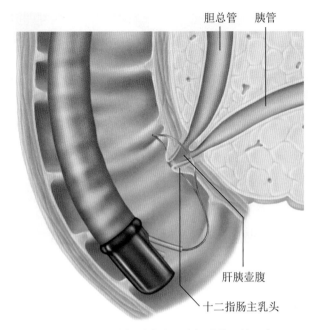

图25-6　内镜下乳头切除术的正确切除截面的示意图

2. 电流：纯切与电凝　尚无共识或指南关注内镜下乳头切除术所使用电流的输出功率或模式，在大多数研究中亦未具体规定这些设置。在所有研究中，使用单极电流的输出功率为 25～150W，通常选择 2 或 3 挡效应。电流模式也有不同，有人采用混合电流，也有人使用纯切电流，通常 40～50J。使用纯切电流是为了避免电凝模式引起的组织水肿。目前尚无随机对照研究比较不同电流输出强度和模式的差别。笔者在临床工作中，常使用 25W 单极混合电流。

3. 整块切除与分片切除　如可能应尽可能尝试病变组织整块切除，仅有一项研究表明采用整块切除较分片乳头切除术可降低肿瘤复发率（图 25-7）。然而，基于肿瘤外科手术的一般原则，首选整块切除的方式，这样完全切除肿瘤的可能性更高，并能更好地对切缘进行病理组织学分析。整块切除技术难度大，出现出血和穿孔的风险更高，尤其是存在以下一个或多个因素时：瘤体大、镜下操作受限及侧向发育型病变。在上述情况下，可进行分片切除，若病情需要，常辅助消融治疗。同时，分片切除需反复多次操作以彻底切除病变。术前用靛胭脂或亚甲蓝活体染色，或使用窄带成像技术帮助确定肿瘤边缘是非常重要（图 25-8）。

笔者推荐进行整块切除；若整块切除困难，可行分片切除。

4. 黏膜下注射的作用　对是否需在术前行黏膜下注射生理盐水或稀释的肾上腺素仍存在争议。从黏膜切除术前行黏膜下注射的经验推论，该法在理论上可减少出血和穿孔风险。黏膜下注射后病变有无隆起已被用来预测是否存在浸润性肿瘤，以避免不必要的内镜下乳头切除术。

如果进行黏膜下注射，可使用硬化治疗用注射针，注射的次数及注射液总量随病变的大小而不同。注射液中加入亚甲蓝有助于观察肿瘤，尤其是肿瘤边界。然而，壶腹部肿瘤与消化道其他部位的黏膜肿瘤不同，由于胰胆管穿行在黏膜下层中并开口于黏膜表面。黏膜下注射难以使胆胰管开口处的病变组织隆起，从而难以完整地切除

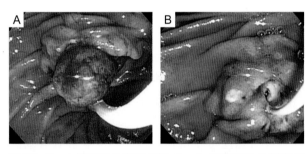

图 25-7　内镜下乳头整块切除术。A. 圈套器从头侧向尾部套住病灶；B. 乳头切除术后改变

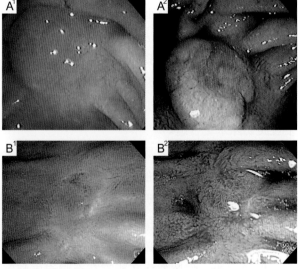

图 25.8　活体染色。A^1. 边界不清楚的壶腹腺瘤；A^2. 同一病灶用亚甲蓝染色后边界清楚；B^1. 乳头切除术后复发的小腺瘤，用靛胭脂染色后清晰可见（B^2）

乳头括约肌,并导致下一步胰胆管插管困难。此外,黏膜下注射可能增加术后胰腺炎风险。已报道的大多数病例未进行黏膜下注射。这并没有增加完整切除的难度或不良事件的发生率。笔者在乳头切除术前一般不进行黏膜下注射,除非是切除侧向发育型病变,在这种情况下,也会避免靠近乳头的黏膜下注射。

5. 零星报道的新技术　近来报道了一些不常用的内镜下乳头切除术新技术。一些作者报道了使用球囊导管联合圈套器成功切除向胆管内生长的壶腹部腺瘤的方法,将球囊在胆总管内充盈并向十二指肠腔内牵拉以利于切除向胆管内浸润的病变。Soma 等有类似的报道,在切除前使用双圈套器牵拉技术,该方法成功应用于 12 例壶腹肿瘤患者。Kim 等的报道纳入 72 例壶腹腺瘤患者,在乳头切除术前保留导丝于胰管内以保持术后胰管入路,将圈套器套在导丝上前进,完成乳头切除术后立即置入胰管支架。90% 的病灶能完整切除,胰腺炎发生率为 8%,平均随访 24 个月,复发率为 8%。一个多中心前瞻性随机对照研究中,22 例患者行导丝引导的乳头切除(WP),23 例患者行常规乳头切除术(CP)。尽管两组患者的胰管支架置入率有显著性差异(100%WP vs 65%CP),但病变切除率及术后胰腺炎发生率无显著性差异。尚需更多研究来证实这些新技术的可行性和安全性。

6. 标本的回收和制备　必须回收所有的切除标本以行病理学检查,这对于发现小的恶性病灶至关重要。必须在切除术后立即用回收网、圈套器、网篮或透明帽回收标本(图 25-9)。术前静脉注射胰高血糖素有助于防止肠蠕动导致标本进入肠腔下游而无法回收。有学者建议将标本用大头针固定于聚苯乙烯板并标明方向。病理报告应详细描述标本大小、外观、组织学、显微镜下深度及切缘和胰胆管是否受累。

7. 乳头括约肌预切开术　预切开胰管括约肌的理论基础是使乳头切除术后更容易胰管插管。在一项纳入 41 例患者的临床观察研究中,对所有患者行胰管括约肌预切开术和胰管支架置入术,

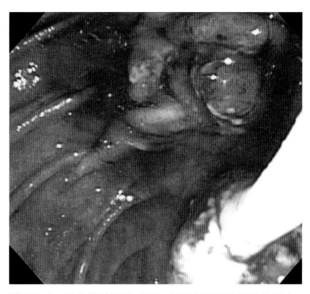

图 25-9　乳头整块切除术后,用圈套器回收切除的标本

以减少乳头切除术后并发症,并方便后续的其他积极治疗。在该研究中,在胰管括约肌切开后置入 5Fr ～ 5cm 的胰管支架,术后 1 个月进一步使用热消融术清除残余腺瘤组织,同时保留支架以避免胰管热损伤。支持胆道括约肌预切开的学者认为该法有助于完整切除胆管开口处的病灶,同时能在乳头切除术前提高管腔内浸润病灶的诊断准确率。尽管预切开有这些优势,但也存在明显的潜在风险,如对于壶腹部腺瘤行括约肌预切开将增加出血的风险。在上述纳入 41 例患者的临床研究中,仅 1 例出现括约肌切开后出血。预切开的其他潜在风险包括穿孔及十二指肠壁穿透,如果病灶存在恶变的话,理论上可导致肿瘤种植转移。然而,既往的研究中并无穿孔或种植转移的报道。更重要的是预切开术会导致对切除标本的热及机械损伤,从而不利于精确的病理分期,同时可能漏诊微小的癌灶。另外,预切开术后置入的胆胰管支架可能导致整块切除困难,而需分片切除。在笔者的中心,均未进行乳头括约肌预切开及支架置入。

8. 乳头切除术后乳头括约肌切开术　乳头切除术后,胆胰管开口分离并通常易于识别(图 25-10)。当开口别困难时,术前用混有亚甲蓝的造影剂行胰管造影或术后给予促胰液素有助于识别胰

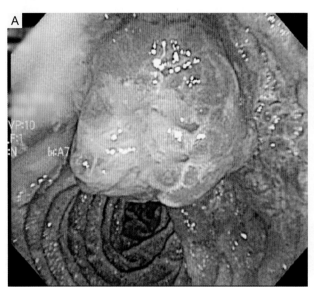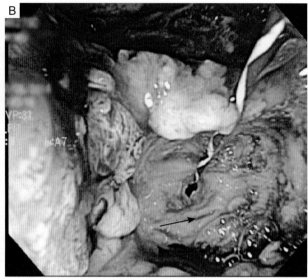

图 25-10　A. 大且质硬的壶腹腺瘤，可疑恶性（无法接受外科手术的患者）; B. 乳头切除术后，分离的胆管开口（导丝在位）和胰管开口（箭号）清晰可见

管开口。对于预防性行乳头括约肌切开术以减少胆管炎、胰腺炎、乳头狭窄等并发症的作用仍存争议。括约肌切开可以暴露胆胰管末端开口，因此偶尔亦可发现切开前胰胆管造影未发现的累及管腔的病变；但同时亦增加了出血、穿孔的风险，因此是否行括约肌切开应权衡利弊。除非存在高度穿孔风险，笔者一般对怀疑有胆胰管内侵犯的壶腹肿瘤患者行胆胰管括约肌切开。

9. 乳头切除术后胰胆管支架置入　对于 ERCP 术后胰腺炎（PEP）高危患者置入胰管支架已被证明可以降低 ERCP 术后 PEP 的发生率。尽管只有一个小样本随机对照研究证实乳头切除术后胰管支架置入能获益，但大家似有共识认为乳头切除术后行胰管支架置入可能会降低乳头切除术后胰腺炎及乳头狭窄的风险。各种不同直径、长度和外形的胰管支架均被广泛应用。但有一些学者认为，只有在乳头切除术后胰管内造影剂排泄不畅时才需置入胰管支架。Norton 等在一项研究中选择性置入胰管支架，结果显示胰管支架置入术后的胰腺炎发生率为 20%（2/10），与未置入支架者相比（11%，2/18）其差异无统计学意义（$P>0.5$），但其结果可能与样本量少相关。十二指肠副乳头的功能可能会影响乳头切除术后胰腺

炎的转归。在一项研究中显示，如果 ERCP 术中发现副胰管（Santorini 管）排流通畅，能减少 PEP 的发生，且无须在乳头切除术后置入胰管支架。Catalano 等在一项大样本研究中发现，置入 5 ～ 7Fr 胰管支架能降低术后胰腺炎和乳头狭窄的发生率（胰腺炎为 17% vs 3%，乳头狭窄为 8% vs 3%）。然而，该研究未采用随机分组，且胰腺炎（5/103）和乳头狭窄（3/103）并发症的总例数太少，故结果难以判定。Cheng 等也报道了类似结果，在 41 例置入 3 ～ 5Fr 胰管支架的病人中 10%（4/41）发生了胰腺炎，未置入支架者中有 25%（1/4）发生了胰腺炎，但两者无统计学意义（$P=0.33$）。Zadarova 等研究发现，在乳头切除术后放置和不放置胰管支架两组病例中，胰腺炎发生率分别为 0 和 20%。Harewood 等报道了迄今唯一一项关于内镜下乳头切除术后置入胰管支架前瞻性随机对照研究。该研究在乳头切除术后立即置入 5Fr 胰管支架而不行胰管括约肌切开。结果显示，未置入支架组有 16%（3/19）的病例发生胰腺炎，而置入支架组胰腺炎发生率为 0（0/10）（$P = 0.02$）。伦理委员会因未置入支架组病例罹患胰腺炎风险高而提前终止了本次研究。值得注意的是，入组病例数少于预期例数（每组 25 例），因此支架置

入组病例偶发胰腺炎就可能导致两者间差异无统计学意义。尚需大样本的前瞻性研究来进一步证实预防性胰管支架置入是否能降低内镜下乳头切除术后并发症的发生率。困难及复杂 ERCP 的现有数据和大量的证据支持经验性置入胰管支架。笔者推荐，除副乳头腺瘤外，对非胰腺分裂的病例在乳头切除术后均常规置入胰管支架（图 25-11）。胰管支架一般在 2 ～ 7 天移除，但最佳移除时机尚不清楚。胰管支架置入主要是预防乳头切除术后胰腺炎的发生，为尽量避免支架对胰道的影响，大部分内镜医师偏好置入细支架（如 3Fr 无侧翼支架），并尽可能在短期内移除。2 ～ 4 周后行腹部平片检查以确定支架是否自行脱落；仍

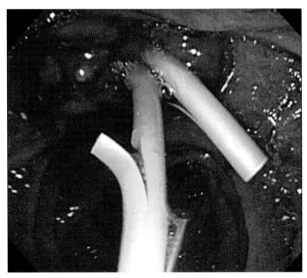

图 25-11 内镜下乳头切除术后，因为胆管造影剂排流不佳，在常规胰管支架置入后又再置入了胆管支架

滞留的支架可在内镜下直接拔除，无须胰管造影。

与胰腺炎相比，内镜乳头切除术后胆管炎较为罕见，但其与胰腺炎的发病机制相同。虽偶有内镜乳头切除术后置入胆道支架（7 ～ 10Fr）的报道，但多数学者认为不必常规置入胆道支架。若胆道括约肌切开后仍引流不充分，或进行了辅助性热消融治疗，笔者通常放置 10Fr 胆道支架减少胆管炎发生风险，并预防胆管狭窄。切除较大侧向发育病变后，置入全覆膜 SEMS 比塑料支架更好，因为 SEMS 能闭合微小穿孔，且支架扩张后的压迫力在一定程度上可减少迟发出血（图 25-12）。另外，10mm 的支架可导致远端胆管扩张，这样有利于在后续内镜随访时直接观察评估胆管开口情况。选择合适的病例置入 SEMS 看起来是合理的，实践中我们也在上述情况下置入 SEMS。但目前对此尚缺乏系统性研究。

10. 辅助治疗和热消融术 尽管热消融术在早期作为壶腹腺瘤的主要治疗方法的成功率尚可，但目前多将其仅作为辅助性治疗。单独使用热消融术治疗时，无法获得组织病理评估，并有治疗不完全的风险。若乳头切除术后发现残余病变，不能通过圈套器分片切除或活检钳钳除时，热消融术可作为辅助治疗手段。热消融术也可用于止血，或用作不能切除的恶性肿瘤患者的姑息治疗，或用于合并管腔内浸润的患者。热消融的方式包括氩气等离子凝固术（APC）、单极和双极电凝术、光动力治疗（PDT）和钕：钇铝石榴

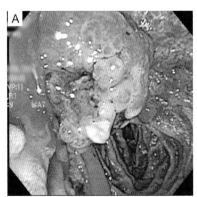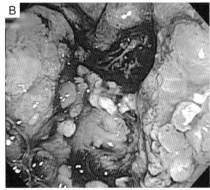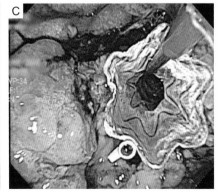

图 25-12 A. 大且质硬的壶腹腺瘤，可疑恶性（无法接受外科手术的患者）；B. 乳头切除术后，应注意到切除的深度和活动性出血灶；C. 置入全覆膜自膨式金属支架于胆管内

石（Nd ： YAG）激光，以及最近常用的导管内射频消融（RFA）。包括笔者单位在内的 3 中心开展了一项使用 RFA 治疗向管腔生长的壶腹腺瘤（＞1cm）的初步研究，经中位随访时间 16 个月后发现腺瘤完全切除为 10/13。术后发生轻症胰腺炎 1 例，胰管狭窄 1 例，胆道狭窄 3 例（均经内镜治疗）。选择何种治疗方式取决于治疗条件和内镜医师的习惯；Nd ： YAG 激光可能导致深部组织损伤，一般认为其逊于其他方式。辅助热消融术并没有被广泛使用，也没有在大多数研究中被评估，至今只有一个回顾性研究评价其疗效。是否采用辅助性热消融术的总体治疗成功率相似（81% vs 78%）。然而，采用辅助性热消融治疗的患者复发率较低，但两者差异尚无统计学意义。

笔者在圈套器乳头切除术后用 7Fr APC 探头（功率 40 ～ 60W，流速 0.8L/min）来清除可见的残留腺瘤组织；对不能手术的管腔内生长的患者进行射频消融治疗，设定功率 10W，时间 90 秒。常规在热消融术前后都放置胰胆管支架，特别是在治疗部位接近乳头开口时，以保护胰胆管上皮，降低狭窄的风险。

（三）乳头切除术后的随访

十二指肠镜及 ERCP 检查主要用于乳头腺瘤的随访检查，同样用于监测少见的非腺瘤病变的有无复发。有两个因素决定是否进行术后随访：最终病理结果；是散发腺瘤还是 FAP 腺瘤。Heidecke 等在一项研究中评估了肿瘤异型增生的程度对预后的影响；结果发现，合并高级别上皮内瘤变的腺瘤术后复发及恶变的风险增加，合并低级别上皮内瘤变的腺瘤则未发现术后复发。如果最终病理发现高级别上皮内瘤变（以前称为原位癌），应予考虑追加外科手术。然而，如患者不宜或拒绝外科手术时，可予以密切随访，定期 ERCP 检查和活检。

十二指肠镜检查时，即使肉眼未见复发病灶，也应在乳头切除术部位进行多点活检。笔者推荐至少在最初的一到两次随访时行 ERCP 检查，尤

其是对于最终病理学证实存在胰胆管受累的患者。若壶腹部无局部复发，罕有后期管腔内恶变报道。目前尚无标准指南规定乳头切除术后恰当的随访时间间隔。一般而言，对于小于 3cm 切缘干净的腺瘤应在术后 3 个月首次随访检查；一旦活检证实没有残余腺瘤，随后的 2 年内应每间隔 6 ～ 12 个月随访检查 1 次，之后根据临床需要进行复查。对于 FAP 患者，遵循相似的随访原则，2 年后无复发者则按十二指肠息肉的数量进行复查，至少 1 ～ 2 年复查 1 次。对于超过 3cm 分片切除的腺瘤或切缘发现肿瘤组织者，应每 2 ～ 3 个月重复进行乳头切除术，必要时可辅以热消融术和 ERCP 检查，直至活检证实肿瘤被根除；随后至少 2 年内每 6 个月随访 1 次行十二指肠镜并活检及 ERCP 检查。如随访检查发现肿瘤向胆胰管内生长，则应积极考虑外科手术治疗。

四、适应证和禁忌证（框 25-2）

在具有丰富胆胰疾病诊疗经验的中心仔细筛选病例是内镜下乳头切除术成功的先决条件。总的来说，内镜下乳头切除术的适应证是经全面评估后计其并发症发生率低，且可完全切除的肿瘤；但上述原则尚未形成定论。目前应基于患者意向、健康状态、病变特点、是否与 FAP 相关及当地专业水平等因素，进行个体化选择。不同的研究中患者的选择标准不同，但一般认为以下特征很重要。

1. 镜检无恶性肿瘤证据（一般至少活检 6 块）。

2. 镜下最大可切除病灶大小。Binmoeller 等建议不超过 4cm，Cheng 等建议不超过 4.5cm。Desilets 等和 Irani 等建议不超过十二指肠肠腔周径的一半；也有一些研究未提及切除的最大上限。

3. 镜下特征提示为良性病变者：对此大多数学者一致认为边界清楚，质不脆，无溃疡或硬结，触之质软是非浸润性病变的镜下特征。

4. EUS 或 ERCP 检查是否累及胰胆管。一些学者认为病变累及胰胆管即为内镜下乳头切除术的禁忌证，也有学者认为病变累及导管不超过

1cm，可行内镜下乳头切除术。很小的胰胆管内生长病灶不应作为内镜乳头切除术的绝对禁忌，因为采用括约肌切开术或用球囊牵拉术后，可以暴露肿瘤并完全切除。对胰胆管内延伸超过 1cm 的病变治疗可选择包括胆道射频消融导管。

框 25-2　适应证和禁忌证

- 一般而言，内镜下乳头切除术适用于无胰胆管受累的壶腹部良性肿瘤
- 内镜下乳头切除术可考虑用于无法或拒绝外科手术的重度异型增生或黏膜内癌、胆胰管受累、早期浸润性癌（pT_1）的患者
- 由于内镜下乳头切除术可能发生严重并发症，因此需要经过适当培训、有经验的内镜医师操作
- 乳头切除术禁忌证包括存在转移、浸润性癌和晚期胰胆管受累。不愿接受术后内镜随访者也应建议其不行此操作
- 随技术的改进和经验增长，内镜乳头切除术适应证可能会扩大或继续修改

目前认为内镜下乳头切除术的 3 个绝对禁忌证为：明显转移、肿瘤浸润超过黏膜层和采用括约肌切开术或球囊牵拉技术也不能充分暴露的导管内肿瘤（一般管内病变 ≥ 1cm）。相对禁忌包括：肿瘤 > 4 ~ 5cm，早期的 T_1 期肿瘤，患者术后随访依从性差，缺乏善于胰胆管镜下治疗的内镜专家。值得注意的是，上述入排标准会随着内镜技术的提高和新的诊断方法的发展不断修改。直径达 7cm 的乳头腺瘤和病变管内长达 1cm 者均已有内镜处理成功先例。少数的早期 T_1 期乳头腺癌病例也成功通过内镜切除，虽然之前的研究提示此类病例在行胰十二指肠切除术时发现高达 50% 的患者出现淋巴结转移。Petrone 等报道一个迄今最大样本的研究，有 15 例 T_1 期壶腹癌患者，平均随访 34 个月，内镜切除成功率为 57%。当癌浸润深度 < 4 mm 时，无肿瘤相关死亡。

五、并发症及其处理

基于一些较大样本内镜下乳头切除术病例报道的数据（表 25-1），全部并发症发生率平均约 22%（10% ~ 58%），并发症可分为近期（胰腺炎、出血、穿孔和胆管炎）和远期（胰胆管开口狭窄）两类。手术死亡率非常低，平均为 0.03%（0 ~ 7%）。最常见的并发症是出血（10%）和轻至中度的胰腺炎（10%）。穿孔、胆管炎和胰胆管开口狭窄较少见。大多数胰腺炎是轻到中度，可采用保守治疗。报告的两例因严重坏死性胰腺炎而死亡病例术中尝试置入胰管支架失败。在一项对 25 例 FAP 的前瞻性研究中，对患者行内镜下乳头切除术及辅助性热消融治疗，常规置入胰管支架，仍有 15% 发生了胰腺炎。FAP 和腺癌患者可能有更高的并发症发生率。乳头切除术中出血可予以内镜黏膜下注射肾上腺素、电凝或钛夹止血；迟发性出血可能需要输血，而很少需要血管介入栓塞止血。由于其钳道末端成角，通过十二指肠镜释放钛夹在技术上具有一定难度。关键之处在于，在钛夹张开时抬钳器须放松（非直视下张开钛夹），抬起抬钳器使张开的钛夹进入视野并调整至合适位置，释放钛夹时再次放松抬钳器（再次非直视下操作）（框 25-3 和框 25-4）。

框 25-3　并发症

- 并发症发生率较高（平均 22%），但通常较轻，多可采用非手术治疗。并发症包括急性胰腺炎、出血、穿孔、胆管炎和胰胆管开口狭窄
- 内镜下乳头切除术导致死亡非常罕见，但可能被少报

框 25-4　争议

- 缺乏内镜下乳头切除术、外科局部切除术与胰十二指肠切除术结果比较的随机对照研究数据，壶腹部腺瘤的最佳治疗方法是基于多种因素的权衡，包括当地技术水平。其中一些争议源于活检组织病理学检测壶腹腺瘤隐匿性恶变的能力有限
- 一些学者建议对所有壶腹腺瘤患者均行 EUS 检查，亦有学者认为应有选择性进行 EUS 检查；尚无研究对上述两种方法进行比较。目前对 IDUS 的应用价值尚不清楚
- 对乳头切除术的相关技术包括黏膜下注射、热消融术、括约肌切开术及预防性胆管支架置入均仍有争议
- 乳头切除术后的最佳随访策略仍不明确

表 25-1 已发表的较大样本内镜下乳头切除术的并发症

作者	例数	出血 （n[%]）	胰腺炎 （n[%]）	穿孔 （n[%]）	胆管炎 （n[%]）	胰胆管开 口狭窄 （n[%]）	总体并发 症发生率 （n[%]）	死亡率 （n[%]）
Binmorller	25	2（8）	3（12）	0	0	0	5（20）	0
Fukushima	31	4（13）	4（13）	0	0	0	8（26）	0
Norton	26	0	4（15）	1（4）	0	2（8）	7（27）	0
Bohnacker	106	18（21）	11（13）	0	0	0	29（34）	0
Catalano	103	2（2）	5（5）	0	0	3（3）	10（10）	0
Cheng	55	4（7）	5（9）	1（2）	0	2（4）	12（22）	0
Kahaleh	56	2（4）	4（7）	0	1（2）	0	7（13）	1（2）胰腺炎
Hirooka	60	8（13）	6（10）	0	2（3）	0	16（26）	0
Han	33	6（18）	0	1（3）	1（3）	3（9）	11（33）	0
Irani	102	5（5）	10（10）	2（2）	1（1）	3（3）	21（21）	0
Ridtitid	151	23（13）	7（4）	3（2）	0	3（2）	41（22）	1（0.5）心肌 梗死
Napoleon	79（110 次操作）	11（10）	22（20）	4（4）	5（5）	2（2）	39（35）	1（1）胰腺炎
Ismail	61	6（10）	4（7）	2（3）	0	0	12（19）	0
总计	888	91（10）	85（10）	14（1.5）	10（1）	18（2）	218（25）	3（0.3）

　　十二指肠穿孔已报道 14 例，除 1 例经外科手术修复，其余均采用保守治疗，包括禁食、胆胰支架置入和抗生素治疗 5 ～ 10 天；另有两位学者介绍了采用钛夹夹闭穿孔（图 25-13）。乳头切除术后胆管炎罕有发生，即使发生也可用抗生素及 ERCP 乳头括约肌扩大切开并置入或不置胆道支架治疗。胰胆管开口狭窄通常为远期并发症，可能在术后数周至数年后发生。一项研究显示，术后未短期置入胰管支架病例，狭窄发生率远远高于置入支架者（15.4% vs 1.1%）。术后狭窄的治疗方法包括内镜下括约肌切开、球囊扩张、置入或不置胰胆管支架。在上述研究中，有 1 例患者因内镜插管失败而需外科行乳头括约肌成形术。

六、成功率

　　基于一些大样本报道，内镜下乳头切除术肿瘤完全切除率平均超过 80%（46% ～ 92%）（表 25-2，图 25-14）。由于目前内镜下乳头切除术"成功"的定义尚无共识，很难对不同研究的结果进行比较。一般认为，成功可以定义为内镜下乳头切除术完全切除腺瘤组织。然而，即便需要多次对阳性切缘或残余腺瘤进行辅助性热消融治疗，只要达到完全根除腺瘤，也可定义为治疗成功。有多个因素可影响治疗成功率；Catalano 等研究发现，年龄＞ 48 岁、男性、病变＜ 2.4cm 者通常治疗成功率较高，散发病变治疗成功率高于 FAP 腺瘤（86% vs 67%）。Bohnacker 等研究发现有或无管腔内肿瘤生长患者复发率相当（14% vs 15%）；然而，无管腔

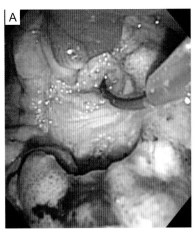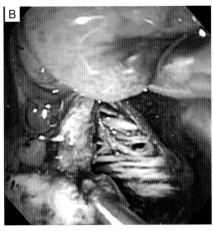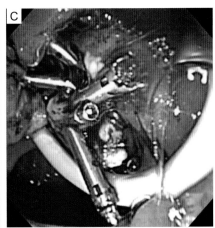

图 25-13　内镜下夹闭乳头切除术后穿孔灶。A. 乳头切除术后形成深凹的创面，导丝已插入胆管内；B. 明显分离的固有肌层的环形肌纤维；C. 胆管支架置入后，多枚钛夹封闭穿孔灶

内受累组的长期治疗成功率明显高于对照组（83% vs 46%，*P* < 0.001）。作者发现病变 < 2 cm 和无胆管扩张者治疗成功率较高。Kahaleh 等尝试通过诸如年龄、病变大小、EUS 分期及"抬举征"等因素预测切除成功率未获成功。最近，Radtitid 等发现黄疸、ERCP 提示导管内浸润、最终病理为腺癌及无法整块切除的病例治疗失败率高。同样，目前对"复发"和"肿瘤残留"的定义也没有达成共识。一些学者认为，在乳头切除术后 3 个月活检检出腺瘤为复发，其余则为肿瘤残留；也有学者认为两者无须区分。内镜乳头切除术后肿瘤复发或残留率平均约为 12%（0 ～ 33%）。大多数复发的病灶是良性的，多数可再次内镜下治疗，但一些管腔内复发则需外科手术治疗。

表 25-2　已发表大样本壶腹腺瘤内镜下乳头切除术结果

作者	例数	FAP	内镜切除成功率（%）	不完全切除	复发率（%）	恶性病灶（%）	转外科手术（%）	平均随访时间（月）	平均操作次数
Binmorller	25	NA	23/25（92）	2	6/23（26）	0	3（12）	37	1.1
Bohnacker	93	6	74/93（73）	13	15/93（17）	9（10）	8（9）	43	1.5
Catalano	103	31	83/103（81）	20	10/103（10）	6（6）	16（16）	36	1.8
Cheng	55	14	39/55（71）	0	9/27（33）	7（13）	4（7）	30	1.3
Hirooka	60	NA	49/60（82）	11	1/60（2）	NA	2（3）	60	NA
Han	33	NA	20/33（61）	13	2/29（6）	3（9）	2（7）	8	NA
Irani	102	17	86/102（84）	14	14/102（8）	8（8）	16（16）	35	1.4
Ridtitid	151	29	91/107（85）	44/151	16/107（15）	12（8）	44/151（29）	23	NA
Napoleon	79（110次操作）	21	64/79（81）	6	6/79（8）	13（16）	14（18）	36	NA
Ismail	61	16	46/61（75）	5	5/51（10）	10（16）	15（25）	14	NA
总计	888	134/770（17）	575/718（80）	128（14）	84/677（12）	68（8）	124（14）	32	

FAP. 家族性腺瘤样息肉病；NA. 未提供数据

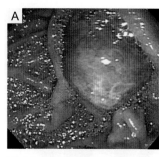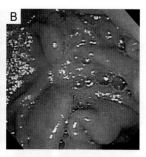

图 25-14　内镜下乳头切除术根治壶腹腺瘤。A.2cm 的壶腹腺瘤；B. 内镜切除术后 3 个月复查，未见肿瘤残余

七、相关费用

目前缺乏内镜下壶腹腺瘤切除术与外科手术的费用及疗效的相关数据的直接比较，但可以进行一些间接比较（表 25-3）。外科局部切除术平均住院时间 11 ～ 13 天，胰十二指肠切除术平均住院时间 15 ～ 23 天。与之相比，内镜下乳头切除术可在门诊进行，手术通常只需在镇静麻醉下实施，术后观察 2 ～ 24 小时可离院。如前所述，内镜下乳头切除术的并发症发生率和死亡率均显著低于外科手术，复发率与外科局部切除术相似或更低。内镜下乳头切除术彻底根除率 >80%，实现根治的平均治疗次数低于 2 次（每例患者操作次数为 1.2 ～ 2.7 次），这意味着与外科手术相比治疗费用大幅减少。最后，FAP 患者即使行外科手术局部切除，仍有较高的复发率，患者仍需终身随访十二指肠息肉情况。

八、黏膜下病变

十二指肠主乳头及副乳头的黏膜下肿瘤非常罕见。它们与胃肠道其他部位的黏膜下肿瘤相似，包括神经内分泌肿瘤（类癌）、平滑肌瘤、脂肪瘤、胃肠道间质瘤、淋巴管瘤、纤维瘤及错构瘤（图 25-15）。其中，最常见的是神经内分泌肿瘤，占全部胃肠道类癌的 0.3%，肝胰壶腹部的神经内分泌肿瘤多为无功能性肿瘤。55% 患者可出现胆汁淤积症状，内镜活检往往难以诊断，EUS 则是主要的诊断方法，并用于局部病变的分期。断层影像及生长抑素受体闪烁显像技术有助于诊断。鉴于一些小病灶的患者也有发现转移，一些学者建议，壶腹部神经内分泌肿瘤不论其大小均应行胰十二指肠切除术治疗。然而，考虑到胰十二指肠切除术相关并发症及死亡率，以及经研究数据证实的局部切除术的安全性及长期无病生存率，内镜下切除术已被推荐作为有合并症、高龄、肿瘤 < 1cm（肿瘤 > 1cm 有较高转移倾向）的患者的首选治疗方法。建议术后 2 ～ 3 个月行内镜检查，以明确病变是否完全切除。笔者对腺瘤采取类似的监测方法，根据肿瘤的病理分级程度监测时间可在 2 年以上。术后 1 ～ 2 年行 CT 或 MRI 检查排除腺瘤的进展。

对波伊茨 - 耶格综合征患者壶腹部错构瘤行局部切除治疗的报道很少，其中 2 例采用内镜下乳头切除术治疗成功。由于其存在恶变可能，术后应长期内镜随访，并根据肿瘤的组织病理学、切缘情况及合并症进行个体化制订随访计划。

肝胰壶腹部节细胞性副神经节瘤是极为罕见的肿瘤，患者多为中年男性，主要表现为消化道

表 25-3　肝胰壶腹部腺瘤采用内镜下乳头切除术、外科局部切除术（LR）和胰十二指肠切除术（PD）的结果比较			
	内镜下乳头切除术	LR	PD
复发率	70/573（16%）	15/117（26%）	0/31（0%）
并发症	144/651（22%）	22/80（29%）	8/31（26%）
死亡率	2/651（0.03%）	3/117（0.03%）	4/31（13%）
住院时间	0 ～ 2 天	1 ～ 3 周	2 ～ 4 周
需要内镜随访	是	是	否
需要剖腹手术	否	是	是

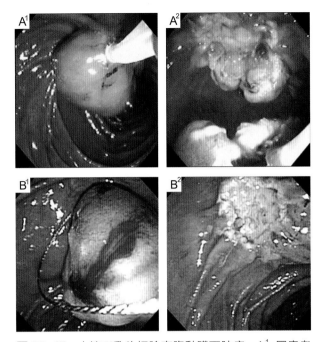

图 25-15 内镜下乳头切除壶腹黏膜下肿瘤。A¹. 因患者拒绝行胰十二指肠切除术，内镜下切除 2.5cm 的壶腹神经内分泌肿瘤；A². 该病灶整块切除术后创面；B¹. 内镜切除出血的乳头节细胞性副神经节瘤；B². 该病灶整块切除术后创面。2 例病灶随访超过 3 年均未复发

出血和腹痛。该病虽然被认为是良性肿瘤，但仍有淋巴结转移、胆管浸润及需放射治疗的报道。有许多内镜下成功切除的个案报道和一个病例系列报道。

壶腹部黏膜下病变内镜下切除并发症发生率尚不明确，但应与壶腹部腺瘤内镜下乳头切除术的并发症类似。

九、小结

总之，尽管目前越来越多地使用内镜下切除术治疗可治愈的壶腹病变，但仍应慎重选择病例。临床医师应该充分考虑到内镜活检标本出现假阴性病理结果的可能性及术中术后并发症的风险。对于可耐受外科手术的浸润性肿瘤患者应推荐外科手术治疗。最后，对所有接受内镜下切除治疗的良性肿瘤患者均应长期随访，以排除肿瘤残留、复发及恶变。

第 26 章

胰管镜

Tadashi Kodama，Tatsuya Koshitani

曾 波 王向平 译

经口胰管镜在 1974 年由日本学者 Takagi 和 Takegoshi 首次报道，这是一种能通过十二指肠镜（母镜）工作孔道的小口径纤维内镜（子镜），可以经过十二指肠乳头插入胰管。尽管其设计思路很富有吸引力，并且有几位学者研究了其可行性，但由于可视性差且易损坏，相对于胰管而言管径较大，胰管镜并没有得以普及。20 世纪 80 年代早期，日本学者 Ohashi 等对导管内乳头状黏液瘤（IPMN）进行了内镜描述，扩张的乳头开口伴黏液分泌和胰管扩张为其主要特征，从而成为胰管镜检查适宜的适应证，这对胰管镜的发展起到了推动作用。从那时起，由于 IPMN 具有特征性内镜下表现，胰管镜检查重新被认定为诊断 IPMN 的有效方法。

早期研究中有两种常用的纤维胰管镜。一种为纤细的纤维胰管镜（直径 3.1 ～ 3.7mm），其头端可以双向弯曲，并配有一个工作孔道，可在直视下活检，因其直径较大，插入胰管时需要行胰管括约肌切开。为了将内镜插入未扩张的胰管，研究者通过减少光导纤维的数量，研制出了超细胰管镜（直径 0.75 ～ 0.8mm），可以在不行括约肌切开的情况下通过标准的 ERCP 操作通道插入；其头端不能弯曲，也没有工作孔道，但是可以通过辅助外套管进行细胞学取样以及注射生理盐水。受限于于光导纤维的数量，这些纤维内镜都存在可视性差的问题。

近来的研究进展再度引起了人们对胰管镜的关注。首先是 1999 年伴随着微型电荷耦合器件（CCD）视频芯片的发展，视频（电子）胰管镜首次在笔者的研究团队研制成功。相对于纤维胰管镜，电子胰管镜显著提高了胰管图像的分辨率（图 26-1），随其而发展的是带有辅助成像技术如窄带成像（NBI）的胰管镜。其次是 2006 年 Spyglass 直视系统的发展，这种由单人操作的胆胰管镜系统首先用于胆道的观察，因其外部直径（10.5Fr）比大部分正常胰管粗，限制了其在胰管方面的应用。但是，Spyglass 胰管镜已经用于 IPMN 伴胰管扩张（第 37 章）的研究以及选择性用于部分慢性胰腺炎患者胰管结石的内镜下治疗（第 55 章）。

一、设备和操作技术

1. 电子胰管镜 目前，奥林巴斯医疗系统公司（日本东京）在日本市场提供两种类型的电子胰管镜。第一种类型（CHF-BP260）是一种外径为 2.6mm，工作通道为 0.5 mm 的细电子镜。第二种类型（CHF-B260）镜身略粗，其外径为 3.4mm，工作通道为 1.2mm，允许使用 0.035 英寸导丝、3Fr 活检钳以及液电或激光碎石探头（图 26-2）。这些内镜都采用了场顺次成像系统，且可通过治疗性十二指肠镜的 4.2mm 工作通道。在美国，电子胰管镜尚未商业化，仅有使用原型数字胰管镜（CHF-Y0002B；Olympus）的报道。可用的纤维和电子胰管镜的主要参数在表 26-1 中进行了比较。所有子镜都需要专用的光源和图像处理器。两种电子胰管镜（CHF-BP260，CHF-B260）均可与处理器（CV-260SL/CV-290；Olympus）一起用于 NBI 检查。其图像连接到独立的视频监视器上（图 26-3）。

2. 双人操作"子母镜"法 经口胰管镜检查在 ERCP 期间进行，患者通常处于俯卧位。使用双人操作法，一名内镜医师操作十二指肠镜（母

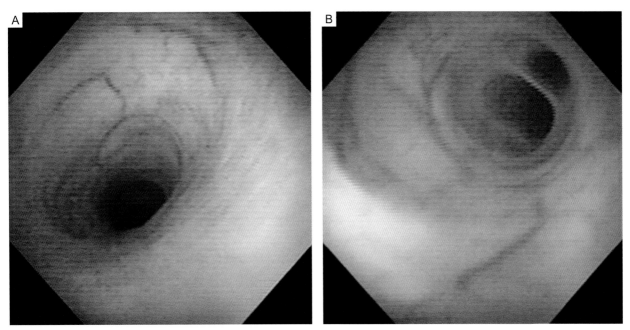

图 26-1 电子胰管镜下正常胰管图像，胰管表面的正常的毛细血管清晰可见 （图 A 来自 Kodama T, Sato H, Horii Y, et al. Pancreatoscopy for the next generation：development of the peroral electronic pancreatoscope system. Gastrointest Endosc, 1999, 49：366‑371； 图 B 来自 Kodama T, Koshitani T, Sato H, et al. Electronic pancreatoscopy for the diagnosis of pancreatic diseases. Am J Gastroenterol, 2002, 97：617‑622）

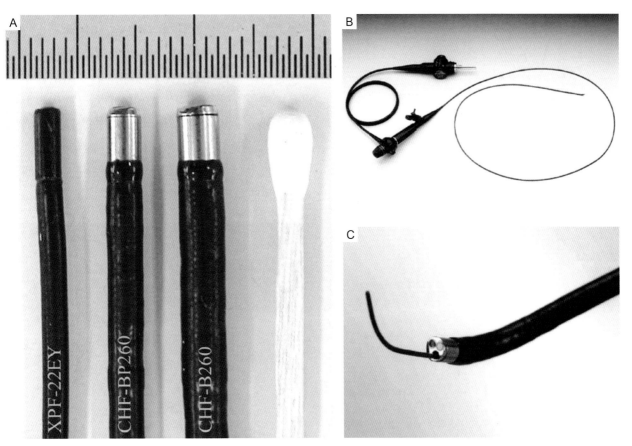

图 26-2 A. 不同类型电子胰管镜的外径比较；B.3.4mm 外径电子胰管镜全貌（CHF‑B260；Olympus, Tokyo, Japan）；C. 同型号内镜的头端（带工作通道）

表 26-1　可用的纤维胰管镜、电子胰管镜及单人操作胆胰管镜系统的主要参数

	成像系统	头端直径（mm）	工作孔道（mm）	头端弯曲角度（度）	视角（度）
CHF-BP30（Olympus）	光纤	3.1	1.2	上／下，160/130	90
FCP-9P（Pentax）	光纤	3.0	1.2	上／下，90/90	90
CHF-BP260（Olympus）	电子（场顺次）	2.6	0.5	上／下，70/70	90
CHF-B260（Olympus）	电子（场顺次）	3.4	1.2	上／下，70/70	90
SpyGlass DS（Boston Scientific）	电子	3.4	1.2/0.6/0.6	上／下／左／右，30/30/30/30	70

镜），另一名操作子镜（图 26-4）。将十二指肠镜送至十二指肠壶腹部，子镜通过十二指肠镜的工作通道插入。当相对较粗的胰管镜插入时，通常需要先行胰管括约肌切开术或球囊括约肌成形术。通常由操作十二指肠镜的内镜医师进行子镜的插入。由于子镜尖端的弯曲部比较脆弱，在其通过十二指肠抬钳器时须小心谨慎，保持抬钳器最大程度松开。对于配备 1.2mm 工作通道的子镜，通过导丝引导插入子镜，可以减少对抬钳器的使用，并最大限度地降低子镜损坏的风险。但对于配备 0.5mm 工作通道的子镜来说，应该直接将子镜插入胰管内。

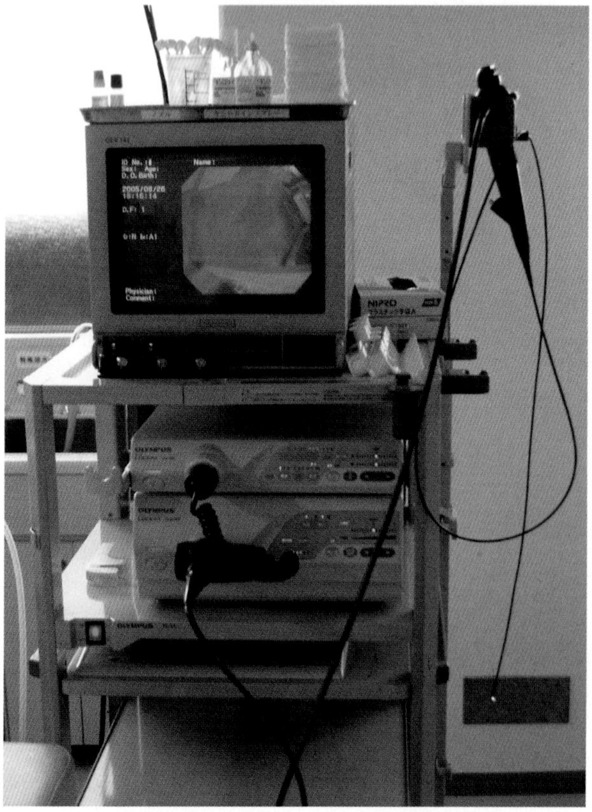

一旦进入胰管，子镜就可以在内镜和 X 线引导下继续深入。曲折的胰头段是最难通过的部分。子镜主要由操作十二指肠镜的内镜医师引导，并可同时重新定位十二指肠镜头端相对于乳头的位置。操作子镜的医师可以通道头端弯曲来微调视野。为了获取清晰图像，操作中通常需要注水清洗。胰管内的蛋白栓子会影响观察，需要无菌盐水进行冲洗。静脉注射胰泌素（100U）已被用于促进胰液外分泌及胰液流动，以改善胰管视野的清晰度。为了便于活检钳或碎石探头等附件插入，需要放松十二指肠镜抬钳器，减少使用十二指肠镜和子镜的角度钮。

图 26-3　电子胰管镜系统。子镜需要专用的光源、图像处理器及独立监视屏

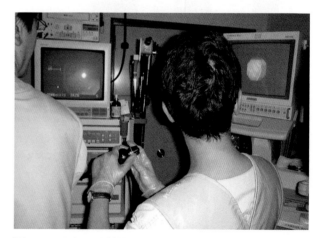

图 26-4　电子胰管镜双人操作法。另一位内镜医师操作子镜

3.　单人操作胆胰管镜　近年来发展起来的 SpyGlass 直视系统（Boston Scientific，Marlborough，MA）已应用到胰管镜检查中。第一代系统有一条 10Fr 大小的一次性四腔导管（SpyScope，现称 Spy Legacy），其中包含一个 0.9mm 的孔道，供 SpyGlass 光纤探头通过，一个 1.2mm 的供附件通过的辅助孔道和两个专用的 0.6 mm 冲洗孔道。目前的系统在导管尖端上配有两个发光二极管灯和一个辅助的金属氧化物半导体芯片用于成像，与第一代系统相比较，图像的分辨率从而提高了 4 倍，视野扩大了 60%。SpyScope 导管头端具有四向弯曲功能（每个超过 30°），可将该系统扣在十二指肠镜操作孔道正下方，由一名内镜医师操作（表 26-1，图 26-5）。

SpyScope 通过治疗性十二指肠镜的 4.2mm 工作通道插入，在大多数情况下，需要行胰管括约肌小切开以便于将其插入胰管，通常需要在内镜和 X 线引导下沿导丝完成插入。通过连接到注水泵的两个专用孔道进行冲洗，管腔视野的清晰度显著提高。建议在胰管操作时以最小剂量无菌盐水进行间歇性冲洗。可在直视下使用 3Fr SpyBite 活检钳获得活检标本。配有 1.2mm 工作通道的 SpyScope 还可以插入液电或激光碎石探头，用于直视下的碎石。

4.　其他技术　最近，有研究报道将直接经口胰管镜用于检查 IPMN 患者显著扩张胰管。

所使用的是超细胃镜（直径 4.9mm 或 5.0mm），主要采用两种不同的技术。第一种技术，在气囊小肠镜外套管体部距离头端 70cm 处开口，将超细胃镜（GIF-N260；Olympus）由此处插入外套管内，并沿导丝直接插入主胰管相应位置，这样可以防止镜身在胃内成襻。第二种技术，是将一个 5Fr 锚定球囊导管在主胰管中充盈，在其辅助下，超细胃镜（GIF-XP260N；Olympus）直接通过主乳头进入胰管，还可以进行 NBI 及活检。

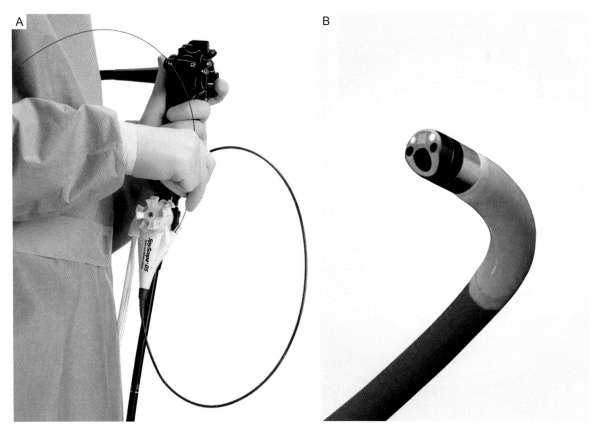

图 26-5　单人操作式电子胆胰管镜系统。A.SpyScope 装配在十二指肠镜活检口的下方，可由单人操作；B.SpyScope 的头端（注意有一个工作通道和两个专用的冲洗通道）

二、诊断性适应证

1. 导管内乳头状黏液瘤（IPMN）　IPMN 是一种胰腺来源的癌前病变或者恶性肿瘤，以分泌黏蛋白为特征。肿瘤取代正常上皮沿着胰管生长，主要的组织病理学类型有增生、腺瘤和腺癌。在大体上，根据受累的部位和范围，IPMN 通常分为 3 种类型：主胰管型、分支胰管型和混合型。IPMN 因为乳头开口扩张和胰管扩张的表现成为胰管镜检查的最佳适应证（图 26-6）。在影像学检查有可疑恶性表现的 IPMN 患者，胰管镜检查可为主胰管内不规则充盈缺损的鉴别诊断提供有价值的信息，并可根据其特征性的乳头状肿瘤表现得出明确的诊断。当使用较大的带有工作孔道的胰管镜时，可以直视下对胰管异常黏膜病变进行活检。胰管镜检查还可以在评估 IPMN 的位置和范围时提供有价值的信息，从而有助于选择最佳的外科手术方式（图 26-7，图 26-8）。

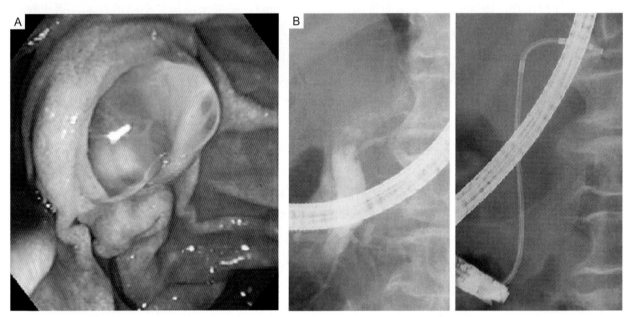

图 26-6　观察主胰管型导管内乳头状黏液性肿瘤。A. 乳头开口扩张，可见黏液分泌；B.ERCP 可见主胰管扩张，内见多个充盈缺损影。胰管镜可轻松插入胰管内

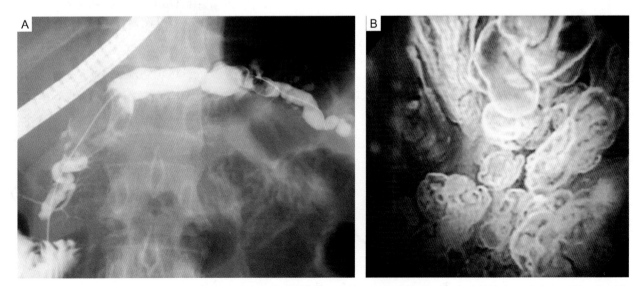

图 26-7　一例主胰管型导管内乳头状黏液性肿瘤（腺癌）。A. 内镜下逆行胰管造影，主胰管扩张，胰头段可见不定形充盈缺损；B. 电子胰管镜图像。充盈缺损对应的部位可见绒毛状肿瘤，表面毛细血管扩张

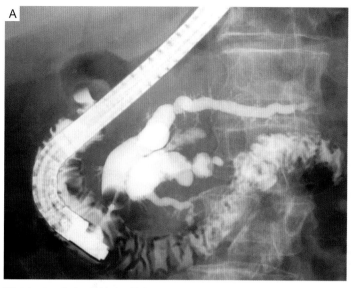
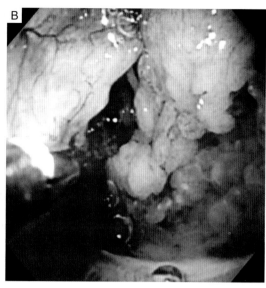

图 26-8　分支胰管型导管内乳头状黏液性肿瘤（腺瘤）。A. 内镜下逆行胰管造影,主胰管扩张,胰头段分支胰管囊状扩张; B. 电子胰管镜图像。分支胰管内乳头状肿瘤清晰可见,直视下取肿瘤活检

目前的资料显示纤维和电子胰管镜可以确诊 67% ～ 83% 的 IPMN 的胰管内病变。这样的诊断率与 EUS 和 ERCP 相当,优于经体表超声检查和 CT,但是逊于 IDUS。在一组 31 例外科切除的 IPMN 病人中,对各种不同成像技术的检出率进行了比较,对于最大高度≥ 3mm 的乳头状肿瘤（包括腺癌）的检出率,经体表超声为 29%,CT 为 21%,EUS 为 86%,IDUS 为 100%,胰管镜为 83%。

用胰管镜鉴别 IPMN 的良、恶性具有挑战性。在一组 60 例外科切除的 IPMN 患者中,以切除标本的组织病理学为标准,对胰管镜下和 IDUS 下的表现进行了比较。在胰管镜下,具有血管的鱼卵状突起、绒毛状突起和菜花样突起被认为是恶性的表现。根据这些标准,胰管镜区分良、恶性 IPMN 的敏感性、特异性和准确性分别为 65%、88% 和 75%。当胰管镜联合 IDUS 诊断≥ 4mm 的突起性恶性病变时,其敏感性、特异性和准确性分别提高到了 91%、82% 和 88%。

目前,比较令人鼓舞的研究是在微型内镜中引入 NBI 等数字图像增强技术。结合 NBI 的电子胰管镜提供了高对比度胰管图像和 IPMN 的精细表面结构。此外,它能够更清晰地观察到血管类型以及提示恶性征象的肿瘤血管。

在一项纳入 44 例疑似 IPMN 患者前瞻性研究中,单人胰管镜可到达 41 例患者的胰管的靶区。最终,17 例确诊为主胰管型 IPMN,9 例为分支胰管型,相应胰管镜检查的准确性分别为 76% 和 78%,其为绝大多数病例提供了更多的诊断信息,并影响了 76% 患者的临床决策。

7% ～ 54% 的 IPMN 患者存在弥散性或多灶性病变。由于术前影像学检查的限制,对这些胰腺病变进行精准的手术治疗具有挑战性。研究报道,在 IPMN 患者术中行胰管镜检查有助于确定胰腺切除的边界。

2. 未定性的胰管狭窄（良性或恶性）　EUS 对于非侵袭性检查不易发现的胰腺肿块有较高的诊断率,联合细针抽吸（FNA）可进一步提高使得胰腺癌诊断的准确性,其敏感性可达 80% ～ 90%。胰管镜检查在恶性肿瘤诊断中的作用还有待确定,然而,在 EUS 引导下细针穿刺后仍未确诊的部分病例中,选择性使用胰管镜检查有助于发现未定性主胰管狭窄的特征性表现（图 26-9）。

在一组纳入 52 例患者的研究中（8 例胰腺癌,19 例为慢性胰腺炎,25 例正常）,其中 42 人（81%）成功进行了超细胰管镜（0.8mm）的检查。胰管镜检查发现在 7 例恶性狭窄中,100% 表现为质地

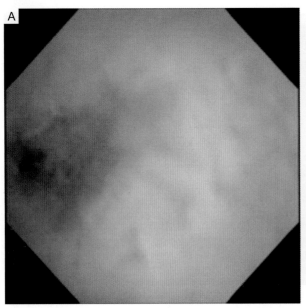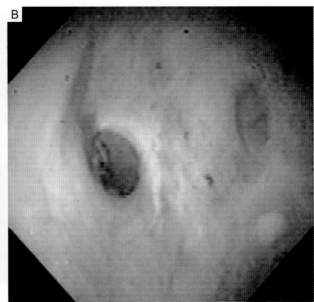

图 26-9　胰管狭窄的电子胰管镜图像。A. 胰腺癌所致胰管狭窄。狭窄周围黏膜质脆，表面可见红斑及糜烂；B. 慢性胰腺炎所致胰管狭窄。管腔因瘢痕形成而狭窄（摘自 Kodama T，Koshitani T，Sato H，et al. Electronic pancreatoscopy for the diagnosis of pancreatic diseases. Am J Gastroenterol，2002，97：617‑622）

变脆伴红斑，71% 表现为结节样改变，57% 表现为糜烂性改变。在 15 例慢性胰腺炎患者中，有 12（80%）例观察到有瘢痕样狭窄。

在另一组纳入 35 例胰腺癌和 20 例良性狭窄患者的研究中，超细胰管镜能充分观察到 22 例恶性（63%）和 16 例（80%）良性患者的病变。当胰腺癌较小（＜2cm）时，可以观察到肿瘤血管和乳头状肿瘤。在 62% 的良性狭窄中发现狭窄部分黏膜没有明显改变。相对于良性狭窄，胰腺癌中更常看到黏膜粗糙质脆的表现。

3. 取材　因为活检钳在胰管中的可操作性有限，在胰腺镜检查时进行组织取材在技术上是很困难。所以，在胰管镜检查期间收集胰液进行细胞学检查可能更有用，特别是对于 IPMN 患者。

一项纳入 103 例手术切除的 IPMN 患者的研究对经口胰管镜在胰液细胞学中的作用进行了评价。在胰管镜检查时从可疑病灶处采集胰液，此时胰液细胞学检查诊断 IPMN 的敏感性为 62.2%。而用导管收集胰液进行细胞学检查的诊断敏感性为 38.2%。胰管镜对于 IPMN 患者的细胞学诊断准确性高于胰腺癌患者（25.4%）。

在另一项纳入 17 例伴主胰管扩张的疑似

IPMN 患者的研究中，通过单人操作胰管镜靶向活检发现恶性病变的敏感性为 25%、特异性为 100%。然而，具有灌洗细胞学检查功能的 SpyGlass 胰管镜发现恶性病变的敏感性和特异性均为 100%。这些结果提示用胰管镜诊断恶性 IPMN 时，灌洗细胞学检查似乎优于靶向活检。

三、治疗性适应证

慢性胰腺炎导管内碎石

体外冲击波碎石术（ESWL）是一项成熟的用于治疗主胰管结石的技术（第 55 章），但是，它需要特殊的设备和相应的专业知识。通过常规的 ERCP 取出胰管结石比外科手术创伤小，但当结石直径大于 10mm、结石下游胰管狭窄或结石嵌顿时则难以成功。而胰管镜可以在直视下安全地进行胰管内碎石治疗。

一项纳入 28 例患者的研究进行了 SpyGlass 胰管镜引导下的激光碎石治疗，其中 9 例（32%）既往接受过 ESWL 治疗。在胰头部（32%）、胰颈部（11%）、胰体部（32%）、胰尾部（4%）或多个部位（21%）中发现中位个数为 2 个、大小为 15mm 的结石。22 例（79%）取得了技术上的成功，

25 例（89%）结石完全清除且临床症状得到明显改善，中位随访时间为 13 个月。

四、不良事件及处理

不管是否进行胰管括约肌切开，经口胰管镜检查可能的不良事件包括出血、穿孔和胰腺炎。胰管镜通过胰管时或为了提高观察的清晰度而过多的胰管内冲洗所导致的机械性损伤都有可能引起急性胰腺炎。

在最大样本量的研究中，胰管镜相关的胰腺炎发生率为 10%～12%，为了防止术后胰腺炎的发生，必须使用最少量的冲洗液，并降低冲洗时的流速。主胰管不扩张的患者发生术后胰腺炎的风险高，检查时应特别小心。为了避免感染的发生，推荐术后预防性给予静脉用抗生素。

五、相关费用

目前尚没有关于胰管镜和其他替代技术费用比较的公开资料，也没有关于胰管镜成本效用的研究。由于子镜需要第二光源和相应的图像处理器，胰管镜的价格是昂贵的。另外，可多次使用的子镜脆弱易折，还需要相当高额的维护费用。

六、小结

在胰腺疾病的诊断和治疗中，特别是那些通过非侵袭性成像技术和常规组织取材都不能容易进行鉴别的病例，胰管镜检查发挥着重要的作用。单人操作胆胰管镜使直接观察胆管和胰管变得更容易，并在很大程度上替代了传统的子母镜系统。尽管 Spyglass 已成为当今市场上的主流技术，但是含 CCD 芯片的胰管镜仍然具有高分辨率数字图像的光学优势。附带的图像增强技术，如 NBI，进一步提高了诊断的准确性。在更小的导管内装备一个或多个图像增强技术，可以进一步改善胰管镜检查的效果。

第 27 章

胆道镜检查

Raj J. Shah，Takao Itoi
段　隼　王向平　译

既往的胆管镜检查通过纤维母镜（大口径的十二指肠镜）和纤维子镜（胆管镜）进行，需要两位内镜医师操作，需使用两个光源、两个显示器和两台电子照相机。母镜改进后，相关的配件装置略微集中化，随后子镜也有显著的改进，但并在各地有不同程度的上市供用，但高昂的设备和维护费用、内镜本身的易损性使其广泛应用受限。一次性子镜的引入（最初是光纤的，目前是数字的）提高了经内镜逆行胰胆管造影（ERCP）的诊治能力，此前其所有的诊治操作需在透视指导下完成，现在内镜医师可以直接在内镜下直视观察胰胆管并进行诊治操作。认识到这种技术上的分裂，笔者试图所罗门式地将这一章分成两部分。将由进行胆道镜检查的医师来决定他们是采用这两种技术中的任意一种或两种都采用，或者两者都不采用而是依靠介入放射科医师通过经皮经肝胆道引流术（PTBD）做出一个通道作为胆道镜入口。

一、单人操作胆道镜

（一）引言

使用基于导管的光纤 SpyGlass 系统（FSOC SpyGlass Direct Visualization System；Boston Scientific，Marlborough，MA）的单人操作胆道镜检查的优点包括：一位内镜医师就能够进行胰胆道镜检查，可重复使用的光纤以及可通过工作通道为 4.2mm 的标准治疗十二指肠镜的四向偏转（上下和左右）、一次性使用的 10Fr 四腔导管。该设备已被美国食品和药物管理局（FDA）批准用于胆道和胰腺疾病的治疗。2015 年 2 月，美国推出

了一款一次性数字单人操作胆道镜（DSOC）。

在对 FSOC 进行的体外研究中，Chen 在向四个象限弯曲、即时活检、灌流量及光学分辨率等方面对 FSOC 与内镜系统（CHF BP-30；Olympus）进行了比较。作者指出，使用 FSOC 进行四象限的观察和活检的能力优于头端仅有两向调节的内镜系统（$1.7 < OR < 2.94$，$P < 0.001$）。一项初步的体外研究中，5 名研究人员比较了 DSOC 和 FSOC 之间的光学质量和可操作性。研究所用的胆道模型内有固定和可变颜色的靶标。随机使用两种内镜进入模型观察，DSOC 比 FSOC 更具优势，前者可识别更多的靶标（96%vs66%），每次观察时的成功定位率高，且观察速度快（所有参数比较均 $P < 0.01$）。此外，图像质量的主观参数和易用性均比较优越（$P < 0.001$）。

（二）设备

FSOC 控制部内置 3 个部分：2 个 0.6mm 的灌洗通道，1 个 0.77mm 的光纤通道和 1 个 1.2mm 辅助通道，该通道可允许导丝、导管内碎石纤维和微型活检钳通过。控制部通过硅胶带固定于十二指肠镜的工作通道正下方。在一次性使用的 3.4mm 插入导管内嵌入 4 根导向钢丝。6000 像素的光导纤维可提供大约 70° 的视野，由包绕光纤束的集光纤维组成，外层为聚酰亚胺外鞘。连接部有一个集合 0.25 英寸电荷耦合器件（CCD）芯片的相机处理器、光源、光学探头与光源和摄像头连接的光学耦合器、医疗级隔离变压器，以及一个可移动的带有可展开三节臂的推车，由其他制造商提供的带有脚踏板的水泵和监视器。DSOC 具有辅助金属氧化物半导体（CMOS）芯片，用

于实现更高的分辨率，放大倍率和视野（120°）。它有一根薄铜电缆用于数字传输，并且没有单独的光纤探头，这有助于提高导头端的活动度。它还有连接工作通道的独立吸引器，可以加强灌洗能力。其处理器是便携式的，设置简便。

（三）技术

FSOC 的光导纤维预装在插入 / 治疗导管内，其头端缩进导管弯曲部后方数毫米，以减少通过十二指肠镜抬钳器和胆管狭窄时的潜在损伤。DSOC 系统的光纤束集成在导管内，随导管通过十二指肠镜的工作通道前进，类似于基于内镜的胆道镜。一旦进入胆管，光学探头就被轻轻地推进到导管的头端之外进行胆管内检查。如果遇到阻力，则应解锁部分旋钮，并可使用透视观察来确定导管的前端是否处于伸直状态。内镜医师可控制四向转向旋钮，并可在活检或胆管内碎石术期间锁定旋钮以获得稳定的视野。冲洗是通过 2 个专用通道经脚踏板控制。应尽可能少冲水，以减少胆管炎的风险。

（四）临床应用与疗效

1. 导管内碎石术　液电碎石术（EHL）和激光碎石术（LL）可用于治疗胆管和胰管结石（图 27-1A ～ E 和图 27-2A ～ E）。胆道镜和胰管镜的直视下碎石可避免胰胆管损伤。1.9Fr 镍钛合金液电碎石纤维内嵌两个头端裸露的同轴绝缘电极。碎石时必须以水或生理盐水为媒介，与基于内镜的胆道镜相比，FSOC 的优势在于其有专用的灌洗通道，能充分给水。当探头完全浸没后，产生的电火花形成高振幅的液体压力波，导致结石碎裂。发电机的电压为 50 ～ 100W，可发出一系列频率为 1 ～ 20Hz 的高压电脉冲波。EHL 纤维的头端伸出内镜头端不超过 2 ～ 3mm 的范围，正面对准结石，同时踩踏脚踏板以控制发电机提供能量进行碎石。

在激光碎石术期间，激光束通过胆胰管镜的工作通道内的柔性石英光纤传送。LL 需要对结石进行更精确的定位，尽管直接接触可以增强碎裂的效果，但也会导致"钻孔"效应。将激光能量反复脉冲式地作用在结石上，形成具有高动能的离子气体和自由电子。这种等离子体在吸收激光能量后迅速膨胀，然后崩解，在激光纤维和结石之间形成球形的机械冲击波，导致结石破碎。

2. 使用 FSOC 清除难治性胆结石　美国的一项多中心研究中，使用 FSOC 与 LL 治疗了 69 名患者，其中 89% 的患者有肝外胆管或胆囊管结石，其余的则患有肝内胆管结石。所有患者至少经历过一次 ERCP 取石失败的经历，平均 1.2 次 LL 治疗后结石完全清除率可高达 97%，不良事件发生率为 4%。在印度的一个大样本单中心的 FSOC 系列研究中，将钬激光碎石术用于 60 例既往取石失败的患者，其中包括机械性碎石失败（44%），其他失败因素如 Mirizzi 综合征或结石嵌塞，导致无法使用网篮取石或柱状球囊括约肌大扩张取石。结石的平均大小为 23mm（15 ～ 40mm），平均 1.2 次 LL 治疗后，结石完全清除率 100%。有趣的是，该研究排除了 24 名可能符合治疗条件的患者，原因为合并门静脉高压症或胆总管广泛结石填充，其中大多数患者没有尝试 FSOC 治疗而直接被转诊至外科手术治疗。一项纳入 13 例胆囊管结石（其中 4 例为 Mirizzi 综合征 1 型）的研究中，其中 77%（10/13）的患者经过共 17 次 FSOC 治疗后，彻底清除了胆囊管和胆管的结石，该研究虽然样本量小，但其结果很有意义。

在使用 FSOC 进行的一项多中心国际前瞻性注册研究中，入选的 297 例患者，有 66 例是难治性胆道结石，分别接受 EHL（$n=50$）和 LL（$n=16$）治疗。结石的中位大小为 19mm，初次碎石的中位时间为 38 分钟。结石清除率 100%：71%（47/66）用 SOC 初次碎石，剩余 29%（11/66）平均经过 1 ～ 2 次 ERCP 取石后再用 SOC 碎石。总之，特定患者的难治性胆管结石仍然是单人操作胆道镜引导的管腔内碎石术的绝对适应证。

3. FSOC 在胰管结石治疗中的应用　相对于体外冲击波碎石（ESWL），经口胰管镜（POP）用于主胰管（MPD）结石患者的初治时有一个潜在的优势，那就是能一次性碎石并取石。在一项

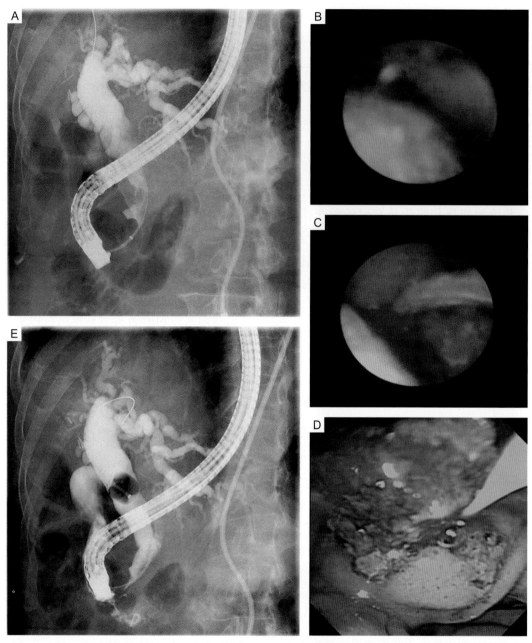

图 27-1 A. 透视下可见胆管侧壁充盈缺损影，提示结石嵌顿；B.FSOC 视野下胆总管内 2 枚大结石；C.FSOC 视野下液电震波碎石术后胆总管内结石碎块；D. 十二指肠镜视野下取出的结石碎块；E. 结石清除后的胆管封堵造影图。FSOC：单人操作纤维性胆管镜

纳入 46 例 MPD 结石患者的单中心研究中，分别给予内镜下或 FSOC 胰管镜下 EHL/LL 治疗，其中 14 例接受 FSOC 碎石治疗。总的来说，完全或部分结石清除率为 91%，完全清除率达到 70%；虽然一次性、头端可四向调节系统似乎对治疗胰管结石特别有用（仅为个人经验），但接受 FSOC 和经内镜的胰管镜检查的患者的完全或部分结石清除率相似（P=0.294）。FSOC 组甲 3/25（12%）

的操作发生轻度 POP 相关的不良事件。平均随访 15 个月后的总体临床成功率为 74%，内镜组和 FSOC 组的临床成功率相似（P=0.149）。

在一项 LL 治疗的多中心研究中，回顾了 28 例接受了 FSOC 治疗的 MPD 结石患者。在初次使用 FSOC 下 LL 治疗之前，32% 的患者接受了 ESWL 辅助治疗，25% 的患者的 FSOC±EHL 治疗失败或碎石不完全。结石的中位大小为 15mm

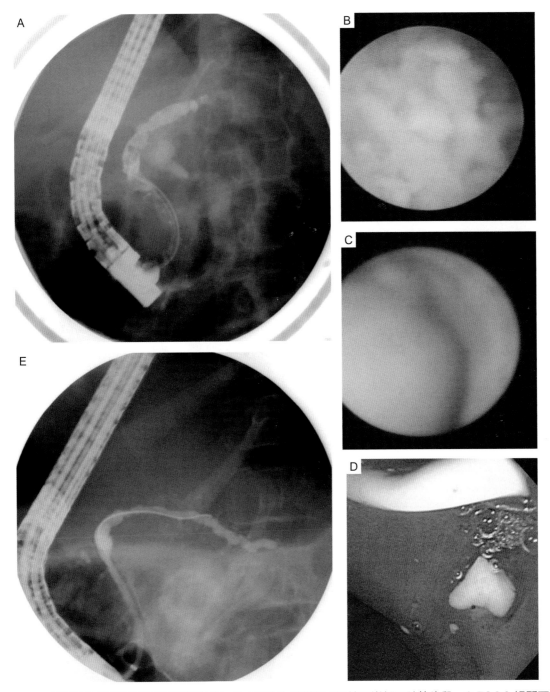

图 27-2 A. 胰管造影可见胰管头段及颈部结石；B. FSOC 视野下可见结石嵌顿于胰管头段；C.FSOC 视野下液电震波碎石术后胰管结石碎块；D. 十二指肠镜视野下取出的胰管结石碎块；E. 胰管造影图显示胰管头段及颈段结石已清除。FSOC：单人操作纤维性胆管镜

（4 ~ 32mm），位于头颈部 [12 例（42%）] 或体尾部 [10 例（36%）]，或多处 [6 例（21%）]。总体来说，技术成功率为 90%，其中结石完全清除率 79%（22/28），部分清除率 11%（3/28），随访中位时间为 13 个月，临床缓解率为 89%，后者定义为腹痛、麻醉药品使用量及住院时间减少了

50%。值得注意的是，有 29% 的患者出现轻度术后不良事件。

4. 不确定性胆道狭窄的 FSOC 评价　虽然目前还没有基于内镜系统的胆道镜和 FSOC 的对照研究，但队列研究显示 FOSC 对未定性胰胆管病变的诊断效果令人鼓舞（图 27-3A ~ F）。FOSC

的导管头端具有可压缩性，可以朝 4 个方向弯曲，从而提高了其指向狭窄段的各象限并取活检的能力。提示恶性病变的黏膜异常表现主要来源于经内镜的胆道镜的观察结果，包括：①外生性病变；②溃疡；③乳头状黏膜突起；④扩张扭曲的血管。用 FSOC 视频区分良、恶性病变的观察者一致性只有轻到中度，使用 DSOC 视频的观察者一致性

略高。研究者区分良性和恶性的准确率为 70%（比FSOC 高 20%），对乳头状突起诊断的观察者一致性可达到中度。

使用 FSOC 技术进行管腔内活检，可采用以前描述的两种基于内镜的胆道镜所使用的方法。胆道镜引导活检术是将一个钳口跨度为 4.1mm 的微型胆道镜活检钳（SpyBite，Boston scientific）

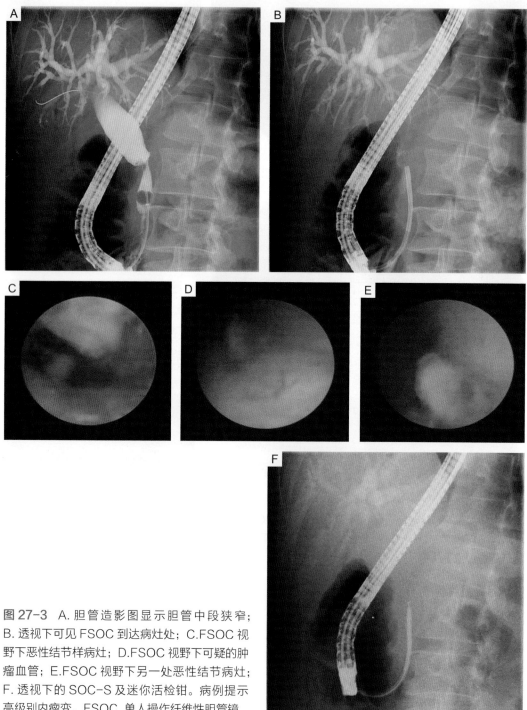

图 27-3　A. 胆管造影图显示胆管中段狭窄；B. 透视下可见 FSOC 到达病灶处；C.FSOC 视野下恶性结节样病灶；D.FSOC 视野下可疑的肿瘤血管；E.FSOC 视野下另一处恶性结节病灶；F. 透视下的 SOC-S 及迷你活检钳。病例提示高级别内瘤变。FSOC. 单人操作纤维性胆管镜

通过直径 1.2mm 的 FSOC 工作通道进入胆道完成。胆道镜辅助活检是通过胆道镜直视定位活检部位。例如，微型活检钳难以通过远端胆道的狭窄段，这时将胆道镜头端定位于狭窄段，并同时在透视下定位，退出胆道镜后，常规胆道活检钳可通过十二指肠镜工作通道到达透视定位点取材。

临床可行性研究显示，当达到靶定病变时，微型钳取样有 95% ～ 97% 的样本足以用于组织学检查。一项前瞻性小样本研究纳入了 26 例未定性胆管狭窄的患者，按照研究方案，先进行单人操作的基于导管的 SpyGlass 系统（FSOC）引导下的活检，然后进行细胞刷检和透视引导下活检。大部分患者（85%）既往没有进行组织活检，46% 的患者是肝门部胆管狭窄。细胞刷检的诊断敏感性、特异性和准确性分别为 6%、100%、39%，标准活检钳活检分别为 29%、100%、54%，微型活检钳活检分别为 77%、100%、85%，微型活检钳活检与其他方法的敏感性和准确性的差异显著（与细胞刷检相比 $P < 0.000\ 1$，与标准活检钳活检相比 $P=0.021\ 5$）。该研究没有说明细胞刷检和常规活检钳活检是否以胆道镜在病灶处的透视定位点为参照完成。另外，这项研究也没有对细胞刷检极低的敏感度给出一个令人满意的解释。

在印度的一项研究中，报道了为期 9 个月前瞻性入组的数据，其中大约 10%（36 例）未定性胆管狭窄患者接受了 FSOC 检查以一步的定性。其中 82% 获得了足够的组织学标本。由于该研究中纳入肝门部胆管狭窄患者比例高（21/36，58%），微型钳到达狭窄段受限，可能一定程度上解释较低的取样充足率。用前述的 SOC-S 镜下恶性征象为标准的诊断准确率为 89%（敏感性 95% 和特异性 79%），而使用微型活检钳活检的组织学诊断准确性为 82%（敏感性和特异性都是 82%）。表面光滑、无明显的新生血管的黏膜及均匀颗粒状的黏膜是良性病变的特点。

关于胆道镜检查的最大型多中心试验包括来自欧洲和美国的 15 个中心，其中 FSOC 被前瞻性地用于诊断未定性胰胆管疾病和治疗难治性结石

病。Chen 等研究者对 226 名接受诊断性 SOC-S 的未定性胆道病变患者进行了评估；140 例接受了微型活检钳活检（中位取样次数为 4 次，20% 为肝门部胆管取样，取样充足率 88%）。获得了 95 例患者的 ERCP、FSOC 和活检数据。胆管造影、FSOC 直视和 FSOC 引导的组织活检诊断恶性肿瘤的敏感性和特异性分别为 51% 和 54%、78% 和 82%，以及 49% 和 98%。一项荟萃分析中纳入了 8 项 FOSC 的研究，评估了 FOSC 直视诊断和直视下 SpyBite 活检诊断的操作特点。作者注意到，FSOC 直视诊断的敏感性和特异性分别为 90% 和 87% [曲线下面积（AUC）0.94]。SpyBite 活检诊断的敏感性为 69%、特异性为 98%（AUC 0.93）。

DSOC 进入市场后，人们希望其改进的光学性能可以提高检测和排除肿瘤的能力（图 27-4，图 27-5）。Shah 等开展了美国第一个使用 DSOC 的多中心临床预研究，纳入 121 例患者：其中 85 例为胆胰管狭窄和扩张，36 例为难治性结石。对结石患者（29 例胆管结石，7 例胰管结石）使用管腔内碎石术获得了 100% 的结石清除率。8 名患者接受了 DSOC 以评估胆管癌的范围，在其中两名患者中意外发现了多位点肝内胆管癌灶。在 77 例未定性胆胰管狭窄 / 扩张患者中，40% 确诊为肿瘤，其中 81% 的患者 SpyBite 取样阳性。总体而言，对未定性胆胰管病变患者使用 DSOC 诊断恶性肿瘤的敏感性、特异性 PPV 和 NPV 分别为 97%、96%、94% 和 98% [所有置信区间（CI）0.87 ～ 1.0]。另一个较小的研究纳入 105 名患者，其中 73 人为了明确诊断而接受 DSOC 检查。肿瘤检出率相对较低（27%）。该研究有较高比例的患者（40%）仅行诊断性 SOC 而未取活检。胆胰管用于 PSC，移植后胆管狭窄，结石所致良性狭窄和正常胆管时恶性检出率低。总体而言，作者发现 DSOC 直视下临床诊断恶性肿瘤的敏感性和特异性分别为 90% 和 96%，DSOC 引导活检诊断的敏感性和特异性分别为 85% 和 100%。该研究中一位病理学家在现场即时将样本制备为湿片并进行病理评估，这可能有助于提高活检取样的诊断率。

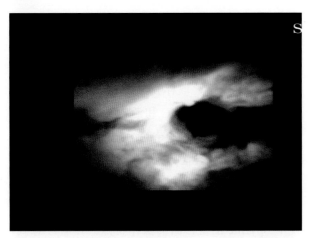

图 27-4　单人操作电子胆管镜视野下浸润性狭窄伴肿瘤血管形成

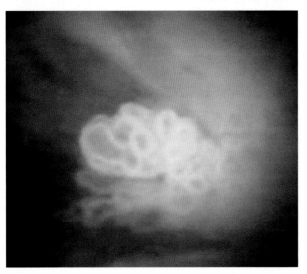

图 27-5　单人操作电子胆管镜视野下胆管内乳头状黏液性肿瘤的绒毛状病灶

由于组织取样仍然是进一步分诊和处理疑似肿瘤患者的关键步骤，因此 SOC 的最佳用途可能是识别可疑病变，然后采用胆道镜引导或辅助方法进行定点活检取样，并结合细胞刷检，以最大可能的获取可疑病灶的组织学确诊。如果组织取样无法确诊，但镜下直视检查怀疑肿瘤病变的患者，则建议密切监测和取样。虽然现在一次性 DSOC 已上市，而且使用起来也更简单，但由于缺乏通用医疗代码和医疗报销额度有限，因此明智的做法是选择性使用这项昂贵的技术。良好的临床诊断和胆管造影技术可能有助于避免使用已发表的系列中描述的一些胆道镜检查。最后，随着竞争对手一次性数字胆道镜的推出，该技术的零售成本可能会降低。

（五）医疗报销和局限性

截至 2009 年，已在 ERCP 的操作术语代码下附加建立了胆胰管镜检查的通用代码。

尽管取得了上述进展，但是胆胰管镜的 10Fr 导管难以通过没有扩张的紧密狭窄段，而一旦扩张，就可能影响镜下直视判断。虽然可以通过导管头端的四向调节和十二指肠镜的辅助实现管腔黏膜的四象限检查，但是由于存在十二指肠镜身成角、胆胰管下段 / 下游的狭窄、胆胰管内径小和管腔内碎屑等因素影响，可能难以获得环周视野，附件也可能难以在工作管道内前行。通过固定在工作通道上的 Y 形接头吸引碎片和液体，同时通过冲洗口进行冲洗，可改善视野。在胆管明显扩张的情况下，由于光的弥散，也难以获得胆管黏膜的环周图像。在检查狭窄管腔时，支架的置入可能改变黏膜的外观形成如乳头状隆起，使得直视下诊断恶性肿瘤变得非常困难。

如果附件在通过工作通道时遇到阻力，将胆道镜向管腔上游推进，或可扩大胆道镜在十二指肠腔内的成襻角度，有助于附件通过导管的成角点。EHL 和 LL 纤维质地较脆，有时需要预装在胆道镜内，以方便后续插入。在管腔内碎石术中，由于能量的传递，接触碎石或内镜头端弯曲，可使碎石纤维反退回工作通道内。由于出血和结石碎片可能会影响视野，所以仔细和频繁地在内镜和透视下确认纤维头端的位置对于减少管腔和光纤损伤是必要的。如果活检钳无法通过，可进行胆道镜辅助的透视引导下活检。

虽然 FSOC 中的光导纤维可重复使用，但使用次数仅限于 10 次，之后由于光纤束断裂，图像质量可能会降低。与可重复使用的胆道镜相比，在工作通道内有碎石纤维或活检钳存在的情况下，FSOC 的专用灌洗通道提供了更大的冲洗流量。FOSC 导管没有常规的吸引按钮，需要将注射器连接在 Y 形端口适配器上间断手动吸引，或十二指肠镜间断吸引来减少管腔内的压力和胃十二指肠液的反流。对于 DSOC，连接到工作通道的吸引器改善了冲洗和吸引能力，从而提高了图像质量。

（六）不良事件

一项比较 ERCP 单独操作和 ERCP 联合胰胆道镜检查（不限于 FSOC）的单中心研究发现，与单独操作 ERCP 相比，联合胰胆道镜检查可能存在较高的不良事件发生率。后者的总体不良事件（7.0% vs 2.9%）、共同不良事件（胰腺炎、穿孔、胆管炎或出血；4.2% vs 2.2%），特别是术后胆管炎（1.0% vs 0.2%）的发生率都有增高。针对 FSOC 的研究显示，其不良反应发生率为 5% ～ 13%，主要包括胆管炎和胰腺炎。因此，在进行管腔内胆道镜检查时，推荐预防性使用静脉抗生素治疗。

（七）小结

使用 SpyGlass 的单人操作胆道镜已明确用于治疗难治性胆道结石。在评估未定性胆管狭窄时，如果内镜医师识别管腔内病变的经验很丰富，则可提高组织活检的诊断率。但有关该技术在胰腺疾病中的应用研究数据有限，且多数为治疗胰管结石和评估胰管肿瘤的预试验性研究。数字化的成像系统安装更为简便，成像分辨率也有提高。

二、子母胆道镜

与传统的纤维胆道镜相比，电子胆道镜可以提供高质量的数字图像。在子母胆道镜检查系统中使用了两种电子胆道镜（表 27-1），但目前只在少数国家上市使用。最近，新设计的数字化胆道镜（SpyGlass DS，Boston Scientific）作为单人操作系统已经被研发出来（详见上节）。

1. 技术要点　以 4.2mm 工作通道的治疗性十二指肠镜为母镜，有助于防止子镜的弯折。需先行十二指肠乳头括约肌切开，子镜才能通过十二指肠乳头。有两种电子胆道镜已上市［CHF-B260/B160 和 CHF-BP260，外径分别为 3.4mm 和 2.6mm，工作通道直径分别为 1.2mm 和 0.5mm；B260 和 BP260（Olympus Medical

表 27-1　子母镜系统所使用的电子胆道镜		
	CHF-BP 260*	CHF-B260/ B160*
视角（°）	90	90
观察到的深度（mm）	3 ～ 20	3 ～ 20
外径（mm）		
末端	2.6	3.4
插入结束	2.9	3.5
弯曲度（°）		
上 / 下	70/70	70/70
右 / 左	NA	NA
工作长度（mm）	2000	2000
工作通道直径（mm）	0.5	1.2
图像增强技术	NBI	NBI

NA：未提供；NBI：窄带成像
*Olympus Medical Systems，Tokyo，Japan

Systems，Tokyo，Japan.） 和 B160（Olympus Corporation of the Americas，PA.）提供］（图 27-6）。子镜可通过治疗性十二指肠镜的 4.2mm 工作通道进入胆管，用或不用 0.035 英寸 /0.02 英寸导丝引导。 两种子镜的头端都具有二向角度调节。由于工作通道的直径原因，导丝引导插入技术可用于 CHF-B260 而不可用于 CHF-BP260。由于曾有并发空气栓塞的报道，在胆道镜检查期间应使用盐水冲洗和 CO_2 给气。内镜观察通常是使用白光成像。使用窄带成像（NBI）的观察需在 NBI 系统（CV-260SL、CVL-260SL、CVL-290SL/CV-180、CLV-180、CLV-S190、光源、奥林巴斯医疗系统）上实现。

诊断性和治疗性技术

与常规光纤胆道镜相比，电子胆道镜可提供质量更好的数字图像并提供强化的黏膜细节（图27-7）。因此，它可以显露一些细小的黏膜结构，如浅假性憩室、乳头状或颗粒状病变，以及细小的血管形态，从而显示出良、恶性病变之间的区

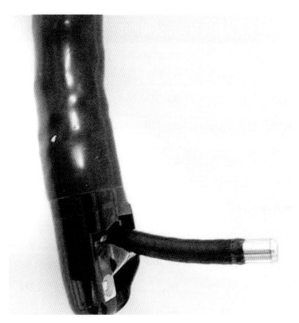

图 27-6　子母镜系统的电子胆管镜

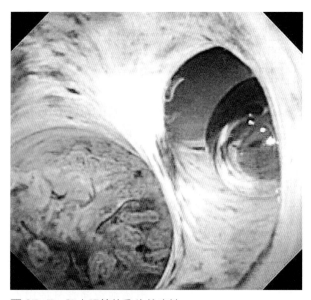

图 27-7　肝内胆管的乳头状病灶

别，包括胆管造影中所发现的未定性的充盈缺损和胆管狭窄。最近的一项回顾性研究和一些前瞻性研究表明，电子胆道镜检查对未定性的胆管充盈缺损和狭窄病变具有很高的鉴别诊断能力（准确性为 93%～98%；敏感性为 94%～100%；特异性为 92%～96%；阳性预测值为 96%～99%；阴性预测值为 96%～100%）（表 27-2）。然而，电子胆道镜并不总是能区分良性和恶性病变。例如，在 IgG4 相关性胆管炎的病例中，胆道镜下

图像类似于胆管癌，例如，存在粗大而弯曲的血管。因此，单纯胆道镜图像的诊断能力是有限的，在这种情况下，必须进行活检取样。

胆管黏液性肿瘤可产生大量黏蛋白，仅采用胆道造影可导致肿瘤定位错误。胆道镜检查对肿瘤原发部位的精确定位非常有用。详细的观察不仅可以发现异常的病灶，而且还可以直视下定位活检靶点（图 27-8）。

胆管肿瘤，尤其是乳头状生长型或黏液性肿瘤，常表现为原发灶的纵向扩散。电子胆道镜可通过放大图像观察黏膜细节，从而发现微小的良性或恶性的异常病灶。此外，电子胆道镜可引导 3Fr 的活检钳进行取样，进一步提高了诊断能力。当胆道狭窄段过于紧密以至于电子胆道镜无法通过时，可使用球囊囊扩张或临时放置 10Fr 塑料支架以扩大狭窄段内径，便于后续的电子胆道镜通过检查。

使用 NBI 图像增强的电子胆道镜可以清楚地显示出细微的胆道黏膜结构和毛细血管（图 27-9A、B），并有助于区分良性和恶性病变。原发性硬化性胆管炎患者发生胆管癌的风险高。最近的一项研究表明，与传统的 ERCP 相比，胆道镜检查可以显示出胆管癌的边界。

电子胆道镜的工作通道较小，其治疗性应用

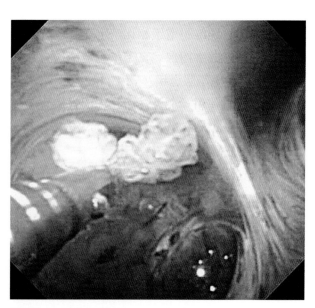

图 27-8　直视下活检

表 27-2　子母镜系统电子胆道镜的诊断能力总结

作者（年份）	例数	研究类型	灵敏度（%）	特异性（%）	PPV（%）	NPV（%）	准确性（%）
Itoi（2010）	144	R	99	96	99	99	98
Nishikawa（2013）	33	P	100	92	96	96	97
Osanai（2013）	87	P	94	92	NA	NA	93

NA. 无；NPV. 阴性预测值；P. 前瞻性研究；PPV. 阳性预测值；R. 回顾性研究
所有数据包括直视诊断 + 活检诊断

受限，但可通过 1.9 ～ 3Fr 的 EHL 和 LL 探头在直视下使用钬激光 YAG 和 FREDDY 进行碎石治疗（图 27-10）。

2. 不良反应及局限性　胆道镜检查可引起与操作相关的不良反应，如胆管炎和胰腺炎。由于子镜较为脆弱易损且维修成本高昂，同时需要两名熟练的内镜医师操作，电子子母胆道镜的应用有一些局限性。在 NBI 胆道镜检查中，胆汁颜色与血液相似，这可能会导致图像质量不佳，并且由于没有专用的通道冲洗，胆道清理会浪费大量时间。

三、经口电子胆道镜

30 年前，Urakami 等将标准上消化道（GI）内镜直接插入胆道内完成了首例直接经口纤维胆道镜检查。然而，由于将一个大口径内镜插入胆道的难度较大，这种方法并没有普及。2006 年，Larghi 和 Waxman 首次报道了使用超细上消化道电子内镜进行胆道检查。从此，直接经口电子胆道镜（DPVCS）才开始被越来越广泛地应用于胆道疾病的诊治。

1. 技术要点　DPVCS 通常使用传统的超细上消化道内镜（表 27-3）。由于其外径为 5 ～ 6mm，必须先行十二指肠乳头括约肌切开术，偶尔加行乳头括约肌球囊扩张术，以便于内镜通过乳头。该内镜具有头端四向调节和一个 2mm 的工作通道。

目前已报道的直接进入胆道的方法有 5种：①无辅助装置的徒手插入；②导丝引导插入；③球囊外套管辅助插入；④球囊封堵十二

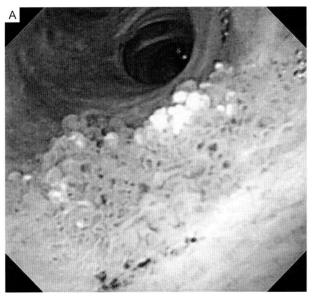
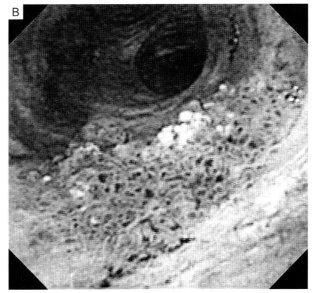

图 27-9　早期胆管癌。A. 白光图像；B.NBI 图像

指肠辅助插入；⑤胆管内球囊锚定辅助插入（图27-11）。常规的超细上消化道电子内镜一般很难徒手插入胆管内，因此常需要导丝引导或胆管内球囊锚定来辅助插入。早期研究显示胆管内球囊锚定辅助插入的成功率［20/21（95.2%）］

要高于导丝引导插入［5/11（45.5%）］及球囊外套管辅助插入［10/12（83%）］。

在导丝引导插入方法中，首先将 0.035 英寸或硬性 0.025 英寸导丝通过标准十二指肠镜工作通道并插入胆管，然后退镜，保留导丝于胆道内。然后，经导丝引导将超细内镜推进到胆管内。无论是弯曲还是取直内镜头端，进入胆管下段都相对比较容易。但将内镜向肝门部胆管插入时，需

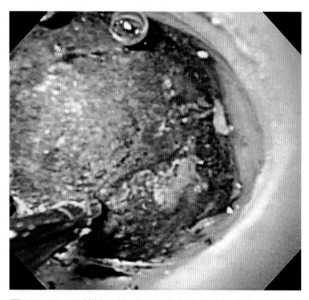

图 27-10　胆管镜子镜辅助下腔内液电碎石术治疗胆总管大结石

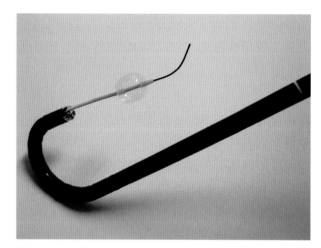

图 27-11　前视式电子胆管镜和锚定球囊

表 27-3　直接经口电子胆道镜				
Olympus Medical Systems			Fujinon	Pentax
GIF-XP160	GIF-XP180N	GIF-XP260N	EG-530NW/530N2	EG-1690K
视角（°）				
120	120	120	140	120
观察到的深度（mm）				
3～100	3～100	3～100	4～100	4～100
外径（mm）				
末端				
5.9	5.5	5.0	5.9	5.4
插入结束				
5.9	5.5	5.5	5.9	5.3
弯曲部分（°）				
上/下				
180/90	210/90	210/90	210/90	210/120
右/左				
100/100	100/100	100/100	100/100	120/120
工作长度（mm）				
1030	1100	1030	1100	1100
工作通道直径（mm）				
2	2	2	2	2
图像增强系统				
NBI	NBI	NBI	FICE	i-SCAN

FICE. 柔性光谱成像彩色增强；NBI. 窄带成像

联合使用送镜和拉镜动作。使用胆管内球囊锚定辅助插入方法时，将 5Fr 球囊循 0.018 英寸或 0.025 英寸导丝进入左、右肝内胆管并充盈球囊，以其为锚引导超细内镜插入肝门部或肝内胆管，同时联合使用送镜和拉镜动作，这会使内镜镜身形成 x 或 U 形襻。使用生理盐水灌洗和 CO_2 给气，有利于清晰的观察胆管黏膜。

最近研发了一个头端可多重弯曲的专用 DPVCS 原型。它有两个弯曲部：近端弯曲部可以在一个平面上偏转（向上 / 向下 90°），远端弯曲部可在另一个平面上偏转（向上 160° / 向下 100°）。该内镜是前视镜，工作长度为 133cm，视野为 90°，远端和插入部外径分别为 5.2 和 7.0mm。其 与 GIF-XP180N（Olympus Medical Systems）相比，远端弯曲部和远端加近端弯曲部的比值分别为 0.6mm 和 2.2mm。该内镜有两个内径分别为 2.2mm 和 0.85mm 两个工作通道。它还具有吸引和给气能力。最新一代的专用 DPVCS 徒手插入胆管的成功率高达 97%。其方法是将内镜角度钮向上调节并旋转镜身，便可把胆道镜的头端插入胆管末端。该操作类似于将结肠镜插入回肠末端，或称为"盲法"式插入回肠末端。一旦胆道镜的头端插入胆管内，利用镜身成角和直接推进，就能很容易地到达肝门部胆管。与传统的超细上消化道内镜相比，专用 DPVCS 在胆管内操作时更为稳定。

2. 诊断和治疗　在到达目标胆管段后，DPVCS 支持多种诊断和治疗操作，包括单纯的观察，通过 2mm 工作通道进行活检、液电或激光碎石（图 27-12A、B）、APC 肿瘤消融、光动力治疗，或置入导丝以放置塑料或金属胆道支架。然而，2mm 附件并不是常备附件（图 27-13）。

DPVCS 的插入成功率高（表 27-4）、耐用性好，以及成本效益佳（不需要 2 个光源或 2 名熟练的内镜医师），因此对合并胆管扩张的下段胆管病变，可以首选 DPVCS 进行检查。

配有图像增强系统的内镜能够显露精细的黏膜结构和血管，可以使用各种处理器系统如下：

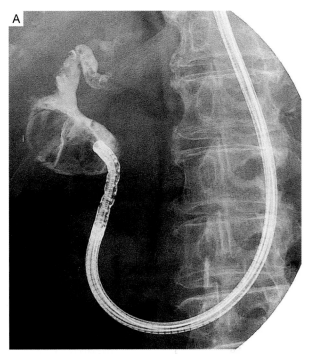

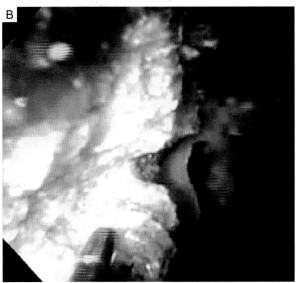

图 27-12　前视式电子胆管镜下液电碎石术治疗胆总管大结石。A. 透视图；B. 内镜图

① NBI（Olympus Medical Systems）；② 光谱增强色彩成像（FICE；Fujifilm, Tokyo, Japan）和 ③ i-Scan（PENTAX, Tokyo, Japan）。

3. 不良反应和限制　DPVCS 也可引起与操作有关的不良事件。最严重的不良事件是心脑血管空气栓塞，这是由于手术未按常规使用盐水冲洗或 CO_2 给气，而使用空气给气所导致的。超细内镜不像专用的细胆道镜，有时可能

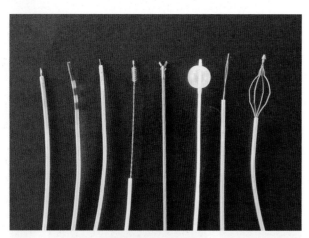

图 27-13 前视式胆管镜的 5Fr 附件

和乳头开口或胆管内径大小不相容。这时应轻柔细致地操作，以免双方大小不等而意外诱发严重不良事件，如出血、胰腺炎和十二指肠乳头括约肌切口的穿孔。

致谢

感谢东京医科大学国际医学交流部的 Edward Barroga 教授对英文手稿的编审。

表 27-4　直接经口胆道镜的各种插镜方法的成功率总结

作者（年份）	例数	内镜	辅助进镜方法	插入成功率（%）
Larghi（2007）	15	UGI	GW	78
Choi（2009）	12	UGI	球囊外套管	83
Moon（2009）	11	UGI	GW	46
Tsou（2010）	21	UGI	AB	95
	14	UGI	球囊外套管	93
PohI（2011）	25	UGI	AB	72
Mori（2012）	40	UGI	球囊外套管	93
Farnik（2014）	40	UGI	AB	98
ltoi（2014）	7	DDPVCS	徒手	0
	34	DDPVCS	GW 和（或）AB	94
Weigt（2015）	42	UGI	AB	90
Beyna（2016）	67	UGI	AB	88
	74	DDPVCS	徒手或联合 AB	90

AB：锚定球囊；DDPVCS：专用的诊断和治疗性直接经口胆道镜；GW：导丝；UGI：上消化道内镜检查

第 28 章

胰胆管的显微内镜检查

Anthony J. Choi, Michel Kahaleh

宫 健 梁树辉 译

共聚焦显微镜技术早在 1957 年被授予专利权。此后，该项技术在实验室获得很大成功，并于近年转化应用于多种临床设备，最早的报道见于消化病学领域，是 2004 年在结直肠病变诊断中的应用。

共聚焦激光显微内镜（CLE）将共聚焦激光显微镜的原理与内镜技术相结合，可以实时对胃肠道黏膜进行高分辨率成像。本质上讲，是低功率激光通过针孔和透镜照射到特定深度的感兴趣组织上进行成像。只有通过同一透镜和针孔反射回来的光才能被采集系统探测到，它与激光在同一平面，因此称之为"共焦"。任何散射或非聚焦反射光都被排除在探测之外，从而在感兴趣平面形成高空间分辨率。与可屈式内镜技术相结合，便有可能实现活体上对消化道黏膜进行细胞水平的"光学活检"。

一、共聚焦激光显微内镜

共聚焦显微成像系统有荧光型和反射型两种，而应用于消化道内镜的主要是前者。通过静脉注射或局部应用荧光对比剂，来突出不同的结构。静脉荧光染料随血管流动渗透，可使表面上皮的细胞外基质和固有层强化，从而区分正常和异常结构。吖啶黄素和甲酚紫等局部用染料可实现细胞核染色，但在西方国家较少应用。反射型共聚焦显微成像系统不需要应用对比剂，但它对结构分析的价值有限。

静脉荧光染料是 CLE 最常用的对比剂，常用剂量是 10% 荧光素钠 2.5 ～ 5ml。Becker 等报道，CLE 成像有时间依赖性，最佳观察时间窗是静脉注射对比剂后 0 ～ 8 分钟，最长可持续约 30 分钟。局部应用对比剂需用 N- 乙酰半胱氨酸或醋酸去除黏液层，然后以水冲洗，再用导管喷洒染料。然而，这种细胞核染料有导致 DNA 损伤的风险，目前尚未得到 FDA 的批准。

临床上，CLE 内镜设备有两类。一种是探头式 CLE（pCLE），它具有分体式 CLE 探头，通过内镜钳道、穿刺针或导管送入；另一种是集成于内镜的 CLE（eCLE），其 CLE 系统被整合在内镜前端。具体而言，pCLE 系统由导光束、集成于远端的透镜及与光纤相连的激光扫描单元组成。不同制造商的 pCLE 探头，所需钳道内径（0.9 ～ 2.8mm）、探头可重用性（10 ～ 20 次检查）、成像深度（40 ～ 70μm）和分辨率（1 ～ 3.5μm）亦有所差别。eCLE 对于胰胆管成像来说体积太大，且业已停产，故鉴于本章内容，下文所提及的 CLE 均指 pCLE。

二、操作方法

通过内镜逆行胰胆管造影术（ERCP）的导管或胆道镜的钳道，将 CLE 微型探头插入胆总管。探头头端不透 X 线，透视下可判断其头端的位置。使探头与胆管黏膜直接接触，尽可能垂直，以提高图像质量。探头到位后要保持稳定，注意避免移动或损伤组织，否则有可能导致图像伪影。静脉注射对比剂后，从组织返回的荧光信号经由探测器转换成图像，并通过软硬件系统进行处理和显示，然后进行分析和（或）存储。在内镜直视下，退出 CLE 探头，经钳道送入活检钳，此时便可进行定向活检。

三、诊断价值和安全性数据

尽管胆道成像和取材方法不断进步，但胆道恶性肿瘤的诊断敏感性仍然较低。meta 分析显示，内镜下细胞学刷检、胆道活检以及两者联合诊断肿瘤的敏感性分别为 45%、48.1% 和 59.4%。然而，依据发表的诊断标准分析 CLE 图像，可提高胆道病理诊断的敏感性（表 28-1）。

表 28-1　CLE 在胆道中的应用研究

研究报道	研究目的	研究细节	研究结果	不良事件
Loeser 等（2011）	CLE 在不确定性胆管狭窄中的应用评价	14 例患者 前瞻性 单中心	具有正常网状结构，不伴黏膜上皮缺失或上皮不规则，是良性胆管狭窄的一个较好的预测指标	未见报道
Meining 等（2011）	胰胆管 CLE 图像分类系统的制定和验证	102 例患者 前瞻性 单中心	Miami 分型诊断恶性肿瘤： SN 97% SP 33% PPV 80% NPV 80%	未见报道
Chennat 等（2011）	CLE 在胆管病变处理中的应用评价	4 例患者 回顾性 单中心	对于胆管肿瘤，CLE 是一种有前景的诊断工具	未见报道
Talreja 等（2012）	不确定性胆管狭窄 CLE 观察者间的一致性评估	25 个病变 前瞻性 5 个中心	观察者间最终诊断的一致性为： $K = 0.195$	未见报道
Heif 等（2013）	CLE 在 PSC 患者中的应用评估	15 例患者 回顾性 单中心	CLE 诊断 PSC： SN 100% SP 61.1% PPV 22.2% NPV 100%	无并发症
Bakhru 等（2013）	壶腹部病变 CLE 观察者间的一致性评估	12 个病变 前瞻性 5 个中心	观察者间最终诊断的总体一致性为 $K = 0.02$	未见报道
Caillol 等（2013）	CLE 在胆管狭窄处理中的作用评价	61 例患者 前瞻性 单中心	CLE 诊断胆管狭窄： SN 83% SP 77% PPV 62% NPV 91% AC 79% CLE 联合胆管内或 EUS 活检进行诊断： SN 100% SP69% PPV60% NPV 100% AC 79%	未见报道
Peter 等（2014）	比较内镜医师和病理医师对各种消化道病变 CLE 图像的判断一致性	66 例患者 前瞻性 单中心	内镜医师和病理医师对胰胆管病变的诊断一致性为 $K = 0.19$（95% CI：$-0.26 \sim 0.63$）	未见报道
Slivka 等（2015）	CLE 对于诊断不确定性胆管狭窄的有效性	36 例患者 前瞻性 6 个中心	应用 ERCP 和 CLE，采用 Paris 分型诊断胆管狭窄： SN 89% SP 71% PPV 84% NPV 78% AC 82%	未见报道

（续表）

研究报道	研究目的	研究细节	研究结果	不良事件
Slivka 等（2015）	CLE 对于诊断不确定性胆管狭窄的有效性	36 例患者 前瞻性 6 个中心	应用 ERCP 和 CLE，采用 Paris 分型诊断胆管狭窄： SN 89% SP 71% PPV 84% NPV 78% AC 82%	未见报道
Karia 和 Kahaleh（2016）	PSC 和非 PSC 炎性狭窄的检查对比	35 例患者 回顾性 单中心	在炎性狭窄患者中，Paris 分型特征在非 PSC 患者中出现频率较高	未见报道
Yang 等（2016）	CLE 和胆道镜活检对不确定性胆管狭窄的诊断准确性比较	195 例患者 回顾性 单中心	CLE 细胞学检查和胆管镜下活检的诊断敏感性和准确性相似	未见报道

AC：准确性；CLE：共聚焦激光显微内镜；EUS：超声内镜；GI：消化道的；NPV：阴性预测值；PPV：阳性预测值；PSC：原发性硬化性胆管炎；SN：敏感性；SP：特异性

建立的 Miami 分型能有效鉴别正常胆管黏膜（图 28-1）和恶性胆管狭窄。它由 4 项标准组成：①上皮结构；②宽暗带（> 40μm）；③宽白带（> 20μm）；④暗簇，上述标准中若存在 3 项则高度提示恶性（图 28-2）。由于上述标准对炎性病变的假阳性诊断，被进一步改良为 Paris 分型，也包括 4 个标准：①血管充血；②有片状物的颗粒型；③腺体间距增加；④网状结构增厚（图 28-3）。在一项 60 例患者的研究中，用 Paris 分型来分析 CLE 图像，将整体准确度提高至 82%，特异性提高至 83%。随着诊断标准的不断优化，将会进一步减少诊断延误和完成最后诊断的操作次数。

四、光学相干层析成像

光学相干层析成像（OCT）在显微水平提供了一种宽视野、断层成像方法。第一代 OCT 技术已被证明能提高恶性胆管和胰管狭窄的诊断敏感性。新一代 OCT 成像设备已研发成功，能够在体内对导管壁进行断层成像（图 28-4）。其重要性和实用性尚需进一步研究。

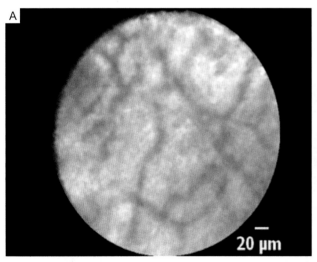
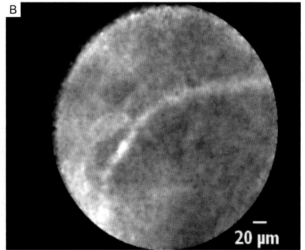

图 28-1　探针式共聚焦显微内镜（pCLE）下正常胆管图。A. 浅灰背景下纤细的黑色条带（< 20μm）交织成网；B. 血管直径 < 20μm

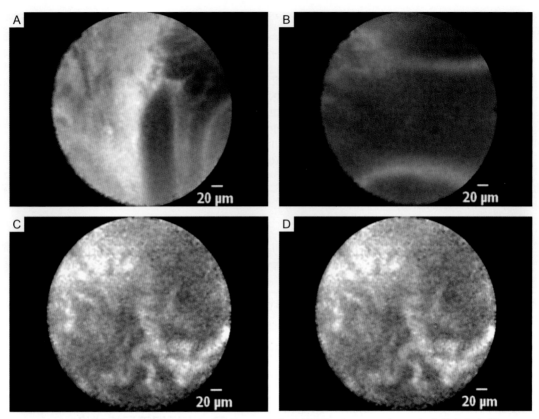

图 28-2 恶性胆胰管狭窄的迈阿密分型。A. 上皮结构；B. 黑色条带增粗（>40μm）；C. 粗大的白色条带 >20μm；D. 黑色团块

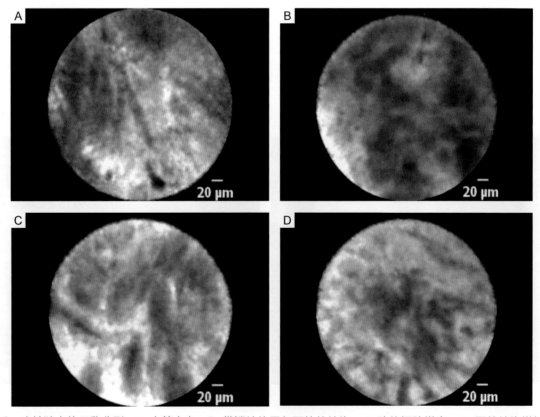

图 28-3 炎性狭窄的巴黎分型。A. 血管充血；B. 带鳞片的黑色颗粒状结构；C. 腺体间隙增宽；D. 网状结构增粗

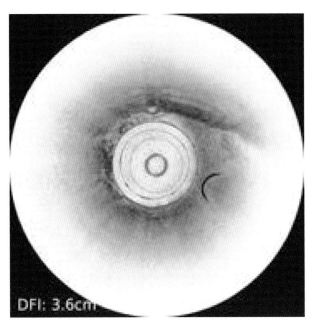

DFI: 3.6cm

图 28-4　光学相干断层成像显示胆管远端 5～10 点钟方向间的胆管壁不完整，提示恶性病变

五、小结

多项研究表明，ERCP 操作中应用 CLE 安全、有效，可以提供有用的诊断信息。与刷检和腔道内活检相比，pCLE 在鉴别不确定性胰胆管狭窄方面具有更高的可操作性，有可能减少重复操作、降低成本。然而，尚需进一步开展其成本效益方面的研究，以期提高它的接受程度和普及范围。

第 29 章

儿童 ERCP

Victor L. Fox

黄神安　王向平　译

20 世纪 70 年代中后期，内镜逆行胰胆管造影术（ERCP）开始应用于儿科领域，现已成为儿童胆道和胰腺疾病的常规诊疗手段。随着高质量磁共振胰胆管水成像（MRCP）和超声内镜（EUS）的出现（第 33 章），儿童 ERCP 与成人 ERCP 一样主要用于疾病的治疗。最近的报道着重于儿童 ERCP 技术上的成功、安全性和治疗效果。来自美国住院儿童的数据显示 ERCP 的数量和治疗性应用的百分比有增加的趋势。尽管儿童 ERCP 多由资深的成人内镜专家实施，但离不开儿科专家的紧密配合，儿科专家在病例的甄选、术前准备和术后处理等方面发挥了重要作用。在大型的儿科转诊中心，EPCP 越来越多地由儿科内镜专家独立完成。

儿童的行为、生理、解剖和疾病谱都与成年人存在差异，本章将重点介绍儿童 ERCP 的特点。

一、技术介绍

1. 患儿和家庭准备　对孩子进行高风险的手术前应让孩子和父母双方或监护人都要做好准备。这一过程可能类似于为年老或残疾的成年人做手术前需要依靠家庭成员的帮助来进行医疗决策。必须仔细评估现病史和既往史，包括先前的麻醉史、手术史、目前的药物治疗以及对药物、造影剂和乳胶的过敏史。在既往类似手术的术前准备中发现过的问题，本次术前应再次回顾检查，以期改善问题、降低风险。儿童所特有的或比较常见的弱点包括行为问题，如过度的恐惧、情绪不稳定、行为对立，隐匿性的代谢或血液系统疾病，未被发现的先天性异常，以及婴儿的热不稳定性。详细的家族史对于第一次手术的幼儿来说更为重要，因为可能会发现导致麻醉风险增加的遗传性疾病，如恶性高热或其他代谢紊乱。

婴儿的总循环血量小，因而对看似少量的出血也异常敏感。对于可能发生大出血的手术，应备好血制品。过度给气会限制膈肌的呼吸运动，内镜也可压迫相对柔软的气管，婴儿对这些操作导致的通气限制更为敏感。

年长的儿童和青少年可以和他们的父母一起参与手术知情同意过程。家长必须了解潜在的风险、益处和其他治疗选择，并可以咨询外科医师或介入放射学专家。团队治疗的方式最能让家长放心。

2. 操作条件　在相应的内镜中心需要有合适的医疗设备和医护人员，这可确保复杂的治疗性操作的顺利实施以及术后并发症的及时发现和处理。成人内镜中心接诊相关病例繁多，工作人员经验丰富，从而能够有效地参与和协助 ERCP 的操作过程。儿科内镜中心及其工作人员由于不常开展 ERCP 工作，经验相对较少，定期对员工进行基本诊疗原则和操作模拟器的培训，可以使其学习并强化操作技能，并提高儿科内镜中心的团队合作。术后复苏室最好配备经验丰富的儿科护士，以早期发现并发症等问题并快速给予支持治疗。尽管 ERCP 可以安全地在门诊或急救室实施，但仍然建议对患儿进行住院隔夜观察，因为儿童 ERCP 术后不良事件多在数小时后才有症状和体征的临床表现，且儿童难以早期或准确的表述症状。为确保安全有效的治疗，还需要儿科麻醉专家、胃肠病学家、外科医师以及放射影像学专家等专科人士的及时参与。

3. 内镜医师　儿童 ERCP 操作者本身需要高

水平的操作技能和丰富的知识，同时还需要良好的操作助手。成人医学中心的 ERCP 操作例数多且术者具备高级内镜操作技巧，同时有经验丰富的助手以及丰富的附件来充分支持操作，可以确保技术的成功。然而，仅仅是技术上的成功并不足以让儿童得到最好的治疗。虽然儿科医师具备重要的儿科临床知识，知道对特定儿童及特定疾病进行 ERCP 的时机和方式，但当儿童被转诊到成人内镜中心后，儿科医师却无法参与治疗决策过程。有成人操作经验的内镜专家不愿意在儿科内镜中心进行 ERCP，因为那里缺乏训练有素的助手和足够的配件。无论是儿科还是成人内镜医师，在实施儿童 ERCP 之前，需要考虑到上述这些因素，也要考虑到其他可选的治疗方案。

根据成人 ERCP 的培训经验，儿科医师需要累积完成数百例的儿童 ERCP 培训才能达到足够的技术成功率，培训周期很长，也可以适当选择成人患者作为补充培训以缩短培训时间。目前仍不清楚儿科医师要达到足够的 ERCP 操作能力并维持这一能力所需的具体培训或操作病例数及其复杂程度。最近，在北美儿童胃肠病学、肝病学和营养学会（NASPGHAN）的赞助下，在世界各地的三级医疗中心成立了儿科内镜医师 ERCP 特别兴趣小组（SIG）。这个 SIG 的成员正在合作建立一个前瞻性多中心数据库，该数据库将很快提供儿科内镜医师开展 ERCP 的技术成功率和临床结局的信息。

4. 镇静状况　大部分儿童胃肠科医师会在技术难度较大的儿科内镜操作时选择全身麻醉或深度镇静。在对耐受性较差或操作时间较长的成年人进行内镜操作时，也有越来越多的医师选择深度镇静和全身麻醉。尽管对年龄较大的儿童和青少年患者实施中度镇静 ERCP 也有较高的成功率，但为了确保某些较难的、时间较长的 ERCP 操作能够顺利实施，最好选择气管插管全身麻醉，这样可以在方便气道管理的同时也确保镇静、镇痛的效果。一旦气道安全得以保证，就可以安全地使用俯卧位或仰卧位；当选择俯卧位时，可以适当地使用填充物和垫枕以确保足够的胸廓呼吸运动和减少腹部压迫。

5. X 线透视（第 3 章）　儿童比成人更容易在透视检查时受到辐射伤害。他们对辐射效果更为敏感，而且比成人的预期寿命长，期间可能会发生辐射暴露的远期不良事件（随机效应）如癌症等。如果没有根据儿童的身材调整 X 线机，可能会使其受到不必要的高剂量辐射。因此，需要有儿科经验的放射技师协助操控 X 线机，也需要有儿科经验的放射科医师提供相关咨询意见，这样才能保证儿童 ERCP 中的透视操作是安全且有效的。当试图获得高分辨的透视图像时，应权衡其使儿童辐射暴露增加的风险。

儿童 ERCP 的 X 线透视检查可在专门的透视室的固定 X 线床上进行，也可以在装备有便携式 C 臂的独立手术室进行。便携式 C 臂透视机的好处是其便携性高、成本低且可以变换角度进行成像。现代化的数字设备能够提供优良的成像质量。X 线设备的设置应该根据儿童较小的体形来进行调整，并减少辐射量。所有的患儿都必须防护生殖腺。高超的 X 线机操作技术能够将儿童和医护人员的受照剂量控制到最低（第 3 章）。为达到这一目的，应遵循以下的操作规范：①保持合适的儿童体位，使射线透过身体的距离尽量短，例如避免不必要的斜位成像；②将增强器或接收器置于患儿上方；③增强器尽量靠近患儿，X 线球管尽量远离患儿；④尽量减少使用增强模式，调整窗宽以便仅对目标区域成像；⑤避免使用栅板；⑥尽可能缩短照射时间，在确保获得足够清晰的放射影像的前提下使用最低的脉冲率；⑦在捕获图像时使用"最后图像保持"效果以避免额外的曝光。低渗、非离子型和高渗水溶性造影剂均可应用，其浓度范围需在 150 ～ 300mg/ml。

6. 辅助药物　儿童用药剂量通常都需要根据儿童的单位体重进行计算，成人使用剂量为其最大剂量。应在以下条件应预防性应用抗生素：①高风险的心内膜炎（限制性应用）；②严重的胆管或者胰管梗阻；③胆胰管断裂；④胰腺液体积聚

（第 10 章）。常用药物如下：氨苄西林 / 舒巴坦 [100 ～ 200mg/（kg·d）分 4 次静脉注射，即每 6 小时 1 次，舒巴坦每天不超过 4g]；广谱头孢菌素如头孢唑林 [50 ～ 100mg/（kg·d）分 3 次静脉注射，即每 8 小时 1 次，每天不超过 6g]；氟喹诺酮类药物如环丙沙星 [20 ～ 30mg/（kg·d）分 2 次静脉注射，即每 12 小时 1 次，每天不超过 800mg]。胰高血糖素可快速减缓十二指肠收缩，有利于插管，一般用量为 0.25 ～ 0.5mg 静脉注射（该剂量适用于不同年龄患者），必要时可重复用药。静脉注射促胰液素有助于副乳头插管，一般用量为 0.002mcg/kg（第 21 章）。吲哚美辛直肠给药预防小儿 ERCP 术后胰腺炎的疗效尚未见报道。然而，考虑到单次给药的低风险和从成人数据中推断出的潜在益处（第 8 章），吲哚美辛直肠给药应该考虑应用于儿童。作者对于所有接受 ERCP 治疗的儿童（处于急性胰腺炎发作期间除外）都使用吲哚美辛 2mg/kg（最高 100mg）直肠给药。对体重在 10kg 以下的患儿，可用 50mg 直肠栓剂部分切割后或 2ml 5mg/ml 液体口服混悬液直肠给药。

7. 内镜设备　虽然没有专门设计用于儿童的十二指肠镜，但所有年龄和体型的患者，包括足月新生儿，都可以使用现有已上市的十二指肠镜进行 ERCP 诊断和治疗。标准的诊断性十二指肠镜插入部外径为 11 ～ 12mm，可用于 2 岁以上儿童，但难以用于 1 ～ 2 岁的患儿。诊断性十二指肠镜的工作孔道可通过 7 ～ 8Fr 的导管或支架，可完成大部分治疗。治疗性十二指肠镜工作孔道直径大于 4mm，可用于放置 10Fr 支架，但儿童很少需要用到大孔径支架。治疗性十二指肠镜可用于大部分青少年。

新生儿和婴儿需要小口径的十二指肠镜，直径 7 ～ 8mm，这样比较容易通过幽门，容易固定镜身并靠近十二指肠主乳头。目前市场上只有一种十二指肠镜适合于婴幼儿使用，型号为 PJF160（Olympus Corporation），其工作长度 1240mm，远端最大外径为 7.5mm，工作孔道直径 2.0mm，配有抬钳器及不绝缘的金属头端。但这款内镜对小婴儿而言仍然太长了（图 29-1）。虽然这款内镜的工作孔道细小，能通过的附件或器械有限，但可以用其完成常规的诊断和治疗操作。3 ～ 4Fr 锥形尖端的造影管常有助于选择性胆管或胰管插管，但小婴儿的胆胰管内径细小，不一定都能完成胆胰管深插管。奥林巴斯公司生产了系列适用于 2mm 工作孔道的附件，包括 3.5Fr 的超细造影管、取石球囊和取石网篮。也可以使用预弯的 Glo-Tip，GT-5-4-3 型（Cook Endoscopy，Winston-Salem，NC）超细造影管。有一种短刀丝、尖头的乳头切开刀也可通过 PJF160 工作孔道，但通过时有一定的阻力，其型号为 UTS-15（Cook Endoscopy）。奥林巴斯公司不赞成使用这种内镜进行括约肌切开术，因为电流可通过其金属头端传导，有可能造成热损伤。尽管如此，作者和其他术者使用这种内镜进行括约肌切开术时并没有发生意外。

在进行治疗性 ERCP 时必须准备冲洗和止血设备。PJF160 的 2.0mm 工作通道对于止血夹和双极电凝探头来说太窄，但小直径（1.8mm）硬化治疗导管（Boston Scientific，Marlborough，MA）和小直径（1.5mm）氩气等离子电凝导管（Erbe USA，Inc.，Marietta，GA）可分别用于注射和电凝止血。

CO_2 代替空气给气可减少婴儿腹胀和空气栓

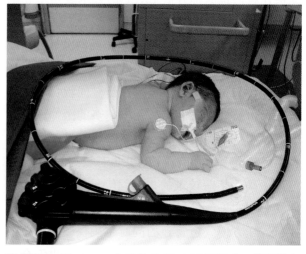

图 29-1　Olympus 公司的 PJF-160 型号十二指肠镜和小婴儿

塞的风险。虽然在儿童内镜检查中很少有报道发生空气栓塞，但动物试验提示 CO_2 栓塞更容易耐受，所以作者在所有的 ERCP 中均使用 CO_2 给气。

8. 操作技术　儿童 ERCP 操作与成人相同，在其他章节中已有详细讨论。患儿可俯卧位，也可仰卧位，内镜医师大多更倾向于选择俯卧位，这也是笔者的首选。儿童 ERCP 的内镜操作技术难度更大，主要是因为现有大多数侧视镜并非专为狭小的儿童上消化道设计。在婴幼儿的插管中，内镜头端非常靠近十二指肠乳头，造影管仅能伸出一点点距离，造成了选择性插管的困难。尽管有预弯的造影管可供选择，但短刀丝、尖头的拉式切开刀更易于完成插管。在靠近乳头的情况下，收拉刀丝可增加刀尖上抬的角度。括约肌切开刀也可直接用于后续的治疗。在选择性胆管插管时，使用软头、亲水的细导丝引导插管方法优于造影剂引导的插管方法，前者可避免反复的胰管意外显影。在括约肌切开术时可将导丝保留在管腔内以维持通路。用于狭窄扩张或取石的硬质导管也需要在导丝的引导下进入胆胰管。另外，对小婴儿而言，软金属丝的取石网篮在半张开的情况下更易进入胆道，因为网篮伸出硬塑料鞘管后更加柔软易弯曲。也可以使用长镜身方法进行操作，有时可更容易对准主乳头，有些类似于副乳头插

管技术，但长镜身时难以控制内镜头端。对小婴儿使用细径十二指肠镜已经完成了各种 ERCP 治疗，包括括约肌切开、取石、临时放置支架等（图 29-2）。

虽然 5Fr 附件导管可通过 PJF160 型十二指肠镜的 2.0mm 工作孔道，但内镜头端弯曲时造影管不易伸出。另外，当导管占据工作孔道后就无法同时吸引空气和液体。同时，对小婴儿使用细径内镜时，由于大部分镜身位于体外而无法固定，很难保持内镜头端位置稳定。有时需要助手辅助固定镜身以保持内镜旋转的位置。

内镜医师在操作中不能过度给气，以免肠道过度膨胀而限制膈肌运动，从而影响婴儿的通气。对婴幼儿进行内镜操作时还需要注意其软组织较为脆弱。导管和导丝对乳头的反复挤压刺激可致使乳头水肿，使开口结构难以识别。有时在主副乳头开口轻微的推送导管或导丝即可形成假道。

二、适应证和禁忌证

（一）诊断和治疗的适应证

诊断性 ERCP 在大多数情况下已被 MRCP 所取代，但其直接造影可以发现胆胰管细微的结构改变。儿童诊断性 ERCP 可在以下条件得以应用：①当婴幼儿行 MRCP 检查难以进行呼吸配合时；

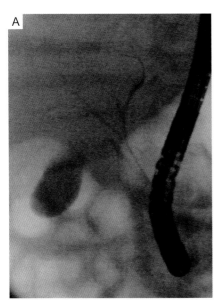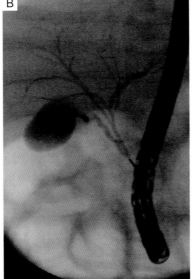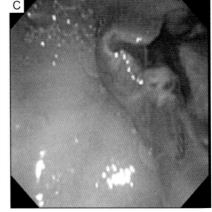

图 29-2　2 岁患儿因胆泥导致胆汁郁积。A. 导丝进入左肝管；B. 胆总管深插管；C. 括约肌切开术，冲洗胆管，清除胆泥

②病变诊断需要分辨胆胰管细微的结构和空间关系的改变时，如早期硬化性胆管炎、胆管缺失综合征、新生儿胆道闭锁（BA）、胰胆管合流异常（APBJ）、胰腺分裂等。儿童 ERCP 的主要作用是减轻梗阻、改善引流、分流胆管和胰管的渗漏（框 29-1）。

框 29-1　主要适应证
胆道
• 新生儿胆汁淤积
• 胆总管结石
• 胆总管畸形
• 胆管狭窄
• 胆瘘
胰腺
• 急性胆源性胰腺炎
• 复发性急性胰腺炎
• 胰管外伤性损伤
• 胰管狭窄
• 胰管结石
• 胰瘘
• 胰腺液体积聚引流

（二）胆道适应证

1. **新生儿胆汁淤积**　新生儿胆汁淤积是儿科所特有的胆道疾病，胆管造影可以协助诊断。造成新生儿胆汁淤积最常见的原因是特发性新生儿肝炎和全肠道外营养，一般与早产、需要外科手术治疗的先天畸形以及其他新生儿急性病有关。新生儿胆汁淤积以肝细胞和微管功能障碍为特征，并非由胆管梗阻造成。但是，这类疾病有时与胆汁浓缩黏稠（如囊性纤维化或特发性病变）、胆管缺失（如 Alagille 综合征）或者胆道闭锁（BA）造成的胆管梗阻很难区分。在这些疾病中，最需要尽快诊断清楚的是胆道闭锁。在出生后数周或数月内早期行肝门肠吻合术（Kasai 术式）有助于减少胆道闭锁患儿的远期发病率和死亡率。如果治疗不及时，胆道闭锁可导致肝衰竭，需要肝移植治疗，也可导致婴儿 1 ～ 2 岁时死亡。

在临床实践中，需要根据实际情况选择是否对胆管闭锁患儿进行诊断性 ERCP，需要考量的因素包括是否有肝组织学检查结果以及高质量的诊断超声波、MRI、闪烁扫描成像等影像学检查的结果，是否有操作技术高超的 ERCP 医师。大部分儿科的胃肠病医师、肝病医师和外科医师都倾向于根据临床表现、血清学检查、超声影像、胆道闪烁扫描成像以及肝组织活检等联合判断患儿是否需要手术探查、术中胆道造影以及可能的肝门肠吻合术，诊断性 ERCP 往往是不得已的选择。尽管如此，已发表的资料均表明 ERCP 对于不明原因的婴儿胆汁淤积有很好的诊断价值，其阳性预测值和阴性预测值均超过 90%，并且并发症很少。因为对新生儿进行乳头插管是相当困难的，所以需要合适的设备和技术熟练的内镜医师。如果在 ERCP 过程中发现十二指肠内无胆汁、胆道部分显影并异常中断、胰管显影但胆管不显影等情况，则需要考虑胆管闭锁（图 29-3 ～ 图 29-5）。肝内外胆管完全显影则可排除胆道闭锁（图 29-6）。当胆道闭锁可能性较小但无法通过其他手段排除时，ERCP 胆道造影很有帮助。ERCP 可判断胆道是否通畅，有助于避免不必要的腹腔镜探查。

2. **胆囊结石和胆总管结石**　胆总管结石是儿童 ERCP 的最常见适应证，往往合并胆囊结石。黑色素结石通常见于婴儿、具有基础溶血性疾病（如镰状细胞贫血或球形红细胞增多症）或有多次输血史的儿童（图 29-7）。青少年患者多为胆固醇结石。Stringer 及其同事对一组 20 位年龄 0.3 ～ 13.9 岁患儿的胆总管结石进行了化学组成成分分析，发现其中有 10 个黑色素结石、2 个胆固醇结石、1 个褐色结石以及 7 个儿童特有的碳酸钙结石（占 35%）。

无症状的新生儿胆石可自行溶解，甚至部分有症状的胆管结石也可自行排出，无须有创干预。因此，很多情况下可通过短期的保守支持治疗（如禁食、静脉输液、应用抗生素等）避免不必要的有创的操作。非手术无效的情况下，ERCP 对于有症状的小结石和胆泥阻塞有明确的疗效，可避免外科手术或是难度更大的经皮经肝胆道穿刺取石治疗。使用合适的设备进行 ERCP 操作和括约肌切开，即使是婴幼儿患者的结石和胆泥也可以成功取出（图

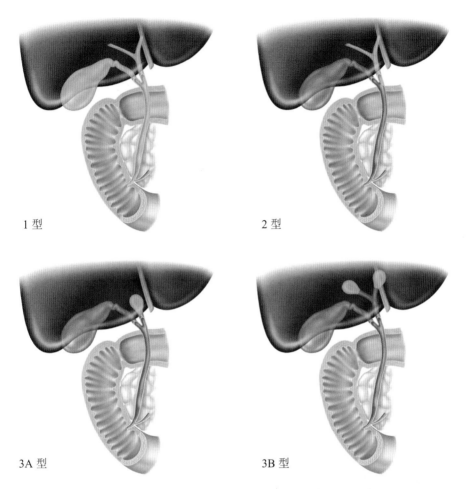

1 型　　　　　　　　　　2 型

3A 型　　　　　　　　　　3B 型

图 29-3　婴儿胆道闭锁的胆管造影示意图。浅绿色表示不显影或闭锁的部分（经 Taylor 和 Francis 授权摘自 Guelrud M，Carr-Locke DL，Fox VL. ERCP in pediatric practice：diagnosis and treatment. Oxford：Isis Medical Media，1997）

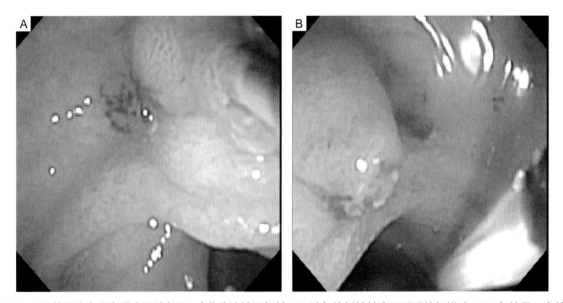

图 29-4　2 月龄婴儿表现为重度胆汁郁积，（非分泌性亚氨基二乙酸）放射性核素肝胆系统扫描（HIDA）结果、合并肺动脉瓣及周边分支狭窄、肝脏活检结果均提示可疑胆管闭锁。A. 主乳头插管成功，随后胆管造影未见胆管显影（未供图）；B. 少量胆汁从乳头排出，提示胆管排流通畅。基因检测提示 *JAG1* 基因新发突变，确诊为先天性胆管发育不良征（Alagille 综合征）

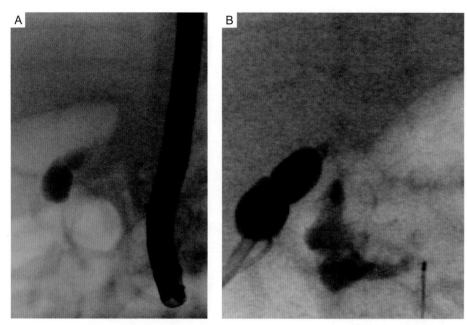

图 29-5　7 周龄婴儿白陶土样大便、胆汁郁积，超声提示胆囊正常，x_1 抗胰蛋白酶缺乏症 ZZ 表型，肝活检提示可疑胆管闭锁。A. 胆管造影可见胆囊显影，但造影剂未能进入肝内胆管；B. 术中胆管造影确诊 2 型胆管闭锁：肝内胆管不显影，造影剂充盈胆囊并流入十二指肠

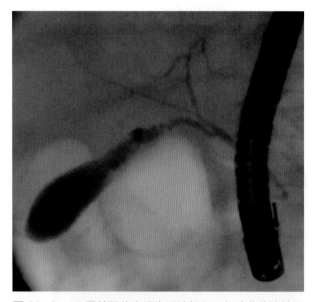

图 29-6　10 周龄婴儿表现为胆汁郁积，行（非分泌性亚氨基二乙酸）放射性核素肝胆系统扫描（HIDA），腹部超声提示胆囊收缩，肝活检病理异常。胆管造影时肝内胆管充分显影，排除了胆管闭锁

29-8）。Osanai 及其同事报道了 5 位年龄 7 ～ 13 岁患儿的 ERCP 治疗，所有患儿均通过球囊扩张术成功取出结石。术后有 3 人出现高淀粉酶血症，但并无术后胰腺炎或其他不良事件发生。

一些儿外科医师建议对胆囊结石合并胆总管结石的患儿，可在腹腔镜下胆囊切除术的同时进行胆总管取石术，只有腔镜无法取出结石时才考虑在术中或术后使用 ERCP 取石。然而，目前并不推荐对于患有胆总管结石的婴幼儿常规行胆囊切除，尤其是胆囊本身没有易于形成结石的基础疾病时。胆囊小结石或胆泥能够在括约肌切开术后自行排出。

3. 胆总管先天异常（参考第 35 章）　胆总管先天异常包括胆管囊肿和胰胆管汇合异常。胆总管囊肿（CDC）（第 35 章有详细描述）常表现为胆管节段性圆形或梭形扩张。Todani 及同事 Subcategorizes 根据囊肿位置和形态的不同将其分为 I ～ V 型（图 29-9 ～图 29-11）。当胰胆管合流异常（APBJ）合并胆管囊肿时，经常出现的合流处胆管狭窄的情况，此时宜手术以解除胆道梗阻，并降低远期发生胆管癌的风险。复杂的胆总管囊肿可在外科手术前先行 ERCP 解除胆道梗阻。

Soares 及其同事建立了一个大型多中心数据库，包括 394 名患者（其中有 135 名儿童），分析了儿童和成人胆总管囊肿患者的临床表现和临床结

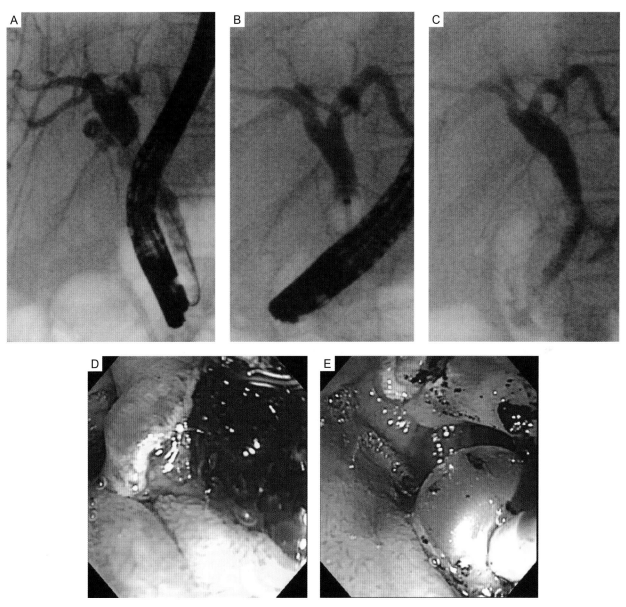

图 29-7　患镰状细胞贫血的 8 岁男童的胆色素性结石。A. 胆管造影显示多发结石和胆泥堆积于胆囊管和扩张的胆总管内；B 和 C. 球囊清理胆总管结石碎块；D 和 E. 镜下可见黑色的色素性结石及胆泥

局的差异。儿童患者少有腹痛症状，但更容易出现黄疸。儿童多为 I 型胆总管囊肿，成人多为 IV 型。8 例（3.1%）成人合并胆道恶性肿瘤（腺瘤），儿童只有 2 例（1.5%）（胚胎性横纹肌肉瘤）。早期外科手术切除病变胆管的主要目的是预防胆道癌。Urshihara 及同事报道了 120 例（平均手术年龄为 4 岁）患者外科手术治疗的远期预后，平均随访至术后 16.6 年（3～34 年），未发现胆道恶性肿瘤。

APBJ 有时并不合并胆总管囊肿，也不导致复发性急性胰腺炎（参考第 52 章）。对其进行内镜

下括约肌切开术可以缓解症状或作为外科术前的辅助处理。

婴儿的远端胆总管结石所致的胆总管梗阻可表现为类似于 I 型胆总管囊肿的胆管梭形扩张（图 29-12）。此时可通过 ERCP 来明确诊断，并缓解胆道梗阻，以避免不必要的手术。

4. 胆管狭窄和胆瘘　大多数小儿胆道狭窄是由良性获得性疾病引起的。原发性硬化性胆管炎（PSC）是最常见的炎性病因（第 48 章）。在儿童中，PSC 主要与慢性炎症性肠病相关，尤其是溃疡性

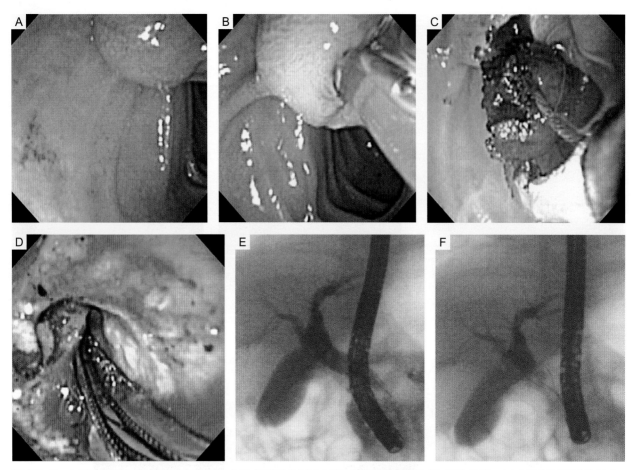

图 29-8　4 月龄、4.8kg 体重的患儿表现为复杂先天性心脏病外科术后白陶土样大便、黄疸 6 周。A. 内镜下可见乳头肿大，颜色发黑；B. 括约肌切开刀插管；C 和 D. 括约肌切开术后，网篮取出嵌顿的软色素结石；E 和 F. 胆管造影显示肝内外胆管扩张，胆总管内细小的充盈缺损，取石网篮在胆总管内张开

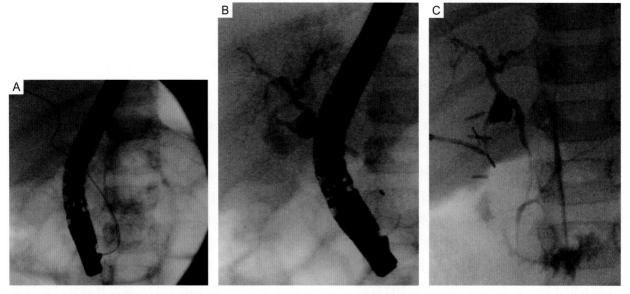

图 29-9　4 岁女童患囊状 I 型胆总管囊肿（CDC），表现为反复发作的腹痛、淀粉酶及脂肪酶升高。A. 导丝引导下深插管后造影提示胰管意外显影；B. 以 3.5Fr 尖端导管跨越胆胰管汇合部的狭窄段后进行选择性胆管造影；C. 术中胆管造影确诊 1 型 CDC 及胆胰管合流异常

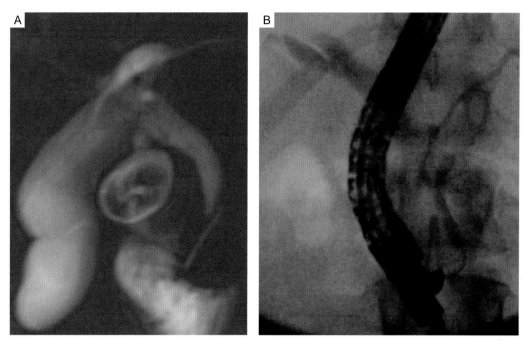

图 29-10 青少年女性患者患梭形 I 型胆总管囊肿，表现为由急性胰腺炎或急性胆汁淤积导致的间断腹痛、转氨酶升高。A.MRCP 显示胆胰管合流段狭窄，上方胆总管呈梭形扩张；B. 在共同段造影可见胆管和胰管同时显影

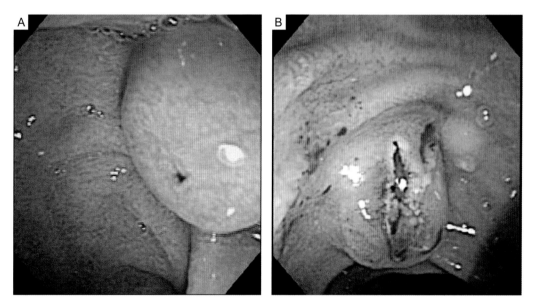

图 29-11 3 岁女孩表现为反复发作上腹痛，转氨酶升高，腹部超声提示胆总管扩张。A. 内镜下可见乳头肿大，开口狭窄，提示Ⅲ型胆总管囊肿；B. 先以针状刀切开，随后用拉式括约肌切开刀完成括约肌切开术。术后持续 5 年症状无复发，检查正常

结肠炎，它也是原发性免疫缺陷患儿最常见的肝脏并发症。PSC 的诊断依据是特定病史和相应的实验室检查结果，更重要的是胆管造影和肝脏组织学检查结果。儿童 PSC 进一步细分为大胆管 PSC 和小胆管 PSC（定义为典型的组织学改变和正常的胆管造影），后者可能处于病变早期，或症状更轻。大约 30% 的大胆管和小胆管 PSC 的患者合并自身免疫性肝炎。Rossi 及其同事对一组小样本 PSC 患儿的 MR 胆道造影与内镜胆管造影结果进行了比较，两者的诊断的准确率相似，但内镜胆管造影的图像质量更好，且对外周肝内胆管分支的分辨更清晰，尤其是在年幼的孩子身上。大

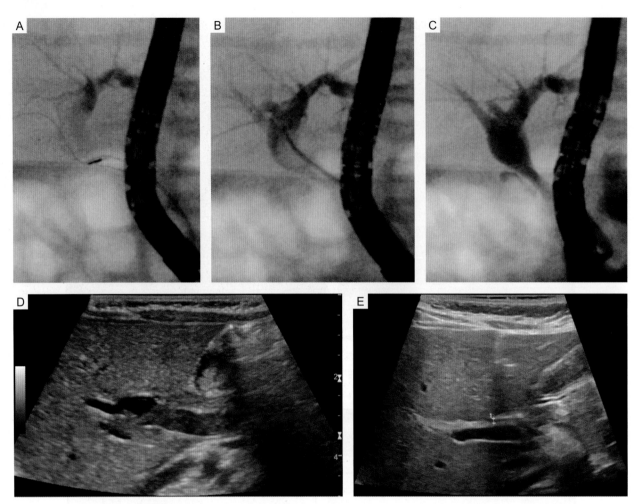

图29-12　16 天新生儿胆泥堵塞胆管,表现类似于梭形 I 型胆总管囊肿。A. 导丝引导括约肌切开刀进行胆管深插管;B. 球囊清扫胆泥;C. 胆泥清除后,造影可近端胆管囊状扩张,无胆胰管合流异常;D 和 E. 术前腹部超声提示扩张的胆管内充满胆泥,括约肌切开及胆泥清扫术后 4 个月复查超声结果正常(胆总管内径 1.3mm)

胆管 PSC 典型的表现是肝内胆管弥漫性不规则狭窄和扩张交替。由于胆管上皮存在广泛的炎症并延伸至乳头开口,早期可因为乳头轻度或间断的功能性狭窄而导致胆总管继发扩张。ERCP 的典型表现是单纯胆管造影时肝内胆管显影不佳,即便是将造影管深插管到肝总管水平(图 29-13)。将球囊导管上行到胆囊管开口上方进行封堵加压造影,才能使肝内胆管显影。显性狭窄在儿童中并不常见,但如果出现疼痛、黄疸或复发性细菌性胆管炎,需要对狭窄段进行内镜下扩张治疗。继发性胆道恶性肿瘤在儿童时期是非常罕见的,但是合并显性狭窄或 CA19-9 抗原水平显著升高时,必须予以考虑。在 Deneau 及其同事的报道中,在 781 名儿童中有 8 名(1%)年龄在 15 ~ 18 岁的

儿童被诊断为继发性胆管癌。对于疑似恶性肿瘤的患儿,需像成人患者一样进行细胞刷检和胆管内活检诊断。

　　10% ~ 35% 的小儿肝移植患者会发生胆道并发症(第 44 章)。在 Laurence 及其同事报道的纳入 173 名小儿肝移植患者的单中心队列研究中,有 22 例(12.7%)出现胆道狭窄,12 例(7%)出现胆瘘。Anderson 及其同事报道了 66 名肝移植患儿,其中有 15 例(23%)出现术后胆管狭窄,其中 12 例(71%)通过非手术治疗(主要通过经皮入路)成功缓解狭窄。Valentino 及其同事报道了 99 例肝移植患儿中有 23 例(23%)发生胆道并发症,其中 14 例(14%)胆道狭窄和 9 例(9%)胆瘘,超过一半患儿(13 例)需要手术修复。胆道闭锁是儿童肝移植最常见的适

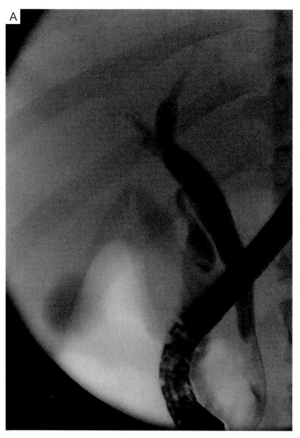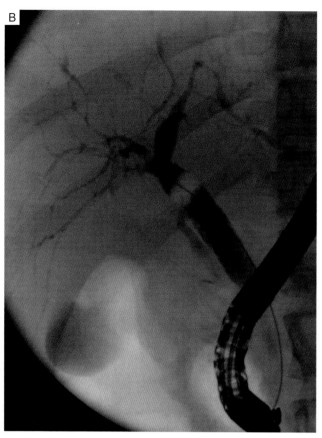

图 29-13　青少年男性患者表现为轻度黄疸，炎症指标轻度升高，肝功能异常，腹部超声提示胆总管扩张，MRCP 肝内胆管显示不佳，肝活检提示自身免疫性肝炎和硬化性胆管炎特征重叠。A. 胆管深插管后造影可见胆总管及胆囊显影，但肝内胆管只有少许显影；B. 球囊封堵造影提示肝内分支胆管弥漫性狭窄，为原发性硬化性胆管炎特征性改变

应证，必须采用鲁氏 Y 形胆总管空肠吻合术来引流胆道。对成人患者进行这种解剖结构改变后的 ERCP 治疗时，内镜很难到达胆管开口处（第 31 章），在幼儿身上的难度则更大或甚至无法到达。因此，往往需要放射介入医师以经皮经肝胆道穿刺途径治疗或直接外科手术修复。其他类型的肝病患儿接受全肝或劈离式肝脏移植，胆管行端端吻合。像成人患者一样，可使用扩张和支架置入治疗吻合口狭窄和胆瘘（图 29-14）。

儿童在部分肝切除术、胆囊切除术以及腹部钝伤后亦可发生胆瘘。ERCP 可明确胆瘘的部位，也可通过跨乳头放置支架进行治疗（图 29-15）。婴幼儿可发生自发性胆管穿孔。在对 60 例病例随访超过 20 年的回顾性研究中，出现胆管自发性穿孔的中位年龄为 4 个月，有 24 例（40%）发生胆总管和胆囊管汇合处的胆瘘。使用 ERCP 置入支

架治疗有时可以避免外科手术。

左、右肝管汇合处的特发性狭窄在儿童很罕见，多为先天发育异常所致（图 29-16），既往均有外科手术或内镜治疗成功的报道。

儿童的恶性胆道阻塞很少由胆管上皮源性肿瘤引起。相反，大多数胆管梗阻是由腹部实体肿瘤外压所致。神经母细胞瘤是儿童最常见的实体瘤，在极少数病例中可引起胆道梗阻。经皮或内镜下引流可暂时缓解梗阻。

成年人的双管征（即胆管远端和胰管头段同时狭窄）多提示胰头部的恶性肿瘤，但儿童因腹痛或黄疸而检查发现的双管征多系良性自限性炎性疾病所致（图 29-17）。儿童原发性胰腺恶性肿瘤非常罕见，在一家三级转诊医院的回顾性分析中，90 年内只发现了 18 例。可通过 MRI、CT 或 EUS 等影像学检查排除胰头肿瘤或占位性病变。

良性的胰腺炎性病变在影像学上表现为局部或弥漫性胰腺肿大。对可疑的胰腺病灶可通过超声或 CT 引导下穿刺活检排除肿瘤。对胰腺活检或手术切除标本病理表现为胰腺实质的水肿、纤维化以及淋巴细胞浆细胞浸润的病变，早期的报道通常称之为"特发性纤维性胰腺炎"，并进行胰腺部分切除和胆道分流治疗。然而，内镜下狭窄段扩张和暂时性支架置入治疗可以缓解胆胰管梗阻，让

胰腺肿大自行恢复。这种疾病现在更多地被认为是儿童自身免疫性胰腺炎，用皮质类固醇替代或辅助治疗可以抑制炎症活动。目前尚没有儿童自身免疫性胰腺炎患者接受保守治疗的长期随访报道，但小样本的短期随访研究发现分别有 16% 和 11% 的患者出现了外分泌和内分泌功能不足，没有胆道梗阻的复发。因此推荐对自身免疫性胰腺炎患儿给予保守治疗。

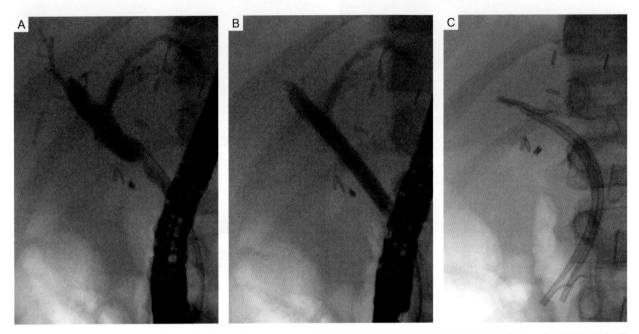

图 29-14　9 岁男童肝移植术后胆管吻合口狭窄。A 和 B. 胆管深插管后柱状球囊扩张狭窄段狭窄段；C. 扩张后并行置入 2 根支架

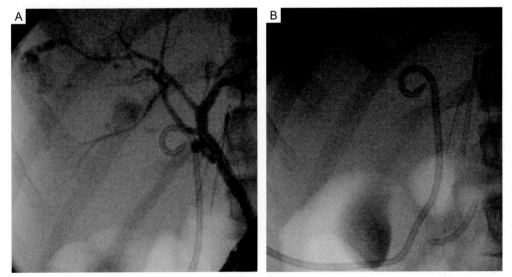

图 29-15　15 岁男性患者腹部钝伤后Ⅳ级肝脏撕裂。注意下腔静脉滤器及经皮引流导管。A. 右肝管多个分支处造影剂外漏，提示胆瘘；B. 跨乳头置入 10Fr 短支架，胆瘘愈合

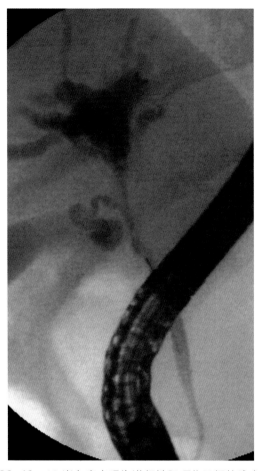

图 29-16　10 岁女童表现为进行性肝硬化及门静脉高压，怀疑为先天性肝总管狭窄

5. **少见的胆道感染**　已有儿童 HIV 相关胆道病变的报道，与成人一致的是，胆道异常包括肝内外胆管内径、形态不规则和乳头狭窄，这些病变可能与巨细胞病毒或隐孢子虫的机会感染有关。胆道蛔虫病可能是全球最常见的胆道感染性疾病，主要集中在热带地区发病。在印度北部医院收治的 214 例胆胰蛔虫病患儿中，有 20 例（9%）接受了内镜治疗，7 例（4%）接受了外科手术治疗。

6. **乳头括约肌功能障碍**（第 16 章及第 47 章）儿童发生无法解释的腹痛，超声检查提示胆总管扩张或核素扫描提示胆囊排空延迟，有时会被诊断为乳头括约肌功能障碍。儿童胆管括约肌测压的正常值范围尚未确定，有些专家参考成人的数据，当括约肌基础压超过 40mmHg 时进行括约肌切开的治疗。有一小部分患者在乳头括约肌切开后确有症状改善，但目前仍缺乏儿童的相关对照数据。此外，在有完整胆囊的情况下不能诊断为奥迪括约肌功能障碍。

（三）胰腺适应证

1. **急性胰腺炎**　胆源性胰腺炎是儿童急性胰腺炎的主要病因，占 10% ～ 30%。ERCP 可以行括约肌切开术及清理结石、胆泥以改善引流，降

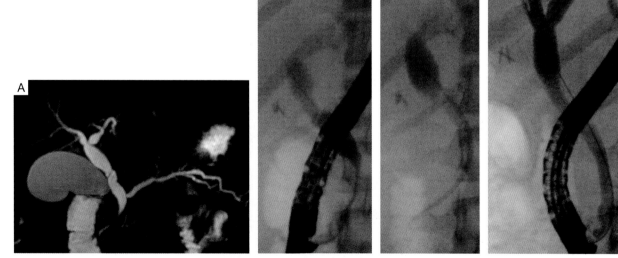

图 29-17　15 岁男性、自身免疫性胰腺炎患者表现为腹痛、黄疸，淀粉酶及脂肪酶轻度升高。既往因怀疑胆源性胰腺炎而行胆囊切除术。A.MRCP 提示胆总管远端逐渐变细，胰头段胰管狭窄并上游胰管扩张；B. 内镜下胆管造影提示胆总管远端外压性改变；C. 内镜下胆管扩张后置入临时性支架，缓解胆道梗阻；D.3 个月后复查提示胆管狭窄好转

低胆管炎或复发性胆道梗阻的风险，但对现存胰腺炎的病程无明显改善。对于有残余胆囊结石或易形成结石或胆泥基础疾病的儿童，建议立即行胆囊切除术。

胰腺的发育异常可导致急性胰腺炎，尤其是急性复发性胰腺炎。这类疾病主要包括完全或不完全胰腺分裂、胆胰合流异常以及肠道重复畸形。对胰腺分裂症患儿行副乳头切开术可以改善胰液引流，减少胰源性腹痛发作的频率或严重程度（图29-18）。然而，合并有 SPINK1 基因和 CFTR 基因突变的胰腺分裂患儿可能形成慢性胰腺炎（图29-19）。ERCP 在胰管和 APBJ 的成像上优于 MRCP（图29-20）。APBJ 伴胆总管囊肿通常需要手术治疗，而单纯的 APBJ 可能仅需内镜括约肌切开术治疗来预防复发性胰腺炎（图29-21）。推荐对这类患儿（尤其是高危种群）进行胆囊切除，以预防成年时期胆囊癌的发生。

内镜下胰管造影可以准确地显露胰管与肠道重复畸形囊肿的交通情况，从而指导后续的手术治疗（图29-22）。

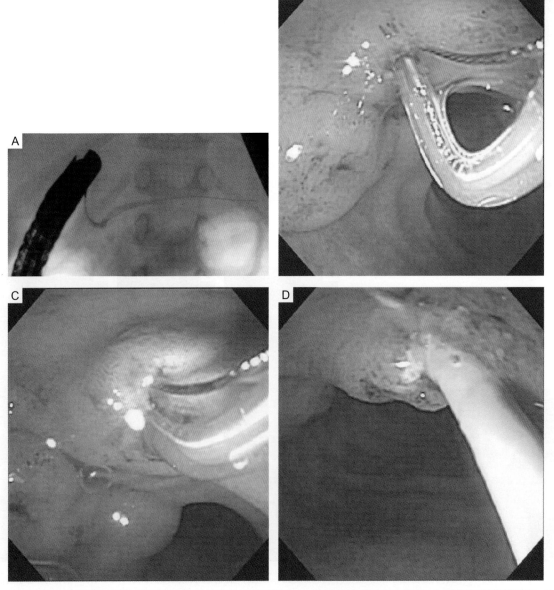

图 29-18　3 岁女童患胰腺分裂，表现为反复发作的急性胰腺炎。A. 导丝引导下副乳头插管，主导的背侧胰管显影；B ~ D. 锥形尖端括约肌切开刀行副乳头插管，随后行括约肌切开术及胰管支架置入术

Englum 及其同事分析了美国外科医师协会资助的国家创伤数据库中 2007～2011 年的儿童胰腺创伤数据,674 例钝性胰腺损伤中有 19 例(2.8%) 行了 ERCP,其中有 14 例接受非手术治疗。早期进行 ERCP 可评估胰管完整性,可在有适应证且技术可行时跨乳头放置胰管支架进行内引流治疗。

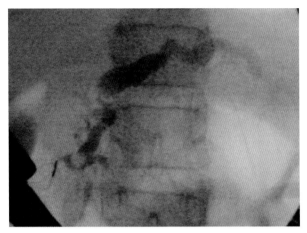

图 29-19　6 岁女童患胰腺分裂及慢性胰腺炎,胰管不规则扩张并结石形成,*SPINK*1 基因及 *CFTR* 基因杂合突变

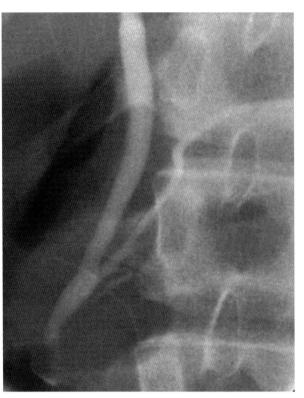

图 29-21　14 岁女孩表现为复发性急性胰腺炎,造影显示胆胰管合流异常,共同段长,行括约肌切开治疗

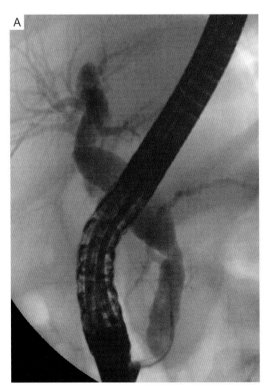

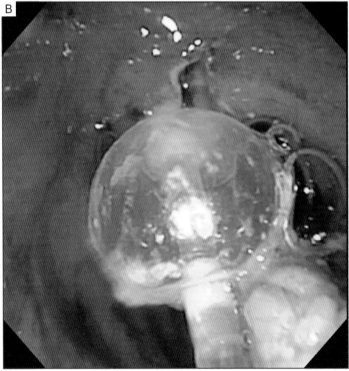

图 29-20　3 岁女童患胆胰管合流异常,表现为急性胰腺炎。A. 对假定的胆管行导丝引导下深插管造影可见共同段扩张并多发充盈缺损,胆总管近端梭状扩张,主副胰管同时显影并呈 T 形交通,后者在 MRCP 检查时未能发现;B. 乳头括约肌切开术后球囊清理出白色软质的胰源性结石

胰腺实质内漏通常可以自愈，不需要内镜下治疗（图 29-23）。儿外科医师中对儿童胰腺创伤的手术适应证仍然存在争议（图 29-24）。

在很多热带国家，寄生虫（主要是蛔虫）是导致地方病区儿童急性胰腺炎的主要原因（第 49 章）。ERCP 可取出药物驱虫治疗后仍无法排出的胆胰管蛔虫。

SOD 是儿童复发性急性胰腺炎的病因之一，可通过胰管括约肌切开进行治疗。和胆管测压类似，儿童的胰管括约肌压力的正常值也参考了成人的标准。

2. 慢性胰腺炎（第 55 章）　儿童慢性胰腺炎具有与成人患者相同的解剖改变，包括早期的主胰管进行性扩张和扭曲，后期的胰管狭窄和结石

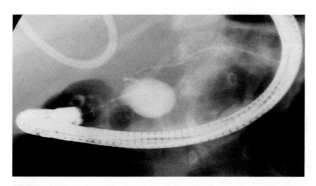

图 29-22　18 月龄婴儿表现为复发性急性胰腺炎及持续性胰腺囊肿。胰管造影显示囊肿与主胰管相通。外科手术切除囊肿后病理确诊为肠重复囊肿

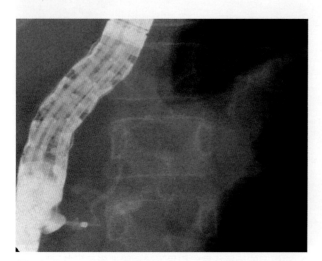

图 29-23　9 岁女孩在车祸中被座椅安全带勒伤，胰管造影显示造影剂少量外漏至胰头段胰腺实质内

形成、分支胰管扩张、实质的萎缩和钙化（图 29-25）。这些异常很容易通过非侵入性影像学检查（如经腹超声、MR 和 CT）发现。ERCP 的主要作用是通过行括约肌切开、狭窄扩张、结石取出和临时支架放置来减轻胰管阻塞和改善胰液引流（图 29-26，图 29-27）。一些已发表的儿童病例报道表明，治疗性 ERCP（对大结石有时联合体外震波碎石治疗）可以减少腹痛和急性胰腺炎发作的频率。对有反复腹痛以至于不能正常生活的患儿，除反复的内镜治疗之外，还可以选择外科手术引流或全胰腺切除并胰岛细胞自体移植治疗。

（四）胰腺液体积聚

儿童胰腺液体积聚（PFCs）、假性囊肿和包裹性坏死的处理同成人相似（第 56 章）。儿童假性囊肿多发生于钝性腹部外伤后，由主胰管断裂或破漏所致（图 29-24）。儿童很少发生急性坏死性胰腺炎。药物如左旋天冬酰胺酶和丙戊酸钠、先天性或代谢性疾病、创伤和胆囊结石都可导致坏死性胰腺炎（图 29-28，图 29-29）。

胰腺液体积聚可压迫周围器官造成持续的临床症状，可通过内镜下经乳头、跨壁或者二者联合的方法进行引流治疗（第 56 章）。采用跨壁引流方式治疗时，首选使用 EUS 引导。EUS 可单独或与十二指肠镜联合用于经胃胰腺囊肿支架引流术（图 29-24，图 29-28）。在十二指肠镜下或 EUS 引导下置入塑料或金属支架引流治疗儿童 PFCs 仅见于个案或小样本的病例系列报道，相关经验有限。

三、不良反应

一项回顾性病例对照研究纳入操作复杂程度相匹配的 116 例儿童和 116 例成年患者后分析发现两组病例都是技术成功率高、并发症发生率低，统计学对比无显著性差异。术后胰腺炎也是儿童 ERCP 的最常见不良事件，早期报道的不良事件发生率为 3% ～ 17%，多数与操作相关。Giefer 及其同事总结 276 名儿童的 425 例 ERCP（有 81% 的

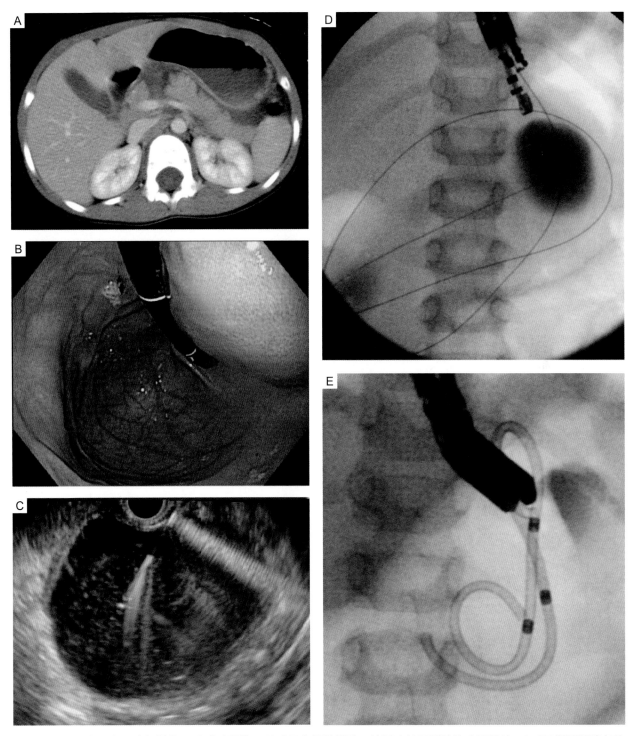

图 29-24　7 岁男童因腹部钝伤导致胰腺损伤，形成巨大假性囊肿，接受内镜下引流治疗后好转。A.CT 提示胰腺在头体连接处完全横断（Ⅳ级撕裂）；B. 内镜视野下可见胃底的假性囊肿外压性改变；C 和 D. 超声内镜引导下经胃细针穿刺进入囊腔，随后送入导丝于囊腔内；E. 使用十二指肠镜经胃置入多根双猪尾支架

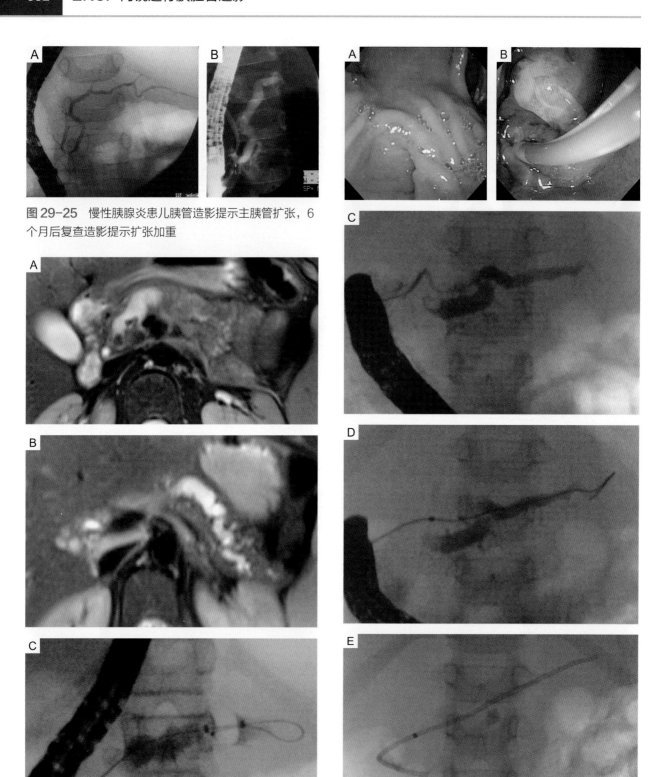

图 29-25 慢性胰腺炎患儿胰管造影提示主胰管扩张，6 个月后复查造影提示扩张加重

图 29-26 10 岁女童患慢性胰腺炎，表现为腹痛，存在 *N34S SPINK1* 纯合突变，*CFTR* 杂合突变。A 和 B.MRCP 显示主胰管扭曲扩张，分支胰管扩张，胰头部主胰管结石；C.取石球囊自主胰管清扫出结石及蛋白栓

图 29-27 3 岁女童表现为急性胰腺炎，MRCP 提示胰管扩张并可疑结石梗阻。既往行十二指肠闭锁手术治疗，基因测试发现 *CFTR* 基因有 3 位点杂合变异。A 和 B. 内镜视野下可见十二指肠 - 十二指肠吻合术后扭曲的肠腔，插管时乳头口有脓液排出；D 和 E. 导丝引导进入背侧胰管并行支架置入

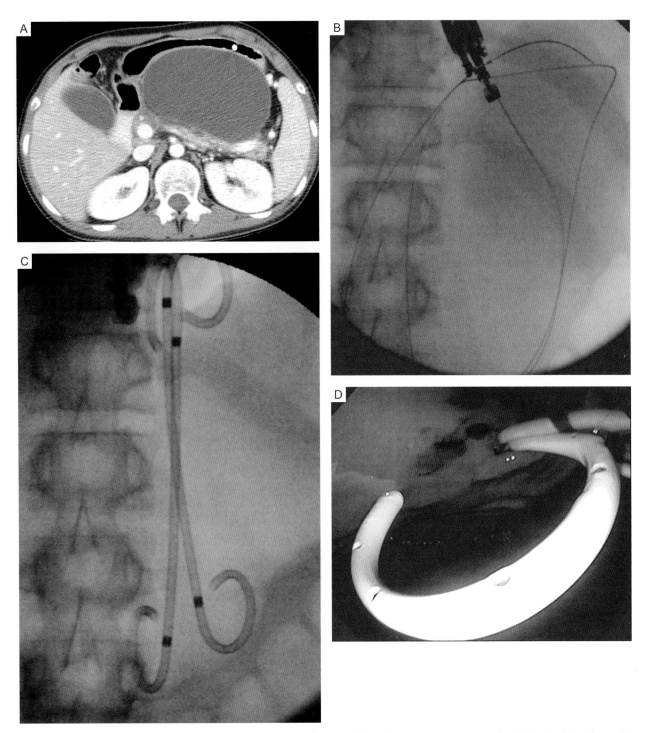

图 29-28　15 岁男孩使用左旋天冬酰胺酶治疗白血病时,诱发胰腺包裹性坏死。A.CT 显示巨大液性囊肿压迫胃腔; B. 超声内镜引导下导丝盘曲于囊腔内; C 和 D. 透视及内镜图示囊肿胃吻合术中置入 2 根双猪尾支架

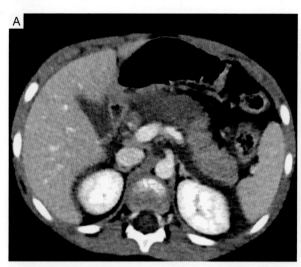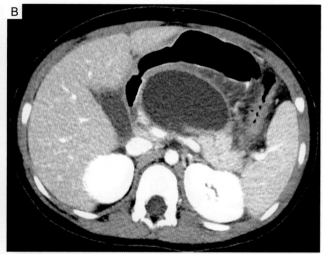

图 29-29　7 岁男童腹部钝伤导致胰腺包裹性坏死形成。A. 早期增强 CT 可见局部缺血灶；B. 囊性液体积聚压迫胃腔

治疗操作）后发现，PEP 和出血的发生率分别为 7.7% 和 1.1%。最高的 PEP 发生率见于 Cheng 及其同事发表的报道，该研究对 SOD 患儿进行括约肌切开术治疗，其中 30% 患儿行单纯胆管括约肌切开、25% 行胆管括约肌切开及临时胰管支架置入、20% 行胰管括约肌切开并胰管支架置入。其他儿童 ERCP 不良事件还包括穿孔和感染，但都非常少见。有 1 例 ERCP 术中发生空气栓塞的报道。尽管最近韩国的一个大样本回顾性病例系列研究及相应的编辑评论中已经提到了儿童括约肌切开术远期的不良反应，但其发生率仍是未知的。儿童 ERCP 的风险评估还需考虑到镇静或麻醉相关的不良反应。

四、相关费用

目前尚无研究来比较儿童 ERCP 和其他替代诊疗方法（如经皮经肝穿刺胆管造影和外科手术探查）的费用。在每种治疗方法的总体费用中，麻醉相关费用均占大部分。手术的费用可能会超过内镜或介入治疗的费用。对于很多儿科医院来说，购置和维护昂贵的专用内镜及其相应附件的花费往往是难以承受的，和成人医疗服务中心共享这些设备和附件是最合算的方式。

第 30 章

妊娠期 ERCP

Thiruvengadam Muniraj，Priya A. Jamidar
李亚岭　梁树辉　译

　　妊娠期罹患胆胰疾病，如胆总管结石、胆源性胰腺炎等，会增加母亲和胎儿的风险，处理起来十分棘手。妊娠期生理功能的变化，如体重增加、激素水平改变，增加了胆石症的发病风险。雌激素水平的增加提高了胆汁饱和度，增加胆结石发生，黄体酮水平升高可引起平滑肌松弛和胆汁淤积，减少了胆囊运动，进而促进胆结石形成。一般人群的胆结石发生率约 10%，而妊娠期胆囊结石和胆泥的发生率分别达 12% 和 30%。大多数胆结石孕妇无症状，结石和胆泥可在产后自行溶解。妊娠期具有症状的胆总管结石很少见，有报道称在 1200 例中仅有 1 例。胆总管结石可导致胰腺炎、胆管炎等并发症，通常需要治疗干预（图 30-1）。胆石症是妊娠期胰腺炎最常见的病因。

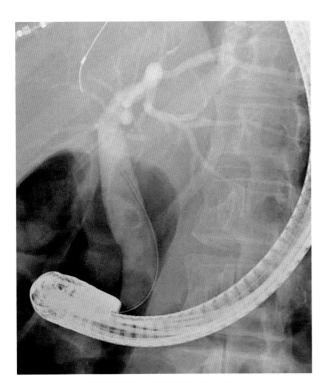

图 30-1　胆管造影图显示胆总管中段结石

　　以往文献显示，妊娠期间行开腹胆囊切除及胆总管探查术对胎儿有很大风险。新近报道认为，在妊娠期行腹腔镜胆囊切除术较开腹手术更安全，若伴有胆总管结石时仍需要逆行胰胆管造影术（ERCP），极少数情况下还需胆总管探查术。尽管 ERCP 在妊娠期应用逐渐增多，但它终究未被完全接受为一种恰当的治疗方式。这主要归咎于两方面的顾虑：X 线潜在致畸风险和手术并发症（如胰腺炎等），都有可能会伤害到母亲和胎儿。直到 1990 年，Duke 大学医学中心的 Baillie 及其同事首次报道了妊娠期 ERCP 术的相关经验。共有 5 例孕妇接受 ERCP 及十二指肠乳头括约肌切开（EST）治疗，孕妇与胎儿无不良反应。此后，有一些妊娠期 ERCP 的个案和病例系列相继报道。目前认为，妊娠期 ERCP 是一种安全、有效的治疗方法。

一、适应证

　　妊娠期间实施 ERCP 必须有强烈的适应证，最常用于治疗胆总管结石。当强烈怀疑存在胆总管结石时才考虑行 ERCP。对于无症状和有轻微症状的患者，进行预防性治疗是合理的，若不及时治疗胆总管结石，会存在诱发胆管炎和胆源性胰腺炎的风险。鉴于影像学诊断技术的发展，行诊断性 ERCP 已无必要。ERCP 也应用于妊娠期胆管炎、胆源性胰腺炎和胆管损伤的治疗。也有一些报道将 ERCP 用于治疗妊娠期胆总管囊肿、胆道寄生虫、胰腺癌等。这些特殊情况，须在操作 ERCP 之前进行详细个体化评估，充分估计其风险效益比。严重的产科不良事件，如胎盘早剥、子痫、胎膜破裂及临产等，都是内镜操作禁忌证。育龄女性患者内镜检查前需常规进行快速妊娠试验，这也应成为 ERCP 术前的医疗常规。框 30-1 中列出了妊娠期 ERCP 的适应证。

框 30-1　妊娠期 ERCP 适应证
● 胆总管结石 ● 胆管炎 ● 胆源性胰腺炎 ● 胆管或胰管损伤

摘自 ASGE 共识

二、影像学诊断

影像学诊断技术不断发展，使内镜医师多能够在 ERCP 术前获得明确诊断，最大可能地将 ERCP 用于治疗。这一点对于妊娠期患者尤为重要，通过影像学检查可以避免部分不必要的 ERCP 操作。

腹部超声检查安全、便宜，应用广泛。它对胆囊结石有较高敏感性，但对胆总管结石敏感性较低。然而腹部超声仍被用作初筛检查，因为胆总管扩张再结合特定临床表现（如胆管炎）就足以考虑进行 ERCP。需要重点警惕的是，胆道疾病的症状（如恶心、呕吐、腹痛）常与正常妊娠的临床表现部分重叠，可能会掩盖临床症状。

CT 检查由于放射线暴露且对胆管结石的敏感性差，不推荐应用于妊娠期患者。磁共振胰胆管成像（MRCP）对胆总管结石是一种很好的影像学诊断工具，文献报道其敏感性达 92%。就目前所知，磁场对胎儿并无有害影响。如果其他非电离影像检查不能获得所需的诊断信息，磁共振成像常被用于妊娠期紧急诊疗。需注意的是，顺磁性对比剂（钆）可穿过胎盘。尽管尚未见报道对比剂对胎儿的毒性，但理论上这些分子可遗留在胎儿胎盘系统，因此磁共振对比剂通常不推荐用于妊娠期患者。幸运的是，MRCP 无须顺磁性对比剂就能够对胆胰管系统很好成像，只是这时胆胰管以外的结构成像会受影响。值得注意的是，MRCP 对 6mm 以下的小结石检测敏感度不高。

超声内镜（EUS）对胆总管结石具有高度敏感性和特异性（图 30-2），能够减少结石可能性为低、中等情况下手术治疗的需要。有关妊娠期 EUS 检查的病例仅有少量报道。妊娠期诊断性 EUS 的风险低。针对原因不明的胆道梗阻患者，在临床高度怀疑胆总管结石的情况下，如果无条件做 MRCP、具有禁忌或检查后仍不能明确诊断者，可以考虑 ERCP 术前行即时 EUS 检查。

三、手术时机

尽管整个妊娠期都可安全进行 ERCP，但最佳时机是在妊娠中期 3 个月。考虑到胎儿器官形成期间的电离辐射暴露及自然流产风险，尽可能避免在妊娠早期 3 个月进行 ERCP。在一般人群中，15%～20% 的妊娠终止于自然流产，其中大部分发生于妊娠早期 3 个月。这可能会与妊娠早期 3 个月行 ERCP 术后流产因素相混淆。而妊娠晚期 3 个月行 ERCP 术，可能面临因妊娠子宫所致解剖结构改变、早产风险等复杂情况，因此最好推迟到 36 周以后，理想情况是在分娩之后。具有急诊指征时均可实施 ERCP，而不必考虑妊娠阶段。最好由产科医师来照顾这些患者。在一些医学中心可在 ERCP 术前、术后进行胎儿监测，特殊情况时，亦可在术中监测。

妊娠期间胆囊疾病的外科手术治疗仍有争议。一些外科医师倾向于早期的外科治疗，而另一些外科医师则更倾向于分娩后。妊娠早期 3 个月是胎儿器官形成期，如果可能的话，应尽量避免在

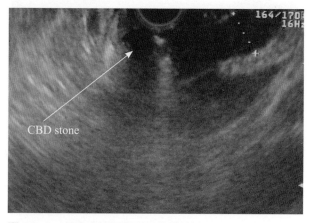

图 30-2　超声内镜图显示胆总管结石

此期行外科手术。而在妊娠晚期 3 个月行腹腔镜手术也存在问题,主要是增大的子宫阻碍和限制了进入胆囊窝的路径。如果手术非做不可,最佳手术时机在妊娠中期 3 个月和妊娠后期 3 个月的早期阶段。最近报道显示,腹腔镜胆囊切除术可以在整个妊娠期安全施行。

四、ERCP 放射暴露（参考第 3 章）

妊娠期间进行 ERCP,最顾虑的问题便是胎儿暴露于电离辐射。透视检查时的放射暴露可通过多种途径产生。主要放射暴露来源于自 X 线放射源射向患者的射线。间接辐射或"散射"射线是 X 线射到物体（如患者）后,生成的偏离原轨道的射线。这种辐射可以通过母亲体内的"散射"影响到胎儿。任何在透视室的人都会暴露在二次散射辐射中。另一种形式的暴露称为"泄露",是指从放射源保护性设施中泄露出来的射线。

胎儿放射暴露的风险包括生长发育异常、畸形及未来患癌风险增加。对生长发育有决定性影响的放射暴露最小阈值约为 100mGy,最高危险期在妊娠 2 ～ 15 周。根据美国妇产科医师学会建议,"放射暴露量低于 5rad（50mGy）与胎儿畸形或流产增加无相关性"。因辐射导致肿瘤发生的风险尽管很小,但却是一种随机效应,并无最小阈值水平。（γ 射线单位换算：100rem=100rad=1gray=1sievert）。多项研究评估出 ERCP 术对胎儿的放射暴露水平,平均为 10 ～ 310mrad。最大的一项研究来自 Kaheleh 等,对 15 名接受 ERCP 术的孕妇所受辐射量进行检测。他们运用多项技术尽量减少透视时间,运用热释光剂量计监测辐射水平。胎儿平均受辐射量为 40mrad（范围 1 ～ 180mrad）,这是在公认的可接受致畸辐射阈值范围内。Samara 等针对 24 例非妊娠期 ERCP 患者,采用模拟数学模型进行了胎儿潜在辐射剂量的研究。这些模型不仅考虑了主要放射线束辐射,而且也考虑了内部的"散射"辐射对胎儿的影响。作者认为对胎儿的辐射水平偶尔可能超过 10mGy。尽管大多数妊娠期患者受辐射尽可能处于较低水平,但这些研究强调了尽量减少孕妇放射暴露的重要性。

五、减少胎儿放射暴露的措施

可以采取一系列技术来减少孕妇和胎儿的放射暴露（框 30-2）。降低辐射最有效的方式是缩短透视时间、限制总射线量。可以使用短时点击透视法。术中应用乳头括约肌切开刀插管,避免不必要的器械交换。通过括约肌切开刀抽吸胆汁来证实胆管插管成功。X 线摄片采集图像会使患者暴露于高水平辐射量,应尽量避免。替代方法是,可通过"最后一段保存"功能的简短快照来回看图像、记录研究。对准感兴趣部位缩小视窗,采用低剂量脉冲式透视,以减少射线的散射量。X 线球管尽可能远离患者,而图像接收器尽可能靠近患者。图像放大会增加辐射水平,应尽可能避免。还可采用铅屏蔽保护胎儿。重要的一点,在患者下方 X 线发射源部位放置保护铅裙（图 30-3）。铅屏蔽可减少对胎儿的主要放射暴露,但对母体内的散射辐射无效。也有人发现铅屏蔽的作用甚微。尽管如此,仍推荐采取铅屏蔽作为一种降低放射辐射而无额外风险的简单防护方法。可以在孕妇腹部放一个放射剂量计来估测胎儿的受辐射水平,但临床上并没有这样做。

最近一项随机双盲对照试验显示,通过在图像增强器周围悬挂一种由铋和锑制成的新型窗帘,

框 30-2　减少放射暴露的方法

- 使用乳头括约肌切开刀插管、抽吸胆汁,避免不必要的器械交换
- 使用短时点击透视法
- 避免通过 X 线摄片采集图像
- 使用"最后图像保存"功能回看图像
- 避免使用放大扫描
- 使用低剂量脉冲式透视
- 尽可能调小 X 线视窗
- 将患者靠近影像接收器,远离放射发射源
- 采用铅屏蔽
- 采用新型无铅防辐射帘
- 使用胆汁抽吸技术
- 使用胆道镜或超声内镜来确定胆总管结石是否取尽

能使内镜专家减少了 90% 的受辐射量，还可防止散射辐射（图 30-4）。虽然胎儿所受辐射主要来自母亲体内的散射辐射，但这种无铅帘或许也可用来降低母亲和胎儿的辐射。放射科医师的会诊参与，可能有助于妊娠期患者 ERCP 手术方案的制定。近年来，无 X 线透视的 ERCP 技术也逐渐发展。本章后面将会介绍这一方法。

六、体位、镇静和药物

妊娠早期患者，体位可以选择标准俯卧位。选择最佳体位很重要，它能够最大程度减少辐射。但到妊娠中晚期，隆起的腹部使标准体位难以实施。这种情况下，可以采用左侧卧位或半俯卧位（图 30-3）。骨盆形状有助于维持这个体位。在妊娠晚期 3 个月不宜采用仰卧位，那是因为妊娠期子宫可能压迫下腔静脉或腹主动脉而导致母亲和胎儿血液灌注量减少，即为"仰卧位低血压综合征"。

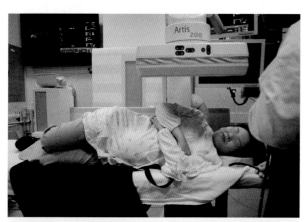

图 30-3　妊娠期患者取左侧卧位，下腹部垫有铅裙

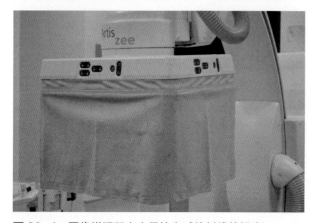

图 30-4　图像增强器上方悬挂衰减放射线的铅帘

行括约肌切开术前（图 30-5），贴接地电极片时应避免子宫位于乳头切开刀和电极片之间，这样可以防止电流通过羊水导电。术中应进行母婴监测，并且要在术前、术后进行胎心监测。

一般而言，非妊娠患者的中度镇静，是通过静脉联合注射苯二氮䓬类药物（如地西泮或咪达唑仑）与阿片类药物（如芬太尼或哌替啶）实现。由于一些药物可能会对胎儿带来额外风险，妊娠期间用药需有所改变。例如，地西泮和咪达唑仑被认为是 D 类药物。尤其是地西泮被认为与婴儿先天腭裂畸形有关。这两种药物在妊娠期通常应避免使用。如果必须要使用苯二氮䓬类药物，咪达唑仑优于地西泮。哌替啶和芬太尼同是属于 C 类药物（如果长期使用的则为 D 类）。这些镇痛药物一般可以在妊娠期间安全使用。镇静药物拮抗剂纳洛酮和氟马西尼分别是 B 和 C 类药物。这些药物仅在镇静药物过量时才会使用。如果术中需要适度镇静，术前药师会诊会有帮助。

如今，丙泊酚越来越多地应用于 ERCP 术中的中度到深度镇静。作为一个 B 类药物，丙泊酚用于妊娠期清醒镇静，是一种不错的选择。然而，丙泊酚会引起迅速呼吸抑制，因此只有在麻醉科医师的支持下才能将丙泊酚用于妊娠期患者。也

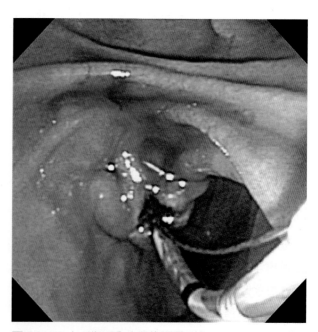

图 30-5　十二指肠乳头括约肌切开术后

可以考虑气管插管下全身麻醉来保护气道。妊娠期的激素水平变化可降低食管括约肌压力，增加胃食管反流和误吸的风险。表 30-1 总结了可用于妊娠期 ERCP 手术镇静药物的安全性数据。

表 30-1　妊娠期 ERCP 镇静药物		
药物	妊娠安全性分类	文献证据
丙泊酚	B	动物研究为低危。妊娠早期 3 个月证据不充分
哌替啶	C（长期使用为D）	大剂量时毒性代谢物累积，妊娠期限量 50～75mg
芬太尼	C	妊娠期可低剂量使用（<125μg）。后 3 个月使用存在风险
地西泮	D	早期文献报道可能与先天性腭裂相关。不推荐使用，尤其妊娠早期 3 个月避免使用
咪达唑仑	D	缺乏人体相关资料。作用机制同地西泮，妊娠早期 3 个月避免使用

抗生素的适应证在妊娠期和非妊娠期是相同的。胆道梗阻和胆管炎时应使用抗生素。大多数青霉素类药物（如阿莫西林、氨苄西林、头孢菌素类）都是 B 类药物，妊娠期可以安全使用。克林霉素或红霉素可安全应用于青霉素过敏患者。

七、操作技术

1990 年报道了首个妊娠期 ERCP 系列病例。其中，4 位孕妇造影可见胆总管结石，实施了乳头括约肌切开术，有一例胆囊结石患者胆管造影正常，做了经验性乳头括约肌切开。此后，妊娠期 ERCP 技术得到了长足的发展。Binmoeller 和 Katon 报道了首例应用针状刀取出嵌顿性胆总管结石。这也是首例没有使用透视的妊娠期 ERCP 报道。Axelrad 及其同事首次报道了一例妊娠期患者预防性使用胆总管支架的病例。此患者行乳头括约肌切开、球囊清理取出胆总管结石，ERCP 术后数周内出现反复疼痛。再次 ERCP 可见胆囊结石，胆总管造影正常，遂置入胆道支架预防疼痛再发。

Jamidar 等报道了首例副乳头括约肌切开术治疗胰腺分裂孕妇。手术时并不知道患者已怀孕。尽管术后母亲和胎儿状况均良好，但却强调了在 ERCP 术前进行妊娠检测的重要性。

已有一些技术能够尽量降低 ERCP 术中的 X 线透视量。初始插管使用乳头切开刀可避免不必要的器械交换。通过导丝引导插管法，可以进行无 X 线 ERCP 操作。1994 年，Uomo 及其同事首次提出"胆汁抽吸技术"，借此对两位妊娠期患者实施了无 X 线 ERCP。当导管插入管道时，通过胆汁抽吸确认是否选择性插入胆管。如果抽出清亮液体，重新调整插管。若抽出胆汁，就可行胆道括约肌切开、球囊取石，而无须 X 线透视（图 30-6）。

这些技术的出现，使一些内镜医师能在无 X 线透视情况下成功完成 ERCP。这种方法能使胎儿免受辐射；但若不透视造影，就很难确定胆总管中是否残留结石或碎石。另外，胆汁抽吸技术无法区分导管插进了胆囊管还是肝总管。因此，有人采用其他影像学技术进行无射线 ERCP。有报道称，ERCP 术中可通过经腹超声确定胆总管插管是否成功。该方法无法确定胆总管取石后是否被清理干净。Shelton 及其同事报道了一组 21 人接受无 X 线 ERCP 的妊娠期病例。21 例患者中，有 5 例使用光学探头（SpyGlass；Bostn Scientific，

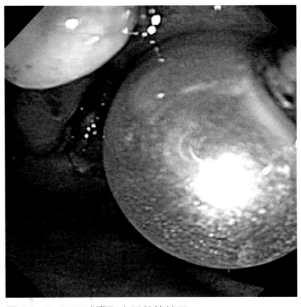

图 30-6　取石球囊取出胆总管结石

Marlborough，MA）完成经口胆道镜检查。其中，有 1 例患者经胆道镜检查确认插入胆囊管。其余 4 例未发现胆道残余结石。该组胆道镜检查患者无术后并发症发生。如果无法行胆道镜检查，取石后可借助诊断性 EUS 来明确胆管结石是否清理干净。尽管这项技术还没有正式开展研究，不过胆管内产生的空气有可能会掩盖残余的结石，这或许会增加一点误判风险。

妊娠期间长时间和复杂的 ERCP 操作，如胆总管巨大结石或多发结石，可能会带来一些问题，有可能增加并发症和延长透视时间的风险。由于乳头括约肌球囊扩张增加术后胰腺炎的风险，应尽量避免使用。然而，如果做了扩张，推荐置入临时性胰管支架。最近对于胆总管大结石，比较流行乳头括约肌切开并球囊扩张后取石，不过尚未见应用于妊娠期患者的报道。另一种选择，可以放置胆道支架进行减压，目的是等待产后再次取石手术，也避免了过度透视。这一选择需要权衡潜在的支架阻塞和胆管炎的风险。分两阶段的手术方式在所有病例中均有报道，即初始对妊娠患者进行乳头括约肌切开和支架植入，继而在生产后可进行明确的 ERCP 和胆道结石清除手术。然而，由于支架置入有可能需要后续操作，这也有可能发生在妊娠期间，因此，在决定最优治疗策略之前，必须在潜在的辐射和再次 ERCP 的风险与受益中作出抉择。在复杂手术操作过程中，考虑预防性置入胰管支架也是合理的，以减少 ERCP 术后重症胰腺炎（PEP）的发生（第 8 章）。

尽管胆总管结石和胆管炎行乳头括约肌切开有明确的指征，但是胆源性胰腺炎且胆总管造影正常时行乳头括约肌切开是有争议的。内镜下乳头括约肌切开可能对部分复发性胰腺炎有保护作用，使得部分医师即使在缺乏胆总管结石证据的病例，也主张经验性行乳头括约肌切开。操作者必须要慎重考虑乳头括约肌切开的利弊，因为括约肌切开可能会增加 ERCP 不良事件风险。置入胆道支架又可以作为经验性乳头括约肌切开的替代方法。

八、妊娠期 ERCP 术后结果

至今，已有超过 1000 例次以上妊娠期 ERCP 案例的报道。表 30-2 总结了较大样本的研究结果（＞10 例），包括最新的纳入了 907 例妊娠期 ERCP 患者的回顾性匹配队列研究，与非妊娠女性患者匹配比较。

少于 10 名患者的研究和摘要未纳入此项分析。这些研究共包括 200 名患者，施行了 217 次手术。妊娠各期 ERCP 例次：早期 3 个月 62 次（29%），中期 3 个月 75 次（35%），后期 3 个月 79 次（36%）。19 例次并发 PEP（9%）。无重症胰腺炎报道。2 例发生乳头括约肌切开术后出血（1%），经注射肾上腺素、使用止血夹后成功止血。胎儿的结果包括：8 例早产（4%），1 例自然流产（0.5%），2 例先兆子痫（1%）。1 例新生儿死亡报道，但和 ERCP 无明确因果关系。无孕妇死亡报道。

在一项基于国家医院数据库的回顾性配对队列研究中，Inamdar 等比较了 907 例妊娠期妇女和 2721 例非妊娠期妇女实施 ERCP 后的结果。ERCP 相关穿孔、感染和出血并发症两组相似，且不常见；PEP 发生率妊娠期妇女组为 12%，而对照组为 5%（$P < 0.001$），两组校正 OR 值为 2.8（95% CI：2.1～3.8）。非妊娠期患者通常可使用吲哚美辛栓纳肛来降低 PEP 风险，而此药属妊娠期 C 类药物，且最近一项研究显示，相较其他非甾体抗炎药，吲哚美辛增加了妊娠期患者自然流产的风险。因此，妊娠期患者常限制使用吲哚美辛栓纳肛，增高其 PEP 风险。

九、小结

ERCP 现已被认为是妊娠期胆总管结石的标准治疗方法。由于这项技术潜在风险，它应该只适用于有治疗目的者。胆总管结石低或中等可能性的患者，ERCP 术前应考虑替代的影像学诊断方法如 MRCP 和 EUS。这种方法可避免不必要的 ERCP 操作。只有经验最丰富的内镜医师才能对妊娠期患者实施 ERCP，并应尽最大努力减少放射辐

表 30-2　妊娠期 ERCP 较大样本研究的结果

作者	病例数（ERCP 例次）	妊娠各期例数	母亲并发症	胎儿情况	备注
Inamdar 等	907（907）	不详	PEP（n=108）	PTD（n=17）	至今最大样本研究表明妊娠是 PEP 独立危险因素
Tang 等	65（68）	1st（n=17） 2nd（n=20） 3rd（n=31）	PEP（n=11）	PTD（n=5） EAB（n=1） LBW（n=4）	
Bani Hani 等	10（10）	1st（n=2） 2nd（n=5） 3rd（n=3）	PEP（n=1）	无不良后果	
Daas 等	10（17）	1st（n=5） 2nd（n=3） 3rd（n=5）	无	EAB（n=1）	
Shelton 等	21（21）	1st（n=8） 2nd（n=6） 3rd（n=7）	PEP（n=1）；CBD 残余结石（n=1）	IUGR+PTD（n=1）	均未使用透视（5 例使用 SpyGlass）
Sharma 和 Maharshi	11（11）	1st（n=2） 2nd（n=6） 3rd（n=3）	无	无不良后果	均使用胆道支架及产后再次 ERCP 治疗
Gupta 等	18（18）	1st（n=4） 2nd（n=6） 3rd（n=8）	PEP（n=1）出血（n=1）	PTD（n=1）	部分病例使用 US 检查以确认 CBD
Kahaleh 等	17（17）	1st（n=4） 2nd（n=9） 3rd（n=4）	PEP（n=1）出血（n=1）	先兆子痫（n=2）	测量胎儿放射量
Tham 等	15（15）	1st（n=1） 2nd（n=5） 3rd（n=9）	PEP（n=1）	PTD（n=1）	
Farca 等	10（11）	1st（n=3） 2nd（n=5） 3rd（n=2）	近端支架移位，均取出（n=2）	无不良后果	仅置入支架，未行乳头括约肌切开及取石
Jamidar 等	23（29）	1st（n=15） 2nd（n=8） 3rd（n=6）	PEP（n=3）；3 次操作为同一病人	SAB（n=1），EAB（n=2），新生儿死亡（n=1）	最大中心研究

CBD：胆总管；EAB：人工流产；ERCP：内镜逆行胰胆管造影；IUGR：宫内发育迟缓；LBW：出生低体重儿；PEP：ERCP 术后胰腺炎；PTD：早产；US：超声

此表格仅收录病例数＞ 10 例的研究

射。尽可能使用新技术来减少、甚至取消透视的使用。在复杂病例中，可考虑暂时胆道支架置入，待产后再次 ERCP 进一步治疗，要避免对患者施行时间长、风险高的操作。当 PEP 风险高时，应预防性置入胰管支架。在经验丰富的多学科团队的支持下谨慎开展，妊娠期 ERCP 就能够安全有效地施行。

第 31 章

消化道外科重建术后 ERCP

Simon K. Lo

朱奕锦　梁树辉　译

内镜逆行胰胆管造影术（ERCP）要成功插管并在胆管或胰管内完成治疗，需要复杂的操作技巧，通常被认为是技术上最难的一种消化内镜操作。而消化道或胰胆管外科重建术后的 ERCP，操作愈加复杂，技术上也更有挑战性。彻底弄清消化道重建方式，对于提高 ERCP 成功率、降低并发症至关重要。因此，消化道重建后 ERCP 必须制定周密的手术预案（框 31-1）。本章将对影响 ERCP 操作的消化道重建方式做一回顾，并提供一些应对困难的实用技巧。

一、可能会影响 ERCP 的外科手术

外科术手后 ERCP 首先要能到达胆或胰管开口，这不仅需要彻底弄清消化道重建方式，还要选择合适的内镜，受过专门的技术训练。有些外科手术只是对部分胆管或胰腺进行切除或分流，并不给 ERCP 操作带来什么困难。而有些外科手术后，不管设备和技术有多好，内镜前端也几乎不可能抵达胆胰管开口。下面将介绍涉及 ERCP 的大部分消化道重建方式，并指出 ERCP 操作相关的要点。

二、食管切除术

食管切除术主要适用于食管肿瘤或癌前病变，高达 22% 的患者会发生吻合口狭窄。另外，吻合口近端也可能形成小憩室或盲腔。十二指肠镜通过憩室或吻合口时，必须小心谨慎，避免强行进镜。如遇到阻力，应退出十二指肠镜，换用前视镜检查食管的重建情况。食管切除后也可能将胃上提到胸腔，变形成一个管状囊腔，胃中部受膈肌压

框 31-1　消化道外科重建后 ERCP 的术前准备

- 准确把握消化道重建方式：复习手术记录，画出重建示意图
- 选择合适的内镜
  - 标准治疗性十二指肠镜
  - 细口径诊断性十二指肠镜
  - 儿科十二指肠镜
  - 诊断性胃镜
  - 治疗性胃镜
  - 儿科结肠镜（可调硬度）
  - 治疗性结肠镜
  - 推进式小肠镜
  - 单或双气囊内镜
  - 线阵式超声内镜
- 合适体位
  - 俯卧位
  - 仰卧位
  - 左侧卧位
  - 左斜卧位
- 附件准备
  - 标准附件
  - 未预弯曲的导管
  - 鼻胆引流管
  - 特殊附件（如用于比罗 II 式吻合术后）
  - 加长附件
- 麻醉
  - 清醒镇静
  - 丙泊酚麻醉
  - 全身麻醉

迫变窄，这可能给内镜医师对远端胃的观察带来困难。一旦十二指肠镜通过幽门，轻轻顺时针旋转镜身很容易寻见主乳头，但由于上消化道术后变直，保持镜身稳定有些困难。有时采取长镜身状态可以提供更好和更安全的主乳头视野，有利于插管操作。

三、胃切除术

胃切除术式众多，从切除很小部分胃的比罗Ⅰ式，直到全胃切除术。因而，胃切除对于 ERCP 的影响可能很小，也可能很大。

（一）比罗Ⅰ式

此术式中，只有胃窦和幽门被切除，残胃的大弯侧与十二指肠吻合（图 31-1）。由于幽门缺失，内镜进入十二指肠比平时明显更容易，但却不易找到乳头。主乳头和副乳头会比通常情况更靠近口侧。在短镜身时，需要明显逆向旋转镜身才能暴露乳头。由于没有胃窦与幽门对内镜的限制作用，很难稳定镜身、获得良好视野以便进行插管。有时长镜身状态可能会有利于插管，因为这种情况下乳头开口更易看见，并且更容易稳定镜身。由于在极度逆向旋转镜身时选择性胆管插管会很困难，使用导丝引导的乳头切开刀插管有助于克服这一问题。

（二）比罗Ⅱ式

在质子泵抑制剂出现之前，消化道溃疡手术相当常见。如今，大部分比罗Ⅱ式手术用于远端

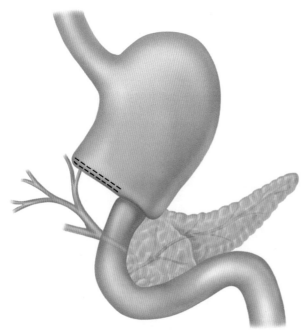

图 31-1　比罗Ⅰ式胃切除术。胃窦切除后缝合关闭胃切口小弯侧，残胃与十二指肠行端端吻合

胃癌切除，包括胃窦切除和胃空肠吻合两步。消化道重建采取残胃断端与空肠侧壁进行端侧吻合，经胃通过吻合口时，可见到空肠的两个腔（图 31-2A，B）。其中，输入襻通向近端，止于主乳头和副乳头近侧的十二指肠残端，而输出襻则与胃肠相连，重建消化道的连续性。主乳头通常位于十二指肠残端的几厘米内，其开口向下正对着内镜。

比罗Ⅱ式胃切除术患者行 ERCP 时尚有一些问题值得探讨，首先便是内镜的选择。过去一度认为，前视镜更容易通过弯曲的小肠且方便胆管插管。但许多经验丰富的医师更倾向选用十二指肠镜，以便发挥其大钳道、抬钳器及侧视镜观察乳头等优势。然而，内镜的选择可能仅仅是个人偏好问题。韩国一项前瞻性随机研究显示，使用前视镜或侧视镜对于插管和括约肌切开术成功率并无差别。事实上，前视镜更为安全。然而，不管选用何种内镜，比罗Ⅱ式胃切除术后进行 ERCP 操作都相当困难。一项研究纳入了 185 例比罗Ⅱ式吻合术后的 ERCP 操作，失败率高达 34%。

尽管通常认为比罗Ⅱ式胃切除术后输入襻开口位置较偏，但并无确切的方法来正确辨认它。输入襻可与胃小弯（逆向蠕动）（图 31-2A）或胃大弯（顺向蠕动）（图 31-2B）相连。前视镜进镜操作直观，其难点在于暴露乳头并成功插管。由于多数内镜钳道位于 5 ～ 7 点钟位置，最好将乳头置于内镜视野底部。但是，十二指肠水平段和降段之间形成的拐角常使乳头开口暴露困难。在前视镜末端加透明帽，有助于插管时保持乳头视野稳定。

使用十二指肠镜进镜时，首先遇到的困难是寻找输入襻入口。如果吻合口旁的输入襻被缝到胃小弯侧，会使输入襻的入口形成一个固定的锐角，内镜通过就更加困难（图 31-3A、B）。用侧视镜进入胃空肠吻合口的技巧如同过幽门一样。当只有在翻转内镜（大扭 UP 到底）才能看见管腔时，轻轻循腔送镜很少能有效进镜。抽除胃内多余空气有可能易于进镜。这里可以用个技巧，在

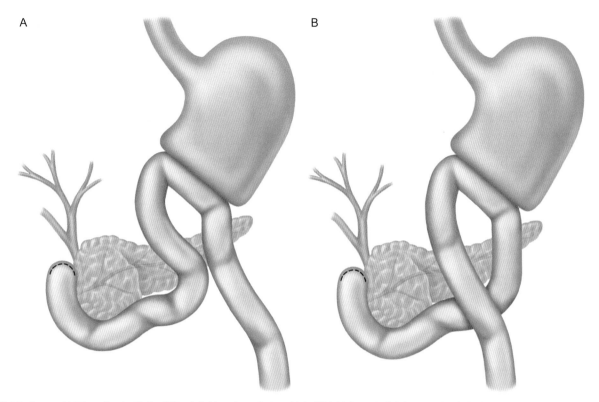

图 31-2　A. 比罗 II 式胃切除术，逆蠕动向性胃空肠吻合。输入襻连接在胃小弯侧；B. 顺蠕动向吻合的比罗 II 式胃切除术，输入襻连接在胃大弯侧

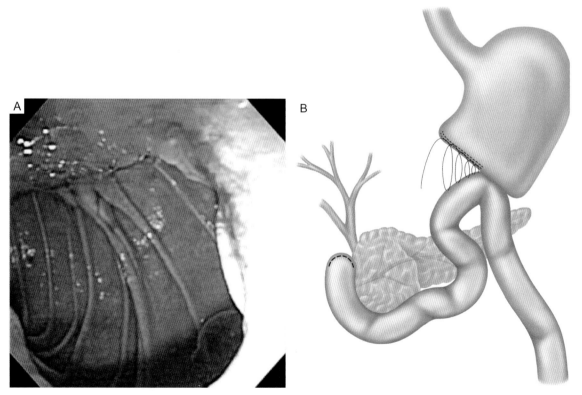

图 31-3　A. 典型比罗 II 式胃空肠吻合术的内镜下表现。从胃腔侧观察，可见两个空肠腔分别位于图像的最右侧和最左侧；B. 比罗 II 式胃切除术，胃大弯侧与空肠行端侧吻合，胃小弯侧缝合关闭。部分外科医师选择将空肠缝合到此处以保护小弯侧缝合口。如果输入襻以这种方式处理，内镜将很难进入输入襻

入口处 180° 旋转镜身进入肠腔，镜头向下以便观察到肠腔，再进镜就会相对容易。理论上讲，这种技术可以使内镜对着开口进入而不是背对着插入。但是由于黏膜贴附在镜头上，这个操作过程中更难有清楚的视野。有报道，按压中腹部或用切息肉的圈套器插入目标肠腔作引导，有助于胃空肠吻合口通过困难时的插镜。用前视镜预先在输入襻留置一根硬导丝，来引导十二指肠镜进镜，有时也有助于通过吻合口。即使在三级医疗中心，输入襻插镜的失败率也可高达 10%。

一旦确定十二指肠镜进入空肠输入襻，不断调整肠腔定位于视野 6 点钟方向，就可安全有效地进镜（图 31-4A）。就像模拟汽车行进在长隧道里的视野一样。部分翻转十二指肠镜时常可看到两个肠腔，不易确定向哪个腔进镜。一个有效的经验是，进镜时使 2 个肠腔位于垂直中线位，位置较低的肠腔就是内镜要进入的（图 31-4B）。肠道的自然弯曲常使内镜无法很顺畅地插入。当然，成功进镜需要运用轻旋镜身、旋钮调节、交替进退等技巧。在结肠镜检查中常用的向前滑镜的技巧，可能增加穿孔风险，不应用于十二指肠镜。同理，必须注意尽量减少突然或暴力的操作。一项病例系列报道，十二指肠镜在输入襻进镜的穿孔发生率为 5%。另一项研究中，18% 的病例发生空肠穿孔。使用更柔软的旧十二指肠镜，可以减少肠壁受损的机会。减少注气有助于保持肠腔平直、肠壁松弛及柔顺。腹部按压或改变病人体位，有时可帮助通过看似不可能通过的弯曲。丰富的经验加上谨慎小心的操作，可将穿孔风险降至可接受范围。

进镜一段距离后最好透视一下，以确定内镜是否通过十二指肠水平部（图 31-5）。如果内镜前端进入盆腔，则提示进的可能是输出襻，应退回内镜，尝试另一个肠腔开口。有些输入襻看起来更长、更弯曲。也可能确实如此，因为输入襻有可能是经横结肠前位方式吻合的（图 31-6A、B）。如果透视显示内镜已快速越过中线进入右上腹部，则可以很容易确认内镜进入输入襻。

在通向近端十二指肠时，可能遇到连接输入襻和输出襻的吻合口，即布朗（Braun）吻合，这是比罗Ⅱ式的一个改良式式。布朗吻合可减少胆汁反流到胃或降低十二指肠梗阻的风险（图 31-7），镜下可见到 3 个肠腔。如果输入襻方向没有交叉至吻合平面对侧，应该并不影响内镜的通过。有些情况下，内镜抵达十二指肠残端，可见其盲腔、平滑的黏膜甚至吻合钉等，但却寻不到主乳头。这时，慢慢后撤镜子，应可以容易地发现副乳头和主乳头（图 31-8A ～ C）。

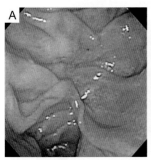
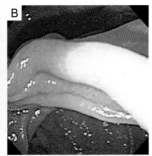

图 31-4　侧视十二指肠镜进入空肠腔后的典型图片。A. 注意肠腔的上半部分应保持在 6 点钟方向；B. 另一张类似的十二指肠镜图片中，6 点钟方向可见远端肠腔。注意肠腔的上方是反向呈现的。如果将内镜向 12 点钟方向推进，可造成穿孔或内镜反转

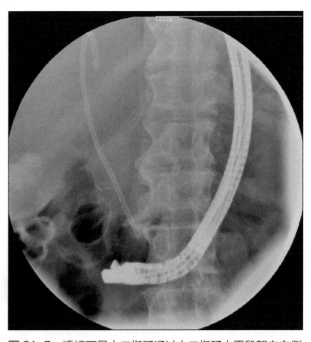

图 31-5　透视可见十二指肠通过十二指肠水平段朝向右侧

A

B

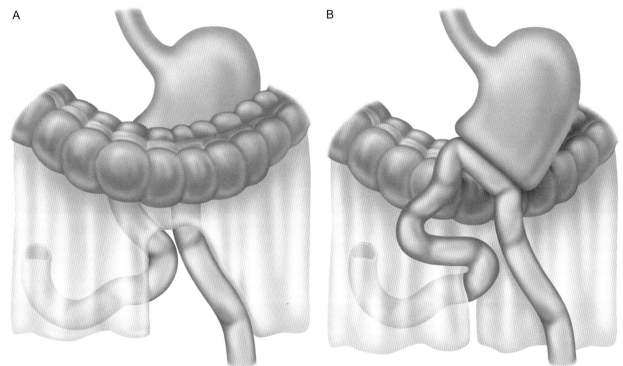

图 31-6　A. 结肠后位比罗 II 式胃空肠吻合术。输入襻相对较短；B. 结肠前位比尔罗特 II 式胃空肠吻合术。与图 A 比较，输入襻明显更长

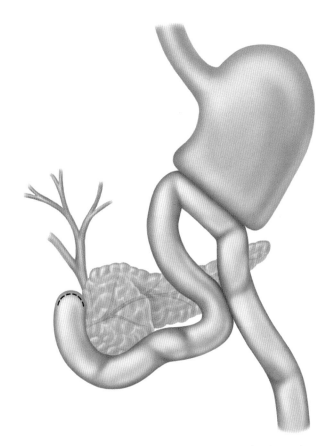

图 31-7　比尔罗特 II 吻合和 Braun 吻合。输入襻和输出襻侧侧吻合

用十二指肠镜操作时，主乳头一般位于十二指肠的 12 点位置（图 31-8C）。若肠腔保持在内镜前方的视野内，胆管走向应是乳头开口正前或稍偏右前的方向（图 31-9A，图 31-10）。为了使造影导管或导丝在肠壁切线方向上以便插入胆道，不应使内镜头端靠乳头太近（图 31-8C）。当然，应稍回撤内镜，抬钳器放低，以便导管通过。相反，送镜靠近乳头，抬起抬钳器，则容易进行胰管插管（图 31-8B）。有的内镜医师喜欢用直头导管进行胆管插管，也有人喜欢用直头导丝。但最有效的胆管插管的方法，可能是利用前端塑形成 S 形、指向下方的导管进行插管（图 31-9B）。透明帽辅助法，有助于提高前视镜在比罗 II 式吻合术后乳头插管的成功率（图 31-11）。当怀疑有胰腺分裂时，需要正确辨认副乳头并插管。一般的原则是，副乳头稍微远离（向头侧）主乳头，并位于其左前方（图 31-8A，图 31-10）。

胆管括约肌切开主要有两种方法：选用比罗 II 式括约肌切开刀在导丝引导下切开，或选用针状刀沿预先置入的胆道支架切开。比罗 II 式括约

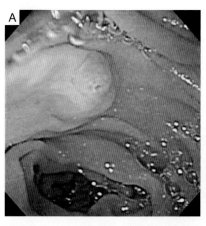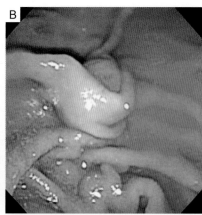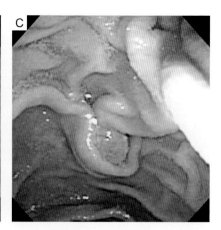

图 31-8　A. 该图中的副乳头十分明显，位于主乳头的头侧及左侧。输入襻远端为十二指肠残端；B. 内镜从十二指肠残端后退时，可见主乳头贴近内镜的正上方。这个位置利于胰管插管；C. 继续后退内镜，远离主乳头，这个位置利于胆管插管

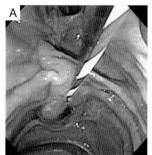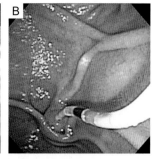

图 31-9　A. 主乳头通常位于 12 点钟方向。该图中导丝指向胆管方向；B.S 形导管最适用于胆管插管

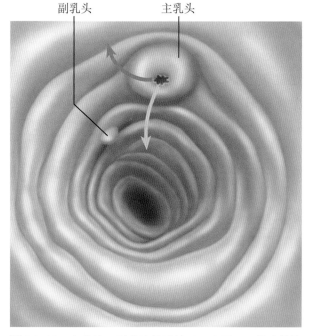

图 31-10　主乳头及副乳头位置关系示意图，胆管（黄箭号）和胰管（蓝箭号）走行方向

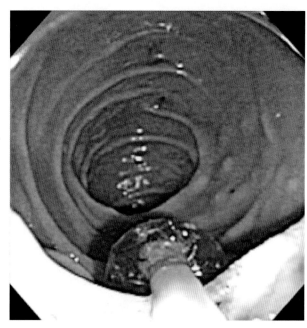

图 31-11　前视镜下使用扩张球囊行括约肌成形术。注意内镜头端装有短型透明帽，可提高插管成功率

肌切开刀与传统的牵拉式括约肌切开刀设计相反，其切割丝松开时可在直导管上形成一个弧形。前推切开刀使弧形刀丝突起，就可沿 6 点钟位置向上切开乳头壁。这种切开方法做切开时是向前推送，且不易清楚地观察到乳头隆起切开处，所以不如正常情况下容易控制。还有一种经改进的括约肌切开刀，当切割丝拉紧时其前端呈 S 形，也可用于这种情况下的括约肌切开术。但大多数医师更愿意选择在胆道支架上用针状刀切开，是因

为这样可以避免损伤胰管括约肌且切开操作可控。括约肌柱状球囊扩张术一般选用 8mm 的球囊，技术上容易操作，可以单独使用或与括约肌切开术联用。一项随机研究显示，在比罗Ⅱ式情况下，柱状球囊扩张与括约肌切开术对于后续取石同样有效，并发症更少。且未发生术后胰腺炎。

（三）鲁氏Y形胃切除术

部分胃切除术后，按鲁氏Y形方式重建可减少胆胰液反流入残胃，这种术式与比罗Ⅱ式的胃流出道相似。只是胃空肠端侧吻合口的一侧空肠，是一个短的盲端（图 31-12）。另一侧肠腔，即 Roux 肠襻，向远侧约 40cm 处又有一个空肠 - 空肠吻合口。这个吻合口会见到 2 或 3 个肠腔（图 31-13 A、B），这取决于此处的两段肠襻是端侧吻合（图 31-13C）还是侧侧吻合（图 31-13D）。如果是侧侧吻合，则 3 个肠腔中应有一个是短的

盲端。如果内镜能够正确地进入输入襻，应向上继续往近端空肠前进，越过十二指肠悬韧带，经过十二指肠水平部，最后到达降段。十二指肠镜长约 125cm，几乎不可能通过这么长的距离到达主乳头。这种情况就需要一些镜身更长的内镜，如小儿或成人结肠镜及推进式小肠镜。据报道，一种特制的斜视内镜对这种情况比较有用，但未商业化。双气囊小肠镜能经口插入回盲部，于 2004 年进入美国应用（图 31-14A ～ D）。很快就有报道，用双气囊小肠镜对鲁氏Y形胆肠吻合术后患者进行诊断或治疗性 ERCP。直到现在，各种深部肠道内镜，包括单气囊或螺旋式小肠镜等，已常规应用于这种消化道重建术后的一系列胆胰疾病的诊治。

鲁氏Y形胃切除术后行 ERCP 极具挑战性，不仅进镜途径长、确认进入输入襻难，而且选择性胆管或胰管插管也很困难。还时常出现，在没有认出空肠空肠吻合口的情况下，镜身早已通过

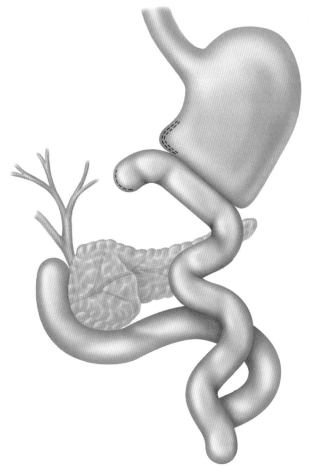

图 31-12　典型的鲁氏Y形胃空肠吻合

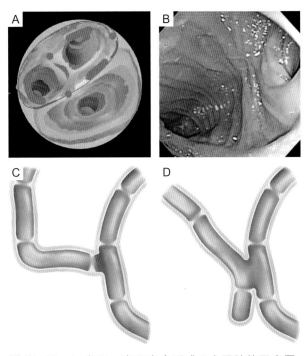

图 31-13　A. 空肠 - 空肠吻合形成 3 个肠腔的示意图。吻合口一侧的单个肠腔应为输出襻。吻合口另一侧的两个肠腔中，一个为空肠残端，另一个为输入襻；B. 吻合口远端 2 个肠腔入口的内镜图像，其中一个入口同学输入襻；C. 空肠 - 空肠端侧吻合示意图；D. 空肠 - 空肠侧侧吻合示意图

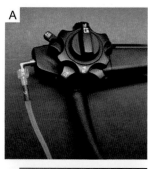
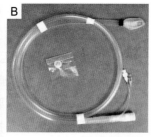
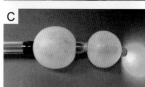
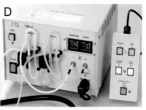

图 31-14　双气囊系统由细径内镜（A）头端的气囊和外套管（B）的气囊组成；C. 两个气囊同时充气扩张；D. 给气装置控制着给气、吸气、气囊压力测定等功能，同时有一个黄色的警示灯用来提示气囊压力过大

吻合口送入空肠输出襻。若有胆汁流出，提示吻合口就在附近。一旦看见胆汁，应缓慢进镜，仔细寻找肠腔分叉口。输入襻总是位于肠肠吻合口对侧，多是对侧两个肠腔中较直的那个。所有前视镜固有的一个缺陷就是，难以确认位于"C"形十二指肠襻内侧面的主乳头。即使看到了也难以完成插管，这是因为插管方向的困难以及难以保持插管动作的稳定性（图 31-15A、B）。即使由 ERCP 专家进行操作，成功率也仅为 67%。Yamamoto 及其同事报道，应用双气囊小肠镜成功完成了 5 例诊断及治疗性 ERCP 操作。有意思的是，他们在内镜前端安装了透明帽以辅助插管。另一

个使用单气囊肠镜的内镜团队也报道了使用透明帽的优势。鉴于这种手术后的 ERCP 如此困难而且容易失败，建议将患者转至三级医疗中心处理，或者选择其他方法，如经皮经肝穿刺或 EUS 引导穿刺的方法。但是由于经肝途径不能进行胰管插管操作，鲁氏 Y 形术后行 ERCP 处理胰腺疾病更加困难复杂。用双气囊或单气囊小肠镜操作时，我们更倾向使用装有亲水导丝、长度 320cm 的 5Fr 诊断性 ERCP 造影管进行插管。如果装有 Y 形接头，还可以同时注射造影剂。为克服使用超长内镜操作带来的困难，有些内镜医师推荐术中经空肠襻造瘘进行 ERCP 的方法。在开腹手术中，于十二指肠悬韧带远侧 20cm 处的空肠襻上做一个肠切口，经此开口将气体消毒过的十二指肠镜送入输入襻。

（四）全胃切除术

全胃切除术通常用于治疗胃癌或术后并发症，采取食管空肠端侧吻合术进行消化道重建。食管空肠吻合术后一侧肠腔是盲端，另一侧是空肠 Roux 襻（图 31-16）。其远侧不远处是一个空肠与空肠侧侧或端侧吻合口，用于收纳胰液和胆汁。与鲁氏 Y 形胃切除术后相似，内镜必须进入输入襻空肠，通过近端空肠才能抵达十二指肠。但和鲁氏 Y 形胃部分切除术不同的是，由于上消化道的路径更直更短，多可使用十二指肠镜到达主乳头。一旦寻见主乳头，ERCP 插管和治疗就与比罗

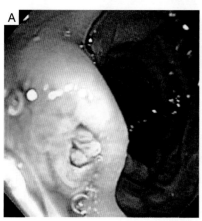
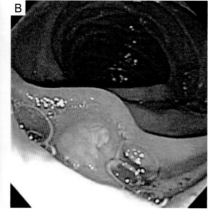
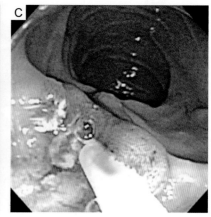

图 31-15　A. 前视镜下主乳头位于切线位，不适于插管；B. 旋转镜身后，主乳头被调整到适于插管的位置，但仍位于切线位，很难长时间维持这个位置；C. 导管通过前视镜成功插入胆管内

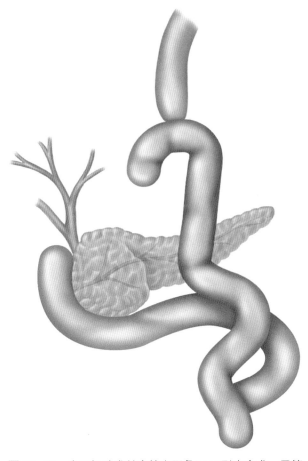

图 31-16　全胃切除术并食管空肠鲁氏 Y 形吻合术。尽管到乳头的距离明显延长，但侧视镜长度通常足以到达

Ⅱ式吻合术后的情况一样了。但当十二指肠镜不能通过空肠空肠吻合口，或因镜身太短不能到达十二指肠降部时，就须选用更长的前视镜。这时，插管和治疗过程失去了抬钳器的辅助和侧视镜的良好视野，便又面临挑战。鲁氏 Y 形胃切除术后的操作技巧，也适用于这种情况。

四、不切除器官的上消化道分流术

（一）胃空肠吻合术

不伴胃切除的胃空肠吻合术的适应证包括胰头肿瘤所致梗阻、良性慢性十二指肠梗阻、无法手术的十二指肠恶性狭窄。有时联合胃空肠吻合术、幽门闭合术治疗十二指肠穿孔，以阻止食物进入。ERCP 时检查胃腔，胃空肠吻合口通常位于胃的下垂部位。但也可能在大弯侧前壁或后壁（图 31-17A、B）。虽然大多数梗阻疾病分流术的吻合口比较大，但有时也可见到很小的吻合口。通过吻合口即可发现两个空肠开口，都有可能是输入襻入口。如果是偏远侧的开口，做的是逆向蠕动的吻合连接，输入襻会相对短一些。但若是结肠前吻合，这个距离仍可能较长，因为空肠必须绕

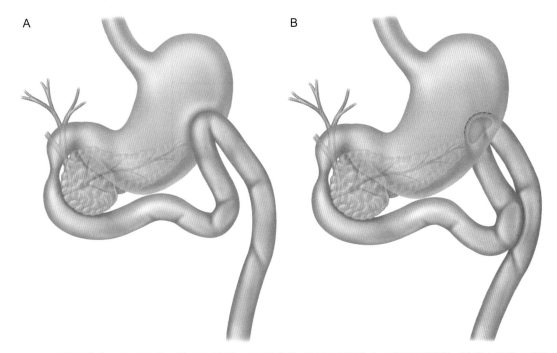

图 31-17　A. 胃分流术的胃空肠吻合口位于胃前壁；B. 胃分流术的胃空肠吻合口位于胃后壁。注意空肠输入襻和输出襻之间的布朗吻合

过横结肠提上来做吻合。如果胃空肠吻合按顺蠕动方向连接，输入襻则会更长。有时在胃空肠吻合远侧还会发现一个吻合口，即布朗吻合（图31-17B）。该吻合用于增加输入襻和输出襻之间内容物的分流，以减少碱性胆汁反流到胃，或是提供一个安全的网络式连接以降低输入襻梗阻的风险。如果内镜通过布朗吻合口，就有50%可能性通过另一个与胃吻合的空肠襻回到胃内。在布朗吻合口做选择时先不要穿过吻合口，首选尝试同侧肠襻。如果环状胃空肠吻合联合幽门缝线闭合术作为十二指肠穿孔的短期固定，幽门可能会在几个月内重新打开。在进入胃肠吻合口之前，最好首先检查幽门十二指肠狭窄是否存在。

由于本术式保留了原始主乳头，除非证实十二指肠镜不够长，否则应作为内镜首选，以便观察和插管。实际上，内镜到达十二指肠降部常常并不是问题的关键。多数患者正因十二指肠高度狭窄而行胃空肠吻合术，所以暴露视野和插管才更具挑战性。所幸胰头癌引起的十二指肠梗阻多位于主乳头近侧，常有足够的空间进行ERCP操作。若无操作空间，可用气囊扩张十二指肠狭窄，但可能引起黏膜损伤和出血，给后续操作带来更多麻烦。这种情况下，经常需要通过经皮或EUS引导行经肝胆道引流。作为替代方案，也可采用"会师术"，即经肝插入的导管或导丝经乳头穿出，以辅助内镜操作。若因胃瘫行胃空肠分流术，首选常规途径进行ERCP。这种情况下需要轻轻旋转十二指肠镜沿胃前壁滑行，绕过胃空肠吻合口到达幽门。

（二）十二指肠分流术

有时，通过十二指肠空肠吻合术治疗十二指肠穿孔。这种术式临床少见，在幽门远侧或十二指肠降部往往会发现两个或多个肠腔，有可能给内镜医师造成困惑。如果没有十二指肠狭窄，ERCP操作可以照常进行，可能要仔细检查每个肠腔才能找到主乳头。如果发现十二指肠轻-中度狭窄，可以尝试气囊扩张以使内镜容易通过。也可选用外径7.5mm、钳道2.0mm的小儿ERCP内

镜。然而，由于钳道较细，只能完成有限的治疗，如括约肌切开、结石取出、5Fr支架置入等。还有一种非常罕见的情况，对新生儿先天性十二指肠狭窄或环状胰腺施行十二指肠－十二指肠吻合分流术（图31-18A、B）。根据该患者成年后狭窄相对于主乳头的位置，内镜医师会发现乳头凹陷在狭窄部的上方或下方，就像它位于深憩室内一样。插管技术和挑战通常与十二指肠憩室内乳头非常相似。

五、减肥手术

减肥手术的方式有很多种。鲁氏Y形胃旁路术（RYGB）曾一度占主导地位，现在约占32%。袖状胃切除术是现在最常见的手术方式（54%），

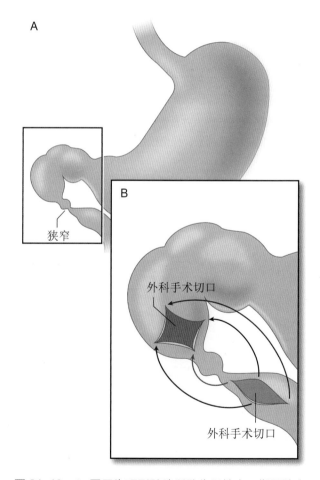

图31-18　A.图示为环形胰腺所致先天性十二指肠狭窄；B.切开狭窄段上方及下方的十二指肠，并将切口缝合，形成十二指肠－十二指肠吻合术

而胃束带术（＜ 5%）已很少采用。在美国，近年来 40% 的减重手术是在南部地区施行的，而西部地区只占 13%。随着美国人肥胖持续流行，减重手术的比例可能会继续上升。在体重迅速减轻或腹部大范围手术后，胆结石和腹痛是最容易出现的问题，所以这些肥胖患者通常需要进行胆道和胰腺评估。RYGB 术后内镜要到达近端十二指肠需要先通过相当长的一段小肠，这种患者的 ERCP 是减肥术后最困难的一种。由于手术方式多种多样，手术医师对术式的选择也各不相同，为本来操作难度就大的 ERCP 带来了更多的麻烦。

（一）空肠回肠旁路术

在这里提到这种手术方式，主要是出于历史的原因。其实，此术式现在已不在临床使用，且也不影响 ERCP 操作。偶尔会遇到空肠 – 回肠旁路术后的患者因黄疸而考虑 ERCP。这种情况下，黄疸更可能是由肝衰竭而不是胆道疾病所致。这种术式在 1980 年前比较流行，方法是截取一大段空肠回肠，将其连到远端结肠。或者截断近端空肠并以端侧吻合方式连接到末端回肠，让一长段空肠和回肠不接触肠内营养物质（图 31-19）。术后有功能的小肠很短，导致消化不良和吸收减少，从而减轻体重。慢性腹泻、结石以及致命的肝功能障碍使得这种手术患者必须再次手术，恢复正常的消化道。尽管本书一位编辑用气囊辅助内镜成功经结肠完成了一例逆行途径 ERCP，但理论上说，此类患者的 ERCP 主要通过正常方式完成。

（二）胆胰转流和十二指肠改道术

现今，还有两种吸收不良相关的手术在临床应用。其代谢相关并发症比空肠 – 回肠旁路术要少些。这两种手术都需要切除大部分胃，并将十二指肠或胃残端与回肠吻合（距回盲瓣 250cm）以重建消化道（图 31-20A、B）。空闲出来的那段十二指肠 – 空肠 – 回肠，再在距回盲瓣 100cm 处与远侧回肠连接。不管是胆胰转流还是十二指肠改道术，内镜都只有通过大部分小肠才能到达原始主乳头，这使经口 ERCP 操作几乎不可能完成。

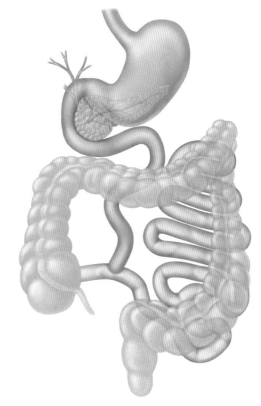

图 31-19　空肠回肠短路术。该术式不影响 ERCP 操作

（三）胃限制性手术

目前这种手术有两种方式，目的是建立一个仅有 15ml 容量的近端胃囊袋，出口直径仅为 1cm，从而限制食物摄入。垂直束带式胃成形术在 20 世纪 80 年代很常用，手术中用钉合器将胃底与近端胃隔开，并用 5cm 的环状 Marlex 束带束缚住近端胃的出口（图 31-21，A）。垂直束式带胃成形术很容易通过内镜识别，因为微小的胃袋导致小而坚固的出口，几乎不允许上消化道内镜通过。这个出口通道的长度通常只有 1 ～ 2cm。如果在行 ERCP 前就怀疑做过这个手术，最好先用标准胃镜检查一下出口的松紧。如果预计插入十二指肠镜比较困难，可以安全地用 13.5mm 或 15mm 气囊扩张一下出口环。一旦十二指肠镜可到达远端胃，完成 ERCP 操作就不需要什么特别的技术了，可能在拉直镜身接近主乳头的方式上会有些微不同。垂直束带式胃成形术后体重恢复的病人，胃可以显示为正常，可能是由于胃束带自发断裂，或两部分胃腔间形成瘘道。

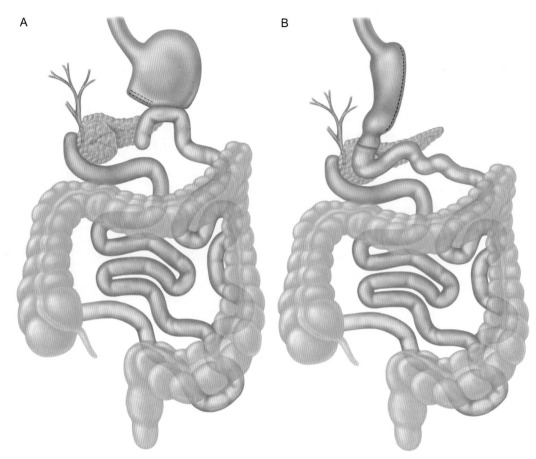

A

B

图 31-20　A. 胆胰转流术。此时输入襻及输出襻过长，无法进行 ERCP；B. 十二指肠转位术，同胆胰转流术相似，该术式下也无法行 ERCP

更现代的方案是腹腔镜下可调节胃束带手术，放置一个环绕胃贲门的硅胶带（图 31-21B）。通过将针插入嵌入腹壁的储存器中，可以收紧束带。胃束带通常不被内镜识别，并且在内镜通过期间没有遇到阻力，除非患者抱怨相关的梗阻症状。

袖状胃切除术是最新的限制性手术，也是最常用的减肥手术。以前是十二指肠改道术的一个组成部分，现在已成为标准独立的手术方式，它通过切除胃大弯部分将其转换成管状器官。它对 ERCP 操作不构成多大挑战。

（四）鲁氏 Y 形胃旁路术

鲁氏 Y 形胃旁路术通过构建一个小胃袋（＜50ml）来限制食物的摄入，同时让胆汁及胰液在远端小肠才与食物接触，从而造成吸收不良。该鲁氏 Y 形手术方式是消化道重建术后 ERCP 中最难做的一种。为了到达乳头，内镜必须依次通过 40cm 的食管、一个小胃袋、75 ～ 150cm 的 Roux 肠襻，随后还有一个长度不定的输入襻（图 31-22）。到达十二指肠降部之后，内镜前端必须有足够的弯曲能力以暴露主乳头，还需要足够稳定性以进行插管。因为内镜操作时易成襻且会拉长肠管，即使 250cm 长的推进式内镜通常也太短。加长 ERCP 附件的操作也带来额外的技术挑战，所以，即使是经验丰富的内镜医师也会觉得异常困难。

在这种十分困难的情况下，有几种 ERCP 的方法可以尝试（框 31-2）。最简单也是最可能失败的方法是，选用现有最长的内镜，利用加长配件来进行乳头插管。使用小儿结肠镜或十二指肠镜基本无效，一般无法进入十二指肠降部。明智的方法是选用气囊辅助内镜，这种内镜更细且易弯曲，能通过长段小肠。在 2009 年美国胃肠病学年会上，我们报道了 40 例鲁氏 Y 形胃旁路术后

A

B

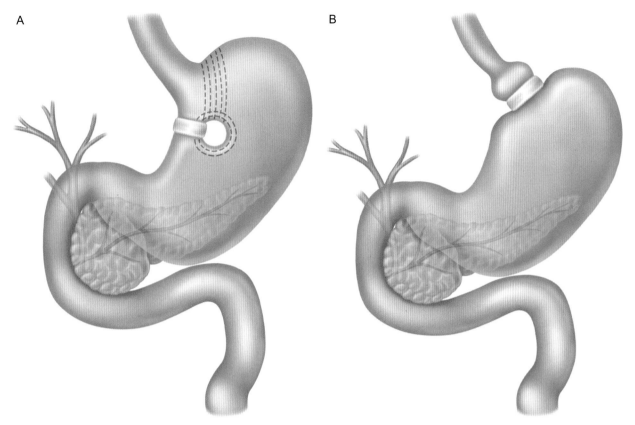

图 31-21　A. 垂直束带胃成形术，形成小口径的胃腔供食物通过，十二指肠镜通过前需先行扩张；B. 腹腔镜可调节的胃束带术，近端胃束带的收缩程度可在体外调节

原始乳头的患者用双气囊小肠镜和加长附件进行 ERCP 操作的初步经验。双气囊小肠镜进入小胃袋和 Roux 空肠襻。到达空肠－空肠吻合口，辨认并进入输入襻。通常需将内镜进至胃内并注气固定，然后缩短内镜，将外套管送到十二指肠悬韧带附近。取直镜身后，再逐渐回拉内镜至十二指肠降部，很容易就看到副乳头了。继续退镜便能寻见主乳头，将其定位于 6～7 点钟方向，偶尔也定位于 12 点钟方向。可用市售 320cm 乳头切开刀或 ERCP 造影导管进行乳头插管。一般不会直接用导管插进胆管，我们通常预装 450cm 亲水导丝和转接头并预先充满造影剂。如果乳头插管不能一次成功，就用导丝轻柔地探插直至进入胆道。此时，X 线透视就很重要了，确定导丝是否正确地进入胆道方向。如果多次尝试仍不能成功插管，就用针刀替换乳头切开刀，进行预切开后进入胆道。

> **框 31-2　鲁氏 Y 形胃旁路术后患者 ERCP 的操作方法**
>
> - 经口使用长内镜
>   - 结肠镜（治疗性，小儿肠镜）
>   - 十二指肠镜（不推荐）
>   - 推进式小肠镜（需要特制的加长附件）
>   - 双气囊小肠镜（需要特制的加长附件）
>   - 单气囊和螺旋式小肠镜（需要特制的加长附件）
> - 通过成熟的胃－皮瘘口经胃使用十二指肠镜
>   - 手术中造瘘
>   - 双气囊内镜下逆行 PEG
>   - X 线监视下 EUS 引导穿刺行 PEG
> - 会师法
>   - 经皮经肝胆道穿刺途径与长内镜会师
>   - EUS 引导下经肝穿刺内会师法
> - 术中（剖腹或腹腔镜手术）经临时造口使用十二指肠镜
>   - 胃造口
>   - 近端空肠造口

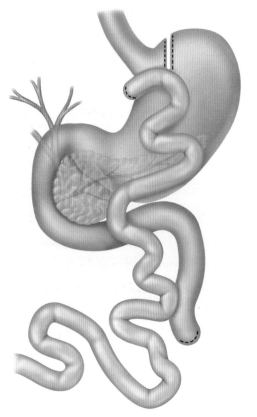

图 31-22 兼具限制进食和吸收不良原理的减重胃分流手术。这种手术方式日益常见，对 ERCP 操作最具有挑战性

即便顺利进入胆道，由于加长乳头括约肌切开刀难以定向到合适的切开方向，仍需用循导丝插入针刀进行乳头括约肌切开。重要的是，不能通过常规的 450cm 或 480cm 导丝交换器械，若用全亲水导丝（如 Terumo）有可能进行亲水交换。据我们所知，已有 600cm、0.035 英寸的导丝可用（Metro；Cook Endoscopy，Winston-Salem，NC）。通常通过球囊扩张使乳头充分开放，没有过大的穿孔和出血风险。通过这些技术，我们最初在 40 例鲁氏Y 形胃旁路手术患者中实施治疗性 ERCP 成功率为 90%。随后完成 200 多例此类手术，技术成功率接近 95%。有趣的是，已有多个报道和报告显示，RYGB 患者中小肠镜辅助 ERCP 成功率仅 50% 左右，这与我们的结果并不一致，原因尚不清楚。

理论上，小肠镜辅助技术也可用单气囊小肠镜或螺旋式小肠镜。由于螺旋式外管的可用性有限，它们不再是大多数中心的选择，尽管有可能已有新设计的商业版本。单气囊小肠镜在通过空肠 - 空肠吻合口时可能遇到困难，前端没有牢固的着力点，进镜成功率可能低于双气囊小肠镜。

如果进镜成功但不能完成插管，可以尝试以下几种方法。一种方法是，一旦肠镜进入旷置胃，通过 Russell PEG 置管技术行内镜下经皮胃造瘘术（PEG）。一个团队甚至在该经皮腔道中置入大直径自膨式金属支架当场行 ERCP 操作。或是等瘘道充分形成后，再通过胃造瘘口插入十二指肠镜进行 ERCP。另一个技术上更易实现的相似方法是，通过外科胃造口术置管的办法，待瘘道成熟后再行 ERCP。最近有报道 EUS 辅助经胃的方法使旷置胃膨胀，为 PEG 置管提供靶标。还可以在开腹手术或腹腔镜胃造口术中，插入十二指肠镜进行ERCP。所有这些经胃 ERCP 方法都有一个共同的问题，即在上腹部通过十二指肠镜的限制。患者取仰卧位，通过短路径，在急剧变形的位置操作ERCP，欠佳的透视图像等，都是需要克服的困难。另外，还可尝试通过逆行手术将十二指肠悬韧带下方 20cm 的空肠切开，送入十二指肠镜。而且，"会师术"中经皮经肝插入的导丝进入十二指肠或空肠后不仅有助于内镜的插入，还可帮助附件插入胆管。

近年来，在有限例数患者中已成功尝试 EUS引导下经胃经肝方法，以顺行方式直接扩张胆道括约肌，进行胆道治疗。如果胆道穿刺成功且导丝能进入十二指肠，但因太困难而无法实施经肝扩张胆道，那么经乳头的导丝可向下进入空肠与逆行的单气囊小肠镜进行"内会师术"。最后，并不是所有的胆道疾病都需要内镜操作的参与，单纯采用经肝途径的处理可能已足以解决问题。现在仍不明确，这种困难情况应首先尝试哪种内镜或联合操作的方法。当然，最好的选择是结合利用内镜医师的技能，当地的内镜资源以及外科和介入放射学专业知识。无论选择哪种方式，这些操作本身都很困难，最好在三级医疗中心完成。超声内镜引导下胆管穿刺引流会在第 32 章和第 33章讨论。

六、胰腺切除术

（一）常规 Whipple 手术

胰腺手术中最有名的就是 Whipple 术式，或称作胰十二指肠切除术，用于胰头部良恶性病变的切除。虽然这个切除术的概念很简单，但复杂的吻合易给内镜检查带来许多困惑。由于胆管、胰管和十二指肠被中断，所以至少需要建立 3 个独立的连接，以重建胰腺、胆管与消化道的连续性。经典 Whipple 术后，当内镜到达胃体时，至少可见两个小肠开口（图 31-23A）。胃空肠吻合口一侧通往输入襻，先连接胆管而后连接胰管，另一侧通往输出襻和余下的消化道。因为没有了原始乳头插管的挑战，所以无论前视镜还是侧视镜都可用来完成 ERCP。实际上，我们常规首选操控性好的诊断性或治疗性胃镜来操作。尽管镜身稍短，仍有 2/3 以上的病例都能到达肝管空肠吻合口。然而，要抵达胰肠吻合口会明显困难些。腹部按压或积极胃减压都是有助于向深部进镜的有效方法。如果诊断性胃镜太短，用儿科结肠镜或十二指肠镜应能到达胆肠或胰肠吻合口（图 31-23B）。X 线透视有助于判断内镜是否进入输入襻，减少内镜结襻。

根据经验，在经典的或保留幽门的胰十二指肠切除术中，约 90% 的胃空肠输入襻位于 10 点钟方向。正确地将内镜插入输入襻可以节省时间，并避免不确定是否进对肠襻带来挫败感。X 线透视也能帮助定位胆肠吻合口，它常位于右上腹肠道气体影的最头端。透视见胆道积气，说明胆肠吻合口通畅。镜下寻见圆形开口并有胆汁流出，便可确定为正常的胆管吻合口。这个开口常常位置较偏或被牵拉到肠皱襞内，通常位于视野左侧。轻度或中度的胆肠吻合口狭窄往往是一个主观判断。严重狭窄时，开口可能呈针孔样或完全被白色的瘢痕组织覆盖，X 线透视无胆道积气是其特征。众所周知，胰肠吻合口是难以识别和插管的，这也是导致其诊治失败的主要原因。虽然胰肠吻合口有可能在输入襻最末端（图 31-23A、C），但其最常位于距胆道开口 5 ～ 10cm 的地方，以端侧吻合的形式存在（图 31-23D、E）。内镜抵达胰肠吻合口附近的一个线索是发现大片扁平组织，最常见于 6 点钟和 9 点钟之间。另外，当 X 线透视下看到内镜向内侧直接面向脊柱时，提示胰腺开口就在附近。

（二）保留幽门的 Whipple 术式

为尽量减少胃排空异常及其他手术相关问题，和经典 Whipple 术式不同，保留幽门的 Whipple 手术保留了全胃和十二指肠球部近端（图 31-23D）。然而，保留胃窦和幽门理论上的优势尚未被证实。ERCP 时，可见胃和幽门结构正常。通过幽门后立刻就见到两个空肠腔，左上方的肠腔可能通向胆管和胰管的吻合口。与常规 Whipple 术式不同，因需经过更长的距离和更锐利的角度方可深入输入襻，这种解剖改变使得到达胆管空肠吻合口更困难。因此，通常需要首选十二指肠镜或儿科结肠镜进行手术。

（三）胰管胃吻合术

胰十二指肠切除术中胰肠吻合可改变为胰体尾部的胰管与胃后壁吻合（图 31-24）。胆肠吻合口可按上述常规方法循输入襻寻找。但在近端空肠的残端不会见到胰管开口，胰管开口位于胃后壁上。在胃皱襞中寻找吻合口有些困难，注射胰泌素和喷洒染料有利于确认开口。尽管吻合口位于胃内，但使用十二指肠镜比胃镜更易辨认也更易插入胰管。

（四）其他胰腺切除术（也可参见第 45 章）

胰尾切除不会改变胃十二指肠或胰胆管的解剖结构。胰管造影可见胰管变短。同样，因良性病变行胰体部切除后，胰头部解剖结构正常，而远端胰尾部一短段胰管通常会被引流至一段空肠。这种情况下，对这个胰管空肠吻合口的检查是很困难的。如果这个胰尾部连到胃后壁，那么就会容易一些。

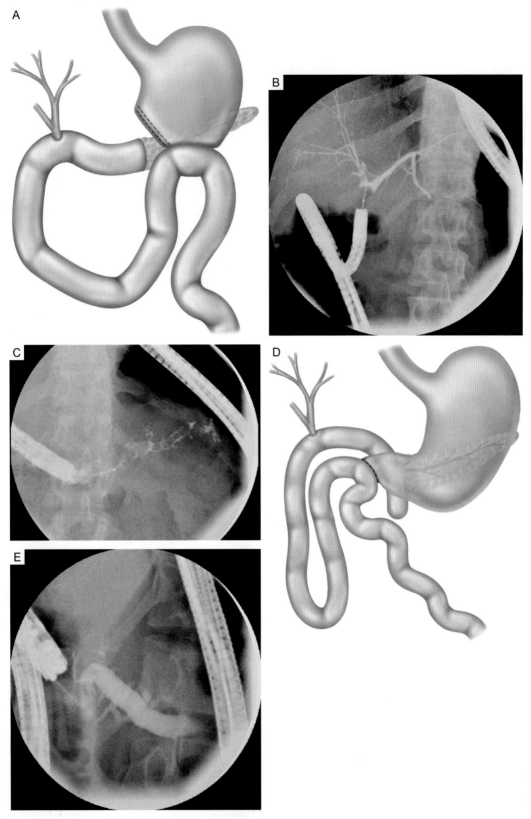

图 31-23　A. 传统 Whipple 术式，注意胰管开口位于输入襻上端；B. 使用儿童结肠镜经肝十二指肠吻合口完成的胆管造影图；C.Whipple 术后胰管造影可见胰管显著扩张；D. 保留幽门的 Whipple 术式，保留了完整的胃和小部分十二指肠球部，随后肠腔分为输入襻和输出襻，注意该例式中，胰空肠吻合口在输入襻残端的近侧；E. 同病例 X 线透视图可见胰空肠吻合口术后狭窄所致的扭曲扩张的胰管与内镜的位置关系。内镜头端正向前数厘米处是输入襻的残端

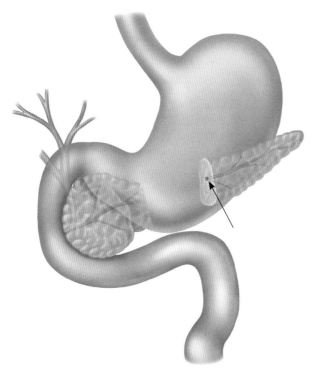

图 31-24　胰胃吻合术。箭号所指为与胃后壁直接吻合的胰管。确认胃胰吻合口后，可行内镜下胰管造影术

七、胰管引流术

（一）Puestow 术

纵向的胰管空肠吻合术常被用于胰管减压，以缓解慢性胰腺炎的疼痛。术中将胰头到胰尾部的胰管切开，然后将这个切口与一段空肠建立一个侧侧吻合口。很显然，这样的式式不会改变上消化道的解剖结构，ERCP 可按常规进行。经主胰管造影可以见到短的 Wirsung 管，然后可见空肠迅速显影。因为不易让敞开的胰管全程显影，所以，尽管可以很容易确定 Wirsung 管与空肠之间吻合口有无狭窄，但胰管显影段远侧是否确实得到完全减压就不好评估了。

（二）Frey 术

该术式结合了胰头组织切除和 Puestow（纵向胰肠吻合术）手术，同时保留了十二指肠和胆管。同 Puestow 术相似，注入造影剂后可见 Wirsung 管引流至肠道。尽管去除了胰头的大部分胰腺组织，但因为胰管没有中断，所以，消化道解剖结构没有改变。

（三）Duval 术

此术式是最早的胰管引流术式之一，它将胰尾部和脾切除，然后建立一个胰管空肠的端端吻合。这个术式的主要目的是逆向引流胰管至空肠，避开胰管梗阻部位。因为该术式有较高的失败率，目前已很少应用。胰管造影可看到胰管稍缩短并通向肠腔。

八、胆道手术

（一）胆总管十二指肠吻合术

这是一种进行中段肝外胆管引流的简单手术，主要用于一些良性疾病，如远端胆管狭窄、反复发作的胆总管结石。该术式并不横断胆总管或十二指肠，通常是在十二指肠近端与胆总管中段之间直接进行侧侧吻合（图 31-25A）。但在某些特定的情况下，也会通过结扎远端胆总管进行端侧吻合。侧侧吻合术后可能出现反复发热、腹痛、肝脓肿、胰腺炎或胆管炎等并发症。吻合口远侧的胆总管内易储留食物残渣等，引起胆管阻塞，称为 Sump 综合征，即盲端综合征（图 31-25B、C、F）。有趣的是，Sump 综合征的症状多发生在术后 5～6 年。对有这种症状的患者行 ERCP 检查，应经主乳头插管实施。但是，常因胆道括约肌狭窄而难以成功。此时可以经吻合口注射造影剂或顺行插入导丝来评估乳头的排泄功能，并将导丝顺行通过乳头尝试内会师法操作。然而识别直径 0.5～1cm 的吻合口有些困难，因为它常位于十二指肠降段起始部的后壁（图 31-25D）。尽管如此，轻柔地旋转十二指肠镜并仔细观察，应该能发现吻合口。胆道括约肌切开术可能使 Sump 综合征缓解数年。胆总管十二指肠吻合口狭窄，可导致黄疸和复发性胆管炎；此时，须经狭窄的吻合口行球囊扩张或支架置入。可以用超细上消化道内镜，经胆总管十二指肠吻合口行直接胆道镜检查，有时需要探查远端和近端胆管并行液电碎石术。胆总管十二指肠端侧吻合术后，只能通过十二指肠吻合口进入肝总管和肝内胆管。因为近端胆总管是盲端，十二指肠的食物残渣便不会

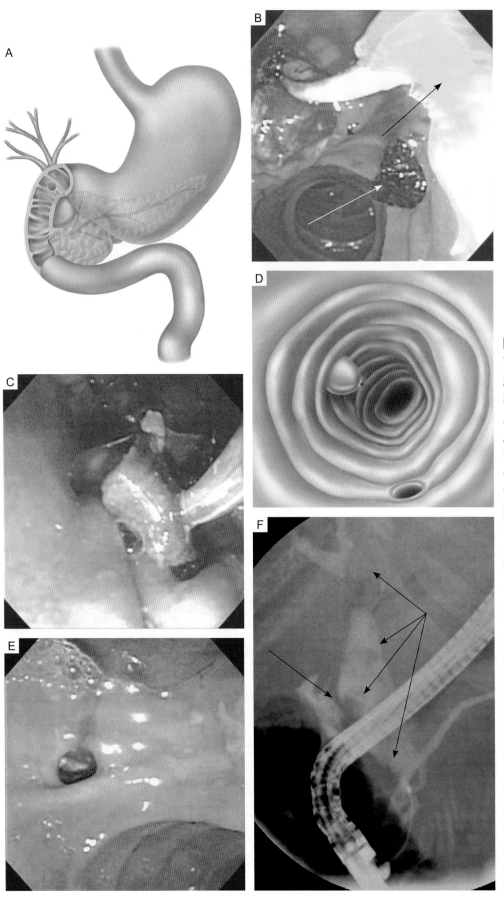

图 31-25　A. 胆管未离断的胆总管十二指肠吻合术。可通过主乳头或胆肠吻合口进入胆管；B. 胆管括约肌切开术后，一枚色素结石（细箭号）和一大片新鲜蔬菜叶（粗箭号）被清扫到十二指肠腔；C. 同一患者的胆管中清理出更多的异物碎渣，这些异物似乎在胆道内留存多时；D. 胆总管十二指肠吻合口与主乳头位置关系示意图。吻合口通常位于十二指肠降段起始段的后壁，很不容易找见；E. 经胆总管十二指肠吻合口可如预期般窥见胆管支架；F. 盲端综合征典型的胆管造影图。空心箭号所指为胆总管十二指肠吻合口，胆管内造影剂由此侧漏进入十二指肠腔。细箭号所指为多个充盈缺损填充扩张的胆管全程

进入，也就不会发生 Sump 综合征；然而，肝脏和肝内胆管的污染仍可能发生，可导致胆管炎和肝脓肿。此类患者可选用十二指肠镜或超细胃镜操作 ERCP。如果内镜医师不知道手术中横断了胆管，可能会将胆总管的近端误认为是高度狭窄。必须避免在残余胆总管内过度探插，以防止穿孔。

（二）鲁氏 Y 形肝胆管空肠吻合术

通过手术将肝管与空肠吻合，可作为肝移植时胆道再建的一种方式，还可治疗多种疾病，如复发性胆管结石、良性远端胆管狭窄、胆管癌、胆总管囊肿和医源性胆道损伤等。对于广泛肝内胆管结石和良性胆汁淤积，术后通常会复发，这时急需内镜检查评估。针对这种情况，胆道系统的连续性可能会被保留，胆管空肠以侧侧方式进行吻合（图 31-26A）。术中若发现有造影剂自肝总管持续外溢，似乎流入十二指肠球部，但又不能用内镜吸除，则提示患者可能做了这种手术。

这种情况下，要获得高质量的胆管造影图像，应在肝总管空肠吻合口上方注入造影剂，甚至须用取石球囊封堵肝总管才行。

大部分肝管空肠吻合术是与离断的中段胆管进行吻合。这时，经主乳头胆道造影将显示近侧胆总管的末端（图 31-26B）。如果事先知道此种情况，那么通过主乳头实施常规的 ERCP 来检查胆道是没有必要的，还增加了发生胰腺炎的风险。有时，误将手术中结扎的胆总管下段残端当作严重狭窄，而用造影管和导丝强行探插，有可能导致胆管盲端的穿孔。

鲁氏 Y 形肝胆管空肠吻合术，检查胆管横断处以上部分是一项很困难的操作。这需要一条足够长的内镜，必须穿过整个十二指肠、越过十二指肠悬韧带后进入近端空肠，找到空肠 - 空肠吻合口，再通过输入襻。尽管有商业化生产的推进式小肠镜、治疗性结肠镜或气囊辅助内镜等都可用于这种检查，但小儿结肠镜是理想的内镜选择。由于不涉及

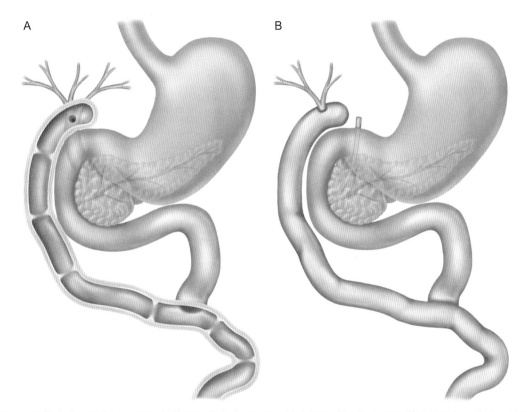

图 31-26　A. 胆管未离断的鲁氏 Y 形肝总管空肠吻合术。ERCP 按常规方式操作，可见胆管内造影剂从吻合口流进空肠内；B. 胆管离断的鲁氏 Y 形肝总管空肠吻合术。在这种术式时，要想检查胆管，只能将长内镜通过近端空肠后再向上进入空肠输入襻。应避免经主乳头插管造影评估胆管情况，以预防胰腺炎的发生

主乳头插管，因此一旦到达输入襻近端，胆肠吻合口多为开放状态且可直视，胆管插管相对简单。虽然如此，寻找到肝管空肠吻合口或胆总管空肠吻合口还是很需要经验的。吻合口多藏在空肠急转弯或皱襞凹陷处。由于常位于内镜视野的边缘，所以很难观察到，但 X 线透视下胆道空气显影可引导内镜进行胆管插管。在这种情况下进行插管通常要靠导丝引导。如果吻合口在肝总管近端，则应很快见到肝内胆管分岔处。很少情况下会是高位胆管与空肠吻合，这时在内镜下就可见到两三个独立的开口。更罕见的是，空肠中的两个单独的胆管开口可以相隔几厘米。如果吻合口有严重狭窄，可看到一片白色瘢痕组织将开口几乎完全封闭。很重要的一点是，胆管造影中应观察到全部的肝内胆管分支。如果部分肝内胆管没有显影，就应该怀疑有胆管狭窄或者存在分支堵塞。

（三）胆囊空肠吻合术

胆囊空肠吻合术曾一度被普遍用于分流因无法切除的胰头癌引起的胆管阻塞。但这种胆管减压手术不太可靠，因为肿瘤有可能进一步侵犯到胆囊管。此术式很简单，就是把膨胀的胆囊和空肠吻合（图 31-27）。如今，这个手术仅用于当导致胆管梗阻的肿瘤过大且难以切除，还难以显露出近端胆管以建立肝管空肠吻合术时。此术式没有改变上消化道的解剖结构，也没有给常规的 ERCP 增添额外困难。事实上，除非胆管内造影剂过度充盈使胆囊充分显影，否则 ERCP 时并不易发现做过这种手术。

（四）肝移植术（第 44 章）

肝移植术中的胆管重建，通常是肝内胆管与肝内胆管或者胆总管与胆总管的吻合。这种情况下，对 ERCP 操作没有造成特殊的解剖上的困难。对于原发性硬化性胆管炎或其他一些远端胆管不可用于吻合的情况，则采用鲁氏 Y 形胆总管空肠吻合术或肝管空肠吻合术（图 31-26B）。由于受体的胆管难以和供体右肝管匹配，许多活供体肝移植术病例也常采用鲁氏 Y 形胆管空肠吻合术。如

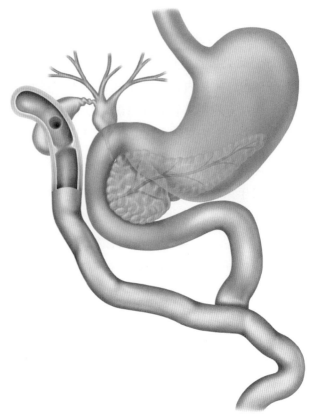

图 31-27　空肠输入襻部分剖面图，可见胆囊管吻合于此以行胆道减压。这种术式不影响 ERCP 操作，如果只是在远端胆管梗阻的上方少量注射造影剂，并不容易发现曾做过这个手术

前所述，在这种情况下进行 ERCP 操作时，长内镜是必需的。

（五）经皮空肠襻肝管吻合术

此种胆管术式在美国罕见，但在复发性化脓性胆管炎流行的东南亚偶尔可见。因化脓性胆管炎反复发作，所以需要建立一个简易的定期清除肝内胆管胆结石的通道。此术式实际上就是，在鲁氏 Y 形肝管空肠吻合术基础上，将空肠输入襻的盲端引至腹壁，作为永久的腹壁造口或者隐藏在腹壁皮下组织内。通过腹壁造瘘口，可以将胆道镜、支气管镜或小儿胃镜插入肝内胆管，以进行狭窄扩张和取石术。这种经皮的腹壁造口为进入胆道提供了极为方便的途径，使患者不再需要多次困难的 ERCP 和经口胆管镜检查。还可显著减少 ERCP 术后胆管炎、放射线累积照射和多次长时间镇静的风险。

九、消化道重建术后 ERCP 中常用的内镜技术

（一）内会师术

在经皮经肝插入的导丝或导管的辅助下完成内镜下胆管插管，这种会师技术并非只由胃肠病医师单独完成，大多数情况下是分两步甚至在医院的两个地方进行的。首先，介入放射科医师对扩张的肝内胆管分支进行穿刺，最常穿刺的是右肝内胆管。再经此穿刺针将 250 ～ 450cm 的导丝送入胆管，继而进入十二指肠，如果有胆管 - 空肠吻合，则将导丝送入空肠。然后将体外的导丝末端包扎并固定在腹壁上。有些放射学专家喜欢沿导丝送入一根细的胆管导管，以保护肝或胆管组织免受卷曲细导丝的损伤。接着病人送往 ERCP 检查室。如果在内镜进镜过程中遇到困难，如 Whipple 术后长输入襻的情况下，则需要在透视下将导丝进一步送入，直到进入内镜视野内。这时可用圈套器抓住导丝，经内镜钳道拉出并抓牢。轻轻牵拉导丝，内镜会沿着肠腔前行。然而，这种通过外置导丝引导使内镜易于进入输入襻的设想，不一定能够成功。事实上，过度牵拉导丝会损伤肠道或肝组织，应该避免。预先置入的经肝内外引流管，也可用来进行此种会师术操作。

这种会师术最常用于如下情况的胆管插管：插管困难的乳头（如憩室内乳头）或严重的胆管狭窄。应用圈套器将肠腔内导丝末端经内镜钳道拉出，直至有一段能可靠固定的长度。在导丝操作过程中，皮外端须用钳子固定，以防止它被拉入肝脏或小肠。一旦导丝经钳道拉出，就很容易将括约肌切开刀、球囊扩张器或胆道支架沿导丝送入胆道，完成 ERCP 操作。或用针刀沿导丝或导管行括约肌切开术，开放乳头以便后续的胆管插管。还有一个完成此会师术的方法是，将一根导管直接对准从乳头露出少许的导丝游离端插入，完成括约肌切开、狭窄扩张或支架置入术。最后，可采用两步法，即先经皮经肝置入 8Fr 的胆管引流管至十二指肠，然后在 ERCP 中顺着引流管完成胆管插管。会师术最好在监测麻醉（MAC）或全身麻醉下完成，因为患者在轻度镇静过程中可能会因导丝穿过多个器官而醒来。

内会师术和其他 EUS 引导下的操作在其他章节已讨论过（第 32 章和第 33 章）。这些方法利用了 EUS 穿刺针的透壁穿刺能力。通过将穿刺针插入胰管或胆管，可以容易地获得诊断性胆管造影或胰腺造影图像。导丝通过 22 号或 19 号 FNA 针提供管腔通路，从而可以进行随后的扩张、支架置入或将导丝送出乳头或胆管肠吻合口。该领域快速发展，有可能成为治疗性胰胆管手术的重要组成部分。然而，目前 EUS 途径 ERCP 还有技术上的挑战性，且并发症较多，应在三级医疗中心进行。

（二）选择输入襻

内镜抵达吻合口时发现远侧有多个开口，往往会令人困惑。在多个开口中正确识别出输入襻是一个困难而又重要的环节，错误的选择常会耗费大量的精力和时间。如果选择了一侧肠腔，进镜一定深度而又不达目标时便会面临一个艰难的抉择，是退镜重新选择别的肠腔，还是仍抱有一线选腔正确的希望而沿此肠腔继续进镜。对于这个问题，除仔细而系统地检查其解剖形态外，并没有更快捷的办法。完全弄清小肠手术吻合方式，能尽量减少这些操作中的挫折。识别出已经探查过的肠腔很重要，因为这样可以避免重复探查同一侧肠管。有学者用印度墨汁标记探查过的肠腔，还有学者用表浅活检或电凝标记辅助识别。但是并不建议做永久的文身样标记，这可能给后序的手术造成混淆。如果担心选择了错误的肠腔而欲退镜，为留下痕迹更实用的方法是在退出内镜的同时将长导丝留置在这侧肠腔。

在胃分流术中，胃空肠吻合口可见两个肠腔，其中一个腔向后返回十二指肠，另一个进入输出襻。在全胃切除术中，食管空肠吻合口远端连接一个短的盲襻和一个长的 Roux 肠襻。在 Roux 襻

末端是空肠－空肠吻合口，下面又分为胆胰输入肠襻和空肠输出肠襻。在所有的空肠－空肠吻合口中，无论是鲁氏 Y 形胃分流术还是肝管空肠吻合术，输入襻一般应穿过外科缝合线。重要的一点是，在任何一个空肠－空肠吻合口都可能有 2 个或 3 个腔，具体数目取决于是侧侧吻合（三腔）还是端侧吻合（二腔）（图 31-13A ～ D）。同样重要的是，输入襻通常不是 Roux 襻自身的延续。因此，应注意观察缝合线的位置，输入襻应是越过缝合线后的一个肠腔。如此，只需要决定从两个肠腔中选一个即可。与通常看法相反，输入襻一般易于看见，且靠近吻合线。根据我们约 500 例鲁氏 Y 形病例的操作经验，超过 90% 的情况下能正确"猜到"输入襻。但在有布朗吻合时则不再是这样，在任何时候遇到第二个吻合口都应怀疑有布朗吻合。Whipple 术后，无论是经典 Whipple 术还是保留幽门的 Whipple 术，输入襻开口通常位于 10 点钟方向。由于多数病例以后还会反复操作，所以应仔细记录是如何找到输入襻和乳头或胆肠吻合口的，构建出进镜路线图是相当重要的。

（三）小肠进镜技术

小肠腔内的插镜操作和结肠镜相似，单纯地轴向推进内镜往往不会插入很深。无论使用侧视镜还是前视镜，都需要轻轻旋镜和间断回撤内镜。使用十二指肠镜时更要小心，以防止穿孔。使用十二指肠镜时，要随时调整肠腔位于视野的 6 点钟位置才能进镜。应避免突然旋转和用力回拉，以防引起肠管损伤。减少注气量相当重要，因为这样能减小肠腔的曲折度，并保留一定的伸缩空间，从而减少肠壁损伤的可能性。当反复出现插镜时的反向运动时，和结肠镜检查时一样进行腹部按压可能会有帮助。患者体位变换可能使成角的肠襻伸直，从而有利于进镜。很少情况下，可在透视下看到内镜在胃肠道内成襻，缓慢旋拉取直镜身，才能继续进镜。一段成尖锐角度的肠腔就像一个盲袋，其下游的肠腔只能通过插入亲水导丝或注入造影剂才

能确定。最后，重要的一点，当反复尝试仍不能向深处进镜时，要懂得适时放弃。

随着双气囊小肠镜、单气囊小肠镜及螺旋式小肠镜在 ERCP 应用中不断增多，意味着如今的胆道治疗专家应熟悉这些操作。临床上，三级胆道治疗中心应有精通一种小肠镜操作的专家。因为小肠镜和 ERCP 都非常费时，须注意避免肠道过度扩张。用 CO_2 取代空气能提高效率，与空气不同，CO_2 能通过小肠黏膜快速弥散，并在肺中高效交换。实际上，CO_2 能明显减少 ERCP 及气囊辅助内镜术后的腹部不适。

十、ERCP 附件

比罗 II 式胃切除术，可能是 ERCP 中最常遇到的消化道外科重建方式。所有市售的 ERCP 附件都适用于这种情况；但还需要一些改进，以利于进入处于切线位的倒置乳头（图 31-28A）。有多种专为这种情况设计的括约肌切开刀（图 31-28B）。这些导管和括约肌切开刀的使用方法很直观，但头几次使用可能会比较困难。尽管有发生急性胰腺炎的风险，但若不熟悉这种情况下的括约肌切开术，括约肌球囊扩张术应作为一种重要的治疗手段。事实上，一个小样本研究表明，比罗 II 式吻合术后使用球囊扩张术取石并无明显劣势。选用结肠镜时，多数诊断性和治疗性 ERCP 标准附件的长度应足够使用。但也有一些附件，如许多胆管扩张球囊和某些括约肌切开刀，导管长度过短而不能通过结肠镜钳道。每个内镜室都需要与 ERCP 附件厂商一起准备好一整套器械，以备在这种情况下使用。

要找到 2m 长的气囊辅助内镜适用的附件，更加困难。除结肠扩张器和回收球囊外，大多数 ERCP 附件的长度不足以用于这些内镜。一些内镜附件厂商提供了 320cm 长的诊断性造影管和乳头切开刀。600cm 长的导丝使器械交换成为可能，而不必在 450cm 长的标准导丝上交换时须得缩短附件长度。由于鲁氏 Y 形吻合术后 ERCP 操作相当困难，应尽一切努力减少再次操作的需求。因

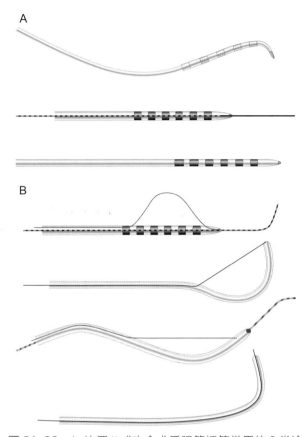

图 31-28　A. 比罗 Ⅱ 式吻合术后胆管插管常用的 3 类诊断用导管。最常用的是弯曲成 S 形的 ERCP 尖头导管。部分内镜医师偏好使用带直头亲水导丝的导管。另一部分内镜医师选择先用直头导管；B. 常用乳头括约肌切开刀。刀丝松弛时会外凸的推式括约肌切开刀。刀丝位于顶端括约肌切开刀。S 形括约肌切开刀。针状刀

此，在这种情况下应用鼻胆管引流比解剖正常的患者更多。深部肠道内镜下难以放置金属支架。留置一根硬导丝越过狭窄后，撤出内镜而保留外套管。支架推送装置沿导丝送入，X 线下释放支架。

十一、小结

消化道外科重建后的 ERCP 操作是一个特别困难的过程。充分的术前计划、合适的加长附件、对外科手术重建方式的复习与精湛的内镜操作技巧同样重要。比罗 Ⅱ 式吻合术后行 ERCP 发生穿孔风险高，应由有较高安全记录的医师来实施。用内镜经鲁氏 Y 形吻合输入襻检查胆管曾被认为无法实现，而如今越来越多的由内镜专家完成。但是由于减肥手术迅速增多，手术后 ERCP 的技术难度也更高了。除偶尔出现的短 Roux 襻和输入襻外，胃旁路术后 ERCP 对于缺乏腹腔镜辅助的地区来说太有挑战性。尽管一些中心报道气囊内镜辅助 ERCP 的成功率很高，大多数内镜专家更喜欢在这些患者中采用腹腔镜辅助的方法来操作 ERCP。EUS 引导下的胆道穿刺治疗，可能成为消化道重建术后 ERCP 干预的重要组成部分。

第 32 章

超声内镜引导下胆管引流

Manuel Perez-Miranda

任　贵　潘阳林　译

超声内镜（EUS）逐渐取代了许多经典的经皮超声引导的操作，如胰腺肿瘤的穿刺活检。同样，EUS 引导下的胆道治疗也与经皮经肝胆道介入治疗类似。从解剖结构来看，EUS 引导下的胆道引流有 3 个途径：胆管、胆囊和胃肠道，从而分别形成 3 种技术，EUS 引导下胆道引流（EUS-BD）、EUS 引导下胆囊引流（EUS-GBD）和 EUS 引导下肠吻合术（EUS-EA）。EUS 引导下胰胆管造影（ESCP）技术即在 EUS 引导下穿刺针进入胆道，在透视下注射造影剂到目标胆管，与 ERCP 的乳头插管技术相似。ESCP 技术始于 1996 年，并逐渐衍生出会师、顺行引流、经腔内黏膜引流三种 EUS-BD 技术。有人认为 EUS 会师技术（EUS-RV）和 EUS-BD 属于不同的技术类型，因为其最终引流是由 ERCP 而不是由 ESCP 完成的，因此有人提议使用 "ESCP" 一词来区别 EUS 引导下的胆管插管与其他形式的 EUS-BD 操作。这与 ERCP 的定义一样，即一种技术的命名应该代表后续诊断和治疗干预的全过程。但该提议尚未被广泛认可。

尽管如此，在本章 "EUS-BD" 将包括上述会师、顺行引流及经腔内黏膜引流 3 种技术。而另外两种 EUS 引导下不直接针对胆管的操作，EUS-GBD 和 EUS-EA，将在第 33 章和第 42 章详细介绍。

如上所述，EUS-BD、EUS-GBD 和 EUS-EA 是可替代经皮穿刺途径的内镜治疗方法，在一些内镜治疗失败或不适合于内镜治疗的病例中可选择 EUS。例如，当 ERCP 治疗失败后，虽然可选择经皮穿刺治疗，但 EUS-BD 和 EUS-EA 是应该首先考虑的。EUS-BD 通常用于 ERCP 治疗失败的病例，以替代经皮经肝穿刺胆道引流术（PTBD），尤其是治疗恶性胆道梗阻。根据专家共识，EUS-BD 与其他治疗相比，疗效相当，但不良事件更少。EUS-EA 用于治疗良性或恶性胆道梗阻时，一般仅适用于 3 种胃肠道解剖结构改变的患者：鲁氏 Y 形胃旁路术（RYGB）、鲁氏 Y 形胆肠吻合术或输入襻综合征。由于患者的异质性和缺乏循证医学证据，EUS-EA 暂无最佳的适应证，因为在 ERCP 治疗失败后仍有较多可供选择的手段，包括经皮经胃或经空肠胆道介入治疗，甚至可选择修复手术，包括内镜 - 外科杂交手术，如 RYGB 术后患者术中经胃造瘘行 ERCP 治疗等。

胆囊切除术是有症状的胆囊疾病的标准治疗方法，但是对于有手术禁忌证的患者常常选择经皮胆囊穿刺引流术（PTGBD）。EUS-GBD 可替代 PTGBD 作为胆囊切除术前的一种暂时性措施，疗效相同且不良事件较少。PTGBD 的不足是仅可选择小口径的塑料支架。简而言之，EUS-GBD 可以当作体内 PTGBD。同样，EUS-BD 可以被认为是胃肠道内 PTBD，而 EUS-EA 则与既往报道的经皮经小肠的胆道引流术类似。

内镜医师需要在熟练掌握 ERCP 和线阵 EUS 的基础上方可开展 EUS-BD。直到最近，由于 ERCP 和 EUS 培训和实践过程的差异，内镜治疗专家和超声内镜专家在学习和掌握 EUS-BD 技术所需的病例数有较大差异。EUS-BD 技术的学习曲线是陡峭的，提示掌握和推广该技术并不容易，并导致对 EUS-BD 技术的质疑。20 世纪 90 年代早期的开展腹腔镜切除胆囊、20 世纪 80 年代早期开展的 ERCP 技术遭遇同样的问题。批评者经常指出 EUS-BD 技术缺乏循证医学证据、缺乏标准化程序、缺乏专用设备、缺乏训练有素的操作人员、缺乏 "真正的" 适应证，甚至有人认为高水平的 ERCP、经皮穿刺技术和手术可完全解决所有可能考虑行 EUS-BD 的临床问题。上述 5 个方面批评中在 EUS-BD、EUS-GBD 和 EUS-EA 3 种技术中又有不同程度的区别（框 32-1）。EUS-BD 既往进展缓慢，但现在的发展是稳步、持续和快速的。过去 20 年，EUS-BD 的发展可以 5 年为一个阶段进行总结。1996 年，诊断性 ESCP 问世；2001 年，EUS-BD（即治疗性 ESCP）首次用于胆管十二指肠穿刺引流（CDS）；到 2006 年，EUS 引导下的经胃左肝胆管穿刺引流术（HGS）、会师技术、顺行胆管置管引流术从最初欧美 5 个中心到逐步广泛开展；2011 年，EUS-BD 累计报告病例数超过 200 例，亚洲国家自 2006 年后逐步开展；2016 年，全世界报告的病例超过 2000 例，其中包括数个高证据等级的临床研究，EUS-BD 成为 ERCP 失败后的首选补救措施。另一方面，EUS-GBD 从最初报道至今仅完成 200 余例，并且仍有数个需要解决的问题，目前仍然需要进一步评估。最后，

框 32-1　EUS-BD 治疗适应证

- 绝对适应证
  - EUS-RV 治疗预切开后插管失败的患者
  - EUS-BD 治疗不宜行 ERCP 的胆管恶性梗阻患者
  - tEUS-GBD 治疗严重胆囊炎患者（仅可选小塑料支架）
- 相对适应证
  - EUS-BD 治疗解剖结构改变后胆管良性狭窄的患者
  - pEUS-GBD 治疗不宜外科手术的复发性胆囊炎的患者
  - pEUS-GBD 治疗不宜行 EUS-BD 的胆道恶性狭窄的患者
  - EVS-EA 治疗输入襻综合征
- 有争议的适应证
  - EUS-RV 替代预切开治疗插管失败的患者
  - EUS-BD 治疗 ERCP 失败但可外科手术的胆道恶性狭窄的患者
  - EUS-BD 替代 ERCP 治疗胆道恶性狭窄的患者
  - 经肠壁 EUS-BD 治疗胆道良性狭窄的患者
  - EUS-GBD 置入金属支架治疗可手术的患者
  - EUS-EA 治疗鲁氏 Y 形术后患者胆道引流

tEUS-GBD：临时性 EUS 引导下胆囊穿刺引流；pEUS-GBD：永久性 EUS 引导下胆囊穿刺引流

EUS-EA 仍然是探索性尝试，目前仅有 20 余例已报告的病例。

一、技术简介

上述的 3 种 EUS 引导下的治疗应该在 ERCP 手术室中由经验丰富的内镜医师主导完成，同时需要在 X 线透视和麻醉或镇静（通常是全身麻醉或丙泊酚镇静）的辅助下进行。通常使用标准的治疗性斜视线阵超声内镜。前视线阵超声内镜虽然也可以使用，但缺乏抬钳器，仅有少量文献报道，并没有显示比斜视线阵超声内镜有明显的优势。使用二氧化碳泵注气可以防止经胃肠道穿刺时出现气腹，应常规使用以替代空气注气。EUS-BD、EUS-GBD 和 EUS-EA 大部分标准步骤和常用器械一样，其中胰腺假性囊肿引流可作为标准化的范例。但是与典型较大的、固定的假性囊肿不同，EUS-BD 治疗的目标器官较小，而且通常为可自由摆动的解剖结构。我们将首先讨论 EUS-BD、EUS-GBD 和 EUS-EA 的共同步骤，然后重点讨论三种技术特有的操作。

（一）EUS-BD 各种技术的共同步骤和常用器械

EUS 引流遵循经典的 Seldinger 穿刺技术流程，两组使用的器械类似，不过 EUS 依赖超声内镜进行操作。经典的经皮穿刺技术是锋利的穿刺针进入靶器官后置入导丝，在导丝引导下插入钝的扩张导管，随后进入目标空腔器官。以下 5 个连续步骤是 EUS-BD、EUS-GBD 和 EUS-EA 共同的操作步骤。

1. 穿刺目标的确定　该步骤相对简单，但仍需要引起重视。在首次穿刺前，操作者必须仔细观察胃肠道内不同的进针部位，选取原则应是离目标距离较短、避开血管、操作时内镜稳定、内镜角度最小，以及照顾到整体人体工学因素，最终选择最佳的穿刺部位。内镜位置的变化可能会影响随后的操作，因此，有必要花较多的时间评估最佳的穿刺部位。后面将会提到，选择 EUS-BD 的穿

刺点也要兼顾透视下重要的解剖标志（图 32-1）。

2. 穿刺针进入靶器官　直径 19G 的标准穿刺针头可通过 0.025 英寸和 0.035 英寸的导丝，在 EUS 穿刺中最常用。不同厂家的 19G 穿刺针硬度不同。当内镜处于长镜身位置时（如十二指肠内），更软但更有弹性的 19G 针比较硬的穿刺针有优势。另外，还有特别设计的钝头 19G 穿刺针可避免针尖对导丝的剪切作用，但目前未广泛应用。对于非扩张的靶器官，如胆管或收缩状态的小肠，尤其是组织较硬或间质纤维化或容易摆动的靶器官，

则可以使用 22G 穿刺针。一些 22G 的穿刺针可通过 0.021 英寸的导丝，这是可通过配件的直径最小且有足够硬度的导丝。一些 22G 的穿刺针仅可通过 0.018 英寸的导丝，这种导丝太软，无法进行跨器官壁的治疗。对于只能选择 22G 穿刺针的靶器官，可选择是分级注射技术。即连续进行两次穿刺，第一次使用 22G 穿刺针，注射生理盐水和（或）造影剂来扩张穿刺目标，随后迅速拔出 22G 穿刺针，换上 19G 穿刺针进入扩张的穿刺目标。穿刺虽然不是 EUS-BD 的限速步骤，但是穿透纤维组

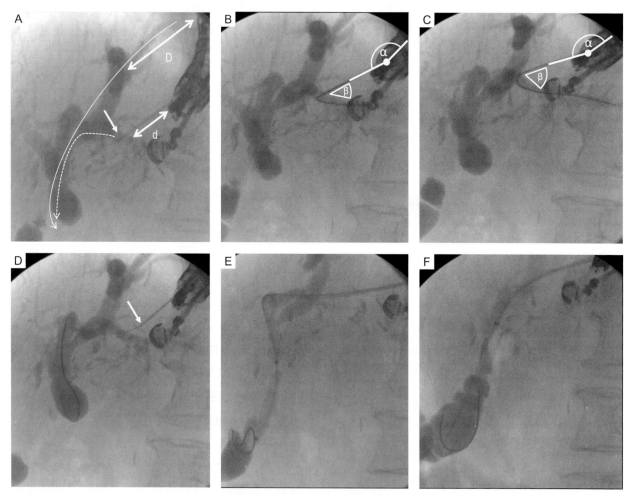

图 32-1　EUS 引导经肝胆管引流术中的 X 线透视参照标记物及导丝控制。该例患者为良性肝总管十二指肠吻合口（HJ）狭窄，接受 EUS 引导下顺行球囊扩张治疗。A. 与从 III 段肝内胆管穿刺（B3，点状箭号所示）相比，从 II 段肝内胆管（B2）穿刺的引流路径（实性箭号所示）更直。但是 B2 穿刺路径（D）较长，超声内镜视野无法探及。B3 穿刺路径较短（d），穿刺针容易进入胆管（短箭号）；B.X 线透视图上可见，尽管穿刺针方向已经很靠近肝门部，导丝刚进入时仍朝向肝外周走行；C. 通过仔细调节抬钳器和镜身方向，从而调整穿刺针进入胆管的方向（β）；D. 将导丝后退并重新调整方向进入肝门部和胆总管（CBD），在此之前先将穿刺针退回到肝实质内（箭号），以免导丝后退时针尖对之产生剪切损伤；E. 将导丝从 CBD 顺行穿过十二指肠吻合口进入空肠腔，需要使用可弯曲的导管协助调整方向；F. 导丝在空肠输入襻内盘曲不佳时，使用可弯曲导管可帮助导丝盘曲成大圈，有助于支撑后续的顺行操作

织进入目标管道时偶尔会遇到困难。穿刺过程中，由于纤维组织的牵拉，穿刺目标可能会逐渐远离。通常需要快速地将穿刺针穿过目标组织，然后缓慢地将穿刺针回拉到达目标部位。在退针过程中，由于纤维组织的摩擦力较大，也可能会出现反向牵拉。对于较大的病变，单独使用 EUS 即可完成穿刺。但对于无扩张的小肠或肝内胆管，一般需要回抽确认无血性液体后才能注射造影剂（图 32-2）。如果回抽出血性液体，穿刺针必须退回消化道内并用生理盐水冲洗以防止针道堵塞。有操作者认为在穿刺前取下针鞘，同时预先打造影剂或进

导丝，可减少手术时间。然而，在穿刺过程中针鞘可使穿刺针更稳定，有利于操作。此外，预先进导丝导致穿刺过程中不能回抽液体，不能注射造影剂，影响后续确认穿刺是否到位。

既往有"徒手"EUS 引导下针刀或其他带有热探头的附件进入胆管的报道，但这些方法已被淘汰。最近，在 EUS 引导下置入头端带热植入器的双蘑菇头金属支架（LAMS）成功用于胰腺液体蓄积的引流（PFCs，第 56 章）。"徒手"经 EUS 引导下置入金属支架引流可简化操作流程，然而，在导丝的引导下进入胆囊或胆管更安全。置

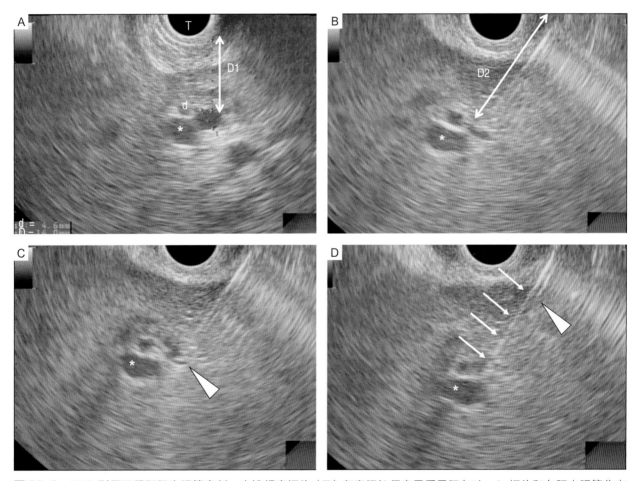

图 32-2　EUS 引导下经肝肝内胆管穿刺。内镜超声探头（T）在贲门处很容易看见肝左叶。A. 探头和左肝内胆管分支的垂直距离为 14.0mm（D1），该分支直径为 4.6mm，与血管（*）相邻；B.19G 穿刺针的针尖略粗，在刺入胆管前可压扁胆管。注意超声视野下针尖模糊，针道的实际长度（D2）比 D1 长；C. 尽管超声视野下针尖（箭号）貌似已刺入胆管内，在注射造影剂显影胆管前仍需抽吸胆汁以确保针尖位置。如果无意中将造影剂注射入实质内，将立即失去超声视野；D. 穿刺针（箭头）从胆管内退出。X 线透视下确认导丝（箭号）位于胆管内，在随后的扩张和支架置入过程中，应确保导丝在超声视野内。注意尽管 B、C、D 图的超声视野已放大，但相对 A 图所见，胆管仍难以辨认，而血管（*）的形态却没有改变。这是由于针尖压迫（A）、穿刺（B）及穿刺后胆管压力减轻（C）所致，同时也是为什么通常 EUS 引导的肝内胆管穿刺引流术中无法多次穿刺的原因

入 LAMS 时导丝可保护管道内侧壁，并在支架释放系统发生故障时（发生率极低）维持穿刺通路。当引流较大的与胃壁粘连的胰腺液体蓄积时，"徒手" EUS 穿刺一般不存在多大困难，但在穿刺胆道或小肠时则可能会产生严重后果。因此，EUS 引导下的穿刺操作中，穿刺针仍然是必选的标准设备，虽然花费的时间较长，但仍然值得。低风险、低难度的病变虽然可以降低选择标准，但对于其他类型的病变，"徒手" EUS 引导下使用较大直径的附件仍然是巨大的挑战，特别是经验较少的操作者，更需要注意。

在尝试穿刺胆道之前，必须特别注意，与 ERCP 乳头插管或 EUS 引导下胰腺液体蓄积引流相比，重复穿刺进入胆管和进入胆囊的机会是有限的。一旦穿刺针进入梗阻的胆道后，胆道内压力会迅速降低，从而使后续的穿刺尝试更有难度（图 32-2）。造影剂和非预期的空气注入更进一步干扰超声影像，从而影响到重复穿刺尝试的成功率。因此，目标病变的穿刺尽可能一次成功，以减少创伤和随之而来的胆瘘的风险，并最大限度地增加成功率。这就是为什么上述看似简单的第一步如此关键。

3. 注射造影剂和置入导丝　透视下注入造影剂显影对于 EUS 引导下胆管引流和小肠吻合术至关重要，而对于 EUS-GBD 来说有一定指导作用，但不是必需的。有效的胆管或小肠造影可确认穿刺通道，并在整个操作过程中提供保障。即使胆囊可以持续稳定的显影，而且 EUS-GBD 可仅在 EUS 引导下进行，但是 X 线透视仍有助于监测胆囊内导丝环走形（图 32-3）和明确有无造影剂的渗漏（器械引起的医源性胆瘘还是胆囊炎引起的自发性胆瘘）。

穿刺针进入胆囊或胃肠道后，可直接插入导丝，通常使用标准的 0.025 英寸或 0.035 英寸的导丝。但是，EUS-BD 则需要更详细地根据实际情况选择导丝，因为对导丝的操控要求更高（图 32-1）。对于胆囊和消化道，形成导丝环是为了使导丝在接下来的扩张中更稳定，一般很容易做到。硬导丝可以目标器官如胆囊和小肠摆动，为了防止这种情况发生，在置入导丝时，应持续对目标器官进行超声下观察。下文将对 EUS-BD 过程中导丝插入和操作的细节进行讨论。

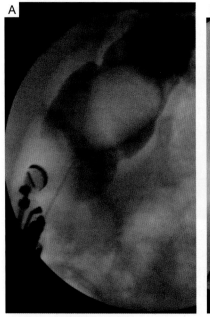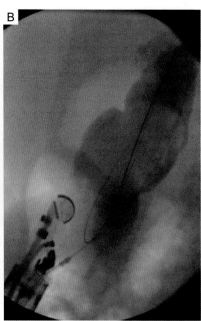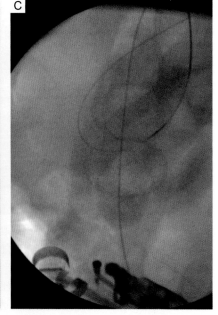

图 32-3　超声内镜（EUS）引导下胆囊引流。A.EUS 引导下 10G 穿刺针进入胆囊并注射造影剂的 X 线透视图；B. 导丝盘曲于胆囊内，6Fr 囊肿切开刀循导丝扩张穿刺道；C. 双蘑菇头覆膜金属支架跨穿刺道释放，随后用球囊扩张到 15mm

4. 穿刺道扩张　无论什么目标部位，经腔内黏膜置入支架前均需要扩张穿刺道，但经乳头胆道引流前一般不需要扩张（见"经乳头引流"部分）。导丝引导下扩张导管的交换过程，是 Seldinger 穿刺技术的关键步骤，也是经腔内黏膜引流的限速步骤。与胰腺假性囊肿引流类似，导丝引导下穿刺道扩张分为热凝和不带热凝两种方法，带热凝法包括针刀、囊肿切开刀和头端带热植入器的双蘑菇头金属支架导管。不带热凝的方法包括带锥形头 ERCP 插管导管、分级轴向扩张 ERCP 探条、球囊扩张导管，以及一种新型锥形金属头端支架推送导管。内镜医师在可能的情况下应尽量避免带热凝的方法，这与 EUS 引导下胰腺液体蓄积引流的分级扩张的做法是类似的。非热凝方法随着附件的直径增加逐渐扩张穿刺道，包括造影导管、轴向扩张探条、扩张球囊导管。经典的分级扩张技术需要 4 次经导丝的器械交换才能最终完成经腔内黏膜置入支架。内镜医师在培训阶段的平均手术时间约 75 分钟，通过平均 25 例操作后手术时间可降到 25 分钟。完成分级扩张必须维持稳定超声影像平面，以保持推送器械的轴向。超声影像平面的维持需要在扩张过程中实时监测（图 32-2），这要求操作者在整个操作过程中维持与穿刺针进针时相同的位置和方向。在一项研究中，研究者采用了简化的分级扩张技术，只进行了 3 次器械的交换（造影管、轴向扩张探条和支架置入导管），可顺利完成了 75% 的 HGS 和 25% 的 CDS 引流，平均操作时间为 18 分钟（培训阶段为 26 分钟）。在该研究中，分级扩张失败后选择针刀扩张，手术总成功率达到 96%。然而，针刀的使用也是术后不良事件的独立危险因素。与针刀扩张相比，直径更小的（6Fr）囊肿切开刀（在美国未上市）在顺应轴向的切开中更有优势，在 EUS-BD 操作中更安全。经验表明，在 EUS-BD 过程中，使用大于 6Fr 的囊肿切开刀与严重的胆瘘有关，尽管在 EUS-GBD 过程中非常罕见。反复尝试的非热凝扩张可能比热凝的扩张有更大的胆瘘和穿刺道脱落的风险，而在维持超声内镜位置的情况下，无效的非热凝扩张会增加了交换器械的次数和操作时间，并最终导致引流失败。对于困难病例，选择热凝和非热凝两种方法一直存在矛盾，这和 ERCP 困难插管时选择预切开还是继续标准的插管一样。我们推荐的标准方法是，无论 EUS-GBD 还是肝外 EUS-BD，在导丝引导下使用 6Fr 囊肿切开刀进行短促的热凝扩张，同时导丝维持一定的张力。对于肝内的 EUS-BD，热凝的扩张成功率增加，但出血的风险同样增高，因此推荐首先尝试使用 6Fr 囊肿切开刀的非热凝扩张模式，如果肝实质太硬，机械扩张的阻力过大，则改用热凝方法（图 32-4）。在置入金属支架之前（通常直径为 8 ～ 10Fr），通常会使用 4mm 的胆道扩张球囊扩张 1 分钟，以保证随后的金属支架的顺利插入。在球囊扩张、球囊回缩、交换器械、支架置入等过程均可能发生胆汁的渗漏，因此球囊放气后，应持续吸引，直到支架穿过腔内黏膜进入胆道，这也在最大程度地减少了胆管和消化道内胆汁的潜在渗漏。

操作过程中还需注意导丝的管理。首先，在扩张过程中需稳定内镜的位置，不仅有助于保持轴向推送力，同时还防止导丝在消化道内外成襻。导丝在 EUS-BD 操作的任何时间腔外成襻都会导致导丝脱落，需要重复穿刺。其次，内镜医师在扩张过程中常常需要一位助手保持导丝位置，另一个助手协助扶镜身。内镜医师在达到病变部位时发出指令，以便第一位助手牵引导丝，第二助手轻轻地送镜身，防止扩张器械在消化道内反弹。

目前有一种新型的热凝和非热凝一体的支架释放导管，仅需要一次器械交换即可完成经腔内黏膜支架的插入，稍后将着重讨论。这些新设备可以简化经腔内黏膜支架置入过程。然而，前述的技术和操作标准仍然是基础，就像在 ERCP 插管时，如果没有其他设备的辅助，导丝或预切开等基本技术仍然是不可替代的。

5. 经腔内黏膜置入支架　直式或猪尾型塑料支架、标准的胆道自膨式金属支架（SEMS）、

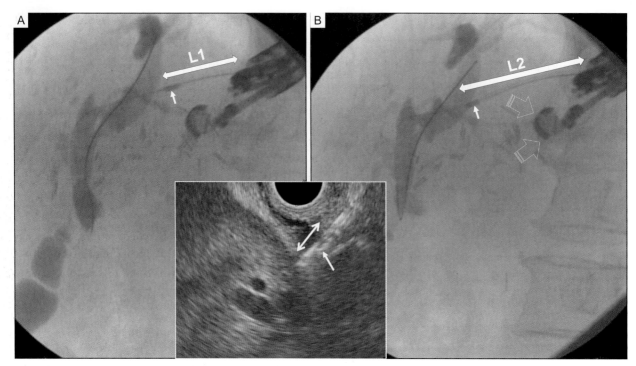

图 32-4　超声内镜引导下胆管引流术中循导丝扩张经肝穿刺道。部分步骤同图 32-1 及图 32-2。6Fr 囊肿切开刀（图 A 及图 B 中细箭号）循导丝前进逐级扩张穿刺道时遭遇阻力无法进入胆管，伴内镜头端的后推（图 B 中的粗箭号）。从 X 线透视图及超声图可见：①X 线透视图中，囊肿切开刀在工作通道与胆管外廓之间的长度增加（从 L1 到 L2）；②参照背景中的钛夹，可发现内镜头端位置移动改变；③超声图中，囊肿切开刀头端（单箭号）穿透胃壁后，肝脏表面（双箭号）反而远离。以上图像都提示囊肿切开刀逐级扩张不顺利，遭遇阻力。该例患者逐级扩张进入胆管失败的原因是由于肝实质纤维化，继发于吻合口良性狭窄所导致长期胆管梗阻

LAMS，以及以上不同组合在 EUS-BD 和 EUS-GBD 中均可用。支架的选择与病变部位、手术适应证类型相关（见"经腔内黏膜引流"部分）。覆膜 SEMS 或 LAMS 是首选，不宜选择塑料支架，以减少不良事件的风险。当需要暂时性引流时，有时会选择鼻胆管，如在择期胆囊切除术前进行暂时的 EUS-GBD 以及鲁氏 Y 形胃切除术后患者胆管切开取石后预防胆瘘等。在解剖结构改变的患者中，临时放置单猪尾塑料支架以防止顺行取石后胆瘘，是替代鼻胆管引流的更便利的方法。

（二）EUS-BD（治疗性 ESCP）的关键操作步骤

与其他部位的引流相比，EUS 引导下胆道引流有两个明显的特征，一是有多个穿刺部位可选，二是有乳头、经腔内两种引流方法。EUS-BD 最常选择的入路为从贲门或胃小弯进入左肝内胆管（图 32-1），或从十二指肠或胃窦远端进入胆总管（图 32-5）。从十二指肠或胃窦远端进入右肝内胆管也可行，但从技术上来说难度更大，不常使用。对于个别特殊的 EUS-BD 病例，需要同时考虑这两个穿刺部位进入胆管（肝内和肝外），也需同时考虑 3 种引流技术（经腔内黏膜、逆行经乳头引流或会师技术、顺行胆道引流）（图 32-6）。然而，在实践中，某些穿刺部位和引流技术的使用率会更高。在最近的一项综述中，所有报道的 EUS-BD 约 800 例患者中，CDS 占 40% 左右，肝外会师占 25%，HGS 占 20%，肝内会师占 10%，肝内顺行引流约 5%。不考虑技术方法的联合使用，对比穿刺部位和引流技术的使用率，肝外通道 65%，肝内通道 35%；经乳头引流约 60%，经腔内黏膜引流约 40%。

1. 穿刺部位的选择　穿刺部位选择主要受患

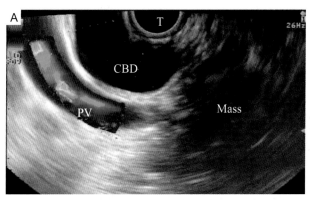
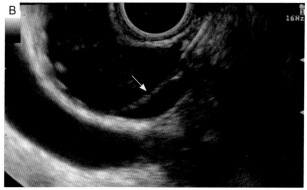

图 32-5　EUS 引导下肝外胆管穿刺。探头（T）位于十二指肠球部,可见胰腺占位病变上方扩张的胆总管（CBD）纵切面。A. 彩色多普勒很容易识别邻近 CBD 的门静脉（PV）；B. 0.035in 导丝（箭号）通过 19G 穿刺针,进入 CBD。应将导丝保持在超声视野可见范围内,为后续任何器械循导丝通行提供充分的轴向支撑（如保证会师术中导管循导丝顺行通过,或保持胆总管十二指肠吻合术前的球囊扩张通路）。胆总管十二指肠吻合术（CDS）和会师术（RV）通常都包括肝外胆管穿刺和导丝留置的步骤。不同的是,CDS 要求超声内镜处于长镜身位置,内镜头端朝上,而 RV 在短镜身位置、内镜头端朝下时容易成功

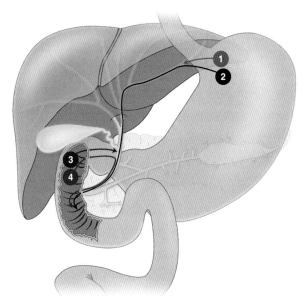

图 32-6　超声内镜引导的胆管引流的穿刺位点和引流路径。两个主要的穿刺位点分别是左肝内胆管（1,2）和肝外胆管（3,4）。胆管穿刺成功后,可透壁循留置于胆管内的导丝（1,3）完成肝管胃吻合术（1）或胆总管十二指肠吻合术（3）引流。另外,跨乳头留置导丝后,可顺行或经 ERCP 会师逆行置入支架（2,4）。在良性胆管梗阻行肝外胆管穿刺,且内镜可到达乳头的情况下,优先选择会师术。而在外科术后复杂胃肠解剖改变情况下,适于选择经肝内胆管穿刺的顺行跨乳头 EUS-BD,行良性狭窄扩张或恶性狭窄支架置入术。2 个穿刺位点、3 种引流方法可组合成 6 种不同的 EUS-BD 路径。其中胆总管十二指肠吻合及肝外胆管会师这两种术式最为常见,占已报告病例的 2/3

者解剖因素的影响（图 32-7）,如梗阻部位（肝门部或远端胆管）和上消化道解剖（正常解剖或手术后改变）。引流路径主要由潜在的诊断（恶性或良性）决定,其次由操作者的偏好决定。肝门部梗阻和消化道解剖结构改变后通常选择肝内路径引流。良性疾病一般需要避免经腔内黏膜引流,而经乳头引流（会师或顺行）是首选。正常消化道解剖伴远端胆道恶性梗阻患者可根据操作者偏好选择肝内或肝外路径。穿刺时选择直径 > 4 ～ 5mm、距离超声探头不超过 20mm 的肝内胆管,其成功率较高（图 32-2）。较小的肝内胆管穿刺需要考虑穿刺针的直径,这反过来会影响导丝的选择。在最近的一项研究中,用 19G 穿刺针进入大于 5mm 的肝内胆管的成功率可达 75%,进入小于 5mm 的肝内胆管的成功率仅 20%。与 PTBD 不同,在 EUS-BD 过程中不可能进行盲穿,穿刺过程中首先需要在 EUS 图像指示下找到扩张的胆管,如果未能识别扩张的胆管,不可盲目的尝试。EUS 在十二指肠壁可明确观察到胆总管,尤其是远端胆道恶性梗阻的患者（图 32-5）。肝内胆管虽然比胆总管直径更小,但有操作者也倾向于首先选择肝内路径,而对于没有肝内胆管扩张的患者则选择肝外路径。总的来说,选择肝内和肝外路

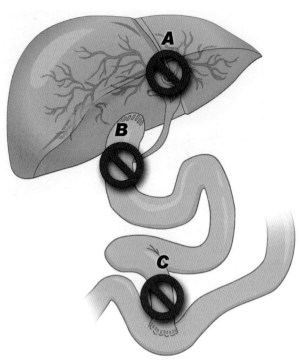

图 32-7　不同的解剖改变时的 ERCP 失败，决定了不同的超声内镜引导下胆管引流路径。肝外胆管穿刺路径适合于胃十二指肠肠解剖正常的远端胆管梗阻患者，即使合并了腹水或不扩张的肝内胆管（B）。对既往手术导致远端胃切除和胃空肠吻合（C）的患者，EUS 无法探及胆总管（CBD），需选择经肝内胆管穿刺路径。同样地，肝门部狭窄导致肝内胆管扩张（A）时也需选择经肝内胆管穿刺路径。只有一小部分胆管梗阻的患者在 ERCP 失败后不受以上 3 种解剖因素影响穿刺点的选择。对这一小部分患者选择哪个穿刺位点进行 EUS-BD 由操作医师的偏好决定（经授权翻印自 Perez-Miranda M，de la Serna C，Diez-Redondo P，et al. Endosonography-guided cholangio-pancreatography as a salvage drainage procedure for obstructed biliary and pancreatic ducts. World J Gastrointest Endosc，2010，2：212-222）

径对治疗结果无明显差异。经乳头引流比经腔内黏膜引流创伤更少，但技术要求更高。大部分有关 EUS-BD 操作共识是：首先尝试经乳头引流，如经乳头引流失败或不宜经乳头引流（如十二指肠降段恶性狭窄），则考虑经腔内黏膜引流。尽管这些推荐得到大家的认可，对于无法切除的恶性胆道梗阻的患者，经乳头引流是否比经腔内黏膜引流有优势仍然不清，而且不同的方法之间并不是矛盾，每一种方法均可作为其他方法治疗失败

后的补充。例如，EUS-CDS 或 EUS-HGS 常用于会师或顺行引流失败后的补救，在同一患者中同时或一次置入顺行支架和经腔内黏膜跨壁支架，或者同时置入跨壁双支架。

2. 经乳头引流　顺行和会师技术的限速步骤是经乳头置入导丝。完成顺行经乳头置入导丝后，每一种技术都有其特定的步骤：顺行 EUS-BD 需要扩张胆道，类似于经腔内黏膜 EUS-BD，而会师技术需逆行进入胆道。一旦穿刺针进入胆管内，导丝的操控空间非常有限，因为回拉导丝可能会导致穿刺针切割导丝。为了增加导丝顺行通过乳头的成功率，穿刺前应在透视下寻找最佳的进入点和穿刺方向（图 32-1）。总的来说，会师成功率为 81%，但肝内会师仅为 65%，而肝外会师为 87%。因此，如果目标是进入肝外胆管，最好选择肝外路径而非肝内路径。此外，穿刺针进入肝外胆管后，如果穿刺点位于十二指肠降段，靠近乳头，内镜处于拉直的状态而非长镜身，则导丝穿过乳头成功率会更高。然而，肝外胆管会师操作时，这种理想的内镜位置仅可在 50% 的病例中实现（图 32-9），而且稳定性不太好。解剖结构改变的患者一般推荐经肝内通道穿刺，然后导丝穿过乳头，通常采用顺行引流技术。偶有报道肠镜联合肝内会师技术用于补救顺行 EUS-BD 治疗失败的患者。顺行 EUS-BD 失败原因大多因为在置入支架前穿刺道扩张不充分，或因为顺行取石失败。经肝内路径引流的患者，选择第 Ⅱ 肝段将导丝顺行通过乳头的成功率较第 Ⅲ 肝段高，因为第 Ⅱ 肝段到乳头的胆管更直（图 32-14）。除了进针方向和穿刺点的选择，应备有一系列亲水导丝和直头导丝。有经验的助手对导丝旋转和操控是导丝通过乳头的关键。无论穿刺点、进针方向、导丝性能和助手的经验如何，有些病例均需要交换较硬的造影管或导管进入胆管，以有效地引导导丝穿过乳头（图 32-8）。这些柔韧性较好的导管有助于导丝在远端肠道内形成数个小襻（图 32-1 和图 32-8），这可在顺行置入支架过程中增加导丝的稳定性，或者在会师操作更换内镜时防止导丝脱落和移位。

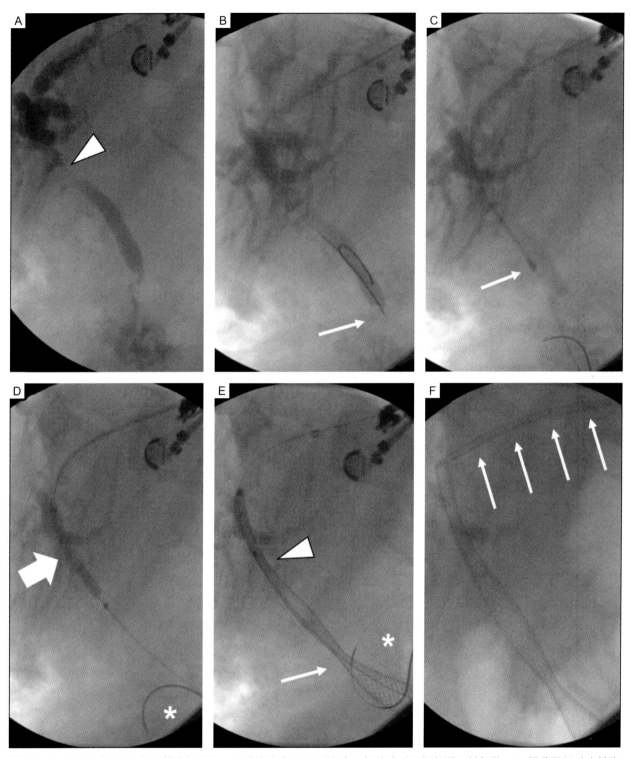

图 32-8　EUS 引导下顺行胆管支架置入。胃癌患者鲁氏 Y 形次全胃切除术后肝门部淋巴结复发。A. 经 Ⅱ 段肝叶内扩张的肝内胆管（B2）穿刺后，导丝直接经穿刺道顺行穿过肝门部狭窄段（箭头）；B. 然而，导丝随后在乳头内盘曲（箭号）；C.6Fr 囊肿切开刀（箭号）协助导丝顺行进入十二指肠腔；D. 囊肿切开刀扩张穿刺道后，4mm 球囊（大箭号）扩张狭窄段，以便于支架推送导管通过。肝门部狭窄段与肝内胆管穿刺点成直角。星号（＊）所指为空肠内盘曲的导丝；E. 支架释放后，其上段微凹的腰部（箭头）提示为肝门部狭窄位置，下段的腰部（箭号）提示为乳头位置；F. 另外置入 7Fr 直型塑料支架（箭号）构成肝管胃吻合，可将术后胆瘘的风险降至最低，同时有助于处理将来可能发生的支架堵塞

会师操作中，导丝通过乳头后，常规的步骤是保留导丝，退出超声内镜，从导丝旁插入十二指肠镜（解剖结构改变的患者可选择肠镜），然后通过逆行插管进入胆道。内镜交换的过程中需要在透视下监测导丝位置，内镜医师和助手必须进行精细的协作。退出超声内镜过程中，内镜医师缓慢进导丝，助手则负责在患者口腔中固定导丝，而十二指肠镜进镜过程中，助手则需要牵引导丝。上述操作细节是为了防止在导丝在胃内成襻，这很容易使导丝从胆道弹出（图 32-9）。"经典"会师技术的最后一步，即通过圈套器或异物钳将导丝从十二指肠镜钳道中取出。当导丝进入十二指肠镜时，助手也必须与内镜医师协作，将导丝从其近端推进。导丝进入十二指肠镜钳道过程中，摩擦力会越来越大。不断增加的摩擦力可能导致导丝从圈套器或异物钳中滑落，最常发生在接近钳道末端时。如果导丝滑落，则必须退出十二指肠镜，使导丝退出钳道。然后退导丝，并再次进镜至乳头，进镜过程中通过进或退导丝以避免导丝在胃成襻。作为传统会师技术的替代方案，可以在穿过乳头的导丝旁平行插入第二根导丝（图 32-9）。平行法是方便可行的，它避免了前述的烦琐步骤。如果平行插入导丝法不成功，可再尝试经典的会师技术。最简化的会师技术是无导丝会师，EUS 引导下穿刺针进入胆道后，注射造影剂显示胆道，后续操作通过 ERCP 技术完成。无导丝会师技术可首先尝试，也可用于经典会师操作过程中导丝不能通过乳头的病例。造影剂中通常加入亚甲蓝，注射量要足够（5～15ml，取决于胆管直径），用于扩张胆道。如果在 EUS 引导下胆管造影中乳头有造影剂渗出，尽管既往 ERCP 插管或会师操作中导丝穿过乳头失败，标准的 ERCP 插管成功率仍可达 90% 以上。

3. 经腔内黏膜引流　如上所述，虽然理论上经乳头引流是最佳选择，但经腔内黏膜引流才是 EUS-BD 中最常用的手段。经腔内黏膜引流成功率高于经乳头引流，但前者创伤更大。除前面讨论的穿刺部位和穿刺道扩张因素外，支架因素也与经腔内黏膜引流的安全性和有效性相关。术后急性胆瘘和后期支架堵塞是面临的主要问题。与覆膜 SEMS 相比，CDS 和 HGS 操作中使用塑料支架的不良事件的发生率较高。与塑料支架相比，覆膜 SEMS 可以更有效地封闭穿刺道，有更长的有效引流时间。另外，经腔内黏膜置入覆膜 SEMS 更具挑战性，很大程度上是因为支架释放过程中难度较大。与塑料支架相比，如果经腔内黏膜置入胆道 SEMS 回缩越过胃肠壁进入腹腔，则可导致更严重的胆瘘。关于 CDS 和 HGS 穿刺点选择等关键问题前面已详细讨论过。现在主要关注 CDS 和 HGS 的支架选择问题。

（1）EUS 引导下的经十二指肠胆总管穿刺引流术（EUS-CDS）：EUS-CDS 指在超声内镜长镜身状态下，置入支架穿过十二指肠壁到肝外胆管，支架近端通常位于近肝门部（图 32-4）。操作时导丝插入肝内胆管有助于增加后续扩张和支架置入的稳定性。早期 EUS-BD 通常选择 7Fr 或 10Fr 直式塑料支架，但现在通常选择覆膜（通常是部分覆膜）SEMS。当 EUS-CDS 选择覆膜 SEMS 时，支架的胆管端不能跨越左右肝管的汇合处，否则将导致对侧胆管梗阻和胆管炎。即使在穿刺前观察到十二指肠壁与胆总管紧密相连，EUS-BD 操作过程中也不可避免存在肠壁与胆管距离增大的情况。正因如此，通常需要选择置入 60mm 的 SEMS，以安全地跨越十二指肠壁和胆道之间的间隙。近期，有一种长度仅 8mm 胆道专用双蘑菇头金属支架用于 CDS，可带或不带头端热植入器 系 统（Axios；Boston Scientific, Marlborough, MA）。在对这种新型的 CDS 专用的双蘑菇头金属支架的多中心研究中，其成功率高达 95%，平均操作时间为 22 分钟。但是，也有 7% 的患者发生了严重的不良事件，另有 10% 的患者由于 Sump 综合征或支架移位引起的晚期支架引流障碍。与标准 SEMS 释放导管相比，这种专用双蘑菇头金属支架的释放导管可以由操作者独立释放远端（胆管端）和近端（胃肠道端）蘑菇头。尽管这些设计旨在简化支架置入过程，但它们也有一些缺点：

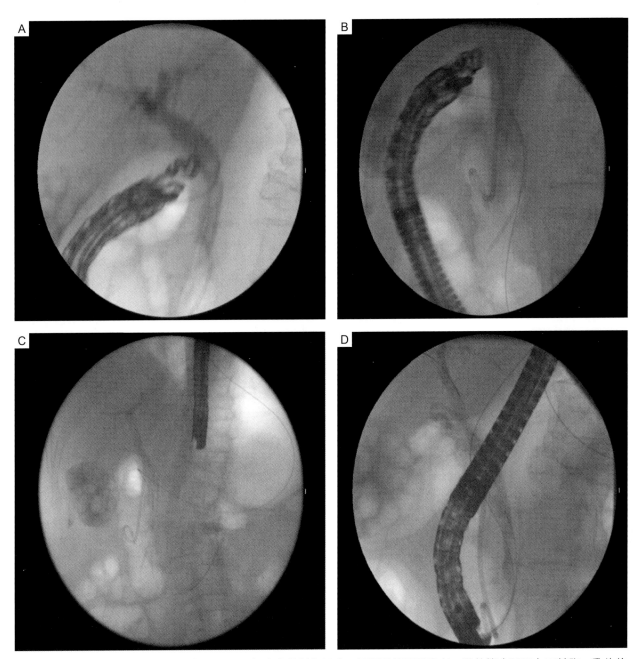

图 32-9　超声内镜引导胆管会师（EUS-RV）术中的潜在困难。远端胆管结石患者，胆总管（CBD）不扩张，乳头位于憩室旁，行胰管支架上预切开后 ERCP 操作仍然失败。A. 胆管穿刺后导丝向上进入右肝内胆管。选择靠近尾端的穿刺点和或采用短镜身位可能会使导丝向下走行，但在该例患者均为达成；B. 为避免对不扩张的、充盈了造影剂的胆管进行二次穿刺，也为了避免将导丝调整为顺行向下走行的长时间操作，于是循着向近端走行的导丝置入 7Fr 塑料单猪尾支架，作为应急性的临时胆总管十二指肠吻合（CDS）。使用亚甲基蓝进行胆管造影的无导丝 RV 可作为侵袭性小的应急策略，但不适用于该例患者。在胆道引流建立后，将括约肌切开刀在单猪尾支架旁并行插入胆管内并将导丝顺行跨越乳头；C. 退出超声内镜，将十二指肠镜送入胃腔。此时导丝在十二指肠腔内盘曲不足，且在胃腔内成襻，导丝从胆管内脱出的风险较大；D. 最终通过并行 RV 成功完成胆管插管。至此在一次治疗中先后完成以下三个操作：预切开及预防性胰管支架置入后失败的 ERCP，超声内镜引导的胆管引流术置入临时 CDS 及并行的顺行导丝，成功 ERCP 会师并行括约肌切开术及取石术。1 个月后随访内镜拔除胰管支架和临时置入的 CDS 单猪尾支架

增加了导管的硬度，释放导管插入深度有限，远端（胆管端）蘑菇头释放后支架会逆行回缩，设备成本更高。这一类新型的支架是否利大于弊，能否用于替代 EUS-CDS 中使用的标准金属支架还有待观察。但是，一些特殊情况下，例如导丝进入胆管后朝向乳头方向，或肝外胆管穿刺点紧邻肝门部（图 32-10），标准的覆膜 SEMS 不能使用时，特殊设计的 LAMS 金属支架可作为 CDS 备用选择。

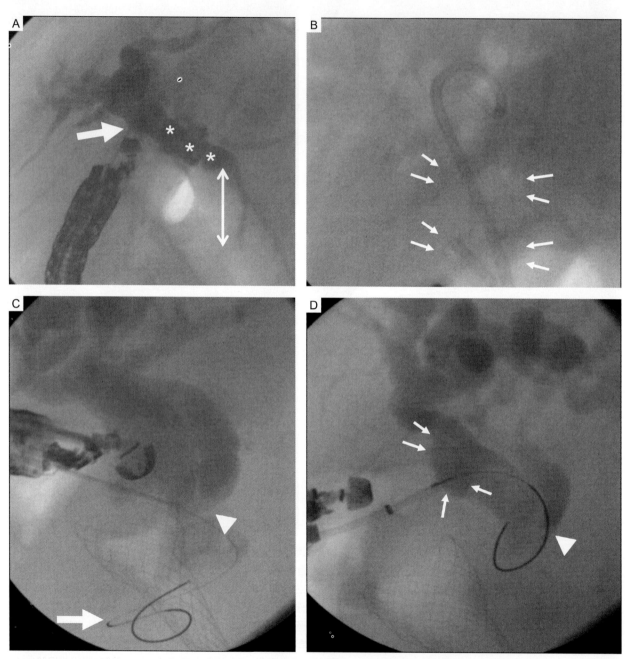

图 32-10　超声内镜引导下使用双蘑菇头覆膜金属支架（LAMS）完成胆总管十二指肠吻合（EUS-CDS）。A 和 B. 肺癌淋巴结转移导致远端胆管长狭窄（双箭号），上方的胆囊管（星号）继发扩张，肝总管靠近肝门部汇合处（短箭号）为最佳的 EUS 引导胆管穿刺位点。注意轻度的肝内胆管扩张。胆管 LAMS 经穿刺道释放，透视下勉强可见（其侧翼由细箭号标示），其腔内置入双猪尾支架；C 和 D. 胰腺癌远端胆管狭窄，累及胆囊管起始部（箭头），合并十二指肠狭窄，十二指肠金属支架跨过乳头。在胆管狭窄上缘穿刺肝外胆管，导丝向远端走行通过乳头进入假道（短箭号），从而无法行经乳头胆道引流。尽管导丝走行向下，使用胆管 LAMS（其远端侧翼由细箭号标示）可完成胆总管十二指肠吻合（CDS）。与使用 SEMS 不同，在 CDS 中使用 LAMS 避免了支架导致的胆囊管堵塞

（2）EUS 引导下的经胃左肝胆管穿刺引流术（EUS-HGS）：EUS-HGS 是指在超声内镜引导下从近端胃置入支架穿过胃壁，支架远端靠近肝门部（图 32-1）。最初，HGS 常选择塑料支架，随着 SEMS 的使用，塑料支架逐渐被弃用。胆管 - 胃瘘管形成之前的支架移位是最需要注意的问题。早期移位通常由于 SEMS 回缩造成的。为防止支架回缩时掉入腹腔，可选择不同的策略。首先置入金属裸支架至肝内胆管，然后在裸支架内置入覆膜金属支架，在胃内留出足够长度以防止移位。另一种策略是 HGS 联合顺行支架置入。这两种策略都需要连续放置两个金属支架。除了这些相对低效的策略之外，还有一种替代方案，即使用一根混合型金属支架，其远端（胆道端）为裸支架，近端（胃端）为覆膜支架。其中一种 HGS 专用的混合金属支架，前端为 7F 的锥形扩张头，无须任何热凝，一步法插入支架。这种新型支架的有效性在一项与 8Fr 防移位的全覆膜金属支架相比较的随机对照研究中得到证实，该研究中两种支架的置入成功率均接近 100%，一步释放的混合 SEMS 在操作时间（10 分钟 vs 15 分钟）和早期不良事件发生率（6% vs 30%）方面都优于传统的全覆膜金属支架。在这些新型专用金属支架广泛应用前，其他的防止支架回缩移位的方法也可供选择，如置入标准的全覆膜金属支架后立即进行球囊扩张，同时置入一根双猪尾支架等（图 32-11）。在美国上市了一种不回缩的全覆膜金属支架（Viabil；W.L. Gore, Flagstaff, AZ），已成功应用于 HGS。HGS 预防支架移位的方法中，用金属夹在胃壁上固定支架是另一种低成本、技术要求不高的选择。最后，近期还出现一种专用的 8Fr 单猪尾锥形塑料支架，并在初步研究中取得了良好的效果。

二、适应证和禁忌证

EUS-BD 的禁忌证与 ERCP 类似，即任何不宜行上消化道内镜治疗的患者，如活动性穿孔、血流动力学不稳定，或无法纠正的凝血功能障碍。某些解剖因素，如肝内扩张无扩张、大量腹水和胆囊萎缩等，属于相对禁忌证。换句话说，如果解剖因素妨碍穿刺目标的识别，则可能导致无法完成 EUS-BD 和 EUS-GBD。最后，和所有侵入性操作需要熟练的操作者一样，如果无适当的适应证和足够的个人或医院团队的专业支撑，也可能被视为禁忌。

EUS-BD 的适应证可分为 3 个等级：明确的适应证、可能的适应证和有争议的适应证。明确的适应证是指已经在大量的患者、不同的中心、并通过随机对照试验得到明确的结果。明确的适应证包括：使用标准或高级插管技术（如预切开）行 ERCP 治疗失败的患者，不可切除的恶性胆道梗阻的患者的 EUS-BD 治疗，当 ERCP 失败或技术难度大、预期不可能成功的病例（如鲁氏 Y 形吻合术后）。最后，使用鼻胆管行胆囊临时引流虽然尚未被广泛应用，但在急性胆囊炎患者术前缓解症状方面已被证明与 PTGBD 疗效一样。

对于可能的适应证，结石或良性吻合口狭窄和解剖改变的患者可选择顺行 EUS-BD，但比会师技术或标准的经腔内黏膜引流难度更大，其相对于肠镜辅助的 EUS-BD 的优点也尚未得到证实。同样，有越来越多的证据表明，不宜手术的患者通过置入 SEMS 或 LAMS 行永久性 EUS-GBD 是安全和有效的，但与其他内镜治疗（如经胆囊管或胆囊置入支架）或经皮（PTGBD）方法的比较仍有待研究。EUS-GBD 置入金属支架的长期疗效以及在不同情形下的可重复性需要进一步评估。EUS 引流可补救解决某些更具挑战性的临床问题，如恶性胆道梗阻患者尝试 ERCP 和 EUS-BD 引流失败后，使用 EUS-GBD 进行补救性治疗。输入襻综合征继发的胆道梗阻的治疗同样困难，少量的病例报道都显示出 EUS-BD 有较好的前景。

EUS-BD 治疗也有一些仍然有争议的适应证。第一个有争议的适应证是，使用 EUS-BD 替代 ERCP，而不是作为 ERCP 治疗失败后的补救措施，例如，EUS-BD 直接应用于恶性胆道梗阻患者或插管困难拟行乳头括约肌预切开的患者。除了已

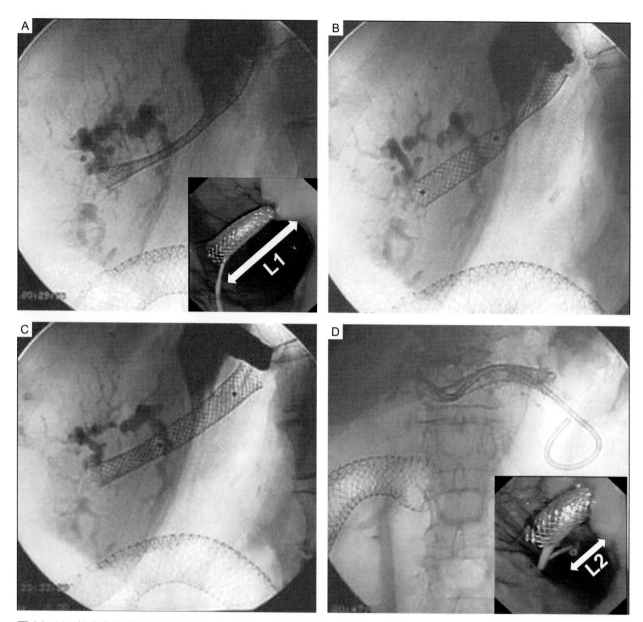

图 32-11　超声内镜引导的肝管胃吻合（EUS-HGS）术中的自膨式金属支架（SEMS）锚定策略。A. 部分覆膜的胆管 SEMS 释放后，胃内段长达 20mm（小图中 L1）；B. 透视监测下 SEMS 远端（肝内部分）的球囊扩张；C.SEMS 近端球囊扩张后支架透壁形成的腰部消失；D.SEMS 内置入双猪尾支架锚定，预防支架移位，并降低肿瘤内生长和（或）胆管远端成角导致支架堵塞的潜在风险。注意 SEMS 完全扩张后胃内段明显缩短（小图中 L2）。用球囊扩张 SEMS 可使其以可控、可预测的方式缩短

经使用鼻胆管引流的胆囊炎患者之外，对任何拟行胆囊切除术的患者进行经腔道黏膜引流液也有报道，但仍存在争议。在技术上可行，但仍有争议适应证还有：经腔内黏膜 EUS-BD 用于良性病变的引流，如结石和良性狭窄，经腔内黏膜置入支架穿透消化道壁后完成常规 ERCP 治疗。针对鲁氏 Y 形胃旁路术后（RYGB）的患者，有报道

EUS 穿刺远端残胃以辅助经皮入路 ERCP 用于替代腹腔镜辅助经胃壁 ERCP 治疗。最近一项初步研究显示，采用 LAMS 可实现临时胃－胃吻合术，但支架移位发生率为 69%。也有报道提出，在良性或恶性胆肠吻合口狭窄的患者中可采用此策略。消化道的完整性受到破坏的情况下，需要得到适当的评估后才推荐使用该策略。

三、治疗效果和不良事件

EUS-BD 和 EUS-GBD 的疗效如表 32-1 和表 32-2 所示。EUS-BD 并发症发生率是需要重点考虑的因素。不良事件来源于两个方面：操作过程中胆道和胃肠壁完整性受到破坏，以及乳头损伤。如果仅有穿刺针穿刺的情况下，管壁完整性被破坏的可能性很小（如会师技术），如果经腔内黏膜置入支架，其损伤则最大（如 CDS、HGS）。它可能导致腹腔内或腹膜后的胆瘘，严重程度从轻微的、自限性的腹痛，伴白细胞计数升高（临床情况通常考虑"气腹"），到胆汁瘤（有时需要引流）或胆汁性腹膜炎（影像学可见积液）。术后胰腺炎可能是由于术前失败的 ERCP 操作或顺行跨乳头操作（如球囊扩张或金属支架置入）导致的。同样，出血可能由于在预切开或 EST 所致（会师操作中需要行 EST），但严重出血最常见的来自跨胃肠道壁的器械损伤（如肝门部穿刺困难的患者反复经肝穿刺），更常见的情况是带热凝的胆道扩张。如前所述，针刀的使用已被确认为 EUS-BD 并发症的独立预测因子。

表 32-1 EUS-BD 的疗效（Clin J Gastroenterol, 2014, 7: 94-102）

	总例数	成功率（%）	不良事件（%）	失败比例及不良事件（%）
合计	764	87	16	29
会师技术	267	81	11	30
顺行引流	39	77	5	28
CDS	300	94	19	25
HGS	158	87	27	39

表 32-2 EUS-GBD 的疗效（Surg Endosc, 2016, 30: 5200-5208）

	总例数	操作成功率（%）	临床有效率（%）	不良事件（%）
合计	196	96	93	12
塑料支架	52	100	100	18
自膨式金属支架	73	99	94	12
双蘑菇头金属支架	71	92	90	10

确定 EUS-BD 不良事件的真实发生率还需要考虑几个混杂因素，在一篇综述中，总体不良事件发生率约为 23%。其中，出血、胆瘘、气腹和支架移位等不良事件超过一半。因此，严重的不良事件如胆汁瘤、腹膜炎和穿孔并不常见。大多数不良事件都可保守治疗。虽然死亡病例非常罕见，但也不能完全避免。

经验水平和技术水平是不良事件发生的两个重要的危险因素。在一项多中心的研究中，20 个内镜医师的第一次操作成功率低于 70%。操作失败主要发生在 EUS-BD 操作过程和 ERCP 相关操作过程中，即导丝操控、穿刺道扩张和支架置入。但不良事件发生率在可控范围。然而，有 5 人死于腹膜炎、穿孔和出血。另一项研究报道了 10 年内内镜医师操作的最初 80 例的结果。总成功率为 84%，并发症发生率为 31%。然而，前 40 例和后 40 例相比较，成功率和不良事件发生率有显著差异。这些结果表明，EUS-BD 的学习曲线较长且陡峭，对手术结果的影响较大。

第33章

超声内镜与超声内镜引导下的内镜治疗

S.Ian Gan

洪江龙　潘阳林　译

一、概述

超声内镜（EUS）最早出现于20世纪80年代，此后逐步成为胰胆疾病诊断、细针穿刺抽吸术（FNA）组织获取和胃肠道恶性肿瘤分期的基石。随着直接穿刺邻近器官经验的增加，EUS的应用从诊断逐步走向治疗，先后发展起来的超声引导下治疗技术包括胰腺液体积聚及脓肿引流、胆管造影、胆道引流、胰管引流、胆囊引流、癌症定向治疗、腹腔神经阻滞和毁损、囊肿消融以及最近报道的肠肠吻合等。在这一章中，我们将详细介绍EUS在胰胆疾病中的治疗作用，主要涉及相关的适应证、机制、结果和不良事件等。

二、超声内镜

EUS结合了内镜视频和超声探测的功能。超声内镜包括导管微探头超声和环扫阵列超声，后者可提供360°的超声影像。治疗多使用扇扫（线阵式）超声内镜，可提供100～120°的超声视野，以便引导进针、推送支架和其他设备。线阵式超声内镜包括侧视和前视两种，治疗孔道为2.8～4.2mm。现代EUS均可提供多普勒血管成像功能。

EUS为胰胆疾病提供详细而丰富的诊断信息。成像质量与超声内镜本身、超声处理器以及操作医师有关。EUS可清晰显示整个胰腺（包括胰腺实质、胰管和钩突），也可对胆管、肝左叶、胆囊、肝门淋巴结、腹腔干周围和胃肝韧带进行显像。因此，有经验的内镜医师在使用EUS诊断慢性胰腺炎、胰腺恶性肿瘤、胆总管结石、胆管癌和胰腺囊肿等方面，诊断的敏感性很高。

在胰胆系统疾病中，EUS引导的治疗正逐年增加，目前应用的范围包括：

1. 腹腔神经阻滞和神经毁损。
2. 胰液积聚引流［假性囊肿和包裹性坏死（WON）］（第56章）。
3. 胰管穿刺和引流。
4. 胆道引流（第32章）。
5. 胆囊引流。
6. EUS引导的消融和癌症治疗。

三、腹腔神经阻滞和消融

胰腺癌和慢性胰腺炎都可能导致疼痛。镇痛药物常用于控制疼痛，但随着药物使用剂量的增加以及疼痛越来越难以控制，可能会产生恶心、便秘和嗜睡等副作用。EUS治疗可用于辅助控制疼痛，包括注射无水乙醇进行腹腔神经丛毁损（CPN）以治疗胰腺癌、使用类固醇激素进行腹腔神经丛阻滞（CPB）以治疗慢性胰腺炎。腹腔神经丛包围着腹腔动脉干，数个神经节在该区域相互连接，将疼痛信号从胰腺传递到内脏神经和中枢神经系统。在胰腺癌患者中，一般认为疼痛是由胰腺周围神经受侵犯所致。乙醇毁损（少数情况下使用苯酚）的目的是破坏神经节和神经通路，导致神经变性和纤维化。但组织病理学证据提示，乙醇只能导致轴突和神经束损伤，但神经元组织持续存在，因而只能短期获益。直接注射神经节可增加神经元的损伤，从而带来更持久、有效的治疗效果。对慢性胰腺炎病例合并的周围神经炎，从理论上讲曲安奈德联合布比卡因的治疗效果应更明显，但似乎单用布比卡因也同样有效。

CPN 和 CPB 治疗有 3 种方式，即 X 线透视下经皮穿刺方法、外科手术方法和 EUS 引导方法。经皮后路方法是有效的，但极少数患者（< 1%）会发生脊髓损伤或缺血，导致下肢无力、感觉异常和截瘫等神经并发症。因此采用 EUS 引导下的前路手术更有吸引力。线阵式超声内镜通常很容易识别局部解剖标志，也可精准、安全地实施细针注射治疗。

CPB/CPN 可能的治疗适应证包括胰腺癌和慢性胰腺炎合并慢性腹痛。一般建议在严重疼痛且使用镇痛药物（特别是有相关副作用）的患者中使用 CPB/CPN。

1. 操作方法　腹腔神经丛位于腹腔干周围。神经节在 EUS 图像上变异较大，检出率 73% ～ 89% 不等（图 33-1）。如果采用中央（单次）注射法，应向腹腔干起始部前上方进针。如果采用双侧注射法，分别顺时针和逆时针旋转镜身，当腹腔干恰好消失时，向腹腔干临近部位进针。FNA 穿刺针有多种型号，一般为 22G 或 19G，也有特别设计的 20G 针（Cook 公司）。如果目标是神经节注射，则应寻找 0.5 ～ 4.5cm 大小、低回声伴中央高回声灶或条索状回声的椭圆形结构。药物比例有所不同，一般是将 5 ～ 10ml 的 2.5% 布比卡因与 15 ～ 20ml 无水乙醇混合，单次或双侧注射至神经丛或直接注射到神经节。在 CPB 治疗中，少数 EUS 医师选择注射乙醇，但大多数使用 5ml 稀释的曲安奈德（40 ～ 80mg）与 10 ～ 20ml 布比卡因的混合物，一般是往腹腔干起始部上方进行单次注射。

2. 效果　meta 分析显示，CPN 对无法手术的胰腺癌患者的总体疼痛缓解率为 80%。有一项荟萃分析显示，与单次阿片类药物相比，接受 EUS-CPN 治疗的患者第 4 周和第 8 周的疼痛程度更轻，阿片类药物用量减少。中央注射法与双侧注射法效果类似。如果能找到神经节，直接神经节注射比标准 CPN 更有效，部分和完全止痛率可提升约 30%。

在慢性胰腺炎腹痛患者中，乙醇注射 CPN 的

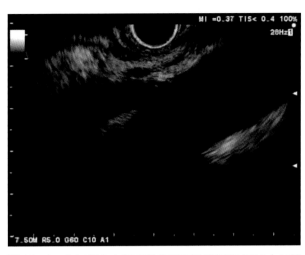

图 33-1　扇扫超声内镜下的腹腔干和腹腔神经节（白箭号）

疼痛缓解率为 59.4%。meta 分析显示，EUS-CPB 治疗慢性胰腺炎疼痛的有效率为 51.4%，优于经皮 CPB。有一些随机对照试验对中心注射法和双侧注射法进行了比较，但并没有发现差异；有一项随机对照试验显示，单用布比卡因与联用布比卡因和曲安奈德相比，也无明显差别。可于首次 CPB 治疗 10 周（1 ～ 54 周）后评估镇痛的持续时间，如果有效，可进行重复 CPB，似乎是安全有效的。

3. 不良事件　CPB/CPN 的最常见不良反应是一过性低血压（1%）、腹泻（4% ～ 15%）和一过性疼痛增加（9%）。也有感染（如腹膜后脓肿）的报道，一些 EUS 医师建议预防性使用抗生素。EUS-CPN 的安全性高于经皮手术，但也有脊髓前路梗死伴瘫痪的报道。还有一些罕见的致死性并发症，如胃和主动脉的坏死和穿孔。

四、胰液积聚引流

EUS 引导的胰腺液体积聚引流（EGDPFC）已成为一种成熟的手术。胰腺液体积聚已有明确定义。PFC 不同亚型之间有明显差异，处理方式不同，其引流效果和不良事件（AEs）发生率有别（第 56 章）。PFC 在急性胰腺炎发病 4 周内出现，多是均匀的，无实性成分、坏死碎块及包膜，多无感染，常可被自行吸收。胰腺假性囊肿多由 PFC 发展而来，通常是圆形的，有厚壁，无坏死物及感染等

情况（图 33-2A）。很大的胰腺假性囊肿可能会导致症状，需要进行引流。胰腺大量坏死在 CT 上被定义为急性坏死积聚，表现为回声不均的无增强改变。一般在发病 4 周后会逐渐成熟并形成囊壁，称为包裹性坏死（WON）。WON 导致持续性疼痛、胃或十二指肠梗阻或感染（图 33-2B）。

仅当包膜完整、诱发症状或并发症时，胰腺液体积聚（假性囊肿和包裹性坏死）才需要治疗。急性液体积聚很少感染，一般不需要引流，对未包裹的液体或坏死进行治疗往往效果不佳。近年来的研究表明，EUS 是 WON 治疗的基石，优于传统的直接内镜穿刺引流，比外科囊肿胃造瘘术成本更低、住院时间更短。EUS 引导下经胃胰腺囊肿引流有若干术式，但尚无统一标准，可根据医院的实际以及经验选择合适的术式。塑料支架、自膨式覆膜金属支架（SEMS）或双蘑菇头覆膜金属支架（LAMS）均可用于经胃或经十二指肠的引流。有人主张使用鼻囊肿引流管，优点是可反复冲洗；还有人联合应用经皮和经胃引流方法，逐步扩大窦道以便引流液化坏死组织，取得了很好的效果。最近，通过扩张的窦道或植入的金属支架进行内镜下坏死物清除也在世界各地得到了应用（图 33-3）。

1. 操作方法　先进行 EUS 检查，选择合适的胃或十二指肠穿刺部位。理想穿刺部位应满足以下条件：①内镜到 PFC 内部的距离小于 1cm；②穿刺道无血管；③胃壁与 WON 形成粘连，通常表现为胃壁或十二指肠壁的层次消失，两者之间无脂肪层结构。EUS 引导下将 19G 尖头或钝头穿刺针穿刺入囊腔，注射造影剂以确定是否穿刺成功。在透视下送入 0.035 英寸或 0.025 英寸的导丝，在假性囊肿或 WON 中盘圈。用逐级扩张探条（4～6Fr）和（或）扩张球囊（直径 6～10mm）扩张穿刺道。完成充分扩张后，可放置双猪尾塑料支架、单个 SEMS 支架或单个不带热探头的 LAMS 支架。胰腺假性囊肿可选择塑料或金属支架治疗，但单用塑料支架往往不能充分引流 WON，需与鼻胆管或经皮引流管联合应用并进行冲洗。据作者经验，塑料支架有利于治疗胰管离断综合征，可永久留置以引流离断的胰尾部积液，可防止支架拔除后形成新的液体积聚。在没有经皮引流的情况下，须在植入金属覆膜支架（SEMS 或 LAMS）后进行内镜下坏死物清除（详见第 56 章），具体操作包括双氧水冲洗、网篮、圈套器或回收网清理等。

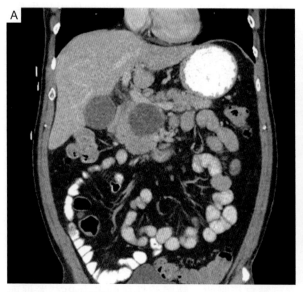
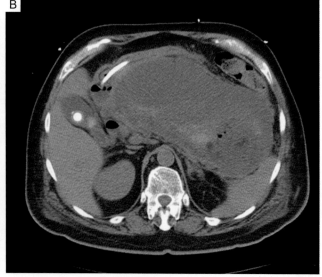

图 33-2　胰腺液体积聚有不同的病因、形状、组成和表现。A. 一例胰腺钩突部的假性囊肿，注意其圆形厚壁的形状；B. 重症急性胰腺炎发病 4 周后形成的典型胰腺包裹性坏死，注意积液外壁开始形成，呈不均匀强化，伴有小囊袋状气体影

2. 疗效　一项包括 55 项研究、纳入 2100 多位患者的系统回顾显示，EGDPFC 的平均技术成功率为 97%，临床成功率为 90%，但在该项研究中并未进行 WON 和胰腺假性囊肿的亚组分析。从文献中看，完全引流的时间还不明确。对于胰腺假性囊肿，直接对照的研究并未显示塑料支架、SEMS 和 LAMS 何者更优。一项纳入约 700 名患者的荟萃分析显示，不同支架对胰腺假性囊肿的治疗成功率、不良事件发生率和复发率均无显著差异。对近 700 例患者的荟萃分析显示，假性囊肿的治疗成功率、不良事件发生率和复发率没有显著性差异。最近的一项大型研究发现，使用

SEMS 的囊肿治愈率为 98%，显著高于塑料支架（89%），而 SEMS 的不良事件发生率为 16%，低于塑料支架（31%）。LAMS 治疗假性囊肿的初步结果显示，技术成功率可达 89%～95%，临床成功率可达 93%～100%。单用经胃支架治疗 WON 的成功率尚有不足，据报道仅为 63.2%。Ross 等报道了 103 例接受经皮和经胃联合引流治疗 WON 的结果，其技术和临床成功率均为 100%，无须手术清除坏死组织，无相关死亡率（图 33-4）。放置鼻胆管可降低支架阻塞率，可与经胃支架引流联合应用。最近的一项多中心回顾性研究显示，124 例 WON 患者接受 LAMS 置入治疗，技术成功率

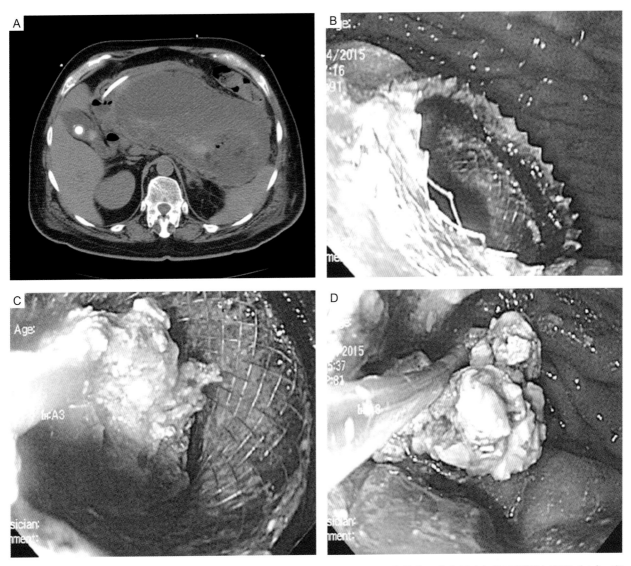

图 33-3　46 岁男性患者的胰腺包裹性坏死的坏死组织清理术。15mm 双蘑菇头覆膜金属支架跨胃壁置入囊腔（A）；囊腔内（B）；圈套器清理大部分坏死组织（C 和 D）

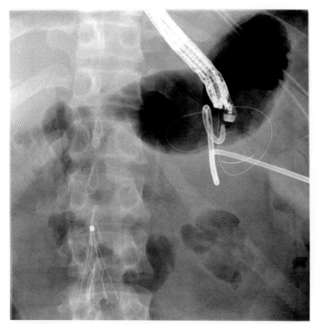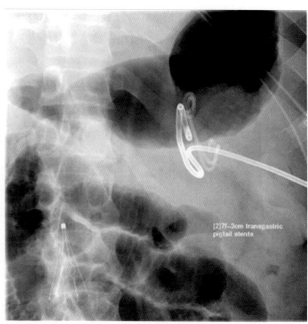

图 33-4   双向引流的透视图。已置入经皮引流管。超声内镜下跨胃壁置入 2 根 7Fr ~ 3cm 单猪尾支架

为 100%，3 个月内的临床成功率为 86.3%，其中 78 例患者进行了坏死组织清理，平均清理 2 次。内镜下坏死组织清理过程中使用过氧化氢可降低不良事件、缩短手术时间和较少清理次数。

3. 不良事件   在 Fabbri 的系统回顾中，EGDPFC 平均的总不良事件发生率为 17%，其中出血 3.2%、感染 2.4%、支架移位 2.4%、穿孔 1.2% 和气腹 0.8%，5 例出现手术相关死亡（0.2%）。内镜下坏死物清除术的不良事件发生率约为 22%，最常见的是出血（11%），其次是穿孔和气腹（3%），偶有空气栓塞的情况（0.4%），因此建议内镜下坏死组织清除术中使用 CO_2 进行操作。

五、胰管穿刺和引流

当 ERCP 胰管插管失败时，可选择 EUS 引导的胰管穿刺引流（EUSPDA），其使用越来越多。ERCP 过程中，导丝无法进入胰管的原因很多，包括困难插管，胰腺分裂，副胰管开口小或不可见，胰管走形扭曲、狭窄、无法到达胰肠吻合口或吻合口插管失败，胰管离断综合征等。

操作方法   先 EUS 定位胰管（多为胰体部胰管），后用 19G 针穿刺。注入造影剂以显示胰管走形。作者通常使用 19G 钝头穿刺针（19A EchoTip；Cook Medical），因其可减少对导丝的切割风险。19G 穿刺针可通过 0.025 英寸和 0.035 英寸的导丝。如果胰腺纤维化明显，可能需要用 22G 针穿刺，后者仅能通过 0.018 英寸的导丝，这种导丝的支撑力不够，无法引导器械通过狭窄段。在会师操作时，将导丝送入肠腔，退出超声内镜，再送入侧视镜或前视镜（术后解剖结构改变如胰肠空肠造口术），然后通过圈套器或异物钳抓住导丝退出内镜，后行扩张或支架植入等内镜下逆行治疗（图 33-5）。在顺行操作时，导线进入胰管后，使用造影管、探条、扩张球囊、针状刀或囊肿刀循导丝扩张穿刺道，后置入塑料支架。

文献报道的 EUSPDA 的成功率不一，技术成功率为 50% ~ 100%，总体成功率为 78%。不良事件发生率为 7% ~ 55%，顺行操作比会师技术的不良事件更多，不良事件包括胰腺炎、胰瘘、出血和穿孔等。

六、胆道引流

ERCP 胆道引流安全、高效，但即使是最有经验的操作者，也并非所有插管均能成功。插管

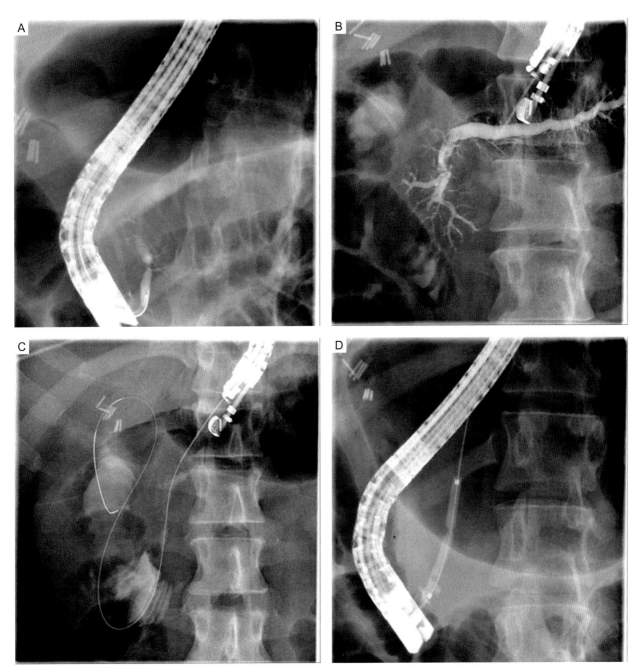

图 33-5　超声内镜引导下胰管会师术。A.28 岁女性复发性胰腺炎患者，其胰管狭窄似乎是轻度，但先后由 3 位经验丰富的内镜医师操作的 3 次 ERCP 中，导丝都未能通过狭窄段；B.EUS 引导下会师术中，19G 针穿刺进入胰管体段；C.0.025 英寸弯头导丝顺行穿过狭窄段进入十二指肠腔；D. 十二指肠镜会师后球囊扩张狭窄段，随后置入胰管支架。EUS. 超声内镜

失败的原因包括十二指肠梗阻、无法寻及乳头以及解剖异常到达乳头等。在这些情况下，可选择 EUS 引导的胆道引流（EGBD），其手术方式包括经十二指肠胆总管引流术（EGCD）、肝胃引流术（EGHG）和胆道会师技术（EGBRV）。因可能发生严重不良事件，这些术式均需谨慎选择。仅有

经验的、受过相关培训的内镜医师才可尝试这些手术，其他高级医师的指导也有帮助。

当地医院的相关技术水平决定了选择何种手术。熟练的放射介入科医师进行经皮经肝胆管引流术（PTBD）的成功率非常高，甚可达 100%，但相关的不良事件和再次干预率均较高。如果当

地医师 EGBD 的水平相当或更高，可能更适合选择 EGBD，患者的生活质量较高。一项单中心回顾性研究显示，PTBD 与 EGBD 的技术成功率类似（PTBD 为 91.6%，EGBD 为 93.3%），但前者的再次干预率（4.9% vs 1.3%）、疼痛率（4.1% vs 1.9%）和迟发不良事件发生率（53.8% vs 6.6%）均更高。EGBRV 的技术成功率常低于 PTBD 和 EGBD。一项系统回顾和最近的一项多中心试验显示，EGBRV 的成功率仅为 74% ～ 80%。因此建议 EGBRV 适用于良性疾病、正常解剖但常规胆管插管失败的患者。

EUS 胆管引流有 EGCD 和 EGHG 两种方法。当无法到达十二指肠球部时，只能采用 EGHG。当两种方法均可行时，两者的成功率相似（85% ～ 93%）。有研究显示，EGHG 的不良事件明显高于 EGCD（30.5% vs 9.3% 或 19% vs 13%），但 1 年支架通畅率也较高。目前并无两种

方法患者生存时间的报道。近来的研究显示，使用 LAMS 进行 EGCD 较有前景。

1. 操作方法　在 EGCD 操作时，在十二指肠球部寻及胆总管，19G 针穿刺，注射造影剂以显示胆管，后送入 0.035 英寸的导丝。扩张器械可选逐级扩张探条、扩张球囊、针刀或囊肿刀等。如果超声内镜处于长镜身状态，视野朝上，可将支架植入至胆总管近端；如果处于短镜身状态，方面朝向壶腹部，可置入支架至胆总管远端（图 33-6）。可选择塑料或金属支架，应优先选择自膨式全覆膜或部分覆盖金属支架，其通畅率更高，不良事件发生率更低。行 EGHG 操作时，从胃腔穿刺左侧肝内胆管建立通路，一般放置较长的自膨式金属覆膜支架。

2. 不良事件　EGBD 的不良事件约为 29%（3% ～ 77%），主要包括胆汁性腹膜炎、穿孔、气腹、出血和支架移位。EGHG 肝胃支架可堵塞分

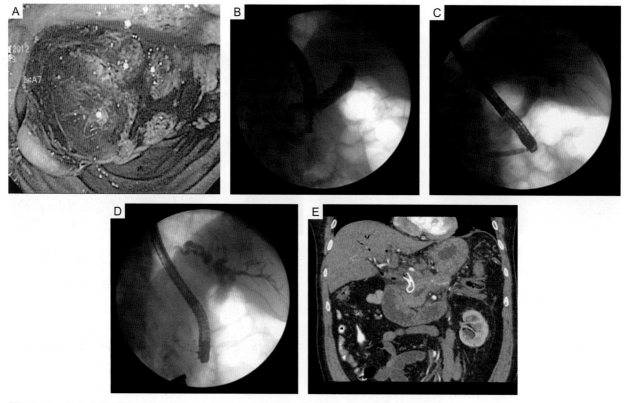

图 33-6　超声内镜引导下胆总管十二指肠造瘘术治疗 54 岁男性、转移性乳头腺癌患者。A. 由于肿瘤病灶大而扭曲，导致胆管开口不明显，多次插管仍未成功，ERCP 失败；B. 扇扫超声内镜短镜身位置下用 19G 针穿刺进入胆总管，0.035in 导丝进入胆管；C. 将超声内镜更换为十二指肠镜（带 4.2mm 治疗工作通道）；D. 4mm 扩张球囊扩张穿刺道；E. 经胆总管十二指肠瘘道置入 10mm ～ 6cm 的支架

支胆管，诱发局灶性胆管炎。长期的不良事件主要是支架诱导的组织增生，当支架和胆管大小不匹配时尤其容易发生。

七、胆囊穿刺引流

很多急性胆囊炎患者有多种合并症或有外科手术禁忌证，常需选择非手术胆囊引流作为临时治疗或长期治疗的手段。在 EUS 胆囊引流出现之前，一般通过经皮方式进行胆囊引流减压，偶可通过 ERCP 放置胆囊管支架或引流管。经皮引流的成功率为 90%，但常引起明显不适，仍适用于病情严重且不能耐受外科或内镜手术的患者。经皮引流的其他风险包括胆瘘、移位、瘘管形成、气胸和感染。内镜下经乳头置入胆囊管支架或鼻胆管引流也是胆囊减压的有效手段，其成功率为 80%～90%。但胆囊管有汇入部成角或狭窄、走形扭曲或为螺旋状等特点，导致插管和通过困难。

当无法进行外科手术和 ERCP 时，可选择 EUS 引导的经十二指肠或经胃胆囊引流（EGCG）。EGCG 一开始使用的是塑料支架，后渐被自膨式覆膜金属支架（SMES）和双蘑菇头覆膜金属支架（LAMS）代替。放置塑料支架有发作胆瘘和胆汁性腹膜炎的风险，使用全覆膜 SMES 可使胆囊和胃肠腔紧密闭合、相连。LAMS 内径为 10mm 或 15mm，呈哑铃状结构，有其优势。

1. 操作方法　使用治疗性线阵式超声内镜从十二指肠球部或胃窦对胆囊进行定位，穿刺部位尽量靠近胆囊。19G 尖头或钝头穿刺针穿刺胆囊，透视下植入 0.035 英寸或 0.025 英寸导丝。扩张穿刺道至足够大小，一般使用球囊扩张至 4mm，以便植入 7Fr 或 10Fr 塑料支架或金属支架。Axios 公司（Boston-Scientific，Natick，MA）的双蘑菇头支架需分段释放，先在透视和超声引导下释放远端蘑菇头，后在内镜直视下释放近端蘑菇头（图 33-7）。AXIOS 的热探头双蘑菇头支架头端带有热电极和切割线，可直接电灼进入相邻器官，减少了穿刺针穿刺和置入导丝等步骤。

2. 疗效　一项 22 例病例的回顾性分析发现，塑料支架的技术成功率和临床成功率均为 100%，SEMS 分别为 98.6% 和 94.6%，部分覆膜 SEMS 的临床成功率显著高于全覆膜 SEMS 支架（98%vs78%）。LAMS 支架的技术成功率和临床成功率分别为 91% 和 90.1%。Walter 等的一项多中

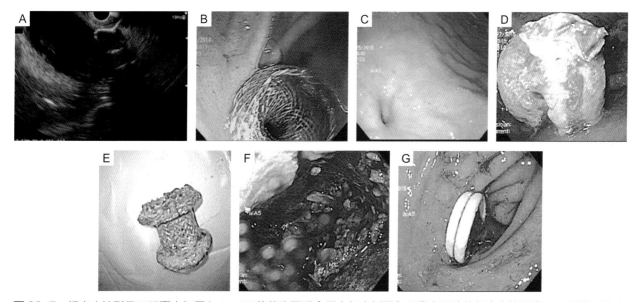

图 33-7　超声内镜引导下胆囊支架置入。A. 双蘑菇头覆膜金属支架内侧翼在胆囊内释放的超声内镜图像；B. 胆囊胃造瘘术 15mm 双蘑菇头覆膜金属支架完全释放后的内镜图；C.6 个月后内镜复查，可见支架内移位，几乎被增生的颗粒状组织包埋；D 和 E. 瘘管扩张后显露并取出支架；F. 支架取出后的瘘管；G. 跨瘘管置入 2 根双猪尾支架。EUS：超声内镜

心前瞻性试验对 30 例患者进行了长期随访，该研究的技术成功率（支架置入）和临床治疗成功率（症状消退和感染控制）分别为 90% 和 96%，2 例患者因支架堵塞出现了复发性胆囊炎。50% 患者平均术后 3 个月可拔除 LAMS；另 50% 患者中，5 例（33%）拔除支架前死亡，10 例因其他原因无法拔除（如组织过度生长、"临床状况不佳"、患者拒绝以及胆囊结石等）。

3. 不良事件　放置塑料支架的不良事件为 18.2%，主要包括气腹症、胆瘘和胆汁性腹膜炎，迟发性支架移位发生率不足 5%。SEMS 的不良事件发生率为 12.3%，全覆膜 SEMS 的不良事件比部分覆膜 SEMS 高。SEMS 相关不良事件包括气腹症、十二指肠穿孔、支架移位和支架闭塞。LAMS 支架的不良事件为 9.9%。Walter 等的研究发现，LAMS 支架相关死亡率为 7%，相关严重不良事件发生率为 13%（误吸、感染、出血和黄疸）。

八、EUS 引导消融和癌症治疗

EUS 引导的治疗还包括细针注射和抗肿瘤治疗。胰腺囊肿可单用乙醇或联用乙醇及紫杉醇进行消融治疗，其临床成功率为 33% ～ 79%，不良事件包括急性胰腺炎、疼痛和发热等。乙醇可用于神经内分泌肿瘤的消融治疗，也可用于肝脏转移瘤、肾上腺转移瘤和胃肠道间质瘤病变等的姑息治疗，均有个案或病例系列的报道。还有腺病毒载体（ONYX-015；TNFerade）瘤内注射、冷冻治疗及近距离放射治疗等报道。这些方法的应用有限，其安全性和有效性有待进一步评估。

九、小结

胃肠腔内 EUS 治疗的范围和方式逐渐拓展。已成为胰胆疾病治疗的重要工具，是传统内镜治疗方法的重要补充。进一步的研究和创新将有利于巩固 EUS 的地位并扩大其适应证。

第 34 章

胆胰疾病：CT、MRCP 及 EUS 在 ERCP 中的作用

Andres Gelrud and Ajaypal Singh

张 利 潘阳林 译

内镜逆行胰胆管造影术（ERCP）于 1968 年首次报道（参考第 1 章）。因内镜和附件受限，操作技术上很有挑战性，但在日本和欧洲，ERCP 逐渐成为胰胆系统疾病诊断评估的重要方式。在 1972 年，由德国的 Classen 和 Demling、日本的 Kawai 引入"十二指肠乳头括约肌切开技术"，ERCP 的治疗作用得以认可和发展。在 20 世纪 80 年代，由于胆管和胰管支架的发展，ERCP 的治疗适应证从胆道取石扩大到肝胆系统恶性梗阻的缓解治疗。尽管最初对 ERCP 的有效性和安全性比较担忧，但在美国被接受。在美国，ERCP 的使用在 20 世纪 90 年代中期达到了顶峰。一方面是 ERCP 技术的规范化发展，另一方面在 1989 年出现了腹腔镜胆囊切除术，这些都可能促使了在 20 世纪 90 年代早期 ERCP 技术应用的增加。

自 ERCP 最初的发展以来，高分辨率计算机断层扫描（CT）、超声内镜（EUS）、胰胆管磁共振成像技术（MRI/MRCP）的逐步发展，胰胆管的成像经历了一个显著的转变。随着这些低侵入性、更安全的成像方式的出现，ERCP 技术现在主要转变为一种治疗方法，特别是由于认识到与诊断性 ERCP 相关的潜在不良影响的高风险（参考第 8 章）。高质量前瞻性研究也使人们认识到，诊断性 ERCP 不是胆胰管疾病患者最好的选择。

在 2007 年发表的一份使用美国住院患者样本（MS）数据库的研究中，Jamal 等表明，美国的 ERCP 在 1988 ～ 1996 年的数量有所增加，但 1996 ～ 2002 年这一数据显示出稳步下降。1996 ～ 2002 年，年龄矫正后的 ERCP 量下降了大约 20%。研究还得出结论，下降的趋势主要原因是减少了诊断性 ERCP，而在研究期间，治疗性 ERCP 的量还是持续增加的。在同一时期，另一个门诊手术数据库（SASD）的数据分析也显示，门诊 ERCP 量也有减少的趋势。我们推测 2000 年以后 ERCP 的量仍是持续下降。最近的 EPISOD 试验显示，在疑似患有 Ⅲ 型奥迪括约肌功能障碍（SOD）的患者中，ERCP 手术没有任何获益（参考第 47 章）。因此 ERCP 的下降趋势可能会持续下去。2000 ～ 2009 年，在儿科患者人群中，治疗性的 ERCP 有所增加，但诊断性 ERCP 的数量却显著减少。

ERCP 应用下降有双重原因。首先，不可接受的不良事件的风险仍然较高；其次，可替代的非侵入性和低风险的成像模式应用增加。与 ERCP 相关的不良事件以及如何最大程度地降低这些事件已在第 8 章中讨论过，这里不再详细讨论。我们在这里总结了主要胆胰管疾病的诊断方法，将 ERCP 与超声内镜（EUS）、磁共振成像（MRI）和 CT 成像对比的文献进行了总结。ERCP 在胆胰管引流、胆总管结石方面的治疗作用明确，不再赘述。在现代医学中，治疗费用是一个需要考量的重要因素，在诊断方法的选择方面也发挥作用。作为一种有较高潜在不良风险的操作，ERCP 的成本效益低于 EUS、MRCP 等低侵入性的治疗方法。例如，在低发病率人群中进行胆道疾病的评估，ERCP 的性价比较低。也有多项研究比较了 MRI/MRCP 与超声内镜对胆道疾病诊断的成本和诊断

符合率。然而，在具有高发病率的胰胆道疾病患者中，如果 ERCP 治疗的可能性大于 50%，ERCP 将比 EUS 和 MRCP 更具有成本效益。高风险因素包括不明原因的胆道狭窄、梗阻性黄疸以及基于临床标准的胆总管结石的高危情况。

一、良性肝胆疾病中非侵入性成像、EUS 与 ERCP 诊断比较

（一）结石性疾病

胆总管结石是 ERCP 最常见的手术适应证，因为腹腔镜胆囊切除术一般不进行胆管的探查，所以 ERCP 是治疗胆总管结石的首选和一线治疗方法。因为有潜在的不良事件风险，在所有预期存在胆道结石患者中，均不进行诊断性的 ERCP。在有症状的胆石症和疑似胆总管结石的患者中，应谨慎选择 ERCP 手术治疗的患者。尽管 CT 对于诊断胆管扩张以及扩张程度很敏感，但对胆管结石的诊断敏感性相对较低（大约 75%），因此，对于疑似胆道结石的患者，CT 不是理想的检查方法。MRI/MRCP（图 34-1）对胆管结石的诊断敏感性高达 90% 以上，但对于直径小于 6mm 的结石，敏感度较低（约为 75%），在胆管扩张的情况下其诊断敏感性也会减低。在诊断胆道结石时，EUS 和 MRI/MRCP 都有非常高的敏感性和特异性，但 EUS（图 34-2）对于末端胆管小结石的诊断略优于 MRI/MRCP。美国胃肠内镜协会（ASGE）实践指南以胆总管存在的可能性为依据，将有症状的可疑胆总管结石的患者分为 3 组。该分类基于临床表现、实验室检查和腹部超声检查的综合结果。胆总管结石可能性高（定义为 > 50% 概率）的患者应接受术前 ERCP 治疗，而那些可能性较低的患者（< 30%）应直接进行胆囊切除术。对于中度可能性的患者（30% ～ 50%），在接受 ERCP 之前，应进行术前磁共振检查、EUS 检查或术中胆管造影（图 34-3）以确认胆总管结石是否存在。

（二）慢性胰腺炎

1. 诊断作用　需要内镜诊断或处理的慢性胰腺炎（CP）相关情况包括疼痛、胆道狭窄（图 34-4）、胰管狭窄和胰腺液体积聚（第 55 章）。内镜在胰腺外分泌功能不足的治疗作用几乎很有限；在处理疼痛时，除非合并胰管梗阻，否则内镜的作用也不明确。ERCP 不是诊断 CP 的一线方法，其无法显像胰腺实质，还可能因胰管造影而诱发急性胰腺炎，对区分慢性胰腺炎的严重程度其敏感性也较低。其他的成像方式（如 EUS、CT 和 MRI/MRCP）均可对胰腺实质和胰管解剖进行评估，因此更适合首选用于慢性胰腺炎（图 34-5）的诊断，CP 患者的胰腺癌的风险增加，上述这些成像方法也可以用于胰腺任何部位的肿瘤的诊断。然而，所有这些成像方式对慢性胰腺炎背景下的胰腺癌的诊断的敏感性都很差。

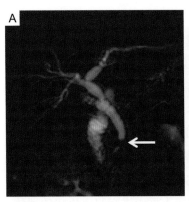
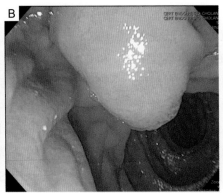
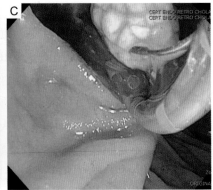

图 34-1　35 岁女性诉右上腹痛，转氨酶轻度升高，总胆红素 21mg/L。腹部超声提示显著胆管扩张，由于小肠气体干扰无法看见胆管远端。A. 胆胰管磁共振成像（MRCP）显示胆管远端小结石（箭号）嵌顿；B. 内镜逆行胆胰管造影（ERCP）可见主乳头肿大（提示结石嵌顿）；C. 胆道括约肌切开术后取出结石

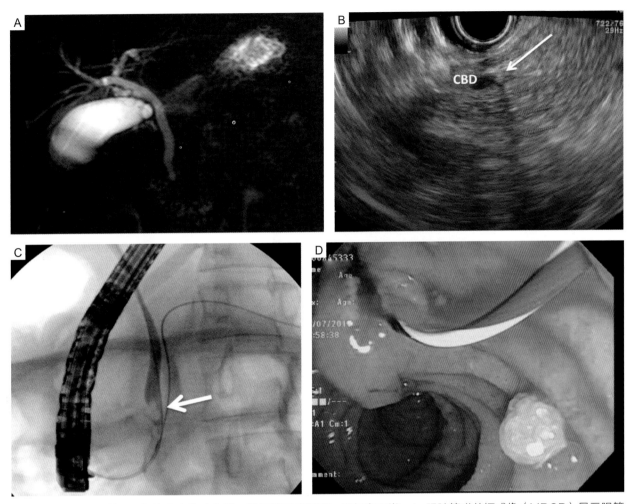

图 34-2　24 岁女性，因间断右上腹痛入院，转氨酶轻度升高，胆红素正常。A. 胆胰管磁共振成像（MRCP）显示胆管正常。患者持续腹痛，遂行超声内镜（EUS）；B.EUS 可见胆总管远端的小结石（白箭号），其远端有声影（红箭号）；C. 内镜逆行胆胰管造影（ERCP）可见胆总管远端充盈缺损影（箭号）；D. 取出小结石

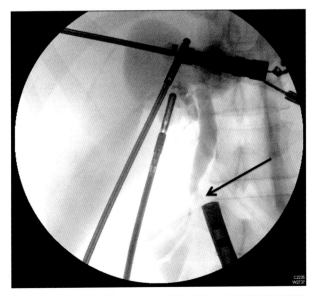

图 34-3　48 岁男性，因有症状的胆石症行腹腔镜胆囊切除术，术中胆管造影图显示胆总管远端的小结石（箭号）

2. 疼痛管理　慢性胰腺炎疼痛的发病机制是复杂的，至今仍未完全了解。胰管狭窄会导致上游胰管扩张和导管内压力增加，可能是导致胰源性疼痛的多种原因之一。尽管很多患者可通过内镜下胰管扩张和胰管支架置入等方法控制疼痛，但随机研究表明，这些患者采用外科手术引流的治疗方式比内镜引流效果要好得多。在外科手术引流之前，借助 CT 或 MRI/MRCP 的横断面成像显示胰管和胰腺实质的结构是非常重要的，但目前还没有随机试验比较两种成像方式的优劣，通常由外科医师来决定的选择何种影像学方法。MRI/MRCP 的一个额外作用是评估是否存在胰瘘，并有助于判断胰管与假性囊肿是否相通（稍后讨论）。除了 ERCP 胰管引流治疗之外，EUS 引导的

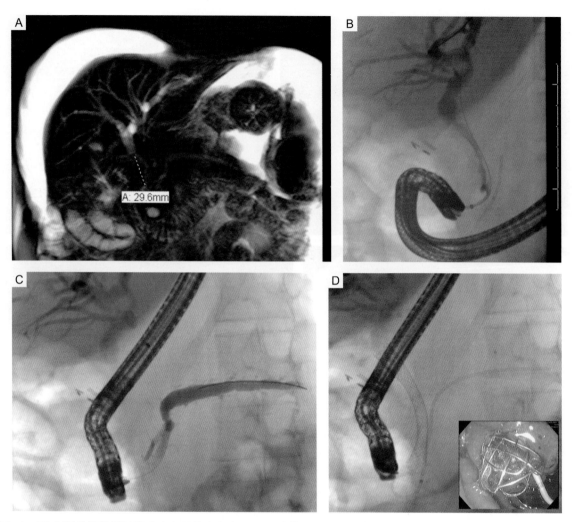

图 34-4　52 岁慢性钙化性胰腺炎患者因黄疸入院。A. 胆胰管磁共振成像（MRCP）显示胆总管远端胰腺段狭窄及肝内胆管扩张；B. 内镜逆行胆胰管造影（ERCP）术中胆管显影图与 MRCP 图像一致；C. ERCP 显示慢性胰腺炎所致胰管扩张；D. 胆管覆膜金属支架和胰管塑料支架置入后的透视图及内镜图

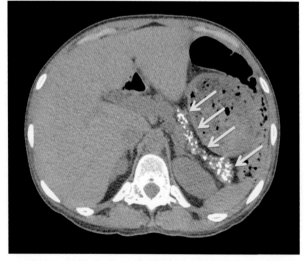

图 34-5　58 岁男性，吸烟饮酒导致慢性钙化性胰腺炎。腹部 CT 显示多发的胰腺实质内结石（黄色箭号）

腹腔神经丛阻滞也是一种治疗胰源性疼痛的方法，尤其是可用于无法控制且胰管不宽的 CP 患者疼痛。然而，EUS 腹腔神经丛阻滞（EUS-CPB）在慢性胰腺炎疼痛患者中的应用数据尚有限，远远少于胰腺癌患者的相关数据。55% ～ 70% 的患者在 EUS-CPB 治疗后疼痛暂时改善，但是远期效果并不乐观。EUS-CPB 镇痛的效果与慢性胰腺炎的潜在病因有关，在胰腺手术史和 45 岁以下的患者中效果更差一些。已有数据表明，与 CT 引导经皮穿刺 CPB 相比，以 EUS-CPB 的缓解疼痛效果更明显。在良性胰腺疾病患者中，使用无水乙醇进行腹腔神经丛的神经毁损治疗（CPN）可能出现严重的不良反应，应慎之又慎。

（三）有症状的胰腺及胰周液体积聚

在慢性胰腺炎的背景下，有症状的胰腺和胰周液体积聚通常与胰管的下游梗阻所致的胰瘘有关。针对急性胰腺炎和慢性胰腺炎相关假性囊肿的治疗管理方法略有不同，但最近的大多数相关文献认为，急、慢性胰腺炎的假性囊肿的内镜处理并无明显差别。EUS 引导经胃壁腔内囊肿引流术（图 34-6）已成为治疗的首选，几乎完全取代了经十二指肠乳头引流。一些研究表明，ERCP 放置胰管支架可能有助于治疗胰腺液体积聚，尤其适合于合并胰管断裂或者与胰管相通的液体积聚（图 34-7）等情况。在很多情况下，ERCP 引流的技术难度较大。最近，一项在具备

高级内镜诊疗技术的三级医疗中心开展的研究显示，对 47 例胰瘘的患者的 ERCP 治疗中，仅有 17 例获得成功。

（四）可疑胰胆管恶性肿瘤

在恶性梗阻性黄疸中，ERCP 一般用于治疗，主要是术前或姑息性胆道支架引流。在胆胰系统恶性肿瘤的诊断中，对 ERCP、EUS 和横断面成像的选择取决于肿块的部位以及无肿块情况下是否有胆道狭窄和黄疸。

对于有胰腺肿块和胆道梗阻的情况，EUS 的敏感性最高（图 34-8），特别是对于 2cm 以下的肿块。高分辨率 CT 具有动脉、静脉和延迟相成像

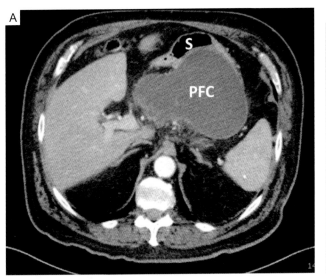
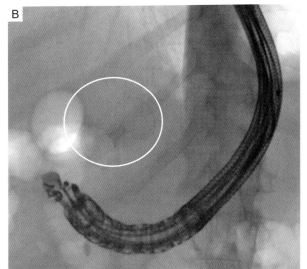
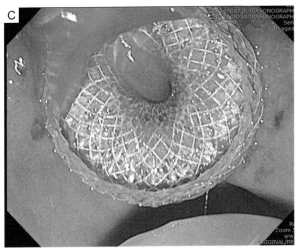
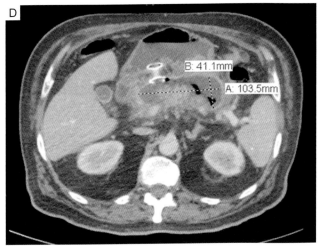

图 34-6 34 岁男性，5 周前发作急性胰腺炎，现诉早饱及腹痛。A. 腹部 CT 显示胰腺液体蓄积（PFC）压迫胃腔（S）；B 和 C. 超声内镜下置入双蘑菇头覆膜金属支架（椭圆形圈内）引流；D. 腹部 CT 显示 PFC 缩小

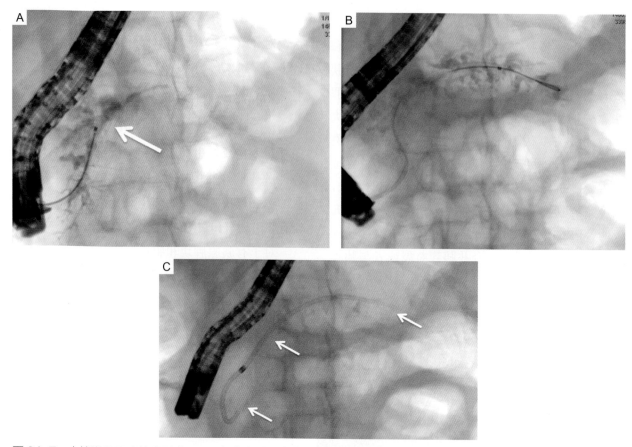

图 34-7　内镜逆行胆胰管造影（ERCP）术中胰管造影显示胰管突然中断（A），导丝可通过胰瘘位点（B），置入胰管支架（C）

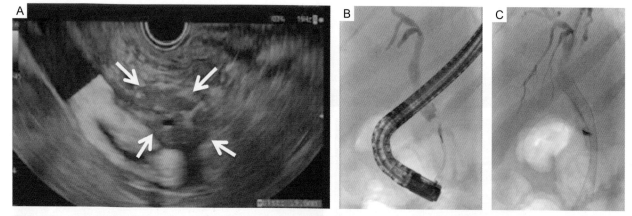

图 34-8　62 岁男性因无痛性黄疸入院，腹部 CT 显示胰头部 1.8cm×1.5cm 病灶。A. 超声内镜可见胰头部小病灶（箭号）。细针穿刺活检结果为胰腺腺癌；B 和 C. 内镜逆行胆胰管造影（ERCP）显示胆管远端梗阻，置入金属支架

的功能，对检测胰腺肿块的敏感性很高，但有可能会忽略较小的病变。EUS 可额外获取组织以便组织学诊断。ERCP 的作用通常是姑息引流，但对于 EUS 穿刺诊断不明确的病例，ERCP 也可进一步用于诊断。ERCP 对有黄疸，但无明确包块的胆管癌（图 34-9）的诊断价值更大。在胰头癌患者中，

如果目的是组织诊断和梗阻性黄疸的引流，通常单用 CT 就足够了；但在胆管癌特别是肝门部胆管癌患者中，在 ERCP 之前进行非侵袭的 MRCP 检查非常有帮助（第 40 章）。在胆道狭窄的程度和形态的评估方面，MRCP 与 ERCP 有类似的敏感性和特异性。一项包括 67 个研究、4711 个胆道梗

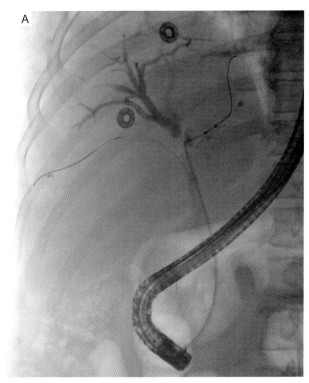
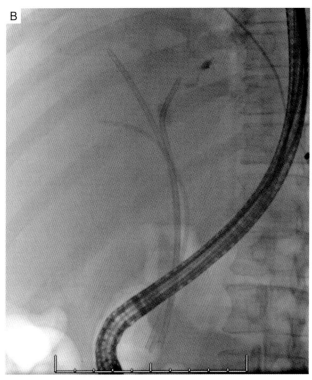

图 34-9　72 岁患者主诉无痛性黄疸及消瘦（MRCP 图像参见图 34-10）。A. 胆管造影显示肝门部胆管恶性狭窄，累及肝内胆管；B. 置入 3 根塑料支架于显影的受累肝内胆管内

阻患者的 meta 分析显示，MRCP 对恶性肿瘤的诊断敏感性和特异性分别为 88% 和 95%，而使用扩散加权成像技术可以进一步提高 MRI 对不明原因胆道狭窄的诊断率。在没有明显肿块的胆道狭窄患者中，如果胆管狭窄位于远端，胰腺薄层 CT 可能就够了；但如果狭窄位于近端，则 MRI/MRCP 是更好的选择。

除诊断狭窄的范围和对胆道引流治疗外，ERCP 还可以使用细胞刷或胆道活检进行组织取样，用 ERCP 对胆管恶性肿瘤取样的诊断特异性为 95%，但敏感性较低，细胞刷的敏感性为 23% ～ 56%，活检的敏感性为 33% ～ 65%。在 ERCP 中结合胆道细胞刷和胆道活检可以使诊断率提高到 60% ～ 70%。

EUS 对胰腺包块的细针穿刺取样的价值很明确，但在没有明确肿块的胆道梗阻中的价值并不明确。在 2000 年左右首次有关于 EUS 用于评估胆道狭窄的报道。多项研究显示，EUS 引导细针穿刺（FNA）对胆道狭窄的诊断敏感性为

40% ～ 90%。尽管没有胆道狭窄 EUS-FNA 后出现的种植转移的报道，但在胰腺肿瘤有相应的报道，因此胆管 EUS-FNA 后种植转移在理论上是可能的。尽管最近的一项研究表明，胆管癌患者进行 EUS-FNA，死亡率或不良事件没有增加，但一些为胆管癌提供肝移植治疗的中心不推荐在移植前进行 EUS-FNA。因此，如果需要，ERCP 仍然

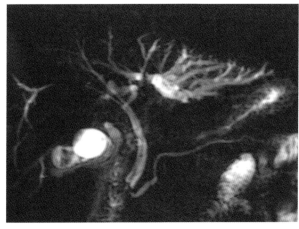

图 34-10　图 34-9 中患者的 MRCP 显示肝门部胆管恶性狭窄伴肝内胆管扩张

是这些患者获取组织学诊断的主要方式。导管内超声检查和胆管镜检查也可选择利用，而这两种方法也都需要 ERCP。

二、小结

ERCP 的使用有所减少，原因有二：一是很多疾病并非 ERCP 的正确适应证，比如现在已不再临床使用的Ⅲ型 SOD 诊断；二是随着 CT、EUS 和 MRI/MRCP 发展，已逐渐取代了 ERCP 的诊断作用。很多医疗技术的发展也和 ERCP 一样，对技术追求的热情会导致广泛应用，但之后会逐步考量临床实际以及评估风险效益。作为一种技术，ERCP 似乎已经经过了上述阶段，其真正的价值已得以体现。尽管一些专家担心，ERCP 手术量的减少可能会导致内镜医师缺乏动手机会，尤其困难病例的操作更少。某些病例的 ERCP 治疗也可能被其他方法取代，如 EUS-BD，其将来也许可能成为治疗远端胆道恶性梗阻的一线方法。值得注意的是，EUS 技术目前正处于热情探索、扩大应用的阶段，有些类似于 20 世纪 80 年代和 90 年代早期的 ERCP 技术。合适的临床试验进一步决定明确这些技术的各自价值。

第 35 章

胰腺分裂症、胆管囊肿及其他先天性异常

Mark Topazian

蔡开琳　潘阳林　译

ERCP 中经常会遇到胆管和胰管异常。相关知识对外科医师或消化科医师都很重要。本章主要介绍胆管和胰管变异的诊断、临床意义以及治疗。

一、壶腹异常

1. 主乳头异位　主乳头通常位于十二指肠将段中部或远侧，偶可位于十二指肠水平段。壶腹部位置深与胆胰合流异常（APBJ）、先天性胆管扩张和胆管囊肿有关。位置深的主乳头可能会导致共同段过长，原因可能与胰胆管在胚胎发育时向十二指肠迁移的过程异常有关。罕见情况下，可发现主乳头位于十二指肠球部。也有十二指肠双乳头的报道。当主乳头异位时，胆总管多无斜行的十二指肠壁内段，因此可供括约肌切开的空间较小。

2. 胆胰合流异常　正常胆胰管汇合成一长为 1 ～ 6mm 的共同通道，开口于十二指肠主乳头。共同通道偶可过长（图 35-1），称为胆胰合流异常（APBJ），其类似的名词还有胆胰管异位汇合、胆胰管异常排列或异常胰胆汇合。APBJ 可分为胆胰异常汇合（PBM）和胆胰管高位汇合（HCPBD）。前者指胆管和胰管在十二指肠壁外汇合，胆胰管自由交通，不受壶腹部括约肌收缩的影响。后者指十二指肠肌层或括约肌的收缩可阻断胆胰管的交通。APBJ 也可根据是否存在胰腺分裂、共同通道有无扩张、胆胰管汇合角度是否为锐角而进一步细分。有不同表现的有症状 APBJ 患者（尤其是胆管囊肿），其治疗策略有别。APBJ 患者的胰液可反流入胆道，当胆汁中淀粉酶浓度＞ 8000U/L 时可诊断为胰胆合流异常。

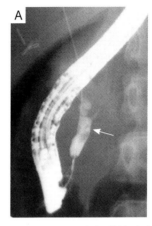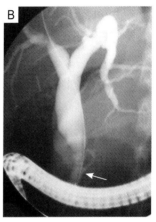

图 35-1　14 岁复发性胰腺炎患者 ERCP 提示胆胰合流异常（APBJ）（箭头）和胰腺分裂。A. 可见胆胰管共同段长且扩张，内有结石；B. 胆总管囊状扩张，提示 I 型胆总管囊肿

APBJ 可能是胆管囊肿恶变的危险因素，后面我们会细述。有 APBJ 但无胆管囊肿的患者发生胆道系统肿瘤的风险增加，发生胆囊癌的年龄也提前（图 35-2）。HCPBD 比 PBM 患者患胆囊癌的风险略低。因此，即便是单纯性的 APBJ，也应考虑预防性胆囊切除，还需对长期随访监测胆管的情况。如果 B 超发现不明原因的胆囊壁增厚，应考虑排除 APBJ 的可能。

二、胆管异常

1. 胆管解剖变异　Couinaud 根据三条肝静脉将肝脏划分为 4 叶。这 4 叶可以进一步细分为 8 段，每一段都有相应的流出胆管（图 35-3）。II、III、IV 段肝内胆管汇合入左肝管，V、VI、VII、VIII 段肝内胆管汇合入右肝管。左右肝管进而汇合入肝外胆管。尾状叶（I 段）产生的胆汁通过一些短、小的胆管直接汇入左或右肝管。ERCP 造影一般难

以发现尾状叶分支胆管。

右肝管通常由右前肝内胆管（引流 V 段和 VIII 段）和右后肝内胆管（引流 VI 段和 VII 段）汇合而成。在胆管造影图像中，右前肝内胆管一般位于上方，直行向下进入左、右肝管汇合部。右后肝内胆管自外侧或下侧水平走行，多跨越右前叶胆管后汇入汇合部胆管（图 35-4；也可见图 35-6 和图 35-7）。沿左肝管向外走，出现的第一个分支通常引流第 IV 肝段，IV 段肝内胆管一般有 1 ～ 3 支小胆管分支。更外侧的左肝管主干由 II 段和 III 段肝内胆管汇合而成（图 35-4）。

肝管汇合的解剖变异较为常见，仅 57% 的人属于正常解剖汇合。图 35-5 展示了最常见的解剖变异，主要是右前肝内胆管或者右后肝内胆管的汇合变异，包括右侧肝内胆管某一支的低位汇合

（20%）（图 35-6）、右前和右后肝内胆管分别汇入胆总管形成"三管汇合"（12%）、右侧胆管汇入左肝管（6%）。约 2% 的人右侧肝内胆管可能汇入胆囊管（图 35-7）。后者可能增加胆囊切除术中胆管损伤的风险。在内镜治疗肝门恶性梗阻或者评估术后胆道狭窄、胆瘘时，这些解剖变异的知识非常重要。在腹腔镜胆囊切除术时，如果分离和夹闭汇入胆囊管的变异右侧肝内胆管，就会导致 Bismuth V 型胆管损伤（第 44 章）。胆管造影诊断这种损伤比较困难，当右侧肝内胆管未显影时应高度警惕。

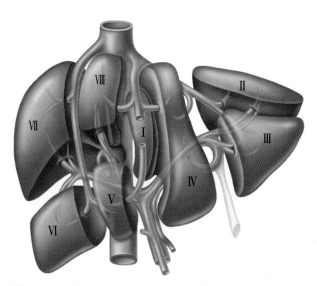

图 35-3 根据 Couinaud 命名法划分的肝脏功能性分段（经授权摘自 Blumgart LH，Fong Y，eds. *Surgery of the Liver and Biliary Tract*. Philadelphia：Saunders，2002）

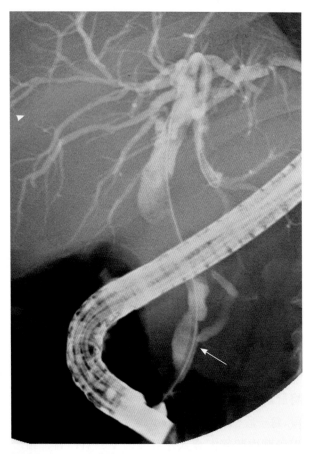

图 35-2 32 岁患者出现梗阻性黄疸，ERCP 提示胆胰合流异常（APBJ）（箭号）及由胆囊癌导致的胆管狭窄（箭头）。APBJ 是发生胆囊癌的危险因素。注意该患者未合并胆管囊肿

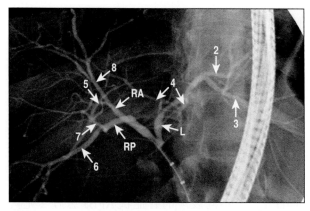

图 35-4 正常肝内胆管解剖。注意右前支走行相对垂直且靠近中央，右后支偏水平侧向走行。参见图 41-6 及图 41-7。L：左肝管；RA：右前支；RP：右后支；数字代表所引流的肝段

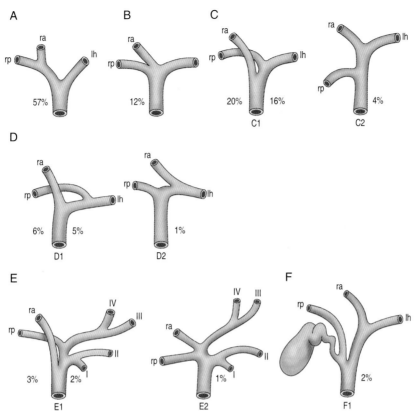

图 35-5　肝门部胆管常见汇合变异类型。A. 典型解剖；B. 三支胆管汇合；C. 一支右叶胆管异位汇合至肝总管；D. 一支右叶胆管异位汇合至左肝管；E. 无汇合共同段；F. 右后叶胆管异位汇合至胆囊管。lh. 左肝管；ra. 右前叶胆管；rp. 右后叶胆管（经授权引自 Blumgart LH，Fong Y，eds. *Surgery of the Liver and Biliary Tract*. Philadelphia：Saunders，2002）

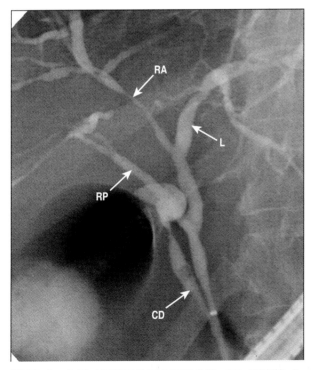

图 35-6　右后叶胆管异位汇合至肝总管。CD. 胆囊管；L. 左肝管；RA. 右前叶胆管；RP. 右后叶胆管

　　肝内胆管二级分支解剖变异也经常发生（尤其是Ⅳ段、Ⅴ段、Ⅵ段和Ⅷ段），见图 35-8。已有相关文章讨论了胆囊的异位引流和胆囊管的变异，可供参考。胆囊管可与胆总管并行汇入壶腹部。

　　2. 胆管囊肿　胆管囊肿，又称胆总管囊肿，是胆道系统的囊状扩张。目前广泛使用 Alonso-Lej 和 Todani 等提出的胆总管囊肿分类方法，如图 35-9 所示。Ⅰ型胆管囊肿最为常见，即胆总管的囊状扩张，常与 APBJ 并发。根据是否合并 APBJ、梭形扩张、节段性扩张以及是否累及胆囊管，可再分为Ⅰa、Ⅰb、Ⅰc 和 Id4 型，如图 35-1、图 35-9 和图 35-10 所示。Ⅱ型囊肿为胆总管的憩室。Ⅲ型囊肿累及十二指肠乳头，但囊肿内壁常为十二指肠黏膜上皮，而非胆道黏膜上皮。Ⅲ型囊肿可进一步分为ⅢA 型（胆管和胰管从近端汇入囊肿，囊肿通过独立的远端开口向十二指肠引流）（图 35-11）和ⅢB 型（壶腹内共通道的憩室）。

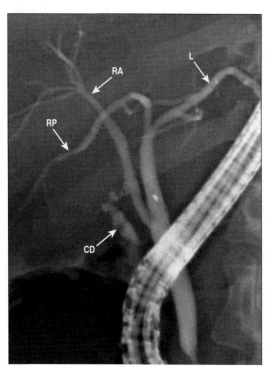

图 35-7 右前叶胆管异位汇合至肝总管。胆囊管汇合至右前叶胆管。CD. 胆囊管；L. 左肝管；RA. 右前叶胆管；RP. 右后叶胆管

Ⅵ型囊肿是位于肝内及肝外胆管（Ⅳ A）（图 35-12）或肝外胆道系统（Ⅳ B）的多发胆管囊性扩张。累及肝内胆管主干的 Ⅰ 型囊肿与Ⅵ A 型囊肿（肝内、肝外胆管扩张）的区别在于，肝内胆管囊肿与其远端胆管的管径有明显差别。Ⅴ 型胆管囊肿又称 Caroli 病，是肝内胆管的节段性囊性扩张（图 35-13）。Ⅵ型囊肿为孤立性胆囊管的囊性扩张，最近才有报道。

壶腹周围胆总管憩室是胆总管括约肌上缘的末端胆管的小憩室囊，常为偶发，与 APBJ 无关，可能系奥迪括约肌的功能障碍所致。这些末端胆管小憩室有别于 Ⅱ 型胆管囊肿，与胆道恶性肿瘤无关。

胆管囊肿的形成可能有多种机制，已有相关的综述文献。胆管囊肿通常是先天性的，但也可能是继发改变，如在 APBJ 患者中，胆囊切除术可诱发 Ⅰ 型胆总管囊肿。许多肝外胆管囊肿的患者存在 APBJ，胆汁淀粉酶水平＞ 8000U/L，胰液长期逆行进入胆管可能导致胆管扩张、胆道黏

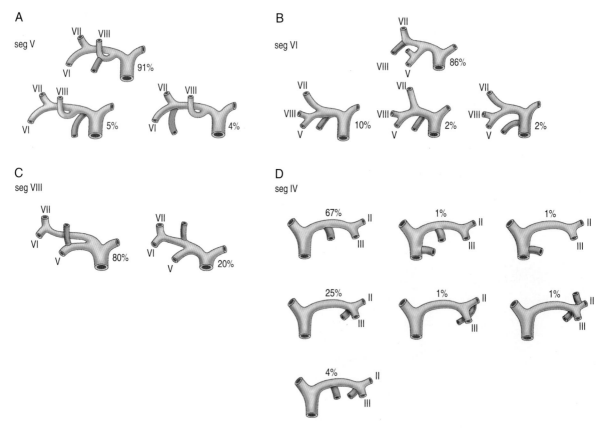

图 35-8 肝内胆管常见变异类型。A. Ⅴ 段；B. Ⅵ 段；C. Ⅷ段；D. Ⅳ段（经授权摘自 Blumgart LH, Fong Y, eds. *Surgery of the Liver and Biliary Tract.* Philadelphia：Saunders，2002）

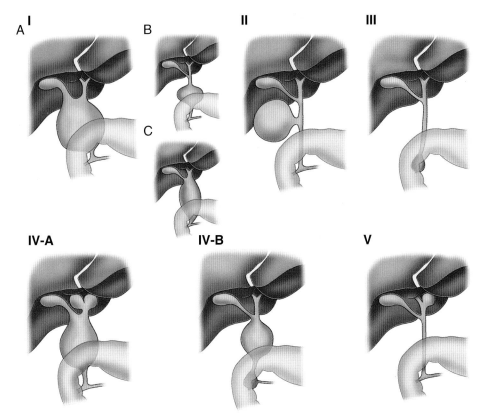

图 35-9　胆管囊肿分型（经授权摘自 Todani T，Watanabe Y，Toki A，et al. Classification of congenital biliary cystic disease：special reference to type Ic and IVA cysts with primary ductal stricture. *J Hepatobiliary Pancreat Surg.* 2003，10：340‑344）

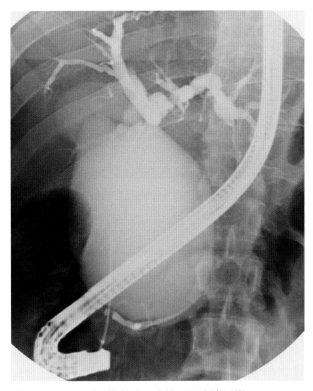

图 35-10　Ⅰ型胆管囊肿。合并胆胰合流异常

膜炎症和化生，可继发胰腺炎、胆管结石、胆管黏膜异型增生及胆管癌。胆管癌的风险随年龄增长而增加，18 岁以下患者的发病率较低（0.4%），年轻人的发病率为 5% ～ 14%。有症状的胆管囊肿老年患者的胆管癌发病率为 50%，无症状的胆管囊肿患者的胆管肿瘤发生率要低一些，但也显著高于普通人。没有 APBJ 的胆管囊肿患者其胆管癌风险也相对较低。对于新诊断出胆管囊肿成人患者，应警惕胆管癌的可能。

诊断胆管囊肿需要高度的临床敏感性，特别是Ⅰ型胆管囊肿的胆管造影表现有时类似于慢性胆管阻塞。只有出现梗阻（结石或恶性肿瘤引起）时，胆管囊肿患者才会出现症状。诊断胆管囊肿的关键在于需要通过生化、影像学或内镜检查以排除胆管梗阻所致的扩张。胆管远端的轻微梗阻因素有时很难鉴别，如长期使用麻醉药物或氯胺酮可导致胆管梭形扩张，需与Ⅰc型胆管囊肿相鉴

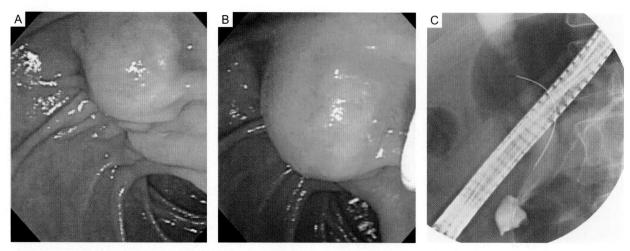

图 35-11 胆总管囊肿或称ⅢA型胆管囊肿。A. 插管前主乳头形态正常；B. 胆管造影后胆管壁内段呈球状凸起；C. 胆管造影显示乳头内胆胰管共同段呈囊状扩张

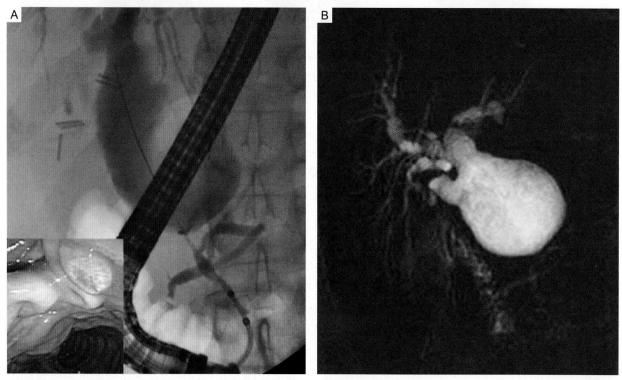

图 35-12 ⅣA型胆管囊肿。A. 胆胰管合流异常并胆总管囊肿，胆汁通过副乳头排流至十二指肠腔（小图）；B. 胆胰管磁共振成像（MRCP）显示同时存在肝内外胆管囊状扩张

别，前者可能是奥迪括约肌痉挛或狭窄所致。合并 APBJ 是肝外胆管囊肿的重要特点。

胆道闭锁是新生儿胆管扩张的较常见原因，需与胆管囊肿相鉴别。胆道闭锁通常要在出生后 60 天内进行手术，以防止出现不可逆的肝硬化和肝衰竭；而胆管囊肿可在随访观察，这类患儿可安全地度过婴儿和儿童期。新生儿胆道闭锁会出现持续性

黄疸，血清胆红素和胆汁酸水平升高，其胆管扩张程度与胆管囊肿相比则不太明显。胆管囊肿还需与胆管黏液囊性肿瘤（囊腺瘤和囊腺癌）相鉴别，后者常表现为与胆管相通的肝内孤立性囊性改变。

当Ⅰ型胆管囊肿进展为胆管癌时，恶性狭窄的近端和远端胆管都呈扩张状态。行 ERCP 造影时，须使肝外胆管、左右肝管汇合部以及肝内胆管主干

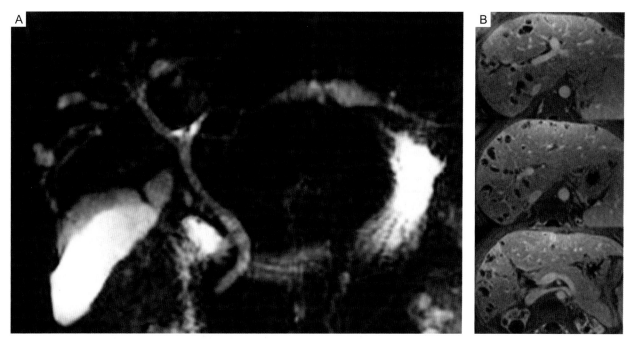

图 35-13　Ⅴ型胆管囊肿（Caroli 病）。胆胰管磁共振（MRCP；A 图）及断层磁共振（MRI；B 图）显示节段性肝内胆管扩张（图片由 Naoki Takahashi 医师提供）

全部显影，以防肿瘤的漏诊。如果在胆管下段注入造影剂，对高度扩张的胆管进行显影可能比较困难。一般需要导丝引导造影管越过囊肿再造影，以显示囊肿的上游胆管。在扩张的胆管中，发现无梗阻的早期胆管癌往往很困难，注入的大量造影剂常会掩盖病变。这种情况下，使用超声内镜（EUS）和胆管腔内超声（IDUS）诊断早期胆管癌将更加敏感。

　　Ⅰ型、Ⅱ型和Ⅳ型胆管囊肿最好进行手术切除，以控制局部并发症，降低继发恶性肿瘤的风险。如果选择囊肿引流手术（如囊肿肠吻合术），则其反复发作的胆管结石、胆管狭窄、胆管炎等并发症的风险高于手术切除，高恶变的风险仍然持续存在。Ⅰ型胆管囊肿的胰腺内扩张胆管应尽量切除，必要时应切除到胰胆管交界部位。如囊肿残余，仍有发生结石或恶变的风险。术前放置胰管支架有助于外科医师进行Ⅰ型胆管囊肿的远端切除。Ⅳ型胆管囊肿可能需要切除部分肝脏。腹腔镜下切除Ⅰ型和Ⅳ型囊肿是安全有效的。手术切除可以降低癌变风险，但完全切除数十年后仍有发生胆管癌的可能。

　　除手术切除以外，还有一些其他治疗措施。Ⅲ型胆管囊肿或壶腹部胆总管囊肿可行内镜下乳头括约肌切开术（Ⅲ A 型）或内镜下切除术（Ⅲ B 型）治疗。壶腹部胆总管囊肿癌变较少见，但确可能发生。因此，在内镜治疗时和治疗 1 年后，应对囊肿内膜进行活检，以评估异型增生的可能。

　　虽然大多数Ⅰ型囊肿可通过手术切除得到最优的治疗，但内镜治疗仍有其价值。例如较长的共同通道发现结石的时候，可选择 ERCP。IDUS 可用于检测胆管囊肿内的小肿瘤，其敏感性最高，但还不清楚其筛查的准确性。

　　Ⅴ型胆管囊肿（Caroli 病）患者典型表现是疼痛和胆管炎，与肝内胆管结石和胆泥有关。需要根据囊肿、结石和肝内胆管狭窄的部位确定Ⅴ型胆管囊肿的治疗方案，一般采用肝切除。未切除的肝段可通过内镜或经皮经肝途径进行治疗，有时可能需要肝移植。

三、胰腺异常

1. 胰腺分裂

（1）胚胎学和术语：胰腺导管系统的胚胎发育过程如图 35-14 所示。在胚胎发育第 5 周，出现在背侧系膜中的背侧和腹侧胰芽开始发育成胰腺。背侧胰芽较大，最终发育成胰腺尾部、体部、颈部和包括钩突在内的部分头部。腹侧胰芽和胆管一起发生，最终发育成壶腹周围的部分胰头。十二指肠的发育和旋转使腹侧胰芽经十二指肠后

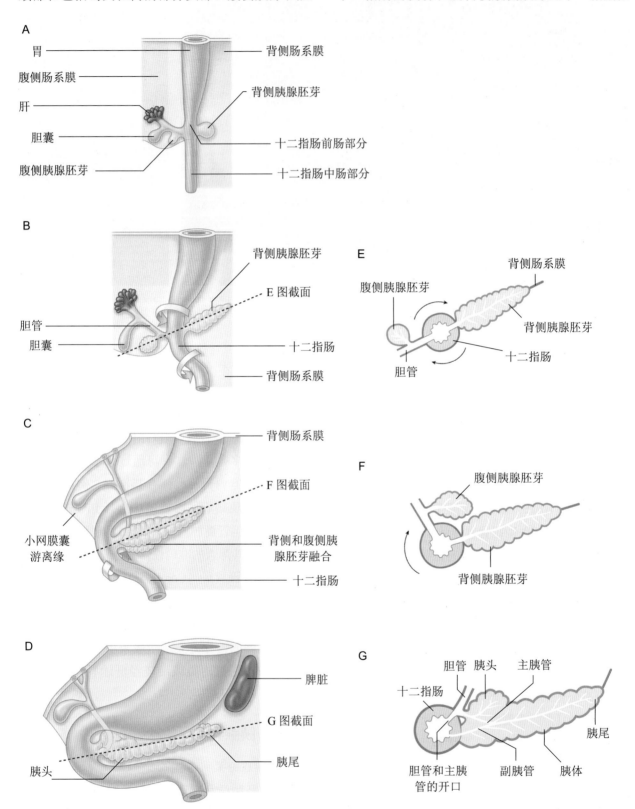

图 35-14 胰腺和胰管系统的胚胎发育（经授权摘自 Moore KL，Persaud TVN. *The developing human：clinically oriented embryology.* 7th ed. Philadelphia：Saunders，2003. ）

方绕过，与背侧芽相连并融合，如图 35-14 所示。通常情况下，两部分胰芽内的导管也互相融合，主胰管引流背胰和腹胰，经主乳头排入十二指肠。发生胰腺分裂时，胰管未或未完全融合，大部分胰液经背侧胰管引流，通过副乳头排入十二指肠。

胰腺分裂可分为两种，一种是腹侧胰管与背侧胰管互不交通（完全性胰腺分裂，图 35-15），另一种是背侧胰管进入副乳头的同时，也与腹侧胰管有细小交通（不完全性胰腺分裂，图 35-16）。完全胰

腺分裂通常也有一细小的腹侧胰管汇入主乳头，但常难以发现。当腹侧和背侧胰管间存在细小交通支时即为不完全胰腺分裂，其大部分胰液经副乳头引流（背侧胰管优势引流）（图 35-16）。

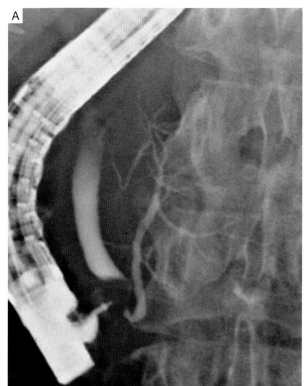

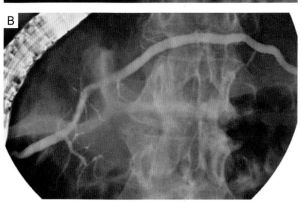

图 35-15　完全性胰腺分裂。A. 主乳头插管后造影显示腹侧胰管呈分支状，未跨越中线或发出钩突支；B. 副乳头插管后造影显示背侧胰管为主导胰管，与腹侧胰管无交通，钩突支从背侧胰管发出

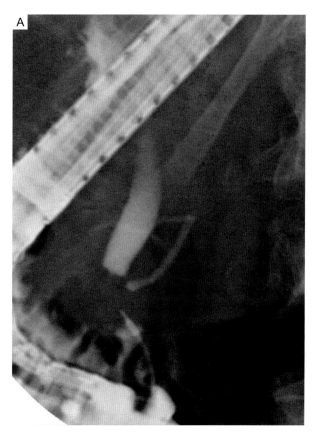

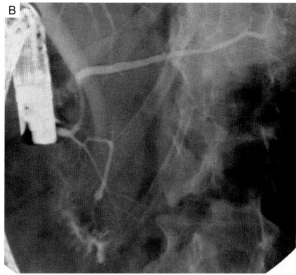

图 35-16　不完全性胰腺分裂。A. 主乳头插管造影显示腹侧胰管纤细，背侧胰管未显影；B. 副乳头插管造影显示背侧胰管为主导胰管，与腹侧胰管及主乳头交通，钩突支从背侧胰管发出

（2）诊断：常可通过计算机断层扫描（CT）、磁共振成像（MRI）或 EUS 对胰腺分裂进行诊断，在阅片时需高度警惕胰腺分裂的可能。完全胰腺分裂的胰管图像表现为一条细小的、树枝状的腹侧胰管，不超过腹中线（图 35-15）。胰腺钩突是背侧胰腺的一部分，因此胰腺分裂时钩突支胰管与主乳头不通，这是胰腺分裂的另一个重要诊断线索。当仅通过腹侧胰管造影来诊断胰腺分裂时，应考虑到假性胰腺分裂的可能（即主胰管的胰头段梗阻后，出现类似于胰腺分裂的造影表现）（图 35-17）。假性胰腺分裂的腹侧胰管的管径通常呈偏心性、突然性狭窄，而真性胰腺分裂的腹侧胰管则呈树枝状、发散样改变。在临床上，有时需对副乳头进行插管造影以排除假性胰腺分裂。随着影像学和 EUS 的发展，现已很少误诊假性胰腺分裂。

（3）与胰腺炎的关系（参考第 52 章）：胰腺分裂可能与一小部分有解剖变异的胰腺疾病患者的发病有关。胰腺分裂很常见，尸检检出率为 5% ~ 10%。一项基于人群的 MRI 普查研究发现，胰腺分裂与慢性胰腺炎或胰腺外分泌功能不全之间并无相关性。在人群中，每年仅有不到 0.1% 的人可能因各种原因引发胰腺炎而住院，这表明绝大多数有胰腺分裂的人是没有症状的。有研究发现，25% 的特发性胰腺炎患者 ERCP 发现有胰腺分裂，但随后更大样本的研究发现，进行 ERCP 检查的急、慢性或特发性胰腺炎患者，其胰腺分

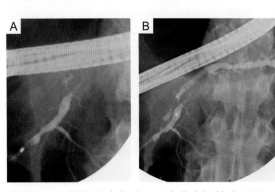

图 35-17　假性胰腺分裂。A. 主乳头插管造影显示腹侧胰管呈分支状，提示胰腺分裂，但同时其上方可见不规则的管腔显影；B. 腹侧胰管深插管后再次造影，显现出主胰管的狭窄段。活检提示为腺癌

裂的发病率并不高于无胰腺病史患者。某些医疗中心胰腺分裂发病率高可能与转诊偏倚有关。在一项社区人群研究中，一般人群 MRI 发现的胰腺分裂为 2.6%，而在不明原因胰腺炎病例中，MRI 检查发现胰腺分裂的概率为 35%。该研究认为，胰腺分裂与特发性慢性胰腺炎或复发性急性胰腺炎相关，而与单次发作的急性胰腺炎无关。在许多胰腺炎患者中，胰腺分裂可能是偶然发现的，并非疾病的病因。

认为胰腺分裂与胰腺炎直接相关主要基于以下两点，一是胰液经副乳头排空受阻，二是存在与胰腺炎相关的遗传学异常。副乳头开口狭窄或括约肌痉挛都可能因造成背侧胰管引流相对不畅，从而诱发胰腺炎。已有若干证据支持这一假说。一项使用副乳头括约肌成形术的治疗研究发现，经泪管探条评估有副乳头开口狭窄的病例最可能从手术中获益。在一项小规模的随机前瞻性研究中，有胰腺分裂且至少有两次不明原因急性胰腺炎发作史的患者随机进行内镜下副乳头支架植入或假手术，结果发现副乳头支架植入组的结局明显占优势。在十二指肠壁内偶尔可见副胰管囊肿（santorinicele）或背侧胰管末端扩张，这可能是部分患者有胰管梗阻的证据。促胰泌素刺激后的磁共振成像显示，与不合并副胰管囊肿的胰腺分裂患者相比，合并副胰管囊肿患者的胰管直径更大，胰液排空延迟。尽管无正常对照组，经副乳头测压证实，背侧胰管内的压力较高。一项小样本病例报告显示，将肉毒杆菌毒素注入副乳头，可以预测副乳头括约肌切开后的效果，机制可能是减弱了括约肌或十二指肠壁的收缩。

基于胰管梗阻理论，ERCP 广泛用于胰腺分裂相关的特发性胰腺炎的治疗（见第 14 章和第 21 章）。除了上述的一项随机对照研究之外，外科手术的队列研究以及内镜治疗的病例报告研究也显示，约 70% 的复发性特发性急性胰腺炎、伴胰腺分裂患者在副乳头括约肌切开术或副乳头支架植入术后，其情况将会好转。无慢性胰腺炎征象的复发性急性胰腺炎患者相对治疗效果较好，而合

并慢性胰腺炎的胰腺分裂患者则效果欠佳，而那些无胰腺炎发作史的慢性上腹痛患者仅有 30% 腹痛出现缓解。一项随机对照研究的摘要显示（全文尚未发布），将合并腹痛但无胰腺炎发作的胰腺分裂患者随机进行副乳头括约肌切开或假手术治疗，未发现内镜治疗有益。

梗阻理论也有一些缺陷。那些对内镜治疗反应最好的患者，其实在胰管造影时并没有慢性胰管梗阻的征象。内镜医师也没有找到一种评价副乳头狭窄或痉挛的可能的内镜检测方法。目前副乳头压力测量的正常值尚且缺如，延迟排空可作为内镜治疗效果的一项预测指标，但并没有进行过研究评价。近来很多新的病例研究报道显示，内镜治疗的效果并不如预期，大多数患者术后近期好转但随后会复发。另外，副乳头插管及括约肌切开术的不良事件的发生率要比主乳头相关操作更高。

因梗阻理论存在上述不足，研究人员也在寻找胰腺分裂患者相关胰腺炎的其他因素。一项早期研究发现，合并胰腺炎的胰腺分裂患者中，囊性纤维化跨膜转导调节因子（CFTR）的基因突变（22%）明显多于不合并胰腺炎者（0）。因为 CFTR 约有 1000 个突变，而这项研究仅检测了 13 个常见突变，因此胰腺分裂合并胰腺炎患者 CFTR 基因实际突变的比例可能更高。通过鼻内皮细胞电位差异检测发现，胰腺分裂合并胰腺炎患者的 CFTR 功能介于正常对照和典型囊性纤维化患者之间，与 CFTR 功能部分丧失所致的成年后发病的其他单器官受累者的 CFTR 功能相类似。在特发性胰腺炎患者中，野生型 CFTR 和 PRSS1（阳离子色氨酸）基因患者中 7% 存在胰腺分裂，但等位基因突变者有 47% 合并胰腺分裂。另一项近期研究表明，单核细胞趋化蛋白 -1（MCP-1）的基因多态性在胰腺分裂合并特发性胰腺炎患者中很常见。这些证据进一步表明，遗传性变异可能参与了胰腺分裂患者胰腺炎的发生。对 CFTR 突变患者，CFTR 功能减退可能使胰液更加黏稠，易于出现胰管梗阻。目前尚无大型研究探索基因检测

是否能筛选出能从内镜干预中获益的胰腺分裂患者。在一项纳入 12 例胰腺分裂患者的小型研究中，仅有 2 名 CFTR 功能减弱的患者在内镜或手术治疗后好转。

胰泌素刺激后超声或 MRI 检查可发现胰管梗阻并预测副乳头的治疗效果，且是非侵入性的。给予胰泌素后，可通过腹部超声、MRI 或 EUS 测量胰管直径的变化，正常受试者会出现胰管短暂扩张，但如果胰管扩张超过 1mm、持续 10 分钟以上则提示有胰管梗阻。一些病例报告显示，这项技术可有效预测胰腺分裂患者副乳头治疗的疗效。然而，也有研究显示其无效。有一项研究发现，在急性胰腺炎发作后，有多种原因可导致胰泌素刺激后的超声检查异常。胰泌素刺激后影像检查可能产生假阳性结果，而在慢性胰腺炎和胰腺外分泌功能不全患者中则可能出现假阴性结果。与胰泌素刺激后超声相比，理论上讲胰泌素刺激后的 MRI 检查有更多的优势，可观察到整个胰管，并能评估胰液分泌排出至十二指肠的时程和容量。目前胰泌素刺激后 MRI 对胰腺分裂患者内镜治疗的疗效预测价值尚不明确。

综上所述，内镜下副乳头治疗尽管对少数合并复发性急性胰腺炎的胰腺分裂患者有效，但其价值有限，尚需要进一步研究确定最适宜的患者。基于当前的证据，可采用一种实用策略，即不对单纯疼痛或仅发作一次胰腺炎的胰腺分裂患者进行内镜治疗，可对至少发作 2 次不明原因急性胰腺炎的胰腺分裂患者进行内镜治疗。需要注意的是，即便经过慎重抉择，仍有很多患者内镜治疗无效或治疗后复发。与胰腺分裂患者沟通时，需要谈及其胰腺炎发作的遗传易感性因素。在内镜治疗前，可考虑进行胰泌素刺激后 MRI 和基因检测，但这两项检查的预测价值还需要更多的数据支撑。如果检测 CFTR 基因突变，应包含与成年后发病的单器官受累疾病相关的不常见突变。如果患者频发胰腺炎，可试验性行内镜下副乳头肉毒杆菌毒素注射，但其有效的临床证据尚有限。对于希望接受副乳头括约肌切开或支架植入治疗

的患者，应告知这些干预措施在不同患者中疗效有别，症状可能复发，还有发生不良事件和括约肌切开术后狭窄的风险。

2. 不完全性胰腺分裂　如前所述，不完全性胰腺分裂的特征是腹侧胰管和背侧胰管相通、副乳头明显以及背侧胰管优势引流。尽管有两条胰液引流途径，但部分不完全胰腺分裂患者仍可能有胰管梗阻相关的症状，这可能与主、副乳头均狭窄或者遗传相关的胰腺炎有关。

与完全胰腺分裂一样，不完全胰腺分裂也是一种常见的解剖变异，大多数不完全分裂是无症状的。不完全胰腺分裂时偶会导致或参与疾病的发生。有个案报道了一例不完全胰腺分裂和副乳头类癌导致部分胰管梗阻从而出现复发性胰腺炎的病例。但是，前面讨论过的一些关于完全胰腺分裂不确定的观点同样适用于不完全胰腺分裂。目前没有对不完全胰腺分裂患者进行内镜治疗的随机对照试验，也没有内镜治疗有效的可靠证据。有两项病例研究表明，内镜治疗可使 50% ～ 60%的不完全胰腺分裂患者短期获益，但没有长期随访的结果。最有效的患者也是合并复发性急性胰腺炎的患者。内镜下直接处理副乳头、主乳头还是两者同时处理，这需要根据背侧胰管引流的程度而定。

3. 环状胰腺　Annulus 是"环"的拉丁文说法。环状胰腺是指胰腺变异呈完全或部分环状，包绕十二指肠。如图 35-18 所示，环状胰腺的胚胎发育基础是在胎儿发育的第 5 ～ 8 周，十二指

肠旋转期间腹胰环绕十二指肠而形成。环状胰腺通常包绕十二指肠降段或球降交界部，其最常见的临床表现是十二指肠梗阻，通常在婴儿期得以诊断，少数会延迟发病。有环状胰腺合并胰腺炎或胰腺癌的病例报告，但目前尚不清楚环状胰腺是否是这些疾病的高危因素。

成人环状胰腺通常由 CT 检查而得以诊断。EUS 也很有诊断价值，可表现为环形腹胰组织包绕十二指肠的乳头近侧段。胰管造影时，可发现腹侧胰管环绕十二指肠，如图 35-19 所示。

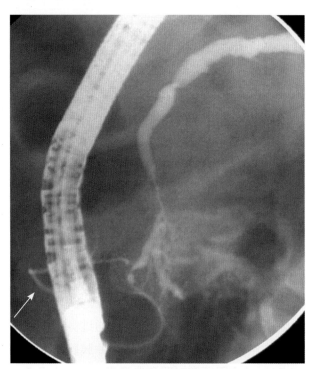

图 35-19　环形胰腺。腹侧胰管环绕十二指肠降段（箭号）。该患者同时存在由胰腺腺癌导致的主胰管狭窄

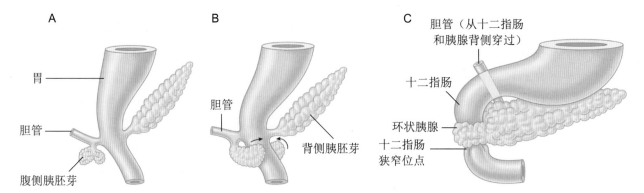

图 35-18　环形胰腺的胚胎学基础（经授权摘自 Moore KL，Persaud TVN. *The Developing Human：Clinically Oriented Embryology.* 7th ed. Philadelphia：Saunders，2003）

第 36 章

胆管扩张与积气

Koushik K. Das，Michael L. Kochman
陈和清　梁树辉　译

一、胆管扩张

（一）胆管扩张的定义

对胆管扩张的定义，目前尚无共识。其定义依赖于测量部位、所用影像学方法及其临床背景，理解这点很重要。然而，即使有了这些参数，其定义仍可因患者个体及影像学特征的差异而大为不同。胆管扩张可发生在单支肝内胆管、整个肝内胆管、肝外胆管，抑或共存。若是远端胆管梗阻继发胆管扩张，常表现为肝内外胆管广泛扩张。如果是近端胆管梗阻，则常表现为肝内胆管局限性扩张。正常肝内胆管直径为 1～2mm，在腹部CT 或超声显像中表现为疏散分布、独立的胆管分支，在逐渐向中央汇集过程中，直径会超过 2mm而更易显示（图 36-1）。肝内胆管直径超过伴行门静脉直径的 40% 可视为异常扩张，表现为相互平行的管道。通常所谓的胆管扩张，是指肝外胆管的直径增宽，特别是肝总管（CHD）或胆总管（CBD）的直径。胆管的正常直径在不同部位、不同个体上都有所差异，甚至可能在不同时间、不同地点、随着个人的呼吸运动而有所变化。

首先，不同的影像学方法报告的胆管直径有所不同。腹部体表超声（TUS）测量的是管道的内径（图 36-2）。CHD 直径通常在肝门部肝动脉水平、门静脉主干或右支的前方测得，而 CBD测量点则位于其近端。多数研究认为，用超声测量时 CBD 直径正常上限为 6～8mm，CHD 为6mm。然而，一项研究用超声测量发现，一组无症状患者的胆总管直径正常值可达 8～10mm。这可能反映了不同检查操作者之间或成像模态解读者之间的差异。CT 检查时，胆总管直径的正常上限通常为 8～10mm（图 36-3）。造成这种差异，部分是因为测量位置的不同。与超声不同的是，CT 更容易对直径更粗的胆总管中下段进行成像。CT 易于识别胆管周围的脂肪组织，它所测量的胆总管直径通常包括胆管壁。通过内镜逆行胰胆管造影（ERCP）或经皮经肝胆管造影（PTC）来评估胆道系统时，所测量的结果也与其他影像学检查结果不同。一项对 135 例患者的研究显示，超声测量正常肝外胆管直径最大为 4mm，而 ERCP

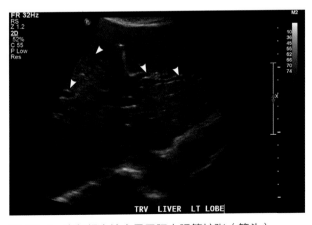

图 36-1　腹部超声检查显示肝内胆管扩张（箭头）

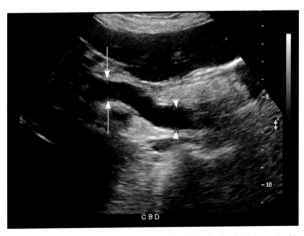

图 36-2　腹部超声检查显示胆总管扩张（箭头）及肝总管扩张（箭号）

为 10.4mm，PTC 为 10.6mm。造成这一差异的原因，可能与胆道造影中 X 线的放大倍数或造影剂注入后的胆管扩张有关。

其次，患者的个体特征也影响胆管直径的测量。有些研究已经证实 CBD 直径随着年龄增长而增加，研究者建议年龄每增长 10 岁，CBD 直径正常上限增加 0.4mm，或是超过 60 岁以后，每 10 年增加 1mm。但另一项对 1018 名无症状成人 TUS 检查的大样本研究表明，胆管直径随年龄增长的趋势是轻微的，并不如之前报道的那么明显，60 岁人群 CBD 直径平均为 3.6mm，85 岁时为 4mm。在这项研究中，99% 的受检者胆总管直径＜ 7mm。自 1887 年奥迪首次预测了胆囊切除术后将出现胆总管扩张，随后的一些研究并未观察到这种扩张现象，但也有研究表明有轻微扩张趋势。一项纳入 234 例胆囊切除术患者的研究发现，术后平均 393 天 CBD 直径平均增加 1 ～ 2mm，从术前 5.9mm 增加到术后 6.1mm。尽管大部分患者术后胆管扩张很轻微，但也有部分无症状患者出现明显扩张。

考虑到所有可能影响肝外胆管测量的外界因素，很难确定一种能绝对有效预测病理性胆管扩张的测量方法。相反，应结合可能引起胆管梗阻性或非梗阻性扩张的原因来解释胆管直径的大小，所有相关的临床表现或生化检验都应考虑到，以便进一步诊断评估（图 36-4）。

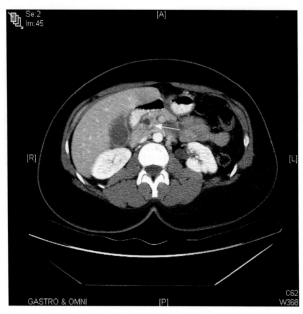

图 36-3　腹部 CT 显示胆总管结石患者扩张的胆总管（箭号）

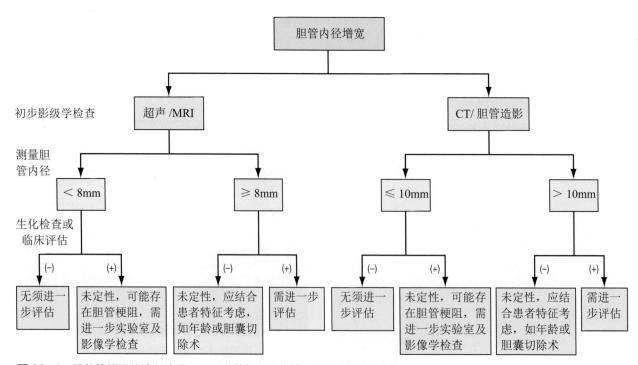

图 36-4　胆总管梗阻的诊断流程。CT. 计算机断层扫描；MRI. 磁共振成像

表 36-1　胆道梗阻的常见病因			
肝内	肝门部	胰外段	胰内段
原发性硬化性胆管炎（PSC）	胆管癌	胰腺癌	胰腺癌
肝占位性病变	PSC	胆管癌	胰腺炎
	胆囊癌	转移性肿瘤	胆总管结石
	肝细胞肝癌	胃 / 结肠 / 胆囊癌直接侵犯	壶腹部狭窄 / 肿瘤
	淋巴结恶性肿瘤	或淋巴结转移	十二指肠癌
	肝转移瘤	肿瘤	胆管癌
	淋巴结转移瘤	胰腺炎	PSC
		PSC	

（二）病因学

胆管扩张可能继发于梗阻性病变（肿瘤性或良性病变，表 36-1）或非梗阻性病变。良性病变包括胆总管结石和感染，如寄生虫病，后者在美国少见。一项研究纳入 90 例 TUS 检查阴性的胆管扩张患者，通过超声内镜（EUS）进一步评估，发现 40 例胆总管结石，13 例恶性肿瘤，8 例良性狭窄，2 例胆总管囊肿，1 例胆道蛔虫，有 24 例未发现梗阻性病变。一些研究已证实了引起胆管扩张的常见梗阻性病变，按发病率高低依次为胆总管结石、胰腺癌、壶腹癌、胆管癌。

（三）临床评估

首先应采集完整的病史，包括恶性肿瘤病史，是否出现下述症状：腹痛、发热、消瘦、黄疸、皮肤瘙痒、陶土样便、尿色加深或脂肪泻等。体格检查方面作用有限，但应特别注意有无腹部压痛、腹部包块、肝大、黄疸或淋巴结肿大。对初始影像学检查可疑胆管扩张的患者，如有阳性病史或体检异常，可能会降低进一步诊断评估的决策难度。

（四）生化评估

胆道梗阻的生化评估包括：血清胆红素和肝脏相关酶类（LAEs）[碱性磷酸酶（AP），丙氨酸转氨酶（ALT），天冬氨酸转氨酶（AST）]。胆汁淤积的主要标志是胆红素和 AP 的升高。血清总胆红素反映了胆红素生成与肝胆管排泄之间的平衡。在梗阻性黄疸中，血清中的胆红素主要是结合胆红素（水溶性）。在胆管损伤或更常见的胆总管结石所致的急性胆道梗阻时，AST/ALT 会在 1 ～ 2 天一过性快速升高至数千，随后迅速下降。在其他亚急性或慢性梗阻时，转氨酶水平也可升高，但通常不超过 5000 U/L。肝胆源性 AP 存在于肝细胞顶膜侧及胆管上皮细胞。AP 合成增加时，其释放入血增多，血清 AP 值相应升高。因此，胆管梗阻 1 ～ 2 天后 AP 水平才开始上升。另外，其半衰期为 1 周，在胆管梗阻解除后的数天内 AP 仍可保持在较高水平。AP 值在正常值上限 3 倍内相对无特异性，可见于多种肝脏疾病。然而，更高水平的 AP 则特异性提示胆道梗阻（肝内或肝外）和淤胆性肝病。由于 AP 也可在肝外组织合成，有些 AP 升高的情况必须结合其他生化检查，如 AP 同工酶、γ- 谷氨酰转肽酶或 5′- 核苷酸酶，来确定肝胆方面的病因。

通常来说，如果胆红素、AP 及转氨酶水平异常，胆总管结石的可能性会增加。若缺乏相应临床表现及生化异常，胆道梗阻性扩张病变的可能性很小。但这并非绝对，有病例报告胆总管结石伴胆管扩张患者，其 LAEs 正常。在腹腔镜胆囊切除术的时代，临床表现联合生化检测模型已经用来术前预测胆总管结石。最近，美国消化内镜学会已颁布指南来评估可疑胆总管结石，将临床证据分为几级：非常强（腹部超声探及 CBD 结石，临床上存在胆管炎，胆红素 > 40mg/L），强（腹部超声示 CBD 扩张＞ 6mm，胆红素水平 18 ～ 40mg/L），中（肝功能异常，年龄超过 55 岁，临床上存在胆源性胰腺炎）。当预测等级为非常强或强时，应进一步行 ERCP 评估。

（五）影像学评估

随着断层扫描和胆道重建等非侵入性检查技术的进步，胆管影像学检查不断发展。检查的目标在于明确梗阻存在与否、梗阻的位置、程度及病因，在这方面，每种技术都有其优势和局限性。

1. 腹部超声　腹部超声（TUS）具有无创、价格便宜、操作便捷等优势，是检查胆管、胆囊、肝脏的首选影像学手段，应用广泛。但它要求操作者在操作技术和结果判读方面要有相当的经验，另外，由于受到附近肠道气体及患者体型的干扰，其成像效果可能受限（特别是末端胆管）。TUS 对胆石症（高达 99%）和胆管扩张（超过 90%）均有高度敏感性和特异性。但是，超声在确定梗阻部位及病因方面可靠性较低。据文献报道，超声确定胆道梗阻层面的敏感性为 27% ～ 95%，确定梗阻病因的敏感性为 23% ～ 81%。因肠道气体干扰，仅 40% ～ 50% 患者的末段 CBD 可以清楚显影。因为使用便捷、应用广泛、禁忌证少，TUS 通常作为胆道检查的首选，但在怀疑肿瘤时，常因 TUS 不能提供足够的信息而无法确定，这时就需进一步的检查。

2. 计算机断层扫描（CT）　多排 CT 可以扫描层厚 1.25 ～ 2.5mm 的影像，以获得高质量轴位图像和胆道系统的重建图像。平扫能清晰显示钙化灶，静脉注射（IV）造影剂增强扫描则可凸显血供及器官强化情况，能最大程度地显示胆管结构。CT 胆道成像使用静脉造影剂来突显胆管系统，这一技术已在亚洲及欧洲广泛使用。但当存在胆道梗阻时，造影剂排泄入胆管受限，会增加其不良反应。在一项评估胆道梗阻的研究中，肝外胆管直径＞ 8mm 界定为扩张，结果 CT 诊断胆管扩张的敏感性和特异性分别为 96% 和 91%。同时，CT 能准确判断 88% ～ 97% 病例的梗阻部位

及 70% ～ 95% 病例的梗阻病因。但是，CT 存在一些局限性，增强扫描所需 IV 造影剂可能导致包括潜在肾毒性在内的不良反应。另外，对于胆总管结石这一常见的梗阻病因，CT 敏感性欠佳，20% ～ 25% 的胆管结石与胆汁是等密度的，这使得两者在 CT 上难以分辨。依赖于结石梗阻典型间接征象的识别，CT 对胆总管结石的敏感性在 70% ～ 94%。

3. 磁共振成像（MRI）　自 1991 年首次应用以来，磁共振胰胆管成像（MRCP）作为一种非侵入性胆道成像技术广受欢迎。胰胆管中静止或缓慢流动的液体产生的信号与周围软组织不同。MRCP 无须使用 IV 造影剂，常规进行轴位和冠状位扫描（图 36-5，图 36-6）。MRCP 对胆道梗阻位置和病因的检测准确度很高，诊断胆道梗阻的敏感性为 91% ～ 97%，特异性高达 99%。与 TUS 和 CT 不同，MRCP 对确定胆道梗阻的位置和病因准确性更高，接近直接胆道造影的效果。MRCP 可以确定 87% ～ 98% 病例的梗阻位置。大样本荟萃分析表明，MRCP 对胆结石的敏感性和特异性分别为 92% 和 97%，对恶性肿瘤分别为 88% 和 95%。但是，不同研究所报道其鉴别良、恶性梗

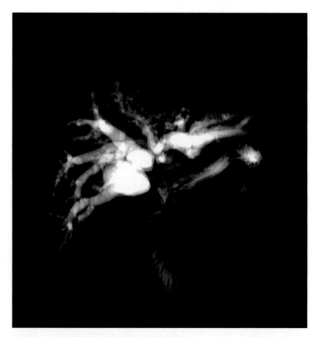

图 36-5　磁共振胆胰管成像显示 Klatskin 胆管癌上方显著扩张的胆管

阻的准确性波动于 30% ～ 98%，一项荟萃分析报道其准确性平均为 88%。辅以传统的 T_1/T_2 加权像，MRCP 还可以检测胆管外软组织，通过显示肿瘤的范围、淋巴结或转移灶等，来提高诊断的准确性。一项研究表明，这可以将鉴别良恶性胆道梗阻的敏感性、特异性和准确性提高 17% ～ 20%。

相较于其他影像学技术，MRCP 的主要优势在于避免了侵入性操作、IV造影剂和电离辐射，并能显示梗阻段上下的胆道系统。但是，它对于介入治疗指征强烈的病例（如可疑胆总管结石患者发生胆管炎），并非必需。摄片及读片方面的困难，可能导致胆道病变的误诊或漏诊。例如，奥迪括约肌收缩时的静态图像可能被误诊为胆管狭窄。其他的缺点还包括：高费用、检查时间长造成患者不耐受，如有金属物植入则为检查禁忌。

4. 超声内镜（EUS）　可以经胃或十二指肠获得胆胰管系统高清晰图像，籍此进行诊断评估。与 TUS 不同，因胆总管从十二指肠后方通过，EUS 不受肠道气体的干扰，可以获得更清晰的肝外胆管图像。此外，EUS 还能清楚、系统地显示包括乳头在内的十二指肠壁情况（图 36-7）。已经证实，EUS 诊断胆总管结石的敏感性＞90%，特异性达 100%。EUS 尤其适用于检测微小结石（直径＜ 3mm），尽管后者引起胆管梗阻性扩张的可能性较小（图 36-8）。由于胃和十二指肠紧贴胰腺，EUS 能敏感地检测到可能导致胆管梗阻的胰腺病变，如胰腺肿瘤、囊肿等。相较于其他影像学技术，EUS 对胰腺肿瘤的敏感性更高，特别是对较小病变，其敏感性和准确性超过 90%（图 36-9）。

EUS 评估胆管扩张也存在局限性，对肝门部或右肝管等近端胆管梗阻性病变显示欠佳。遇到下列情况会使 EUS 对胆总管末端显影不佳：胰腺显著钙化、急性胰腺炎发作期间、既往胃部手术史等使解剖结构改变、医源性介入治疗后造成胆道积气。诊断性 EUS 的不良事件并不常见，与上消化道内镜相似，其严重不良事件发生率约 0.5%。

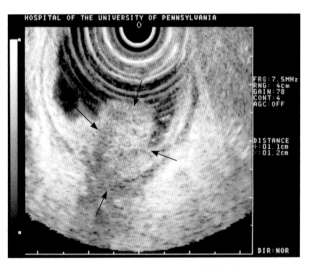

图 36-7　环扫超声内镜显示乳头腺瘤（箭号）

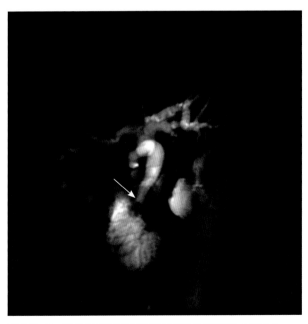

图 36-6　磁共振胆胰管成像显示胆总管结石（箭号）

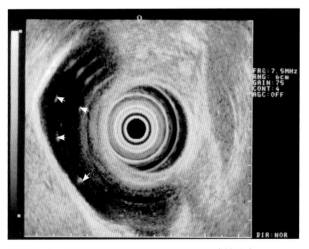

图 36-8　环扫超声内镜显示胆管微结石（箭头）

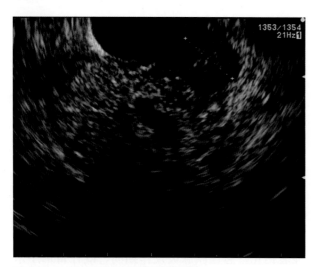

图 36-9　环扫超声内镜显示胰头癌

5. 胆管造影　胆管造影可通过 ERCP、经皮胆道穿刺（PTC）或外科术中造影（IOC）三种途径完成，目前仍是评估胆道系统的金标准。每种方法都可以显示胆管解剖形态，并可观察胆汁引流是否通畅。PTC 仅适用于内镜不能到达乳头或胆管插管失败而无法行 ERCP，但又必须行胆道介入治疗的患者。随着 MRCP 的发展，单纯诊断性 ERCP 已经明显减少，因其为侵入性并可增加不良事件风险（详见第 7 章、第 8 章）。某些情况，如胰腺癌的诊断方面，ERCP 的敏感性不如 MRCP（70% vs 84%）（图 36-10）。对胆管癌好发部位肝门部的胆管梗阻，ERCP 和 MRCP 都能有效地检出，敏感性均达 100%。但是，MRCP 在显示梗阻上方胆系结构及胆管内充盈缺损病变特征方面更有优势。由于能够直视病变并活检，ERCP 和 EUS 一直是诊断壶腹部肿瘤的最佳选择。

6. 胆道核素显像　核素显像通过Ⅳ放射性核素来显影胆道系统。放射性核素被肝细胞摄取，随胆汁分泌并在胆囊中浓集。基于放射性示踪剂排泄至十二指肠所需时间对黄疸患者的胆道梗阻进行诊断，其敏感性和特异性分别为 97% 和 89%。这一检查有助于阐明胆管扩张时梗阻是否存在，但无法提供有关梗阻病因的信息。

（六）胆管扩张的处理

不同检查技术对正常胆管直径上限的定义不一致，很难指定病理性扩张的界值。一般来说，超声测量 CBD 直径＞ 7mm 或 CT 测量 CBD 直径＞ 10mm 应视为异常，胆道梗阻时直径很少低于这一数值。但这并非绝对，应根据初步影像学提供的组织结构信息，结合患者的临床、生化检查结果，综合评估梗阻性病变的可能性以及是否需要行进一步的检查（图 36-11）。随后的处理应根据临床特征及可能的潜在病因做出个体化决策。对于临床状态稳定的患者，应先选择非侵入性检

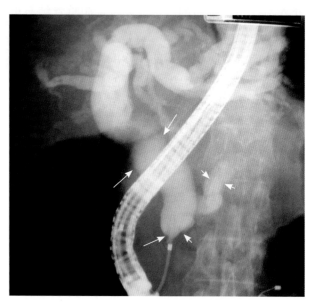

图 36-10　逆行胆胰管造影术显示胰腺癌的"双管征"：近端胆管（箭号）和胰管（箭头）同时扩张

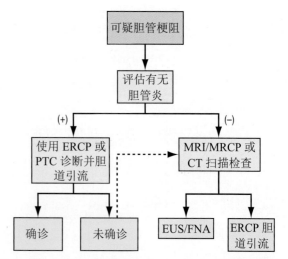

图 36-11　胆管梗阻诊断流程。CT：计算机断层扫描；ERCP：内镜逆行胆胰管造影术；EUS：超声内镜；FNA：细针穿刺活检；MRCP：磁共振胆胰管成像；MRI：磁共振成像；PTC：经皮肝胆管造影术

查，当患者存在胆道梗阻并伴有胆管炎症状体征（如发热、右上腹痛、黄疸）时，则需急诊进行介入诊疗措施，此时应首选 ERCP。如无急诊胆道引流指征，可先选做 CT 或 MRI/MRCP 断层扫描（取决于有无 CT 静脉造影剂禁忌、能否耐受 MRI、是否有金属物而不能行 MRI）。在选择这些检查手段时，必须综合考虑其可行性、费用、患者特点及潜在病因。根据这些影像学检查结果，可能需要进一步行侵入性检查，如 EUS 或 ERCP，来获取组织学活检进一步明确诊断（图 36-12）。

二、胆道积气

（一）胆道积气的定义和影像学检查

胆道积气是指胆道系统内存在气体，提示胆道可能与胃肠道相通。通常表现为多个直径为 2～5mm 气泡在胆道系统内积聚，最常见于靠近肝门部的中央位置（图 36-13）。患者取仰卧位行腹部 X 线检查时，胆道积气可表现为 CBD 及左肝内胆管气泡积聚，形似一把军刀，但更多时候是在超声或 CT 检查时偶然发现胆道积气。超声检查时，胆道积气主要表现为肝内多发高回声区，后方明显带有声影。一项研究对 25 例胆道积气患者行超声及 CT 检查，结果表明 CT 能更好地显示胆道积气的特征。在超声检查中，胆道积气可能与气肿性胆囊炎并存，形成"胆囊气泡征"，但这种征象多不具有特异性。在 CT 扫描中，胆道积气通常表现为气体分支样形态。另外，如果见口服造影剂逆流入胆管，有助于胆道积气的诊断。

同时，CT 还能对胆道积气的病因有所提示。例如，CT 可以确认胆道支架的存在，可以发现胆管扩张，提示可能存在胆管炎伴胆汁淤积或胆囊炎，可以显示外科术后解剖学改变或吻合口。除 CT 外，MRI/MRCP 的 T_1、T_2 加权像组合对肝内胆管积气有高度敏感性和特异性。一旦影像学检查发现胆道积气，必须与门静脉积气相鉴别，二者在超声检查中表现相似，需要增强 CT 进一步鉴别。门静脉积气更趋向于融合状态出现，可延伸到肝被膜下，分支形态更明显。使用 IV 造影剂可以帮助定位气体的位置。最后，必须进行完整的病史采集及体格检查，以明确胆道积气的临床意义。

（二）病因

胆道积气的病因一般可分为以下 4 类：胆道系统外科手术、奥迪括约肌功能不全、良性或恶

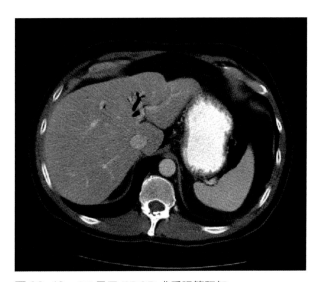

图 36-13　CT 显示 ERCP 术后胆管积气

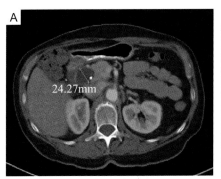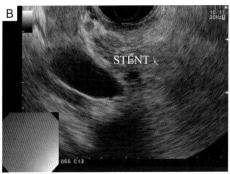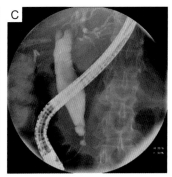

图 36-12　不明原因胆管狭窄。A.CT 显示 CBD 扩张；B. 环扫超声内镜显示 CBD 扩张；C. 内镜逆行胆胰管造影术显示 CBD 扩张；CBD. 胆总管

性胆道胃肠道瘘及感染（表 36-2）。外科手术形成胆肠吻合口，使得气体可以在胆管和胃肠道内自由进出。常见的有胆管十二指肠吻合术、胆管空肠吻合术或胰十二指肠切除术（Whipple 手术），这类胆道积气没有临床意义。继发于奥迪括约肌功能不全的胆道积气是 ERCP 十二指肠乳头括约肌切开术后的常规表现，并无临床意义，这也是胆道积气最常见的病因。结石通过胆胰管壶腹部排出后也可导致奥迪括约肌功能不全。另外，有报道上消化道内镜或双气囊小肠镜检查术后出现胆道积气，推测可能是肠道内气体压力超过奥迪括约肌压力所致一过性改变。有个案报道，腹部钝器外伤后出现胆道积气，其机制可能类似。继发于医源性或非医源性奥迪括约肌功能不全的胆道积气通常是良性过程，无须进一步检查评估。胆道积气也可继发于自发性胆肠瘘。胆肠瘘最常继发于胆总管结石伴发局部坏死和炎症，另外，恶性肿瘤甚至个别消化性溃疡也可导致胆肠瘘。胆肠瘘中最常见的是胆囊十二指肠瘘（70%），其余的包括胆囊结肠瘘、胆囊胃瘘、胆总管十二

指肠瘘，胆肠瘘可导致少见的胆石性肠梗阻。另外，结石可通过胆囊胃瘘或胆囊十二指肠瘘进入十二指肠球部并嵌顿，导致胃流出道梗阻，即 Bouveret 综合征。这类疾病需要结合临床症状、影像学及内镜检查来诊断。最后一类胆道积气的病因是感染，包括产气菌感染，如坏疽性胆囊炎或胆管炎、肝脓肿（如克雷白菌感染），还有寄生虫感染，如胆道蛔虫可导致奥迪括约肌梗阻及胆道积气。

（三）临床评估

临床病史和体格检查有助于明确胆道积气的病因，并确定是否需急诊治疗及治疗方式（如果需要）。既往有外科手术或 ERCP 十二指肠乳头括约肌切开或支架置入史的患者，不需要进一步评估或临床干预。无上述病史的患者，要考虑感染或胆肠瘘的可能。体格检查时，应重点识别有无感染的症状和体征，右上腹痛或墨菲征阳性有助于缩小鉴别诊断的范围。

（四）胆道积气的处理

评估胆道积气，首先应进行 CT 扫描以获得肝内积气的特点，必须认真阅片以明确积气是在胆道内还是门静脉内。其次应采集完整的病史，确认患者既往是否接受过可导致胆道积气的内镜操作或外科手术。由此可排除胆道积气的常见病因，如十二指肠乳头括约肌切开术后或胆道排石后所致奥迪括约肌功能不全，外科术后解剖结构改变等。如果没有这些病史，应进一步评估有无胆肠瘘或胆道感染，如胆管炎或坏疽性胆囊炎，这两者的临床症状可能相似，应考虑有无胆石症或恶性肿瘤的可能（图 36-14）。

表 36-2	胆道积气的病因		
外科术后	奥迪括约肌功能不全	胆肠瘘	感染
胆总管十二指肠吻合术	ERCP 十二指肠乳头括约肌切开术后	胆道排石	胆囊炎
胆总管空肠吻合术	胆道排石	恶性肿瘤	肝脓肿
胰十二指肠切除术	内镜检查	肝脓肿	蛔虫病
	腹部钝伤	消化性溃疡	
	蛔虫病		

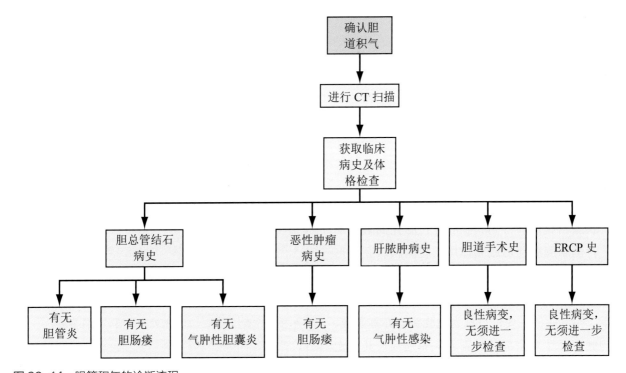

图 36-14　胆管积气的诊断流程

CT. 计算机断层扫描；ERCP. 内镜逆行胆胰管造影术

第 37 章

胰管扩张

Douglas G. Adler, Michelle A. Anderson

刘金财　王向平　译

一、背景及定义

胰腺由腹侧和背侧胰腺胚芽在胎儿期融合形成。背侧胰腺胚芽形成胰体尾，腹侧胰腺胚芽形成胰头和钩突部。主胰管（亦称 Wirsung 管）形成于腹侧和背侧胰腺胚芽在颈部融合时，胰液流入十二指肠腔的主要位点称为主乳头，亦称壶腹。背侧胰腺胚芽剩余部分与副乳头相连续，其内走行有 Santorini 管。胰腺分裂的发生率为 7%～10%，这种疾病的患者的胰液则主要通过 Santorini 管从副乳头排出。

胰管的内径因人而异，也与其在胰腺内的位置有关。一般主胰管内径在胰头部 3～4mm，胰体部 2～3mm，胰尾部 1～2mm。胰管扩张即指在胰腺不同部位的胰管内径扩张超过该段正常值上限。导致胰管扩张的病因大致可分为良性疾病和恶性或癌前病变（框 37-1）。部分患者随年龄增长会出现胰管生理性扩张，而非疾病所致。

当某段胰管内径相对其下游胰管出现增宽时，即便在正常值范围内，也认为是胰管扩张。换言之，胰管内径从胰头段向胰体直至胰尾应该是逐渐变细的。如果这种趋向被打断，则提示可能存在病理状况，通常见于局部的胰管狭窄或占位性病变导致胰管梗阻。但在胰腺颈部出现的局部狭窄且没有上游胰管扩张则是一种正常情况，因为这里是腹侧和背侧胰管融合的位点。

一些临床和尸检研究发现在没有任何基础胰腺疾病的情况下，胰管也可能随年龄增长而扩张。一项对 112 例无胰腺病史的患者进行尸检的研究发现其中 18 例（16%）的胰管内径大于 4mm。这个问题之所以重要是因为内科医师常常接诊到要求进一步评估的无症状的胰管扩张患者。Hastier 及其同事研究了 105 例 70 岁以上患者和对照的 50 岁以下患者在 ERCP 过程中的胰管成像，其中有胰腺疾病的被排除在外。他们发现老年组比年轻组在胰头部分的主胰管平均内径要宽 2mm（5.3mm vs 3.3mm，$P < 0.05$），并且老年组中 20% 的患者胰管内径比正常值要高 2 个标准差。一项前瞻性研究以超声内镜（EUS）评估胰腺与年龄相关的变化后发现，60 岁以上的患者比 40 岁以下患者的胰头部胰管内径更宽，其平均内径（中位值）为 2.9mm（2.2～3.5mm）vs 2.0mm（1.6～2.2mm）。同样，胰体部主胰管内径也更宽，其平均内径（中位值）为 1.8mm（1.3～2.1mm）vs 1.5mm（1.2～2.0mm）。但这两组患者在胰尾部的胰管内径没有明显差异。

框 37-1　胰管疾病鉴别诊断

良性

- 慢性胰腺炎（有或无胰结石或胰管狭窄）
- 壶腹狭窄
- 医源性（如支架诱发的狭窄、外科吻合术后狭窄）
- 胰腺分裂
- 梗阻性囊性疾病（如浆液性囊腺瘤、假性囊肿）
- 胰腺坏死导致胰管不连续
- 年龄相关
- 特异性
- 囊性纤维化

恶性或癌前病变

- 胰腺腺癌
  - 壶腹腺瘤或腺癌
  - 胰腺导管内黏液性肿瘤
  - 黏液性囊腺瘤或囊腺癌导致主胰管堵塞

二、评估

（一）临床评估

胰管扩张的患者可表现为腹痛、急慢性胰腺炎、胰腺外分泌功能不全或胰瘘，甚至完全无症状。通常会在因为其他问题而进行的横断面影像学检查中（如 CT 评估肾结石时）发现胰管扩张。

评估过程中最重要的依据是患者的临床背景，如个体特征、症状及相关影像学特征等，在其中可以发现问题所在，因此首要的是获取详细的疾病史。通常认为胰管扩张的腹痛症状是因为胰管压力增高、胰腺实质高压和局部缺血及炎症所致。如果胰管扩张伴有消瘦，且影像学检查发现"双管征"（胆胰管同时扩张）、胰腺萎缩，或者有其他"红旗"警示症状如新发或加重的糖尿病或抑郁症，那么主要应考虑胰腺恶性病变的可能性（图37-1）。另外，如果患者有明显腹痛，影像学检查显示胰腺钙化，则有可能诊断为慢性胰腺炎并胰管扩张，伴或不伴下游胰管狭窄。如果既往有反复急性胰腺炎发作的病史可以进一步辅佐这一诊断，但应注意慢性胰腺炎患者也可能合并有胰腺癌。

如果患者的确没有任何症状，这将会影响下一步检查或治疗的决策，尤其是在这类患者年龄

较大或者有多种和（或）严重合并症的情况下，因为进一步的内镜检查或手术切除治疗有可能既不能改变疾病的自然进程，也不能延长寿命或提高生活质量。但在只有胰管扩张而没有慢性胰腺炎表现的患者中，有 1/3 的患者被确诊为胰腺癌。因此通常认为对大部分患者而言去获取更多的诊断信息是比较谨慎的决策。

（二）实验室评估

可以评估胰腺炎症和外分泌功能不全的实验室指标主要与脂肪吸收不良和脂肪泻相关。有血清肿瘤标志物水平升高时应考虑恶性疾病的可能，但其相对特异性和敏感性因阈值和合并疾病的不同而有所差异。

1. **血清淀粉酶和脂肪酶**　血清淀粉酶和脂肪酶升高可见于胰腺炎、胰腺囊性病变及胰腺肿瘤，在肾功能不全、小肠损伤或缺血性胃肠疾病时也可升高。一些没有任何胰腺实质或胰管疾病的健康人也可出现为血清淀粉酶和脂肪酶升高。但是在特定临床背景下，血清脂肪酶水平高于正常值上限 3 倍是急性胰腺炎的确诊标准之一。慢性胰腺炎患者急性发作时，血清淀粉酶和脂肪酶值也可能正常。持续但轻度的血清淀粉酶和脂肪酶升高可见于慢性胰腺炎。

2. **粪脂含量**　粪脂含量增加提示脂肪吸收不良，是胰腺外分泌功能不足的典型表现，可在一次性粪便检查中以定性的方式检测。给予高脂肪饮食时（摄入脂肪 100g/d）定时收集 72 小时粪便定量检测粪脂可作为筛查或确诊检查，其正常值上限为 7g 脂肪 /24 小时。

3. **粪便弹性蛋白酶 -1 和糜蛋白酶检测**　粪便弹性蛋白酶 -1 测定用于测量粪便中弹性蛋白酶 -3B 酶的浓度，后者是由胰腺分泌的一种酶原。其粪便含量＜ 200μg/g 提示胰腺外分泌功能不足。

4. **血清 CA19-9**　CA19-9 的诊断价值有限，通常用于监测治疗前 CA19-9 升高患者的肿瘤有无复发。血清 CA19-9 不是诊断胰腺癌的特异性指标，其在很多胰腺外的肿瘤疾病，如结肠癌、肝

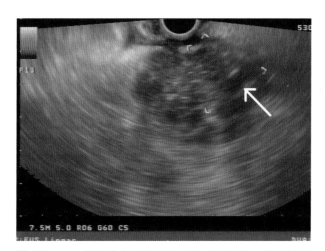

图 37-1　一名患者为排除肾结石行 CT 平扫，发现扩张的胰管，遂行 7.5MHz 超声内镜，图像可见胰体部回声均匀的实性占位，该占位病变堵塞胰管（箭号）并导致胰管扩张

癌、胃癌中也有升高，甚至在急慢性胰腺炎、伴或不伴胆管炎的胆总管结石、肝硬化、任何原因导致的梗阻性黄疸等非肿瘤性疾病中也可升高。尤其是合并有高胆红素血症时，更加难以解读血清 CA19-9 升高的意义。在一项回顾性研究中，血清 CA19-9 升高的患者中有 41%（25/61）最后确诊为良性疾病导致的梗阻性黄疸。该项研究还发现，如果胆道引流之后血清 CA19-9 恢复正常或明显下降（降至 90U/ml 以下），则高度提示为良性疾病。将来其他的检测方式有可能提高 CA19-9 的特异性，目前在胰管扩张诊断中 CA19-9 的水平值只能作为一个辅助的参考信息，但在其显著升高时（> 1000U/ml）应考虑恶性病因。读者可以参考已有的两篇综述来详细了解 CA19-9 在可疑胰腺癌患者诊断评估中的应用及局限性。

5. 体液癌胚抗原　通过细针抽吸（FNA）胰腺囊性疾病［包括黏液性囊性肿瘤及导管内乳头状黏液性肿瘤（IPMN）］的囊液并进行癌胚抗原（CEA）检测，可以提供临床及影像学资料以外的辅助诊断信息。黏液性囊性病变会大量分泌 CEA，而浆液性囊腺瘤的 CEA 水平不高，因而认为 CEA 水平值升高提示黏液性肿瘤的可能性更大。已有研究显示囊液 CEA > 192μg/ml 诊断黏液性囊性

疾病的敏感性和特异性很高，但不能鉴定病变的良恶性。对仅有胰管扩张表现的 IPMN 患者的诊断主要还是依据影像学检查结果和临床病史，但也有研究通过内镜逆行胰管造影（ERP）和 EUS-FNA 获取胰液并检测 CEA 来协助诊断。

（三）影像学检查及内镜检查

放射影像学检查广泛用于评估及随访监测胰管扩张患者。胰腺特用 CT 的流程包括薄层（1～3mm）扫描和定时经动脉注射造影剂以获取胰腺的高分辨图像。尽管常规腹部 CT 已经发现胰管扩张，胰腺特用 CT 可以提供更多有关胰管扩张特性的信息。与之类似，直接内镜下观察乳头有可能发现胰管开口扩张并含有黏液或可见黏液排出，这是主胰管型 IPMN 的特征（图 37-2）。

磁共振胆胰管成像（MRCP）也是一项无创性影像学检查，可提供有关胆胰管结构形态的大量信息，已成功取代 ERCP 用于评估胰管扩张。已经证实 MRCP 诊断胰腺癌的敏感性与 ERCP 相同，且对慢性胰腺炎患者主胰管内径的测量准确性更高。促胰液素 MRCP（MRCP-S）可以诱导主胰管扩张的程度，有时可以强化其影像学特征。在促胰液素注射前后测量胰管绝对内径，其差异

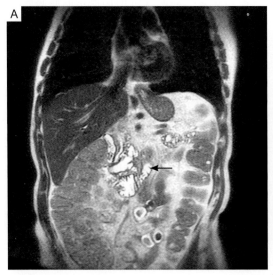
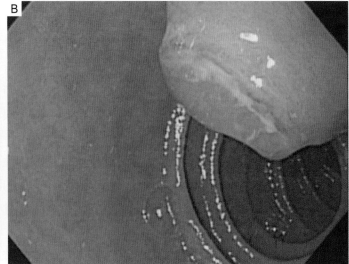

图 37-2　A. 一名 74 岁男性因血尿行 MRI 检查，发现主胰管扩张（箭号）；B. 内镜下可见该患者扩张的胰管开口排出浓稠的黏液。超声内镜检查可见胰管内径 12mm，其内充满黏液，可见乳头状突起，确诊为 IPMN（图片由 Richard S. Kwon 博士提供）

可作为胰管括约肌功能和胰液排流情况的间接指标（图 37-3）。如果注射促胰液素后发现胰管显著扩张，则提示存在胰管狭窄或梗阻，需要进一步的评估诊断和（或）治疗。

EUS 通过评估胰腺实质、胰管狭窄及其相应病灶、毗邻血管和淋巴结情况来提供诊断信息。大部分中心主要使用 EUS 来评估胰管及其周围胰腺实质情况。EUS 引导下胰管穿刺抽吸胰液可用于细胞学和或肿瘤标志物检查，但穿刺位点处可能形成胰瘘，因而这项操作实际应用很少。在一项对 12 位仅有胰管扩张的患者进行 EUS 和 FNA 检查的小样本研究中，9 位患者没有发现相关占位性病变，但进行胰管 FNA 抽吸胰液后分析的诊断

阳性率为 100%。

对不明原因的胰管扩张患者，ERCP 作为诊断工具的应用是有限的。对这类患者进行 ERCP 将使其面临胰腺炎的风险，而其他等效检查如 EUS 和 MRCP 也能发现占位性病变、结石和狭窄，且侵入性和风险更低。最近，直接胰管镜在胰管扩张患者中的应用开启了一个新的时代（第 26 章）。对于可疑胰腺囊性肿瘤患者，胰管镜可以鉴别主胰管型和副胰管型 IPMN，界定胰管病变的范围，并可取样活检用于组织病理学诊断（图 37-4）。胰管镜也广泛用于评估有胰管扩张的慢性胰腺炎患者的结石和胰管狭窄情况，并检查有无恶变（第 26 章）（图 37-5）。

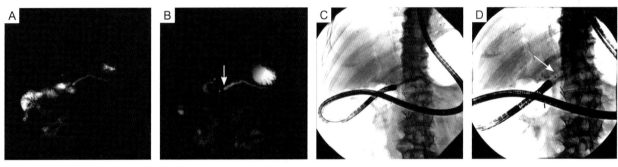

图 37-3　71 岁男性患者，因主胰管内乳头状黏液性肿瘤行胰腺十二指肠切除术，图 A 和图 B 为 MRCP 图像，图 C 和图 D 为 ERCP 图像。图 A 和图 B 分别为注射胰泌素后 1 分钟和 10 分钟的图像。应注意主胰管和侧支的扩张以及吻合口附近的狭窄（箭号）。ERCP 图像显示了吻合口狭窄（C），使用球囊扩张治疗成功（D）（MRCP 图像由 Hero Hussain 博士提供）。ERCP. 经内镜逆行胰胆管造影术；MRCP. 磁共振胰胆管成像

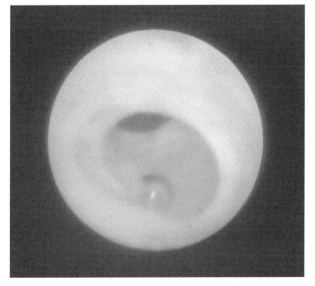

图 37-4　主胰管扩张患者的胰管镜图像。未见黏液，可排除导管内乳头状黏液性肿瘤

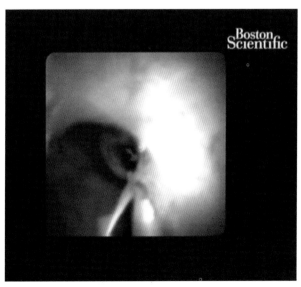

图 37-5　电子胰管镜下扩张的胰管。该腹痛患儿行 MRCP 检查时发现胰管直径为 6mm

三、治疗

一般情况下对胰管扩张的患者首先应除外恶性疾病，然后针对胰管狭窄或结石进行治疗。其他治疗目的包括改善外分泌功能和修复胰瘘。对无症状的胰管扩张患者，并非一定要进行内镜或外科手术干预。甚至对于胰腺占位病变梗阻导致的胰管扩张的患者，也并未常规进行胰管引流减压治疗。

对慢性胰腺炎有胰管扩张的患者，最常见的内镜治疗指征是胰管结石和（或）狭窄，两者经常同时存在。也就是说，胰管狭窄可诱导结石形成，而结石可能引起炎症而导致狭窄。内镜治疗的有效性因治疗方式的选择和疼痛的复杂程度而各有不同。

如果明确有可治疗的结石和狭窄存在，尤其是在其上游胰管扩张的情况下，应尝试进行内镜治疗（图 37-6，图 37-7）。多数胰腺内镜治疗流程为首先将导丝插入胰管内，随后进行胰管括约肌切开术（图 37-8）。这两项操作为其他胰管内的治疗奠定了基础。

对胰管狭窄可采用探条或球囊进行逐级扩张治疗，也可使用 Soehendra 螺旋支架取出器钻过非常紧密的狭窄段（图 37-10）。一般选择与下游胰管内径相同或略宽的扩张器以免造成胰管穿孔和

（或）损伤。扩张之后，在导丝的引导下将塑料支架置入胰管并跨越狭窄段（图 37-11）。相比胆管支架，胰管支架所使用的材料顺应性更好，而且胰管支架通常有多个侧孔以利于引流分支胰管。可取出的覆膜金属胆道支架仅在特定情况下用于治疗胰管狭窄，其背后的治疗理论是这种支架的直径更大且扩张性能更好，可能对难治性胰管狭窄的治疗效果更好更持久。目前仍不清楚覆膜金属支架是否优于单支或多支塑料支架，但对特定的胰管狭窄患者可以适度使用金属支架治疗，一

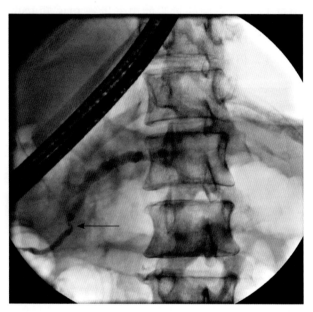

图 37-7　慢性胰腺炎患者 ERCP 图像。造影见胰头段胰管狭窄（箭号）并上游胰管扩张

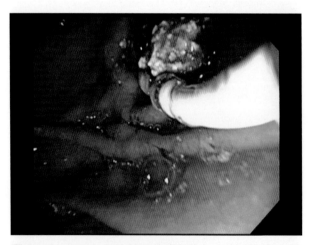

图 37-6　ERCP 取出梗阻的直径为 1cm 胰管结石。该患者既往在外院行 ERCP 失败，原拟行外科手术治疗。结石取出后，患者腹痛缓解，避免了外科手术。ERCP. 内镜逆行胆胰管造影术

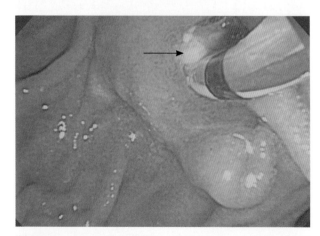

图 37-8　图 37-7 中患者的 ERCP 图像。行胰管括约肌切开以利于后续附件通过治疗狭窄。胰管括约肌切开术后立即可见小结石（箭号）自胰管排出。此次切开术在既往胆道括约肌切开的基础上进行

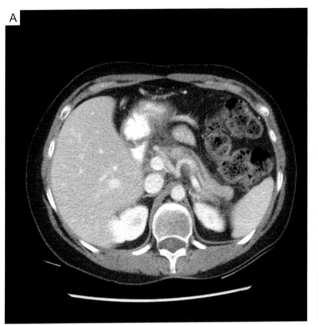

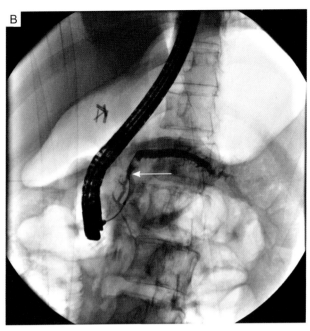

图 37-9　64 岁女性复发性胰腺炎患者的图像。A.CT 显示胰管体尾部扩张，颈部狭窄；B.ERCP 图像显示胰管颈部结石（箭头）并上游胰管扩张。行胰管括约肌切开术后取出结石

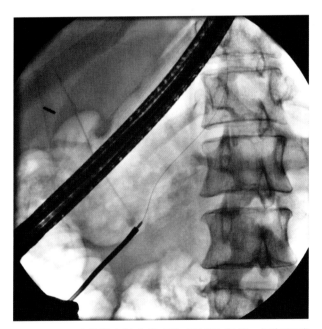

图 37-10　胰管紧密狭窄患者的 ERCP 图像。探条和球囊扩张狭窄段失败，Soehendra 支架取出器成功贯通狭窄段

般置入时间为 3 ～ 4 个月。

　　参考慢性胰腺炎所致胆管狭窄的内镜治疗方法，有人倡议置入多支塑料支架治疗胰管狭窄。胰管支架置入的不良事件包括支架向上游移位至近端胰管或外移位至肠腔内、支架局部损伤导致

医源性胰管狭窄，包括胰管断裂在内的胰管急性损伤、支架导致的管腔黏膜溃疡以及支架上游结石形成。支架早期堵塞可能导致急性胰腺炎发作，少见情况下可导致胰腺坏死。对合并囊肿或假性囊肿的患者进行内镜下胰管治疗有轻度的感染风险（1% ～ 2%），因而推荐术前使用抗生素预防。治疗过程中有造影剂残留在胰腺内的患者可术后口服抗生素 3 ～ 7 天预防感染。

　　慢性胰腺炎合并胰管结石的患者通常有下游胰管狭窄，这是结石形成的原因。在取石之前必须先治疗狭窄（图 37-12），尤其是在多段狭窄的情况下，此时难以完全清理结石，操作成功率低且治疗效果不佳。其他增加操作难度且降低取石成功率低因素包括多发结石、大结石或嵌顿结石，以及胰尾结石。一些治疗中心联合使用 ESWL 和 ERCP 以清除结石。对没有结石和狭窄的慢性胰腺炎胰管扩张患者，内镜治疗可能仅限于 EUS 引导的腹腔神经丛阻滞或毁损术。读者可在第 54 章详细了解慢性胰腺炎患者的内镜下治疗。

　　ERCP 偶尔也用于治疗与急性复发性或慢性胰腺炎相关的壶腹狭窄。此时治疗的目的是扩大

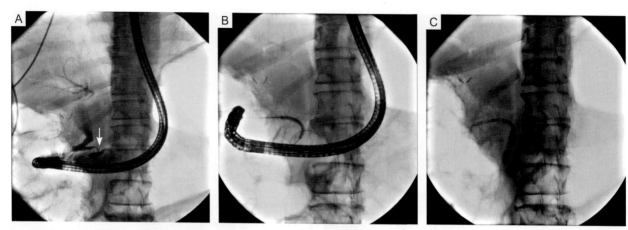

图 37-11　慢性胰腺炎并反复急性发作患者的 ERCP 图像。A.造影显示狭窄段（箭号）位于胰管头段，上游胰管扭曲扩张。先用球囊扩张狭窄段（图 B），随后置入胰管支架（图 C）

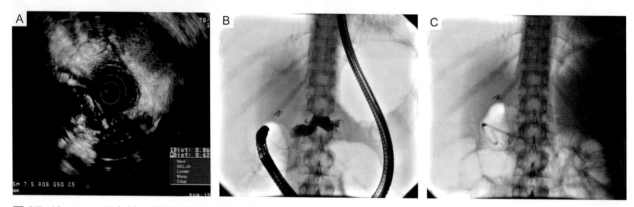

图 37-12　A.54 岁女性，慢性胰腺炎患者，腹痛逐渐加重，超声内镜显示胰管结石（箭头）；B.ERCP 显示胰管扩张，其内多个充盈缺损影提示结石，胰头段狭窄；C.患者先后接受胰管括约肌切开术、狭窄段扩张及碎石治疗，最后放置临时胰管支架

胰管开口，降低胰液排流的阻力，通常进行胰管括约肌切开术。壶腹狭窄的定义通常具有较强的主观性，确切的狭窄非常少见。但是针对狭窄进行的内镜下括约肌切开术后有可能形成确切的壶腹狭窄。

　　预防性胰管支架置入通常用于降低 ERCP 术后胰腺炎风险。第 20 章已对胰管括约肌切开术的技巧、器械及潜在不良事件有详细讨论。

　　目前对胰腺分裂的临床意义仍有争议，最新的数据表明在有基因突变的胰腺分裂患者易于发生胰腺炎。对有急性复发性胰腺炎患者的内镜治疗一般包括副乳头括约肌切开术及预防性胰管支架置入。由于这一类人群 ERCP 术后并发症风险较高，针对副乳头进行的内镜治疗应由经验丰富的内镜专家操作。

对胰腺囊性肿瘤梗阻导致的胰管扩张患者主要进行诊断性内镜检查，通常为伴或不伴 FNA 的 EUS 检查。前瞻性研究显示 EUS 对胰腺囊性肿瘤有治疗前景，但目前仍是实验性阶段，且其治疗目的是囊肿消融，而非纠正胰管扩张。

　　相反，对壶腹腺瘤进行壶腹切除术可使胰管扩张缓解，尤其是在胰管扩张发生时间不长的情况下。高级内镜治疗中心越来越多地开展该项治疗，且由经验丰富的内镜专家操作并发症发生率低。第 25 章已有对壶腹切除术的详细讨论。

四、手术治疗

　　胰管扩张患者手术治疗目的是切除造成梗阻的病变（无论良、恶性）或进行胰管减压以缓解腹痛。前者最常用于胰腺实性或囊性占位伴

上游胰管扩张患者。对胰头部的肿瘤占位，通常尽可能行胰十二指肠切除术（Whipple 手术）。胰腺体部的肿块可使用扩展式远端胰腺切除术或中段胰腺切除术。对恶性疾病的首要治疗目的是移除肿瘤病灶，并不会过多地考虑缓解胰管扩张。

对慢性胰腺炎胰管扩张且有慢性腹痛的患者，其胰头部的炎性病灶有多种外科切除方式。其中包括 Frey 式和 Beger 术式。两种术式都包括部分切除或挖除胰头病灶，并通过侧向胰空肠吻合术对剩余胰腺进行减压治疗。对没有明显胰头肿块而是弥漫性慢性胰腺炎伴胰管扩张患者，最佳的术式是 Puestow 术式或侧向胰空肠吻合术。这种术式是沿主胰管走行纵向切开胰腺并与空肠襻

吻合。外科手术引流后腹痛的部分或完全缓解率为 65% ～ 85%，但长期随访中持续的腹痛缓解率明显偏低（30% ～ 50%）。

五、小结

胰管扩张的鉴别诊断范围很广，可能为良性疾病、无症状患者、碰巧发现和潜在恶性疾病。该类患者成功诊断的基础是严格估量临床病史和仔细评估实验室和影像学检查。考虑到这类病例的复杂程度和可能的治疗后果，内镜治疗的操作者应接受专门的训练，并拥有丰富的经验。由于医界更趋向于使用低侵袭性方式，包括 EUS 和 ERCP 在内的内镜治疗在胰管扩张患者的诊治中将持续占有主导地位。

第 38 章

壶腹部肿瘤

Paul Fockens and Ian D. Norton
石 鑫 王向平 译

肝胰壶腹部恶性肿瘤很少见，每年每 50 000 名 40 岁以上的居民中新发的壶腹部恶性肿瘤不到 1 例。更多见的是壶腹周围癌，包括来源于邻近的胰头、胆总管末端、十二指肠黏膜及肝胰壶腹的一组异质性恶性肿瘤。通常，手术前很难鉴别壶腹周围肿瘤的准确来源。然而，由于胰腺癌预后较差，确认病灶来源对预后极其重要（图 38-1）。相反由于出现胰胆管梗阻，这一区域的肿瘤通常发现较早，比胰胆管恶性肿瘤有更好的预后。源于梅奥诊所的资料显示在连续 4000 例尸检中，共发现 25 例壶腹周围病变（0.6%），而其中只有 20% 出现症状。

肝胰壶腹最常见的良性肿瘤是腺瘤。其腺瘤 - 腺癌序贯进展过程类似于结肠的癌变，因此，对所有的壶腹部腺瘤都应考虑切除。许多腺瘤都适于经内镜切除（第 25 章）。但当腺瘤延伸到胆管系统或发生恶变时，通常需要行胰十二指肠切除术（Whipple 手术）。本章将讨论发源于壶腹部的病变。

一、症状和体征

幸运的是，壶腹部病变患者通常在疾病早期就有相应的症状和体征。这是因为此类肿瘤发源于胰胆管汇合处，阻碍了胆汁和（或）胰液的排出，导致大部分患者出现黄疸症状。与胰头癌导致的黄疸不同，壶腹部肿瘤引起的黄疸初期可出现波动。胆管梗阻也可能伴有胆管炎表现。还可能伴有一些非特异症状，如体重减轻、腹部不适及恶心呕吐等。梗阻性黄疸、胃肠道失血导致的贫血及可触及胆囊无痛性肿大组成了壶腹部肿瘤典型的三联征，但只在少数患者可以见到。

良性壶腹部肿瘤出现黄疸的概率较小，可能

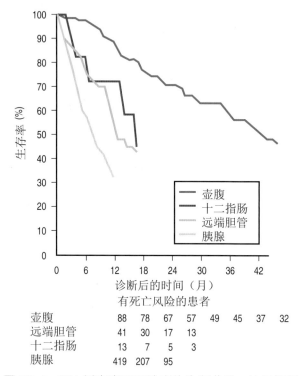

图 38-1 561 例壶腹周围肿瘤的生存曲线，按起源部位分层（经授权引自 Bettschart V, Rahman MQ, Engleken FJ, et al. Presentation treatment and outcome in patients with ampullary tumors. *Br J Surg*, 2004, 91: 1600‑1607）

是体积较小的缘故。腹部隐痛较常见。胆汁淤积形成结石可引起胆管梗阻的症状。越来越多的良性壶腹部腺瘤在无症状的情况下就被诊断出来，主要见于下面 3 种情况。

1. 对家族性腺瘤性息肉病（FAP）患者进行十二指肠 / 壶腹部病变监测时。

2. 在胃镜检查中偶然发现的病变。

3. 基于其他原因进行影像学检查发现胆管扩张（第 36 章）。

在一项 55 例壶腹部腺瘤的内镜研究中，45%

患者无症状，16% 有腹痛，15% 出现黄疸，9% 发生胰腺炎，另外 15% 伴有其他症状。

急性消化道出血较少见，但在壶腹部的腺瘤、癌、转移癌及间叶肿瘤病例中有过报道，所有出血性病例都是由于黏膜表面溃疡及坏死引起的。

壶腹部肿瘤没有特异性实验室检查。胆管梗阻可导致碱性磷酸酶、γ- 谷氨酰转肽酶及胆红素升高。转氨酶也可能升高，尤其是发生急性梗阻或胆管炎时。肿瘤标志物检查常被用作预后指标而不是诊断依据。血清 CA19-9 及癌胚抗原（CEA）诊断壶腹腺癌的敏感性分别为 78% 和 33%，但特异性较低。

二、诊断与评估

（一）内镜

对壶腹部进行全面检查时必须采用十二指肠镜。若采用直视镜则会遗漏许多病变。最近的两篇研究发现相对于十二指肠镜，直视镜检查有 50% 的肉眼可见病变被漏检。内镜可以发现壶腹部肿瘤并评估侧向侵犯范围。壶腹部肿瘤的外观存在很大差异，通常为绒毛状。内镜下可对壶腹部进行活检，但也有一项研究发现内镜下活检在 23 例中漏诊了 7 例层次较深的恶性肿瘤。此外，要注意不能直接对乳头开口进行活检，因为即使是冷钳活检也已证实与急性坏死性胰腺炎相关。在胆道括约肌切开处内部活检可更准确地诊断壶腹部肿瘤。

壶腹部肿瘤可表现为以下 4 种大体类型情况（图 38-2，图 38-3）。

1. **乳头外观正常**　通常在断层成像上发现胰胆管扩张至十二指肠壁水平，此时怀疑有壶腹部病变。完全在壶腹内生长的肿瘤只有行括约肌切开术后才可显露，行超声内镜（EUS）检查也很容易发现病灶。在一项 52 例壶腹腺瘤或癌研究中，Ponchon 及其同事发现 37% 壶腹部镜下外观表现

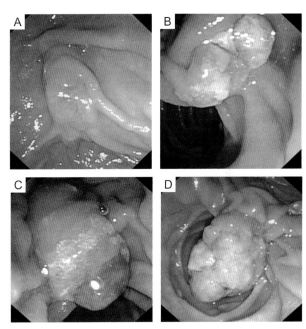

图 38-2　不同形状的壶腹腺瘤。A. 肉眼下几乎正常的乳头；B. 表面呈颗粒状的腺瘤；C. 隆起的绒毛状腺瘤；D. 大息肉样病灶（引自 Bettschart V, Rahman MQ, Engleken FJ, et al. Presentation treatment and outcome in patients with ampullary tumors. *Br J Surg*, 2004, 91: 1600 - 1607）

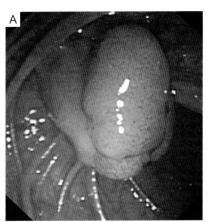
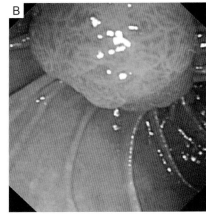
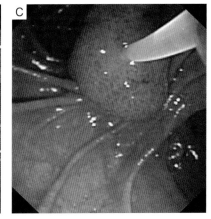

图 38-3　隆起的壶腹腺瘤。活检提示腺瘤，但乳头切除标本病理提示恶变，患者随后行胰十二指肠切除术

正常。在这些病例中只有行胆道括约肌切开术后，才能暴露内部的肿瘤。

2. 壁内突起 突起位于正常形态的乳头下（"突出的漏斗"）。该型需要与Ⅲ型胆总管囊肿及嵌顿的胰胆管结石相鉴别。

3. 肿瘤外露 肿瘤样组织从乳头处外生突出。

4. 溃疡性肿瘤 此类情况需怀疑恶性肿瘤（图38-4A）。另一个提示恶性的特征为进行黏膜下注射后不能抬举病灶（有时在壶腹肿瘤切除术中使用；第25章）。此外，质脆和硬结也是恶性病变的表现。最近一项研究表明窄带成像（NBI）可帮助鉴别炎性病变和肿瘤性病变。

散发病变常为单个，而FAP综合征常伴有其他十二指肠息肉。表现多样，可为分散的绒毛状病变、组织斑块样增厚或黏膜散布无数小点的改变（"粟粒样"外观）。

（二）ERCP

尽管MRCP和EUS的应用削弱了ERCP在诊断中的应用，但其在建立胆道引流中仍具有重要的治疗作用，且在术中常可行诊断性活检。胆道括约肌切开后可避开胰管开口，对深层组织进行取样和靶向活检。括约肌切开在壶腹部肿瘤切除术中也常使用，可在圈套切除前将小肿瘤从胆管开口处移开，或预防乳头切除术后胆管狭窄。胆管造影对评估肿瘤导管内侵犯也有重要作用（图38-5）。

（三）组织活检

常见的诊断方式是在内镜下，于壶腹病变的表面取活检。但在恶性肿瘤时常出现假阴性结果。为减少采样误差，推荐在多处取活检，在活检过程中应尽量避开胰管开口。壶腹部腺瘤恶变率为30%（老年病例可达50%）。尽管有上述局限，但最近报道在术前考虑为良性的壶腹肿瘤中，经内镜乳头切除后，实际恶变率仅为6%～8%，这一变化可能与术前分期技术的提高有关。如上述，括约肌切开后内部取活检可提高恶性肿瘤的检出率。检出率最高的活检是在括约肌切除术后10天，此时能排除电凝造成的伪像。EUS引导下细针穿刺对判断乳头占位的敏感性和特异性分别为82%和100%，当然这还有待进一步探讨。

（四）经腹超声、计算机断层扫描（CT）及磁共振扫描（MRI）

考虑到经腹超声的普及性、成本及安全性，在最初对梗阻性黄疸诊断时常采用经腹超声。若因壶腹病变造成的梗阻常可发现整个胆道扩张，直到十二指肠壁。通常情况下，观察不到肿瘤本身。同样，CT的敏感度相对较低，仅为20%～30%，但随肿瘤增大，敏感度会有所上升。如果未发现占位，可以考虑EUS检查，是否合用ERCP取决于是否需要解除胆道梗阻。CT在进行局部分期（如血管浸润程度）及远处转移中有重要作用。MRI及MRCP对壶腹病变的诊断作用尚未有广泛研究，但有替代EUS的可能。最近研究发现CT胆道三维重建对壶腹周围占位的诊断能力与MRCP差不多。

（五）EUS

在壶腹肿瘤中，EUS的作用如下。

1. 诊断 梗阻性黄疸在经腹超声检查或CT检查后没有发现明显肿块时，可采用EUS检查。超声内镜的壶腹病变检出率要优于US及CT（95% vs15% 和 20%～30%）。但因为正常壶腹部表现为低回声区，EUS可能会漏诊小的病变（<10mm）。内镜检查发现壶腹外观异常时可进行EUS检查。少量文献报道EUS诊断壶腹部肿瘤特异性约为75%。导致假阳性的原因主要是因排石等原因造成的乳头炎症和肿胀（图38-4）。总之，如果壶腹部有异常表现，建议行EUS检查，但最终诊断还取决于组织活检。

2. 晚期壶腹癌的分期 EUS有助于壶腹癌的TNM分期（框38-1）。与CT和MRI相比，EUS的术前T分期最为精确。在一项50例壶腹部肿瘤的研究中，根据手术和病理T分期，EUS的准确率为87%，高于CT的24%和MRI的46%。EUS的缺陷主要在于区分T_2和T_3期时不够准确，肿瘤周围的胰腺炎会导致对T_2期病变过判。同样地，因为胆道支架可引起炎性变化，也可能造成判断

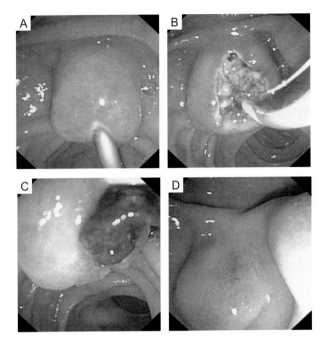

图38-4 结石嵌顿导致乳头炎。A.表面黏膜正常的肿大乳头内支架置入；B.行乳头括约肌切开后，在乳头内取活检；C.取出结石；D.2个月后的乳头外观

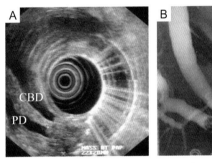
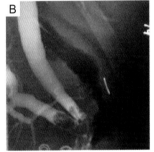

图38-5 壶腹部大块占位性病灶的ERCP图像及相应的EUS图像。注意两种检查都提示肿瘤向管腔内侵犯。CBD.胆总管；PD.胰管

困难。从临床角度看，鉴于 T_2 和 T_3 的病变外科处理方式相同（胰十二指肠切除术），这些问题并不关键。关于 EUS、CT 和 MRI 在 N 分期时的准确性对比尚未有相关报道。EUS 检测区域淋巴结转移的准确率约为65%（图38-6）。局部淋巴结转移通常不会影响外科治疗。是否能手术切除主要取决于是否有血管侵犯及向远处转移的情况。鉴于壶腹部肿瘤多会在早期发现，且其与肠系膜血管相距甚远，血管侵犯通常少见。EUS 可以较准确地判断是否存在血管侵犯，且 EUS 能从十二指肠近端观察门静脉系统，从胃底观察腹腔血管。

框 38-1　壶腹癌的 TNM 分期

T_1	仅限于肝胰壶腹的肿瘤*
T_2	侵犯十二指肠壁的肿瘤（固有肌层）
T_3	侵犯胰腺 < 2cm 的肿瘤
T_4	侵犯胰腺 > 2cm 或侵及胰腺邻近脏器或血管的肿瘤
N_0	无局部淋巴结转移
N_1	局部淋巴结转移
M_0	无远处转移
M_1	有远处转移

有时将 T_1 肿瘤划分为 d_0（仅波及奥迪括约肌）和 d_1（侵犯到十二指肠黏膜下层）（摘自 Sobin LH，Wittekind CH，eds. International union against cancer（UICC）：the TNM classification of malignant tumors. 6th ed. New York：Wiley，2002）

3. 早期壶腹部病变的分期　在考虑进行内镜或手术局部切除前，准确确定 T 分期至关重要。内镜下切除术仅限于癌前病变，主要是由于早期癌症 10% ～ 45% 有淋巴结转移，应考虑根治切除（Whipple 手术）。EUS 通过观察病变对正常组

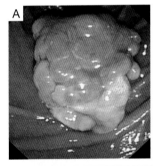
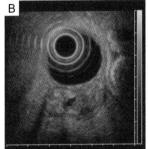
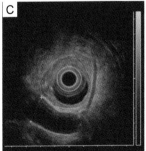
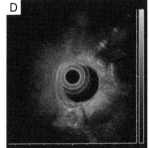

图38-6 T_2N_1 期的肝胰壶腹部腺癌。A.内镜下外观；B.超声内镜显示息肉样肿瘤；C.扩张的胆总管和胰管；D.淋巴结转移

织层面的浸润和破坏来区分良、恶性。在活检为良性时，EUS 的作用是排除内镜不可见的深部浸润性病变。EUS 区分超过 T_1 期病变的准确率很高，为 87% ～ 95%。T_1 期肿瘤又被划分为 T_1d_0（局限于奥迪括约肌）和 T_1d_1（侵犯十二指肠黏膜）。T_1d_0 期病变如没有恶性表现可以局部切除。对于 d_0/d_1 的区分，管腔内超声（IDUS）准确率最高（见下述部分），但应用尚未普及。

4. 肿瘤侵及胆胰管远端是内镜切除的相对禁忌证　这种情况可通过 ERCP 或 EUS 进行仔细评估来判断（图 38-5）。

（六）管腔内超声（IDUS）

管腔内超声是对壶腹和胆管肿瘤分期很有前景的设备。ERCP 插管成功后，沿导丝插入 7Fr 超声探头。该探头为可重复使用的机械性旋转式探头，频率相对较高（12MHz 或 20MHz），从而可以对近场区域形成高质量图像，但其深度有限。一项大的前瞻性研究发现 IDUS 在显示肿瘤方面要优于 CT 和 EUS，尤其是对于小的病变来说。最近另一项研究表明，IDUS 检出壶腹部肿瘤的敏感度可达 94%，进行 T 分期的准确率可达 80%。IDUS 是仅有的能够显示奥迪括约肌结构的检查。另外，IDUS 在发现早期癌变的敏感度方面高于活检。很明显，IDUS 在考虑内镜治疗患者中有可能具有更大作用，但还需要前瞻性研究来证实。

（七）结肠镜

壶腹部腺瘤可能是轻型遗传性息肉综合征（FAP）的临床表现。有文献报道提示即使能除外 FAP，壶腹部腺瘤患者发生结肠肿瘤的风险也较高。Ponchon 等对散发性壶腹部腺瘤者行结肠镜检查发现 50% 有结肠息肉，其中 1 例有 8 个息肉，1 例有乙状结肠癌。尽管这些研究的病例数较少，但结肠镜检查还是有必要的，特别是对于外科术前病例来说。

三、病理

壶腹部肿瘤中有 95% 是腺瘤或癌。壶腹部肿瘤逐渐被认为是散发性病变（即非遗传性肿瘤性疾病；图 38-2，框 38-2），可能占总数的 50% 以上。还有很多其他肝胰壶腹的良、恶性肿瘤疾病总结在框 38-3 和框 38-4（第 25 章也有讨论）。下面列举一些最常见的情况。

（一）腺瘤

肝胰壶腹在解剖结构上较复杂，由共同通道、胆总管和胰管的十二指肠壁内段、十二指肠黏膜

框 38-2　与壶腹癌有关的癌症综合征

- 家族性腺瘤性息肉病（FAP）
- 遗传性非息肉性结肠癌（HNPCC）[*]
- 1 型神经纤维瘤病 [+]
- Muir-Torre 综合征 [‡]

[*] HNPCC 与壶腹部癌仅有较弱相关性

[+] 神经纤维瘤病可能是生长抑素瘤和肝胰壶腹部癌的先决条件

[‡] Muir-Torre 综合征的特点是多发皮脂腺囊肿和角化棘皮瘤，伴包括壶腹癌在内的体内恶性肿瘤

框 38-3　肝胰壶腹部肿瘤与假瘤的鉴别诊断

良性疾病

- 腺瘤
- 类癌
- 胃肠间质瘤
- 脂肪瘤
- 平滑肌瘤
- 错构瘤（Peutz-Jeghers 息肉）
- 神经鞘瘤
- 淋巴管瘤
- 血管瘤
- 纤维瘤
- 神经纤维瘤
- 颗粒细胞瘤
- 腺肌瘤
- 嗜酸性细胞胃肠炎
- 十二指肠重复畸形
- 胆总管囊肿
- 异位胰腺
- Brunner 腺增生
- 异位胃黏膜
- 炎性非肿瘤性病变：十二指肠乳头炎（如由于结石引发）
- 变异壶腹：体积大但无病变

恶性疾病

- （腺）癌[*]
- 神经内分泌癌
- 恶性 GIST
- 淋巴瘤
- 胰母细胞瘤
- 平滑肌肉瘤
- 神经纤维肉瘤
- 卡波西肉瘤
- 血管肉瘤
- 恶性神经鞘瘤
- 横纹肌肉瘤（只在儿童中有报道）
- 壶腹部的转移癌

[*] 有报道称癌内有多种细胞种类混合，如肉瘤样癌由癌样成分和肉瘤样成分混合；腺类癌由腺癌和类癌混合；壶腹癌的一些少见分化模式，如乳头癌、潘氏细胞癌和印戒细胞癌也包括在内

共同组成（图 38-7）。共同通道和胆胰管均由平滑肌纤维包绕。根据组织学研究和尸检结果，共同通道可能是大多数壶腹肿瘤的起源部位。

无论在散发还是 FAP 病例，壶腹周围都是小肠腺瘤的最为好发的区域。这些病变位置靠近胆汁暴露区域（见"壶腹腺瘤和 FAP 综合征"部分），尤其早期腺瘤存在"山羊胡"状向下方延伸的分布特征（图 38-8）。壶腹部腺瘤在组织学上与结肠腺瘤类似，分为管状腺瘤、管状绒毛状腺瘤和绒毛状腺瘤，其异型性和恶性潜能依次升高。与结肠腺瘤一样，壶腹部腺瘤的进行性基因改变和异型增生可能导致癌变。下面的证据支持此假说。

（1）癌周可见腺瘤残迹。

（2）随访可见从腺瘤到癌的组织学进展。

（3）Bleau 和 Gostout 的一项回顾性研究支持

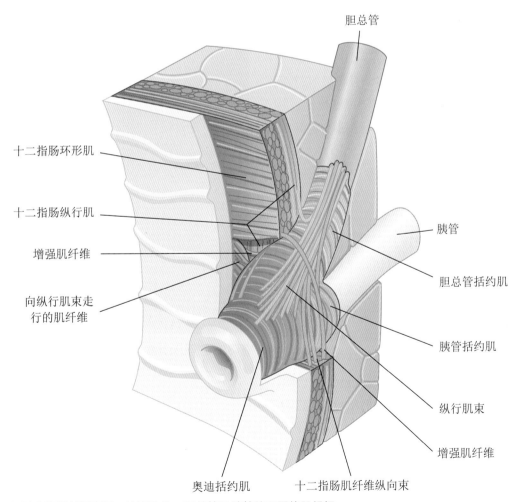

图 38-7　肝胰壶腹解剖示意图。注意乳头、胆总管及胰管的不同的肌组织

壶腹周围腺瘤向癌的时间进展，平均 39 岁诊断腺瘤，47 岁诊断重度不典型增生，54 岁诊断癌。

（4）已有探讨壶腹肿瘤进展过程中基因改变模型，类似于结肠腺瘤至癌的变化。

尸检研究中发现有些癌中检测不到腺瘤成分，可能是因为肿瘤的生长取代了腺瘤样组织，或者某些癌在发展过程中并未经历腺瘤的阶段。

（二）癌

根据组织病理学和免疫组化方法，壶腹癌可分为肠型或胰胆管型。与结肠癌类似，肠型起源于黏膜。胰胆管型起源于胆胰管上皮，通常认为来源于共同通道。目前，对这两种类型的预后是否存在差异还没有一致的意见。

（三）神经内分泌肿瘤（NET）

神经内分泌肿瘤在形态学和生物学上各不相同，可分为许多亚型。壶腹部 NET 罕见，全世界仅有不到 200 例的报道。报道最多的是生长抑素瘤，也有神经节细胞的副神经节细胞瘤和其他NET（图 38-9，图 38-10）。大部分壶腹部 NET 没有功能，虽然通过免疫组化的方法可以检测到特定激素的产生，但并没有导致血清多肽浓度升高或神经内分泌综合征。

壶腹 NET 与神经纤维瘤病（von Reckling-Hausen 病）有很强的相关性，25% 的壶腹 NET 合并神经纤维瘤病。

黄疸是其主要临床表现。由于病变位于黏膜下层不易活检，所以常在外科切除术后才能做出正确诊断。肿瘤大小与其转移潜能或预后相关性不大。除前述的影像学方法外，生长抑素受体核素放射显像法也有助于诊断。对于 > 2cm 的壶腹部 NET 推荐胰十二指肠切除术。对于没有转移证据的较小病变，可考虑局部手术或内镜下切除。一般来说预后较好，5 年生存率可达 90%。然而，低分化病变具有侵袭性临床表现，易转移，常导致死亡。

（四）淋巴瘤

起源于壶腹部的淋巴瘤很少见。目前已发现

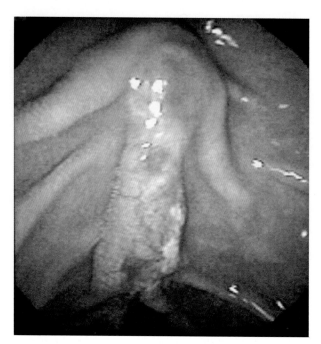

图 38-8　家族性腺瘤样息肉病患者的肝胰壶腹。注意乳头开口下方呈"山羊胡"状延伸的腺瘤样组织

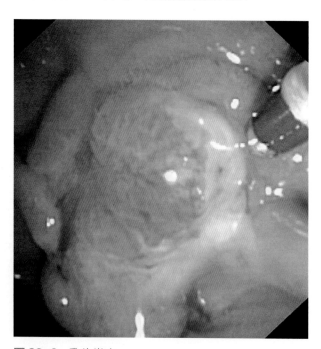

图 38-9　乳头类癌

4 种类型。

（1）原发性壶腹部黏膜相关性淋巴样组织（MALT）淋巴瘤：与胃 MALT 淋巴瘤类似，壶腹部 MALT 淋巴瘤可通过清除幽门螺杆菌而得到控制。治疗失败的病例则可采取更积极的化学治疗，通常疗效较好。

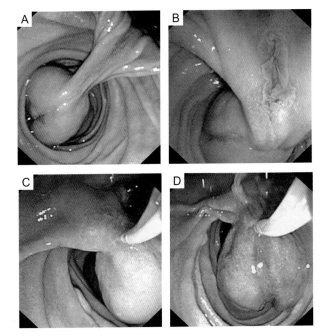

图 38-10　乳头周围节细胞性副神经节瘤。A. 有蒂大息肉；B. 乳头开口；C. 插管；D. 在乳头开口下方以圈套器套住病变后切除

（2）弥漫性大 B 细胞淋巴瘤（DLBL）：在壶腹周围淋巴瘤中较为常见，与其他部位的 DLBL 的治疗方法相同。

（3）滤泡性淋巴瘤：相对较为弥漫，相比手术来说，更宜化学治疗。

（4）T 细胞淋巴瘤：非常罕见，可能与乳糜泻有关。

（五）胃肠道间质瘤（GIST）

对壶腹部胃肠道间质瘤的报道很少。大多数患者行胰十二指肠切除术治疗，对于不能切除、发生转移或复发的病例，可使用伊马替尼。

四、壶腹部腺瘤及家族性腺瘤性息肉病（FAP）

FAP 病例中发生壶腹无症状性腺瘤样改变很常见，发生率接近 100%。每 2000 名欧洲人中就有 1 人发生 FAP 综合征及其变异形式（Gardner 综合征和 Turcot 综合征）。十二指肠癌是这些患者在结肠切除术后最为常见的癌症死因。FAP 相关十二指肠及壶腹周围腺瘤的发病率取决于监测的频率（见前

述"诊断和评估"部分）。Johns Hopkins 的 FAP 注册表提示，相对于一般人群来说，FAP 患者中十二指肠及壶腹周围癌的相对风险分别是 330 倍和 123 倍。尽管相对风险较高，但 FAP 患者中十二指肠癌的绝对风险是很低的。由于随访不完善及大多数癌症发生较晚，其恶变风险可能被低估。来自英国的一项研究报道，对 70 名患者进行 40 个月的随访，其中有 3 例出现恶性病变。因此，尽管十二指肠腺瘤样变在 FAP 中非常普遍，但似乎只有一小部分病例进展成癌。几项研究表明 FAP 并发壶腹周围癌的中位年龄是 60 岁左右。这方面的文献常不能将散发性腺瘤与 FAP 相关壶腹周围腺瘤相区分。为了预防 FAP 患者发生十二指肠恶性肿瘤，有各种不同筛查策略。Spigelman 等建立了一个分期系统对 FAP 患者的癌变风险进行分层（表 38-1）。处于Ⅳ期者癌变风险比其他分期高 10 ～ 30 倍。但对这些高风险患者的最佳治疗方案仍有争议。虽然早期在斯堪的纳维亚进行的一项研究表明，Ⅳ期患者有 25% 发展为癌，但作者目前认为对壶腹部更好的内镜检查可能导致对这些病变的分期过高，每个分期的癌变风险可能没有之前想得那么高。尽管如此，这些患者应定期行十二指肠镜检查。有人建议低分期的患者至少每 3 年进行一次十二指肠镜检查，而Ⅳ期患者每 6 ～ 12 个月定期检查。有趣的是，壶腹部腺瘤比起十二指肠其他部位的病变更容

表 38-1　FAP 患者十二指肠息肉严重程度分级系统：Spigelman 分类法

评分	1	2	3
息肉数量（个）	1 ～ 4	5 ～ 20	＞ 20
息肉大小（mm）	1 ～ 4	5 ～ 10	＞ 10
组织学类型	管状	管状绒毛状	绒毛状
异型增生	轻度	中度	重度

0 分 =0 期；1 ～ 4 分 = Ⅰ期；5 ～ 6 分 = Ⅱ期；7 ～ 8 分 = Ⅲ期；9 ～ 12 分 = Ⅳ期

（经授权摘自 Spogelman AS，Williams CB，Talbot IC，et al. Upper gastrointestinal cancer in patients with familial adenomatous polyposis. Lancet，1989，2：783-785）

易发生恶变。发生腺瘤性变的患者，其中有 50% 壶腹部外观表现正常（图 38-2A）。由于缺乏前瞻性研究，不易明确内镜治疗的作用，但可作为手术治疗的替代方案。

五、壶腹部腺瘤和 FAP 综合征的发病机制

有意思的是，壶腹和壶腹周围区域是目前小肠最易发生腺瘤变的部位。胆汁已被证实可促进肠黏膜增生及诱导突变。此外，与对照病例相比，FAP 患者的胆汁已被证实可以在体内外形成更多的 DNA 加合物，尤其是在低 pH 的条件下（如十二指肠近端）。这些 DNA 加合物有可能引起突变。作为常染色体显性遗传病，FAP 患者的有核细胞包含一个正常和一个异常 APC 基因（生殖细胞突变）。在结肠中，正常（野生型）APC 等位基因的体细胞突变是癌变的早期事件。其他突变的累积（如 p53 和 k-ras 基因）会促进癌变的过程。壶腹周围癌的情况与之类似，除了 APC 突变可能相对较少而 k-ras 基因突变则相对较多。另一项研究证实，p53 基因突变与壶腹周围肿瘤发生高级别瘤变或恶性改变相关。最近有文献表明，其他家族性的因素，如某些可能尚未发现的修饰基因，也可能会影响 FAP 家族中壶腹周围腺瘤的进展，这至少部分解释了壶腹周围肿瘤在 FAP 的家族聚集情况。这种聚集与家族中特定 APC 突变无关。Spigelman 等报道在切除结肠并行回直肠吻合术后，十二指肠息肉和直肠息肉的严重程度相关。他们认为其他因素，可能是环境因素在部分患者中协同作用造成两处的息肉更为严重。研究者认为，缺少直肠息肉并不意味着不需要监测壶腹周围肿瘤。

六、治疗

（一）腺瘤

20 年前对壶腹部肿瘤的治疗方法是采用胰十二指肠切除术。这一方法可有效清除所有的腺瘤组织，但并发症和死亡发生率很高。经十二指肠壶腹切除可显著减少术后并发症，但腺瘤复发风险明显增高（5%～30%），因此需要内镜下随访。对于 FAP 和散发性病变的患者，治疗目的不同。后者类似于结肠腺瘤的处理，目标就是完整切除所有的腺瘤样组织。对于 FAP 患者来说，则是通过切除较大的病灶组织（大于几毫米的病变）来控制病情。

自 1983 年以来，许多文献报道了用圈套切除和激光毁损的方法在内镜下处理壶腹周围腺瘤。随后，Binmoeller 等发表了圈套切除整个乳头的方法（图 38-11，图 38-12）。众多文献表明对特定患者采用内镜治疗可有效替代手术（表 38-2）。最近一项大样本研究回顾性比较了手术和内镜下切除，发现两组复发率没有显著性差别，但推荐对于 3.6cm 以上或侵犯到胆胰管的病变仍需采取手术治疗。尽管传统观念认为对侵犯到胆管系统的病变不可进行内镜下切除，有报道称有些病灶同样可以在内镜下被成功切除。其中一项技术是用球囊将胆管内组织拖入圈套器中（第 25 章，壶腹腺瘤内镜下治疗）。

非壶腹十二指肠腺瘤也可以采用内镜下黏膜切除（EMR）进行切除，该技术是为切除大结肠息肉而发明的。十二指肠壁极薄，EMR 会在黏膜下注射盐水或其他溶液。与结肠类似，随着经验的不断积累，内镜切除病变的大小也在不断增加。

（二）腺癌

对于侵袭性壶腹癌的标准手术治疗为胰十二指肠切除。不建议采用局部切除，因为切除范围可能不够，而淋巴结转移也较常见，与 Whipple 手术相比，局部切除的预后也较差。最近一项对 106 例壶腹癌患者的研究发现 T_1 期淋巴结侵犯的概率为 45%。另一个大型研究显示淋巴结转移与 T 分期有密切的联系（Ⅰ、Ⅱ、Ⅲ、Ⅳ期比例分别为 28%、51%、70%、78%）。另一种方法是先局部切除，术中若切除标本通过肉眼观及冷冻切片证明切除不完整时，则改为胰十二指肠切除术。采用这种方式与传统胰十二指肠切除术相比，并没有影响患者的预后。对于重度不典型增生（原位癌）来说，若已进行内镜下或手术的局部彻底

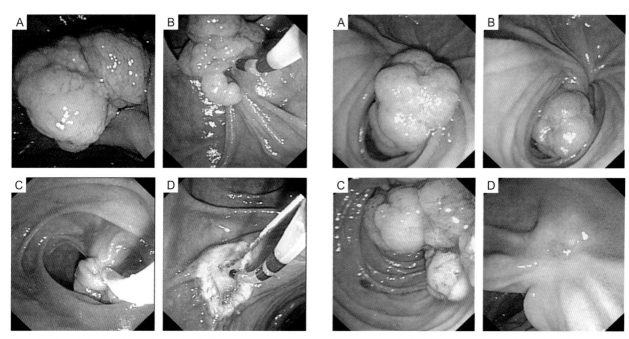

图 38-11　壶腹管状绒毛状腺瘤的整块切除。A. 壶腹周围的肿块；B. 乳头插管；C. 圈套器切除病变；D. 壶腹切除术及括约肌切开术后

图 38-12　壶腹管状绒毛状大腺瘤的分块切除。A. 大息肉顶部可见乳头开口；注意大部分大型病灶与十二指肠壁相连的部分通常很小；B. 腺瘤蒂部呈扭转状；C. 分块切除；D. 切除后 2 个月复查所见壶腹外观

表 38-2　壶腹肿瘤内镜切除文献汇总 [a]

第一作者	发表年限	病例数	回顾或前瞻	技术	胆管内生长	合并症发生率 [b]	组织学	随访情况	内镜完全切除率 [c]	手术率 [d]	复发率 [e]
Katsinelos	2006	14	回顾	圈套切除	0	胰腺炎 7% 出血率 7%	11 例腺瘤，3 例腺癌	28 个月	79%	21%	18%
Harewood	2005	19	前瞻	圈套切除（预防性胰管支架 RCT）	0	无 PD 支架胰腺炎为 33%；放置 PD 支架为 0，胆管炎 5%	NR	NR	NR	NR	NR
Bohnacker	2005	106（109病变 [f]）	前瞻	圈套切除和（或）电凝	31	胰腺炎 31%，出血率 3%	92 例腺瘤（18 例 HGD），4 例腺癌，12 例炎性病变，1 例淋巴管瘤	43 个月	73%	19%	18%
Han	2005	22	回顾	圈套切除	0	出血率 5%，穿孔率 5%，乳头狭窄 5%，胆管炎 5%，胆汁淤积 5%	15 例腺瘤（3 例 HGD），2 例腺癌，1 例癌，3 例炎性病变，1 例淋巴管瘤	8 个月	86%	NR	5%
Moon	2005	6	前瞻	圈套切除（导丝引导乳头切开术）	0	迟发性胰腺炎 17%，胆管炎 17%	6 例腺瘤（1 例 HGD）	7 个月	100%	0	0

（续表）

第一作者	发表年限	病例数	回顾或前瞻	技术	胆管内生长	合并症发生率[b]	组织学	随访情况	内镜完全切除率[c]	手术率[d]	复发率[e]
Cheng	2004	55	回顾	圈套切除	6	胰腺炎 6%，出血率 7%，穿孔率 2%	45 例腺瘤（7 例 HGD），5 例腺癌，2 例类癌，1 例胃黏膜异位，2 例正常	30 个月	74%	13%	33%
Catalano	2004	103	回顾	圈套切除	0	胰腺炎 5%，出血率 2%，乳头狭窄 3%	97 例腺瘤（1 例 HGD），6 例腺癌	36 个月	80%	16%	20%
Saurin	2003	24	前瞻	主要是激光毁损术[g]	0	胰腺炎 17%，出血率 13%，穿孔率 4%	钳夹活检：24 例腺瘤（10 例 HGD）	81 个月	67%	17%	6%
Norton	2002	26（28 例病变[f]）	前瞻	圈套切除	0	胰腺炎 15%，穿孔率 4%，胰腺狭窄 8%	25 例腺瘤，1 例腺癌，1 例炎性病变，1 例正常	9 个月	96%	4%	10%
Desilets	2001	13	回顾	圈套切除（分块）[g]	0	胰腺炎 8%	13 例腺瘤（1 例 HGD）	19 个月	92%	8%	0
Zádorová	2001	16	回顾	圈套切除	NR	胰腺炎 13%，出血率 11%	16 例腺瘤	NR	100%	6%	19%
Vogt	2000	18	回顾	圈套切除	NR	胰腺炎 11%，出血率 11%，支架功能不良 6%	18 例腺瘤	75 个月	100%	17%	44%
Park	2000	6	回顾	圈套切除	NR	胰腺炎 33%	4 例腺瘤，2 例腺癌	21 个月	67%	17%	0
Binmoeller	1993	25	前瞻	圈套切除	2	胰腺炎 12%，出血率 8%	25 例腺瘤（1 例 HGD）	37 个月	92%	12%	26%

HGD. 重度异型增生；NR. 未报道；PD. 胰管；RCT. 随机对照试验

[a] 包括：自 1990 年后刊登的研究，病例数大于 5 人，对于良性壶腹部肿瘤进行内镜切除

[b] 合并症发生率（占病例总数的比例）：只有术后出现的临床上明显的出血计入合并症发生率。对多数胰腺炎和穿孔都进行非手术处理

[c] 内镜完全切除率（占病例总数的比例）：在某个或多个阶段中对腺瘤进行全部移除，不采用手术（包括可以用内镜进行处理的复发病况）

[d] 手术率（占病例总数的比例）：包括因恶性疾病、持续腺瘤、发生合并症及内镜无法处理的复发等情况进行手术切除

[e] 复发：腺瘤（或腺癌）在进行内镜完全切除后再次出现（失访病例除外）

[f] 主乳头及副乳头同时出现的肿瘤

[g] 对腺瘤组织的完全破坏进行 3 次治疗的中位数

切除，尚没有足够证据表明后续进行淋巴结清扫可以让患者受益。

切除后的生存率与 T 分期密切相关（表 38-1）。手术死亡率已经得到改善，对于大的医疗中心应≤ 5%。有众多因素会影响到存活率，如切缘无肿瘤（R$_0$ 切除）、淋巴结有无转移、肿瘤的分化程度及局部有无浸润（胰腺、神经纤维和血管的侵犯）。起源于肠道的肿瘤比源于胰胆管的肿瘤预后较好。

最近一项荟萃分析表明，辅助化疗可使壶腹癌病人获益，包括已有局部浸润和淋巴转移的情况。

姑息治疗针对具体情况而定。胆道括约肌切开术、肿瘤局部切除、十二指肠乳头圈套切除都可选用，其他内镜治疗方法还包括自膨式金属胆道支架置入术。偶尔还需要放置十二指肠支架，以解除胃流出道的梗阻。

七、小结

壶腹部肿瘤相对少见，但在临床工作中，特别在一些转诊中心经常出现。其预后要比胰腺癌好。如为早期病变通常采用内镜切除，而对于进展期病变及癌症则通常采用胰十二指肠切除术。对此类病变的诊断具有挑战性。为了早期发现，保持高度警惕和细心地进行十二指肠镜检查是十分重要的。乳头活检需要小心操作，尤其对未行胆道括约肌切开的患者。对 FAP 患者应进行监测。超声内镜对病变局部分期有帮助，而 CT 可用于评估进展期病变有无转移。

第 39 章

远端胆管恶性梗阻

Meir Mizrahi，Jonah Cohen，João Guilherme Guerra de Andrade Lima Cabral，Douglas Pleskow
张 晶 任 贵译

胰胆管的恶性狭窄难于诊断和治疗。绝大多数患者确诊时已为晚期，预后较差。黄疸是恶性胆管梗阻最常见的症状和体征。远端胆管恶性梗阻的病因包括：胰腺癌、壶腹癌、远端胆管癌（CCA）、胰头和胆总管（CBD）的转移癌（表 39-1）。梗阻性黄疸常见于疾病晚期，影响患者生活质量。本章论述了内镜逆行胰胆管造影（ERCP）在治疗远端胆管恶性梗阻中的作用。近端胆管恶性梗阻的治疗，见第 40 章。

表 39-1　恶性胆管梗阻的原因	
原发癌	转移癌
胰腺癌	胃癌
壶腹癌	结肠癌
胆管癌	乳腺癌
胆囊癌	肺癌
	肾细胞癌
	黑色素瘤
	肝细胞癌
	恶性淋巴结肿大

一、流行病学

胰腺癌是远端胆管恶性梗阻最常见的病因。在 2014 年有超过 40 000 人死于胰腺癌，其死亡率在恶性肿瘤中居第 4 位。在美国，与胰腺癌相关的死亡人数预计还会增加，胰腺癌可能很快就会成为癌症相关死亡的第二大原因。从全球来看，胰腺癌是癌症死亡的主要原因，每年有超过 330 000 例的新增病例和相近数量的死亡病例。据估计，2017 年美国和欧洲男性的胰腺癌死亡率将趋于平稳，而日本将会增加。但女性的胰腺癌相关死亡率，除美国外大多数国家将继续上升。有证据显示胰腺癌的发病率在全球的区域差异很大，生活方式和环境因素参与其发病。已发现多种危险因素会导致胰腺癌的发生。高龄是胰腺癌最重要的危险因素。在美国，诊断胰腺癌的中位年龄为 72 岁。有 5% ～ 10% 的患者在 50 岁之前患病，这部分患者有可能是遗传因素所致，或是曾接受过癌症治疗的患者，如放射治疗。吸烟与胰腺癌密切相关，与非吸烟者相比其风险增加了 70% ～ 100%。每天饮酒 ≥ 3 杯或摄入相当于 30 ～ 40g 酒精的人群，胰腺癌的风险增加了 22%。慢性胰腺炎也增加了罹患胰腺癌的风险。与胰腺癌相关的其他危险因素包括维生素 D 和紫外线 B（UVB）辐射、职业暴露和肥胖。胰腺癌家族史使患胰腺癌的风险增加了 2 倍。增加胰腺癌风险的遗传因素包括家族性非典型多痣黑色素瘤（FAMMM）综合征、遗传性胰腺炎、波伊茨 - 耶格综合征、家族性胰腺癌、囊性纤维化、家族性腺瘤性息肉病和遗传性非息肉病性结直肠癌（HNPCC）综合征。

远端胆管恶性梗阻也可由胆管癌（CCA）引起。CCA 可起源于肝内或肝外胆管。从全球来看，CCA 是继肝细胞癌后第二大常见的原发性肝脏恶性肿瘤。最近的流行病学研究表明，全球的肝内 CCA 的发病率和死亡率正在上升，而肝外 CCA 的发病率和死亡率正在下降。CCA 的高发年龄为 70 岁，男性发生率较高。大多数为散发病例，只有少数病例具有特定的危险因素。导致胆管系统持续慢性炎症的多种因素也常与胆管癌相关。这些危险因素包括高龄、男性，以及原发性硬化性胆管炎（PSC）、纤维多囊性肝病、Caroli 病、胆总管囊肿（参考第 35 章）、遗传性非息肉病性结直肠癌（HNPCC）

和胆管腺瘤等。PSC（第 48 章）与早期 CCA 的发生有关。CCA 的发生也与糖尿病、肥胖、病毒性肝炎（丙型病毒性肝炎和乙型病毒性肝炎）、吸烟和饮酒等生活习惯，接触石棉、二噁英、亚硝胺和氧化钍胶体等有毒物质有关。在亚洲，尤其是在中国和泰国，华支睾吸虫和后睾吸虫等肝吸虫造成的慢性胆管炎与 CCA 密切相关。

胆囊腺癌是远端胆管梗阻的另一个原因。在美国，胆囊癌的发病率在消化系统恶性肿瘤中居第 5 位，而在胆道系统的恶性肿瘤中居首位。在美国，每年确诊的新增病例超过 5000 例。在美国的西南土著人和墨西哥裔美国人中，胆囊癌是最常见的消化系统恶性肿瘤。胆石症被认为是胆囊癌最重要的危险因素。多数患者是在检查胆石症的过程中意外发现胆囊癌。高龄、女性和一些特殊地域也是胆囊癌的危险因素。在智利、厄瓜多尔、玻利维亚等南美洲国家，以及印度、巴基斯坦、日本和韩国等亚洲国家，胆囊癌的发病率更高。此外，瓷化胆囊、胆囊息肉、先天性胆管囊肿、胆胰合流异常等，胆囊癌的风险也较高。尽管吸烟和肥胖诱发胆囊癌的证据较弱，但也是危险因素。胰胆管恶性肿瘤的危险因素，见表 39-2。

二、自然病程

远端胆管恶性梗阻可见于胆管外压性梗阻，也可见于胆管内原发病灶或者胆管转移病灶引发的梗阻。其中胰头部及钩突部腺癌最常见，占全部病例的 90% 以上。其他恶性肿瘤包括胆囊癌、

表 39-2　胰胆管恶性肿瘤的危险因素

胰腺癌	胆管癌	胆囊癌
• 人口学因素	• 人口学因素	• 胆石病
年龄	年龄	• 人口学因素
男性	男性	年龄
种族；非洲裔美国人最高	• 基础疾病	女性
• 生活方式	原发性硬化性胆管炎	• 人种 / 种族
吸烟	纤维多囊性肝病	白种人
饮酒（每天 ≥ 3 杯）	Caroli 病	美国西南土著
• 职业暴露	胆总管囊肿	墨西哥裔美国人
氯化烃类	Lynch 综合征	• 地域分布
甲醛	胆管腺瘤	南美洲
• 基础疾病	肥胖	智利
慢性胰腺炎	• 感染和寄生虫	厄瓜多尔
糖尿病	肝吸虫	玻利维亚
牙周疾病	后睾属	亚洲
• 感染	华支睾属	印度
丙型病毒性肝炎	HIV	巴基斯坦
幽门螺杆菌感染	丙型病毒性肝炎	日本
• 遗传易感性	• 生活方式	韩国
FAMMM 综合征	吸烟	• 瓷化胆囊
遗传性胰腺炎	饮酒	• 胆囊息肉
波伊茨 - 耶格综合征	• 职业暴露	• 先天性胆管囊肿
家族性胰腺癌	石棉	• 胆胰合流异常
囊性纤维化	亚硝胺	• 职业暴露
Lynch 综合征		氧化钍胶体
家族性腺瘤性息肉病		
Li-Fraumeni 综合征		

FAMMM. 家族性非典型多痣黑色素瘤；HIV. 人类免疫缺陷病毒

壶腹癌、CCA、转移性癌和恶性淋巴结肿大。多数情况下，出现胆管梗阻时已到疾病晚期。

内镜医师根据肿瘤的类型和分期来制定诊断、治疗或姑息治疗的方案。内镜的诊断方法有超声内镜（EUS）下细针抽吸（FNA）和细针穿刺活检（FNB）及 ERCP 细胞刷检。另外，治疗性内镜如 ERCP 胆道支架置入、十二指肠 / 幽门支架的置入、EUS 引导的放射标记置入，以及 EUS 引导的腹腔神经丛阻滞控制疼痛的整体治疗。尽管胰胆管癌的诊断和治疗水平都有所发展，但是大多数患者在肿瘤发现时已无法手术切除，未接受治疗的患者平均生存期为 4 个月。

三、临床特点及初步评估

胰胆恶性肿瘤的最常见临床症状为无痛性黄疸、体重减轻和厌食。胆道梗阻可引起巩膜黄染、陶土样便、尿色加深、皮肤瘙痒、恶心和呕吐等症状。晚期胰腺癌出现上腹部疼痛伴有背部放射痛，提示已发生胰管梗阻和腹膜后肿瘤浸润；还可以表现为胆囊体表可触及、消化不良、胃出口梗阻引起的饱腹感、出现糖耐量降低或糖尿病和急性胰腺炎。而 CCA 患者常出现右上腹痛、黄疸、皮肤瘙痒和体重减轻。

胰胆恶性肿瘤应在询问病史时评估其危险因素。对于胰腺癌，应询问有无吸烟史、胰腺癌家族史、糖尿病、胰腺炎及肥胖史。

对于 CCA，应询问炎症性肠病、PSC、胆石病、胆总管囊肿、Caroli 病、HNPCC、HIV、丙型病毒性肝炎和乙型病毒性肝炎暴露、糖尿病和毒素接触史，如石棉、二噁英、亚硝胺和氧化钍胶体。其次，全面的体格检查是非常重要的，包括视诊黄染及触诊胆囊、肝脏和淋巴结。而游走性血栓静脉炎只能通过束臂征阳性或身体其他部位血管明显肿胀来判断。胰胆管恶性肿瘤相关症状和体征，见表 39-3。

表 39-3　胰胆管恶性肿瘤相关症状及体征	
症状	体征
● 胆管堵塞症状 　黄疸 　陶土样便 　脂肪泻 　尿色加深 　全身瘙痒 　恶心 ● 一般症状 　体重减轻 　厌食 ● 疼痛 　上腹部或右上腹痛 　背痛（多在晚期） ● 恶心、呕吐、饱胀感 　由胃出口或十二指肠梗阻引起	● 巩膜黄染 ● 器官增大 　肝 　胆囊 　淋巴结 ● 低钙束臂征：血管肿胀

实验室检查应包括总胆红素、直接胆红素、间接胆红素、碱性磷酸酶、谷丙转氨酶（ALT）、谷草转氨酶（AST）和肿瘤标志物如 CA19-9、CEA。根据病史、体格检查和实验室检查结果，对可疑胰胆管恶性肿瘤的患者进一步行影像学检查，如腹部超声检查（TUS）、计算机断层扫描（CT）、磁共振胰胆管成像（MRCP）等。

四、远端胆管恶性肿瘤的鉴别诊断及影像技术

（一）壶腹癌

壶腹癌常表现为梗阻性黄疸，并且腹部影像学检查发现胰胆管扩张。腹部超声是肝内、外胆管扩张和胆系结石的首选影像学检查。然而，由于壶腹癌的瘤体小，并且肠道的气体影响腹膜后结构的观察，腹部超声检测壶腹癌的灵敏度较差。这一点 CT 比超声更精确，可以经口饮水作为对比剂充盈十二指肠壁作为参照物。尽管 CT 比超声精确，但是仍会漏掉许多壶腹部病变，特别是较小的病变。Skordilis 等报道，CT 诊断壶腹癌的总体准确度为 20%。MRCP 是另一种非侵入性技术，在判断胆管梗阻方面优于 CT。壶腹癌表现为突出

于十二指肠腔内的充盈缺陷，其特征是延迟强化和弥散加权下的高信号。Domagk 等报道 MRCP 诊断壶腹癌的总准确度为 76%。但是，MRCP 不能鉴别壶腹部梗阻是肿瘤还是其他良性病变，比如结石和良性狭窄。

ERCP 既可以直接对壶腹部肿块进行鉴别并行活检以明确诊断（图 39-1），还可以行减黄治疗。在乳头切开术后 48 小时内进行多次组织活检，采用聚合酶链反应或免疫组化染色来检测 p53 或 K-ras 基因突变，ERCP 诊断壶腹癌的总准确度高达 88%。

EUS 与 ERCP 一样，也可探查壶腹癌。EUS 是壶腹癌病变分期最精确的影像学检查方法。外科手术选择局部切除还是胰十二指肠联合切除，是根据前述无创诊断技术对肿瘤分期来决定的（参考第 38 章）。

（二）胰腺癌

引起远端胆管梗阻的胰腺癌多位于胰头部或者钩突部，但胰腺其他部位大的病变也可以引起胆管梗阻。病变转移至肝门也可以引起近端胆管梗阻。怀疑胰腺癌的患者，根据临床需求，一般需要选择以下一种或多种检查，包括经腹超声（TUS）、CT、MRI、EUS 和 ERCP。这些检查可以用于发现肿瘤、对肿瘤进行分期、评估肿瘤的可切除性及提供组织病理学诊断。TUS 加或不加造影对胰头癌诊断的准确度为 82% ~ 86%，但对直径 < 3cm 的胰头癌的诊断准确性较低。

CT 可以提高肿瘤的检出率、确定肿瘤是否侵犯周围组织和血管。动态多层增强 CT 能显著提高胰腺癌成像质量，并能够提供胰腺肿瘤和肿瘤侵袭血管的三维重建影像（图 39-2）。多层 CT 的灵敏度可达到 89% ~ 97%，是目前胰腺恶性肿瘤术前分期和评估手术切除可行性的首选手段。

钆（gadolinium）和锰福地吡（mangafodipir）增强的 MRI 检查在胰腺癌的诊断中具有与 CT 相同的灵敏度。胰腺的磁共振检查包括常规 MRI、

MRCP 及磁共振血管成像。Fusari 等的研究表明，在肿瘤的诊断和判断可切除性方面，CT 和 MRI 诊断精确度相当。Rao 等的研究表明，CT 和 MRI 对直径 ≤ 2cm 的胰腺肿瘤的诊断率无差异。近来的研究发现，多层（64 排）CT 和 3.0T 钆增强 MRI（与 1.5TMRI 对照）诊断胰腺癌的特异度和敏感度相仿。在常规操作中，CT 和 MRI 都用于已知的或者可疑胰腺癌患者的检查，MRI 可用于

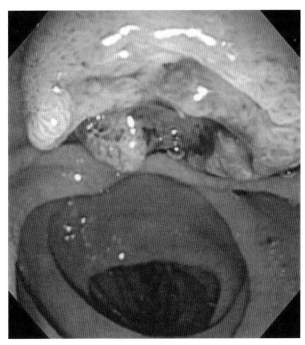

图 39-1　ERCP 诊断壶腹腺瘤

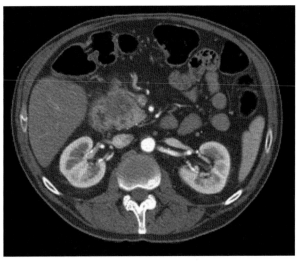

图 39-2　CT 扫描可见胰头肿块堵塞胆总管，周围的大血管未受侵犯

碘造影剂过敏或肾功能不全而无法进行增强 CT 检查的患者。

EUS 可以将高频探头贴近肿瘤，使肿瘤成像的分辨率更高，能极大地提高胰腺癌的检出率。Dewitt 等根据 11 项研究和 678 例患者进行的系统回顾分析显示，EUS 对胰腺癌的诊断敏感度高于 CT。另一项研究显示，在诊断直径 < 3cm 的胰腺肿瘤时，EUS、CT 和 MRI 的敏感度分别为 93%、53% 和 67%。上述研究促进多层 CT 检查的研发并引入临床应用。

参照美国癌症协会制定的 TNM（根据肿瘤大小、淋巴结情况、远处转移）分期，胰腺癌的分期多次进行了修改。Dewitt 和 Soriano 的研究发现，EUS 对肿瘤的 T 分期优于多层 CT，而从总体分期精度上来看低于 CT 和 MRI。对于 EUS 和 CT 在 N 分期的精确度，尚无研究提示哪种检查更有优势。在 M 分期上，多层 CT 较 EUS 更有优势，因为多层 CT 能够同时发现局部浸润和远处转移的情况。鉴于以上原因，对于胰腺癌的初始分期多采用 CT 扫描。而在 CT 扫描下周围淋巴结转移情况不清或者实体瘤直径 < 3cm 时，EUS 则是有价值的肿瘤分期手段。

近 10 年来，随着断层影像和 EUS 技术的不断进步，ERCP 很少应用于胰腺癌的诊断和分期。然而，ERCP 操作过程中观察到的某些征象可以提示胰腺癌。如胆总管和主胰管均扩张（双管征）、胰管突然截断或胰管单发的 > 1cm 的狭窄。

如果影像学检查提示胰腺恶性肿瘤，且具有手术适应证,建议患者行手术治疗切除病灶。目前，

美国的一些医疗中心采用多学科门诊（MDC）来进行胰腺癌治疗。MDC 模式方便患者在初次就诊时就能进行多学科综合诊疗，多学科团队包括外科肿瘤学、内科肿瘤学、胃肠病学、放射治疗学和遗传学。

由于胰腺癌的症状出现较晚，只有 15%～20% 的患者适合外科手术。多数情况下，胰腺癌的细胞学诊断依靠 FNA/FNB（体表超声、CT 或超声内镜引导）和细胞刷检（ERCP 术中）。Chen 等的一项 meta 分析显示，EUS 引导的 FNA 诊断腺癌的敏感度约为 92%，特异度约为 96%。Puli 等对 41 篇报道进行荟萃分析显示，EUS 引导的 FNA 敏感度约为 89%，特异度约为 96%。在患有慢性胰腺炎的情况下，准确度较低。因此，EUS-FNA 为阴性不能排除恶性肿瘤的可能。Horwhat 等的随机试验显示，EUS 引导下与 CT 引导下的 FNA 在敏感度无显著性差异。但当肿瘤 < 3cm 时，EUS 为首选（图 39-3）。

EUS-FNA 的并发症包括出血、胰腺炎、穿孔和肿瘤种植转移。在一项前瞻性研究中，对 355 例实性肿瘤进行 EUS-FNA，并发症发生率为 2.54%（3 例胰腺炎），其中 1.9% 需要住院治疗。即使经验较少的术者，并发症发生率也不会很高（1.1%）。EUS-FNA 引起胃肠道种植已有 3 例报道。也有关于腹膜种植的报道。但与 TUS 或 CT 引导下的经皮穿刺活检相比，EUS-FNA 的腹膜种植率较低（16.3%vs2.2%）。

Ikezawa 等发现，曾行 EUS-FNA 和曾行 ERCP 的胰腺癌患者分别有 17.9% 和 14.9% 的概

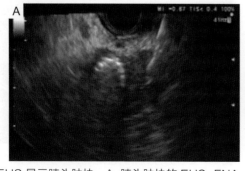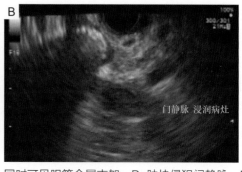

图 39-3 EUS 显示胰头肿块。A. 胰头肿块的 EUS-FNA，同时可见胆管金属支架；B. 肿块侵犯门静脉；FNA. 结果提示恶性病变。EUS. 超声内镜；FNA. 细针活检；PV. 门静脉

率最终发生腹膜转移,认为 EUS-FNA 并不是腹膜播种的危险因素。

为提高诊断率和更好地获取组织,目前已经开发出新的活检穿刺针。Mizirahi 等表明,带沟槽的 FNB 针比 FNA 对胰腺癌的诊断率更高。

除 EUS 引导下 FNA/FNB 可获取组织外,在 ERCP 胆道减压的过程中也可采集细胞学样本。细胞刷检的灵敏度为 30% ~ 60%。在狭窄扩张前后进行多次刷检,并将整个细胞刷送检可提高诊断率。细胞刷检具有很高的阳性预测价值,但阴性的预测价值较低。Ramchandani 等认为,如果细胞刷检结果不够确定,可行胆道镜引导下活检,可将良、恶性狭窄的鉴别准确率提高到 82%。

(三)胆管癌

肝内肝管癌常在影像学检查上表现为一个或多个包块。肝门和远端胆管癌的表现为胆管梗阻、右上腹疼痛和胆管炎。用 MRCP 进行非侵入性胆道成像是确定病变范围的方法。此外,MRCP 可为 ERCP 置入胆管支架前提供更多的信息(参考第 40 章)。当患者需要采集组织标本时,可进行 ERCP 细胞刷检、胆道镜活检。新的细胞学技术如数字化影像分析(DIA)或荧光原位杂交(FISH)技术已经应用于胆管刷检的细胞学评估中,可以提高细胞学检查的灵敏度(图 39-4;第 41 章)。这两种技术可发现异倍体细胞,是染色体不稳定和癌变的标志。无论有无 PSC,DIA 和 FISH 技术的结合对诊断恶性胆道狭窄有着最高的灵敏度。EUS 可用于判定胆管癌侵及的范围并对淋巴结进行活检。肝门部胆管

癌的 Bismuth 分型对于手术的可切除性和手术方式有帮助(图 39-5)。外科手术切除是胆管癌的主要治疗方式,但伴有 PSC 的胆管癌由于疾病的多灶性,一般不建议手术切除治疗。手术对整体疾病死亡率的影响很低。伴有 PSC 的早期胆管癌进行肝移植是最有效的手术治疗手段。远端胆管癌的外科手术方式和胰腺癌一样,需行胰十二指肠联合切除。尽管手术是治疗胆管癌的有效手段,但是受到患者的状态、肝硬化和其他疾病等因素影响。远端胆管癌的 5 年生存率为 37%。

(四)转移性疾病

胃肠道和非胃肠道的许多恶性肿瘤转移均可引起恶性胆管梗阻,常见于胃癌、结肠癌、乳腺癌和肺癌,还见于肾细胞癌、黑色素瘤和肝细胞癌。恶性淋巴病变偶尔也能引起恶性胆管梗阻(表 39-1)。这些病变均可导致胆管内或胆管外受压。

探针设定

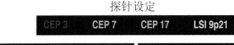

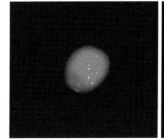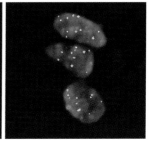

二体性 / 阴性　　　　　多体性
每种信号有 2 个拷贝　　至少有 2 种信号,每种信号
　　　　　　　　　　有超过 2 个拷贝

图 39-4　原位荧光杂交(FISH)。胆管癌患者的 FISH 结果显示染色体不稳定(Gregory J. Gores 博士惠赠)

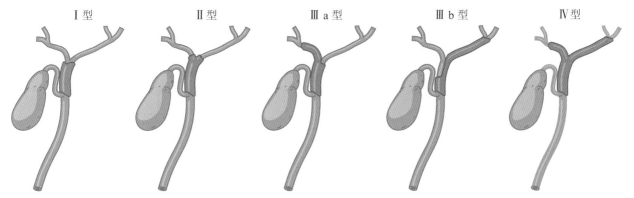

图 39-5　肝门部胆管癌的 Bismuth-Corlette 分型

五、远端胆管恶性肿瘤的治疗

胰胆管恶性肿瘤的诊治首先是明确诊断和分期情况。如前所诉，CT 和 MRI 检查可以了解肿瘤的生长部位、血管侵袭情况和有无转移。EUS 可以获取胰腺、远端胆总管和周围肿大淋巴结的标本。ERCP 可通过刷检或直接活检来辅助诊断胰胆管恶性肿瘤。影像学检查提示肿瘤诊断并能精确分期，因此，只有少数情况下依靠手术和术后病理明确诊断和分期。肿瘤分期对明确是否能够根治性切除，以及是否需要辅助或新辅助治疗至关重要。梗阻性黄疸的治疗方案随胆管梗阻的位置不同而有所区别。美国消化内镜学会对疑似胰胆管恶性肿瘤的诊疗流程，见图 39-6。

（一）根治性手术

尽管诊断和治疗水平在不断进步，但是胰胆管恶性肿瘤的预后仍然不佳。在确诊患者中只有 15% ～ 20% 的患者具有手术机会。更多患者由于肿瘤进展或并存其他疾病而不适宜进行手术治疗。

对于胰头癌应行 Whipple 术（胰十二指肠切除术）进行根治性切除，切除范围为胰头、胆囊、胆总管、十二指肠、胃窦和近端 10 ～ 15cm 空肠。常见的术后并发症包括胃排空延迟（7% ～ 18%）、胰漏/瘘（10%）和切口感染（6%）。心肺并发症的发生率为 3% ～ 15%。改良 Whipple 术即保留幽门的胰十二指肠切除术，可以保留胃，并能防止胆汁反流、倾倒综合征和吻合口溃疡。Meta 分析表明，这两种术式的死亡率、复发率和总体生存率无显著差异。胰体和胰尾部的肿瘤少见，在肝转移之前不会出现黄疸，与胰头癌相比预后更差。胰体和胰尾部癌通常行远端胰腺切除术，同时行脾切除术。这些手术不涉及胆道重建。

远端胆管癌的外科手术策略与胰头癌相同，其 5 年生存率为 20% ～ 30%。即使做了广泛的肝切除，也容易复发（复发率 46%）。壶腹癌经胰十二指肠切除术后的复发率为 38%、死亡率为 0，5 年生存率为 38%。在开腹切除术前行腹腔灌洗细胞学检查或腹腔镜探查，可以防止不必要的胰

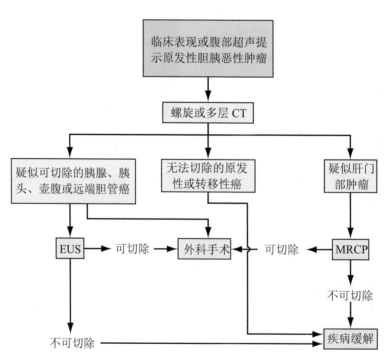

图 39-6　美国消化内镜学会推荐的可疑胆胰恶性病变的诊断及处理流程。CA：癌；CT：计算机断层扫描；EUS：超声内镜；MRCP：磁共振胆胰管成像；MS-CT：多层螺旋 CT；US：超声检查（摘自 Baron TH，Mallery JS，Hirota WK，et al. The role of endoscopy in the evaluation and treatment of patients with pancreatobiliary malignancy. *Gastrointest Endosc*，2003，58：643-649）

十二指肠切除术。

（二）姑息性治疗

胰胆管恶性肿瘤的姑息治疗适用于梗阻性黄疸，伴或不伴有胆管炎、疼痛、十二指肠梗阻。远端胆管恶性梗阻所致黄疸的姑息性治疗方法包括：内镜下支架置入术、经皮经肝胆道引流术（PTCD）或外科手术胆道分流术（表 39-4）。

治疗方式	术式	引流方式
手术	胆总管空肠吻合术 胆总管十二指肠吻合术 胆囊空肠吻合术 胆囊胃吻合术 胆囊十二指肠吻合术 肝管空肠吻合术	内引流
经皮（影像引导下）	经皮胆道内引流 经皮胆道外引流 经皮胆道内外引流	内、外或内外引流
内镜	经十二指肠乳头胆汁引流 鼻胆管引流术	内引流

表 39-4 姑息性胆道引流术

1. 内镜下支架置入 通过胆管减压来减轻梗阻性黄疸可明显提高胆道恶性梗阻患者的生存质量。下文将讨论 ERCP 在胆管减压中的作用。内镜下胆管支架的置入和有关设备见第 23 章。

（1）背景：塑料支架置入（参考第 22 章）价廉、有效，且易移除和更换。Soehendra 于 1970 年最早报道对无法切除的胆管癌患者内镜下置入 7Fr 胆道支架。由于多数患者出现胆管再次梗阻，很快认识到需要更大孔径的支架。因此发明了大孔道侧视镜，可放置 7 ~ 12Fr 的支架。大孔径（10Fr）塑料支架能将胆道通畅时间平均延长到 3 ~ 4 个月。放置 11.5Fr 塑料支架在技术水平上存在困难，且通畅时间没有明显延长。为了克服支架孔径的限制和延长通畅时间，1980 年又发明了自膨式金属支架（SEMS）。

（2）适应证：梗阻性黄疸常伴有食欲缺乏、恶心、皮肤瘙痒、反复发作的胆管炎、伤口愈合延迟和肾衰竭等症状。进展期患者或不适宜手术

的患者均推荐行胆道引流术。其中姑息性胆道塑料支架置入，不仅可以减轻上述症状，而且能够提高患者的生存质量。为了避免化疗药物造成的肝毒性，化疗前置入胆道支架也是必不可少的。但是，对于无症状的梗阻患者，外科手术前支架置入仍然有争议。有研究认为术前行支架置入术有益。也有研究认为其术后 120 天内的严重并发症发生率较高（术前行胆管引流组 74% vs 直接手术组 39%）。胆管引流组患者并未获益。当前的共识是无症状患者如计划在 1 ~ 2 周进行手术，则不建议行胆管引流。然而，Lee 认为如 3 周内不能手术而且患者出现了相应症状，则建议置入支架进行胆管引流。胆管炎是支架置入的明确适应证。接受新辅助化疗的患者也可通过 SEMS 获益。胆管引流可在 ERCP 诊断操作过程中同时完成。

（3）塑料支架：塑料支架材料一般是聚乙烯或聚四氟乙烯（Teflon），相对便宜，若之后需外科手术，也较易取出。研究表明，摩擦系数越低的支架越不易堵塞。尽管聚四氟乙烯的摩擦系数低，但质地硬，若移位则增加对侧十二指肠壁穿孔的概率。聚氨酯支架放置后取出时常容易破损。聚乙烯比较柔软，因此，聚乙烯仍是支架的首选材料。

当前所用大部分塑料支架的内径为 5 ~ 11.5Fr，长度为 5 ~ 19cm。带侧孔和两端尾翼的直支架为最常使用的类型。两端带尾翼可使支架移位的风险率降至最低。猪尾型支架具有不易移位的优点，其曲度可使其固定在胆总管和十二指肠中（图 39-8）。支架长度上应确保在能有效引流的前提下尽量缩短其在胆道和十二指肠的长度。通常支架应在近端胆道梗阻之上超出 1 ~ 2cm，十二指肠内的长度约 1cm。

塑料支架的并发症如下。

①支架堵塞：塑料支架堵塞常发生于置入支架的几个月内，由于堵塞容易引起梗阻性黄疸和胆管炎，因此，需要更换支架。塑料支架堵塞的原因主要包括胆汁内的蛋白吸附在支架上，细菌吸附于这些蛋白，形成细菌糖蛋白生物膜，使细

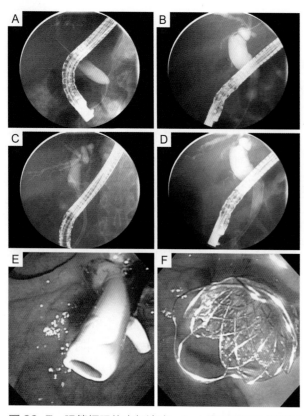

图 39-7　胆管梗阻的支架治疗。A. 上图显示胆总管远端恶性狭窄并近端继发性扩张。置入单根直头塑料支架以缓解胆管梗阻，C 和 E. 分别为透视图及内镜图；B. 上图为胆总管远端恶性狭窄伴近端胆管重度扩张。置入单根自膨式金属支架缓解胆管梗阻，D 和 F. 分别为透视图及内镜图

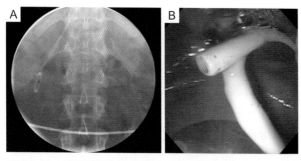

图 39-8　单猪尾塑料支架置入。A. 透视图可见胆管单猪尾支架的尾端位于十二指肠腔内；B. 同例患者的内镜图像

菌免于胆汁冲击、抗生素和免疫细胞的攻击。最后，细菌酶使未结合胆红素、脂肪酸和钙盐结晶沉积形成胆泥，最终导致支架堵塞。共聚焦激光扫描和电子显微镜研究显示膳食纤维经十二指肠反流堵塞支架。堵塞的支架可用圈套器、取石网篮或 Soehendra 支架回收器取出（参考第 24 章）。

　　多种方法可有效防止支架堵塞。大孔径塑料

支架可有效延长通畅期。支架有无侧孔对通畅性也有较大影响。研究表明支架侧孔处可形成大量胆泥。为了减小侧孔的影响，开发了 Tannenbaum 支架（Cook Medical Inc.，Bloomington，IN），该支架为无侧孔的聚四氟乙烯直支架。但研究表明 Tannenbaum 支架并没有明显延长通畅期。随机试验表明与带侧孔的聚乙烯支架相比，无侧孔的 DoubleLayer 架（Olympus Corp.，Tokyo，Japan）能更有效地延长通畅期并且降低支架堵塞风险。但最近另一个前瞻性随机研究表明，Tannenbaum 支架与 DoubleLayer 支架在延长通畅期上无差异。

　　为了减少十二指肠胆汁反流，延长支架通畅期，开发了抗反流支架，其单向活瓣的设计使胆汁只能顺行流动。随机试验表明抗反流塑料支架的平均通畅期（145 天）明显长于传统塑料支架的通畅期（101 天），在改善肝功能的作用和并发症发生率上相似。然而，最近的一些研究由于抗反流活瓣故障和早期支架堵塞而提前终止。

　　有研究者还观察了熊去氧胆酸（UDCA）和抗生素等药物是否能延长支架通畅期。包含 258 例恶性胆管梗阻患者，共 5 项随机试验的 meta 分析表明，使用 UDCA 和抗生素并不能延长聚乙烯支架的通畅期。近期发表的文献也证实上述结果。

　　②支架移位：近 10% 的患者可能出现支架移位，包括近端移位和远端移位。移位后的支架将失去引流作用，或成为感染灶，或导致胆管及十二指肠穿孔。移位支架的处理，见第 24 章。常用圈套器、取石网篮和鼠齿钳取出移位的支架。其他常用技术包括在支架上方使用取石球囊缓慢拉出支架。有时必须使用特殊装置如 Soehendra 支架取出器（Cook Medical Inc.，Winston-Salem，NC）才能取出支架。如果支架移位至胆管狭窄段之上，需行球囊扩张狭窄段。如果内镜下不能取出移位支架，需行经皮或手术的方法取出移位支架。

　　③支架断裂：塑料支架断裂很少见，尤其是出现了聚乙烯支架之后。反复蠕动可能会造成支架末端相对易于断裂。

（4）自膨式金属支架（SEMS）：SEMS 增大了支架孔径而延长了支架的通畅时间，同时摆脱了十二指肠内镜活检钳道对支架孔径大小的限制。SEME 是由不锈钢、镍钛合金、铂钛合金、埃尔吉洛伊非磁性合金等编织或激光切割而成。被压缩在 6～8.5Fr 的外鞘管内，带有不透射线的标记，便于在胆管内释放时准确定位。当支架到达理想位置后，外鞘管从支架末端慢慢抽回，留在胆道内的支架完全展开恢复原来的形状撑起狭窄段（图 39-7B）。在完全扩张状态下，SEMS 的管腔直径为塑料支架的 3～4 倍（表 39-5）。

自从 1989 年首次报道使用 SEMS 支架缓解胆道狭窄，SEMS 已被广泛用于治疗远端胆管恶性梗阻。最初的 SEMS 为非覆膜金属支架，短期内周围组织即长入支架，使得支架无法取出。半覆膜或全覆膜支架的出现是为了防止肿瘤向支架内生长和组织通过网眼反应性增生导致支架堵塞。覆膜可阻止支架埋入组织，理论上可以被取出，尤其是当支架远端位于十二指肠腔内时。当前的 SEMS 有多种非覆膜、半覆膜或全覆膜的类型，长度为 40～120mm，直径为 6～10mm。用于远端恶性梗阻姑息性治疗的 SEMS 中位通畅期为 9～12 个月。现有研究未发现何种类型的 SEMS 更好。因此，内镜医师主要依靠其偏好选择支架类型。

多数情况下需要在导丝插管成功和乳头括约肌切开后置入 SEMS（参考第 14 章）。注射少量造影剂以确定胆管结构和狭窄部位。大多数 SEMS 在其近端或远端有不透射线的标记，部分支架的标记在中部。支架置入时近端标记应越过近端狭窄。确定好支架的最终位置后，应缓慢抽出支架的外鞘管，同时适当牵拉支架以维持其在胆管内的位置。胆汁流出是支架成功扩张狭窄的标志。如果支架扩张不好导致引流不畅，可以用球囊扩张狭窄段至支架原定直径。SEMS 置入后完全扩张可能需要 72 小时。

远端胆管恶性肿瘤常改变正常解剖结构，导致 ERCP 插管失败。在这种情况下，可尝试结合其他内镜技术放置 SEMS。如可在置入胰管支架后行括约肌针刀预切开（参考第 15 章）。其他治疗方案包括 EUS-ERCP 会师术、EUS 引导下经肝 SEMS 支架置入术和 EUS 引导下经腔 SEMS 支架置入术（参考第 32 章）。EUS-ERCP 会师术为 EUS 引导下用 19～22G 穿刺针在乳头附近经十二指肠穿刺入胆管，导丝经穿刺针进入胆管并通过乳头进入十二指肠腔，然后用传统 ERCP 技术置入 SEMS。会师技术胆汁引流成功率可达 80%～100%。EUS 引导下经肝 SEMS 支架置入术是指 EUS 引导下穿刺针通过胃壁和肝，最终到达胆管，然后导丝经穿刺针进入。用导管或球囊扩张通道，沿导丝置入 SEMS 跨越乳头。

SEMS 置入术的并发症（参考第 8 章）包括支架堵塞、支架移位和胰腺炎等。堵塞胆囊管有诱发胆囊炎的风险。堵塞胰管在理论上可诱发胰腺炎。非覆膜 SEMS 堵塞的原因为肿瘤长入支架、超过支架范围和黏膜增生。胆泥引起的 SEMS 堵塞可用球囊清理。如果由于肿瘤长入 SEMS 引起堵塞可在支架内再置入 SEMS（覆膜或非覆膜）或塑料支架（图 39-9）。SEMS 和塑料支架的对比研究表明，SEMS 的通畅时间更长。另一项研究显示 SEMS 堵塞后，在原支架内再置入 SEMS 或塑料支架后的通畅时间无显著性差异。如只考虑初次置入的支架，覆膜 SEMS 可能比非覆膜 SEMS 的通畅时间更长。

据报道，与塑料支架相比，SEMS 更易引起

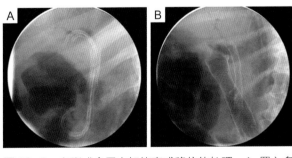

图 39-9　自膨式金属支架堵塞或移位的处理。A. 置入多根塑料支架缓解 SEMS 堵塞；B. 在远端移位的 SEMS 内置入 SEMS。首先用 Soehendra 支架回收器在既往置入的十二指肠 SEMS 支架壁开口，随后在移位的 SEMS 支架壁开口，插管进入胆管，置入新的 SEMS

表 39-5 各种规格的胆道支架

支架	厂家	金属涂层	可选覆膜	长度（mm）	直径（mm）	X线下标记数	可回收性	支架置入器（Fr）	回缩率（%）	网眼大小	轴向力	纵向力	末端
Flexxus	ConMed	镍钛合金	UC	40、60、80、100	8、10	++（钽）/4	否	7.5	<1	+++	++	++	喇叭口
Niti-S*	Taewoong Medical	镍钛合金、手工编织	FC、UC	40、50、60、70、80、90、100、110、120	8、10	++/10	是（30%~40%）	8.5	否	++	+	++	环状、喇叭口
X-Suit NIR	Olympus Medical	镍钛合金	UC	40、60、80	8、10	++/4	否	7.5	否	++	N/A	N/A	圆形
Viabil	Gore Medical	镍钛合金、激光切割、ePTFE	FC	40、60、80、100	8、10	++/2	否	10	否	N/A	+	++	喇叭口
WallFlex RX	Boston scientific	铂钛合金、编织、硅树脂	UC、PC、FC	40、60、80、100	8、10	+++/4	是（80%）	7.5	40	+	+++	+	环状、喇叭口
Wallstent RX	Boston scientific	埃尔吉洛伊非磁性合金、手工编织	UC、PC、FC	40、60、80、100	8、10	+++/4	是（80%）	7.5	40	+	+++	+	开放式、喇叭口
Zilver	Cook Medical Endoscopy	镍钛合金	UC	40、60、80	6、8、10	++/4	否	7	否	+++	+	+	喇叭口

ePTFE: 聚四氟乙烯; FC: 全覆膜; N/A: 不适用; PC: 部分覆膜; UC: 非覆膜

* 在美国外应用广泛

（由 Lee JH 提供。Self-expandable metal stents for malignant distal biliary stricture. Gastrointest Endosc Clin N Am, 2012, 21: 463-480）

ERCP 术后胰腺炎。然而，覆膜 SEMS 与非覆膜 SEMS 引发胰腺炎和胆囊炎概率仍存在争议。

支架移位很少见（图 39-10）。与非覆膜支架相比，覆膜支架更容易发生移位。在支架不完全移位时，非覆膜支架非常难取出。支架的网眼嵌入组织壁内，尝试取出支架时，易导致胆管损伤。覆膜可防止组织向支架内生长（除外半覆膜）。全覆膜支架较易用圈套器和鼠齿钳取出。

（5）恶性胆管梗阻姑息性治疗中支架的选择：在患者置入支架之前，必须考虑多方面因素，包括支架的类型（塑料支架或 SEMS），如果选择 SEMS 还要考虑用覆膜支架还是非覆膜支架。此外，技术、经济及患者的相关因素都要加以考虑。技术因素包括支架放置的难易、支架引流效率、畅通期、是否需要再次干预及是否需要取出支架；经济因素指支架费用和再次干预费用；患者相关因素如经济状况、预计生存时间及胆管梗阻程度。

对于远端胆管恶性梗阻，塑料支架和 SEMS 的置入成功率无差异。塑料支架的平均通畅期为 3～4 个月，而 SEMS 为 9～12 个月。一个包含 7 项随机对照试验的 meta 分析表明，塑料支架和 SEMS 在支架置入的技术成功率、治疗成功率、30 天内死亡率及并发症方面均无差异。但在术后

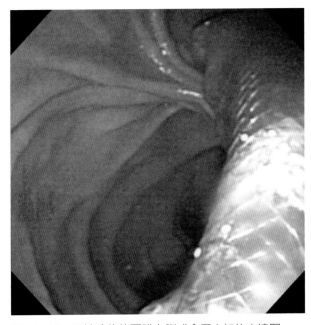

图 39-10　远端移位的覆膜自膨式金属支架的内镜图

4 个月 SEMS 的通畅率比塑料支架高。

在远端胆管恶性梗阻的姑息性治疗中选择覆膜还是非覆膜 SEMS 仍存在争议。尽管覆膜 SEMS 的发明是为了延长支架的通畅时间，但还未得到确切的证实。早期的回顾性研究表明覆膜 SEMS 在通畅时间方面优于非覆膜支架。一个包含 5 项随机试验的 meta 分析显示，在远端胆管恶性梗阻的姑息性治疗中，覆膜 SEMS 明显延长了支架的通畅时间，中位时间随访时间 212 天，而覆膜 SEMS 平均比非覆膜支架通畅时间多 61 天。尽管两种支架的功能障碍发生率相同，但覆膜 SEMS 再堵塞的时间有较晚的趋势。覆膜 SMES 中肿瘤生长超过支架、支架移位和胆泥形成的比例较高，而非覆膜 SEMS 支架中肿瘤向内生长是造成其堵塞的主要原因。此外，覆膜 SEMS 并不会增加患胆囊炎的风险。尽管如此，大多数研究仍然探索了预防胆囊炎的措施，如在有胆囊的患者中，在支架的胆囊管开口处增加引流孔道或支架放在胆囊管开口以下，但是这些措施在临床操作中可能不适用或不易成功。覆膜和非覆膜 SEMS 引发胰腺炎的概率是相同的。亚组分析表明半覆膜和全覆膜 SEMS 在通畅时间和移位率这两个方面也无差异。上述 meta 分析的局限性在于其中两个研究由 1 个研究机构完成，而且在两个研究中 SEMS 是经皮放置的。

当发生支架移位、不可逆性堵塞和少见的原发肿瘤缓解（比如梗阻继发于对化学治疗敏感的淋巴瘤）的情况下需要取出支架。塑料支架和覆膜 SEMS 均容易取出。非覆膜支架不易取出，尝试取出时容易致胆管穿孔。一个比较移位和失效的覆膜与非覆膜 SEMS 取出率的回顾性研究表明，覆膜 SEMS 的取出率为 92%，而非覆膜 SEMS 的取出率仅为 38%。

与患者相关的因素，如成本、预计生存时间和胆管梗阻程度，也会影响支架的选择。SEMS 的价格可能比塑料支架贵 40 倍。塑料支架价格低，但是由于其通畅时间短，常需重复内镜介入。影响总体成本的两个因素是 ERCP 的费用和患者生

存期。普遍的共识是，SEMS 多用于预计生存期超过 4～6 个月的患者。尽管很难预测患者的生存期，但两项不同的研究报告称，肿瘤大小和肝转移的存在是存活时间短的独立预测指标，这些因素有助于决定选择何种支架。然而，最近的一项研究表明，无论患者的生存期如何，SEMS 的置入都是性价比最高的，认为在几乎所有情况下都是最好的选择。

放置支架后均应密切随访，监测所选支架可能出现的问题。如果初始置入塑料支架，是每隔固定时间就应该更换支架，还是堵塞后按需更换呢？一项随机研究表明，有规律的每 3 个月更换支架的患者比出现堵塞症状才更换支架的患者存活期间并发症发生率低，但两者在总体生存期上无差异。

2. 经皮胆汁引流　有些患者无法进行内镜下胆汁引流，如十二指肠狭窄、既往手术造成解剖结构改变（鲁氏 Y 形胃旁路手术或胆肠吻合术）、胆管狭窄通过困难、乳头受肿瘤侵及或位于十二指肠憩室内造成插管失败。对于这些患者，行经皮经肝胆管造影（PTC）是安全有效的方法。简要操作过程如下：X 线透视下将穿刺针和导丝经肝插入胆管，经导丝放置鞘管，从中放置导管到达狭窄段以完成外引流。采用两步法可在后期置入胆管支架以达到内引流的目的。再次经皮置入金属支架完成内引流前，需要保证经皮引流 2～6 周，以确保胆管到皮肤的窦道成熟，防止引流管拔出后引起腹腔内胆瘘。内引流的优势在于其符合生理状态，能维持胆汁肠肝循环。动物实验表明，与外引流相比，内引流能更好地维持肠内免疫和阻止细菌移位，但是该研究结果在人体还没被证实。此外，内引流使患者摆脱了因外引流所致的活动受限及相应并发症，如引流管脱出、穿刺部位的疼痛、导管周围感染和胆汁外渗。在一些医疗中心，采用一步法对胆管恶性梗阻患者经皮支架置入术达到胆汁内引流。如采用一步法，大多数患者外引流管在经皮胆道支架置入后 24 小时内被拔除。

经皮胆管引流与外科手术缓解胆管梗阻的效果相同。一项 Cochrane 系统综述总结了术前各种胆管引流的利弊，纳入的 4 个随机临床试验对经皮经肝胆道引流和外科手术进行了对比，发现患者的发病率和死亡率无显著性差异。

在经皮经肝胆管支架置入术中，SEMS 是最好的选择。与塑料支架相比，SEMS 通畅期长且不需要重复更换。一旦支架堵塞，新的支架可放置在堵塞的金属支架内而不需要取出原有支架。以下 2 项早期的研究比较了 PTC 和内镜下胆汁引流的差别。Speer 等指出，与 PTC 相比，ERCP 能更有效地缓解黄疸（81%vs61%），且 30 天内的死亡率更低（15%vs33%）。经皮置入支架死亡率高的原因与操作引起的胆道出血和胆汁外漏相关。但目前在 PTC 中使用金属支架已成为主流，而硬塑料管引流管已被废弃，因此，情况可能有所改变。另一个试验中，Pinol 等对 PTC 引导下置入 SEMS 和 ERCP 下置入聚乙烯支架进行了比较，结果发现两者的置入成功率无差异，但是 PTC 组治愈成功率显著高于 ERCP 组（71%vs42%）。PTC 组并发症的发生率高于 ERCP 组（61% vs35%），但 30 天死亡率相当。总体中位生存期 PTC 组要高于 ERCP 组（3.7 个月 vs2 个月）。该研究称 PTC 下置入 SEMS 可作为内镜下置入塑料支架的替代选择。但是，需要注意的是上述两个研究包括胆管远端和近端梗阻的患者。考虑到 PTC 更容易在近端胆管梗阻患者中操作，因此，对上述研究中得出的结论应谨慎采纳，ERCP 远端梗阻支架放置的成功率至少在 80%～90%。除上述的研究外，还有几项非对照研究，认为 PTC 和 ERCP 的成功率、相关并发症发生率和死亡率也无显著性差异。但两者在并发症种类上有所不同，PTC 术后易导致胆瘘，而 ERCP 术后易诱发胰腺炎。

综上所述，当前 PTC 主要用于无法进行内镜下引流或内镜下引流失败的病例。但偏重于哪种治疗方法也由具体单位对技术的掌握程度和操作者的技能和经验决定。随着 EUS 引流技术的出现，预计经皮引流将会减少。

3. 外科姑息治疗　外科姑息治疗是治疗远端

胆道恶性梗阻的主要手段。随着经皮和内镜技术的进展，外科治疗已经减少。外科姑息治疗的术式包括胆囊空肠吻合术、胆总管十二指肠吻合术和肝管空肠吻合术。肝管空肠吻合术优于胆囊空肠吻合术和胆囊小肠吻合术。此外，如果同时还需要建立胃旁路以缓解十二指肠梗阻或阻滞腹腔神经以缓解疼痛，外科治疗也是合适的选择。

1988～1994 年的随机研究对外科治疗和内镜置入支架进行了比较。包含这些研究的 meta 分析发现支架组需重复介入治疗的可能性高于手术组。然而，这些研究都是在 SEMS 出现之前开展的。另一项随机研究显示，将经腹腔镜探查已确定无法行胰十二指肠切除术的患者随机分为两组：非覆膜 SEMS 置入组和外科旁路手术，其发病率、死亡率、住院时间、再次入院率和相关并发症的发生率均无差异。2007 年的一项 meta 分析显示，与外科旁路手术相比，ERCP 塑料支架置入术的总体并发症发生率低，但胆管梗阻复发率高。SEMS 在 4 个月内梗阻的复发率较低。塑料与金属支架在技术成功率、治疗成功率、死亡率和并发症发生率等方面相似。以上结论的局限性在于这些研究都是在 10 年前完成的，而这 10 年间外科和内镜下的姑息治疗技术都有了巨大的进步。比如腹腔镜下的胆囊空肠吻合术可以作为一个微创操作对远端胆管恶性梗阻患者进行胆汁引流。同样，支架技术也有了极大的进步。目前外科姑息治疗已经明显减少，并逐渐被内镜和经皮胆管引流所取代。

在肿瘤无法切除时是否预防性进行胃空肠吻合术仍存在争议，因为近 20% 的病例还是会出现晚期的胃出口梗阻（GOO）。目前，解决 GOO 的常用方法为内镜下支架置入（参考第 42 章）。最近的一项研究表明，十二指肠第三段梗阻的 GOO 患者可能有更高的支架功能障碍和移位风险。如果患者不适于放置支架或放置失败，则选择胃空肠吻合术进行治疗。一个对两项随机对照试验和 6 项回顾性研究的系统综述比较了胃空肠吻合术和肠道支架置入治疗恶性 GOO 的情况，发现两者在操作成功率、相关并发症发生率和症状的缓解情况方面均无差异。研究提出对于预计生存期短的病例建议行支架置入术，相反对于预计生存期长者应行胃空肠吻合术。因此，对于剖腹探查发现不适合行支架置入术的患者、无法手术切除肿瘤的患者、预计生存期 ≥ 6 个月的患者，或者治疗顽固性疼痛行腹腔神经切除的患者可选择外科胆道分流。

4. 辅助化疗 尽管手术有可能根治胰腺癌，但胰十二指肠切除术后淋巴结阳性的患者 5 年生存率仅为 10%，淋巴结阴性患者为 25% ～ 30%。为延长患者的生存期，可考虑辅助化疗。研究显示不管何种辅助化疗方案，均可显著改善患者的生存质量。

在早期研究中，将患者随机分为术后放射治疗联合 5- 氟尿嘧啶（5-FU）化疗组和单独手术组，发现与单独手术组相比，术后放化疗组的两年中位生存率显著增加（42%vs15%）。在欧洲进行的类似试验表明，化学治疗组可延长生存期，但放化疗却没有。一项随机试验也表明联合使用 5-FU、多柔比星和丝裂霉素治疗可延长患者的生存期。虽然这些药物可提高 5 年生存率，但同时也具有全身毒性作用。化疗药的重要突破是吉西他滨的使用。研究表明，与单独手术相比，吉西他滨治疗后的无病生存期明显延长。包括欧洲、澳大利亚、日本和加拿大的胰腺癌治疗的随机对照试验 ESPAC-3 表明，虽然联合使用叶酸和 5-FU 与使用吉西他滨治疗效果无差异，但吉西他滨安全性较高。

近来胰腺癌姑息性放疗方面的进展是影像介导的放射治疗（CyberKnife 立体定向），该疗法效果较好，可有效抑制原位肿瘤、缓解和控制肿瘤的转移和复发。该方法通过在肿瘤内或肿瘤周围放置不透射线的金标，能实时监测肿瘤以能够进行集中精确的照射。金标一般是在影像指导下经皮或外科手术放置在肿瘤内或周围。EUS 引导下将金标置于胰腺肿瘤内或周围已成为一种新的选择，其安全性已经得到了证实。

无论选择何种辅助治疗，都需要内镜、经皮或外科手术来缓解远端胆管梗阻症状。胆管引流可有效缓解化疗所致的肝毒性。辅助化疗延长生存时间也影响胆道引流方式的选择。在新辅助治疗时和进行胰十二指肠切除术时，SEMS（短非覆膜或长覆膜）优于塑料支架，其减少了支架的阻塞和再干预的需要，尤其是当患者容易受到化疗学治疗药细胞毒性（白细胞减少）的影响时。虽然塑料支架的通畅期不受化疗药的影响，但SEMS 的通畅期可能会延长。便用药物洗脱支架（DES）进行局部化疗是新的研究方向。一项多中心试验研究论证了含紫杉醇的覆膜金属支架的技术可行性和安全性。对 21 名胆管恶性梗阻患者置入了 DES，在置入后 3 个月、6 个月和 12 个月支架的通畅率分别为 100%、71% 和 36%。其中发生支架堵塞的 9 例病例，4 例是因为胆泥、3 例是由于肿瘤生长超出支架及 2 例出现肿瘤向支架内生长。血清紫杉醇水平在置入 DES 后 1 ～ 10 天最高。

六、小结

远端胆管恶性梗阻常发生于无法手术切除的患者，这些患者需要有效的胆道引流姑息治疗。近年来，内镜支架技术取得了巨大进步，胆管梗阻的治疗逐渐从外科转向内镜。然而，由于疾病的复杂性，需要外科医师、放射科医师及胃肠病医师多学科合作治疗。期望早期癌的监测技术和化疗药的发展，能够增加胆胰管恶性肿瘤患者的生存期，并且能够有更好的胆道减压方法。

第 40 章

肝门部和近端胆管的恶性梗阻

Alexander M.Sarkisian　Reem Z.Sharaiha

夏明星　任　贵　译

　　肝门部和近端胆管的恶性梗阻的病因包括原发性胆胰恶性肿瘤、原发性肝癌、肝门部淋巴结病变及转移性疾病。影响到近端胆管和肝门的原发性胆胰肿瘤主要包括胆管癌和胆囊癌。胆管癌可以引起胆管各个层面的梗阻。胆囊癌可因肿瘤局部扩散造成肝门或右侧肝内胆管梗阻，也可导致肝门淋巴结病变或 Mirizzi 综合征引起外源性压迫。本章主要介绍肝门部和近端胆管癌的诊断和治疗。肝门部胆管狭窄的鉴别诊断，见表 40-1。本章还讨论了胆管癌局部射频消融治疗的近期进展，以及内镜引流与经皮引流在胆管恶性梗阻中的比较。胆管下端的恶性梗阻（包括远端胆管癌）已在第 39 章讨论。

一、胆管癌

　　胆管癌起源于胆管上皮细胞，约占所有消化道恶性肿瘤的 3%，可分为近端（肝内）、肝门、远端（肝外）胆管癌。肝门部病变占所有胆管癌的 60% ～ 70%，远端胆管癌占 20% ～ 30%，而起源于肝内胆管的肿瘤仅占 5% ～ 10%。肝门部肿瘤按侵及肝管的不同进一步划分成不同类型（见下文讨论的 Bismuth-Corlette 分型）。在过去的几十年里，有很多研究报道了肝内胆管细胞癌在几个国家中呈增长趋势。Everhart 和 Ruhl 报道，在 1979 － 2004 年，美国胆管癌发病率增加了 22%，而导致这一增长的原因是肝内胆管细胞癌发病率的增加。在同一时期，胆管癌的 5 年生存率并没有变化，保持在 10% 左右。有证据显示，SEER 数据中胆管癌位置的错误分类和 ICD 编码的变化导致了肝内胆管细胞癌的增加。去除疾病分类错误的影响，全球很多国家均发现胆管细胞癌发病率仍然逐年增加，这一问题需要进一步调查。胆管癌中大多数（＞90%）是腺癌，其余多为鳞状细胞癌。腺癌分为硬化型（＞ 70%）、结节型（20%）和乳头型（5% ～ 10%）。结节型和硬化型（硬癌）肿瘤切除率和治愈率较低。

表 40-1　肝门部胆管狭窄的鉴别诊断	
恶性	良性
胆管癌	原发性硬化性胆管炎
胆囊癌	胆总管结石 / 肝内胆管结石
肝门部的淋巴结转移	炎性狭窄
肝细胞癌	术后狭窄
肝转移癌	外源性压迫（Mirizzi 综合征）
胆管转移癌	良性纤维化 / 硬化性胆管炎
淋巴瘤	放射治疗后狭窄
	Caroli 病
	缺血性狭窄
	感染相关性狭窄
	IgG4 相关性胆管炎

引自：Wetter LA.Ring EJ.Pellegrini CA，et al.Differential diagnosis of sclerosing cholangiocarciomas of the commen he-patic duct（Klarskin tumors）.Mm J Surg，1991：161（1）：57

Verbeek PC，van Leeuwen DJ，de Wit LT，et al，Benign fibrosing disease at the hepatic confluence mimieking klatskin tumors.Surgery，1992，112（5）：866

Chapman R，Fevery J，Kalloo A，et al，Diag-nosis and management of primary sclerosingcholangitis.Hepatology，2010，51（2）：660

Zaydfudim VM，Wang AY，delange EE，et al.IgG4-asso-ciated cholangitis can mimic hilar cholangiocarcinoma.Gut liver，2015，9：556-560

危险因素

胆管癌最重要的危险因素是原发性硬化性胆管炎（PSC）。几乎 1/3 的胆管癌患者见于原发性硬化性胆管炎，可伴或不伴溃疡性结肠炎。胆管癌的其他危险因素包括：胆道疾病（肝内胆管结石、胆总管囊肿）、非 PSC 相关的肝硬化、乙型肝炎病毒感染、寄生虫感染（华支睾吸虫或麝猫后睾吸虫）、多囊肝、毒物接触史（如氧化钍胶体、橡胶）、遗传性疾病（如 Lynch 综合征和胆道乳头状瘤）等。每一种胆管癌亚型（近端、肝门、远端）都是一种独特的病理类型，因此每一种危险因素在不同胆管癌亚型中的患病风险程度不同，尽管各种亚型共有大多数已知的危险因素。

相反，有病例对照研究显示，使用阿司匹林可以使胆管癌的发病风险降低约 3 倍。此外，在小鼠身上的动物实验和病例对照研究表明，二甲双胍对胆管癌有保护作用，但这需要进一步研究。

二、胆管的解剖

全面了解肝叶的解剖分段和主要胆管的变异至关重要，这样才能保证对肝门胆管梗阻的患者进行安全、合理的胆汁引流，并减少内镜逆行胰胆管造影（ERCP）相关的不良事件（第 81 章）。一般会误认为胆管系统是胆总管近端左右肝管连接形成的单纯的 Y 形结构。事实上，胆管的解剖结构变异非常大，在肝内分为 8 段（图 40-1）。了解正常的解剖结构以及肝内胆管和胆管汇合的常见变异（图 40-2，图 40-3），对成功运用内镜治疗复杂的肝门部胆管癌和肝内胆管癌非常关键。Ⅰ 段（尾状叶）通常通过几支小胆管将胆汁汇合到左右胆道系统，这些分支一般不会在 ERCP 中被看到。Ⅱ、Ⅲ 和 Ⅳ 段组成肝左叶。而 Ⅱ、Ⅲ 段通常有较大的左肝内胆管，故内镜治疗一般选此段。Ⅳ 段可进一步划分成 2 个较小的段（Ⅳ A 和 Ⅳ B），因为引流肝组织体积过小一般不作为内镜引流目标。右肝管分为右前支肝管（引流 Ⅴ 和 Ⅷ 段）和右后支肝管（引流 Ⅵ、Ⅶ 段）。

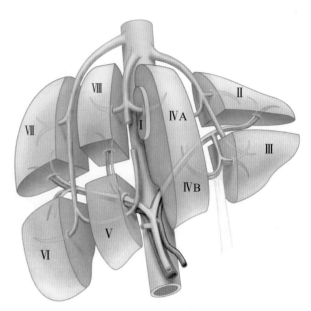

图 40-1 Couinaud's nomenclature 所创的肝脏功能分段（摘自 Blumgart LH, Fong Y, eds. *Surgery of the Liver and Biliary Tract*. 3rd ed. Philadelphia：W.B. Saunders，2000）

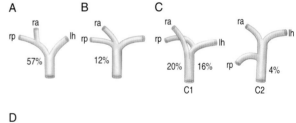
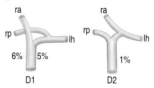
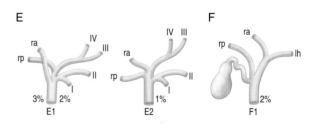

图 40-2 肝门部胆管汇合段常见变异。A. 典型解剖；B. 三支胆管汇合；C. 右叶胆管异位汇合到肝总管；D. 右叶胆管异位汇合到左肝管；E. 汇合段缺失；F. 右后段肝内胆管异位汇合至胆囊管；lh. 左肝管；ra. 右前叶；rp. 右后叶（摘自 Blumgart LH, Fong Y, eds. Surgery of the Liver and Biliary Tract. 3rd ed. Philadelphia：W.B. Saunders，2000）

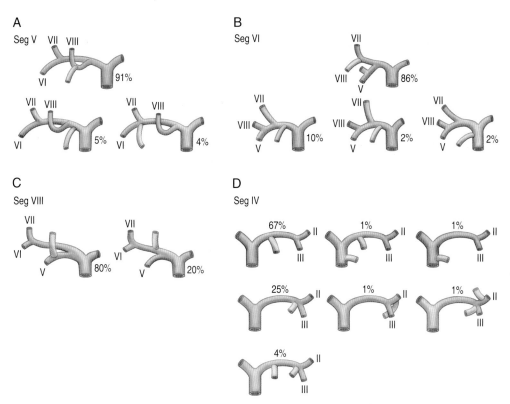

图 40-3　肝内胆管各段的常见变异。A. Ⅴ段；B. Ⅵ段；C. Ⅷ段；D. Ⅳ段（摘自 Blumgart LH，Fong Y，eds. Surgery of the Liver and Biliary Tract. 3rd ed. Philadelphia：W.B. Saunders，2000）

Bismuth-Corlette 分型

根据累及肝门部胆管的范围将肝门部胆管癌进行分型。胆管癌的 Bismuth 分型有助于确定和规划外科手术和内镜下支架引流方案（图 40-4）。累及左、右肝管汇合处的胆管肿瘤被称为 Klatskin 瘤或肝门部胆管癌（图 40-5）。

Ⅰ型：肿瘤位于左、右肝管汇合处以下。

Ⅱ型：肿瘤累及左、右肝管汇合处。

Ⅲ型

　　Ⅲa：肿瘤累及肝总管以及右肝管一级分支。

　　Ⅲb：肿瘤累及肝总管以及左肝管一级分支。

Ⅳ型：多发肿瘤或肿瘤累及肝管汇合处以及左、右肝管分支。

三、肝门部和近端胆管梗阻的诊断

关于术前获得恶性肿瘤组织学诊断的必要性现仍有争议。有学者担心术前通过超声内镜或 CT 引导下的细针穿刺（FNA）进行组织学诊断，可能会导致肿瘤细胞的腹膜种植转移，应避免用于有治愈可能的病例。获得活检组织样本难度较大，甚至在进行充分诊断评估后，仍有许多患者需要手术探查以明确诊断，并确定是否能够切除。

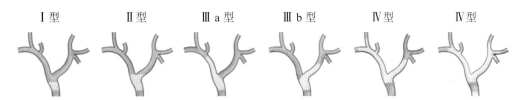

| Ⅰ型 | Ⅱ型 | Ⅲa型 | Ⅲb型 | Ⅳ型 | Ⅳ型 |

图 40-4　肝门部胆管癌的 Bismuth 分型图示。Ⅰ型.左右肝管汇合段以下的肿瘤（汇合段顶部完整，左、右肝内胆管系统相通）；Ⅱ型.肿瘤侵犯汇合段，未累及左右肝管。（汇合段顶部受累，左、右肝内胆管不相通）；Ⅲ型:肿瘤堵塞肝总管，并累及左肝管（Ⅲb）或右肝管（Ⅲa）；Ⅳ型.多发肿瘤或同时侵犯汇合段及左、右肝管的肿瘤

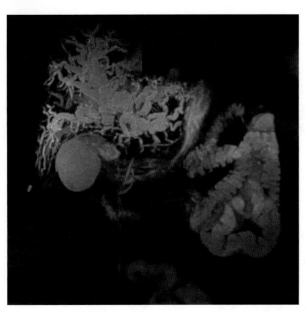

图 40-5　MRI-MRCP 所见继发于肝门部汇合段巨大肿瘤的肝内胆管广泛扩张

（一）血清学检查

虽然肝功能的血清学检查没有特异性，但可提示胆管梗阻。指标升高的程度取决于梗阻的位置、严重程度和是否为慢性梗阻。近端胆管的病灶可以仅出现碱性磷酸酶升高。慢性胆管梗阻患者由于维生素 K 吸收障碍可能会出现凝血酶原时间的延长。癌胚抗原（CEA）和糖类抗原（CA19-9）是使用最广泛的两个指标，但它们都不具有高度敏感性或特异性，不能单独用于诊断。CEA 和 CA19-9 的升高见于多种情况，包括良性疾病和恶性疾病。CEA、CA19-9 与 ELISA 鉴定的一些新的标志物共同使用，有可能提高胆管癌血清学检测的特异性。经过数年研究，IL-6 已被证明对检测胆管癌的特异性为 90% ～ 92%，敏感性为 71% ～ 100%。IL-6 在良性胆管疾病、肝细胞癌及转移性疾病中也可能升高。该研究领域是目前的热点，最重要的是确定可靠的、经过验证的标志物，以便更及时地在高危人群和普通人群中发现胆管癌。

（二）细胞学

在 ERCP 操作中，仅 30% 的胆管癌患者胆汁抽吸后行细胞病理学检查可获得阳性结果。细胞刷检的敏感性也只有 35% ～ 69%，特异性为 90%。如果在细胞刷检（图 40-6）或者活检过程中可破坏狭窄段，检出率将会增加。ERCP 置入塑料支架后，在移除或更换时，可以把支架送检进行细胞学检查。结合刷检、活检、FNA、支架细胞学检查，可使胆管癌诊断为阳性率达到 80%。

使用荧光原位杂交（FISH）和数字图像分析（DIA）评估 DNA 增殖可进一步提高细胞学诊断的特异性（第 41 章）。FISH 是在细胞学分析中运用荧光标记的 DNA 探针来检测染色体及位点的异常丢失和扩增。DIA 则是利用能与细胞核 DNA 结合的染料进行染色体染色，通过测量其结合强度来量化细胞的 DNA。两者有望能提高诊断率，但仍需要进一步研究。PSC 患者的良性狭窄可能也会出现异常的 FISH 结果（第 48 章）。PSC 患者行 FISH 检查时，如果出现多处的三倍体或者四倍体阳性，则更倾向于胆管癌。

（三）病理学

在 ERCP 操作中可通过两种方法获取组织：胆道镜直视下活检（第 27 章和第 41 章），或在 X 线透视引导下活检。胆管狭窄处活检和刷检相结

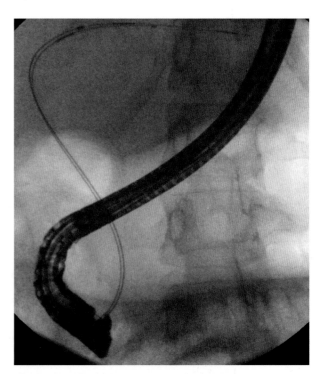

图 40-6　左肝管病变刷检的 X 线透视图

合，累计诊断阳性率可上升至 63%。有报道称使用胆道镜在直视下活检比 X 线透视引导下活检有更高的检出率。目前正在研究通过对胆管癌肿瘤细胞的基因分型获得的许多有关预后和个体化放疗的标志物，这可能会为胆管癌的精准治疗铺平道路。

（四）放射影像学评估

对于无痛性黄疸，计算机断层扫描（CT）和磁共振成像（MRI）是首选的检查（第 34 章）。MRCP 可以获得胆管系统三维图像且需要胆管侵入性操作，当怀疑胆管癌时，MRCP 是首选的检查方法（图 40-5）。胆管癌患者静脉注射钆元素后行增强 MRI 扫描，动脉期通常出现小的肿瘤边缘强化，在延迟期，由于肿瘤中央纤维成分的作用，病变中央可出现增强。增强 CT 对肝内胆管细胞癌是一种很好的检查方法，肝内胆管细胞癌与正常肝实质相比，通常表现为低衰减或等衰减，在延迟期表现为强化。由于胆管上皮细胞的高代谢状态，正电子发射断层扫描（PET）可检测到小至 1cm 的结节型胆管癌，但对浸润性肿瘤的检测不够敏感，且其灵敏度也依赖于当地医师的经验。PET 在鉴别良性狭窄和恶性狭窄上存在一定困难，但可以帮助发现远处转移病灶，这可能导致手术方案的调整。

（五）内镜评估

1. 超声内镜（EUS）引导下细针穿刺（FNA）EUS 下 FNA 可以评估可疑的肝门部病变，还可以用来评估肝门腺瘤样病变和穿刺针可到达的肝脏病变（尤其是在肝左叶）并取活检。EUS-FNA 与 ERCP 比较的潜在优势是创伤小，尤其适用于不需要行胆道引流的患者进行诊断。但是，EUS-FNA 有针道种植转移的潜在风险，尤其要注意有可能进行根治性外科手术切除的患者。对不明原因胆管狭窄的患者，EUS-FNA 联合 MRCP 可以显著增加阳性预测值，并可能帮助发现其他影像学检查未发现的病变。

2. 胆管内超声（IDUS） IDUS 探头直径约为 2mm，无须括约肌切开即可沿导丝进入胆道。与胆道造影相比，IDUS 能更准确地确定肿瘤的纵向范围，也可用于评估肿瘤是否侵及门静脉及肝右动脉。随着操作更简单的胆道镜的出现，IDUS 的使用逐渐减少。

3. 胆道镜 在如前所述的检查手段中，胆道镜（图 40-7）是最常用于检查胆管的方法。胆道镜不仅实现了胆道的可视化，而且还能进一步明确狭窄的性质和进行直视下靶向活检。而且，近来的单人操作系统（SpyGlass；Boston Scientific，Marlborough，MA）在技术上更容易操作、分辨率更高，提高了诊断的准确率。目前正在制定胆管恶性肿瘤的胆道镜图像标准。

4. 共聚焦激光显微内镜（CLE） 共聚焦成像最近已被应用到内镜中。CLE 使用低功率激光照射组织，检测反射的荧光，消除散射光因此提高了空间分辨率。静脉注射荧光素用于显示血管、黏膜固有层及组织细胞内结构。目前最小的共聚焦探头（Cholangio-Flex 探头，Manila Kea Technologies，Paris，France）直径为 0.9mm，可直接插入胆道镜或导管内工作孔道（图 40-8）。一项多中心研究发现 ERCP 联合探头式共聚焦显微内镜（pCLE）比 ERCP 联合组织活检的准确率更

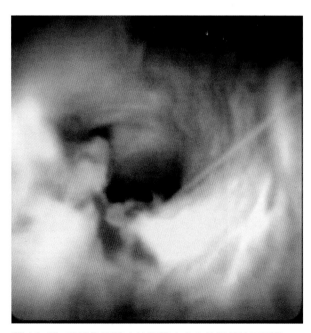

图 40-7 确诊为胆管癌的胆管内病变的胆管镜下图像

高（90% vs 73%）。pCLE 检测恶性狭窄的敏感性、特异性、阳性预测值和阴性预测值分别为 98%、67%、71% 和 97%，而常规病理检查分别为 45%、100%、100% 和 69%。但此研究的局限性在于研究者了解临床情况，而非双盲，可能会导致偏差。在一项包含 136 例不明原因胆管狭窄患者的国际前瞻性多中心研究中，联合 pCLE 比单纯组织活检有更好的敏感性和诊断准确率。

5. 窄带成像和染色内镜　窄带成像（NBI）和染色内镜在 ERCP 中不常使用。到目前为止，已发表的有关胆道镜联合 NBI 或染色的文献也仅限于个案报道和小样本研究。

四、治疗

（一）手术切除

手术是唯一可能治愈胆管癌的手段。然而，大多数胆管癌患者到晚期才出现症状，约 2/3 的患者在诊断时已无法行手术切除。胆管癌的平均 5 年生存率低于 10%。即使可尝试行根治性切除手术，只有 20% ～ 40% 的肝门胆管癌和肝内胆管细胞癌手术切缘为阴性。为了扩大外科手术切除的治疗范围，可尝试术前门静脉栓塞术、原位肝移植（OLT）、活体供肝移植（LRD）。由于高复发率和供体器官数量有限，目前不推荐原位肝移植作为标准治疗。门静脉栓塞的作用是使栓塞的肝叶萎缩和另一侧正常肝叶代偿性肥大，有可能达到切缘阴性，且避免术后肝衰竭。对于不能手术切除的肝门胆管癌，选择性行肝移植前新辅助放化疗，其 5 年无复发生存率可达 65%，其他病因的肝移植患者 5 年生存率为 75%，相比之下术前新辅助放化疗是可以接受的。

1. 术前胆道引流　对有手术切除指征的患者进行术前胆道引流是否获益现仍有争议，包括可能导致手术延迟和不良事件增加。另外，大部分数据来自远端胆管恶性梗阻导致黄疸的患者，而不是胆管癌患者。一项纳入 11 项研究的 meta 分析（10 项回顾性研究和 1 项前瞻性研究）评估了肝门部胆管癌所致黄疸患者术前胆道引流的受益（通过 ERCP 和 PTCD），得出以下结论：

①死亡率无差异。

②术后住院时间无差异。

③术前胆道引流组有较高的术后不良事件和感染。

④术前胆道引流术不应常规进行。

在实际操作中，许多外科医师在进行肝叶段切除且预计未来的肝残余量不足 30% 时，倾向于

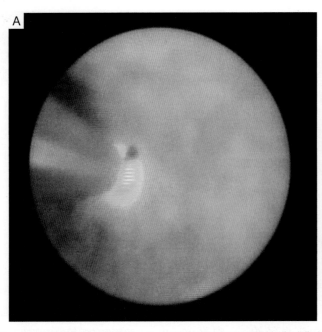
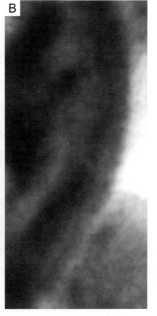

图 40-8　探针式共聚焦显微内镜。A. 胆管镜直视下共聚焦探针对准病灶；B. 胆管镜下胆管癌的共聚焦图像

对如下情况进行术前胆道引流：肾功能损害、胆管炎、瘙痒、血清胆红素水平＞100mg/L。如果进行胆管减压，应由经验丰富的内镜医师对影像认真研究后，选择性注射造影剂并对正常肝段进行胆汁引流。

2. 手术引流　一般情况下，旁路手术只用于那些计划根治性手术，术中发现无法切除的病例。术后康复及术后化疗的推迟限制了姑息性外科旁路手术的使用。

（二）肝门或近端梗阻性黄疸患者的胆道引流

对于不适合手术切除的患者，可行经皮引流、内镜引流（ERCP 或者 EUS 引导下）或胆肠吻合术。胆道引流的适应证包括顽固性皮肤瘙痒、需要降低胆红素准备化疗和胆管炎。

1. 肝门和近端胆管癌的 ERCP 治疗原则　ERCP 治疗需要遵循的一般原则（表 40-1）为：

应引流约 50% 的肝实质（如果有潜在的肝功能障碍者应≥50%）。

仅在能够完成引流时注射造影剂，在需要引流的每一支胆管内留置导丝（图 40-9A、B）。

ERCP 治疗肝门部或肝内胆管梗阻时需要使用抗生素预防胆管炎。

仅尝试引流健康肝段。

肿瘤累及或萎缩的肝段应避免进入或引流。

健康肝的扩张胆管应予以引流。

在完成胆管插管后应行胆管括约肌切开，

尤其是需要经十二指肠乳头放置多根支架时（图 40-9C）。

所有病例都应进行组织取样，至少行细胞学检查；应考虑行胆道镜来评估狭窄和取样，但应注意这会增加胆管炎的风险，尤其是注入水后。

如果需要放置多根支架，应考虑对狭窄段进行气囊或者探条扩张。

2. 经皮引流与内镜引流　早期比较 ERCP 与 PTBD 的研究发现，PTBD 具有较高的成功率和较低的胆管炎发生率，但围绕这个话题的争论很多。因为，这些研究是在影像引导定向 ERCP 开展前和自膨式金属支架（SEMS）出现前进行的，已经过时，并不符合目前的情况。

框 40-1　ERCP 治疗肝门或近端胆管梗阻的要点

- 了解肝叶解剖和胆管汇合处解剖的常见变异
- ERCP 仅用于影像引导下的胆道引流
- 对于 ERCP 失败的患者，应在专家指导下尝试 EUS 引导的胆道引流
- 需要引流 50% 的肝实质以达到黄疸的持续缓解
- 造影剂的注入应限于能引流的肝段
- 只尝试引流健康肝段的胆管
- 应使用抗生素预防胆管炎
- 所有病例均应尝试组织取样
- 狭窄段应考虑行气囊或者探条扩张
- 在完成胆管插管后应考虑行胆管括约肌切开
- 金属和塑料支架之间的选择应该根据是否有切除可能和是否使用消融治疗进行个体化选择

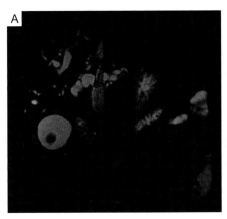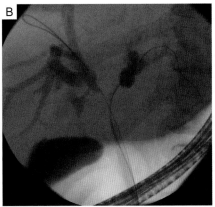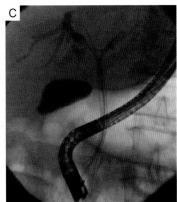

图 40-9　Bismuth Ⅲa 型肿瘤患者的图像和引流治疗。A.MRI-MRCP 显示 Ⅵ 段和Ⅶ段肝内胆管分支轻度扩张；B.X 线透视图可见导丝位于拟引流的肝内胆管内（Ⅴ～Ⅷ，Ⅱ～Ⅲ）；C.X 线透视图可见双侧金属支架置入（Ⅴ～Ⅷ，Ⅱ～Ⅲ）

对胆管解剖结构的理解和断层影像技术的进步改善了肝门胆管癌的内镜引流效果。减少对无法引流段胆管因非选择性造影剂注入的污染，ERCP 相关胆管炎的发生率已显著下降。此外，随着大直径 SEMS 的出现，支架堵塞率也显著下降。这也降低了胆管炎的风险，减少了重复干预的次数，因此也降低了医疗成本。

在选择姑息性引流方法时，应遵循个体化原则，并权衡外引流对患者心理产生的潜在影响。

3. EUS 引导下胆道引流　当 ERCP 操作不成功或由于解剖结构改变不宜进行时，EUS 引导下胆道引流是经皮穿刺引流（第 32 章）的替代手段；有经验的专家进行操作是安全、有效的。EUS 引导下引流可在首次 ERCP 操作失败时立即进行，从而避免了额外的操作和麻醉。另一个优点是 EUS 引导下胆道引流是内引流，减少了潜在的水电解质紊乱的发生。EUS 穿刺过程中使用多普勒可以减少支架置入过程中损伤血管的风险。最近的几项回顾性研究比较了在传统 ERCP 失败后行 EUS-BD 或者 PTBD 引流，两组的成功率没有统计学差异。胆道梗阻患者的病因非常多，因此评估近端胆道或肝门部恶性梗阻的疗效时应非常谨慎。ERCP 引流失败后，与 PTBD 相比，EUS-BD 术后疼痛发生率更低、需要再次干预的次数更少、不良事件发生率更低和成本更少。

4. 金属支架与塑料支架　选择金属支架还是塑料支架、选择单侧引流还是双侧引流是争议的焦点。一般情况下倾向于放置金属支架（SEMS）而非塑料支架，除非在随后的治疗中涉及手术或消融治疗，比如光动力疗法（PDT）或射频消融（RFA）。与塑料支架相比，金属支架治疗肝门或者近端胆管癌有更长的支架通畅期、更高的成功率和更低的胆管炎发生率，但金属支架比塑料支架更贵。最常用的金属支架平均价格超过 1200 美元，而塑料支架的平均价格为 75 美元。然而，对恶性胆管梗阻、预计生存时间超过 4 个月的患者，金属支架往往比塑料支架的性价比更高，因为金属支架需要的再干预次数更少。但是预计生存期小于 4 个月的患者，置入塑料支架性价比更高。

由于覆膜金属支架有阻塞同侧和（或）对侧肝内胆管的可能，肝门部和近端胆管病变应置入裸支架。不同的支架和技术都可以使用。最常用的技术是在各支拟引流的胆管都留置导丝，通过导丝依次并排置入 SEMS。另外，可以在肝门部放置 Y 形支架，即通过一根金属支架的网眼在对侧胆管中置入到另一根金属支架。这时需要用到美国食品和药物管理局（FDA）批准的大网眼的金属支架。图 40-10 显示了专门用于肝门部病变的 Y 形支架。另一个方法是使用 6Fr 释放器的 SEMS，经 4.2mm 的工作钳道可以同时并排释放两根金属支架。

金属支架堵塞是晚期胆管癌患者最主要的问题。主要原因包括：肿瘤向内及向支架两端生长、组织增生、胆泥或残渣堵塞。目前处理 SEMS 堵

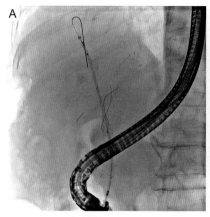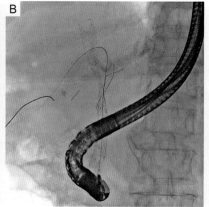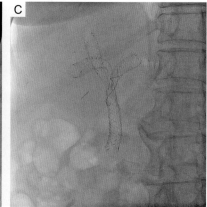

图 40-10　Y 形金属支架的透视图。A. 透视下分别将两根金属支架放在左右肝段胆管内（Ⅵ～Ⅶ和Ⅱ～Ⅲ）；B. 透视下从金属支架网友置入第三根支架引流Ⅴ～Ⅷ段肝叶（由南韩富川 / 首尔顺天乡医科大学的 Moon 医师提供）

塞的方法包括 SEMS 内放置塑料支架和叠放金属支架。在堵塞的金属支架内置入第二根金属支架是否优于或者类似于在金属支架内置入塑料支架，目前的研究数据显示出互相矛盾的结果。

（三）局部消融技术

不能手术切除的胆管癌患者，肿瘤消融是可选的局部治疗手段，可能会延长支架的通畅时间和预期寿命。尽管这些疗法会产生较大的费用，但由于可提高生活质量，也可作为合理的选择。这些疗法还可以减少支架堵塞、减少并发症（如胆管炎）、住院率和重复更换支架的操作。

1. 光动力疗法（PDT）　PDT 是指静脉内注射卟啉光敏剂后，内镜下对肿瘤部位照射特定波长的光。PDT 的机制是可产生具有肿瘤杀伤作用的氧自由基和（或）增强抗肿瘤免疫反应，从而导致肿瘤细胞死亡。2003 年，Ortner 等报道，与仅置入塑料支架的患者相比，PDT 结合塑料支架可以明显延长生存期（中位数：493 天 vs 98 天），改善胆道引流，提高生活质量。多项研究也已证实 PDT 的疗效。此外，在一项长期随访的病例对照研究中，PDT 在不可手术切除的肝门胆管癌中作为一种新辅助治疗表现出了良好的疗效。PDT

的主要不良反应有光过敏、胆管炎、肝脓肿。他拉泊芬钠比卟吩姆钠的光敏期更短，不良反应更小，是一种有效的光敏剂。

2. 射频消融（RFA）　20 世纪 90 年代早期，在肝脏原发性和转移性肿瘤的外科文献中已经证实了 RFA 的疗效。RFA 的射频探头通过高频交流电传递局部热量引起肿瘤坏死，起到减瘤作用。内镜下 RFA 在 Barrett 食管治疗中被证明有效，特定设计的胆道探头已经应用于胆管癌的局部治疗。在使用 RFA 时，重要的参数是 RFA 的次数、功率和持续时间。最近的研究中，推荐的方案是在支架置入前使用 RFA，设定功率 7 ～ 10W，持续 90 ～ 120 秒，每次时间间隔 1 ～ 2 分钟。图 40-11 显示了胆管癌患者 RFA 处理前后的图像。RFA 的另一个应用是疏通由于肿瘤向内生长或组织增生导致的金属裸支架堵塞（图 40-12）。

越来越多的证据表明，导丝引导的胆管内 RFA 可有效治疗胆管恶性梗阻和疏通金属支架堵塞。最近的证据表明，在支架置入前应用 RFA 治疗胆管恶性狭窄可以提高生存率。RFA 不良事件的发生率和类型与仅放置金属支架类似。罕见的不良事件包括（发生率排名不分先后）：门静脉血栓形成、胆管炎、寒战、急性胰腺炎、消化道

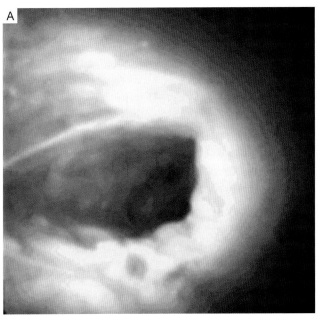
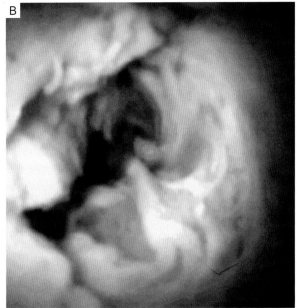

图 40-11　胆管癌的射频消融治疗。A. 治疗前图像；B. 治疗后图像

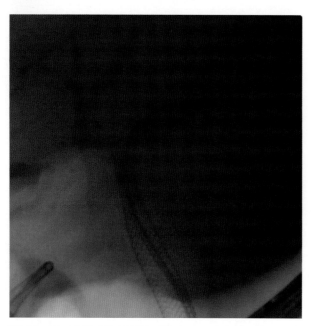

图 40-12　胆管癌的射频消融治疗。A. 治疗前图像；B. 治疗后图像

出血、腹腔积血、腹腔脓肿、腹水、胆管减压失败。

五、小结

　　尽管有多种内镜诊断手段可供选择，但良、恶性胆管狭窄的鉴别诊断仍是一个挑战。联合多种放射影像和内镜影像学检查手段可协助诊断。ERCP 处理肝门和近端胆管病变要比远端胆管病变复杂得多，为成功引流并减少感染风险，需要对肝胆解剖有全面的了解。影像引导的胆道引流对选择需引流的胆管分支至关重要。认真阅片后，仅在拟引流的肝段进行超选和注射造影剂。金属支架或塑料支架的选择应个体化，取决于是否考虑手术及后续消融治疗。越来越多的证据显示 PDT 和 RFA 治疗胆管癌是有效的。

第 41 章

不明原因胆道狭窄

Bret T.Petersen

王丽梅　潘阳林　译

多种良、恶性病变均可导致胆道梗阻，与患者相关的急、慢性症状和体征在严重程度上往往表现不同（表 41-1）。患者首诊时，常较容易判断有无胆道梗阻，但梗阻的性质有时不易明确。不明原因的胆道狭窄目前尚无统一定义。有观点认为，不明原因的胆道狭窄指的是无影像学占位、无病理学结果的胆道狭窄。也有人认为，在实验室检查、影像学检查和 ERCP 刷检均未找到病因的情况下，可定义为不明原因胆道狭窄。

当胆道梗阻确诊后，早期明确狭窄的性质和及时处理较为重要，有助于指导下一步的治疗，改善患者的预后。即便是中等程度的梗阻性黄疸，如数月不经治疗，也可进展为继发性胆汁性肝硬化。一些临床研究发现，胆囊切除术后发生的胆道狭窄，如未行治疗，15 ～ 62 个月后可发展为继发性胆汁性肝硬化。评估和治疗不明原因胆道狭窄的关键点包括：明确狭窄的病理性质、解除胆道梗阻和（或）用内镜、经皮或外科手术等手段对疾病进行治疗。明确狭窄性质与解除胆道梗阻并非相互独立，常可在一次操作中同时完成。通过病史回顾、实验室检查、侵入性和非侵入性的影像学检查以及各种组织学取材方法，常可明确狭窄的性质（图 41-1）。

一、病史特点

对于初诊的胆道狭窄，了解病史特征有助于制定正确的诊疗方案（框 41-1）。溃疡性结肠炎、复杂胆道手术、慢性胰腺炎等病史分别提示原发性硬化性胆管炎、术后胆管狭窄和胰腺对胆总管外压。在术后早期或胰腺炎发作期出现的急性胆

表 41-1　胆道狭窄的鉴别诊断	
恶性	**良性**
原发癌	**创伤或医源性**
● 胰腺癌	● 术后性
● 胆道肿瘤	● 吻合口性
● 肝细胞癌	
● 壶腹癌	**缺血性**
● 转移癌	● 氟尿苷（FUDR）化学治疗
肝内及肝门淋巴结	● 原位肝移植后吻合口
少见类型	**炎性**
● 淋巴瘤	● 胆囊结石诱发
● 肉瘤	● Mirizzi 综合征
	● 原发性硬化性胆管炎
	● 慢性胰腺炎
	● 乳头狭窄
	● IgG4 相关
	● 艾滋病相关胆管炎
	● 结节病
	● 嗜酸细胞性胆管炎
	机械性 - 外源性压迫
	● 胰腺假性囊肿

管狭窄提示有严重的手术损伤或结石相关性梗阻。术后 3 个月以内发生亚急性胆管狭窄可能与局部炎症有关，可随时间的推移而逐步缓解，因而进行微创或临时性的治疗就足够了。组织损伤超过 3 个月的胆管狭窄提示为纤维硬化性狭窄，可能需要更激进或更长期的治疗。对于病程较长且较为隐匿的胆管狭窄，如未发现相关的易感因素，则应怀疑恶性肿瘤。症状反复发作的胆道狭窄常为良性病变；症状持续性加重且伴有体重下降，往往提示为恶性病变。

对于类似于硬化性胆管炎的胆道狭窄情况，

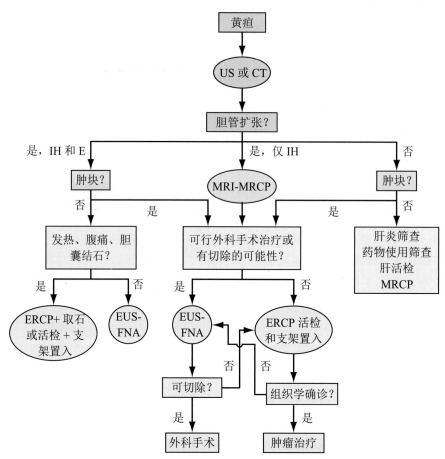

图 41-1 黄疸和可疑胆管堵塞的评估流程图，正文中有讨论。胰腺肿块导致胆管堵塞，临床表现或影像学检查（CT）怀疑自身免疫性胰腺炎，需要进一步确诊，可以在考虑外科手术前先使用诊断性激素治疗。CT. 计算机断层扫描；Dx. 诊断；E. 肝外胆管；ERCP. 内镜逆行胆胰管造影；EUS. 超声内镜；FNA. 细针活检；IH. 肝内胆管；MRCP. 磁共振胆胰管成像；MRI. 磁共振成像；US. 超声检查（经授权摘自 ASGE Standards of Practice Committee. An annotated algorithmic approach to malignant biliary obstruction. *Gastrointest Endosc*. 2001，53:849 – 852）

框 41-1　胆管狭窄的病史特征及特点
A. 提示良性的病史特点
● 右上腹手术史
● 外伤
● 溃疡性结肠炎和克罗恩病
● 慢性胰腺炎
● 胆道困难结石
● 体重稳定
● 实验室检查结果波动
B. 提示恶性的病史特点
● 无腹部手术史
● 无腹部疾病史
● 体重减轻
● 病程短、发病前健康
● 原发性硬化性胆管炎失代偿期

通过病史回顾或实验室检查偶可发现一些不同种类的系统性疾病或非胆道疾病。

二、实验室检测

实验室检查有助于评估狭窄的严重程度、病程长短及发病原因。碱性磷酸酶轻中度增高而转氨酶、胆红素正常时，往往提示有肝内或肝外病变导致的胆汁排泄轻中度受阻。酶组分分析可进一步明确碱性磷酸酶是否来源于肝脏。断层影像扫描可发现肝内主干胆管或肝外胆管的梗阻，如同时伴有转氨酶升高，则提示合并肝损害或梗阻急性发作。总胆红素对梗阻的提示意义不强。在胆管完全梗阻但肝功能正常的情况下，总胆红素往往低于 200mg/L；一旦出现肝细胞损伤（伴或不伴胆管梗阻），总胆红素可大于 200mg/L。慢性梗阻性黄疸较严重时，可导致维生素 K 等脂溶性维生素的吸收不良，进而出现凝血酶原时间延长。因此，对于慢性梗阻性黄疸的患者，在操作前应先检测凝血酶原时间或 INR。胰酶的升高常表明存在胰腺炎或胰管梗阻，多由胆管结石、胰腺癌或进展期慢性胰腺炎所致。

肿瘤标志物用于不明原因胆管狭窄鉴别的价值有限，CA 19-9 在胰腺癌、胆道癌、胆管炎、急慢性胰腺炎和各种阻塞性黄疸等情况下都可升高。CA19-9 ＞ 1000U 时，提示肿瘤或急性胆管炎；当 CA19-9 ＞ 100U 时，若可排除胰腺炎及胆管炎，则强烈提示癌的存在。CA19-9 不是诊断胆管恶性病变的准确手段。当发现胆管炎患者 CA19-9 升高时，经有效抗炎治疗后，应复查 CA19-9 水平。

自身免疫性胰腺炎中 IgG4 常会升高。自身免疫性胰腺炎可导致远端胆道狭窄，有时与慢性胰腺炎、胰腺癌所致的胆管狭窄表现类似。AIP 相关胆道狭窄的激素治疗效果很好，起效很快，一般无须短期支架置入治疗。IgG4 相关的胆管炎与PSC 相似，常呈多部位、多节段狭窄。这些患者通常年龄较大（平均年龄 62 岁），多系男性（85%），常合并 AIP（92%）和梗阻性黄疸（77%），血清IgG4 水平多升高（74%），胆道活检标本常可发现IgG4 阳性细胞（88%）。

在血清或胆汁中已发现的各种胰腺癌或胆管癌的生物标志物，但仍未得到充分的研究。可在细胞学或荧光原位杂交（FISH）样本的上清检测这些标志物。在先前的小批量实验中，对胆汁的挥发物进行了挥发性有机化合物进行多组分指纹分析，有一些有趣的结果。

三、无创性断层影像

超声、CT 及 MRI 可发现胆管扩张，判断有无包块，对胆管梗阻的确诊、脓肿或肠梗阻等相关并发症的发现以及病因的初步鉴别具有重要的作用。某些早期或时好时坏的胆管病变，尚未进展到显著梗阻的程度；某些疾病，如硬化性胆管炎，胆道纤维化限制了胆管扩张。这些患者可能没有狭窄部位近端胆管扩张的影像学表现。

对有黄疸的患者进行的检查常首选经腹超声（TUS），可用于明确胆管扩张的程度及部位，有助于发现胆道或胆囊结石及包块。腹部超声对胆道扩张和胆囊结石最为灵敏，但对诊断胆管结石或明确狭窄病因的效果较差。

超声或 CT 等影像学检查可明确有无胆管狭窄，但还需根据临床具体情况进一步判断狭窄的性质、患者对手术耐受性以及手术可切除性。超声发现胆管狭窄后，如不能确定是否为恶性，常需进一步行腹部 CT 检查，以判断有无包块，也可为肿瘤分期提供初步信息。如果超声检查远端胆管病变不可切除（如局部浸润、肝转移或腹水等），进一步的 CT 检查可进行较准确的分期，ERCP 和 EUS 分别可用于缓解胆道梗阻和获取病理学证据。如超声提示肝门部梗阻，则需判断有无包块或能否切除，MRI 和 MRCP 将有助于进一步确定狭窄的范围和病因，评估能否切除，也有助于指导下一步的有创胆道成像、获取组织以及姑息性支架置入。当无明确包块的肝外胆管狭窄合并发热、明确的胆源性胰腺炎或胆囊结石时，多考虑存在胆管胆石，可直接进行 ERCP。

对于伴有体重减轻、发热或者明显疼痛的病人，可行腹部 CT 扫描，因为 CT 对胆管外包块、炎症、胆汁蓄积以及胆瘘的确诊和分级有很大帮助（图 41-2）。在良恶性狭窄的定性、无明显包块的胆管癌及其他胆道狭窄的分期方面，CT 的诊断效果不如 MRI/MRCP。对于肥胖患者的检查，CT优于超声。

腹部 MRI 与 CT 扫描得到的横断面信息类似。因具有相对敏感的无创胆道造影图像，可较好地确定狭窄的位置和范围（图 41-3）。MRCP 是目前检测胆管梗阻和胆道结石最敏感的无创方法，对胆管狭窄的诊断敏感性接近于 ERCP。然而,在良、恶性胆道狭窄的鉴别方面，MRCP 与 ERCP 的敏

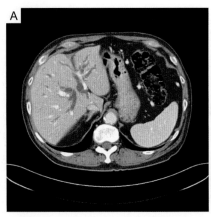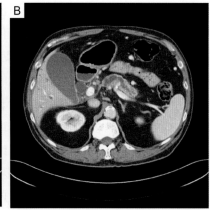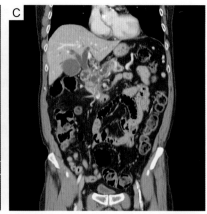

图 41-2　腹部 CT 扫描显示远端肝外胆管堵塞，传统的横截面图像显示肝内胆管（A）和近端肝外胆管 (B) 扩张，冠状面图像（C）可见同样的胆管扩张，以及胰管扩张和远端的肿块

感性优劣在各项研究中并不一致。非放射专业的医师对 CT 较为熟悉，但对反映胆管外病变性质及范围的 MRI 断层影像的读片较困难。当无须组织取样和治疗时，MRCP 已基本取代诊断性 ERCP。与 ERCP 相比，MRCP 有诸多优点，如无须内镜插入和镇静，并可避免胰腺炎和胆管炎的风险。MRI 还有评估胆管周围解剖的优点，在无污染的情况下（无 ERC 的造影剂注射）可显示狭窄段以上的胆管和肝脏的解剖，即使胆道完全梗阻，也可从多层面、多角度对同一病变进行观察。MRI 的劣势在于，其影像显示的是全部胆管，无法像 ERCP 一样在注入造影剂的早期显示狭窄区域的胆管影像（即"早期影像"）。由于无关胆管的影像叠加，可能会给中央性或复杂性胆管狭窄的评估造成困难。数项研究表明，在肝门部狭窄病例中，MRCP 有助于指导后续 ERCP 及姑息性支架置入的治疗（图 41-4）。

四、有创成像技术

超声内镜、经皮经肝穿刺胆管造影（PTC）和 ERCP 均能评估胆道的结构。腔内超声（IDUS）和胆道镜检查是 ERCP 相关的技术，将在后续章节中进行讨论。

对于恶性胆管狭窄，如 MRCP 及 ERCP 未能确诊，EUS 的诊断和分期价值非常大。根据患者解剖结构的不同，可在十二指肠球部或胃窦腔中

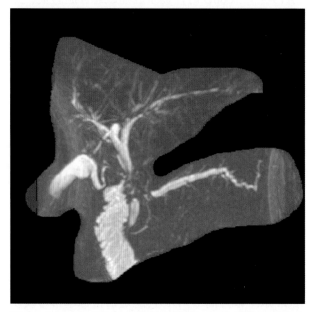

图 41-3　腹部磁共振胆胰管成像显示肝外胆管远端狭窄并有"双管征"，类似于图 41-2 中 CT 所见

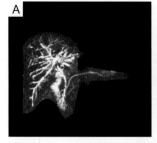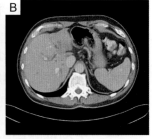

图 41-4　近端胆管堵塞患者 MRCP 和 CT 的截面图，可以指导 ERCP 术中选择合适的目标胆管引流。A.MRCP 提示应选择明显扩张的右叶肝内胆管；B. 该患者的 CT 显示左肝萎缩，也提示选择引流右肝。CT. 计算机断层扫描；ERCP. 内镜逆行胰胆管造影；MRCP. 磁共振胆胰管成像

完成 EUS。有环扫和线阵式两种 EUS 扫描方式，后者可进行细针穿刺抽吸和活检，因而应用更广。EUS 显示低回声的包块和胆管壁的增厚往往提示恶性病变。在一项包括 40 例胆管狭窄（24 例恶性、16 例良性）的病例研究中，EUS 提示胰头包块和胆管不规则，表现对恶性病变的诊断敏感性高于 EUS-FNA 取样。当胆管壁增厚 > 3mm 时，EUS 诊断恶性狭窄的敏感性为 79%，特异性为 79%。FNA 对诊断恶性狭窄的敏感性为 47%，特异性及阳性预测值均为 100%，而阴性预测值为 50%。一项对照研究显示，EUS 的敏感性（79%）和特异性（62%）低于 ERCP 和 MRCP，但与后两者互补。另一项研究纳入了 28 例不明原因胆管狭窄的患者（经 ERCP、PTCD 或 CT 未能确诊），EUS 联合 FNA 诊断恶性病变的敏感性 86%，特异性和阳性预测值 100%，阴性预测值 57%，总体准确性 88%。更重要的是，84% 的患者因 EUS 的结果影响了后续的治疗策略。部分研究发现，EUS 联合 FNA 对胰腺病变（尤其是有明确包块时）的诊断敏感性高于肝外胆管癌。

在一个大型医院中开展的前瞻性观察研究纳入了 228 例胆管狭窄患者（88 例为胆管癌），比较了超声内镜和 CT/MRI 诊断肿瘤和预测能否切除的效果，EUS 发现肿瘤的敏感性高于增强 CT（94% vs 30%，$P < 0.001$）和 MRI 42%（$P=0.07$ vs EUS）。EUS 发现远端胆管癌的敏感性为 100%，发现近端胆管癌的敏感性为 83%（$P < 0.01$）。EUS-FNA 诊断胆管癌的整体敏感性为 73%（95%CI：62% ～ 82%），对远端胆管癌的诊断效果明显高于近端胆管癌（81% vs 59%，$P=0.04$）。在无手术机会的 15 例胆管癌中，EUS 正确诊断 8 例；对于可切除的 39 例患者，EUS 正确诊断 38 例。因此，EUS 判断不可切除的诊断敏感性为 53%，特异性为 97%。CT 和（或）MRI 在不可切除的 8 个病例中，正确诊断 6 例。

如胆管狭窄病变后续考虑肝移植治疗，则需慎重选择经皮细针穿刺活检及 EUS-FNA，因有穿刺道种植转移的风险。因此，EUS-FNA 较适于非

肝移植适应证病变的穿刺，如胆管周围部位、肝门淋巴结或其他远端转移病变等。尽管 EUS-FNA 并非诊断胆管狭窄的一线方法，但在诊断不清、可切除性不明以及是否能移植还不清楚的情况下，仍不失为一项重要的辅助手段。

胆管造影是诊断和定性各种肝外胆管病变的主要方法。内镜和经皮胆管造影常互为补充，在疑难胆管狭窄的诊断和治疗方面有时则需联合应用（框 41-2）。一般肝门部狭窄最好先行无创的 MRCP 检查，可为下一步的有创影像和姑息治疗提供指导，也可避免 ERCP 注入造影剂至无法引流区域而造成胆管炎的风险。然而，在肝门部病变的术前评估中，有时仍需使用有创胆道造影（ERCP 或 PTC）。

胆管造影能显示胆道有无狭窄，但对病变的良、恶性判断并不准确，胆管造影诊断的很多良性狭窄最终被发现是恶性的。恶性狭窄的影像学特征包括：进行性加重的局部狭窄、截断样改变、狭窄长度 > 14mm、肝内胆管扩张、肝内胆管息肉样和结节样改变。在有显性狭窄的硬化性胆管炎病史患者，恶性病变的长度可能超过 lcm，边界常不规则，多发生于肝门部分叉处，一般很少在

框 41-2　内镜及经皮经肝胆管狭窄治疗的相应适应证

适于内镜治疗（ERCP）
- 大多数情况下的首选
- 消化道解剖无改变
- 预计需要支架治疗或取石
- 需要消化道检查
- 腹水
- 凝血功能障碍
- 胆管内径小
- 经皮方法失败

适于经皮治疗（PTC）
- 上消化道解剖改变，尤其鲁氏 Y 形胃旁路手术和 Whipple 术
- 胆道完全梗阻
- 内镜下插管造影失败或置入支架失败
- 需要更好地显示狭窄近端的影像，为手术提供分期信息

胆总管癌变。依据上述的标准，胆管造影对恶性病变的诊断率仅为 8/12（敏感性 66%），对良性病变的诊断率为 21/41（特异性 51%）。

　　ERCP 可提供高质量的胆管造影图像，也可组织取样和进行引流治疗，因而已成为诊断胆管狭窄和非手术性姑息治疗的首选方法。当有凝血障碍、腹水、胆管无明显扩张或经皮手术失败时，如需行肝外胆管取石和支架置入，ERCP 可作为首选方法。ERCP 需由有经验的内镜操作者实施，操作者必须有造影、组织活检和治疗的能力。没有经验的操作者，在 ERCP 初期可能会对胆道狭窄认识不清，导致引流不充分，容易出现操作相关的并发症。

　　接受 ERCP 治疗的梗阻性黄疸患者，应在术前、术后使用抗生素。术中未充分引流的患者，术后应持续应用抗生素。当注入造影剂较多而引流不充分时，应置入支架。对于肝门部胆管狭窄，只有导丝顺利通过狭窄后，方可注入造影剂，这样可确保注入造影剂的胆管可被顺利引流。如前所述，术前高质量的 CT 和 MRCP 可更好地显示肝内胆管，可为导丝通过和支架置入提供指导。

　　发现病变、完成组织取样和姑息治疗要遵循一些影像学的基本原则，非放射专业的医师可能对这些原则并不是很熟悉。以下几点原则对良、恶性胆管狭窄均适用（框 41-3）。

　　1. 与胆管显著扩张不同的是，对狭窄部位的造影选择造影剂原液较好。

框 41-3　胆道狭窄造影的要点

1. 术前使用抗生素和未稀释造影剂造影
2. 造影剂注射时拍摄多张早期影像
3. 拍摄大图以留存解剖学标志
4. 对目的区域缩野以获得更清晰的图像细节
5. 尽可能使用最少的造影剂以显示局部解剖结构
6. 肝门病变需参考术前 CT 和 MRCP，以便 ERCP 术中选择性注入造影剂和进行引流。当导丝通过狭窄部位后，近端胆管须显示清楚，以便为下一步的外科或内镜治疗提供参考
7. 适时改变造影台头脚方位的倾斜度，有利于造影剂流到目的区域，有助于了解狭窄部位的情况
8. 转动 C 臂或将俯卧患者向术者右转成 20°，可更好地观察肝门的影像
9. 造影显示远端狭窄后，继续注入造影剂对肝门分岔处和肝内胆管主干进行显影，以排除上游肝内胆管狭窄的可能（如淋巴结压迫所致狭窄）
10. 有一些病变只有经皮经肝胆管造影才能显示清楚

---

　　2. 造影剂一旦通过狭窄部位，应即刻拍摄多张影像，后持续注射造影剂并实时观察，直至获得最终造影影像（图 41-5）。当造影剂完全充盈胆管后，可能无法提供一些胆管成角和分叉处的细微而准确的信息，而早期影像则更有利于判别。

　　3. 目的区域的放大显像可使局部影像更加清晰，同时也需要采集若干较大术野的影像以显示解剖关系。

　　4. 进行组织活检或其他治疗时，应尽可能少地注入造影剂，刚可显示其解剖结构即可。在造影剂过量时，肝内胆管分岔处的影像将变得模糊。

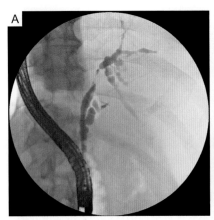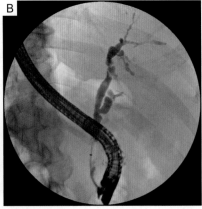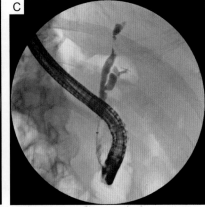

图 41-5　ERCP 术中早期影像（A）和晚期影像（B）。注意早期影像中明显可见的细节部分在随后的造影过程中被其他肝内胆管的充盈显影所遮挡。注意斜位透视时可获得清晰分明的影像（C）

5．狭窄段以上的胆管影像要显示清晰，以便为外科或内镜治疗提供依据。导丝通过后，可能需注入较多造影剂以显示狭窄近端的结构。

6．抬高或降低操作台的头侧，可使造影剂随重力移动，有助于显示狭窄部位。

7．转动 C 臂或者变换患者体位，可将重叠的肝门部胆管影像清晰显示（图 41-6）。

8．当造影剂显示肝外胆管的狭窄部位后，还需继续注入造影剂显示肝门部胆管和左右肝管汇合段，以避免对近端肝内胆管狭窄的漏诊（如肝门淋巴结肿大压迫所致的狭窄）。

9．经皮胆管造影可更好地显示某些病变（图 41-7）。

10．当下段胆管狭窄时，局部胰管显影有助于明确或排除胰腺原发病。

导丝通过狭窄后，可沿导丝插入器械以完成细胞刷检、胆道扩张、姑息性支架置入或其他内镜处理。有时需要使用多用途塑料涂层导丝或者特殊亲水性导丝（具有超滑、柔韧、可旋转等特点），以便通过困难的狭窄部位。弯头导丝多由助手进行旋转和进退操作，新的短导丝系统也可由术者自行操作。弯头导丝最好用双手操作，以便于进行精细的控制和定位（图 41-8）。

良性狭窄治疗的第一步常是对狭窄段进行扩张，以便通过较粗的器械。有的狭窄通道很细，仅可通过 0.035 英寸导丝，其他器械均无法通过，可选择使用通过 0.018 英寸导丝的血管成形球囊，先将狭窄段从 0.035 英寸扩张至 4mm（图 41-9）。也可先用可通过 0.025 英寸导丝的 4Fr-5Fr-7Fr 扩

张探条逐级扩张狭窄段，再用标准球囊进行扩张。选择的球囊直径应根据狭窄远端的未梗阻胆管直径决定。最常用的球囊直径为 4mm、6mm 或 8mm。慢性狭窄的球囊扩张有胆管撕裂或断裂的风险，一旦发生，则必须置入胆道支架充分引流，再置入一个鼻胆管也可能有帮助。此类患者一般需住院并静脉应用抗生素。

PTC 在胆管造影、通过狭窄及姑息引流等方面与 ERCP 具有相同作用。PTC 操作前要对皮肤表面消毒，因此胆管炎发生的机会较少。PTC 的适应证包括：① MRCP 或 ERCP 无法清晰显示狭

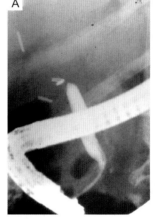
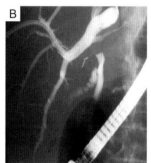

图 41-7　经皮肝胆管造影（PTC）的优势在于可显示特定胆管病变的近端胆管情况。A. 内镜下胆管部分显影提示腹腔镜下胆囊切除术后胆管完全堵塞；B. 经 PTC 置入的肝内胆管引流管造影显示肝内胆管情况，进一步确认胆管完全离断

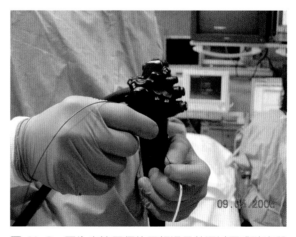

图 41-8　图为内镜医师使用超滑导丝通过困难狭窄段的手部特写。注意两只手都用来捏持和移动导丝，用其中一只手的手掌托住内镜的操纵手柄

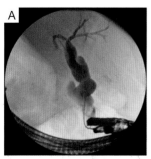
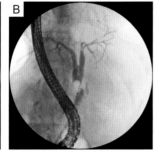

图 41-6　A 和 B. 肝门部胆管显影的重叠和分离。将患者向右转体 15°±20° 或者将透视机 C 臂左转可获得图 B

窄上方的胆管情况；②内镜无法通过梗阻部位，无法行胆道减压；③解剖结构异常。在 ERCP 治疗肝外胆管狭窄困难时，可先通过 PTC 将导丝顺行通过狭窄段，然后再行逆行会师操作。与单纯 PTC 相比，联合的会师技术进行支架置入及胆道减压可能并发症更低。同样，也可在 EUS 引导下穿刺肝内胆管，然后顺行置入导丝通过狭窄段。

五、组织活检和病理检查

胆管造影相关的组织取材方法包括：经乳头 FNA、细胞刷刷检（行薄层细胞学检查）和黏膜活检（行标准的组织学检查）等。可对细胞和组织样本进行核型分析或者肿瘤标志物相关检查。获取高质量的组织样本是至关重要的。总体而言，ERCP 刷检和活检的阳性率仍然较低。可能的原因包括：肿瘤组织过硬、样本获取量较少、异常病变部位的定位较难。胆管造影时，应保留活检的影像学资料。

1. 细胞刷检　细胞刷检对胆管狭窄的诊断率相差较大。胰腺癌所致胆管狭窄的诊断率为 15% ~ 65%，胆管癌的诊断率为 44% ~ 80%。对 800 多例确诊为恶性肿瘤患者的胆道刷检的汇总

分析结果表明，其敏感性为 42%，特异性为 98%，阳性预测值为 98%。相关研究发现，以下方法可在一定程度上提高细胞学检出率，如在狭窄部位刷 5 次以上、将外鞘管与毛刷一同退出体外（并非将毛刷直接从外鞘管内拉出）、撤出毛刷后冲洗获取外鞘管内残留细胞等。对狭窄部位进行扩张是否提高获取的细胞量还不明确。取出塑料支架后，冲洗其侧翼及管腔，也可增加细胞学的检出率。有多种细胞刷可选，尚无相关的对比研究数据（图 41-10）。

一般需在导丝引导下插入细胞刷（图 41-11）。操作中，首先将导丝通过狭窄段，导丝引导下插入细胞刷通过狭窄段，后送出细胞刷，将细胞刷和外鞘管一同回撤，使细胞刷位于狭窄部位。然后由内镜医师来回移动外鞘管进行刷检，或者由助手将外鞘管固定，来回移动细胞刷进行刷检。至少应在狭窄部位来回刷检 5 次。有时，胆道狭窄较严重或成角，只能在回撤细胞刷时取样，这样每次都需要将细胞刷退入外鞘管后再送过狭窄部位进行下一次刷检。刷检相关的并发症发生率较低，有胆管炎、胆道穿孔和异物残留等可能。

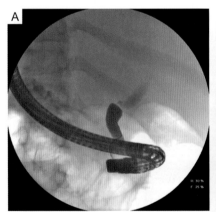
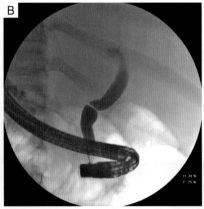
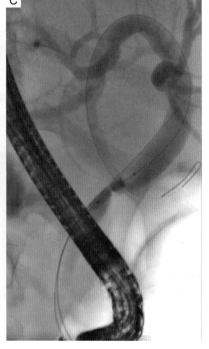

图 41-9　用血管造影用的扩张球囊循 0.018 英寸导丝跨越并扩张网状的吻合口狭窄。该扩张球囊外径为 0.035 英寸，扩张至 4mm，接着使用外径为 5Fr 的标准扩张球囊扩张至 6 ~ 8mm

胆管内经壁细针抽吸活检

据报道，有经验的操作者 FNA 的癌阳性率或可疑细胞学诊断率可达 67%。但对 5 个医院 220 多例 FNA 患者操作结果的分析发现，其阳性率仅为 34%，特异性和阳性预测值均为 100%。胆道 FNA 操作难度较大，操作时最好有现场病理，其临床应用相对受限。

2. 胆管内活检　ERCP 相关的病理取材方法中，胆管活检的恶性肿瘤检出率最高。对 5 项研究共 500 例患者的综合分析发现，胆管活检的敏感性为 56%，特异性和阳性预测值均为 97%。最近发表了一个包括 9 项研究的系统回顾，对比了细胞刷检和胆道活检，共纳入了 35 730 例患者，细胞学刷检的总体敏感性（45%vs48.1%）和特异性（99%vs99.2%）与胆管活检相似。有多种不同的活检钳（如直的、预弯的和可变形的等）可用

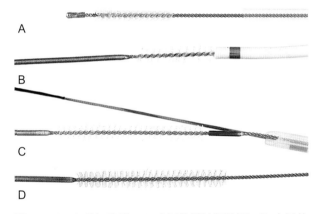

图 41-10　各种细胞刷。A. 金属头端的细胞刷；B. 有柔软导丝前端的单腔细胞刷；C. 有前端和导丝引导的双腔细胞刷；D. 大口径细胞刷（来自 Ginsburg GG, Kochman ML, Norton ID, Gostout CJ, eds., *Clinical Gastrointestinal Endoscopy*, ed 2, 2011, Philadelphia, Elseiver）

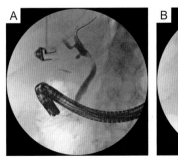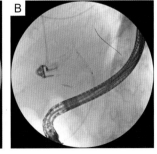

图 41-11　A. 胆管造影显示未定性的胆管狭窄；B. 导丝引导的细胞刷正处于狭窄段

于胆管活检；活检钳也分不同口径，分别供成人或儿童使用。将活检钳插入胆管之前，可能先要行胆道括约肌切开。即便未行括约肌切开，也可能沿导丝顺利插入活检钳。不同活检钳之间的对比数据目前还较为有限。

胆道活检的操作步骤如下：在短镜法状态下，将活检钳送出内镜活检孔道，使活检钳的坚硬的头端进入十二指肠乳头内或括约肌切开后的开口内，抵住开口后将内镜向前推进数厘米，同时下压内镜大旋钮，形成仰视乳头的角度，后推送活检钳进入胆管内（图 41-12）。偶尔也可在长镜身状态下保持仰视乳头的位置，这样可将活检钳直接送入胆管。

最近，一项单中心回顾性研究报道了一种新的 ERCP 活检标本处理方法，这种"压碎法"是将活检标本置于两片干燥玻片之间，进行压碎，立即固定，巴氏法快染，然后行现场病理读片。在 133 例可疑胆道狭窄中，应用上述标本处理方法发现了 117 例癌，压碎法的总体敏度为 76%，特异性 100%，没有并发症。诊断阳性的肿瘤包括胰腺癌（49/66，74%）、胆管癌（23/29，79%）、转移癌（8/15，53%）和其他（4/7，57%）等。可疑或非典型的结果定为阴性。压碎法诊断需要活检标本的中位数是 3 块（范围 1 ～ 17 块）。当联合胆管内 FNA 和胆管活检的常规标本处理方法时，压碎法可以诊断出 95 例原发胆胰系统肿瘤中的 77 例（81%）。

在 ERCP 操作中，可联合使用两种或更多种

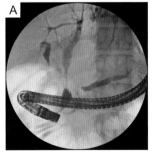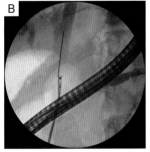

图 41-12　A. 图为未定性的胆管狭窄，伴随相邻的胰管狭窄构成双管征，提示可能为胰腺癌；B. 活检钳沿导丝并行上行并取活检

的取材方式，以最大程度地提高诊断的敏感性。Ponchon 等联合应用细胞刷检（敏感性 43%）与胆管活检（30%），敏感性可提高至 63%。最近的一项 meta 分析显示，有 6 项研究提供了联合方法的数据，与单纯刷检（敏感度 45%）和单纯活检（敏感性 48.1%）相比，两种方法联合的敏感性仅略有提高（59.4%）。

常规细胞刷和胆道活检的诊断率不理想，因此研究者们引入了各种先进的分析技术，包括流式细胞仪（FCM）、数字影像分析（DIA）以及荧光原位杂交（FISH）等。FCM 可对大细胞亚群行 DNA 检测，有限的研究显示其可以提高诊断的敏感性，但特异性会降低。DIA 是利用计算机检测载玻片上所见的阳性细胞相对于正常细胞的 DNA 异常倍体数，有助于恶性疾病的诊断。在最近的一项前瞻性研究中，利用 DIA 对 100 例良、恶性胆管狭窄的胆管刷检样品进行了分析，其诊断敏感性为 39.3%，特异性为 77.3%，准确性为 56%，而常规细胞学敏感性为 17.9%，特异性为 97.7%，准确性为 53%。DIA 的假阳性结果（10/44=22.7%）仅出现在 PSC 中，而常规细胞学假阳性（1/44=2.3%）也发生在 PSC 中。

FISH 是利用荧光探针标记特异染色体上特定位点，然后通过荧光显微镜对细胞样品的染色体倍数进行观察（图 41-13）。最近一项研究选用了针对泌尿系统肿瘤的染色体探针（3 号、7 号和 17 号染色体的着丝粒加 9p21 条带），检测到 5 个以上的多倍体细胞则提示恶性。初步研究结果表明，FISH 技术可将刷检敏感性从 15% 提高到 34%（$P < 0.01$），而特异性从 98% 略减少到 91%（$P=0.06$）。对 498 个连续的可疑胆道狭窄病例进行细胞学、DIA 及 FISH 的回顾性分析发现，FISH 的敏感性（42.9%）显著高于常规细胞学的（20.1%，$P < 0.001$），两者的特异性相似（99.6%），而 DIA 不是独立的预测恶性肿瘤的指标。逻辑回归分析显示，FISH 多倍体或三倍体、细胞学可疑、PSC 和年龄都是癌的高危因素（$P < 0.05$）。最近的一项 81 例胆胰管狭窄的前瞻性研究中，FISH 较常规细胞学的敏感性增高（51.9% vs 35.2%），而特异性略有下降（88.9% vs 100.0%）。包括 8 项研究的 meta 分析显示，FISH 对 828 个原发性硬化性胆管炎患者的敏感性和特异性分别为 68% 和 70%。若联合应用细胞学刷检、胆道活检及 FISH，则敏感性可增至 82%，特异性变为 100%，阳性预测值和阴性预测值分别为 100% 和 82%。也有研究提示基因突变（如 XT、k-ras 等）在胆管癌的诊断中有一定的作用，但对临床诊断有意义的敏感性和特异性还不明确。

共聚焦显微内镜（CLE）已被 FDA 批准用于内镜检查中进行原位的细胞水平的组织评估。在 ERCP 中，采用可通过十二指肠镜的、重复使用的微探头（CellvizioCholangioFlex, MaunaKea Technologies, Paris）进行 CLE 检测，检测前需

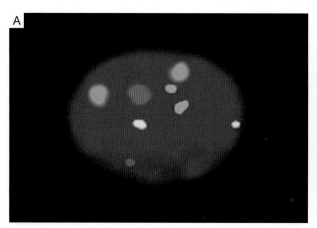
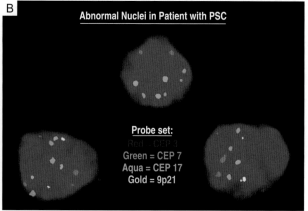

图 41-13　原位荧光杂交显示单个显微镜视野内，不同颜色的荧光探针结合到特定的染色体位点上。正常情况下每个探针结合两个位点，超过两个位点提示为异倍体细胞。A. 正常细胞；B. 原发性硬化性胆管炎患者合并恶性狭窄的细胞

静脉注射 2.5 ～ 5.0ml 的 10% 荧光素染料。在低功率激光（488nm 或 660nm）照射组织后观测激发的荧光信号是 CLE 的成像原理。探头式 CLE（pCLE）每秒产生 12 幅图像，成像深度为 40 ～ 70mm，横向分辨率为 3.5mm，可提供实时的"光学活检"组织成像。

在一项 5 个中心 89 例患者（40 例癌症患者）的研究中，应用"迈阿密标准"评估 pCLE 对胰胆管恶性肿瘤诊断情况，发现其敏感性高达 98%，但特异性仅有 67%，CLE 对炎症的鉴别仍有一定的难度。与"迈阿密标准"相比，"巴黎标准"的诊断特异性有一定的提高。在一项前瞻性的多中心研究中，112 名胆管狭窄患者的组织活检的敏感性为 56%，特异性为 100%，准确性为 72%，而 pCLE 的敏感性达到 89%，特异性为 71%，准确性为 82%。pCLE 和细胞学二者联合可对某些病例进行重新分类，准确性达到 88%。尽管 pCLE 的结果令人鼓舞，但仍不能取代确切的病理诊断。当前，pCLE 的费用较贵，培训要求较高，其在胆管狭窄临床决策中的作用仍没有确定。最好是在大中心进行开展，进行应用和效果的评估。

六、辅助技术

胆管内超声（IDUS）是在 7Fr 导管的头端带上一个 10mHz 或 20mHz 的环扫超声探头，通过导丝进入胆管或胰管（图 41-14）。1DUS 可用于诊断胆管内残留结石，明确胆管狭窄的性质，也可对局部浸润的肿瘤进行分期。在胆管造影后，留置 0.035 英寸的导丝，循导丝送入 IDUS 探头。为避免探头对胆管造成损伤，应在退出探头时进行超声检测。与复杂的 EUS 技术相比，IDUS 较简单，更易被内镜医师掌握。有经验的内镜医师只需简单培训即可对胆石病进行评估，稍有经验后就可对胆管狭窄进行评估。

恶性胆管狭窄 IDUS 的主要表现包括胆管壁低回声且不规则增厚、与周围组织分界不清及异常隆起（图 41-15）。良性病变 IDUS 主要表现为高回声均匀改变，与周围组织分界较清，组织表

面完整，边缘光滑。原发性硬化性胆管炎因存在广泛炎症及管壁增厚，进行 IDUS 诊断较为困难。同样，长期支架置入可导致更广泛的胆管异常，其 IDUS 的表现有别于初始狭窄。

多项研究表明，IDUS 对恶性胆管狭窄诊断的敏感性高于 90%，准确性为 88% ～ 92%。EUS 准确性为 75%，而普通的胆管造影结合或不结合细胞刷检或胆道活检的敏感性为 48% ～ 57%，准确性为 73% ～ 78%。最近一项前瞻性研究对 87 例胆管狭窄病例进行了分析，与 CA19-9 升高（> 100U）、细胞刷检、胆管活检、DIA 和 FISH 等相比，IDUS 具有最高的敏感性（87%）和准确

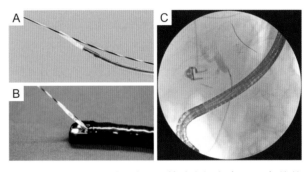

图 41-14　A. 导丝引导的 5Fr 管腔内超声（IDUS）的前端部分，箭头所示为机械环扫超声探头；B.IDUS 导管从十二指肠镜头端伸出；C.IDUS 探头正位于图 41-11 所示的狭窄段

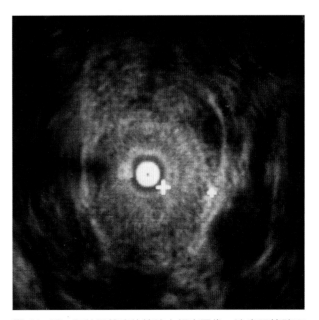

图 41-15　肝外胆管癌的管腔内超声图像。注意胆管壁不均匀增厚，且外缘边界不规则

性（90%）。即便对于刷检细胞学阴性的患者，将 IDUS、D1A 和 FISH 结合，也可将恶性肿瘤的诊断率提高为 87%。IDUS 对肿瘤的分期也有帮助，不仅可确定肿瘤在胆管内纵向的生长范围，也可观察肿瘤对胰腺实质、门静脉、右肝动脉的侵袭范围。无法通过 IDUS 评估胆管周围淋巴结和远处转移的情况。

胆道镜或直视下胆道评估在不明原因胆管狭窄的应用越来越多，主要包括直视下活检、困难结石的液电碎石或直视下的导丝超选（图 41-16）。胆管镜的子镜有的可重复使用，需双人操作；有的是一次性使用的，可单人操作；也可使用经鼻内镜或小儿内镜进行直接胆道镜检查。子母镜的子镜可重复使用，内镜医师控制十二指肠镜和胆管镜的插入，而助手辅助操控胆管镜和进行活检。有的内镜中心配备了内镜固定装置，可进行单人操作。胆道镜内容已在第 27 章讨论。

最近多项研究表明，胆道镜可提高胆道恶性梗阻诊断的敏感性和准确性。一项研究报道，ERCP 透视下活检诊断胆道恶性疾病的敏感性为 58%，准确性为 78%，与胆道镜联合，敏感性可提高到 100%，准确性提高到 94%。原发性硬化性胆管炎病例的狭窄良、恶性难以鉴别，胆道镜有较大的用处，与单纯造影相比，胆道镜的敏感性（92% vs66%，P=0.25）；特异性（93%vs51%，$P < 0.001$）和准确率（93%vs55%，$P < 0.001$）

均优于后者。该研究将息肉样、绒毛样病变或者形状不规则的溃疡作为怀疑恶性肿瘤的标准。另一项研究显示，联合 NBI 并不能提高胆道镜对 PSC 癌变的诊断效果。

Spyglass 单人操作胆道镜系统由一次性使用的 l0Fr 多腔外鞘和可多次使用的光纤组成（Spyglass Direct Visualization System; Boston Scientific, Marlborough, MA）。第二代 Spyglass 系统已升级为一个完全数字化的版本（SpyGlass DS），它的成像效果得到了改进，设置更容易，冲水和吸引能力也得到了增强。Spyglass 一次性使用的外鞘固定于十二指肠镜活检口的下方，通过活检孔道将胆道镜插入胆管（图 41-17），外鞘的末端可向四个方向移动，也进行照明和冲水，另有一腔可插入导丝，也可通过各种治疗性或组织取样装置，如液电探头、活检钳（SpyBite）或细胞刷等。既往研究大多使用的是第一代的纤维镜。一项 15 个中心的大型前

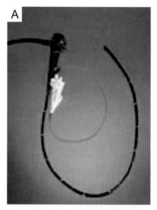
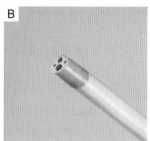
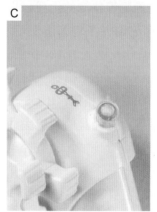
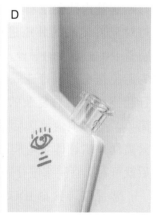

图 41-17　SpyGlass 直视系统装配在十二指肠镜上，镜身从工作通道进入。特写图展示了操纵方向的齿轮，可通过导丝、活检钳及 0.035 英寸 SpyGlass 纤维光学探头的端口

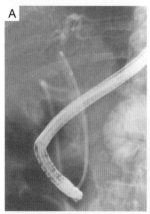
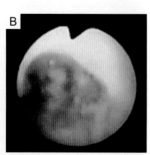

图 41-16　A. 透视图可见胆管镜进入肝外胆管的近端；B. 胆管镜视野下可见肝门部汇合段，左肝管入口通畅，右肝管被肿瘤堵塞

瞻性队列研究报道了 297 例患者 Spyglass 应用情况，主要用于胆道狭窄的鉴别和大结石的处理，对于直视下活检的 140 例患者中，88% 获得了足够的组织标本。单纯直视观察对胆道肿瘤诊断的敏感性为 78%，特异性为 82%；而直视下活检的敏感性为 49%，特异性为 98%。在 64%（CI：57% ~ 70%）的病例中，因 Spyglass 应用而改变了临床处理的策略。与 ERCP 或 Spyglass 相关的总体严重合并症为 7.5%，包括胆管炎 7 例，菌血症、低血压或腹部胀痛各 2 例以及胰腺炎 1 例。1 例胆管炎随后放置了支架，其他病例均经保守治疗后缓解。

在已发表的 Spyglass 相关研究中，至少有 6 项前瞻性研究和 7 项回顾性研究。最近的一项系统回顾包含了 10 个研究，纳入 456 名不明原因胆道狭窄的患者，Spyglass 总的诊断敏感性为 60.1%，特异性为 98%。

直接经口胆道镜常采用儿童胃镜或超细胃镜进行操作。自十二指肠降段进入胆道的弯曲角度较大，可在导丝、导管或气囊引导下将超细内镜直接送入胆道，也可先经十二指肠镜预置导丝等进行引导插镜。气囊导管引导插镜的成功率最高，但因有数个空气栓塞的相关报道导致了某一种气囊引导导管被撤出市场。超细内镜的图像清晰，可进行活检和镜下治疗，其内径为 5 ~ 6mm，在插入胆管前需行乳头括约肌大切开。经口胆管镜检查的风险包括罕见的、可致卒中或死亡的空气栓塞，还包括胆管炎以及与镇静和误吸相关的并发症。将来将会出现改良的更好的直接经口胆道镜，无疑将更加安全、易用。

不明原因胆管狭窄的最主要治疗方式是置入支架进行胆道减压。支架可用于近端或远端胆道恶性狭窄（参考第 39、40 章）的姑息治疗，也可用于良性狭窄的根治（参考第 43 章）。不明原因的胆管狭窄多使用塑料支架或者覆膜金属支架进行姑息治疗，后续的内镜或手术治疗可取出置入的支架。如果患者不适合外科手术，则应选择大口径的 10Fr 塑料支架或自膨式金属支架（SEMS），大口径支架的通畅时间更长，所需后续操作更少。金属裸支架置入后无法取出，且费用昂贵，故在不明原因胆管狭窄病例应避免使用。部分覆膜 SEMS 的末端置于十二指肠乳头外时，常可被取出，但其近端未覆膜部分可能对支架取出造成困难。全覆膜金属支架可预防肿瘤支架内生长，放置时也应尽量使末端位于十二指肠内，这样取出较为容易。全覆膜金属支架应在不明原因的胆管狭窄患者（尤其是需长期引流时）多加应用。

现代影像学和新分析技术的发展极大地提高了不明原因胆管狭窄诊断效果。即便如此，仍有一部分患者短期内不能获得明确诊断。因此，对有手术条件且诊断不明的患者，可考虑手术辅助诊断和切除治疗。分子标记物的发展将有可能减少活检和切除的需要。

第 42 章

内镜治疗恶性胆道梗阻合并胃流出道梗阻

Yen-I Chen, Todd H.Baron, Mouen A.Khashab
张荣春　潘阳林　译

胃流出道梗阻（GOO）和胆道梗阻（BO）常见于原发或者继发的壶腹周围恶性肿瘤。例如，在胰腺癌患者中，胃流出道梗阻发生率为10%～25%，胆道梗阻发生率为70%。临床上，BO 与 GOO 患者常伴随着恶性消耗表现，GOO 常与不良预后相关。因此，这类患者治疗的主要目标之一就是恢复胆道和胃肠道的通畅。传统的治疗方法为外科旁路手术，通过胃肠吻合和胆肠吻合两种吻合手术来实现。但这都是侵袭性的方法，有着明显的外科并发症。经内镜肠道支架置入（ES）的出现作为治疗 GOO 的非外科方法得到了广泛应用。ERCP 仍然是目前治疗胆道梗阻（BO）的标准方法。然而，肠道支架和 ERCP 都有其局限性，如存在因肿瘤内生长和过生长导致支架梗阻的风险。另外，在 GOO 状态下，当放置的肠道支架覆盖十二指肠乳头时，ERCP 会变得困难或难以完成。

超声内镜辅助胃肠吻合术 (EUS-GE) 和超声内镜辅助的胆道引流术（EUS-BD）是已开展的介入超声内镜领域中最重要的两项技术。内镜旁路技术是一种新的概念，通过微创的内镜方法建立一个持久通畅的旁路。EUS-GE 在动物模型中的应用于 1991 年首次报道，但真正在人体作为一种安全可靠的旁路技术来应用是在双蘑菇头金属支架（LAMS）出现之后。最近的一项多中心前瞻性研究，对 26 名患者施行了 EUS-GE，无论是 EUS-GE 还是 NOTES，技术成功率和临床成功率分别达到了 92% 和 85%，证明了 EUS-GE 的卓越表现。EUS-BD 由 Wiersema 于 1996 年在进行 EUS 引导的胆道造影时首次提及。作为胆道引流的选择，经过发展，已经成为 ERCP 和经皮胆道引流公认的有效替代方法。最近，Khashab 等报道了一例 GOO 合并 BO 的病例，在同一个操作过程中完成 EUS-GE 和 EUS-BD。

这一章节的主题是讨论内镜方法处理胆道联合十二指肠梗阻的情况。除了重点介绍 ES 和 ERCP 方法外，也将简要介绍 EUS-GE 和 EUS-BD 技术。本章将详细论述不同技术的适应证和禁忌证、与临床结局相关的最新文献以及与操作相关的潜在并发症及其处理措施。

一、解剖和临床情况

解剖和临床情况决定了 ES 和 ERCP 姑息治疗胆道合并十二指肠梗阻的方式。

（一）胆道和十二指肠梗阻的解剖情况

十二指肠梗阻的位置与主乳头的关系决定了 ERCP 能否同时成功姑息性治疗胆道和十二指肠梗阻。十二指肠梗阻往往会影响胆道插管。Mutignani 等根据十二指肠梗阻与主乳头关系的三种解剖情况提出了一种分型方法，用于预测姑息治疗胆道合并十二指肠梗阻的技术难度。该分型方法如下（图 42-1）。

Ⅰ型狭窄：狭窄位于十二指肠球部或者上角水平，没有累及十二指肠乳头。

Ⅱ型狭窄：影响到十二指肠降部，累及主乳头。

Ⅲ型狭窄：影响到十二指肠水平部，未累及主乳头。

在这 3 种类型中，Ⅲ型狭窄患者的技术难度是最低的，Ⅱ型狭窄难度最高，Ⅰ型介于两者之间。

Ⅰ型狭窄的处理方法分为两种，一种是十二指肠镜能通过狭窄部位到达主乳头。这个过程可能需要使用球囊扩张狭窄部位，扩张直径为15～18mm，同时或者单独将球囊送到十二指肠水平部当作锚定装置牵拉内镜通过狭窄部（图42-2A）。一旦内镜到达主乳头，胆道插管成功，即可置入自膨式胆道金属支架（图42-2B）。

接着将导丝循内镜孔道送至十二指肠水平段远端，将十二指肠镜退至胃内，如前所述将十二指肠支架通过内镜工作孔道跨越十二指肠狭窄释放（图42-2C）。因为 I 型狭窄多位于十二指肠球部近端，通常需要将十二指肠支架的近端置入胃内，以确保支架能跨越十二指肠狭窄部位。另一种情况是尽管进行了球囊扩张，十二指肠镜仍不能通过狭窄部位，可先置入十二指肠支架。因为商用十二指肠

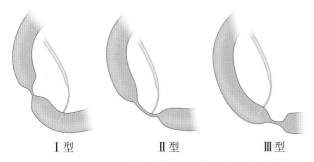

图 42-1 　Mutignani 等提出的十二指肠狭窄分型，根据其与主乳头的位置关系来分类。 I 型狭窄位于主乳头近端，未累及主乳头； II 型狭窄位于十二指肠降段并累及及主乳头； III型狭窄位于十二指肠水平段，未累及主乳头

支架的内径一般为 20～22mm，而十二指肠镜的外径大约为 11mm，因此十二指肠镜通常可以在同一操作过程中通过十二指肠支架，进而完成胆道插管并置入胆道自膨式金属支架（SEMS）。这往往需要对十二指肠支架进行球囊扩张。有一点很重要，十二指肠支架的远端应放在主乳头的口侧，有利于之后的胆道插管（图42-3A、B）。主乳头位置的估计有两种方法，一种情况是之前有胆道支架，可以通过透视来估计乳头位置；另一种情况是将外径较细的前视镜送到乳头位置获得前视镜在乳头水平的放射影像供下一步操作时参考。有时对十二指肠支架进行了球囊扩张后，支架扩张不充分，十二指肠镜仍不能通过。这时有 3 种选择：一是等待至少 48～72 小时，再次进行 ERCP，那时大多数的十二指肠支架能得到充分扩张，满足十二指肠镜到达十二指肠降部的要求；二是经皮进入胆道；三是EUS 引导下胆道引流以解除梗阻。这将在下面的段落中进行讨论。

因为同时存在十二指肠降段狭窄和主乳头受侵， II 型狭窄的处理是最困难的。除非患者先前经乳头置入了胆道支架，否则由于肿瘤的广泛浸润，主乳头在内镜下很难识别，胆道插管往往难以成功。另外，由于十二指肠降段肠腔狭窄，主乳头与内镜头端之间的操作空间很小，也导致插

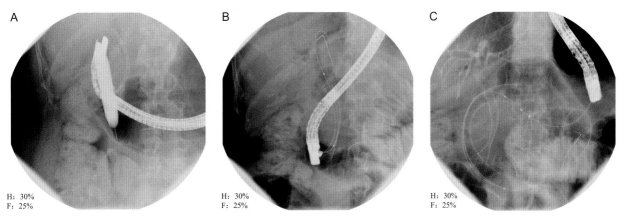

图 42-2 　 I 型十二指肠狭窄时十二指肠梗阻和胆管梗阻的缓解治疗。A. 先用球囊扩张十二指肠狭窄段，以便于十二指肠镜通过狭窄到达主乳头位置（注意之前已放置了胆管塑料支架）；B. 当十二指肠镜到达主乳头时，拔除塑料支架，置入胆管自膨式金属支架；C. 胆管支架置入之后，再置入十二指肠自膨式金属支架（摘自 Baron TH. Management of simultaneous biliary and duodenal obstruction: the endoscopic perspective. *Gut Liver*, 2010, 4 Suppl 1:S50 - S56)

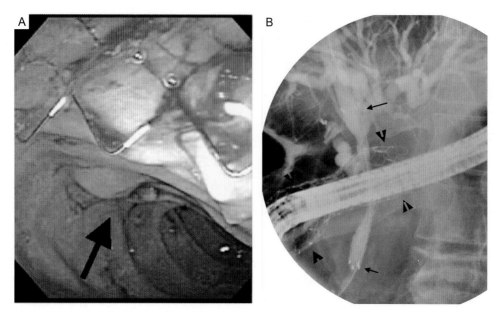

图 42-3　I 型十二指肠狭窄，先置入十二指肠支架，以便于内镜通过狭窄段对胆管插管。A. 上消化道内镜可见十二指肠支架的远端位于主乳头（箭号）的近端；B. 同一例患者，十二指肠镜通过十二指肠支架（箭头）内腔后，置入胆管自膨式金属支架（箭号）

管极为困难。即便如此，也建议首选置入自膨式胆道金属支架。如果胆道金属支架置入成功，接着可置入十二指肠支架，跨越十二指肠狭窄部位并覆盖胆道支架。如果主乳头识别和（或）插管未成功，可先跨越狭窄置入十二指肠支架。但这个支架难免会进一步影响主乳头的内镜观察。但有时仍然可以透过十二指肠支架的网眼观察到主乳头，从而完成胆道插管并置入胆道自膨式金属

支架。如果置入十二指肠支架后经乳头胆道插管不成功，可经皮或者 EUS 引导下完成胆道引流。这两种方法常用的策略都是经过肝脏进入胆管（如果应用 EUS 辅助，经胃经肝途径最常用）。另外，上述两种方法都有两种选择，可选择会师技术，也可单独经皮或 EUS 完成。在会师技术中，需将导丝通过胆管越过狭窄，经过十二指肠支架的网眼进入到支架腔内（图 42-4A、B）；若采用 EUS

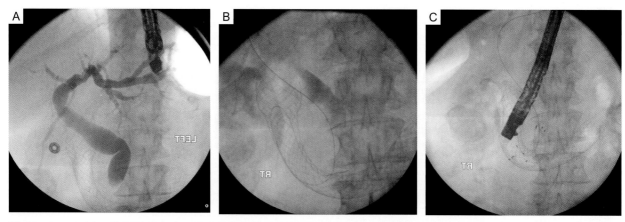

图 42-4　II 型十二指肠狭窄患者，使用超声内镜会师术成功地同时置入胆管支架和十二指肠支架。A. 置入十二指肠自膨式金属支架（SEMS）之后无法进行胆管插管，遂行超声内镜引导下经胃肝内胆管穿刺；B. 导丝经穿刺道送入十二指肠支架内腔；C. 退出超声内镜，十二指肠镜进入十二指肠支架内腔，抓住导丝后循导丝置入胆管 SEMS(摘自 Baron TH. Management of simultaneous biliary and duodenal obstruction: the endoscopic perspective，*Gut Liver*. 2010，4 Suppl 1:S50 - S56)

会师，成功置入导丝后需要退出超声内镜，然后将十二指肠镜送入十二指肠支架内，用圈套器抓住导丝从内镜孔道中拉出，接着把胆道支架沿导丝经过内镜孔道送入胆管内并释放，胆道支架的末端位于十二指肠支架腔内（图 42-4C）。如采用单纯经皮的引流，胆道支架是顺行进入的，如前所述，支架末端同样定位于十二指肠支架内（图 42-5A ～ C）。若采用 EUS 方法，胆道支架的末端应位于胆管狭窄部位的近端，胆道支架的近端释放在胃腔内形成一个肝胃吻合口（如下文所述）。另一种 EUS 引导法与单纯经皮法类似，顺行将导丝送入十二指肠腔内并越过肠腔狭窄部，胆道支架通过超声胃镜跨越狭窄，末端释放在十二指肠内。新近报道的一种 EUS 辅助的插管方法，对于 Ⅱ 型狭窄的患者，置入了十二指肠支架后如果乳头难以用其他内镜识别，可用超声内镜通过十二指肠支架用来确认胆管开口，之后经乳头置入 SEMS。

Ⅲ 型狭窄最少见，通常由于胰腺癌钩突部病变进展所致。肿瘤包绕胆管，导致胆道梗阻，进一步向下延伸，导致主乳头水平以下的十二指肠狭窄。这种狭窄的治疗技术难度最低，因为十二指肠镜可以越过主乳头到达狭窄部位。另外，也不需要将内镜越过十二指肠狭窄段，因此不需要

对狭窄部位进行球囊扩张。当主乳头与十二指肠狭窄的近端部位不是非常接近时，支架的置入顺序（先胆道支架后十二指肠支架或者先十二指肠支架后胆道支架）通常并不重要。当十二指肠梗阻近端与主乳头很近时，最好是先置入胆道支架，因为十二指肠支架的近端需要跨越主乳头，以便充分覆盖十二指肠狭窄段。不管选择怎样的支架置入顺序，最好是能够避免十二指肠支架越过乳头开口，这样将有利于插管操作，也有助于将来胆道支架堵塞时进行处理（图 42-6）。

（二）临床情况

除了十二指肠梗阻部位与主乳头的解剖关系，其他一些因素也会影响内镜治疗。这包括先前的姑息性手术（胃肠吻合术）和临床情况。最常见的情况是先出现胆道梗阻，后出现十二指肠梗阻。许多十二指肠梗阻的患者已经进行了姑息性的措施（包括内镜、经皮或者外科方法）来缓解胆道梗阻。如果之前经乳头置入了支架，就需要确定下一步支架的类型和置入时机。例如，先前已经置入了胆道塑料支架，可能已经堵塞或将要堵塞，就需要更换。如果情况允许，推荐这类患者在置入十二指肠支架的同时置入金属胆道支架。特别是在 Ⅱ 型狭窄的情况下（图 42-2），因为十二指肠

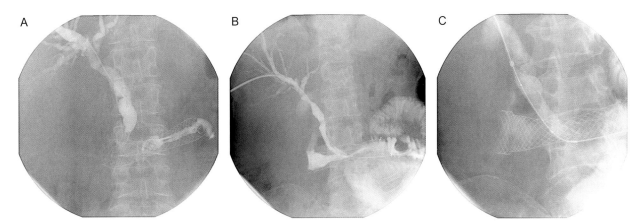

图 42-5　Ⅱ 型十二指肠梗阻患者使用经皮肝穿刺路径成功地联合置入胆管支架和十二指肠支架。原先放置的十二指肠支架被肿瘤生长堵塞，无法再行内镜下胆管插管。A. 经皮肝胆管造影显示胆管远端重度狭窄；B. 将导丝送入到十二指肠支架内腔；C. 球囊扩张十二指肠支架网孔，一次性经皮置入胆管自膨式金属支架（摘自 Baron TH. Management of simultaneous biliary and duodenal obstruction: the endoscopic perspective. *Gut Liver*，2010，4 Suppl 1:S50 - S56）

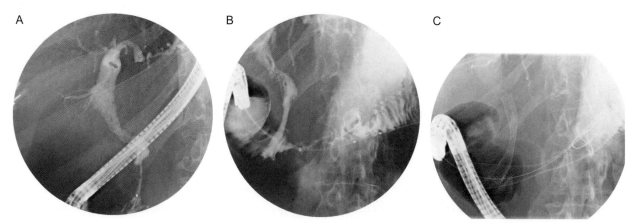

图 42-6　III型十二指肠狭窄患者,内镜下成功联合置入胆管及十二指肠支架。A.选择性胆管插管,造影显示胆管远端狭窄;B. 置入胆管自膨式金属支架(SEMS)后,造影显示十二指肠狭窄;C. 置入十二指肠 SEMS,跨越狭窄段,且其近端与胆管 SEMS 的远端相接(摘自 Baron TH. Management of simultaneous biliary and duodenal obstruction: the endoscopic perspective. *Gut Liver*,2010,4 Suppl 1:S50‐S56)

支架必须跨越主乳头水平,经过十二指肠支架网眼后续置入胆道支架较为困难,选择胆道金属支架可减少后续可能的堵塞。

　　另一种情况是胃和十二指肠均有梗阻,先前没有经内镜治疗过。这种情况下,如有可能,推荐在置入十二指肠支架的同时置入胆道自膨式金属支架。

　　还有一种情况是十二指肠梗阻之后出现胆道梗阻,这种情况不多见,如果十二指肠支架置入时跨过了乳头,后期乳头难以接近,造成胆道支架置入困难。如果十二指肠支架没有跨过乳头,内镜可以通过十二指肠支架,常规完成 ERCP。I 型狭窄时,如果支架跨越了乳头,透过支架网眼识别正常的乳头是有可能的(图 42-7),或者在十二指肠支架内用鼠齿钳或者 APC 开窗从而完成胆道插管。如果这些方法都失败了,如前所述,往往需要经皮或者 EUS 引导下置入胆道金属支架。

　　最后,当内镜处理没有显性胆道梗阻的十二指肠梗阻患者时,如果无创影像方法提示有胆管扩张证据或者存在肝功异常且不能用其他疾病如药物性或者肝转移瘤解释,应考虑预防性置入胆道 SEMS。

二、结果

　　已有一些内镜成功处理胆道合并十二指肠梗阻的病例报道。在一项较早的研究中,对 18 名患者同时进行了胆道和十二指肠自膨式金属支架置入(10 例先前已置入胆道塑料支架),其中 17 例取得了技术成功,所有患者的胆道梗阻均得到了缓解,16 例患者的胃流出道梗阻症状得到了缓解,没有支架相关的近期并发症发生。患者的中位生存期

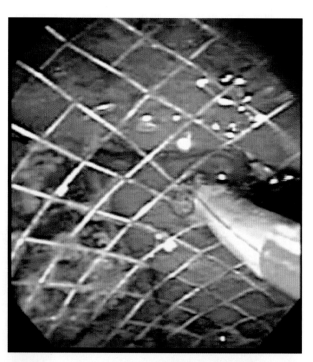

图 42-7　I 型十二指肠狭窄患者 3 天前置入的胃十二指肠自膨式金属支架(SEMS)跨越了主乳头,该内镜图片显示经支架网眼胆管插管成功,随后置入胆管 SEMS(摘自 Baron TH. Management of simultaneous biliary and duodenal obstruction: the endoscopic perspective. *Gut Liver.* 2010,4 Suppl 1:S50‐S56)

为 78 天。首先提出十二指肠狭窄分型的作者报道，在所有三种类型的十二指肠梗阻患者中，绝大多数的联合支架置入都可获得技术成功。他们报道的病例中，多数患者（46/64）在十二指肠支架置入之前已经置入了胆道支架，平均间隔期为 107 天。他们认为，对于 II 型十二指肠狭窄的患者，先胆道支架置入对成功的联合支架置入有极大的帮助。但仍有一些患者需要会师法处理。该组病例中早期和迟发并发症的发生率分别为 6% 和 16%，联合支架置入后患者的中位生存期为 81 天。在另一纳入 23 例胆道合并十二指肠梗阻的病例序列中，联合支架置入的成功率为 91%。最近一组病例数较小的报道，使用了专用的十二指肠支架，支架中央部位的网眼设计有利于胆道支架通过。所有患者均成功经内镜置入了十二指肠支架，通过十二指肠支架的网眼置入自膨式胆道金属支架的技术成功率为 87.5%（7/8）。其中有 3 例 II 型狭窄患者，2 例胆道插管失败，需要会师。出现早期并发症 1 例，联合支架置入术后中位生存期为 91 天（范围 36～314 天）。

总体来说，这些研究的结果表明，在有经验的中心，进行姑息性胆道和十二指肠支架联合置入大多数可以成功。有时也需要会师技术，以 II 型狭窄更多见。联合支架置入术后，患者的总体生存期相对较短。

三、超声引导的胃肠吻合术（EUS-GE）

（一）技术要点

自从 Fritscher-Ravens 等首次报道了 EUS 下的胃肠吻合术以及出现了 LAMS 支架后，经 EUS 支架置入已进展为 3 种方法：①直接 EUS 下胃肠吻合术；②球囊辅助 EUS 下胃肠吻合术；③ EUS 引导下双气囊闭堵胃空肠吻合术（EPASS）（表 42-1）。对于合并胆道和十二指肠梗阻的患者，建议在同一个操作过程中完成 EUS 引导的胃肠吻合术和胆道引流术。

1. 直接 EUS 下胃肠吻合术

（1）尖端非电凝设计的 LAMS：直接法需要

表 42-1　EUS-GE 使用的内镜及附件			
	直接 EUS-GE	球囊辅助 EUS-GE	EPASS
内镜	● 胃镜 ● 偏远端的梗阻选用儿童结肠镜 ● 治疗用线阵超声内镜	● 小肠镜带外套管 ● 治疗用线阵超声内镜	● 小肠镜带外套管 ● 治疗用线阵超声内镜
使用带电凝头端的 LAMS（Axios 或 Spaxus）	● 0.035 英寸导丝（引导通过狭窄段） ● ERCP 导管 ● 多个 60ml 和 10ml 注射器，分别装生理盐水、造影剂和亚甲基蓝 ● 19GFNA 针 ● 12～15mm 扩张球囊	● 0.035 英寸导丝 ● 取石球囊，+/- 圈套器或扩张球囊 ● 19GFNA 针 ● 12～15mm 扩张球囊	● 0.89 英寸导丝 ● 专用双气囊肠导管 ● 12～15mm 扩张球囊
使用无电凝头端的 LAMS	● 0.035 英寸导丝 ● ERCP 导管 ● 多个 60mL 和 10mL 注射器，分别装生理盐水、造影剂和亚甲基蓝 ● 19GFNA 针 ● 胆道用扩张球囊，扩张探条，和或囊肿切开刀 ● 12～15mm 扩张球囊	● 0.035 英寸导丝 ● 取石球囊，+/- 圈套器或扩张球囊 ● 19GFNA 针 ● 胆道用扩张球囊，扩张探条，和或囊肿切开刀 ● 12～15mm 扩张球囊	● N/A

EPASS. 超声内镜引导下双气囊封堵辅助胃肠旁路吻合术；ERCP. 内镜逆行胆胰管造影；EUS-GE. 超声内镜引导下胃肠吻合术；FNA. 细针抽吸术；LAMS. 双蘑菇头金属支架；N/A. 不适用

使用治疗超声内镜直接穿刺进入与胃临近的小肠襻内。当肠管为瘪塌状态时，定位合适的小肠襻可能很难。将水注入小肠可能有助于获得更好的超声图像，也有利于穿刺。先将导丝越过肠腔狭窄部，随后将 ERCP 所用的导管送入，作为注水、盐水、造影剂和（或）亚甲蓝等的工具。需要特别注意，如果注水量超过 500ml，可能会导致低钠血症。因此，生理盐水可作为首选。注入造影剂对于透视下小肠影像的观察有益。如同时混入亚甲蓝，当细针穿刺回抽出蓝色液体时有助于确认合适的穿刺部位。穿刺时应使用 19G 穿刺针，可以通过 0.025 英寸或 0.035 英寸的导丝。较粗的导丝对于下一步完成胃肠吻合通道的扩张，支架的置入可以提供足够的支撑，这一点非常重要。通过小肠内造影确认穿刺部位后，对胃肠吻合通道的扩张有助于支架的置入。进行通道扩张的可选附件种类很多，包括探条、球囊、针状刀和（或）囊肿切开刀。选择扩张尺寸时，应谨记一点，大多数的 LAMS 使用的推送导管直径为 10.8Fr，应避免过度扩张，以减少胃肠吻合口漏。一旦扩张完成，即可在超声和透视引导下置入 LAMS。

（2）尖端电凝一体式设计的 LAMS：近来，出现了具有电凝头端有利于导管插入的 LAMS［Axios 支架（波士顿科学）或 Niti-S Spaxus 支架（泰雄医疗）］。这类支架具有可传输电流的导管头端，在导管通过胃和小肠壁的过程中可使用电切辅助。这类支架不需要导丝引导，也不需要对穿刺通道进行扩张。这样就使得 EUS 引导的胃肠吻合变得更为容易，并且潜在地节约了操作时间。

使用这种吻合方法时，至关重要的是通过注入液体使小肠达到最理想的扩张。另一点也很重要，为确定准确地穿刺到小肠，使用的液体应该是亚甲蓝与生理盐水和造影剂的混合物。使用前视镜完成小肠注水达到理想扩张，迅速更换为超声内镜。透过胃壁使用 EUS 和透视完成扩张肠襻的定位。使用 19G 针穿刺进入狭窄段远端的小肠腔内（图 42-8），之后回抽出亚甲蓝溶液来验证是否正确的穿刺了小肠腔内（图 42-9）。需要强调的是，使用 EUS 和透视来区分小肠与结肠襻非常困难，因此，通过穿刺针回抽出淡蓝液体来确定穿刺部位在小肠内显得极其重要。一旦正确的穿刺部位得到确认，进一步经过 19G 针注入液体维持小肠扩张，后在保持超声内镜稳定的状态下退出 19G 针。将尖端电切一体式设计的 LAMS 推送系统通过内镜在电切辅助下对胃和扩张的小肠襻进行穿刺。LAMS 的释放可以在 EUS 监视下和（或）内镜视野下完成。由于这种带有电凝头端设计的系统在推进过程中有损伤临近小肠管壁的潜在风险，因此，在支架置入之前，务必确保目标小肠达到理想的扩张状态。

2. 球囊辅助的 EUS 下胃肠吻合术　直接 EUS 下胃肠吻合术的主要难点是定位合适的小肠襻用于穿刺，区分小肠与结肠并确保穿刺部位在梗阻部位下游也不容易。另外，如果使用尖端非电凝设计的 LAMS，将用于扩张和支架置入的导丝维持在合适的牵拉状态也很不容易。球囊辅助

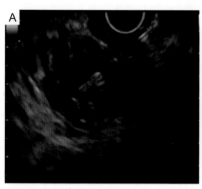
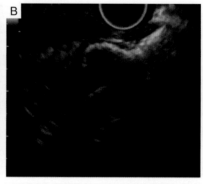
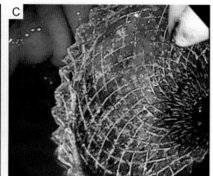

图 42-8　超声内镜（EUS）引导下胃小肠直接吻合术。A.19G 针穿刺进入小肠肠腔内；B. 置入双蘑菇头覆膜金属支架，EUS 可见支架远端侧翼；C. 内镜视野下已置入的双蘑菇头覆膜金属支架

的 EUS 下胃肠吻合术的出现不仅有希望改进小肠的穿刺，还可能利于下一步胃肠通道扩张和支架置入时维持导丝的牵拉和张力。

球囊辅助法最好一开始就使用小肠镜的单气囊或双气囊套管。将硬导丝越过狭窄部位并深插到小肠腔内。保持套管在位（越过狭窄部或者刚好接近狭窄部），交换导丝退出内镜，通过套管循导丝插入取石球囊或者扩张球囊。套管的主要作

用是有助于球囊导管的插入，预防其在胃内结袢。当球囊越过狭窄部位后注射造影剂使球囊充盈，在 EUS 引导下使用 19G 针经胃穿刺球囊（图 42-10），通过球囊的爆裂使正确的穿刺位置得以确认。使用较大的扩张球囊的好处是它可以使穿入球囊的导丝末端在球囊内盘圈，当球囊导管从患者体内退出时，塌陷的球囊内的导丝末端就可以被球囊带出体外。这样导丝的末端和头端经过胃肠通道在患者的口中形成一条回路，拥有了这条回路，就可以为胃肠吻合通道的扩张、支架置入或者直接置入尖端电凝一体式设计的 LAMS 提供理想的牵拉和支撑，使操作更加安全和容易。如果使用取石球囊，则很难让导丝在球囊中盘圈。新近报道了一种新的方法，将一个圈套器固定在球囊导管旁边，球囊充盈时打开圈套器。完成球囊穿刺，导丝穿过圈套器后收紧，用圈套器将导丝从患者口中拉出，这样内镜医师就掌握了导丝的两端。

3. EUS 引导双气囊封堵胃空肠吻合术（EPASS）尽管有利于小肠穿刺和导丝牵拉，球囊辅助 EUS 下胃肠吻合术、直接 EUS 下胃肠吻合术使用尖端电凝一体式设计的 LAMS 置入时仍存在着损伤邻近肠管的风险。即使可以使用插入的导丝两端提供的牵拉力，当进行胃肠通道扩张和支架置入时，穿刺部位的小肠仍有移位的风险。为了解决这个问题，推出了一种专用的双气囊小肠套管。为了避免在胃内成袢和且利于通过恶性狭窄部位，这种气囊导管沿硬导丝通过外套管送入。接着在双气囊中注入稀释的造影剂，既达到锚定球囊的目

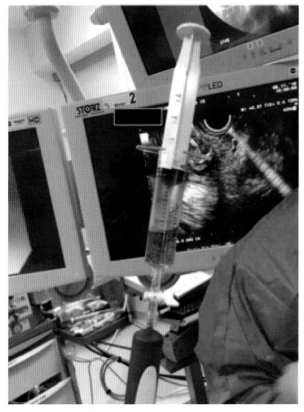

图 42-9 19G 针穿刺后吸引回抽，抽出淡蓝色液体（亚甲基蓝）则可确认针尖位于小肠腔内

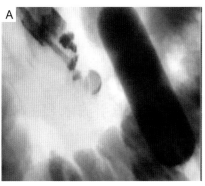
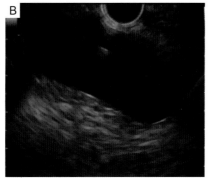
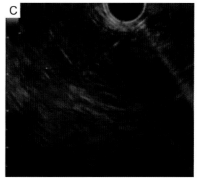

图 42-10 球囊辅助的超声内镜引导下胃小肠吻合术。A 和 B，透视和 EUS 视野下空肠肠腔内扩张的柱状球囊；C. 用 19G 针穿刺柱状球囊

的，同时又对球囊两端的小肠进行了封堵，然后在两个球囊之间的肠腔注入足够的生理盐水，使得小肠肠管更接近胃壁。这样，经胃 EUS 穿刺及置入 Axios 或 Spaxus 支架会变得更容易和安全。这种方法可能极大地有利于小肠穿刺，在支架置入过程中保持肠管接近胃壁，同时确保肠管达到理想的扩张状态，预防临近小肠的电损伤。一些有经验的专家采用直接法，在肠内球囊辅助下直接使用尖端电凝一体式设计的 LAMS，无须用针穿刺或者插入导丝。这样可以进一步减少操作时间，降低支架移位的风险。在导丝通过穿刺针进入小肠的过程中，小肠有远离胃壁的风险。

成功完成 EPASS 的主要限制因素是严重的小肠梗阻，这时候专用的肠道球囊可能难以越过肿瘤部位。另外，这种球囊在北美及很多地区都还未能上市。

（二）EUS-GE 的适应证和禁忌证

经组织学确诊的恶性胃流出道梗阻是 EUS-GE 的适应证。EUS-GE 可以作为首选方法（除非患者预计生存期 > 3 个月），也可作为肠道支架置入失败后的选择（支架置入技术上未成功或者随访中支架堵塞）。患者流出道梗阻的症状有时与肠道支架置入合并的胃轻瘫有关，只有当确认是支架堵塞导致的流出道梗阻时，才能考虑实施 EUS-GE。如果存在十二指肠悬韧带以远的小肠梗阻，也不宜进行 EUS-GE。此外，因为支架置入之后的组织取材很困难，所以 EUS-GE 之前应先获得组织学诊断。其他禁忌证包括无法纠正的血小板减少（血小板计数 < 50×10^9/L）和（或）血凝障碍（INR > 1.5）。

（三）EUS-GE 的临床资料

从动物实验、个案报道到回顾性研究的数据都表明，EUS-GE 是有前景的方法。Khashab 等报道了首个在美国完成的 EUS-GE 系列病例，共有 10 名患者因良性和恶性胃流出道梗阻施行了 EUS-GE。其中 1 例进行了直接 EUS-GE，其余患者进行了球囊辅助的 EUS-GE。技术成功率为 90%。

所有患者都置入了支架并达到临床成功。没有并发症发生，也没有发生支架堵塞或者需要重复干预。最近，一项多中心前瞻性研究纳入了 27 名患者（恶性 17 例、良性 9 例），均施行了内镜下的胃肠吻合术，手术方法包括 EUS 引导下胃肠吻合和 NOTES 途径的胃肠吻合术（NOTES-GE），同样显示了令人满意的技术成功率（92%）和临床成功率（85%）。

迄今，仅有一项回顾性研究比较了 EUS-GE 和经内镜肠道支架置入（ES）两种方法。这项多中心国际性研究纳入的是恶性 GOO 人群，其中 30 名患者进行了 EUS-GE，52 名患者进行了 ES。EUS-GE 组的手术方法分别为 EPASS 73.3%（22 人）、球囊辅助 EUS-GE 20%（6 人）、直接 EUS-GE 6.7%（2 人）。EUS-GE 组和 ES 组的技术成功率（86.7% vs 94.2%，$P = 0.2$）与临床成功率相似（83.3% vs 69.9%，$P = 0.2$）。总体来说，EUS-GE 组支架堵塞的发生率更低（3.3% EUS-GE vs 26.9%），需要重复干预的情况更少。另外，两组之间的并发症没有差别。

总体而言，EUS-GE 是治疗 GOO 有前景的方法。迄今，这种方法显示了令人满意的技术和临床成功率。与 ES 相比，EUS-GE 有更持久的临床效果，因支架堵塞而需要再次干预的情况更少。目前，限制 EUS-GE 广泛使用的主要因素是操作较困难，需要熟悉 EUS 和透视技术，对所需的附件和患者的解剖细节知识要了解。在大多数中心，缺乏专门的附件也阻碍了这项技术的应用。总之，LAMS 和专用肠内球囊的出现在促进 EUS-GE 应用方面取得了进展。随着超声内镜及其附件的持续发展，EUS-GE 的应用会进一步得到传播。这种治疗方法也需要更多的前瞻性资料来验证。

四、EUS 引导的胆道引流术（EUS-BD）

EUS 胆道引流通常有 3 种方法：①会师法（RV）；②直接经腔法（TL）；③顺行经乳头法（表 42-2）。一般情况下，我们建议将 EUS-BD 作为

表 42-2　EUS-BD 使用的内镜和附件

	会师术	直接透壁途径（CDS 或 HGS）	顺行支架置入
内镜	• 治疗用线阵超声内镜 • 十二指肠侧视镜	• 治疗用线阵超声内镜	• 治疗用线阵超声内镜
附件	• 19GFNA 针 • 0.025 或 0.035 英寸导丝 • 圈套器或活检钳 • 常规 ERCP 插管附件 • 金属或塑料胆管支	• 19GFNA 针 • 0.025 或 0.035 英寸导丝 • 胆道扩张球囊，扩张探条或囊肿切开刀 • 胆管全覆膜金属支架 • 可用带电凝头端的 LAMS 支架进行 CDS • 有条件可用一步法 EUS-BD 支架系统	• 19GFNA 针 • 0.025 或 0.035 英寸导丝 • 胆道扩张球囊，扩张探条或囊肿切开刀 • 胆管全覆膜金属支架或塑料支架

CDS. 胆道十二指肠吻合术；ERCP. 内镜逆行胆胰管造影；EUS-BD. 超声内镜引导下胆道引流术；FNA. 细针抽吸术；HGS. 肝胃吻合术；LAMS. 双蘑菇头金属支架

ERCP 失败后的补救方案。但是，如果同时存在 GOO 需要置入肠道支架以便十二指肠镜通过的情况，ERCP 会变得极其困难，并且失败率较高。这时，EUS-BD 可作为首选方案。

（一）会师法（RV）

RV 是先将超声内镜送入胃内或十二指肠球部，在这两个位置定位肝外或者肝内胆管。因为操作时间可能较短，术后发生胆瘘的潜在风险较低，肝外胆管途径应作为首选。但如果肿瘤侵犯了十二指肠球部，则很难完成。无论采取哪种方法，胆道穿刺均使用 19G 针，较粗的针可通过 0.035 英寸或 0.025 英寸的导丝，这样的导丝可在进行通道扩张、支架置入时提供足够的支撑力（这一点或许在会师法中不那么重要），因此 19G 针常作为首选。一旦穿刺完成，回抽胆汁后进行胆道造影以确认合适位置。将 0.035 英寸或 0.025 英寸的导丝通过穿刺针直接顺行穿过乳头并在小肠内盘圈。交换导丝退出超声内镜。更换十二指肠镜到达主乳头在经 EUS 插的导丝旁边完成标准的 ERCP 操作。或者用圈套器或活检钳抓住导丝并沿导丝完成标准的 ERCP 插管。尽管 RV 被认为是 EUS-BD 最安全的方法，但如果在主乳头近端存在胃流出道梗阻，此法则不可行（图 42-11）。

（二）直接经腔法

经腔法（TL）就是建立一个胆道十二指肠吻合或者肝胃吻合。胆管穿刺方法如前所述。换而言之，TL 就是经乳头胆道支架的替代方法。胆道引流的实现是通过在十二指肠与肝外胆管之间（CDS）或者胃与肝内胆管之间（HGS）新建的窦道来完成。

1. 胆道十二指肠吻合术（CDS）　超声胃镜长镜身法到达十二指肠球部并维持稳定，与 RV 法相反，穿刺胆管的针道逆行朝向肝门，然后送入导丝，将支架沿相同的方向置入。一旦导丝到达目标位置，对新建的窦道可使用扩张探条，扩张球囊、囊肿刀或者针状刀进行扩张以满足支架通过。应避免过度扩张窦道，扩张大小以恰好适应支架外鞘的口径为宜，从而使胆瘘的风险最小化。然后循导丝置入胆道全覆膜金属支架（FCSEMS），FCSEMS 通常优于塑料支架，其严密的封堵作用可预防胆瘘。

2. 肝胃吻合术（HGS）　要进行 HGS，左侧肝内胆管必须是扩张的。然后经过胃体近端或者贲门通过肝脏的Ⅱ段或Ⅲ段进入左肝胆管。穿刺方法与 RV 法相似，导丝朝肝门方向插入（图 42-12）。穿刺通道的扩张按照前述方法谨慎实施。与 CDS 一样，首选 FCSEMS 以减少胆瘘风险。与

CDS 相对稳定和静止的操作环境不同，在呼吸过程中，胃和肝都相互独立运动，这有可能导致支架移位。因此，务必保证最少 3cm 的支架位于胃腔内。部分覆膜支架被认为可预防分支胆管的堵塞，减低支架移位的风险。

（三）顺行支架置入

顺行支架置入过程中，胆道穿刺、插入导丝、穿刺道的扩张等操作方法与前述相类似。需要注意的是穿刺针和导丝插入的方向是顺行的，导丝应越过胆道梗阻部位和乳头，这一点与 RV 法相似。

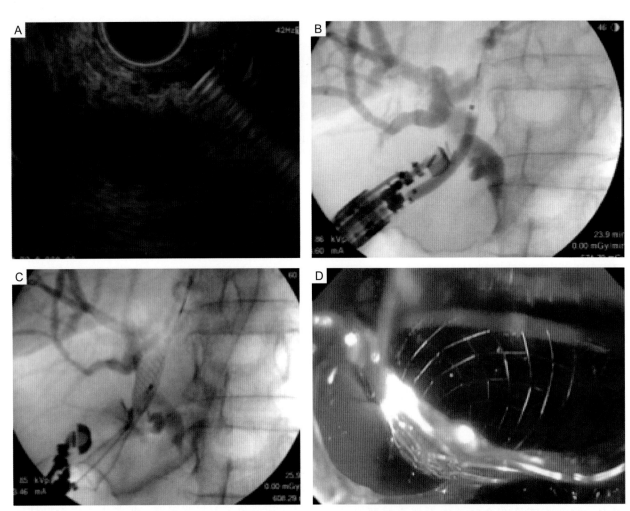

图 42-11　直接透壁路径完成胆总管十二指肠吻合术 (CDS)。A. 超声内镜引导下用 19G 针从十二指肠球部穿刺进入扩张的肝外胆管；B. 用胆管柱状球囊将 CDS 穿刺道扩张至 4mm；C 和 D. 透视及内镜视野下已经置入的 CDS 全覆膜金属支架

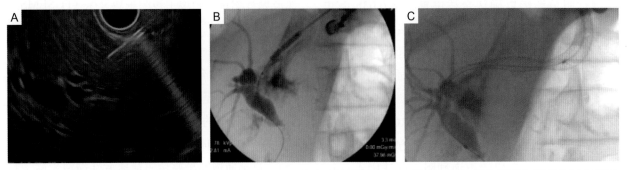

图 42-12　直接透壁路径完成肝管胃吻合术 (HGS)。A. 超声内镜引导下 19G 针在近端胃体穿刺进入扩张的肝内胆管；B. 用胆管柱状球囊扩张 HGS 穿刺道；C. 透视下可见已经置入的 HGS 全覆膜金属支架

胆道塑料支架或 FCSEMS 沿着导丝通过胆道狭窄部位和乳头完成经乳头支架置入。支架类型的选择取决于患者因素和肿瘤的可切除性。

（四）恶性梗阻 EUS-BD 的适应证和禁忌证

对于恶性胆道梗阻（BO），EUS-BD 可在常规 ERCP 失败后采用，也可作为首选，特别是同时合并 GOO 和存在解剖改变的患者。GOO 患者的 EUS-BD 可在 EUS-GE 过程中一并完成。考虑到会增加外科手术难度，对于有潜在可切除性的患者应避免进行胆道十二指肠吻合术（CDS）。HGS 仅限于存在肝内胆管扩张的患者。不可纠正的血小板减少症（PLT $< 50 \times 10^9$/L）和（或）血凝障碍（INR > 1.5）是 EUS-BD 的禁忌证。

（五）恶性胆管狭窄合并胃流出道梗阻 EUS-BD 最佳技术方案的选择

因为不需要进行穿刺通道的扩张，没有胆瘘的潜在风险，许多内镜专家钟爱使用 RV 技术完成胆道引流，但是当存在 GOO 时这种方法却行不通。另一方面，与 CDS 和 HGS 相比，经乳头胆道支架引流由于肿瘤组织的过生长或内生长，支架堵塞的风险较高。因此，对于同时合并恶性 GOO 患者而言，需要维持持久的胆道引流，直接经腔道引流（TL）似乎是最佳技术方案。究竟是选择 CDS 还是 HGS 方案，有数据（尽管有限）支持，CDS 更安全。事实上，根据 Dhir 及其同事研究的多变量分析发现，肝内途径 EUS-BD 是操作相关并发症的唯一独立预测因素，肝内途径并发症较高的可能原因包括需要经过腹腔进行穿刺、肝胃随呼吸的运动、支架移位和胆瘘风险的增加等。鉴于此，当采用 TL 途径进行 EUS-BD 时，应尽可能采用 CDS 方案；当然，如果患者存在恶性 GOO，肿瘤侵犯或者堵塞了近端十二指肠，CDS 方案可能不能实施，这时，HGS 方案可作为首选。

（六）恶性胆道梗阻 EUS-BD 的临床疗效

EUS-BD 已公认为 ERCP 的一种替代。但是，大多数现有的关于 EUS-BD 的研究都是回顾性的，极少有精心设计的对照性研究。一项系统综述纳入 42 个研究共 1192 例患者，EUS-BD 的技术成功率、临床成功率和并发症发生率分别为 94.7%、91.7% 和 23.3%。在一项国际性多中心前瞻性研究中，纳入 EUS-BD 患者 96 例，技术成功率和临床成功率分别为 95.8% 和 89.5%，并发症发生率为 10.5%。由于较高的并发症发生率以及缺少相关的临床数据，ERCP 仍然是胆道梗阻的标准治疗方法。在大多数医疗中心，EUS-BD 通常都作为 ERCP 失败后的补救性方法。

合并 GOO 的恶性胆道梗阻，ERCP 常难以接近十二指肠乳头。这时，EUS-BD 或者经皮经肝胆道引流（PTBD）应作为一线治疗方法。习惯上，大多数中心因为缺乏 EUS-BD 的专业技能，也更倾向于选择 PTBD 方法。但是，现有的数据显示，EUS-BD 有着与 PTBD 相似的技术及临床成功率，同时并发症较少，很少需要重复干预，可能有着更好的成本效益比。最近的一项非劣效随机对照研究对显示，EUS-BD 和 PTBD 在恶性胆管梗阻的治疗上有着相似的技术（94.1% vs 96.9%）和临床成功率（87.5% vs 87.1%），EUS-BD 并发症发生率更少（8.8% vs 31.2%；$P= 0.022$），非计划重复干预也较少（0.34 vs 0.93，$P=0.02$）。值得一提的是，在这个研究中，所有的 EUS-BD 使用的都是一步法 EUS-BD 支架系统（DEUS；Standard Sci Tech, Inc., Seoul, Korea）。这种一步法支架置入系统可以不用对穿刺道进行扩张而置入部分覆膜金属支架，这种支架目前在北美还未上市。另外，LAMS（直径 6 ~ 8mm）支架应用于 CDS，可减少支架移位和胆瘘的风险，从而实现更安全可靠的引流。上述这些新技术的数据还不能推广用到 EUS-BD 的传统方法。传统方法在进行金属或者塑料支架置入前需要扩张穿刺道。尽管如此，EUS-BD 与 PTBD 这两种方法之间的总体对比研究显示，可能 EUS-BD 更优。另外，与 PTBD 相比，EUS-BD 的其他优点还包括当 ERCP 失败时，可在同一个操作过程中完成 EUS-BD，也可以同时应用 EUS-GE 解决患者并存的 GOO。

总之，EUS-BD 是解除恶性胆道梗阻的一种重要治疗选择，特别是合并 GOO 时。初步数据显示其优于 PTBD。当前限制其广泛应用的因素包括缺少专业技能以及专门的附件。近来的进展如 LAMS 和一步法支架置入系统是有前途的，可使操作变得更加简洁安全。未来仍需要专用的内镜和附件的研发，也需要精心设计的前瞻性试验，以上这些将进一步验证 EU-BD 的作用。

五、并发症及其治疗

（一）EUS-GE

尽管 EUS-GE 看起来是安全的，但已发表的经验非常少。迄今最大的回顾性序列研究，纳入了 26 例患者，3 例出现了并发症，其中 1 例出现术后腹痛，2 例出现 LAMS 移位到腹腔。Itoi 等也报道了一个 20 例的 EPASS 病例研究，其中 2 例发生了类似的支架移位。在报道的 4 例支架移位患者中，1 例出现了腹膜炎，1 例实施了补救性手术，拔除了移位支架，并置入了胆道 FCSEMS。另外 2 例在拔除支架以后保守治疗成功，未进行内镜及外科干预。

一般来说，当术中出现支架移位时，如果情况允许应尽量尝试补救性置入 LAMS 或 FCSEMS 以减少胃肠道内容物进入腹腔。如果先置入的支架有导丝在位，通过同一根导丝补救性置入支架就相对容易。如果在无导丝引导的情况下置入的支架发生移位，补救性支架置入就非常困难。我们曾通过 NOTES 途径补救性处理了移位的 EUS-GE LAMS。这需要经胃取出 LAMS，之后将胃的穿刺道使用 CRE 球囊扩张到 12mm 以满足腹腔的内镜检查，将内镜经过胃的穿刺通道进入到腹腔。在腹腔内，通过内镜直视定位小肠的穿刺部位。通过穿刺道送入导丝，沿导丝将另一个 LAMS 的一端放在小肠内，回拉内镜和 LAMS 推送导管的近端到胃内，释放 LAMS 的另一端，在建立胃肠吻合的同时也确保了穿刺通道的封堵（图 42-13）。如果补救性支架不成功，就要尽量使用缝合设备封闭胃穿刺通道（如 OTSC 或者内镜缝合器等）。需要注意的是，这种方法似乎也不是最佳的，因为小肠的穿刺道并未得到有效修补，所以所有患者都应静脉输注广谱抗生素，还应请外科会诊，因为有时需要外科急诊处理。

EUS-GE 也可发生显著的胃肠道出血。出血常来源于胃的供血血管，也可见于小肠。在置入头端电凝一体式 LAMS 时，可发生对侧肠壁的损伤而出血。处理这种出血首先是通过良好的冲洗明确出血灶，同时检查支架的胃端和小肠腔。如果进行了扩张，小肠腔的检查可以通过支架来完成。反之，如果存在 GOO 内镜不能通过，可以

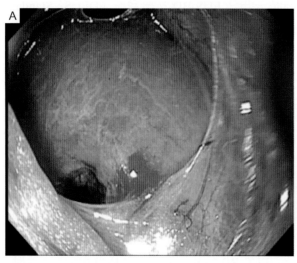
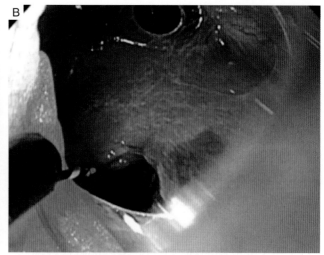

图 42-13　A. 腹膜镜直视下可见双蘑菇头覆膜金属支架置入失误导致的网膜 / 腹膜穿孔；B. 用 ERCP 导管将导丝通过穿孔处，进行补救性支架置入

考虑小肠镜检查。如果出血来源于胃的供血血管，将扩张球囊经过支架送入做临时压迫止血或许是最佳的初始治疗方法。如果压迫止血成功，球囊应保持在充盈状态数分钟。是否达到持久的止血效果应在球囊放气以后进一步确认。如果球囊放气期间仍有活动性出血，应重复进行球囊压迫止血。如果仍有顽固性出血，应请放射介入科会诊考虑进行血管栓塞术。电损伤导致的小肠出血通常使用常规的止血方法有效［如钛夹、注射稀释的肾上腺素和（或）热凝治疗等］。内镜到达出血部位可能是最困难的，如果难以通过支架或存在进镜困难，应请介入科和外科会诊。

（二）EUS-BD

一项系统综述纳入了前瞻性和回顾性 EUS-BD 病例 1192 人。合并的并发症发生率为 23.3%，其中出血 4.03%、胆瘘 4.03%、腹腔积气 3.02%、支架移位 2.68%、胆管炎 2.43%、腹痛 1.51% 和腹膜炎 1.26%。一般来说，EUS-BD 最让人担心的是胆瘘，因其可以导致腹膜炎。为了减低胆瘘风险，在支架置入之前对 CDS 和 HGS 穿刺道的扩张不宜过大。另外，如有可能，避免使用针状刀进行扩张，因为有研究显示使用针刀与胆瘘风险增加有关。LAMS 和一步法 EUS-BD 支架置入系统的出现提高了 EUS-BD 的安全性，两者在相关

较大规模的试验中均未发生胆瘘，总体并发症分别低至 7% 和 8.8%。如果发生了胆瘘，处理方法包括使用广谱抗生素。对于临床情况恶化的患者，应通过介入或外科手段尽可能引流所见的液体积聚。支架移位是 EUS-BD 另一潜在的严重并发症，尤其是在 HGS 时。确保支架在胃内的长度不小于 3cm 和（或）使用部分覆膜支架可以使移位的风险降至最低。一旦发生了支架移位，应通过介入方法尽可能引流已发生的液体积聚，可同时进行 PTBD，通过内镜或外科手术取出移位的支架。最后，EUS-BD 术后胆管炎或出血的患者也应通过多学科合作的方法进行治疗，包括针对胆管炎进行 PTBD，针对难治性出血在外科保驾下进行介入栓塞术。

六、小结

壶腹周围癌患者存在恶性 GOO 合并 BO 是具有挑战性的内镜难题。传统的姑息性治疗方法如外科旁路手术、肠道支架和 ERCP 术都有着不小的局限性。EUS-GE 和 EUS-BD 作为有前途的方式，在重建消化道和维持胆道通畅方面提供了一种理想的治疗方法，并具有持久性和微创性。随着内镜技术的进展，EUS-GE 和 EUS-BD 可能成为一线治疗选择，为这些难治性的患者提供安全有效的姑息治疗。

第 43 章

良性胆管狭窄

Guido Costamagna, Ivo Boskoski, Pietro Familiari

相 祎 梁树辉 译

良性胆管狭窄（BBS）最常见于医源性外科损伤，通常是胆囊切除术后，或者发生在肝叶切除或肝移植（LT）术后的胆道吻合口处。BBS 的其他原因包括：原发性硬化性胆管炎（PSC）、慢性胰腺炎（CP）、免疫球蛋白 G4（IgG 4）相关性胆管病变及其他多种原因（框 43-1）。

框 43-1　良性胆道狭窄的病因

- 外科术后
- 吻合口
- 非吻合口
- 缺血（包括多发性动脉炎结节）
- 原发性或继发性硬化性胆管炎
- 自身免疫性胆管炎
- 内镜下括约肌切开术后瘢痕
- 慢性胰腺炎
- 放射治疗
- 门静脉相关性胆道病
- 结核
- 腹部创伤
- 肿瘤射频消融术后
- 十二指肠溃疡出血内镜硬化剂注射治疗

内镜逆行胰胆管造影（ERCP）在绝大多数 BBS 患者的治疗中具有重要作用

一、临床特点与诊断

大约 80% 的术后 BBS 患者于术后 6 ～ 12 个月出现症状，如黄疸、瘙痒、腹痛、肝功能改变和胆管炎复发等。故及时识别这些症状非常重要，长期胆汁淤积可导致继发性胆汁性肝硬化。大约 10% 的 BBS 患者在术后 1 周内发病，这种情况可能与胆瘘有关。

ERCP 用于 BBS 主要是治疗目的。不过，ERCP 胆管造影的诊断作用，对于确定狭窄的形态类型亦至关重要。Bismuth 和 Lazorthes 分型是腹腔镜出现前发展起来的一种形态学分型方法。这种分型法最初为了指导 BBS 术后的手术修复。目前，它被广泛用于基于胆管造影表现的病变分型，将 BBS 分为 5 型：1 型，肝总管（CHD）下段或胆总管（CHD > 2cm）；2 型，肝总管中段（CHD < 2cm）；3 型，肝门部狭窄；4 型，肝门汇合处受累（左右肝管分离）；5 型，右肝分支单独或合并肝总管受累。

CP 患者胆道狭窄的临床表现有所不同。一项对 78 例 CP 患者的回顾性分析显示，只有少数患者出现显性黄疸。胆总管（CBD）的狭窄程度与胰腺炎的严重程度或病程无关。多达 1/3 的进展期 CP 患者出现胆道梗阻症状。由胰头水肿或假性囊肿压迫引起的胆道梗阻，通常在炎症消退或假性囊肿吸收后解除。然而，由纤维狭窄所致的梗阻不会自行解除，需要治疗干预。

磁共振胰胆管成像（MRCP）是诊断 BBS 的首选无创方法。MRCP 在提供内镜下引流途径选择方面非常有用。MRCP 还可用于鉴别 LT 术后吻合口狭窄（肝外）和缺血性狭窄（肝内）。

BBS 伴发 CP 或 PSC 等疾病的患者中，排除恶性肿瘤尤其重要。此时，MRCP、CT、超声内镜下细针穿刺（EUS/FNA）、ERCP 结合胆道细胞刷检和（或）胆管内活检，都是一线诊断方法。EUS/FNA 被广泛用于 CP 伴胰腺包块，需要排除恶性肿瘤的情况。这种方法也可用于经乳头插管失败的病例，尝试会师法 EUS/ERCP 术（参考第 32 章）。如果已选的诊断方法未能确定病变良恶性，特别是自身免疫性（IgG4 相关）胆管病变和 PSC 患者，胆道镜直视下定位活检将十分有用。

二、内镜技术

内镜治疗 BBS 有两个步骤：①通过狭窄段；②扩张狭窄。要通过狭窄部位就需要 CBD 具有连续性。对于胆总管完全横断或结扎的患者来说，导丝不能通过病变部位，那么，单纯内镜治疗则行不通。虽然 CBD 完全横断或结扎时提示需要外科手术重建胆道，但也有一些报道，采用经皮穿刺/内镜技术相结合的方法，旨在将横断胆管的两侧残端连通起来。

器械通过狭窄段进入胆管深部后，需进行胆管造影，以确定 BBS 的类型和特征。重要的一点是要进行胆道括约肌完全切开，多数情况下需要多次更换支架及置入多支架。

因为 BBS 一般较短，多不对称，且纤维化明显，与肿瘤所致胆管狭窄相比，通过良性狭窄段更加困难。当肝门受累时，这些狭窄更复杂，通过也更困难。因此，通常需要使用直头或弯头（J 形）的细径亲水导丝（直径 0.021 英寸或 0.018 英寸），以便穿过狭窄。导丝探查操作需要耐心、技术和良好的透视成像。暴力操作可能造成假道，应当避免。在狭窄段远侧将取石球囊充气后向下拉，能取直胆道，利于修正导丝和狭窄段的轴向。应用可控方向的导管和切开刀，也可用来尝试通过狭窄段。一旦亲水导丝通过狭窄部，可以换成硬导丝，以便进行扩张。

狭窄扩张有两个目的：①重新打开 CBD 狭窄段以实现胆汁引流；②保持狭窄开放，防止再狭窄。

导丝通过狭窄段后，沿导丝送入 5Fr 或 6Fr 导管。可以进行机械扩张或球囊扩张。机械扩张通常使用扩张探条（例如，6～9.5Fr Cunningham-Cotton 探条；Cook Endoscopy, Winston-Salem, NC），借此评估狭窄程度，以便置入支架。当机械扩张无效时，通常使用 4mm、6mm 或 8mm 的小口径注水球囊进行扩张。通常将球囊扩张至比下游胆管直径大 1～2mm 为止。虽然扩张后可以立即见效，但无论是单处或多段狭窄，内镜下或经皮穿刺单次扩张都不能完全解决问题，再狭窄率高（47%）。

除进行扩张外，支架置入可以保持狭窄段较长时间开放，以使瘢痕重塑和巩固。如果机械扩张和（或）球囊扩张失败，留置一个 5Fr 或 6Fr 鼻胆管引流 24～48 小时后，再行内镜下支架置入术，可以增加成功的机会。也可尝试螺旋式支架取出器（Soehendra 支架取出器；Cook Endoscopy）和导管 3Fr 的血管成形球囊进行扩张，之后就能通过 5Fr 的球囊扩张器，并进一步置入支架。

单支塑料支架置入的长期效果并不令人满意。目前，针对术后 BBS 处理最有效的方法是逐渐增加塑料支架置入的数量，支撑 1 年以上（每 3～4 个月更换支架）。这种"积极的多支架置入策略"非常有效，但需要多次 ERCP 治疗，并依赖于患者的依从性（图 43-1）。

可拔除的全覆膜自膨式金属支架（SEMS）是另外一种选择，与多支塑料支架方案相比，它避免了多次 ERCP 操作，无须不断增加塑料支架数量和更换支架。当使用 SEMS 时，理论上只需要两步 ERCP 程序：一是支架置入，二是支架拔除。对于所有 BBS，应避免置入无覆膜的 SEMS，因为组织增生长入支架网格而使支架包埋，最终无法拔除。

应严格把握全覆膜 SEMS 的适应证。最佳适应证包括：胆囊切除术后 Bismuth Ⅰ型狭窄，LT 患者胆道吻合口狭窄，以及 CP 相关的 BBS。应避免对肝门狭窄患者置入全覆膜 SEMS，这有可能影响肝内胆管分支的引流而导致梗阻，继而引发败血症。

生物可降解的胆道支架将来有可能用于 BBS 的内镜治疗。此类支架的潜在优势是只需一次 ERCP 操作进行支架置入，而无须再行支架拔除。目前，有数种不同生物降解材料进行试验（聚乳酸、聚己酸内酯和聚二噁烷酮），但仍在观察中。这些支架的主要缺点是随着支架的降解其径向扩张力逐渐降低，并且存在潜在的炎性异物反应而导致增生。另外，还缺乏支持其使用的数据。最近

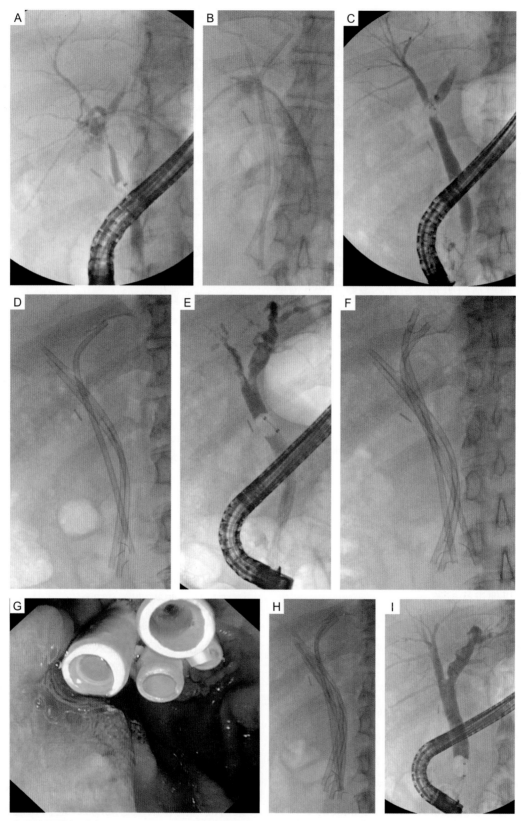

图 43-1　腹腔镜胆囊切除术后 Bismuth 3 型胆管狭窄伴胆瘘（A），初次治疗置入 2 根 8.5Fr 塑料支架（B）。3 个月后取出支架行胆管造影可看见明显的 Bismuth 3 型胆管狭窄（C），再次经 ERCP 置入 3 根 10Fr 塑料支架（D）。再隔 3 个月后取出支架行胆管造影（E），置入 4 根 10Fr 塑料支架（F）。G. 内镜视野下的 4 根塑料支架；H. 置入 5 根 10Fr 塑料支架的透视图；I. 治疗 1 年后取出支架后的胆管造影图

Siiki 等发表了仅有的人体使用数据。研究者对 2 例患者置入了生物可降解支架，6 个月后狭窄得到良好解决，并通过 MR 检查证实支架已降解。此前，这种可生物降解支架的效果仅在动物实验中证实过。这种治疗新方法的应用前景尚需进一步研究。

三、内镜治疗效果

（一）胆囊切除术后狭窄

随着腹腔镜胆囊切除术的开展，BBS 发病率增加了 3 倍。导致 BBS 和胆道损伤的原因有：手术过程中对解剖结构的误判，胆道系统的解剖变异，胆囊窝有急性炎症或纤维粘连，止血时过度电凝，夹子放置、缝合或结扎不准确，胆囊颈部过度牵拉。过去，手术是首选的治疗方法，ERCP 仅限于诊断。目前 ERCP 成为 BBS 的一线治疗方法，因为它安全、可重复，且并发症比手术少，治疗成功率高。

如前所述，内镜下放置单支胆道支架不足以有效扩张胆囊切除术后的 BBS。目前，置入塑料支架的数量逐渐递增，每隔 3 ～ 4 个月更换一次，为期 12 个月，成为 BBS 的治疗金标准。每次更换支架时，取出所有先前放置的支架，重新置入尽量多更大直径的塑料支架，包括渐进扩张纤维性胆管狭窄。重复进行 ERCP 塑料支架置入术，直到胆管造影证实狭窄完全消失为止，治疗通常需要 1 年时间，长期效果良好，成功率为 80% ～ 100%。这些结果经过了 10 年以上的随访后才得以得出的。

在胆囊切除术后狭窄患者中，使用完全和部分覆盖 SEMS 的数据较少。当胆囊切除术后胆管狭窄位于肝门附近、狭窄以下胆管直径正常时，SEMS 置入治疗可能并非合适。

Deviere 等发表了一项大型多中心试验，对 187 例不同病因 BBS 患者实施了全覆膜 SEMS 治疗。此研究，只有 18 例为胆囊切除术后狭窄，其中 14 例曾用塑料胆道支架治疗。18 例患者中，13 例（72%）在 10 ～ 12 个月后狭窄解除，无须进一步治疗。此外，2/3 的患者发生支架移位，6 例（33%）并发胆管炎、胰腺炎或发热。

最近 Cote 等进行了一项随机试验，表明全覆盖金属支架在解决不同病因 BBS 方面不亚于多支塑料支架。试验中，大多数患者（108 例）为 LT 和 CP 相关的 BBS，而只有 4 例（3.6%）为术后胆道损伤，有可能是胆囊切除术（但作者没有明确说明）。

鉴于这一领域缺乏数据，不推荐将覆膜 SEMS 作为胆囊切除术后狭窄的常规治疗方法，但可用于精选的病例。非垂直压缩的全覆膜 SEMS 理论上适合于靠近汇合部的狭窄。

（二）肝移植术后吻合口狭窄（参考第 44 章）

LT 术后狭窄可以是吻合口胆管狭窄（ABS）或非吻合口胆管狭窄（NABS；出现在胆道的其他部位）。胆道狭窄是 LT 术后最常见的并发症之一，发生率为 5% ～ 32%。ERCP 是 ABS 的一线治疗方法，ERCP 还在某些 NABS 病例中发挥作用。在所有 LT 术后胆道狭窄患者中，ABS 占绝大多数（80%），狭窄发生在胆总管吻合口处。

内镜下多支塑料支架置入治疗是 ABS 的一线治疗方法，长期成功率为 90% ～ 100%（图 43-2C）。最近 Tringali 等在对 56 例 LT 术后胆道狭窄患者的研究中发现了类似的结果。成功率为 98%，平均随访 5.8 年。

Chaput 及其同事在 22 例 LT 术后吻合口狭窄患者中放置部分覆膜 SEMS，保留了 2.2 个月。其中，远端移位 2 例，部分移位 5 例。治疗结束时，3 例（13.6%）依旧狭窄，其余 19 例中的 9 例（47.4%）在 3.5±2.1 个月内复发。19 例患者中只有 10 例（52.6%）狭窄持续缓解。有报道显示，全覆膜 SEMS 对这种情况具有更好的效果，成功率在 92% ～ 100%，移位率为 24%。

NABS 占 LT 术后胆管狭窄的 10% ～ 25%，是肝动脉血栓形成、移植物缺血时间延长、供体与受体 ABO 血型不相容的结果。它通常表现为单病灶，但可以发生在胆道任何部位。

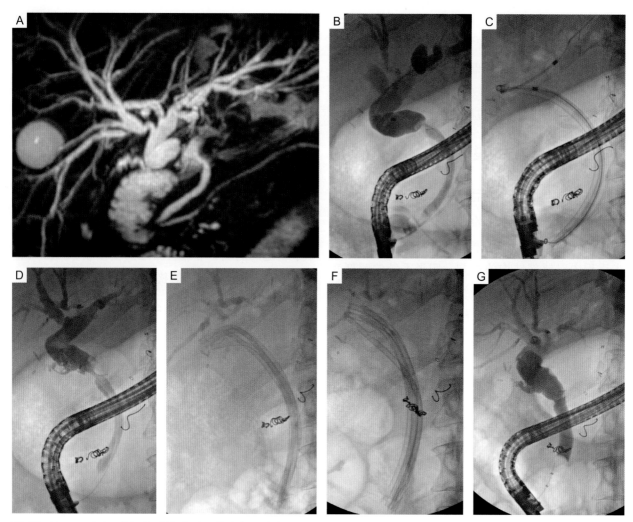

图 43-2　A.MRCP 显示肝移植术后胆管吻合口狭窄；B.ERCP 中胆管造影所显示的胆管吻合口狭窄形状；C. 第一次 ERCP 治疗时置入两根 10Fr 胆管塑料支架；同时置入了胰管支架。3 个月后拔除两根胆管支架后的胆管造影图（D），置入 4 根 10Fr 塑料支架（E）；F. 第三次 ERCP 术中置入 5 根塑料支架；G. 治疗 1 年后拔除支架进行胆管造影，可见狭窄段完全缓解

ERCP 在 NABS 患者中的作用仅限于维持移植肝功能，以便进行肝空肠吻合术或再次移植手术。在一组病例中，塑料支架有一定作用，但长期成功率较低，为 50%～75%。

（三）慢性胰腺炎（参考第 45 章）

与胆囊切除术后和 LT 术后胆道狭窄相比，CP 相关的 BBS 内镜治疗成功率较低，主要原因是胰腺实质纤维化和慢性炎症过程。胰头区结石的存在（慢性钙化性胰腺炎），对内镜治疗结果有不利影响。这些患者采用多支塑料支架治疗的成功率为 44%～92%。

由于狭窄段通常位于远端（胰内段）胆管，所以覆膜 SEMS 广泛用于这种情况。总体上成功率为 43%～77%，但支架移位率高。为避免移位，采用了带有防移行瓣的 SEMS。Park 及其同事采用了支架近端带有固定瓣或广口末端的覆膜支架，在 43 例不同病因的胆管狭窄患者中放置该支架，包括 CP 11 例。平均放置 6 个月后，固定瓣支架未见移位，广口末端 SEMS 移位率为 33%。两组支架移除率均为 100%，内镜治疗次数少，无并发症。事实上，现在有一款被欧盟和美国 FDA 批准上市的全覆膜 SEMS（Wallflex RMV; Boston Scientific, Marlborough, MA）。

对于内镜治疗无效的 CP 相关的 BBS，肝空肠吻合术仍是首选术式。

（四）原发性硬化性胆管炎（参考第 55 章）

PSC 的病因是特发性的，其特点是胆管周围的炎症和纤维化，可发生在胆管的任何部位，导致狭窄的形成。PSC 的狭窄可以很明显，抑或多发（肝内）。明显狭窄见于 50% 的 PSC 患者，其定义为 CBD 狭窄直径 < 1.5mm 或肝管狭窄直径 < 1mm。

随着 MRCP 的出现，ERCP 在 PSC 中的诊断作用已经减弱。此外，考虑到胆管炎的高风险，ERCP 的诊断作用应限于对明显狭窄疑似胆管癌的患者进行组织活检，高达 20% 的 PSC 患者可发生癌变。

细胞刷检和胆道镜下活检都是鉴别恶性和良性狭窄的有效方法。针对狭窄明显的 PSC 患者，内镜治疗的目的是改善胆道梗阻的症状和并发症。球囊扩张是显著狭窄的首选治疗方法，单独支架置入可能导致长期并发症发生率较高（例如，塑料支架阻塞引起的胆管炎）。对某些患者，为使临床获益最大化，需要进行反复扩张。

如果狭窄明显，球囊扩张失败时，可考虑短期支架置入。

（五）自身免疫性胆管炎

IgG 4 相关性胆管炎可以累及胆管的任何部位。这种疾病与肝门部肿瘤、CBD 肿瘤、胰腺癌或 PSC 类似。IgG 4 相关性胆管炎也可能与自身免疫性胰腺炎相关联。

血清 IgG 4 升高诊断敏感性低，许多情况下其血清水平正常。在 ERCP 和（或）EUS 中，胆道镜检查和组织活检是目前首选的诊断方法。IgG 4 免疫组织学特征为苏木精和伊红染色，IgG 4 阳性浆细胞广泛浸润。壶腹部活检也被建议用于组织学诊断。

IgG 4 相关性胆管炎对激素治疗反应良好，在某些情况下，可通过试验性激素治疗辅助诊断。在激素治疗前，支架置入术可用于急性黄疸患者。

四、小结

在过去的 20 年间，内镜 BBS 的诊断和治疗有了很大的进步。对大多数 BBS 患者来说，内镜是一种微创、可重复、安全的诊断和治疗方法。目前，多支塑料支架治疗成为胆囊切除术后狭窄和 LT 术后胆管吻合口狭窄的治疗标准。在许多情况下，覆膜 SEMS 可作为塑料支架置入的良好替代方案，但尚需要更大的试验来更好地理解它们在治疗中的地位。生物可降解支架的发展可以带来更好的临床结果，这一领域还有待更多的研究。目前内镜医师面临的最大挑战，是明确某些类型 BBS 的病因，排除恶性肿瘤。

第 44 章

胆道手术（包括肝移植）并发症

Ilaria Tarantino, Todd H. Baron, Dario Ligresti
杨雪　梁树辉　译

医源性胆道损伤仍然是胆道外科不容忽视的临床问题，常导致严重的并发症，甚至为致死性。损伤后的处理方式、手术风险及预后差异很大，这取决于损伤类型、严重程度以及损伤部位。尽管围手术期并发症很常见，但几乎均可以通过非手术方式解决。推荐早期转诊至肝胆外科经验丰富、内镜治疗娴熟并有介入放射专家的三级医院，能获得最佳治疗效果。

十二指肠乳头括约肌切开和支架置入术等内镜介入治疗，已基本取代外科手术，成为多数术后胆道损伤的一线治疗方案（框 44-1）。这些非手术治疗能够降低或消除胆管与十二指肠之间的压力，使胆汁能够通过正常通道而非瘘口进入十二指肠，促进局部瘘口愈合。也可以通过狭窄扩张及放置支架，改善术后的胆道狭窄。胆道损伤发生率由低到高依次是腹腔镜胆囊切除术（LC）、肝切除术及肝移植术（LT）（框 44-2）。

框 44-1　胆道损伤术后 ERCP 适应证

- 术后诊断胆管损伤
- 胆道损伤，胆总管连续性存在
  - Strasberg A 型
  - Strasberg B 型及 C 型，与胆总管相连
  - Strasberg C 型，胆总管轻度破损或电灼伤
  - Strasberg E 型，胆管未完全横断

框 44-2　胆道手术及胆管损伤发生率

- 腹腔镜胆囊切除术：0.4% ～ 0.6%
- 肝切除术：10%
- 肝移植术：8% ～ 35%

一、腹腔镜胆囊切除术（LC）

LC 是目前治疗有症状或复发胆石症的首选治疗方法。自 20 世纪 90 年代起，LC 已经取代了传统的开腹手术。腹腔镜手术的优势在于减少术后疼痛，缩短住院时间，更快恢复正常活动。但是，LC 的广泛开展导致了胆道损伤发生率增加。文献报道，早期开腹手术胆道损伤发生率为 0.1% ～ 0.2%，而 LC 胆道损伤发生率 0.4% ～ 0.6%。

如果违背腹腔镜外科学习曲线，即使是有经验的术者也有可能出现胆道损伤。近期一项大宗调查研究，统计了 LC 术后 CBD 损伤的远期死亡率。2005 ～ 2010 年，纽约有 156 958 名因胆石症接受腹腔镜胆囊切除术的患者，其中 125 例出现胆总管损伤。研究提示，胆总管损伤后全因死亡率达 20.8%，较之前报道明显增加。比同组年龄校正的预期死亡率增加了 8.8%。死亡率升高可能因为胆管损伤通常需要手术干预。死亡率似乎较之前报道的还要高一点。

过去 10 年的大样本研究发现，严重胆道损伤和轻度胆道损伤的发生率分别是 0.25% ～ 1.90%、0.38% ～ 1.20%。这主要与以下因素有关：腹腔镜术中对解剖结构误判、胆囊窝存在急性炎症或纤维粘连、过度使用电刀、夹子放置、缝线和结扎不准确。

典型的腹腔镜损伤常发生于胆总管被误认为是胆囊管的情况下，是由于过分地向胆囊底部牵拉胆囊，使胆囊管与胆总管被拉紧成一线。术者常认为胆囊管成功解剖分离，进而损伤近端胆总管甚至横断整个肝总管。肝右动脉因解剖关系临近，通常也会被损伤或结扎。

按照 Strasberg 等所述手术安全性的关键点，能够在胆囊管及胆囊动脉进入胆囊时识别出来，进而安全地剪切和分离。然而，只有 20% ～ 30% 的胆道损伤能够在最初手术中被发现。早期症状因无特异性，往往被延误；患者经常出院后数天（多数在术后 1 周内）出现黄疸、引流管内出现胆汁、胆汁样腹水和（或）胆汁性腹膜炎症状。

尽管早期有各种胆道损伤的分类方法，Strasberg 分型是应用最为广泛的（表 44-1）。与胆总管相关的胆道连续性是否存在，是内镜处理相关最重要的因素（图 44-1）。

表 44-1 胆管损伤的 Strasberg 分型及相应治疗

Strasberg 分型	损伤类型	治疗
A 型	胆囊管或迷走胆管瘘	ERCP

| B 型 | 分叶胆管结扎并梗阻：与胆总管分支相通 | ERCP |
| | 与胆总管分支不相通 | 外科手术 |

| C 型 | 分叶胆管漏：与胆总管分支相通 | ERCP |
| | 与胆总管分支不相通 | 外科手术 |

（续表）

Strasberg 分型	损伤类型		治疗	
D 型	肝外胆管侧壁损伤：胆总管壁小撕裂或灼伤		ERCP	
	胆总管壁组织大块缺损		外科手术	

E 型	胆总管横断：不完全性（胆管壁仍有连续性）		ERCP	
	完全性		外科手术	
	胆总管切除	无连续性	外科手术	

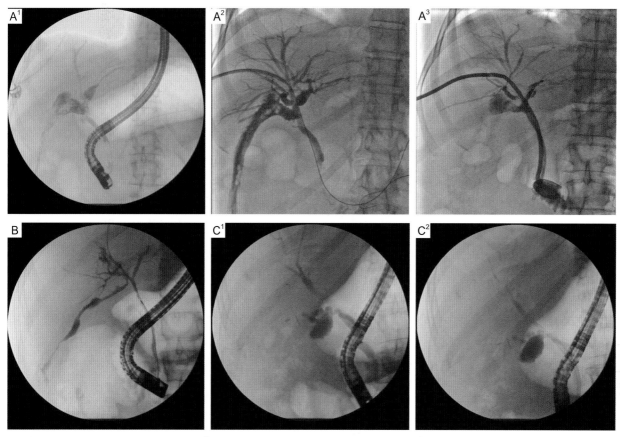

图 44-1　腹腔镜胆囊切除术后胆瘘。A¹. 肝门部胆管胆瘘，右肝内胆管未显影；A². 同例患者行经皮肝穿刺会师术中造影可见胆瘘（A²），经皮肝置入右肝内胆管引流管，经内镜置入塑料胆管支架于左肝内胆管（A³）；B. 右肝管胆瘘；C¹. 胆总管胆瘘。C². 同例患者胆管括约肌切开术后置入胆管塑料支架

如果损伤的胆管连续性存在（Strasberg A 型），应考虑 ERCP 治疗，成功率 99%。结扎局部胆管（Strasberg B 型）往往无症状，或后期出现萎缩-增生综合征以及胆管炎，需要做相应局部肝切除术。局部胆管非结扎性损伤（Strasberg C 型），当局部胆管瘘口与胆总管相连时，ERCP 是治疗首选方法。如果胆道损伤通过常规胆道造影的方法不能发现瘘口，有可能是损伤胆管与胆道系统连续性丧失。磁共振胰胆管成像（MRCP）检查有助于发现这类患者的胆瘘位置及异常解剖。多数患者可通过局部胆道的经皮穿刺引流控制远端胆管胆瘘。需要手术的患者，通常选择肝总管空肠吻合术，而经皮穿刺引流导管可用于重建手术的术中引导。对于胆总管小的裂伤或电灼伤（Strasberg D 型），ERCP 是治疗首选。对于胆管完全横断的患者，肝总管空肠吻合术是最佳选择。

对于胆管完全横断 / 切除性损伤或残端间连续性中断（Strasberg E 型），通常不考虑内镜治疗。MRCP 能帮助识别胆道解剖，外科手术用于重建胆管的通畅性。

（一）胆瘘

胆囊切除术后，轻微的和临床上无意义或不明显的胆瘘很常见，通常来源于胆囊床的细小胆管，可高达 24%。通过放置腹腔引流即可，往往不需要其他干预。

0.8% ～ 1.1% 的患者术后存在临床上有意义的胆瘘。通过 ERCP 评估，按照严重程度将胆瘘分为两组。

• 低危胆瘘，是指在肝内胆管完全充注造影剂（如加压注射造影剂）后，胆道出现的造影剂渗漏。

• 高危胆瘘,是指在肝内胆管充注造影剂前发生大量造影剂的外漏。

多数低危胆瘘发生在胆囊管或胆囊床迷走小胆管(A 型和 C 型),通过内镜途径可诊治。有文献对内镜治疗胆瘘的方法进行了回顾。主要是通过降低胆汁通过十二指肠乳头的压力,胆汁通过乳头排泄增加,而非瘘口。

对于胆瘘治疗,是否单独行胆道括约肌切开术而不放置胆道支架,仍有争议。但多数内镜医师认为,除非是胆管结石嵌顿,或可以做括约肌大切开(这通常必须在胆管扩张条件下完成,而年轻胆瘘患者的胆管常不扩张),否则单纯的括约肌切开术是不够的。我们在胆道括约肌切开术后置入 10 Fr 的塑料支架,支架没有必要越过胆瘘处的远端。

对于年轻患者,为了保护乳头括约肌的功能,通常不切开括约肌而是直接经乳头放置胆道支架。但放置 10Fr 支架会增加 ERCP 术后胰腺炎(PEP)发生率的增加。这项研究发表在使用多种手段预防 PEP 之前,如胰管支架置入、非甾体药物纳肛。支架通常放置 4 ~ 6 周后,再次行 ERCP 明确有无胆瘘。有学者认为,对于胆囊管或胆囊床迷走小胆管的胆瘘,首次 ERCP 治疗成功,后续二次ERCP 通常无必要,采用普通上消化道内镜去除支架即可。同样的方法也可用于右肝管或胆总管侧壁轻微损伤(D 型)。但是,如果损伤涉及胆总管,后续的 ERCP 是非常有必要的,用于评估胆瘘的愈合情况,以及发现胆总管损伤后可能出现的胆道狭窄。

胆瘘治疗时,如置入了经皮穿刺引流管(如形成胆汁瘤),待每日引流量小于 10ml(引流管本也可以拔除)再拔除支架。对于轻度胆瘘,我们建议,外引流主要通过重力而非负压吸引,目的是减少胆汁从瘘口排出,增加胆汁从支架进入十二指肠。

另一种方法是,胆道括约肌切开联合鼻胆管引流(NBD)。NBD 便于冲洗及造影,且易于拔除。但患者舒适度下降,容易移位。胆道支架具有大口径引流的优点,舒适度更好,但不能反复造影,需要用内镜拔除。

约 10% 胆瘘患者通过单纯括约肌切开和(或)单根大口径支架置入不能缓解,可尝试置入多根塑料支架或放置全覆膜自膨式金属支架(FCSEMS),6 个月后拔除。同时推荐行乳头括约肌切开,降低 PEP 风险。一项非随机研究发现,多根塑料支架效果优于 FCSEMS。据文献报道,可在胆管瘘的远端注射氰基丙烯酸酯胶,来治疗难治性胆瘘。对于难治性胆瘘患者,必须考虑到瘘口可能来源于汇入胆囊管的异位右肝管的损伤。这种情况可通过 MRCP 诊断,通过肝总管空肠吻合手术进行修复。胆总管或肝总管的损伤是最严重的,这与开腹胆囊切除术中最常见的损伤类似。临床表现常复杂多变,病情进展可迅速恶化,这都取决于损伤类型:主胆道可能完全横断或夹毕,伴或不伴胆瘘。伴有胆瘘的患者多数 3 天左右出现早期症状(脓毒症、胆汁性腹膜炎),而不伴胆瘘、表现为胆道狭窄的患者无症状期更长。早期诊断可依靠 CT、腹部超声,MRCP 判断胆道解剖至关重要,特别是胆管完全切除的患者(E 型),通过ERCP 无法判断远端胆管的损伤程度。肝右动脉是否存在损伤也应进行评估,这是判断晚期并发症的预后因素。应避免在急性炎症期手术修复损伤的胆管,这种情况胆瘘或胆道狭窄发生率高。累及汇合部的胆道损伤,发生早期和晚期并发症的风险高;手术治疗通常是胆肠吻合术,损伤近端胆管与空肠吻合,再行空肠鲁氏 Y 形吻合以防逆行性胆管炎。这类手术通常会困难而费时。手术中发生复杂胆道损伤,若手术医师在复杂胆道重建方面经验少,就不应术中即时修复。相反,患者应尽快转至(最好在 24 小时内)有经验的胆道外科中心。胆道严重损伤(如完全横断),不适合采用内镜下支架置入,应交由经验丰富的外科医师进行后续的外科手术。

严重坏疽性胆囊炎患者,因为胆囊管局部炎症严重、难以剥离,通常采用胆囊局部切除。这类患者存在开放胆囊管,需要外科引流。这种情况下，我们认为放置全覆膜金属支架优于塑料支架。

（二）胆汁瘤

胆囊切除术后胆瘘形成胆汁瘤，经内镜下治疗瘘口愈合后，可选择经皮穿刺引流。多数患者可自行吸收，只有少部分患者（最多 6%）需要外科手术引流。靠近胃或十二指肠壁的胆汁瘤，可选择超声内镜（EUS）穿刺引流。

二、肝切除术

尽管只有约 10% 的患者在肝切除后出现胆道并发症，但其死亡率占了术后死亡率的 1/3。幸运的是，大多数患者只需要接受非手术治疗，但当需要再次手术时，死亡率可能高达 70%。

术前评估胆道解剖及可能的变异，对预防术中损伤十分必要。胆管分支术前成像仍是正确认识和解决胆道解剖变异的唯一途径。MRCP 作为非侵入性检查，很好地提供了胆管系统的成像，以便设计手术方案，这可以预防针对肝管汇合变异在手术解剖中造成损伤。如果术中损伤了变异的胆管，可通过损伤胆管的造影评估损伤类型和程度。在局部胆管横断的情况下，需要进行相应肝段的切除，这取决于残余肝脏体积和肝脏的储备功能，或者行胆管空肠鲁氏 Y 形吻合。

如果术后 BDI 逐渐显现，保守治疗是首选方法。如果不能用保守的方法解决胆瘘，可实施有计划的再手术，包括胆肠吻合术或相应损伤肝段的部分切除术。

（一）胆瘘

15% 的肝切除术后存在胆瘘，且与高死亡率有关。尽管肝切除的手术技术不断进步，术后胆瘘的发生率并没有显著下降。

术后胆瘘可分为：外周型胆瘘（图 44-2），来源于肝切除创面；中央型胆瘘，来源于肝门或肝管。与外周型胆瘘相比，中央型胆瘘通常胆汁流量较大、预后较差。其临床表现和治疗方法与胆囊切除术后胆瘘类似。

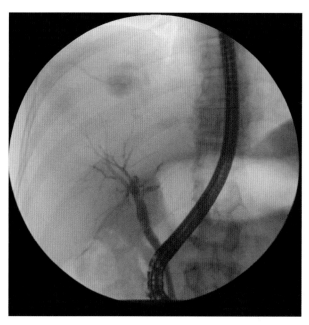

图 44-2 肝部分切除术后胆瘘。该例患者为左肝叶切除术后胆瘘

胆管括约肌切开、放置或不放置胆管塑料支架是治疗的首选。对某些顽固性胆瘘，也可尝试内镜下置入 FCSEMS 引流。外科手术是最终选择。

（二）胆道狭窄

胆道狭窄的临床表现通常有腹痛、黄疸、胆管炎、皮肤瘙痒以及肝功能的异常。超声检查可发现扩张的肝内胆管或胆总管（CBD），但也不一定都扩张。MRCP 可准确地描述狭窄胆管的胆道解剖、位置和长度，对于 ERCP 治疗实施方案非常关键（参考第 34 章）。内镜下胆道塑料支架置入是治疗胆管良性狭窄的首选，具有较高的缓解率。

术后 CBD 狭窄的标准内镜策略是放置多个大口径（10Fr）塑料支架，维持时间 1 年以上。通常 3 个月左右需要更换一次支架，尽管曾有研究表明对于非肝门部的胆管良性狭窄，多根支架置入时并不会过早地发生支架阻塞，因而建议 6 个月作为支架的更换周期。支架拔除后，通过胆道造影来评估狭窄是否完全解除。一项 10 年的随访研究结果显示，ERCP 治疗胆管狭窄是非常有效的。通过逐步增加支架数量的多根支架置入方案，可促使胆管狭窄部位重塑。多支架治疗在 1 年时间内需要反复多次 ERCP 治疗，而胆道覆膜金属支架的直径更大，通畅率更高，所需 ERCP 操作次数也更少。外科手术适用于胆管完全结扎或对内镜下治疗无效的狭窄患者。

（三）胆总管盲袋综合征

胆总管盲袋综合征是胆总管十二指肠侧侧吻合术后一种少见的并发症。或许随着 EUS 引导下胆管十二指肠吻合术（参考第 32 章）的开展，我们预期这种综合征的发生率可能会增加，但目前尚无证据支持。通常胆管的远端在胆肠吻合术后会被食物残渣或结石堵塞，在吻合口和肝胰壶腹之间的胆总管段可能形成一个淤滞的盲袋。当食物残渣或结石堆积在盲袋中时，就会出现反复发作的腹痛、发热、胆管炎、胰腺炎、胆道梗阻或肝脓肿。

从病理生理方面分析，胆汁通过吻合口进入肠腔，而十二指肠腔内食物残渣也通过吻合口进入远端的胆管。因此，食物残渣或结石等就会在乳头上方这部分无功能的盲袋中堆积，导致细菌感染、胆泥淤积和新生结石的形成。盲袋综合征通常在术后远期表现出来。

内镜下乳头括约肌切开，使用球囊或网篮取出盲袋中的食物残渣或结石是主要的治疗方式。对于反复发作的情况，需要肝管空肠吻合进行外科改道手术。

治疗方式及并发症，与常规处理 CBD 结石类似。

三、肝移植术

LT 术后胆道并发症（胆管狭窄、胆瘘和结石）可分为早期并发症（4 周内）和晚期并发症。胆管狭窄可进一步分为吻合口、非吻合口和肝内弥漫性狭窄。其他并发症如胆道铸型、乳头括约肌功能障碍、黏液瘤和胆道出血比较少见，通常可以通过内镜方式解决。尽管手术技术不断改进，胆道并发症仍然是原位和活体 LT（分别缩写为 OLT 和 LRLT）术后常见且严重的并发症，关于内镜治疗这些胆道并发症有一系列相关报道。胆道重建方法、潜在的缺血再灌注损伤、肝动脉血栓形成、巨细胞病毒感染与原发性硬化性胆管炎，是 LT 术后出现胆道并发症的重要危险因素。

文献报道，LT 术后胆道并发症的发生率在 8% ～ 35%。LRLT 术后并发症发生率高于 OLT。根据胆管吻合重建的方式不同（胆管空肠吻合或胆管端端吻合），处理胆道并发症的方式包括经皮经肝胆管穿刺（PTC）和（或）ERCP。

胆道并发症中最常见的是吻合口狭窄（AS），然后分别是胆瘘（8%）、CBD 充盈缺损（3% ～ 12%）、乳头括约肌功能障碍（2% ～ 4%）以及胆道铸型（2% ～ 4%）。多数患者往往存在多个胆道并发症（图 44-3）。ERCP 干预是目前治疗胆管端端吻合患者术后胆道并发症的金标准。很多文献证实报道，ERCP 对于治疗胆管端端吻合术后胆道并发症，OLT 有效性为 70% ～ 80%，LRLT 在 60% 左右。当前治疗方法包括乳头切开联合支架置入治疗胆瘘（图 44-4），球囊逐级扩张联合多支架置入治疗胆道狭窄（图 44-5），单纯乳头切开治疗乳头括约肌功能障碍及取石治疗等。对于持续性的胆瘘，内镜联合支架置入治疗效果不明显，或者严重的胆道狭窄，内镜下反复扩张联合多支架置入 1 年以上效果不佳者，需考虑转换治疗方式。PTC 通常是第一选择，对于 PTC 失败或持续较大胆瘘的患者，可行胆道外科重建手术。

（一）胆道狭窄

临床上从重到轻，可表现为严重的急性感染（胆管炎）或无症状的肝功能异常。胆道并发症患者的肝功能检查中常表现一些指标的异常（谷丙转氨酶、谷草转氨酶、γ-谷氨酰转移酶、碱性磷酸酶或胆红素），常合并一些非特异性临床表现，如劳累、腹痛（通常是右上腹）或发热。对于可疑的胆道狭窄，尚没有早期有效诊断方法；但是通常选用彩色多普勒超声作为一线检查方法，来评估判断有无肝动脉狭窄和胆管扩张。经腹超声

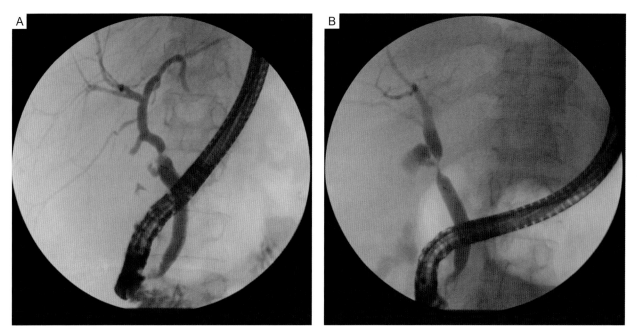

图 44-3　OLT 术后胆管损伤。A. 原位肝移植术后胆管端端吻合口狭窄；B.OLT 术后胆管吻合口狭窄并胆瘘；OLT：原位肝移植术

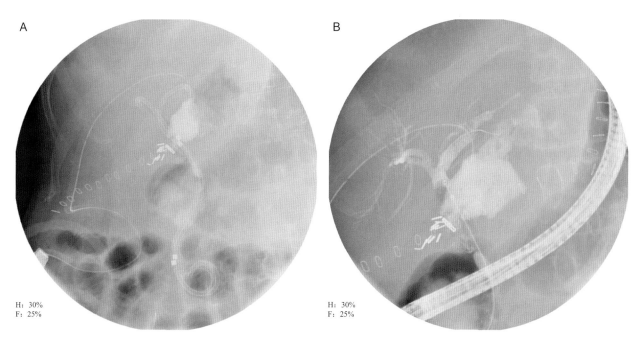

图 44-4　A.OLT 术后胆瘘患者胆管造影图，见大量造影剂外溢；B. 置入双侧肝内胆管塑料支架之后透视图，12 周之后拔除支架，可见胆瘘愈合，没有后遗症；OLT：原位肝移植术

检查往往敏感性不高，因为多数肝移植术后胆道狭窄患者无明显肝内胆管扩张。对于可疑的血管并发症，完善血管重建 CT，继而肝动脉介入治疗。另一方面，患者需行诊断性肝穿刺，排除丙型病毒性肝炎感染或复发。排除血管及其他可能解释临床症状的相关因素后，需要进一步完善 MRCP 或 T 管（如未拔除）造影检查。有创性技术，如 ERCP 或 PTC，应作为治疗手段而非仅仅用于诊断。治疗手段的选择应根据术者熟练情况及胆道解剖情况，ERCP 适用于胆管端端吻合重建患者，而对于胆肠吻合术后内镜尝试治疗失败患者，可选择 PTC 治疗（参考第 31 章）。外科手术被认为是所

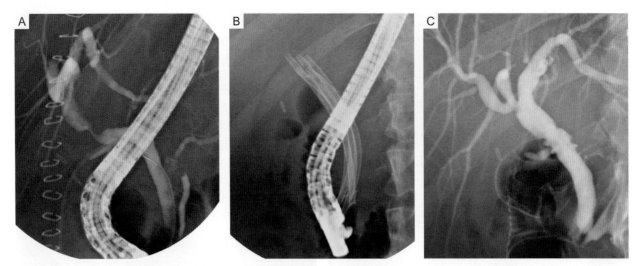

图44-5　A. OLT 术后吻合口狭窄患者胆管造影图；B.透视图可见并行置入 5 根 11.5Fr 胆管塑料支架跨越狭窄段；C.4 个月后拔除支架，胆管造影显示狭窄完全缓解；OLT：原位肝移植术

有其他治疗方案失败后的一种挽救性措施。

对于吻合口型胆管狭窄（AS），标准的内镜治疗包括乳头括约肌切开、联合球囊逐级扩张及多支架的置入（图 44-5）；3 ～ 4 个月重复 ERCP 治疗并更换支架。有研究证实，通过 ERCP 治疗，在 OLTx 患者中有效率达 70% ～ 80%，LRLTx 患者中有效率约 60%。在内镜治疗有效的情况下，这些患者仍然是胆道狭窄复发的高危人群。Alazmi 等研究发现，首次内镜治疗有效情况下，再发胆管炎的发生率在 18% 左右。近期有关于内镜治疗新技术的报道：多支塑料支架和 FCSEMS 置入术。前者置入数量逐步增加的塑料支架，直至胆管良性狭窄完全缓解（图 44-5），长期随访发现能够达到良好效果，但也存在缺点：需要反复 ERCP 操作，患者良好的依从性、健全的随访体系保证及时复诊以降低支架堵塞发生并发症（主要是胆管炎）的风险。

第二项技术是，跨越狭窄段置入全覆膜金属支架（FCSEMS）（图 44-6）。单根 FCSEMS 逐步扩张的效果等同于至少置入 3 枚塑料支架（这在首次 ERCP 治疗时几乎很难实现）。临床研究证实，针对良性狭窄使用 FCSEMS 是有效的，且能够缩短内镜治疗持续时间。支架在初次置入 3 ～ 6 个月后拔除，仅需两次治疗。FCSEMS 置入安全有效，5 年随访中发现其缺点是支架高移位率以及狭窄复发发生率在 9% ～ 47%。FCSEMS 通常方便拔除，

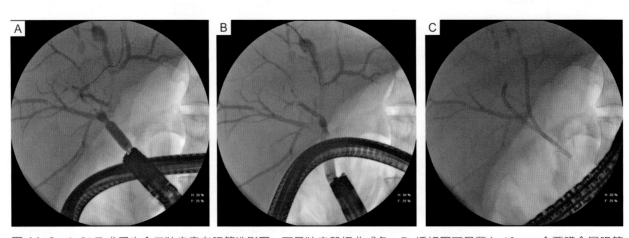

图44-6　A.OLT 术后吻合口狭窄患者胆管造影图，可见狭窄段扭曲成角；B. 透视图可见置入 10mm 全覆膜金属胆管支架跨越狭窄段；C.4 个月后拔除支架，胆管造影显示狭窄段完全缓解；OLT：原位肝移植术

但也有支架拔除困难的病例报告，采用了"支架套支架"方法来拔除。

非吻合口型胆管狭窄（NAS）的病因，主要是肝动脉血栓或其他原因引起的缺血。比较少见的病因是一些潜在疾病，如原发性硬化性胆管炎。非吻合口型狭窄占 LT 术后所有狭窄的 10% ～ 25%，发生率为 0.5% ～ 10%。可能有多个狭窄涉及肝门和肝内胆管，导致类似于原发性硬化性胆管炎的胆管造影表现（图 44-7）。胆道缺血导致黏膜坏死，形成胆道内铸型，这可能导致反复发作的胆管炎。NAS 的处理比 AS 的处理更加复杂。NAS 的内镜治疗一般包括 4 ～ 6mm 的球囊扩张（相比之下，AS 的球囊扩张为 6 ～ 8mm），然后是括约肌切开术和放置塑料支架，每 3 个月更换一次，类似于 AS 的治疗。但是，NAS 治疗周期时间要比 AS 更长。

NAS 的治疗效果不如 AS。只有约 50% 的患者，接受内镜下扩张加支架置入治疗可获得长期缓解。仍有高达 50% 的患者，内镜治疗无效，接受再移植或死亡。一般来说，缺血引起的弥漫性肝内胆管狭窄，可导致移植肝功能的丧失，大多数情况下患者需要接受再移植。

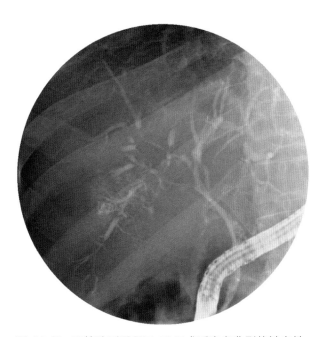

图 44-7　胆管造影图显示 OLT 术后患者典型的缺血性、非吻合口的胆管狭窄。注意肝内胆管的不规则狭窄。OLT. 原位肝移植术

（二）胆瘘

LT 术后早期胆瘘可由吻合口、胆囊管残端、放置 T 管，或肝移植活体供体或移植肝的创面引起（图 44-8）。总发生率约为 10%。

放置 T 管的患者早期出现胆瘘，往往通过保守治疗，开放 T 管引流，不需进一步处理。对于小的胆瘘，ERCP 联合胆道括约肌切开可以解决。对于较大的胆瘘，90% 可通过放置支架引流缓解，通常 6 ～ 8 周后拔除胆道支架（由于免疫抑制治疗，更短的时间通常不足以愈合）。

四、亲属活体肝移植

亲属活体肝移植患者的内镜治疗往往较原位肝移植更加复杂，主要原因有两个方面：一是这类患者的胆管重建多数行鲁氏 Y 形吻合，二是多为肝内胆管吻合，有时会涉及多个胆管吻合。因此，解剖关系较为复杂，常难以预测。最重要的是仔细复习手术记录，与移植外科医师讨论术中的吻合方式，认真研究影像学检查。

外科术中留置支架

有些外科医师喜欢在胆管 - 胆管吻合口或肝管 – 空肠吻合处留置支架。这类"支架"通常是改良的小儿胃管，很难通过 X 线或 MRCP 检测到。因此，对于这类患者出现移植后的胆管炎或胆道梗阻时，内镜医师应知道支架的存在。

五、小结

内镜治疗应作为术后 BDI 的首选治疗方法，包括胆瘘和胆道狭窄。在过去，通常首选外科手术来解决术后胆管狭窄，而 ERCP 仅限于诊断和明确胆管狭窄的程度和类型。而今，与外科手术和经皮胆道引流相比，ERCP 更受青睐，因为它的创伤性更小，耐受性更好，安全性更高，而且可以在必要时重复进行，不影响后续的手术操作（如果需要的话）。对于 CBD 完全离断或结扎，以及一些依从性较差的患者，可选择手术。经皮胆道引流通常受限于其并发症，包括外置引流管带

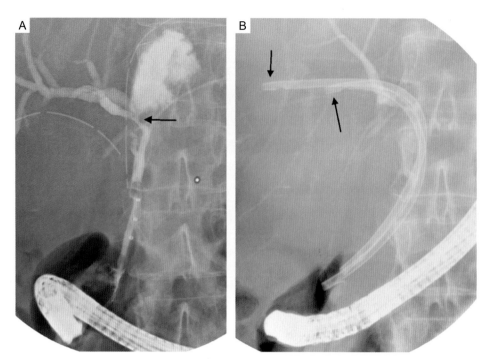

图 44-8 A. 胆管造影图显示亲属活体供肝者术后吻合口和（或）肝脏切面胆瘘；B. 透视下可见已在右前叶和右后叶肝内胆管内分别置入 1 根塑料支架。胆瘘最终愈合，无并发症发生

来的不适感，以及胆管狭窄高复发率。尽管如此，经皮胆道引流仍适用于 ERCP 失败后尝试会师技术，以及消化道重建后内镜无法到达乳头的患者。术后 BDI 非常复杂，需要联合多种处理方式。诊断发现的时间间隔，是影响手术后胆道损伤治疗效果的重要因素。延误诊断往往导致并发症的增加，损伤严重程度增加，治疗失败，甚至死亡。任何情况下，应首先想到安全及重复性高的内镜治疗方案。最后，内镜医师应当铭记，接受 ERCP 的患者应严格随访，接受按期治疗，以避免因内镜下置入的支架留置过久，导致潜在致命的脓毒血症等并发症。

第 45 章

ERCP 和 EUS 在胰腺外科手术和胰腺创伤急慢性并发症中的应用

Prabhleen Chahal and Todd H.Baron

兰海涛　潘阳林　译

摘要：慢性胰腺炎、囊性肿瘤、可疑或者已经证实的恶性病变是胰腺手术的主要适应证。本章节主要讲述胰腺手术的类型、相关的并发症以及内镜在并发症处理中的作用。最后，强调内镜逆行胰胆管造影（ERCP）在胰腺损伤中的作用。

关键词：Whipple 术式；胰腺十二指肠切除；远端胰腺切除；超声引导下的胆汁引流；超声引导的胰管引流；输入端综合征。

慢性胰腺炎、囊性肿瘤、疑似或者确诊的胰腺恶性病变是胰腺手术的主要适应证。框 45-1 列出了各种胰腺外科手术类型。本章主要介绍胰腺外科手术的类型、相关的并发症、ERCP 在并发症中的应用价值。最后讨论 ERCP 在胰腺创伤处理中的作用。外科手术后 ERCP 的应用在第 31 章中也有论述。

一、保留或不保留幽门的胰十二指肠切除术（Whipple 术式）

（一）解剖

经典的 Whipple 手术切除范围包括胰头、胰颈、幽门、十二指肠、近端 20cm 空肠、胆囊（如存在）、远端胆总管和区域内淋巴结。从残胃可观察到有两个侧-侧吻合的肠腔（图 45-1）。输入襻通常长 40 ~ 60cm，从胃肠吻合口处逆行向上，结束于胰腺空肠端-端或端侧吻合口，从而形成盲端。胆总管与空肠端侧吻合口通常距盲端约 10cm，多位于肠系膜对侧，常在黏膜皱襞后方。

在保留幽门的胰腺十二指肠切除术（改良 Whipple 术式）中，完整保留了胃和十二指肠球部

（图 45-2），胃的生理功能得以保持。经胃进入十二指肠残端有两个端侧吻合口，其中一个为输入襻，内有胆肠吻合口和胰肠吻合口（图 45-3）。使用不同的内镜（前视镜或侧视镜），输出襻在视野中的位置并不固定。

框 45-1　胰腺外科手术的类型

- 经典的 Whipple 术式（切除胃窦的胰腺十二指肠切除术）
- 改良的 Whipple 术式（保留幽门的胰腺十二指肠切除术）
- 远端胰腺切除术
- 中段胰腺切除术
- 胰腺包块挖除术
- Puestow 术式（胰腺空肠侧侧吻合术）
- Beger 术式（保留十二指肠的胰头切除术）
- Frey 术式（保留十二指肠的胰头切除术联合胰腺空肠端侧吻合术）

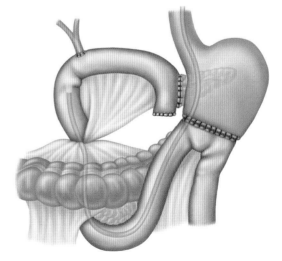

图 45-1　经典的胰十二指肠切除术图释。注意胃窦切除术及胃空肠吻合方式

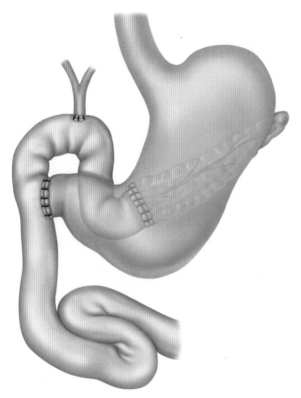

图 45-2　保留幽门的胰十二指肠切除术图释

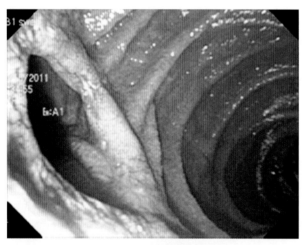

图 45-3　保留幽门的胰十二指肠切除术后，内镜从十二指肠残端看见的输入襻和输出襻

（二）内镜在并发症处理中的作用

内镜在处理 Whipple 手术的急性并发症方面的价值很有限。虽有报道称，Whipple 术后胰瘘的发生率高达 20%，但一般通过经皮穿刺引流、应用奥曲肽和静脉营养支持进行处理。然而，内镜在迟发性胰胆管狭窄或者结石的治疗中有明显价值（框 45-2）。内镜治疗介入的时机

取决于 CT 或 MRCP（用或不用促胰液素）检查的结果。

内镜诊疗前的准备很重要，包括选择合适的内镜、附件、患者体位、麻醉方式等，有利于取得最佳治疗效果（框 45-3，参考第 10 章）。

十二指肠镜偶可到达传统 Whipple 术后的胆肠吻合口，侧视镜有正对吻合口的优势，其抬钳器更便于控制附件。侧视镜到达胰肠吻合口的成功率也较低。图 45-4 显示的是通畅的吻合口。

通常来讲，侧视镜无法到达胆肠或者胰肠吻合口的原因是内镜插入部长度不够。在保留幽门的手术和输入襻较长的患者中尤其如此。在这些病例中，应用结肠镜可能取得较好的效果。带有治疗钳道的结肠镜可放置 10Fr 的塑料支架。结肠镜较硬，有时在通过成角、固定的输入襻时会较困难。胆道自膨胀式金属支架也可以通过结肠镜（儿童或者成人）放置。结肠镜没有抬钳器，可能给附件操作和治疗带来困难。

框 45-4 显示了各种可提高到达输入襻盲端和胆胰吻合口的技术。

框 45-2　胰十二指肠切除术和保留幽门的胰十二指肠切除术的并发症

- 早期并发症
  - 胰管瘘
  - 胰瘘
  - 胆管瘘
  - 出血
  - 伤口感染
  - 脓肿
  - 输入襻综合征
  - 输出襻综合征
  - 胃排空延迟延
- 迟发并发症
  - 胆肠吻合口狭窄（表现为胆管炎、黄疸）
  - 胰肠吻合口狭窄（表现为腹痛、胰腺炎伴或不伴胰管结石）
  - 肿瘤复发
  - 术中置入的胰管支架滞留
  - 糖尿病

应用单气囊小肠镜、双气囊小肠镜、旋转套管式内镜到达胆肠和胰肠吻合口进行成功操作的报道越来越多。这些操作一般是在常规 ERCP 失败后进行，由三级医疗机构、经验丰富的内镜专家来实施。由于缺少配套的附件，气囊辅助的 ERCP 通常非常耗时而且困难。另外，EUS 在胰腺术后患者迟发性胰胆管并发症的治疗中应用也逐渐得到普及。

框 45-3　内镜检查前的准备清单

- 内镜的选择
  - 十二指肠镜
  - 硬度可调或不可调的儿童肠镜
  - 硬度可调或不可调的成人肠镜（有治疗钳道）
  - 带有抬钳器的斜视镜
  - 单气囊小肠镜
  - 双气囊小肠镜（短的或长的）
  - 线阵式超声内镜
- 附件
  - 标准 ERCP 附件
  - 直或猪尾塑料支架
  - 全覆膜金属支架、双蘑菇头金属覆膜支架
  - 加长附件
  - EUS-FNA 穿刺针
- 患者体位
  - 俯卧位
  - 仰卧位
  - 左斜位
  - 左侧位
- 麻醉
  - 中度镇静
  - 麻醉监护
  - 全身麻醉

框 45-4　能提高到达输入襻盲端和胆肠、胰肠吻合口的操作技术

- 更换内镜
- 体外按压
- 改变病人体位
- 胆管空气显影
- 应用促胰液素刺激寻找胰肠吻合口
- 附件的选择：包括超细导管、直头或弯头导丝
- 无法到达胆肠和胰肠吻合口时，采用头低体位，向输入襻注入造影剂

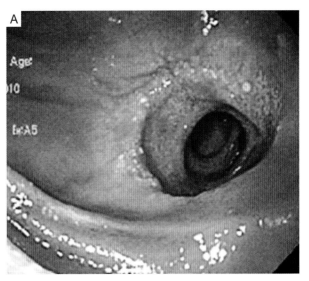

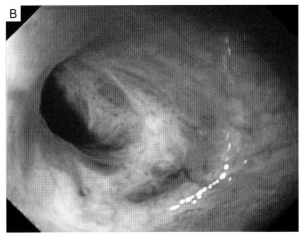

图 45-4　两名患者的内镜下胰十二指肠切除术后胆总管空肠吻合口的典型图像，开口较大，明显可见

二、胆管梗阻

（一）胆肠吻合口狭窄

胆肠吻合口狭窄可由良性病变或恶性病变所致，如胰腺癌复发、原发性硬化性胆管炎、自身免疫性疾病等。由于肿瘤易发生黏膜下侵犯，所以良恶性狭窄的鉴别异常困难。吻合口狭窄的治疗和其他良恶性狭窄的治疗（图 45-5）类似，但受内镜长度和钳道内径的影响。在某些情况下，可以采用针刀切开，但有穿孔的风险。

在无法到达胆肠吻合口的患者中，可应用 EUS 顺行置入塑料支架和自膨胀式金属支架。最近，EUS 引导的双蘑菇头金属覆膜支架也用于胆肠吻合口狭窄的患者的治疗。

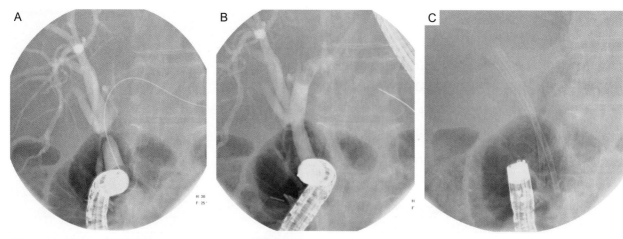

图 45-5　胰十二指肠切除术后胆总管空肠吻合口狭窄的内镜治疗

（二）输入襻梗阻

输入襻梗阻通常由肿瘤复发引起，常位于屈氏韧带处，有时也可能是放射治疗的继发改变。这种下游的梗阻易引起梗阻性黄疸或胆管炎，其他症状包括腹痛、恶心及呕吐。内镜检查最常见的表现是输入襻恶性或者良性管腔狭窄、输入襻角度固定或者放射性肠病相关改变，如黏膜脆性增加、溃疡、毛细血管扩张等。可在输入襻或者梗阻的胆管中置入塑料支架或者自膨胀式金属支架进行内镜治疗。在 Whipple 术后输入襻梗阻患者中，除传统内镜下支架置入治疗外，也可选择 EUS 引导下双蘑菇头覆膜金属支架置入治疗。

（三）输出襻梗阻

恶性肿瘤复发是输出襻梗阻最常见病因，其次是黏连或者放射治疗所致狭窄。多有输入襻梗阻相关症状，同时有胃流出道梗阻的表现。自膨胀式金属支架可单独应用于输出襻梗阻，也可与其他支架联合用于输入襻和输出襻梗阻治疗。理论上讲，在某些患者中应用 EUS 引导下胃空肠双蘑菇头金属覆膜支架（LAMS）置入治疗输出襻梗阻或许可行，但到目前为止尚无报道。

（四）其他

其他引起胆管梗阻的原因还包括结石、胆泥、外科置入胆管支架的长期滞留或者移位。在内镜逆行治疗失败的患者中，EUS 也可顺行治疗肝内胆管结石。

（五）胰管或者胆管梗阻的其他治疗选择

最近有一些联合治疗的报道。

1. 介入放射和 ERCP　PTCD 联合 ERCP 有助于进入胆道。当内镜进入胆肠吻合口的区域，但是不能确定或无法进入开口时，联合治疗非常有效。可先经 PTCD 置入内支架，然后内镜治疗，也可经 PTCD 先置入导丝，后进行内镜会师。对于胰腺空肠吻合口狭窄的患者，当无法识别吻合口或者进入胰管时，可由三级诊疗中心经验丰富的医师进行经皮穿刺，以便找到开口。联合治疗术前，要通过 CT 或者 MRCP 获取详细的图像资料。推荐围手术期应用抗生素。

2. EUS 引导下胆道梗阻治疗技术　对于 Whipple 术后患者，可通过多个途径进行 EUS 胆管引流，如 EUS 引导下会师技术、顺行置入支架及肝胃引流（图 45-6）。

3. EUS 引导下胰管梗阻治疗技术　与胆管疾病的处理和插管类似，在胰管梗阻治疗中 EUS 通常也是一种有效的手段。胰管梗阻常出现在胰十二指肠切除术后，但它与胆道梗阻没有临床相关性。大多数胰管梗阻的患者并无症状，对于胰管梗阻引起的胰腺外分泌功能不全的患者，或可进行胰酶替代治疗。当出现因胰管高压和破裂所致的胰瘘或者复发性阻塞性胰腺炎（多可能与胰

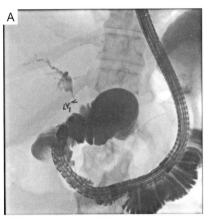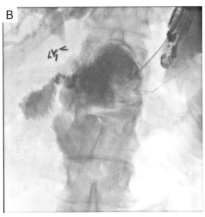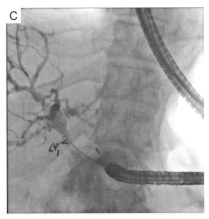

图 45-6　Whipple 术后胰腺癌复发并胆管梗阻的 EUS 介入治疗；A. 使用结肠镜未能到达胆总管空肠吻合口；B.EUS 引导下使用 15mm LAMS 达成的胃空肠输入襻吻合术；C. 标准的上消化道内镜穿过 LAMS 到达胆管开口，完成 ERC，置入胆管自膨式金属支架；ERCP. 内镜下逆行胆管造影术；EUS. 超声内镜；LAMS. 双蘑菇头覆膜金属支架

管结石有关），可选择内镜下治疗。

（1）EUS 引导下会师技术：在胰腺吻合口狭窄无法识别或者不能进入的情况下，EUS 联合 ERCP 技术已有成功报道（第 31～34 章）。可以由兼具 EUS 和 ERCP 经验的一位医师进行操作，也可由两个分别掌握 EUS、高级 ERCP 技术的内镜医师联合操作。这种联合治疗最好在既能行胰胆管外科手术又有介入放射条件的三级诊疗中心进行。在透视引导和 EUS 实时监测下，用 19G 或 22G 穿刺针进行经胃胰管穿刺。一些病例的胰管仅为 1mm，但也可进入。胰管造影后，送入 0.018～0.035 英寸的导丝，顺行进入胰管并通过吻合口，接着进行 ERCP 会师操作。后续的 ERCP 最常使用结肠镜或气囊小肠镜来进行操作。

（2）EUS 引导顺行引流术：近来，随着治疗性 EUS 的发展，胰管干预治疗可完全通过 EUS 方法实现。如前文所述，该操作首先将导丝沿吻合口送入空肠，然后用 6F 囊肿刀、针刀或探条扩张胃胰腺穿刺道，接着用直径 4mm 或 6mm 的扩张球囊扩张，最终置入 7F 或 10F 的临时塑料支架以横跨吻合口。有长的双猪尾支架和直支架两种可选，后者两端有固定侧翼，远端通过吻合口进入输入襻，近端则留于胃内（图 45-7）。有些内镜医师更喜欢放置没有侧孔的支架，可预防胃内容物对胰腺的污染。支架的远端留在胰管中（胰胃吻合）或穿过吻合口进入空肠（跨壁引流），近端猪尾放置于胃内。最近，有报道使用直径 6～8mm、长 8～10cm 的全覆膜自膨胀金属支架进行引流，理论上讲其优势在于建立了一个密闭环境，可防止胰液在胃周的渗漏。

EUS 治疗的累积成功率和并发症发生率分别为 83% 和 19%。在一个病例系列报告中，相关的

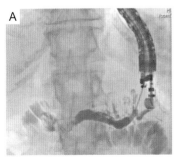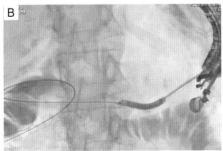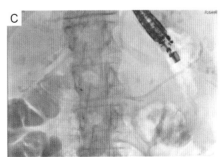

图 45-7　Whipple 术后胰管空肠吻合口堵塞导致复发性胰腺炎的 EUS 介入治疗。使用结肠镜逆行探查未能发现胰管空肠吻合口。A.EUS 引导的胰管穿刺造影显示胰管扩张、吻合口狭窄；B. 球囊扩张跨越胃和胰腺实质的穿刺道；C. 置入跨越胃和吻合口的双猪尾支架。EUS. 超声内镜

并发症包括胰腺炎、出血、支架移位、穿孔、假性囊肿形成、短暂性发热及 EUS-FNA 穿刺针造成的导丝涂层剥脱。

最近的一项国际多中心回顾性研究纳入了 66 例 Whipple 术后的患者，其中 40 例行 EUS 引导下胰管引流术，35 例行肠镜辅助的 ERCP 术。EUS 组 21 例采用跨壁引流，16 例行顺行引流，3 例进行会师。EUS 治疗有更好的技术成功率和临床成功率（88%～93%vs20%～23%），但其并发症更多（35%vs3%）。所有并发症均为轻度或中度，其中 81% 的并发症与术后疼痛有关，需要住院治疗。

（3）胰腺顺行针刀技术：胰腺顺行针刀技术（PANK）是一种改良的 EUS 引导下的会师技术，可用于导丝不能穿过空肠吻合口的病例。在导丝进入胰管后，用导丝引导的针刀扩张穿刺道，针刀进入胰管后继续向吻合口推进，当透视看到空肠压痕时，顺行进行针刀胰腺空肠造瘘，建立一个新的吻合口。接着导丝进入空肠并用球囊扩张新吻合口，然后经吻合口置入支架，近端留于胃内，远端放置在空肠中。

4. 支架的留置 探讨在胰十二指肠切除术中留置临时塑料支架的技术是非常重要的。外科医师有些会使用胆管支架，更多用的是胰管支架（5～8 Fr），后者可降低胰瘘的风险，也可防止吻合口狭窄等晚期并发症。支架在残余胆胰管内的长度一般不超过 3cm。支架可经空肠或腹壁取出，很多可自发移位至肠腔中。也有的外科医师用可吸收缝线将支架固定到胰腺上，以防止早期移位，这些支架向肠道脱落的可能性很小。然而有研究发现，长期保留的胰管支架会引起急（慢）性间歇性腹痛、脂肪泻、复发性急性胰腺炎或慢性胰腺炎。也有罕见的病例报告，发现支架从胰管脱落移位到胆管，从而造成胆管梗阻。有些支架由儿科营养管改制而成，透视下不可见，但 EUS 检查容易发现。对于留置支架出现临床症状的患者，应尽早仔细审查手术记录，寻找病因。可用常规前视内镜和气囊小肠镜将支架取出，后者柔韧性

较好，通过输入襻逆行更具优势（图 45-8）。在无法进行 EUS 操作时，可使用介入放射方法取出支架（图 45-9）。支架内移位可导致支架相关狭窄，有一例这样的患者最终进行端侧胰空肠吻合手术治疗。

三、远端和中部胰腺切除术

（一）解剖

当进行远端和中部胰腺切除术时，胃、十二指肠及壶腹部解剖结构是完整的，因此用标准的侧视镜行 ERCP 是可行的，乳头插管造影可显示术后缩短的胰管。

远端胰腺切除术（胰体尾切除术）是从胰颈部起切除不同长度的胰体，包括胰尾，常也切除脾脏。中部胰腺切除术切除的范围包括胰颈和胰体部。术后残留胰头和胰尾。胰尾既可与空肠吻合，也可和胃后壁吻合。中部胰腺切除术后残留的胰尾如果与胃壁吻合或行鲁氏 Y 形吻合，则内镜可到达吻合口。

（二）并发症

远端和中部胰腺切除术最常见的并发症是胰瘘，可继发形成瘘管或胰周液体聚集（常表现为胰腺假性囊肿）。远端胰腺切除和中部胰腺切除的胰瘘发生率分别为 30% 和 54%。国际胰瘘研究组

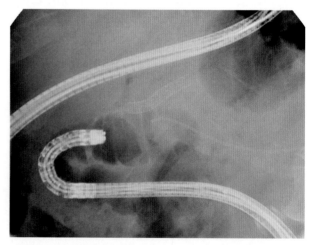

图 45-8　单气囊小肠镜在胰十二指肠术后输入襻近端翻转镜身寻找胰管空肠吻合口。注意外科术中留置的胰管支架

（ISGPF）将术后胰瘘分为 A 级（低度）和 B 级和 C 级（临床相关或高度）。大多数瘘管属于低度（A 级），可以在没有治疗的情况下迅速恢复。然而，约 40% 的瘘管有临床表现（B 级或 C 级），需要药物、介入或外科治疗。临床症状包括腹痛、发热、全身炎症反应的体征和症状、脓肿形成、胃排空障碍、出血、败血症、伤口开裂，甚至死亡。

（三）内镜在远端胰腺切除术后患者中的作用

对于术后胰瘘病人，目前尚无标准化的治疗方案。通常采用口服药物、静脉营养支持、奥曲肽和经皮置入引流管的综合治疗，大多数瘘管可得以闭合。 然而，即便通过上述措施，少数 C 级瘘管仍难以控制。ERCP 可在胰管括约肌切开或不切开的情况下经乳头置入胰管支架，可使瘘管短期内闭合，从而避免了进一步治疗或外科手术。曾有经乳头注射组织胶治疗胰瘘的报道，但由于潜在的并发症，该治疗方法不可作为一线治疗。

对于有症状的胰瘘和胰周较多积液者，可行 ERCP 胰管支架置入（图 45-10）或 EUS 跨壁引流。由于胰周积液通常不与十二指肠毗邻（图 45-11），所以常经胃壁进行引流（图 45-12）。在一项研究中，

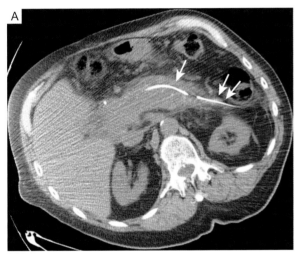
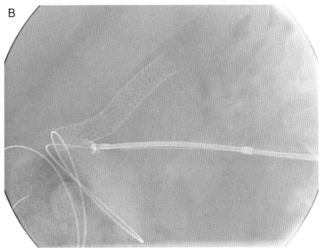

图 45-9　图 45-8 所示同例患者接受经皮介入治疗取出支架

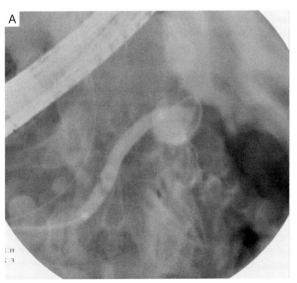
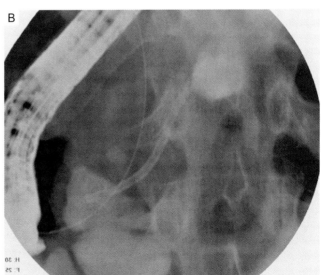

图 45-10　A. 内镜下逆行胆胰管造影术中可见慢性胰腺炎患者远端胰腺切除术后胰瘘并囊肿形成；B. 置入 7Fr 胰管支架治疗远端胰腺切除术后胰瘘

应用 EUS 和 ERCP 联合治疗有反复发作症状和胰周积液的慢性持续性胰瘘患者，先用扩张的球囊作为慢性瘘管的定位标记，然后在 EUS 引导下置入支架完成胃胰瘘吻合。对于远端胰腺切除术后的胰周积液，内镜治疗与经皮引流一样有效。

有限的数据表明，术前行 ERCP 胰管括约肌切开和支架置入可显著降低远端胰腺切除术后胰瘘的发生，然而，有一项随机对照研究显示并无益处。

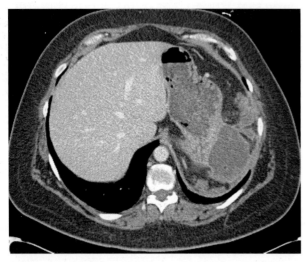

图 45-11　计算机断层扫描可见远端胰腺切除术和脾切除术后感染性胰腺液体积聚（箭头）。积液占据脾床，靠近胃腔（S）

四、Puestow 术式（胰腺空肠侧侧吻合术）

（一）解剖

虽然胰管引流已经被广泛应用于治疗慢性胰腺炎和因胰管梗阻伴腹痛的患者；但大多数胰腺外科医师仍倾向胰腺切除手术。

在 Puestow 术式中，从胰头至胰尾切开胰管，切开的胰管与空肠行侧侧吻合（胰空肠吻合术）。该手术可以保留胃、十二指肠和胰胆管的完整解剖结构，ERCP 通常可用于评估术后的胰空肠吻合管道是否通畅（最常见的原因是复发性疼痛）和治疗胆管狭窄（第 43 章和第 55 章）。

（二）并发症

据报道，除了常见的术后并发症，在 Puestow 术后发生迟发性吻合口狭窄的概率可达 10%。目前尚无 ERCP 处理此类并发症中的大宗报道。

五、胰腺病变挖除术

对胰腺囊肿、胰腺低度恶性肿瘤或胰腺癌前病变，除经典胰腺手术外，也经常进行胰腺病变剥离挖除治疗。

A

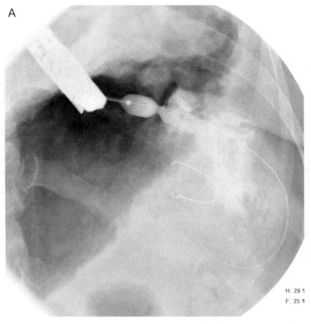

B

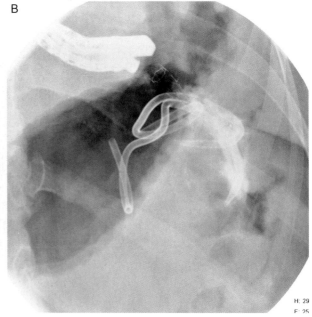

图 45-12　图 45-11　所示患者的经胃胰腺积液引流术。A. 透视图显示气囊循导丝跨越并扩张经胃的穿刺道；B. 透视图可见已置入两根 10Fr 双猪尾支架引流积液

并发症

胰腺挖除术最主要的并发症是主胰管、钩突支胰管或分支胰管损伤，造成胰液的外漏或胰瘘。内镜治疗包括在跨越胰管渗漏处放置胰管支架，也可以 EUS 引导下进行胰腺假性囊肿或液体聚积的引流。有一例个案报道，患者术后胰瘘置入塑料支架疗效不佳，换用自膨胀覆膜金属胆管支架得以治愈（图 45-13）。

六、ERCP 在胰腺创伤中的作用

在闭合性腹部创伤中，胰腺损伤占 1% ～ 5%，而穿透性腹部创伤中胰腺损伤可达 12%。1990 年，美国创伤外科协会（AAST）颁布了胰腺器官损伤评分表（表 45-1）。根据胰腺导管是否破裂和胰腺损伤的解剖部位，共分 5 个等级。

多排螺旋 CT 对急性胰腺创伤的诊断敏感性不高。当临床上高度怀疑存在胰腺和导管损伤时，促胰泌素联合 MRCP 在显示导管解剖结构方面更具优势（图 45-14）。单纯胰腺损伤症状轻微，体格检查、实验室检查甚至包括血清淀粉酶都无特殊异常。多达 1/3 的胰管完全横断患者的血淀粉酶也是正常的。早期胰管损伤可表现为胰瘘、顽固性胰腺炎、不能正常饮食或有症状的胰腺假性

囊肿或感染性液体聚积，有的复发性胰腺炎是未被发现的胰腺损伤所致，可能与潜在的胰管狭窄有关。

目前，ERCP 在胰腺创伤早期治疗中的作用还不明确。有一些报道认为，急诊术中应用 ERCP 评估胰管完整性有利于外科手术。但该操作需要担心相关的并发症，并且需要有经验的操作医师，因此在危重患者中的应用受限。

ERCP 在 CT 和 MRCP 之后，是评估胰腺创伤的第三选择。然而，当高度怀疑存在胰管损伤的时候，ERCP 是可选的，有机会进一步干预治疗干预。

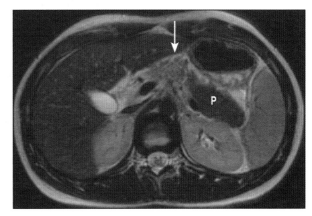

图 45-14　胰腺创伤后磁共振胆胰管成像检查。箭号所指为创伤所导致的胰管断裂。P. 胰腺

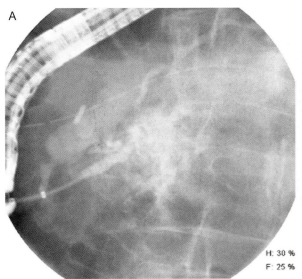

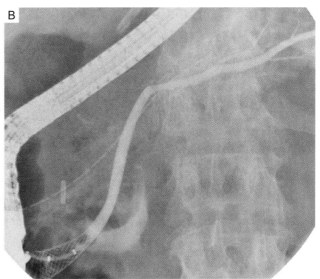

图 45-13　在主胰管内置入覆膜自膨式金属支架治疗胰头胰岛细胞瘤挖除术后的胰管大断裂。A. 胰管造影图可见胰头部胰管大断裂，上游胰管显影；B. 置入覆膜金属支架之后的透视图，注射造影可见瘘口已闭合

表 45-1 美国创伤外科协会（AAST）胰腺创伤分级

分级	损伤	描述
I	血肿	轻微的损伤，未损伤导管
	挫裂伤	表浅的撕裂，未损伤导管
II	血肿	较重的损伤，未损伤导管、无组织缺损
	挫裂伤	较重的撕裂伤，未损伤导管、无组织缺损
III	挫裂伤	远端横断或实质受损累及胰管
IV	挫裂伤	近端横断或实质受损累及乳头
V	挫裂伤	胰头广泛损伤

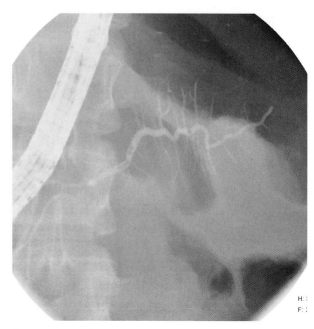

图 45-15 胰腺创伤的内镜下治疗

在成人和儿科的相关文献中，ERCP 在胰管破裂的情况稳定的患者中的作用已得到证实。内镜下胰管括约肌切开术和临时支架置入是创伤相关胰瘘和胰管破裂的一种有效的非手术治疗方法，可以避免外科手术（图 45-15）。ERCP 在 III 级胰腺创伤中的作用也存在争议，一般认为外科手术是主要的治疗手段。也有一些病例内镜治疗获得成功，但因为内镜操作和支架置入均可带来一定的风险，如败血症、支架移位、胰管狭窄和急慢性胰腺炎等，对这部分患者行 ERCP 仍持保留意见。不过，内镜治疗有越来越广泛的趋势。EUS 也可辅助治疗急性胰腺创伤。胰腺创伤的后期表现（术后数月至数年）主要是复发性急性胰腺炎和（或）疼痛，多由吻合口狭窄所致。ERCP 对有症状的胰腺创伤后假性囊肿的治疗成功率达 90%，与非创伤所致的假性囊肿的效果类似，且复发率较低（第 34、54

和 56 章）。

胰腺假性囊肿的治疗取决于症状、囊肿的大小、位置、胰管损伤类型和囊壁的成熟度。促胰泌素联合 MRCP 可以评估胰管损伤类型以及是否与囊肿相通。直接与胃或十二指肠壁相邻的假性囊肿可行跨壁引流。如果囊肿与主胰管相通，可经乳头置入支架，完成囊肿的引流。

七、小结

ERCP 在处理胰腺术后迟发性并发症中发挥着重要的作用。治疗性超声内镜、单气囊内镜和双气囊内镜对胰腺术后的临床治疗方面已取得重要进步，这些方法也仍在不断探索中。目前研究证实，ERCP 对胰腺创伤后情况稳定的胰瘘和胰腺假性囊肿有明确的治疗作用。

第 46 章

胆总管结石

John C.T. Wong James Y.W. Lau Joseph J.Y.Sung
刘　翼　潘阳林　译

在发达国家，胆石症及其相关并发症的患病率为 7%～10%，在印度皮马等地的高危人群中发病率超过 70%。2004 年，美国人群中与胆石症有关疾病的直接和间接治疗费用共计超过 60 亿美元，同时胆石症也与心血管特异性死亡率增加有关，即使在人口统计和心血管危险因素调整后也是如此。多种因素可能导致胆石症高发，例如，高龄、女性、印度本地人、种族、血脂异常、肥胖、妊娠、多种药物（如奥曲肽、头孢曲松、噻嗪类利尿药、口服避孕药等）、长时间禁食、快速减肥和全肠外营养是胆固醇结石发生的高危因素，而胆道感染、肠道克罗恩病、囊性纤维化、慢性溶血和肝硬化易导致胆色素结石的形成。

在西方国家，胆囊结石进入胆总管会导致胆绞痛、胆总管结石、胆管炎和胆源性胰腺炎等并发症。对 664 例无症状胆囊结石的丹麦人 17 年随访发现，有 20% 可出现上述并发症。已确定的相关易感因素包括：年轻、女性、胆结石数＞2 个和胆结石直径＞1cm。另一项研究报道表明，经腹超声（TUS）显示，引起胆囊炎的胆结石（8mm）往往大于引起梗阻性黄疸和胰腺炎的胆结石（3～4mm）。胆管结石的自然病程也有相关研究。在 92 例行超声内镜（EUS）检查的胆总管结石患者中，1 个月内行经内镜逆行胰胆管造影（ERCP）发现，21% 的患者胆总管结石已排出。直径＜5mm 的结石容易发生自发排石。相反，术中胆管造影阳性加上血清胆红素计数升高对胆囊切除术后胆管结石的存在有较好的预测作用。因此，较小的结石可无症状地自发排入十二指肠，而较大的结石可能会停留在远端胆管，导致胆道梗阻、胆管炎和胰腺炎。结石通过肝胰壶腹的共同通道时，可能引起胆汁反流进入胰管，导致急性胆源性胰腺炎的发作。在急性胆源性胰腺炎早期行 ERCP 的病例中，有高达 47% 的患者发现胆总管结石。结石慢性阻塞也可导致继发性胆道梗阻、肝硬化和门静脉高压，但较少见。因此,疑似胆总管结石患者应进行检查,并在发现结石时及时取出。

一、疑似胆总管结石患者的评估

1. 肝脏生化检测与腹部超声（TUS）检查的作用　对疑似胆总管结石患者的初步检查应包括肝脏生化检测和 TUS 检查。肝功能和生化检查正常有助于排除胆总管结石。在 1002 例腹腔镜胆囊切除术患者的随访中，正常肝生化指标准确地预测了不存在胆总管结石。γ- 谷氨酰转移酶（GGT）、碱性磷酸酶、总胆红素、谷丙转氨酶、谷草转氨酶可较好地排除胆总管结石，其阴性预测值从 94.7%（总胆红素）到 97.9%（γ- 谷氨酰转移酶）。单项肝脏生化指标异常的阳性预测值较低，仅为 15%。

TUS 对胆总管结石的诊断敏感性＜50%。但是，在 TUS 检查中发现的胆总管结石与 ERCP 和外科手术中发现的结石具有高度的特异性。TUS 检测胆管扩张（直径＞6mm）很敏感，扩张的胆管常伴随胆总管结石的存在。然而，在老年人和有胆囊切除术病史的患者中，胆总管可轻度扩张。TUS 检查胆管内径正常对胆总管结石的阴性预测值为 95%。

没有单一参数能准确预测胆囊结石患者是否合并胆管结石。大多数预测模型都是基于临床、生化和 TUS 多种结果的联合。例如，年龄＞55 岁、血清胆红素＞30μmol/L（18mg/L）和 TUS 显示胆总管扩张对胆总管结石的诊断率为 72%。2010 年，美国胃肠内镜协会（ASGE）标准实践委员会建议，有症状胆囊结石患者合并胆总管结石的风险可分为三类：低风险（＜ 10%）、中风险（10% ～ 50%）以及高风险（＞ 50%）。非常强的预测因子包括胆管炎、胆红素＞ 40mg/L 和 TUS 显示胆管结石。强预测因子则包括胆红素 18 ～ 40mg/dL 以及 TUS 发现未切除胆囊患者的胆总管扩张（＞ 6mm）。存在 1 个非常强的预测因子或者 2 个强预测因子都属于高风险患者。年龄＞ 55 岁、胆源性胰腺炎、血清胆红素升高以外的肝功能异常是胆总管结石的中度风险的预测指标。无任何一项预测因子则被认为是低度风险。高危胆总管结石者应行术前 ERCP 及取石术。低风险的患者可以不经过进一步检查而行胆囊切除术。处于中等风险的患者应接受术前成像，如磁共振胆管造影（MRC）或超声内镜（EUS）检查，以尽量减少诊断性 ERCP 及并发 ERCP 术后胰腺炎（PEP）的相关风险。

最近，多组前瞻性研究对 ASGE 胆总管危险分层模型进行了验证，发现 ASGE 高危人群的胆总管结石的诊断准确率仅为 59% ～ 69%。因此，还需要更好的胆总管结石危险分层办法，这样可避免不必要的 ERCP。对中等风险胆总管结石患者，4 个临床试验共报道了 213 名患者，综合分析表明术前 EUS 可避免 67% 的患者进行 ERCP，也降低 PEP 的风险 ［相对风险（RR）：0.21；95% 可信区间（CI）：0.06 ～ 0.83］。

2. 磁共振胆道造影（MRCP）与超声内镜（EUS）检查的作用 meta 分析显示，MRCP 检测胆管结石的敏感性高（92%；95%CI：80% ～ 97%），特异性也很高（97%；95%CI：90% ～ 99%）。MRC 的敏感性与结石大小有关，一项研究显示，MRCP 检测直径约 1cm 的结石的敏感性为 100%，检测直径小于 5mm 的结石的敏感性则仅为 71%。在另一项研究中，以 MRCP 显示结石直径＞ 4mm 作为判断指标进行 ERCP，发现 MRCP 的敏感性为 83%（95%CI：78% ～ 88%），特异性为 66%（95%CI：53% ～ 77%）。假阳性也可

能发生，主要与气泡或胆肠吻合术有关（如胆总管十二指肠吻合）。MRCP 具有完全无创的优点，通常不需要麻醉，也不受解剖改变的影响。然而，MRCP 不适用于起搏器、除颤器或体内金属置入等情况。

EUS 是评估中危患者胆管结石的另一种方法。患者取左侧卧位，将超声探头置于十二指肠球部顶端，可清楚显示十二指肠降段、十二指肠乳头、肝门部到壶腹区的胆管。环扫和纵轴 EUS 均有较高的灵敏度（＞ 90%）和特异性（＞ 93%），但两者未行直接比较（图 46-1）。有一点很重要，尽管 EUS 受操作水平的影响，但其诊断敏感性似乎不受结石大小或胆管内径的影响。如果 EUS 发现胆总管结石，可以在同一次内镜检查中进行 ERCP 诊治，减少额外的操作，也减少了手术、镇静和间期胆管炎的风险。

2016 年发表了一项涵盖 8 项前瞻性研究的系统回顾，共纳入了 538 例中度风险的胆总管结石患者，ERCP 和（或）术中胆道造影的作为诊断胆总管结石的金标准，该研究发现 EUS 的敏感性（94%）优于 MRCP（84%），而 MRCP 的特异性略高于 EUS（92% vs 89%，无统计学差异）。对于小结石和泥沙样结石，EUS 可能更敏感。最后，选择 MRCP 或 EUS 往往取决于资源的可用性和患者的偏好。

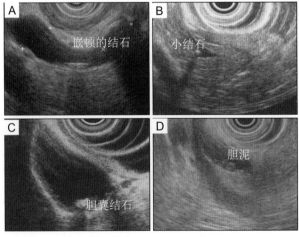

图 46-1 线阵超声内镜扫描发现。A. 胆总管末端结石嵌顿；B. 胆总管小结石；C. 胆囊结石；D. 胆泥

二、胆总管取石（参考第 19 章）

1. 患者准备　对于有 ERCP 指征和需内镜下括约肌切开术（ES）取石的患者，术前应对其进行评估。患者的年龄是首要考虑因素之一，但是，在韩国的一项超过 600 例患者的多中心回顾分析显示，手术是否成功和不良事件（包括心肺并发症和 PEP）发生率在 80 岁的患者和年轻的患者群体中是相当的。随着新型口服抗凝药物和抗血小板药物的广泛应用，内镜医师必须熟悉它们的适应证（第 10 章）。对有心血管疾病需要使用抗血栓药物的患者，最新的 ASGE 胃肠内镜患者抗血栓药物管理指南认为，需要对内镜诊疗的急迫性、ERCP 出血风险和停用药物相关的血栓风险进行权衡。在脓毒血症患者中，抗血栓药物不应成为延缓 ERCP 的理由。一项包括 203 例胆管炎患者的回顾性分析显示，住院后若等待 ERCP 超过 48 小时，则出现持续器官衰竭的风险将升高 3 倍。术中可直接置入短塑料胆道支架，不需要十二指肠乳头括约肌切开（ES），较为安全。而在非紧急情况下，应考虑到 ES 属于高出血风险的操作，而单纯的柱状球囊扩张（EPBD）则属于低出血风险，可不停用抗血栓药物而直接 EPBD。当计划进行 ES 时，低心血管风险患者的抗凝药物可以停用，而高心血管风险患者则需要抗凝替代治疗。然而，肝素替代疗法的价值仍受质疑。最近，对房颤患者（平均 CHADS2 评分 2.3）的一项多中心随机对照试验发现，低分子肝素替代治疗增加了大出血和轻微出血的风险，但血栓栓塞的发生率与无替代治疗组相似。由于此项研究中 90% 的手术属于出血低风险的，因此肝素替代组中高出血风险患者（如 ES 患者）的实际出血率可能更高。无论低心血管风险还是高心血管风险患者，接受双抗血小板治疗时，内镜检查之前应继续服用阿司匹林 / 非甾体抗炎药物，但应停用 5 天噻吩并吡啶。关于术前抗生素的预防应用（第 10 章），ASGE 指南从 2015 年起推荐用于肝移植者和胆道梗阻胆管引流术患者（多发结石或复杂狭窄者）。在无胆管炎的胆道梗阻患者或 ERCP 可能完全解除胆道梗阻的情况下，还没有确切的证据表明术前使用抗生素可减少 ERCP 术后胆管炎的发生。我们建议在免疫缺陷患者中常规使用抗生素。最近，一项纳入 2600 例 ERCP 患者的多中心随机对照试验显示，术前 30 分钟常规使用直肠吲哚美辛 100mg 与术后给予高风险患者选择性应用直肠吲哚美辛组相比，其术后胰腺炎显著降低（RR：0.47；95%CI：0.34 ～ 0.66；P < 0.0001）。不良事件（特别是出血和穿孔）两组相似。脓毒血症患者如血流动力学不稳定或气道风险较高，则应选择仰卧或左侧卧位进行气管插管全身麻醉手术。我们比较喜欢在麻醉医师使用丙泊酚麻醉的情况下进行 ERCP 术。

2. 胆管插管、胆管造影和括约肌切开术（第 14 章和第 17 章）　根据 2013 年对 ERCP 术中疗效的 meta 分析表明，ERCP 结合 ES 后取石是一项历史悠久的技术，总成功率为 90%。我们推荐导丝引导下胆管插管，因为注射造影剂会增加静水压，并对胰管造成机械损伤。在一项对比造影剂引导与导丝引导胆管插管的对照试验的综合分析显示，导丝引导胆管插管的一次性插管成功率明显增高，并且 PEP 发生率明显下降，差异有显著性（RR：0.19；95%CI：0.06）。我们使用的是拉式括约肌切开刀，通常其切割线长 25mm，预先装上一根 0.025 英寸或 0.035 英寸的导丝，导丝有一个亲水端。括约肌切开刀的弯曲为插管提供了额外的角度。胆管深插管后，将括约肌切开刀插至胆囊管上方，先抽胆汁，然后注入 50% 浓度造影剂，以更好地显示结石。胆管炎患者可先抽出脓液，避免胆管扩张压力过大，胆道压力升高可引起菌血症。可通过置入 7Fr 鼻胆管或一个短塑料支架进行快速的胆道引流，以防止结石梗阻。虽然有几个随机对照试验显示，不同的胆道引流方式和不良事件产生之间没有差别，但我们更喜欢使用短塑料支架，因为咽喉部的鼻胆引流管可导致不舒服的感觉，并容易发生意外移位，在精神异常或老年患者中尤为明显。

当患者的临床状况允许取石时,应进行充分的胆管造影,以显示结石的大小、形状、位置、数目、结石梗阻情况、胆管情况尤其是远端胆管直径等,要注意远端胆管有无狭窄,因为狭窄将影响取石的成功与否。如果已先行括约肌切开,可能需要胆管封堵造影来防止造影剂流出。然而,胆管造影诊断胆管结石的敏感性不高,从 67% ~ 94% 不等,小结石可以在一个显著扩张的胆管中被遗漏。为了显示十二指肠镜后的胆管,应将十二指肠镜推进到半长镜身位置。当胆管造影未发现明显的结石时,是否经验性取石取决于预先估计的结石风险程度。当考虑为高风险时,例如,在 TUS 上看到结石或存在胆管炎时,我们主张更宽松地实施经验性 ES。这与一项随机研究的结果也是一致的,这项随访 22 个月的研究表明,对于临床上考虑有胆管炎和胆石症,但在 ERCP 上没有显示胆管结石的患者,经验性 ES 可减少结石复发和脓毒血症的风险 [危险比(*HR*):0.305;95%(*CI*):0.095 ~ 0.975;*P*= 0.045]。在大多数情况下,遗漏胆管结石的风险大于经验性 ES 的风险。当条件和技术许可时,辅助技术如 IDUS 或 EUS 可能有助于解决这一难题。

ES 应逐步进行,切割线的远端置于管道中,切割线的张力不应太大(第 17 章),过度的张力容易导致拉链式切开,凝固的组织也容易被强行切开,穿孔和出血的风险增大。笔者更喜欢在脉冲模式下使用混合电流进行 ES,如使用 ENDO CUT(Erbe Elektromedizin GmbH,Tuebingen,德国)模式。一项包含 4 项随机研究共计 800 多名患者的分析显示,单纯切割模式其 ES 所致术中出血更多,而 PEP 与混合电流相比并无差异。

括约肌切开的长度取决于乳头的形状和远端胆管的直径、形态。当乳头突起明显、胆管扩张、末端管道条件较好时,完全的 ES 可切至横向皱襞的顶部。当乳头较小、远端胆管纤细狭窄时,可能仅能进行有限的切开。当末端胆道的括约肌肌纤维被切断时,应该可以看到胆汁自行流出。当括约肌充分切开时,还可以发现完全弯曲的、25mm 刀丝的括约肌切开刀能自由通过括约肌切开的开口。

3. 胆道取石器械与技术　取石器材的选择取决于结石的大小、类型和远端胆管的形态(图 46-2)。根据十二指肠镜的宽度可以估计结石和胆管的直径。可选的取石附件包括软 Fogarty 型取石球囊、金属网篮和网篮机械碎石器(BML)。使用机械碎石时,应使用 4.2mm 钳道的治疗型十二指肠镜。当结石较多时,应首先取出最远端的结石,如果一开始就试图取出近端结石容易导致远端结石嵌顿。此外,在尝试取石之前,ES 大小需要和石头大小相称。

对于小结石,可以使用软的取石球囊导管。许多取石球囊都是三腔的,可同时通过导丝、注射造影剂以及充气扩张球囊至相应大小。在 X 线监视下,将球囊送至目标结石的近端,充气至胆管的大小。避免过度球囊充气,否则拖拉球囊的阻力过大,患者会出现不适。将球囊和结石轻轻地拉到乳头附近。十二指肠镜的头端先向上靠近 ES 开口部位,然后把球囊导管固定在十二指肠镜工作通道阀门的位置,推大旋钮并轻轻推进十二指肠镜,取出结石。软球囊取石的创伤小,减少了结石和取石器械嵌顿于远端胆管的风险。手术结束时,可用取石球囊进行封堵造影。

也可以使用金属网篮取出结石。网篮类型包括 Dormia 网篮(由 4 根金属线制成,打开后为 2

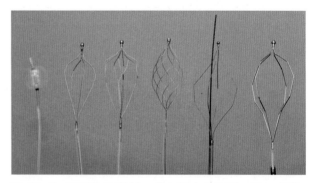

图 46-2　胆管取石器械。从左至右分别是:取石球囊、标准 Dormia 网篮、花瓣状网篮、螺旋网篮,两种碎石网篮分别为导丝引导的梯形 RX 网篮(Boston Scientific, Marlborough, MA)和可通过内镜工作通道的机械碎石网篮(Olympus, Tokyo, Japan)

个垂直六边形的形状）、螺旋或花状网篮（它们由8根金属线制成，拥有更紧密的网眼，可更好地捕获小结石）。通过乳头插入金属网篮的方法也称为"接吻"技术。网篮的顶端首先接触 ES 开口的顶部，内镜头端向上（大旋钮 up），十二指肠镜轻微向前推进，使网篮的轴与胆管轴对齐，便于插管。一旦确定了目标结石，网篮应在结石的上部向前推出打开，最好能选择在胆管较宽的地方打开网篮。应避免在结石的下方打开网篮，以免将结石推入肝内。如有必要，可以注射造影剂显示出结石的轮廓。然后，通过轻柔旋转摆动以及网篮导管的快速内外移动使网篮丝捕获住石头。一旦套住结石，慢慢收网，使得网篮尺寸大小刚好困住石头；不要收太紧，以免金属线嵌入石头。当收住结石后，内镜头端向下（大旋钮 Down），轻柔推进内镜以保持胆管轴向，方便取石。如果捕获的结石不易取出，则应将网篮退回到胆管中段，放开结石。应避免在与胆道轴向垂直的方向上强力拖拉网篮，该动作可导致乳头部黏膜撕裂。这时候经常需要采用扩大括约肌切开、EPBD、机械或激光碎石。如果结石在网篮中嵌顿，石头不能从网篮中释放，可以使用 Soehendra 碎石器（Cook Medical, Winston-Salem, NC）进行补救（图 46-3）。在体外接头部位剪断金属网篮的手柄，拔出十二指肠镜，移除环绕在网篮线上的塑料外鞘管，将 Soehendra 碎石设备的金属鞘管通过网篮线插入，在 X 线透视下抵到结石部位，将网篮金属丝尾端插入碎石手柄并盘旋固定于绞杆上，再将金属鞘锁定在手柄上，慢慢转动摇杆使网篮逐渐闭合，挤压结石至逐渐碎裂。另外，也可以使用单人操作胆管镜引导的激光碎石术解决结石嵌顿的问题。

直径＞15mm 的胆管结石或者结石虽然较小但胆道末端内径较窄时，取石较为困难，往往需要机械碎石。如前所述，括约肌切开应足够大，如有必要，也可进行 EPBD。有几种可供选择使用的机械碎石器，如 LithoCrush V 型碎石器（Olympus, Tokyo, Japan）、Trapezoid RX 网篮

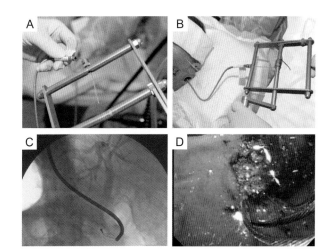

图 46-3　网篮取石嵌顿时用于补救碎石的 Soehendra 机械碎石器（Cook Medical, Winston-Salem, NC）。A. 在手柄处剪断网篮导管，移除塑料外鞘管，网篮金属丝穿过碎石金属鞘管、Luer 锁和碎石器旋转杆中央的孔道（B）；C. 透视监测下慢慢旋转手柄，拉紧金属丝，推动金属鞘管前进；D. 用常规取石方法取出残余的结石碎块

（Boston Scientific, Marlborough, MA）和 Fusion 网篮（Cook Medical）。BML 网篮一般由几个部分组成：一个带有4根金属丝的网篮，通过 Teflon 导管连接到控制部分，最外层为金属鞘。首先收住网篮，用 Teflon 导管前端插管，在胆管内将整个装置插入更高的位置。打开网篮后，可以通过 Teflon 导管的头端注射造影剂，用于显示结石轮廓。然后，用网篮牢牢套住结石，缓慢收紧网篮，避免结石滑脱（图 46-4）。然后，将金属鞘推进到结石部位，在金属手柄的缺口中锁定。转动手柄上的旋钮，缓慢收紧网篮金属线，石头被压在金属鞘的头端，逐渐磨碎结石。非常坚硬的结石有时可能会从网篮中脱出。Trapezoid RX 网篮（Boston Scientific）有一个紧急释放功能，以避免网篮嵌顿。如果患者胆管结石多发或结石太大，不能完全清除，必须在 ERCP 结束前确保充分的胆道引流。临时置入短胆道塑料支架或鼻胆管引流可以预防残留碎石的嵌顿和并发的胆管炎。

4. 经内镜乳头球囊扩张术　对于胆管小结石，小直径（＜10 mm）柱状球囊单纯扩张曾被认为是 ES 的替代方法。从理论上讲，单纯柱状球囊扩张发生出血和穿孔风险应该更小。2004 年发表的

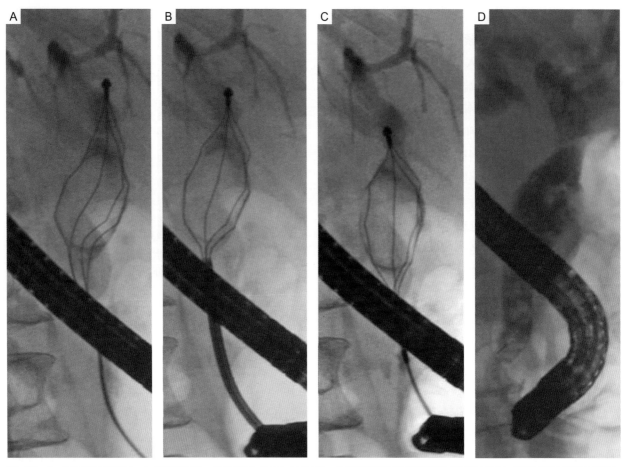

图 46-4 网篮机械碎石。A. 网篮套住一枚胆管大结石；B 和 C. 金属鞘循特氟龙鞘管前进到结石处，随后慢慢将结石挤碎；D. 用常规取石方法取出剩下的结石小碎块

一项涵盖 8 项随机对照试验共计 1000 例 EPBD 患者和 ES 患者的 meta 分析显示，PEP 发生率两组相当（7.4% vs 4.3%；P=0.05），但 EPBD 组碎石率较高（20.9% vs 14.8%；P=0.01），有统计学差异。一般认为，对于年轻患者保留括约肌功能的益处是最大的（相应的 PEP 风险也较高），但遗憾的是该研究纳入患者的平均年龄为 65 岁，尚无年轻患者的 PEP 数据。未被纳入上述 meta 分析的一项来自美国的前瞻性多中心随机对照试验则被中期叫停，结果显示 EPBD 不仅 PEP 更多，而且总体并发症显著增高（17.9%vs3.3%；$P < 0.001$），有 2 例患者死于坏死性胰腺炎。值得注意的是，这项研究是在预防性使用胰管支架和直肠使用非甾体药物预防 PEP 出现之前进行的。有趣的是，PEP 的风险可能与 EPBD 的持续时间有关。一项随机对照试验比较了 10mm 柱状球囊扩张 1 分钟和 5

分钟后的结石完全清除率，结果表明，更长扩张时间不仅有利于结石取出，同时也显著减少 PEP 的发生（RR: 0.32；$P = 0.038$）。研究者认为，扩张时间短可能导致括约肌复合体扩张不足，这样反而加重了括约肌水肿和痉挛所致的胰管阻塞和胰管压力增加，有点类似于腹腔间隔室综合征。后续的 meta 分析进一步证实了上述发现，当扩张时间超过 1 分钟时，PEP 的发生率与 ES 相当，而 EPBD 小于 1 分钟的 PEP 发生率最高。尽管如此，仅应在结石直径＜ 10mm 的困难患者中谨慎选用 EPBD，如比罗 Ⅱ 式胃大部切除术后、憩室内乳头、肝硬化合并凝血功能障碍（尤其是肝功能 C 级患者）、需要取石后即刻抗凝治疗的患者以及低风险 PEP 的患者。

5. 经内镜乳头球囊大扩张（第 18 章）　Ersoz 等于 2003 年首次报道了经内镜乳头大球囊扩张

术治疗胆管大结石,其扩张直径从 12 到 20mm 不等。先行 ES,后将球囊导管 [如最大直径 12～20mm、长度为 5.5cm、导丝引导的食管 / 幽门逐级球囊扩张球囊(Boston Scientific)] 中部置于括约肌切开口处(图 46-5),在 X 线透视和内镜引导下缓慢注入 50% 造影剂以扩张球囊。应注意扩张球囊的最大直径不能超过远端胆管的内径。在临床操作中,作者使用柱状球囊的内径很少超过 15mm。球囊扩张应小心谨慎,远端胆管狭窄是 EPLBD 并发穿孔的主要危险因素 [优势比(OR) 17;95% CI:3～74;P < 0.001]。对韩国和日本 12 个中心 900 多例 EPLBD 病例进行回顾性分析发现,3 例出现术后致死性穿孔,原因均是在球囊扩张过程中遇到阻力或狭窄腰部未能充分扩开。碰到门静脉高压性胆道疾病的患者应谨慎,EPLBD 可导致胆管周围异常曲张的静脉破裂引起大出血。大多数内镜医师在球囊腰部消失后,维持压力 30～60 秒。球囊减压后,通常可以观察到乳头开口边缘的黏膜出血,但通常不需要干预就可自行止血。肝硬化(OR:8;95% CI:2～31;P=0.003)、扩张前全长 ES(OR:6;95% CI:2～16;

P < 0.001)和胆管结石 > 16mm(OR:4;95% CI:2～8;P < 0.001)是 EPLBD 相关出血的危险因素。多项研究比较了不同范围 ES+EPLBD 与单纯 ES 的取石效果。尽管联合方法与单纯 ES 的成功率相似,但 ES+EPLBD 可减少机械碎石术的应用,减少透视时间和住院费用,降低胆管炎与胰腺炎的发生。先行 ES 可使胆管与胰管开口分离,并且随后球囊扩张所致的肌肉断裂方向可控,这可能是 ES+EPLBD 联合技术中 PEP 发生率较低的原因。

3 项来自亚洲的非随机对照研究发现,单纯的 EPLBD 与 ES+EPLBD 联合技术相比,两组的结石的完全清除率、机械碎石术率、中位手术时间以及 PEP 等不良事件均相当。另一方面,一项包含 32 项回顾性研究的综述发现,单纯 EPLBD 的初始成功率较低(76% vs 84%,P < 0.001),机械碎石率较高(22% vs 14%,P < 0.001)。最近,一个国际共识会议提出了一些关于 EPLBD 的建议。

6. 胆道支架　对于胆管炎尤其是化脓性胆管炎患者,放置胆道支架是一种可选的临时性方法(图 46-6)。这可以缓解脓毒血症,也可以改善患者的病情,为后续的最佳治疗赢得了时间。支架置入术的目的是防止结石在远端胆管内嵌顿。也有证据表明,部分结石可随支架置入时间延长而变小,原因可能是由于结石与支架本身的摩擦,胆色素结石的效果更明显。因此,对于初次取石

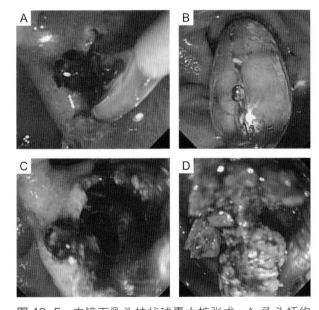

图 46-5　内镜下乳头柱状球囊大扩张术。A. 乳头括约肌小切开;B. 用直径 15mm、长度 5.5cm 的 CRE 球囊(Boston Scientific, Marlborough, MA)进行内镜下乳头柱状球囊大扩张术;C. 术后自限性出血;D. 使用常规方法取石

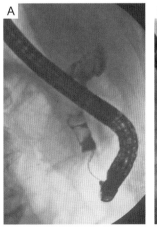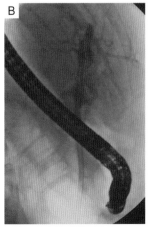

图 46-6　胆管支架置入。A. 胆总管多发结石导致急性胆管炎;B. 置入 10Fr 胆管塑料支架以暂时缓解症状

失败的大结石患者，也可以考虑放置胆道支架。通常情况下选择塑料胆道支架，如 7Fr、7cm 的双猪尾支架。由于塑料支架会出现堵塞，因此不推荐长期放置胆道支架或者将胆道支架作为结石治疗的最终选择。在两组长期放置塑料支架的老年患者中，术后 1 年内支架堵塞相关的不良事件发生率为 34%～40%。最常见的不良反应是胆管炎，相关死亡率为 15%。胆囊不良事件发生率也较高。因此，长期支架置入术应仅限于预期寿命短或需要重复 ERCP 的高风险患者。有两项研究报道了临时放置 10mm 部分或全覆膜胆道金属支架治疗困难胆管结石的效果，平均 6～8 周后取出金属支架时，83% 患者结石完全清除。临床无症状的支架脱落率为 10%～22%。由于覆膜金属支架应用于困难结石的时间较短，该方法的长期疗效仍待进一步验证。

三、困难胆管结石

1. 临床类型　困难胆管结石占所有患者的 5%～10%，是指 ERCP 未能完全取出胆管结石。取石失败可能有几个原因：①内镜无法到达乳头，如比罗Ⅱ式胃切除术后或鲁氏 Y 形吻合术后；②乳头开口隐藏于憩室内，多见于老年患者；③结石嵌顿于乳头内，阻碍了常规胆道插管；④结石位于狭窄胆管之上或肝内；⑤结石有时难以被碎石网篮捕获，如结石过大、形状异常、位置欠佳、狭窄胆管的空间受限或出现结石嵌塞（如 Mirizzi 综合征）；⑥即使碎石网篮已捕获结石，也可能会出现金属丝断裂、手柄结合部断开或结石嵌顿等问题，导致碎石失败。

2. 上消化道手术后解剖变异（第 31 章）　内镜医师必须了解手术重建的类型和手术后的解剖结构，以便为选择内镜和附件作参考。术后患者的 ERCP 操作难度更高，其不良事件发生率也较高，因此术前应充分考虑并与患者讨论其他可选的治疗途径。对于比罗Ⅱ式胃空肠吻合的患者，笔者更倾向于使用十二指肠侧视镜，可以更好地观察乳头，并且抬钳器也有助于胆管插管。在相

同重建术式中，输入襻与胃小弯吻合，拐角较大。通常情况下，当内镜进入输入襻时，它形成曲棍球棒样的形状，深入插镜容易成襻。但当向右下旋转镜身时通常可以成功进镜。十二指肠镜通过腹膜后固定部分（十二指肠的第三段和第四段）时，进镜用力过大可能导致穿孔。插管时内镜往往与乳头有一定的距离，在此情况下笔者更倾向使用带有亲水导丝的直圆头造影导管来进行胆道插管（图 46-7），也可选择可旋转的括约肌切开刀（Boston Scientific）。在胆管深插管后，插入一个短塑料支架，就可安全地在支架上进行针刀括约肌切开术（图 46-8）。在意大利一家有 30 年经验、高度专业的三级中心，主要使用十二指肠镜进行操作，713 例比罗Ⅱ式胃大部切除术后患者的临床成功率超过 94%，其中 1.8% 并发穿孔，0.3% 患者死亡。但在低级的医疗中心，此类患者的成功率可能较低。

在鲁氏 Y 形胃空肠吻合术患者中，标准内镜往往不够长，不能到达乳头，需要气囊辅助小肠镜。一项 2014 年系统回顾共纳入了 945 例单气囊、双气囊或螺旋式小肠镜的病例，其中鲁氏 Y 形胰十二指肠切除术、保留幽门的胰十二指肠切除术

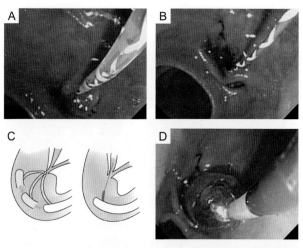

图 46-7　比罗Ⅱ式胃空肠吻合术后用十二指肠镜进行胆管插管。A. 主乳头位于视野的 12 点钟方向附近，用直型圆头导管插管；B. 插管成功后退出插管导管，保留亲水导丝。注意胆管的轴向在 7 点钟方向；C. 将内镜回拉，可将插管方向调整到与胆管轴向一致；D. 使用球囊扩张乳头括约肌，而非内镜下括约肌切开术

或肝管空肠吻合术的 ERCP 成功率为 76%，鲁氏 Y 形胃旁路手术病例成功率为 70%。对于鲁氏 Y 形胃旁路手术患者，可以通过 15mm 或 18mm 的腹腔镜 Trocar 进行 ERCP 操作。也有报道在 EUS 引导下利用双蘑菇头金属支架建立胃 - 胃或胃 - 空肠通道，再成功进行 ERCP。对手术后解剖结构变异的胆总管结石患者，EUS 引导的顺行治疗也是一种很有前途的技术，但有时候胆道穿刺和导丝超选的难度较大（第 33 章）。

3. 胆管结石嵌顿　偶尔可在乳头开口发现嵌顿的结石，这时候导丝引导的插管往往很困难，在乳头膨起明显处进行针刀预切开比较安全，嵌顿的结石位于胰管开口前方，因而对胰管有保护作用（图 46-9）。嵌顿一旦解除，效果往往立竿见影。如果嵌顿的结石较小，也可以利用圈套器圈套结石近端乳头黏膜，轻轻收网挤压辅助排石，往外。如果发现乳头在十二指肠内高度膨出，也应怀疑有结石嵌顿的可能，偶尔在插管过程中会发现结石脱落（图 46-10）。还有一种处理方法，是将球囊导管放置在结石的远端，充气后封堵注射造影剂，可能使结石向胆管近端移动而解除嵌顿。

4. 胆管狭窄　当胆管结石位于狭窄胆管的近端时，需要在取石前进行狭窄评估和处理。在良性狭窄时，可用球囊将狭窄扩张至胆管正常直径

大小，然后尝试取石。BML 可将石头碎成碎块状，有助于完全清除结石。很多情况下，需要放置多个塑料支架或全覆膜金属支架，先扩张狭窄胆管，后期再处理结石。如前所述，可通过支架的摩擦效应使结石变小，以便下次取石。

四、经口体外或胆管内碎石术

由于各种原因，常规取石技术可能难以取出某些大的、硬的胆管结石。BML 网篮可能无法在狭窄的管道中完全打开，或者结石大小超过网篮的最大径。即使在套住结石后，很罕见的情况下会发生网篮的金属丝或手柄连接部断裂。此

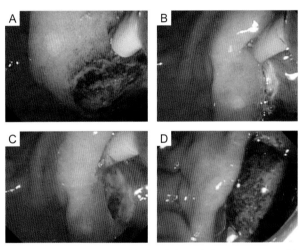

图 46-9　内镜下看见胆管结石嵌顿于乳头口；A ～ C. 针状刀逐步切开肿大乳头的括约肌；D. 嵌顿的结石被取出

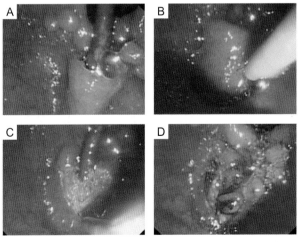

图 46-8　比罗 II 式胃空肠吻合术后的内镜下乳头括约肌切开术；A. 先置入直型胆管塑料支架；B. 针状刀在支架上方行括约肌切开术；C. 暴露括约肌肌纤维；D. 结石得以取出

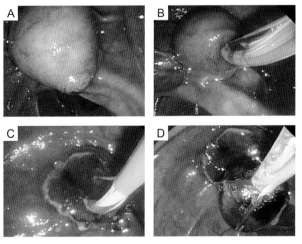

图 46-10　肿大的乳头。A. 应怀疑有胆管结石嵌顿；B. 成功完成胆管插管，结石不再嵌顿；C. 行乳头括约肌大切开；D. Dormia 网篮套住结石并取出

时，可选体内或体外震波碎石（ESWL）进行处理。ESWL 前需先放置鼻胆引流管，在透视下经鼻胆管注入造影剂，进行结石的显像和定位。85%～90% 的患者可以在 3 次 ESWL 治疗中完成胆总管结石的清除。不良反应包括疼痛、出血和胆管炎，发生率＞35%。

另一种方法是直接经口胆道镜碎石（第 27 章），该方法可以在直视下碎石，避免胆管损伤。目前有多种胆道镜可选，包括传统的子母镜、超细内镜和 Spyglass DS 单人操作胆道镜（Boston Scientific）等。每种胆道镜都有其优缺点，在头端偏转程度、胆管插管操作难易度、图像分辨率、增强成像功能、耐久性和成本等方面各有差别。钬 -YAG 双频激光和液电碎石术（EHL）均能有效地粉碎胆管大结石。通常在碎石过程中，会产生大量的结石碎片，影响了胆道冲洗的效果。遍布于胆道的小结石可能产生"淋浴效应"，诱发一过性胆管炎。因此，在碎石过程要边冲洗边吸引。据报道，对于 15mm 以上的结石，胆道镜 EHL 和激光碎石的结石清除率为 85%～100%，不良反应率为 1%～7%。

ESWL 和胆道镜碎石的直接比较研究很少。在一项 60 名患者的随机试验中，胆道镜碎石结石清除率更高，所需操作次数更少。作者也更倾向于使用胆道镜碎石。当碰到 Mirizzi 综合征患者时，胆囊颈 - 胆管汇入口处存在巨大结石，往往远端胆管的内径较细，结石难以被碎石网篮捕获，胆道镜碎石术有时是有效的。

五、肝内胆管结石

肝内胆管结石常伴有复发性胆管炎（第 50 章）或肝移植（参考第 44 章）所致的胆管狭窄。与西方国家相比，这类疾病在东南亚国家更多见，治疗上难度较大，并发症包括结石复发、胆管炎、肝脓肿、继发性胆汁性肝硬化和胆管癌等，

需要多学科合作。一项来自日本的、40 年的全国性回顾性调查和另一项韩国单中心研究显示，从术后残余结石和复发结石两方面看，ERCP 治疗不如经皮经肝胆道镜碎石，而后者又不如直接外科手术。合并胆管狭窄是 ERCP 术后结石复发的重要危险因素（OR：4.43；P=0.02）。在经皮经肝穿刺胆管几天后就可进行单级或多级扩张，扩张窦道可进入多种器械。当 7～10 天窦道形成后，可用 Dormia 网篮取出小结石，通过胆道镜 EHL 或激光碎石处理较大结石，结石清除率为 60%～85%，而肝胆管结石和（或）胆管炎复发率在 20%～60%。也可通过胆道探查术后的 T 管窦道入路处理残留的肝内胆管结石。对于有出血风险的患者，也有一种避免扩张窦道的新方法，在 8Fr 的三腔管中同时送入可视纤维和双频激光纤维，可用于目标结石的碎石（视频 46-3）。最后，虽然肝切除创伤较大，但是一种更有效的治疗方法。在结石频繁复发、狭窄和结石局限于一个肝段或肝叶、受累肝脏萎缩、怀疑或诊断为胆管癌，都应考虑肝脏切除。与传统的肝切除相比，机器人肝切除治疗原发性肝胆管结石是一种有效的方法，其住院时间较短，残余或复发结石率与传统手术相当。Cheon 等提出了一种综合考虑患者合并症、肝功能状况、结石和狭窄分布的肝内胆管结石患者的处理流程建议。

六、小结

胆管结石的诊断评估已扩展到高度精确的非侵入性方式，如 MRC 和 EUS。对于大多数胆管结石，传统的取石设备和技术能非常成功和安全地完成取石。对于因难以进入胆道、结石或胆道条件复杂而难以清除的结石，各种高级取石技术仍在不断完善。内镜下未能完全清除胆管结石的情况已非常罕见。

第 47 章

胰胆痛与疑似奥迪括约肌功能障碍

Paul R. Tarnasky and Robert H. Hawes

金晓维　潘阳林　译

对于消化科医师来说，胰胆痛与疑似奥迪括约肌功能障碍（SOD）的诊断与治疗非常具有挑战性。本章旨在为读者提供实用的指南，用于评估和治疗那些有胰胆类型疼痛及疑似 SOD 的患者。目标是认识这些患者所呈现出来的诊断难点，并为临床评估和决策提供切实可行的方法。具体内容包括：①描述 SOD 的疼痛类型；②定义 SOD 及 SOD 中哪些临床表现需被考虑；③为疑似 SOD 患者提供一个合理的初步评估；④为医师制定 SOD 的治疗决策提供指导；⑤描述奥迪括约肌测压术（SOM）和 SOD 的内镜治疗方法；⑥进一步强调 SOD 内镜治疗风险以及如何降低此类风险。需要强调的是，在此领域仍缺乏能为临床医师提供指导的研究，特别是对于 Ⅲ 型患者。但是目前来自循证医学的可用数据越来越多。

SOD 相关的临床综合征可以表现为单纯主观功能性症状，也可以表现为具有客观病理表现的器质性异常。功能性和器质性 SOD 的临床表现及治疗有很大的不同。不明原因的上腹痛和急性胰腺炎就是两种不同类型最典型的表现，本章重点描述不明原因上腹痛等功能性异常。其他与 SOD 相关的临床疾病包括慢性非结石性胆囊炎、早期慢性胰腺炎、胆源性胰腺炎、术后胆瘘及胰瘘。

一、定义

混乱的命名及临床表现的多样性一定程度上反映出 SOD 的复杂性。胆道运动功能障碍是一组非结石性胆源性疼痛疾病的概括性术语，包括慢性非结石性胆囊炎、胆囊运动功能障碍、胆囊管综合征及 SOD。SOD 与胆囊切除无关，但最常见于胆囊切除术后的患者。

为了在 SOD 症状及体征定义上达成共识，学者们最终制定了罗马标准（罗马Ⅳ）。胆源性疼痛及胆囊功能紊乱的诊断标准见框 47-1。罗马标准旨在为临床医师提供一个通用的框架，但此标准显然未覆盖所有的 SOD 患者。SOD 患者的共同临床症状就是腹痛，当评估患者是否是 SOD 时，病史采集最为重要。了解腹痛的性质、部位和发作时间对于临床医师诊断 SOD 是极其关键的。罗马标准中特别强调疼痛的间歇性。尽管典型的胆源性疼痛是间歇性的，但在一些病例中患者还可能出现持续性腹部不适，间断加剧。慢性胆系疼痛被认为与内脏高敏感性、中枢神经系统处理过程的改变和（或）内脏的运动障碍性疾病相关。持续疼痛的患者应认真回顾和广泛评估以排除其他原因引起的腹痛（框 47-2），但也不能因为腹痛持续就果断排除了 SOD。然而，当临床表现以恶心、呕吐、腹胀、肠功能紊乱为主时，则 SOD 很可能并不是造成这些临床表现的主要原因。Joseph Geenen、Walter Hogan 和 Wylie Dodds 等通过对患者的临床表现和内镜下括约肌切开术后结果的观察及相关性分析，发表了 Geenen-Hogan 标准（G-H 标准，表 47-1）。该标准已经数次修订，但仍是临床医师制定评估和治疗决策的指南。最初的标准适用于做过胆囊切除的患者，同样也适用于未做过 ERCP 的患者，具体包括以下 3 个方面：①是否出现典型的胰型或胆型疼痛；②疼痛发作期间或发作后不久肝酶和胰酶是否升高；③有无胆管和（或）胰管的扩张。最初的标准还包括胰液和胆汁引流时间的测定，但现在不再认为是有效的手段。

G-H 标准定义的 3 种子类型非常重要，为临床医师对患者评估提供了一个大体框架。如果患者有典型的腹痛史，就应进行胆道影像学检查，并指导医务人员（急诊室、检验室、门诊）在突发腹痛时或腹痛结束短期内化验肝功能及胰酶，根据这些结果来判断患者是否存在 SOD。

二、疑似 SOD 患者的临床评估

首先要详细回顾与临床症状相关的病史，尤其要注意症状发生的时间、部位及性质（框 47-3）。完整的病史及系统回顾包括仔细评估的临床症状、已做过的化验结果、接受过的治疗（外科治疗、内镜治疗、用药情况）及治疗后的效果。SOD 造成不明原因症状的患者常常已经做过大量的诊断性及治疗性操作，收集以前的客观检查结果（如实验室化验结果、影像学资料及治疗情况）将有助于诊断（框 47-4）。

一些病史上的细节可能提示患者有 SOD。SOD 患者往往因为胆囊"病变"或"功能障碍"，在没有术前或术后胆囊结石证据的情况下行胆囊切除术。SOD 偶尔也见于有胆总管探查、术后胆瘘和（或）ERCP 术后胰腺炎史的有症状的患者。

虽然疼痛是主观感受，特别是对于严重的疼痛，但是仍可从疼痛的特征中仔细分析获得重要信息。当出现典型的伴随下列特征的胆囊痛时需考虑 SOD：自然发生，位于上腹或右上腹，并有持续 30 分钟或更长的疼痛间歇，患者可从睡梦中痛醒。胆囊切除术后的患者常常主诉"我的胆囊疼痛"甚至"比胆囊受到攻击还痛"。

框 47-1　SOD 的罗马标准

胆源性疼痛的诊断标准

位于上腹部和（或）右上腹的疼痛并伴随以下情况：

- 疼痛稳定并持续 ≥ 30 分钟
- 发作间隔时间不同，并非每天发作
- 疼痛剧烈影响日常活动或导致紧急就医
- 与肠蠕动无明显相关性（< 20%）
- 体位改变及抑酸剂不能显著缓解疼痛（< 20%）
- 支持性诊断还包括
  - a. 恶心和呕吐
  - b. 放射至背部和（或）右侧肩胛下区
  - c. 可痛醒

功能性胆囊疾病的诊断标准

- 胆囊疼痛
- 无胆囊结石和其他结构异常
- 支持性诊断标准：
  - a. 胆囊造影示低排出分数
  - b. 肝酶、结合胆红素、淀粉酶/脂肪酶正常

框 47-2　不明原因上腹痛的疾病鉴别诊断（除外 SOD）

食管	胆道
● 痉挛或其他动力功能紊乱	● 结石
● 食管炎	● 良性狭窄
胃	● 潴留综合征
● 胃轻瘫	● 肿瘤
● 胃溃疡	**胰腺**
● 食管裂孔疝	● 慢性胰腺炎
● 胃扭转	● 肿瘤
● 幽门狭窄	**腹壁**
十二指肠	● 神经瘤
● 狭窄	● 肌病/肌炎
● 溃疡	**肠易激综合征**
● 憩室炎	
● 壶腹部肿块	

表 47-1　SOD 的 Geenen-Hogan 分类方法

类型	典型疼痛	肝功＞正常值上限的 2 倍	胆管直径＞10mm
Ⅰ 型	+	+	+
Ⅱ 型	+	+	−
Ⅱ 型	+	−	+
Ⅲ 型	+	−	−

框 47-3　疑似 SOD 的问诊要点

- 疾病起始时间
- 疾病何时会发作
- 疼痛发作的部位
- 疼痛放射的部位
- 伴随症状
- 既往探究疾病原因的措施
- 既往的治疗
- 疾病产生的后果

疼痛发作后出现血清肝及胰腺生化指标的一过性升高提示患者很可能有 SOD，这条诊断标准的关键在于：在疼痛发作前后的化验结果异常，而无症状时的结果多是正常的。目前肥胖患者较多，在评估上腹痛及肝功能异常时需更加谨慎，持续增高的肝功能在有上腹痛的肥胖患者中更可能与脂肪肝相关，疼痛往往由于包膜张力过大，并且常常可见到患者用挤压或斜靠在一边以减轻疼痛。

胆管扩张的诊断标准也有一些地方需要关注。胆管扩张并伴有持续性的肝功能异常应考虑肿瘤或胆道结石，此时应行超声内镜或 MRCP 检查。相反，如果胆管扩张而肝功能正常并伴有间歇性腹痛，则应怀疑 SOD。长期使用麻醉性镇痛药可能会导致胆管扩张，但这些患者往往存在慢性疼痛，不是典型的胆绞痛。综上所述，在考虑 SOD 之前，需要结合患者的病史及辅助化验检查结果对框 47-2 所列举的上腹疼痛的原因进行鉴别诊断。

对不明原因上腹痛及疑似 SOD 的患者可按 SOD 的可能性和内镜治疗预期效果进行分类，G-H 分类法是这方面的标准（表 47-1）。一些专家进一步将 SOD 分为胆源性和胰源性两种亚型，但也可能存在一些重叠。Ⅰ型 SOD 患者有引流不畅的客观证据且更可能存在器质性梗阻（乳头狭窄）。除了特征性腹痛之外，在腹痛发作时和（或）腹痛发作后不久还会出现胆管扩张和一过性肝酶 / 胰酶化验异常。Ⅱ型 SOD 患者有特征性腹痛，并伴随胆管扩张或肝酶 / 胰酶化验异常。Ⅲ型 SOD 患者有典型的胆胰痛，但无引流不畅的客观证据。G-H 分类之所以实用的原因在于其一定程度上预测了 SOM 异常的存在以及括约肌切开治疗的有效性（表 47-2）。近来，一项针对 G-H Ⅲ型患者的随机对照试验（对 SOD 进行评估预测及干预研究，EPISOD）质疑Ⅲ型 SOD 是否存在（见"内镜"部分关于 EPISOD 试验的讨论）。

一旦在临床上考虑 SOD 诊断，从理论上讲，应在行 ERCP 之前进行无创检查。一些中心报道了某些无创检查与 SOM 检查（合并或不合并括约肌切开术）有较好的相关性。问题是当在更大范

框 47-4 与 SOD 相关的临床要点

检验和病理学
- 血清中肝和胰腺生化指标
- 空腹血清甘油三酯水平
- 胆囊病理情况

影像学
- 经腹超声
- X 线断层摄像技术（CT）
- 磁共振胰胆管显影术（MRCP）
- 胆道闪烁显像
- 超声内镜
- 术中胆管造影

既往诊治情况
- 外科治疗
  - 胆囊切除术
  - 胆道改道术
  - 假性囊肿引流术
  - 胰腺旁路或切除术
  - 部分胃切除术
  - 胃旁路术
- 内镜治疗
  - 胆管括约肌切开术
  - 胰管括约肌切开术
  - 支架置入术

表 47-2 Geenen-Hogan 标准、奥迪括约肌压力测定和括约肌切开术后效果之间的相关性

类 型	I	II	III
定义	疼痛 + 标准中 3 项典型症状	疼痛 + 标准中 1 ～ 2 项症状	只有疼痛
基线压力 > 40mmHg	70% ～ 100%	40% ～ 86%	20% ～ 55%
括约肌切开术有效率	55% ～ 91%	P > 40mmHg: 80% ～ 90% P < 40mmHg: 30% ～ 35%	P > 40mmHg: 8% ～ 56%

围内进行评估时，其准确性与单中心结果往往不一致。Hopkins 的研究组最先报道了动态（定量）胆汁闪烁显像的准确性，试验通过测定放射性核素达到十二指肠所用的时间来测定胆汁通过乳头的延迟情况，研究结果发现其与 SOM 检查之间有很好的相关性。Corazziari 等也支持这一发现，Hopkins 认为此监测可以替代 SOM 检查。然而，当在正常的志愿者中进行验证时，却发现其特异性很差，在排除性诊断方面几乎没用应用价值。Cicala 等报道了一项小型前瞻性研究指出胆道闪烁显像在预测胆道括约肌术后疗效方面优于 SOM 检查。

另一种被尝试用来诊断 SOD 的检查是脂餐超声（FMS）。在摄入标准脂肪食物 45 分钟后，如果胆道扩张＞ 2mm 即视为异常。Rosenblatt 等对 SOM、FMS、HBS（肝胆管闪烁显像）进行了回顾性对比研究，发现 FMS 和 HBS 与 SOM 的相关性很差。然而，在 SOM 异常而括约肌切开术治疗远期效果好的病例中，85%（11/13）存在 FMS 和 HBS 的异常。另一个小型前瞻性研究评估了促胰液素刺激的 MRCP（ssMRCP）用于对疑似 SOD 患者诊断及预测治疗反应的实用性。具有 ssMRCP 阳性结果（管径持续扩张＞ 1mm）的 II 型患者行括约肌切开术可能更为有效。因此，对非侵入性检查新方法的评估不应只看是否与 SOM 结果相关，可能更应看其能否预测括约肌切开术的效果。

三、未切除胆囊患者的上腹痛

对临床医师而言，在常规影像学未发现明确胆结石时处理胆痛症状的患者是一种挑战。医师（包括外科医师）和患者在胆囊切除术前多倾向发现胆囊病理学异常的证据。用胆囊收缩素刺激后在十二指肠或胆管收集胆汁可用于胆汁结晶分析。超声内镜对于胆泥的监测更为敏感，也可用于评估是否伴发慢性胰腺炎，以解释疼痛的原因。如果超声内镜检查或胆囊收缩素刺激胆汁引流试验发现有胆固醇结晶和胆泥，那么这些患者有 90% 以上在行胆囊切除术后疼痛会消失。胆囊

闪烁显像提示慢性非结石性胆囊炎（胆囊排泄分数＜ 35%）的患者，胆囊切除的效果也较好。然而，不依赖于检查结果而直接进行经验性胆囊切除仅可缓解 3/4 典型胆绞痛患者的症状。

SOM 在这些患者中的作用尚不明确。未切除胆囊患者发生奥迪括约肌功能障碍的相关研究较少。Guelrud 报道了 121 例有胆结石但超声检查显示胆管直径正常的胆绞痛病例，ERCP 和 SOM 显示有 14 例患者的括约肌基础压力升高（占 11.6%）。有趣的是，在碱性磷酸酶水平正常的患者中有 4% 出现括约肌基础压力升高，而在碱性磷酸酶水平升高者有 40% 的患者患有 SOD。Ruffolo 等调查了 81 例有典型胆绞痛症状但超声显示胆囊正常的患者，ERCP 和 SOM 显示 53% 的患者因括约肌基础压力升高可确诊为 SOD。在调查的所有患者中，胆囊闪烁成像显示 49% 存在排泄分数异常，但奥迪括约肌功能障碍与排泄分数之间没有相关性。对所有括约肌基础压力升高的患者行括约肌切开术后，短期（1 年）的疼痛缓解效果较好，然而长期随访发现大部分患者最终还需实施胆囊切除术。

建议尽量避免对有胆囊的患者进行 SOM 检查，因为胆囊运动障碍比 SOD 更加常见。而且，胆道管径正常及肝功能正常的患者行 SOM 检查预测括约肌切开术后效果是不可信的。然而，当典型胆痛伴暂时性肝酶水平增高时，可考虑在 ERCP 的同时行 SOM。

四、对疑似 SOD 患者行 ERCP 的知情同意

对疑似 SOD 患者最需要讨论的就是知情同意，对这些患者实施 ERCP 进行适当的知情同意本身就是一个复杂的尝试。"知情"意味着医师和患者在做具有潜在风险和益处的决定之前，应对其临床情况有一个全面的了解。医师的角色主要是获得和分享信息，给患者传递的信息包括内镜治疗的有效性和安全性方面的相关资料（如果有的话）。非常重要的是要告知患者相关的有效性资

料仍较为有限，但我们却有 SOD 治疗不良事件的相关资料（见"预防 ERCP 术后胰腺炎"部分。）医师应将本单位治疗此类疾病的不良事件方面的资料告知患者，而不是从其他内镜医师处得到的不良事件方面的资料或者从其他临床情况（如胆管结石）得来的资料。尤其重要的是，对仅有功能性症状却没有客观证据显示消化道梗阻的患者而言，他们所做出关于收益 - 风险的决定关系其今后的生命质量。患者应该明白他们最终应为自己作出的选择负责，而不能仅仅依赖"医师的建议"。

五、奥迪括约肌测压：设备及技术（参考第 16 章）

传统的奥迪括约肌测压是利用水灌注或固态导管来完成的，但固态系统的高成本和易损性限制了它们的使用，缺乏正常的实用价值。水灌注系统需要导管、水泵和测压系统。

最初用于测量奥迪括约肌压力的导管为 3 腔设计，其中 2 个管腔各有一个侧孔，第 3 个管腔除有侧孔外，还有可允许 1 根 0.018 英寸或 0.021 英寸导丝通过的末端孔（图 47-1）。这 3 个管腔均可用于压力测定，但随机研究表明，在胰管测压时用第 3 个管腔的侧孔和末端孔进行吸引可以明显减少胰腺炎的发生，而在胆管括约肌测压中进行吸引则对预防胰腺炎没有作用。

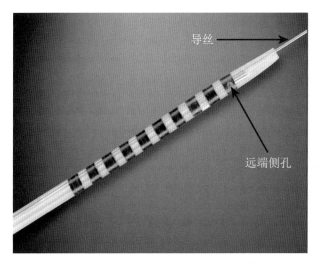

导丝

远端侧孔

图 47-1　奥迪括约肌测压导管的前端。上方箭号所示为导丝。下方箭号所示为导管前端侧孔

SOM 的操作相对简单，建立一个十二指肠压力基线。将测压导管深插入所需测量的管道中，导管边记录压力边缓慢撤出。压力持续高于 35 ～ 40mmHg 则为异常。SOM 的一个问题是对测量结果的判断不够规范。多数人都认为括约肌压力 ≥ 40mmHg 为异常，但迄今最大的一项研究表明 35mmHg 是一个较好的临界值。多种系统被用来测量括约肌基线压的真正数值。Indiana 小组主张采用在 30 秒的测量中取 4 个低值，再取其平均值。多数学者认为，最重要的是测压波的低值在高于 40mmHg 时应维持一段时间（多数同意维持 30 秒）。

在括约肌测压中一个极具争议的问题是应用何种镇静及辅助药物。传统上，在内镜检查中联合应用镇痛和苯二氮䓬类药物就能达到"清醒"（中度）镇静作用。据了解，麻醉药会影响肠道运动及括约肌压力测定，因此，多年来 ERCP 和 SOM 只用苯二氮䓬类药物来镇静。我们需要感谢美国密西根大学 Grace Elta 及其同事，因为他们首先对在 SOM 中避免用麻醉镇静药的正确性提出了质疑。通过一个有限的小范围研究，他们发现把哌替啶（杜冷丁）按 1mg/kg 给药时括约肌的基础压（用来判定测压正常与否）并没有受到影响，Indiana 大学一项更大型的研究也证实了这一发现。近来，几乎所有的 ERCP 术应用丙泊酚来进行深度镇静，若干动物实验也证实丙泊酚并不影响狗和羊的奥迪括约肌测压。但是，目前只有一项关于人的研究报道，并且仅包含 11 例患者。这项研究证实了丙泊酚并不影响奥迪括约肌基础压。当十二指肠运动使插管非常困难时，在常规 ERCP 中通常用胰高血糖素（Eli Lilly, Indianapolis, IN）来减少十二指肠的运动，但因其影响括约肌压力而不能用于奥迪括约肌测压。如果必须用胰高血糖素协助插管，建议在给药 5 分钟后再进行测压记录。

六、SOD 的治疗

在考虑选择 SOD 治疗方案及其预后时，必须先理解以下几个概念。

1. 治疗结果应该得到验证，主要的结果应该包括对主要问题（即疼痛）的评估。

2. 只对强烈怀疑 SOD 症状的患者做治疗和疗效评估。

3. 预期的结果应该是现实的，在多数患者中，医疗干预很少能达到"治愈"的效果。如果不太可能治愈，则应考虑其他参数，如患者的满意度。

（一）药物治疗

目前，对于治疗奥迪括约肌功能障碍的药物尚未进行广泛研究。因为奥迪括约肌是平滑肌结构，所以药物治疗可能起到一定的作用。如果把奥迪括约肌功能障碍分为功能性和器质性的理论正确，那么药物治疗只能对功能性奥迪括约肌功能障碍起作用。经验性药物治疗对那些病情相对较轻、疼痛发作不是很频繁的患者是有效的。治疗 SOD 研究最多的药物包括钙离子通道阻滞药和硝酸盐类药物。Khuroo 等对 28 例患者进行了硝苯地平与安慰剂对照的交叉试验，研究终点包括患者的疼痛评分、急诊就诊率和口服镇痛药情况。硝苯地平对 75% 患者有效。Sand 等观察具有不同平滑肌选择性的 3 种钙离子通道阻滞药（维拉帕米、硝苯地平和非洛地平）对人奥迪括约肌收缩的影响，结果表明这 3 种钙离子通道阻滞药都可以有效抑制奥迪括约肌收缩，所以此类药可能对 SOD 有帮助。他们对 G-H Ⅱ 型患者使用硝苯地平进行了 16 周的双盲交叉试验，结果表明其可以减少患者疼痛的天数，一项对 SOD 患者用硝苯地平缓释片进行的小规模的试验也得到了令人鼓舞的结果。尽管硝酸盐类药物已有一些实验性的研究，但目前还没有大规模人体应用的文献报道。Gocer 等发现异山梨醇二硝酸盐可以降低豚鼠离体奥迪括约肌收缩的节律和紧度。Bar-Meir 在经测压证实的女性十二指肠乳头功能障碍患者中，应用硝酸盐类药物治疗可使疼痛消失，并且测压发现基础和时相性括约肌活动功能均降低。Wehrmann 等在乳头局部应用硝酸盐类药物，发现其对奥迪括约肌的活动有很好的抑制作用。

一氧化氮（NO）是阻滞奥迪括约肌的"新药"，其在调节小肠和胰胆管运动中起重要作用。NO 合成酶（NOS）抑制剂可增加消化道括约肌的压力。Bak 等观察了 NO 合成酶抑制剂 N- 硝基精氨酸甲酯（NG-Nitro-L-arginine methyl ester，L-NAME）对麻醉后猪奥迪括约肌平均基础压力影响，结果发现 L-NAME 可明显增加奥迪括约肌的平均压力，并且这种生理作用在 3 小时内持续存在。局部应用 NO 可诱导人奥迪括约肌舒张。Niiyama 等观察了在猪的奥迪括约肌内注射硝普钠的效果，发现其可以降低括约肌的平均基础压力。这种作用可持续 45 分钟，且不产生明显的降低血压的作用。研究者正在研发可以产生 NO 的药剂，有望用于 SOD 的治疗。

虽然药物治疗有些进展，但针对奥迪括约肌的药物治疗仍然困难重重，存在以下诸多问题。

1. 目前的药物治疗，特别是硝酸盐类，有很明显的不良反应，特别是头痛。

2. 缺少临床长期应用方面的资料。

3. 由于无法判定是功能性的痉挛还是结构性的狭窄导致的 SOD，所以造成疗效不一。

为了提高药物的治疗效果，应进行严格的随机安慰剂对照试验，并要有长期的随访资料。理想的药物治疗应对奥迪括约肌具有特异性，且应是长效、不良反应小的药物。

（二）内镜治疗

内镜下括约肌切开术是在 SOD 治疗中最广泛应用的手段。内镜下支架置入术可作为试验性治疗或治疗 SOD 的手段，其可能使患者获益，但因 PEP 的风险增加，因此并不推荐使用。当评估内镜下括约肌切开术的疗效时，必须考虑患者疾病类型（主观和客观标准）和干预治疗的方式（胆道或胆胰管双括约肌切开术）。

仅有一项研究观察了括约肌切开术在治疗 G-H Ⅰ 型 SOD 患者中的疗效。这是一项仅纳入 17 名患者的小规模试验，患者表现为胆源性疼痛、胆管扩张及肝功能异常。在行 ERCP 时，SOM 表明只有 65% 的患者有基础括约肌压力升高，但在平均 2～3 年的随访中所有的患者都从胆管括约肌切开术中获益。也有另外一项报道指出，胆道括约肌切开术使 G-H Ⅰ 型 SOD 患者获益，也提示 SOM 并非必要的。

内镜干预治疗的最有力资料来自以下 3 个随机试验。其中 2 个仅纳入了 G-H Ⅱ 型患者。Geenen 等的研究具有里程碑意义，试验中所有患者均行 ERCP 术并测量括约肌压力，然后患者被随机分到假治疗组和胆管括约肌切开术组并行相应治疗（内镜医师不知道测压结果）。结果证实了 SOM 的预测效果及括约肌切开术的治疗效果，那些基础括约肌压力增高的患者从括约肌切开术治疗中获益，而压力正常者并未获益。该试验的要点包括：①只包括 G-H Ⅱ 型患者；②患者只接受胆管括约肌切开术；③那些括约肌基础压力增高的患者接受治疗后比压力正常的患者获益更多。

Toouli 等的研究设计与 Geenen 等相似，只纳入 G-H Ⅱ 型 SOD 患者，所有患者被随机分到假治疗组和胆管括约肌切开组。但在此研究中，如括约肌压力开始正常则给予胆囊收缩素激发以判断是否有功能性 SOD。其结果与 Geenen 的研究相似：基础压力升高的患者中有 85%（11/13）从治疗中获益，只有 38%（5/13）的患者从假治疗中获益（P=0.041）。对于基础压力正常的患者，假治疗与括约肌切开治疗的效果相似。

与之相比，印第安纳州的研究则有所不同，干预分为 3 组，即假治疗组、内镜下胆管括约肌切开术组和外科（双）括约肌成型术组（SSP），纳入了 G-H Ⅱ 型和 G-H Ⅲ 型患者，后者尤为重要，因为多数 SOD 研究中心的病例以 G-H Ⅲ 型为主。但该研究并未对所有患者进行随机分组。通过 3 年的随访，结果显示 69% 经内镜和手术治疗的患者从治疗中获益（P=0.009）。尽管外科括约肌成形术（SSP）最初用于内镜下干预失败的患者，但最近有一项研究对 17 例因 SOD 行 SSP 的患者进行了长期随访，结果显示行 SSP 患者的总体疼痛评分明显降低，中位满意度高达 95%。但由于该研究例数少，且为回顾性研究，故尚难由此得出明确的结论。SSP 对于患者的选择是很严格的，对于内镜下治疗失败或局部结构改变（因肥胖行旁路手术）的患者，应考虑行 SSP。

直到最近，SOD 研究中的最大问题是没有可信的研究能够说明 SOM 可否预测治疗结果及括约肌切开术是否对 G-H Ⅲ 型患者有效。由国立卫生研究所（NIH）资助的一项设计良好的试验（SOD 患者预测和干预评估 -EPISOD），其只纳入疑似 G-H Ⅲ 型 SOD 患者，不考虑 SOM 结果，将患者随机分为括约肌切开术组或假治疗组，这项试验对胆胰痛患者内镜评估方法的选择产生了重大影响。在 EPISOD 试验前，研究者开发了一种新的疼痛评价工具 RAPID（复发性腹痛强度和丧失自理能力评分）并进行了验证，测量指标是腹痛导致的各种日常活动能力降低程度，根据 90 天内因疼痛失去劳动能力的天数，可将 RAPID 分为 1～4 级：≤ 6 天是 1 级，≥ 20 天是 4 级。

EPISOD 试验将疑似 SOD Ⅲ 型患者按照 2 : 1 的比例随机分为括约肌切开组和假治疗组。胰源性 SOD 也被进一步分为单纯胆道括约肌切开组和胰胆管双括约肌切开组，不考虑 SOM 的结果。所有的患者（包括假治疗组）都被预防性置入胰管支架以减少术后胰腺炎的发生，并且研究者对分组不知情。不希望被随机分组的患者接受前瞻性的治疗和跟踪（EPISOD2）。治疗成功需严格满足以下所有标准：在第 9 和第 12 个月 RAPID 分级需在 1 级，在第 10 到第 12 个月内没有使用麻醉性镇痛剂，也没有进行介入治疗。

来自 EPISOD 研究结果让那些对 SOD 内镜评估和治疗的狂热者们清醒了。总体来说，所有患者的 RAPID 分级都下降了，但是在假治疗组和接受括约肌切开术的患者之间的成功率没有差别（37% vs 23%）。与基线相比，身体和心理健康、焦虑和抑郁的研究结束评分也有所提高，但治疗组和假治疗组的得分依旧相似。没有发现任何因素可以预测治疗成功，这些因素包括人口统计学、社会心理并存病、临床病史、疼痛特征、SOM 的结果，以及是否在胰源性 SOD 患者中进行胆道或胰胆管括约肌双切开术。即使在放宽了定义治疗成功的标准之后，研究结果也很相似。

鉴于 EPISOD 的负面研究结果，潜在的风险更值得注意。PEP 发生率为 12%，其中近一半是中到重度，并且有 2 名患者穿孔。治疗组和假治疗组的不良事件发生率没有区别。

EPISOD 研究是一项设计精良的研究，也是一篇具有里程碑意义的文章，对胆囊切除术后疼痛但没有胆道梗阻的患者的治疗提供了非常重要的指导。

现在，越来越多的学者认为 SOD Ⅲ 型的诊断并不存在。显然，EPISOD 的结果也强烈反对"SOD Ⅲ 型"的诊断。不过 EPISOD 试验也像其他试验一样有一些缺陷。在基线上，很多被研究的患者都患有肠易激综合征，很多患者的疼痛病史显示其并非单纯的胆道疼痛。在试验前 90 天里，有一半的人在 69 天中每天都有疼痛感。此外，有相当数量的患者（40%）患有基础心理疾病。在治疗终点方面，治疗成功的标准非常严格，疼痛本身并非主要终点，且也未评估患者满意度。当考虑到有症状的胆结石患者胆囊切除术的病例时，EPISOD 阴性结果应该不会令人惊讶。术后疼痛缓解在典型疼痛（偶发的、严重的、持续性的疼痛）中较为常见，而合并肠易激综合征、胃食管反流病、非典型疼痛、身体健康状况差、精神疾病和躯体症状等因素与治疗效果欠佳有关。择期胆囊切除术是疑似有症状的胆囊疾病患者的一种可接受的治疗方式，但有报告显示相当一部分患者（20% ～ 30%）仍有持续性的术后疼痛。虽然胆囊切除术的患者中有 94% 都对效果表示满意，但只有 2/3 的患者疼痛得到彻底缓解。因此，当症状不典型和（或）合并其他疾病时，疑似 SOD 患者的治疗结果不满意就不足为奇了。

现在有人可能会说，将胆囊切除术后疼痛的患者进行分组处理是没有意义的。貌似合理的是，单纯主观的胆道疼痛症状即可诊断 SOD，并不一定需要客观的生化或影像资料的支持。

关于内镜治疗方面，一个重要的问题是单独胆管括约肌切开术与联合胰胆管双括约肌切开术相比，何者更为有效。从既往研究中可以得知，胆管和胰管括约肌压力通常具有一致性，在大部分病例中两者一致，即都正常或异常。但有时胰管括约肌压力与胆管括约肌压力不一致，即 10% 的病例存在单纯的胆管括约肌高压，20% 的病例有单纯的胰管括约肌高压。

前面提到，EPISOD 试验报告在胰源性 SOD 患者中，单独行胆管括约肌切开术与联合胰胆管双括约肌切开术相比无统计学差异。但在随机试验研究中发现，联合胰胆管双括约肌切开术的疗效（30% 成功率）似乎要高于单纯胆管括约肌切开术（20% 成功率）。在非随机化 EPISOD2 试验中也有类似的结果被报道：联合胰胆管双括约肌切开术的成功率为 31%，而单纯胆管括约肌切开术的成功率为 24%，不接受治疗的患者好转率为 17%，这项结果和临床实践的预期较为相符。一项来自爱荷华大学的早期研究中共纳入了 26 例胆管括约肌切开无效的 SOD 患者，其中 25 例再次行 ERCP 并进行胰管括约肌切开，结果 16 例患者症状得到改善（64%）。Kaw 等观察了胰、胆管括约肌的压力与单独胆管括约肌切开及联合括约肌切开疗效的关系，发现只有胆管压力异常的患者中 80% 行胆管括约肌切开有效，但对于单纯胰管括约肌压力增高或胰胆管压力均高的患者，仅有 30% 有效，而联合胰胆管括约肌切开的有效率为 69%。由于单纯的胆道干预可取得良好的效果且胰腺操作具有一定的风险，我们建议先进行胆道检查及介入治疗，如果患者复发或持续有症状，再考虑胰腺评估和干预。

一些研究者尝试将肉毒杆菌毒素（Botox；Allergan Inc., Irvine, CA）直接注射入奥迪括约肌来替代 SOM 及作为 SOD 的永久治疗方法，或用于预防 ERCP 术后胰腺炎。其依据是假定括约肌本身造成了 SOD 的疼痛，抑制其收缩可以缓解症状。Sand 等证实了肉毒杆菌毒素可以抑制猪奥迪括约肌的收缩。Wang 等证实其可以长时间抑制犬奥迪括约肌收缩。Wehrmann 首次报道将其应用于临床治疗治疗 SOD，他们将 100U 的肉毒杆菌毒素注入 22 名有测压记录的 SOD 患者（均为 G-H Ⅲ型）的括约肌内，6 周后，55%（12 例）的症状消失，45%（10 例）的症状未缓解。未缓解者随后接受了 ERCP 并行胆管括约肌切开术治疗，其中 5 例括约肌压力降低并恢复正常，但在长期随访中症状未能缓解。初始治疗有效的 12 例患者中有 11 例复发，其复发的平均时间是 6 个月。重复压力测定显示复发的 11 例均有括约肌高压，并对括约肌切开治疗有效。这项报道还需前瞻性的随机研究证实。Goerlick 等发现肉毒杆菌毒素注射治疗在括约肌压力高的 SOD 患者中能降低 ERCP 术后胰腺炎的发生率。然而，胰管支架预防术后胰腺炎的广泛使用，即使肉毒杆菌毒素注射可以把术后胰腺炎发生率降低到 25% 仍是无法接受的。该治疗方法有以下缺陷：①肉毒杆菌毒素注射治疗试验并未像 SOM 那样进行随机试验研究，至少应在 G-H Ⅱ型患者中进行随机对照研究；②在治疗 SOD 方面，可以预见肉毒杆菌毒素治疗 SOD 的作用短暂，既往研究已发现其在贲门失弛缓中的疗效持续时间较短；③如果作为预测括约肌切开的疗效的指标，需要二次内镜操作，易导致胰腺炎等并发症的发生。

总之，肉毒杆菌毒素用于治疗 SOD 有其固有的缺陷，最大的问题在于目前的研究还很少，还没有设计良好、有长期随访的随机研究来评价其有效性。有限的资料显示，在预防 ERCP 术后胰腺炎方面，肉毒杆菌毒素尚不如短期胰管支架置入的效果好。

七、预防 ERCP 术后胰腺炎（PEP）

以往认为 SOM 可以引起 ERCP 术后胰腺炎，但是现在逐渐发现，其实是 SOD 患者本身和操作过程本身与 PEP 相关（第 8 章）。Freeman 的里程碑式的研究揭示了 PEP 的高危因素，其中大部分与患者的自身相关（框 47-5）。无论是否进行 SOM，疑似 SOD 的年轻女性患者发生 PEP 的危险性都很高。迄今为止最好的一项评估 SOM 的研究纳入了 76 例疑似 SOD 病例，将疑似 SOD 患者随机分为 SOM 标准测压组和抽吸组，前者以 0.25ml/min 的水流速对 3 个孔道进行灌注，而抽吸组给 2 个孔道灌注水，第 3 个孔道进行抽吸，而以往有研究显示在 SOM 时进行抽吸并不会影响测压结果。该项研究很重要，因为患者仅进行了 SOM，而未在测压后行 ERCP。结果显示，标准测压组胰腺炎的发生率为 23.5%，而抽吸组仅为 3%（P=0.01），且当时并没有使用预防胰腺炎的措施（支架或非甾体类抗炎药）。抽吸组胰腺炎的发生率是可以接受的，而且远低于其他研究中所列出的疑似 SOD 患者 PEP 发生率。

目前认为预防疑似 SOD 患者 PEP 的最重要方法是置入胰管支架。其理论依据在于，行 ERCP 检查时壶腹部的操作（无论是否行括约肌切开术）可导致乳头水肿，从而影响胰液排出进而发生胰腺炎。一项非常重要的研究将有测压记录的 SOD 患者随机分为短期胰管支架组和胆管括约肌切开术后未放支架组。结果显示，支架组 PEP 的发生率为 7%，非支架组为 26%（P=0.03）。大量研究

框 47-5　PEP 高危因素之患者相关因素

疑似 SOD 标准如下：
1. ALT 和碱性磷酸酶超过正常值上限 2 倍
2. 超声显示胆管扩张
3. ERCP 中造影剂排泄延迟

多变量分析	P 值
疑似 SOD	< 0.001
年轻人	< 0.001

单变量分析	P 值
ERCP 诱发胰腺炎病史	< 0.001
女性	< 0.001
胰腺炎病史	< 0.001
胆管末端直径	0.02

ALT. 丙氨酸转氨酶；ERCP. 内镜逆行胰胆管造影；SOD. 奥迪括约肌功能障碍

（引自 Freeman ML, Nelson DB, Sherman S, et al. Complications of endoscopic biliary sphincterotomy. N EnglJ Med，1996，335:909-918）

及 meta 分析已证实胰管支架可有效预防 PEP 发生。胰管支架也存在一些潜在问题。最初的前瞻性研究使用 5Fr 短支架，需要经内镜取出。为避免二次操作取支架，近端无侧翼的支架则成为标准支架。这种支架会在 1～2 周移位，在预防 PEP 上同样有效。基于同样的原因，许多专家更喜欢用小管径（3～4Fr）的长胰管支架（8cm、10cm、12cm）。这些支架在十二指肠端有个猪尾，在近端无防移位的侧翼。这种支架可在 2～3 周后脱落，所以在置入 3 周后可利用包含膈肌在内的腹部 X 线片来确认支架是否脱落，如果 3 周后还未脱落，可在 1 周后再次行 X 线检查。使用此支架的主要原因是其柔软且易弯曲，相比较大的支架所引起的医源性胰管损伤更少。3Fr 支架至少可留置 72 小时，这可能是预防 PEP 所需的最短留置时间。这种支架的唯一缺点是需要用 0.018 英寸或 0.021 英寸的导丝将其送至胰尾部，胰管形态决定了置入支架的长度，如果主胰管呈 S 形或有 360° 旋转，则应使用较短的（2～3cm）带侧翼的 5Fr 支架。

尽管目前胰管支架在预防 SOM 正常患者的 PEP 上尚有争议，而且没有随机试验研究证实，但回顾性研究表明胰管支架在 SOM 正常的患者中也可以预防 PEP。最近一项回顾性、非随机研究支持这种观点，其纳入 403 例疑似 SOD 但 SOM 正常的患者，169 例置入胰管支架（1 组），234 例未置入（2 组）。两组的 PEP 发生率分别为 2.4% 和 9%（$P=0.006$）。尽管机制不明，但对于疑似 SOD 的患者来说，不管其括约肌压力是否正常，始终存在发生 PEP 的风险。作者的研究显示，在 SOM 正常的疑似 SOD 的患者中，42% 再次测压时会检测到压力异常，提示首次测压为假阴性。笔者建议对所有存在 PEP 高风险的患者行短期胰管支架置入以预防 PEP 的发生，虽然证据尚有不足。

有很多试验尝试寻找药物预防 PEP，除了直肠使用非甾体类抗炎药（NSAIDs），迄今未发现其他有效的药物。近来一项有争议的研究也证实了直肠使用非甾体类抗炎药可预防术后胰腺炎的发生，这是一项多中心、随机、安慰剂对照、双盲临床试验，将存在 PEP 高风险患者随机分到治疗组、安慰剂组，分别在 ERCP 术后一次性经直肠给予 50mg 吲哚美辛或安慰剂。两组中约 80% 的患者行胰管支架置入。结果治疗组 PEP 的发生率为 9.2%，且发病程度较轻，安慰剂组为 16.9%（$P=0.05$）。分析还显示，不管是否置入胰管支架，使用吲哚美辛均获益。这项研究结合一些 meta 分析使经直肠使用 NSAIDs（在 ERCP 术前或术后）成为 PEP 预防的标准治疗方案。欧洲胃肠镜协会（ESGE）已经将接受 ERCP 治疗的患者经直肠使用 NSAIDs 预防 PEP 的治疗方法列入指南。

八、内镜干预治疗后 SOD 患者的复发性疼痛的评估

针对内镜干预治疗后 SOD 患者的复发性疼痛问题，目前很少有随机对照试验及数据来指导最佳的治疗。重新研究这些病例可能有如下发现：①先前的胆管括约肌切开不完全；②残留的胰管括约肌高压；③胰管括约肌的再狭窄；④检查结果完全正常；⑤有早期慢性胰腺炎的证据。

如果 SOD 患者曾经对内镜治疗反应良好且获得长期的缓解，再次出现严重疼痛，应再次行 ERCP 术进行括约肌测压。Elton 等对行胆管括约肌切开术的 SOD 患者进行胰管压力测定，如胰管压力增高则在实施胆管括约肌切开术同时行胰管括约肌切开，结果显示 73% 的患者症状完全消失，另外有 18% 的患者部分或暂时性症状缓解，8% 的 G-H Ⅰ 型和 G-H Ⅱ 型 SOD 患者症状无缓解。此项研究看似比其他类似研究更有说服力。此外，Eversman 等对胆管括约肌切开术后患者进行长期随访，并寻找胆管括约肌切开与 SOM 结果之间的联系。在这项研究中，37 名患者有单纯胆管括约肌压力增高，只有 16% 的患者需要再次介入治疗。在 62 例胆管和胰管括约肌压力均增高的患者中，29% 需要再次介入治疗。在 33 例单纯胰管括约肌高压的患者（仅进行胆管括约肌切开术）中，39% 需要再次介入治疗。

Park 等进一步尝试了当胰管括约肌呈现高压

时，进行胰胆管括约肌双切开的效果。此研究中，对那些单纯胆管括约肌压力增高的患者，行胰胆管括约肌双切开与行胆管括约肌单纯切开相比没有显著差异。有趣的是，在那些胆管和胰管括约肌压力都增高的患者中，胰胆管括约肌双切开与单纯行胆管括约肌切开相比也没有显著差异。然而，在那些单纯胰管括约肌压力增高的患者中，行胰胆管括约肌双切开与行胆管括约肌单纯切开相比再次介入治疗率却有显著性差异（21% vs 39%，$P=0.05$）。总之，胰管括约肌切开在有明确胰管括约肌压力增高的患者中有明显疗效，然而还需合适的随机对照试验研究加以证实。

九、小结

对于消化专科医师而言，评估和治疗疑似 SOD 的患者仍然是一种挑战。首先应取得详细的病史，其次应尽量排除引起腹痛的其他原因，还要考虑针对那些内镜及影像学检查为阴性的疾病（胃食管反流病、肠易激综合征）进行试验性治疗。如果患者的病史明确且对试验性干预治疗无效，那么应考虑为 SOD。对疑诊 SOD 患者，应在剧烈发作时或发作后，立即测量管腔扩张情况、化验肝功能、淀粉酶和（或）脂肪酶的数据，结合已有的资料进行综合评估。

通过这些检查可以对患者进行分型，确定属于 G-H Ⅰ 型、G-H Ⅱ 型还是 G-H Ⅲ 型。由于 90% 的 G-H Ⅰ 型患者对括约肌切开治疗有效且 PEP 发生率低，所以可不需要测压而直接行括约肌切开术。G-H Ⅱ 型应行括约肌测压，因为随机试验已经证明测压能够准确的判断出那些对括约肌切开术治疗有效。疑似 SOD 但无客观证据证实的 G-H Ⅲ 型患者的治疗仍具有挑战性，近期研究数据反对对 G-H Ⅲ 型患者行 ERCP 术，ERCP 术后任何严重的不良事件都可能受到法律上的挑战。在 EPISOD 试验结果公布后，ERCP 可能会被认为是"超出了医疗标准的范围"疑似 SOD 患者的 ERCP 术后胰腺炎的发生率增高，应在围手术期使用 NSAIDs 类药物及行短期胰管支架置入以预防 PEP，即便 SOM 正常的 SOD 患者也应进行类似的预防 PEP 处理。测定胰胆管括约肌压力、胰管括约肌切开以及胰管支架的置入对操作的要求较高，因此应该由那些经验丰富并有兴趣处理 SOD 的内镜医师进行治疗。最后，对于那些内镜介入治疗后复发的 SOD 患者，如果复发症状严重应再次进行评估，以便选择进行内镜治疗还是外科手术治疗。

第48章

硬化性胆管炎

Jawad Ahmad and adam Slivka

吴平安　潘阳林　译

一、背景

原发性硬化性胆管炎（PSC）是胆管系统的一种的慢性炎性疾病。它是以肝内外胆管狭窄及扩张为特征，病理特点为肝内胆管同心圆样闭塞性纤维化。PSC 与炎症性肠病，特别是溃疡性结肠炎密切相关，在北欧，大约 2/3 的 PSC 患者伴发 IBD。PSC 导致慢性胆汁淤积，但患者就诊时通常无症状，只能通过肝酶异常，特别是碱性磷酸酶的升高来诊断。患者也可能以瘙痒、疲乏、右上腹痛及黄疸就诊。当疾病进展时，肝硬化的症状会逐渐显现。高达 10%～20% 的 PSC 患者中有发生胆管癌的风险。PSC 的病因及发病机制并不明确。但这可能是一种免疫介导的疾病，因细胞免疫反应过激导致胆管上皮慢性炎症。与其他自身免疫疾病一样，在西方国家，PSC 的发生率可能呈上升趋势。

诊断 PSC 需要胆管影像学检查（图 48-1）。传统的 ERCP 诊断方法逐渐被无创的 MRCP 所取代，两者均受设备及操作者的影响，MRCP 在诊断 PSC 时与 ERCP 具有相似的的敏感性（图 48-2）。使用特定的造影剂（如钆塞酸，一种以钆螯合物为基础的 MRI 造影剂）可进一步提高 MRCP 的诊断敏感性。

肝活组织检查在 PSC 诊断中作用有限，但对于确定疾病分期是一个有用的辅助手段。组织学表现可以从正常到完全胆汁性肝硬化不等，典型的表现为门静脉炎症，胆管周围呈同心"洋葱皮"状纤维化以及可发展为片状或桥接坏死的门静脉周围纤维化。

内镜医师在 PSC 中的作用包括：诊断性胆管造影、胆管狭窄的治疗干预（包括扩张和支架治疗）、

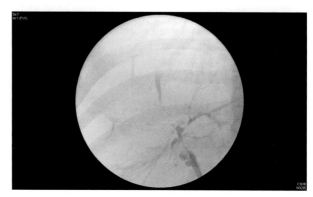

图 48-1　原发性硬化性胆管炎患者肝内胆管树的典型的 ERCP 图像。胆管病变尚处于相对早期的病程，肝内胆管呈局部狭窄和串珠样改变，但几乎没有胆管稀疏减少的情况

处理并发于 PSC 的胆管结石和鉴别良、恶性狭窄。

二、诊断及自然病程

1. 简介及科学依据　随着高质量的 MRCP（框 48-1）的普及，ERCP 在 PSC 诊断中的作用变得越来越有争议。MRCP 的优势在于非侵入性操作，但是依赖操作者水平和设备，并且不能同时进行治疗及细胞病理学取样。此外，肝内胆管的细微狭窄有时可能是 PSC 的唯一表现，可能被 MRCP 漏诊，但可被 ERCP 发现。因此，ERCP 仍然被认为是诊断金标准。ERCP 也依赖于机器（如放射学设备的质量）和操作者水平，但可同时进行病理学取样和治疗干预。此外，ERCP 还可通过对静脉曲张和门脉高压性胃黏膜病变的评估而实现对门脉高压的内镜分级。

有几项研究通过对具有胆汁淤积或生化异常患者进行 MRCP 及 ERCP 比较，发现 MRCP 的诊断准确率可达 90% 以上，特异性为 99%。然而，许多患者还需要治疗性干预。

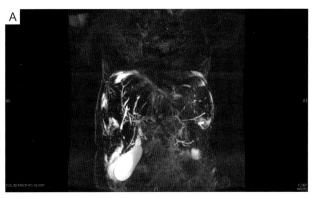 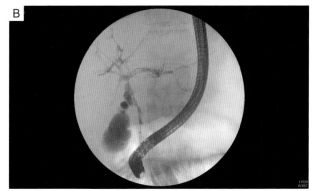

图48-2 A.原发性硬化性胆管炎患者的磁共振胆管成像图。可见外周的肝内胆管扩张，中央的肝内胆管有数处不连续的狭窄段。左右肝内胆管均受病变累及，肝外胆管未见显示。胆囊位于图像的左下角；B.图A中患者的内镜逆行胆管造影图

框48-1 SC 的诊断

ERCP	MRCP
侵入性	非侵入性
依赖于操作者	依赖于操作者
金标准	正确率＜100%
有治疗作用	非治疗性
可组织采样	不能组织采样
可对门静脉高压分级	费用较低
	无并发症

2. 技术要点 在 PSC 中行 ERCP 与常规胆道 ERCP 方法相同，详细见第 14 章所述。在特殊病例中，特别是在以前有胆道括约肌切开及完整胆囊的患者，需使用球囊封堵造影来显示肝内胆管，即将球囊封堵造影可避免造影剂从远端胆管流出，也可避免造影剂流入胆囊（将球囊置于胆囊管上方）。应注意避免将造影剂进入随后不能被引流的肝内胆管，否则会增加感染的风险（胆管炎）。美国胃肠内镜检查协会推荐对造影剂可能无法完全引流的胆道梗阻患者预防性使用抗生素。这种情况适用于所有的 PSC 病例，作者对这类患者 ERCP 术前均使用抗生素，并在 ERCP 术后持续数天。

3. 适应证 / 禁忌证 所有胆汁淤积患者应考虑胆道影像学检查。当患者合并炎症性肠病时，尤应如此。选择 ERCP 或 MRCP 受以上所述几个因素的影响。如果患者有可能需要治疗，ERCP 则有更大优势，因其不需要其他额外的检查就能直接治疗狭窄，MRCP 也有助于辅助制定治疗方案。

在诊断 PSC 之前，要先排除继发性的硬化性胆管炎。胆道手术、结石和肿瘤、肝动脉损伤、肝动脉化疗和艾滋病都可能导致胆道系统继发性狭窄。图 48-3 显示的是一例使用氟尿嘧啶（FUDR）行动脉内化学治疗的患者，数月后可见胆管损伤。

还有一些疾病的造影与 PSC 类似，比如 IgG4 介导的自身免疫性胆管病、肝脏恶性肿瘤、多囊肝、

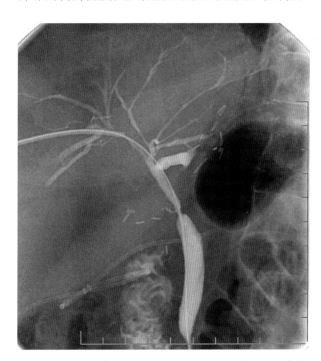

图48-3 胆管造影图显示动脉内氟尿嘧啶（FUDR）化学治疗的效果。注意肝外胆管有节段性狭窄，其余部分内径正常，而肝内胆管呈弥漫性狭窄改变

浸润性肝病和炎性假瘤等。腹部 CT 及 B 超有助于 PSC 和这些疾病的鉴别诊断。

4. 不良事件　PSC 的 ERCP 不良事件与其他 ERCP 适应证类似，详见第 8 章描述。尽管预防性的使用抗生素，但 PSC 的胆管炎风险仍增高。近来，一项历时 14 年，纳入 294 例 PSC 的患者，共行 657 次 ERCP 操作的单中心研究显示，总体不良事件的发生率为 4.3%，胆管炎发生率为 2.4%。行胆道括约肌切开者的不良事件增加了 5 倍。Bangarulingam 等比较 168 例 PSC 患者和 981 例非 PSC 患者，发现在行 ERCP 术后 1 年内两者之间总的不良事件发生率无明显差异，但是在 PSC 中有 4% 的胆管炎发生率，而非 PSC 组仅为 0.2%，胆管炎的发生与 ERCP 的操作时间成正相关。PSC 的 ERCP 总体不良事件发生率与其他类型的胆管狭窄相似（13%），但在急诊病例中明显增加（29%）。一项来自瑞典的大型研究显示，PSC 患者 ERCP 术后急性胰腺炎并发症是非 PSC 患者的 2 倍。

5. 相关费用　有几项旨在比较 MRCP 及 ERCP 在诊断 PSC 的花费方面的研究，但其结果相互矛盾，相关花费受 PSC 发病率以及影像学图像质量的影响。一项研究显示，在 73 例临床怀疑胆道疾病的患者中，分别首选 MRCP 及 ERCP 的正确诊断相关费用分别是 724 美元及 793 美元。MRCP 的诊断敏感性为 82%，特异性为 98%。MRCP 作为 PSC 的首选检查的优点是可以节约费用，且无操作相关不良事件。然而，这是在 PSC 患病率为 32% 及 MRCP 诊断特异性高的前提下得出的结论。当 MRCP 特异性降低（< 85%）及 PSC 患病率较高（> 45%）时，ERCP 则更加实惠。建议在高度怀疑 PSC 且当地医院 MRCP 质量不是很好或 MRCP 不能诊断时，选择使用 ERCP。这项研究同样显示，在处理 PSC 患者 ERCP 相关并发症时费用很高，从 1915 到 5032 美元，平均为 2902 美元。

一项成本效应分析显示，在疑似 PSC 的患者中，MRCP 检查阴性后行 ERCP 检查具有最高的成本效益。

三、内镜治疗

1. 简介及科学依据　研究病例数少、所用内镜治疗技术的不同限制了对 PSC 内镜治疗效果的评估。此外，大多数的队列研究使用球囊扩张或支架置入以治疗"显性胆道狭窄"。然而，显性狭窄这一术语的定义尚不统一。一般认为，肝外胆管直径 < 1.5mm、左或右肝胆管直径 < 1mm 即为显性狭窄。但这一定义并未考虑到肝内胆管的情况，而后者对治疗的影响很大。

反复的内镜干预以保持胆道的通畅引流，有可能改善 PSC 患者的生存。Gluck 等研究了 84 名接受治疗性 ERCP（主要是治疗显性狭窄）的 PSC 患者的生存期，平均随访 8 年，Mayo 临床生存模型预测这些患者的生存期为 3 ~ 4 年，证实接受 ERCP 治疗可明显延长生存期（P=0.021）。然而，胆红素在 Mayo 评分体系中占有的权重很大，置入支架治疗狭窄后胆红素迅速下降，会对评分产生显著影响。这就引出一个问题，即在评估大多以黄疸为主要表现的 PSC 患者的疗效时，使用原本用于评估慢性失代偿肝病的 Mayo 评分是否合适。实际上，至少有一项研究发现，有或无显性狭窄的 PSC 患者在接受 ERCP 治疗后，其胆汁淤积的指标均没有得到明显改善。

因对照数据缺乏，还不清楚内镜治疗能否改变的 PSC 的长期自然病程。但在治疗显性胆管狭窄导致的急性梗阻性症状时，ERCP 确定是有效的（框 48-2）。

2. 技术要点　完成胆管插管后，很多器械可用于扩张狭窄（第 43 章）。导丝通过狭窄部是治疗的第一步。应使用 0.018 ~ 0.035 英寸的软头导丝，以免胆管穿孔。扩张探条的头端为锥形，可由导丝引导，扩张部直径一般为 7 ~ 10Fr。因其直径受限、扩张力不足，很少在 PSC 患者中单用探条扩张。更常用的扩张器械是球囊，也由导丝引导，有各种规格（直径最大可达 10mm），并且扩张力更大，但如果狭窄较扭曲，则扩张球囊的

框 48-2 PSC 的内镜治疗的关键点

- ERCP 可用于治疗 PSC 的显性胆管狭窄
- 比狭窄更重要的是其胆管近端的胆管形态
- 应对显性狭窄部位进行组织取样, 术前术后应预防性使用抗生素
- 仅出现有症状的黄疸时, 才需要治疗
- 球囊扩张联合支架置入的疗效可能优于任一单一治疗
- 最好进行球囊扩张及 10 ~ 14 天的短期支架置入治疗
- 尽量避免行胆管括约肌切开术
- 与诊断性 ERCP 相比, 治疗性 ERCP 具有更高的并发症
- 目前缺乏内镜治疗能否改变 PSC 长期自然病程的可信证据

使用较为困难。在难治性狭窄的病例中, 有时只有导丝能通过, 其他器械都不能跟进, 可以使用 Soehendra 支架取出器 (Cook Endoscopy, Winston-Salem, NC) 来扩张狭窄段, 但尚无证明其有效性的证据。

在扩张之后可以临时置入塑料支架, 在一些病例中即使不扩张也可置入支架。需对显性狭窄进行取样以排除胆管癌。作者一般进行细胞刷检和 (或) 活检钳活检, 并送细胞学、组织病理学以及分子分析检查。

很多操作者在扩张及支架置入前行胆管括约肌切开术。但笔者并不提倡, 目前尚无可信资料支持必须行括约肌切开, 并且切开的不良事件发生率会增加。然而, 在预期需要多次内镜干预的患者, 行胆管括约肌切开可以减少术后急性胰腺炎的风险, 可使后续操作更容易, 也可减少进入胰管的可能。

由于缺乏标准化的技术, 内镜治疗 PSC 显性狭窄的相关数据尚有限。Van Milligen de Wit 等对 25 例有显性胆管狭窄的 PSC 患者进行了支架置入, 21 例获得成功。在 25 例患者中, 18 例进行了胆管扩张肌切开, 9 例在支架置入前进行了球囊或探条扩张。每 2 ~ 3 个月或在阻塞后对支架进行更换。在经过中位数 29 个月的随访后, 21 例患者中的 16 人肝功能得以改善或保持稳定。该小组还发现, 短时间支架置入 (平均 11 天) 具有相似的效果,

其疗效可持续数年。所有患者的症状及胆汁淤积均有改善, 并可维持数年。80% 的患者 1 年内不需要干预, 60% 的患者 3 年内不需要干预。在总共 45 次的 ERCP 操作中, 有 7 例操作相关的短暂不良事件, 除了 1 例外均采用保守治疗。

Stiehl 等的一项前瞻性研究探讨了内镜联合熊去氧胆酸 (UDCA) 治疗的效果, 对 106 例患者随访长达 13 年, Mayo PSC 生存模型显示联合治疗的总体生存率得以提高。然而, 大剂量的 (28 ~ 30mg/kg) 熊去氧胆酸可增加了 PSC 不良事件 (包括死亡, 结、直肠癌等) 的风险, 因此不推荐常规使用。

作者一般选择对有狭窄扩张史的、胆红素升高或严重胆管淤积的、显性狭窄的患者进行 ERCP 治疗。术中使用带导丝的球囊进行扩张, 扩张直径不超过狭窄两端的胆管直径。注射造影剂以扩张球囊, 加压至腰部消失或使压力达到压力。然后置入 10Fr 的塑料支架跨越狭窄段, 留置 2 ~ 3 周, 再次 ERCP 时如有必要则行进一步治疗。预防性使用抗生素, 且术后口服抗生素数日以减少胆管炎风险。图 48-4 及图 48-5 分别是显性狭窄的胆管扩张及支架置入的图像。

3. 适应证及禁忌证 当 PSC 合并显性胆管狭窄或临床及生化证据支持提示胆管炎时, 就有 ERCP 的指征。然而, 因为缺乏对照试验, 目前尚不清楚 ERCP 能否改变 PSC 的自然病程。PSC 偶尔合并胆管结石, 可 ERCP 常规取石, 但狭窄近端的结石取出常较困难 (第 19 章)。因为存在不良反应并且治疗获益尚不明确, 不推荐对无黄疸、无症状的患者进行狭窄的治疗。

4. 不良反应及处理 在 PSC 患者中行治疗性 ERCP 的不良反应发生率比诊断性 ERCP 更高。

Alkhatib 等分析了几个医疗中心 10 年间, 75 例 PSC 患者, 共计 185 次 ERCP 的结果, 发现胆管括约肌切开、狭窄扩张、存在合并症 (肝硬化、克罗恩病和自身免疫性肝炎)、操作者 ERCP 数量不足等因素是不良反应的高危因素, 而支架置入或显性狭窄与不良反应的发生无关。

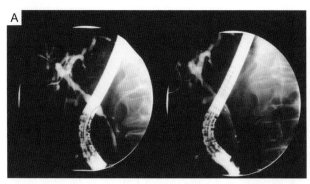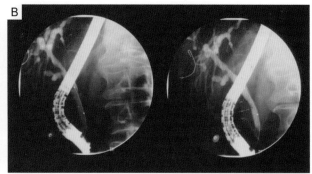

图 48-4　A. 原发性硬化性胆管炎患者主干显性狭窄的球囊扩张治疗。左图中胆管造影显示 PSC 的肝内外胆管狭窄。肝外胆管有显性狭窄段（正在内镜镜身下方），其上方的胆管扩张。胰管内可见造影剂滞留。右图中胆管造影可见未扩张的柱状球囊导管循导丝进入肝外胆管内。注意柱状球囊近端和远端的不透光标记；B.PSC 患者胆管显性狭窄的柱状球囊扩张治疗。左图胆管造影显示扩张的柱状球囊跨越狭窄段。柱状球囊腰部消失。通常球囊应加压到 12 大气压，持续 30 ～ 45 秒。扩张会使患者感觉疼痛，需要给予额外的镇痛处理。右图所示为扩张治疗后的胆管情况，注意狭窄段有明显的好转

PSC 的 ERCP 治疗最常见的并发症是急性胆管炎，在急诊 ERCP 时发生率增加，并且与操作时间相关。尽管预防性的使用抗生素，仍会发生胆管炎。尽管在医院内使用静脉抗生素可以较容易治愈，也有肝脓肿及感染性休克的报道。支架置入时间过长可发生支架堵塞，进而可引起胆管炎及黄疸，拔除或更换支架可得以解决。研究显示，短期放置支架的早期不良反应类似，但胆管炎的发生率降低。

5. 相对费用　目前尚无关于 PSC 患者行内镜治疗的成本 - 效益数据。虽然球囊扩张比探条费用高，但前者疗效可能更好，随访次数减少，从而费用较少。作者通常在扩张之后置入支架，数周后须再次 ERCP 拔除支架，费用有增加。由于缺乏对照研究的数据，还不清楚单纯扩张能否达到类似的治疗效果。在不影响长期效果的前提下，减少操作次数可提高内镜治疗的成本 - 效益。

四、胆管癌

（一）简介及科学依据

多达 10% ～ 20% 的 PSC 患者将会进展为胆管癌（CCA），其终身风险为 10% ～ 15%。来自 Mayo 临床中心的研究者对 161 例 PSC 患者进行了 11.5 年中位时间监测，确定了患者胆管癌的发病率及高危因素，发现其中 11 例（6.8%）患者发展为 CCA，年发病率为 0.6%。这是普通人群发生 CCA 风险的 1560 倍。该研究发现，PSC 病程长短与胆管癌的发病率无关。同样，瑞典的一项随访多年的队列研究显示，CCA 的发生率为 13%，在 PSC 诊断 1 年后 CCA 的年发生率为 1.5%。

早期诊断 CCA 可提高患者的生存率。早期诊断有利于行根治性外科切除或在特定病例中行肝移植。但由于缺乏足够准确的无创诊断方法，CCA 的早期诊断仍然受限。由于存在多发的非肿瘤性狭窄，在 PSC 患者中诊断 CCA 更具挑战。

（二）技术要点

1. 诊断　有多种内镜方法可用于 PSC 患者 CCA 的诊断，包括细胞刷检、细针穿刺、活检钳活检等。所有方法都有较高的特异性，但敏感性均较低。此外，肿瘤标志物 CA19-9 及 CEA 也用来单独或联合诊断 CCA。

细胞刷检需要导丝首先进入肝内胆管，沿导丝送入细胞刷导管至待刷检的狭窄部位，然后推出细胞刷，在狭窄部位来回用力进退，以增加细胞学的检出率。偶尔需要探条或球囊扩张狭窄段，从而使细胞刷顺利通过。刷检结束后，在胆管内将细胞刷收入导管内，从内镜中移出，刷检标本

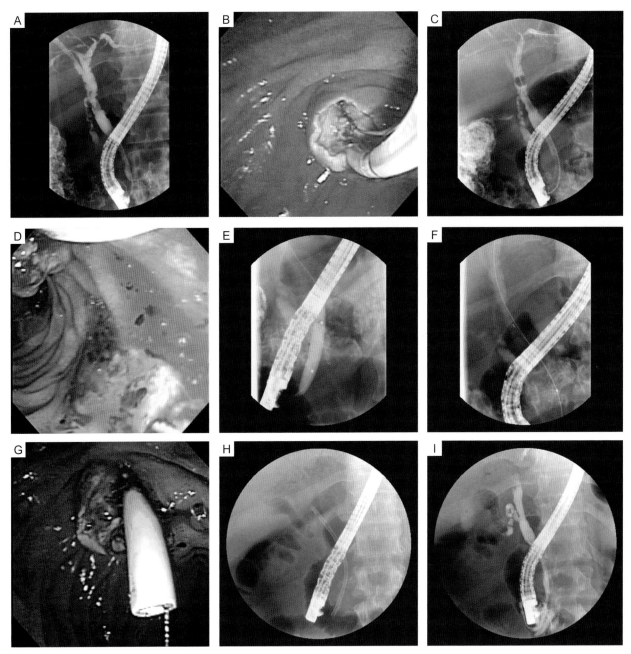

图 48-5 A. 重度黄疸的 PSC 患者的肝总管及远端胆管广泛不规则狭窄，胆树内有色素结石形成。注意肝内胆管的改变。行胆管括约肌切开并取石（B～D），用柱状球囊扩张狭窄段（E），进行细胞刷检（F），最后置入 10Fr 塑料支架（G）。H 和 I. 注意 4 周后取出支架造影可见胆管仍有狭窄，但较前已有改善

进行涂片或整个浸入生理盐水，送细胞学检查。护士或内镜技师需迅速准备好玻片，以防涂片过于干燥，从而影响诊断。在 PSC 患者中，细胞刷检诊断 CCA 的敏感性约为 50%。重复刷检 2～3 次似能显著增加诊断的敏感性，而另行 *K-ras* 或 *p53* 突变检测似乎不能增加诊断率。细胞病理学检查也能诊断一部分高级别上皮内瘤变患者，这类患者适合选择手术切除或肝移植。

胆道活检也可能获取更多细胞，从而增加诊断的敏感性。胆道活检需将活检钳直接送入胆管（有时沿着导丝插入活检钳更容易），并在透视引导下进行活检。也可通过胆道镜使用小口径的活检钳在直视下活检。图 48-6 展示的是对疑似恶性的胆管狭窄进行活检的图片。

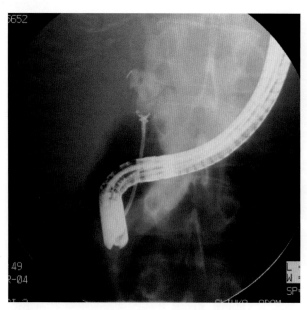

图 48-6　PSC 患者胆管显性狭窄段的活检。十二指肠镜处于短镜身位，活检钳进入胆管。狭窄段近端的胆管呈不规则的扩张。活检术可以直接获取狭窄段的组织用于病理检查，相比细胞学检查，其诊断阳性率更高

当 CEA > 5.2ng/ml 且 CA19-9 > 180U/ml 时，两者联合的诊断敏感性为 70%。进一步联合细胞刷检，敏感性可接近 90%。同样，联合细胞刷检、流式细胞仪 DNA 分析、CA19-9 和 CEA 等多种方法的诊断敏感性可达 88%，特异性达 80%。有趣的是，胆汁 CA19-9 或 CEA 并无诊断价值。

可利用 CA19-9 及 CEA 对 PSC 患者进行胆管癌筛查，但理想的检测间隔时间及成本 - 效益尚有待确定。

研究者对使用各种遗传性技术来鉴别 PSC 患者的良恶性狭窄很感兴趣。与单纯的细胞病理学检测相比，使用数字影像分析技术（DIA）量化狭窄部位的 DNA 含量、分析细胞学样本中抑癌基因相关的微卫星标记杂合缺失、检测 K-ras 基因突变以及 DNA 异常甲基化等均能显著提高检出率。

原位荧光杂交检测（FISH）技术在既往多有研究，市售的 CCA 探针检测与恶性肿瘤相关的第 3、7、9、17 号染色体的变异（非整倍体）。非整倍体可以进一步分为三倍体（10 个以上细胞中 7 号染色体为 3 个拷贝，其他染色体少于 3 个拷贝）、四倍体（10 个以上的细胞中 4 个的染色体均

为 4 个拷贝）、多倍体（5 个以上的细胞中 4 个染色体出现 2 个或 2 个以上的拷贝）。FISH 多倍体提示染色体不稳定，是癌的标志，与胆管癌相关。一项最近的研究显示，在 371 例患者中，在胆管多个部位检出多倍体是 CCA 的最强预测因子，其 HR 危险度为 82，而单一部位的多倍体 HR 值为 13。3、7、9、17 号染色体探针通常用来检测膀胱癌，而 1、7、8、9 号染色体探针则能在胆胰恶性肿瘤中达到更好的敏感性，这在胆胰恶性肿瘤患者（其中 2/3 合并 PSC）的一项研究中得以证实。在不明原因胆管狭窄病例中，FISH 对恶性狭窄的诊断率优于数字影像学分析及常规细胞病理学检查。然而，一项对 235 例 PSC 患者长期随访的队列研究发现，120 例（51%）患者 FISH 阳性，但仅有 40 例患者确诊为胆管癌，提示 FISH 不可作为 PSC 的常规筛查。与单次的 FISH 阳性结果相比，持续性 FISH 检测阳性的患者（特别是多次 ERCP 刷检中均有多倍体）更易进展为 CCA，其较常规方法（影像学或病理）最多可提前 2.7 年预测 CCA。在 FISH 检测的基础上，联合 K-ras 突变分析或 CA19-9 > 129U/ml 均可增加胆胰管恶性狭窄的检出率。

FISH 技术无法检测与 CCA 相关的大量基因突变。这些突变近来可被下一代测序技术（NGS）进行检测。NGS 已被应用于 ERCP 的样本检测中。NGS 费用更低，操作更简单，不受人为因素影响，因此与 FISH 相比有巨大的优势，一项比较使用 NGS 和 FISH 检测 ERCP 刷检样本中 CCA 的研究显示，NGS 比 FISH 效果更优。另一项类似的研究显示，使用 NGS 检测主要 IgG4+B 细胞克隆受体能鉴别 IgG4 胆管炎与 PSC 及胰胆管恶性肿瘤，其敏感性为 94%，特异性为 99%。

在 PSC 患者中使用直接胆道镜较胆道造影有一些优势，但其价值尚需进一步明确。初步的研究显示，与细胞刷检相比，直接胆道镜对恶性狭窄的诊断有更好的敏感性及特异性，但尚缺少胆道镜镜下恶性肿瘤特征的共识，操作者之间对病变判断的一致性较差。使用胆道镜 NBI 并不能提

高 PSC 患者中的异型增生的检出率。

与常规的组织病理检查相比，探针式共聚焦激光显微内镜（PCLE）或许更能检测出恶性肿瘤。在恶性狭窄中可见到不规则血管、粗的黑色条带（＞20μm）、不规则的黑色细胞聚集，而这些特征在良性疾病中不会出现。

两项大型的前瞻性研究显示，与 ERCP 组织活检相比，pCLE 诊断 CCA 的敏感性更高。遗憾的是，这两项研究排除了 PSC 患者，pCLE 的假阳性仍是一个问题。一项有关 PSC 患者的 pCLE 检查的国际注册研究正在开展。

2. 治疗及缓解　在 ERCP 开展之前，恶性胆道梗阻患者都是接受经皮引流或外科旁路手术的治疗。Smith 及其同事对 204 例胆道低位恶性梗阻患者进行的一项前瞻性随机对照实验表明，与外科旁路手术相比，内镜下胆道支架置入同样有效。共有 94 例患者行外科手术，95 名行内镜支架置入，两组分别有 92 人实现了成功的胆道引流，两组的总生存时间并无明显不同（外科手术的中位生存期为 26 周，胆道支架为 21 周）。因此，作者认为内镜支架置入及外科手术均是有效的姑息治疗手段。支架置入的早期操作相关不良事件较少，而外科手术的迟发不良事件较少。然而，该项研究结果并不能直接用于 PSC 患者。

自膨式金属支架可用于不可切除恶性胆道肿瘤的姑息治疗（第 23 章）。David 等对 105 例不可切除的远端胆管恶性肿瘤患者进行了一项随机前瞻性研究，发现与聚乙烯塑料支架相比，金属支架有更长的通畅时间。金属支架的中位通畅时间为 273 天，而塑料支架仅为 126 天。金属支架堵塞常见原因是肿瘤内生长，而塑料支架堵塞常因为胆泥沉积。然而，该组患者的总体中位生存期为 149 天，两组之间无明显差别。对于远端胆管恶性狭窄合并近端扩张的 PSC 患者，置入金属支架是合适的；但如果支架近端无法越过 PSC 的狭窄部位时，则不适合。在近肝门部或更高的恶性狭窄患者一般应避免置入金属支架，该类患者应在有经验的中心进行个体化治疗。

辅助化疗曾用于支架置入的患者，但疗效并不明显。然而，在不可切除的近端 CCA（包括肝门部）的治疗中，光动力（PDT）联合支架治疗可以延长生存期。PDT 技术首先需要在左右肝管各置入一根塑料支架（第 22 章）进行引流。先静脉注射 2mg/kg 的光敏素，48 小时后行 ERCP 塑料支架取出，并在胆管内进行激光照射，然后再次置入塑料支架。操作完成后，患者需在暗室住 3～4 天。一项随机对照研究发现，塑料支架联合光动力治疗的中位生存期为 493 天，而单独支架置入患者中位生存期仅为 98 天。此外，联合治疗的黄疸情况及生活质量也有显著改善。PDT 治疗唯一的不足是有 10% 的患者发生光敏反应。PDT 需要有经验的内镜医师在特定的设备上进行操作，费用较高也限制了其应用。

（三）适应证／禁忌证

PSC 患者如果突然出现胆汁淤积或胆红素升高，都应考虑 CCA 的可能。此外，突发性 CA19-9 或 CEA 升高的 PSC 患者也须行胆道造影以排除 CCA。作者不提倡在无症状的 PSC 患者中行常规 ERCP 监测。早期发现 CCA 也不一定对 PSC 患者有帮助，由于合并肝硬化、病变常累及多个部位及肝门部，这些患者通常行无法手术切除。在特定的病例中进行肝移植也几乎不太可能。理想的情况是在癌前阶段做出诊断，但往往也非常困难。很多 PSC 患者肝脏合成功能尚可，进行肝移植为时尚早，但一旦发展为胆管癌后往往不能进行肝移植，因此 PSC 患者的肝移植时机很难把握。

（四）不良事件及处理：

在 PSC 合并 CCA 的患者中进行塑料支架及金属支架置入的相关不良事件及其处理方法见其他章节（第 8 章及第 24 章）。

Smith 等比较了胆道支架或外科旁路手术治疗恶性胆道狭窄的效果，结果显示，与旁路手术相比，内镜支架置入患者操作相关死亡率更低（3% vs 24%）、主要不良事件发生率更低（11% vs 29%），中位住院时间更短（20 天 vs 26 天）。但胆道支架相关的迟发性不良事件（如复发性黄疸、迟发性消化道梗阻）的发生率更高。胆道镜越来越多地应用于来协助诊断 PSC 患者的胆管癌，发现的相应不良事件也越来越多。Sethi 等的研究发现，ERCP 胆道镜检查显著增加了胆管炎的概率（1.0% vs 0.2%），PSC 患者中是否有类似情况仍需观察。

（五）相对费用

从诊断角度讲，CEA 及 CA19-9 化验的花费并不高，但敏感性较低，因此还需要联合细胞刷检。这些肿瘤标志物及新的遗传学方法的成本效益还需进一步观察。

在姑息治疗方面，因金属支架较塑料有更长通畅期且后续操作较少，其效价比较高。对于 PSC 进展为 CCA 的患者，虽无直接比较金属、塑料支架置入风险及益处的正式研究，但 Davids 等的增量成本 - 效益分析表明，对于在远端恶性梗阻的患者，金属支架后续的内镜再次干预的概率减少 28%。然而，在预期寿命短于 3 个月的患者，置入塑料支架即已足够，也不需随访。肝门部狭窄的 PSC 患者往往需要置入双支架，有时即便存在梗阻但胆管并不扩张，导致支架置入难度较大。目前尚无 PSC 合并恶性梗阻患者中置入塑料或金属支架的对比研究。

外科姑息治疗的费用比内镜治疗贵得多，意味着其应用受限（框 48-3）。

框 48-3　关键点：PSC 患者中 CCA 的诊断

- 10% ～ 20% 的 PSC 患者可能发展为 CCA
- 没有明确有效的筛查方法
- 细胞刷检敏感性仅为 50%
- 肿瘤标志物联合细胞刷检可能增加敏感性
- DNA 及分子学技术（如 FISH、NGS）可增加诊断敏感性
- 一些中心会在 PSC 发展为 CCA 之前的癌前病变阶段选择肝移植

第 49 章

热带寄生虫感染

D Nageshwar Reddy, G. Venkat Rao, and Rupa Banerjee

郭晓扬　潘阳林　译

在发展中国家和发达国家的乡村地区，寄生虫感染是胆道疾病的常见原因。随着国际旅行和移民的增加，发达国家的临床医师可能会越来越多地遇到这些情况。蛔虫病、肝包虫病、华支睾吸虫病、后睾吸虫病以及肝片吸虫病是最常见的胆道寄生虫病。临床上可表现为胆汁淤积、梗阻性黄疸、胆绞痛、急性胆管炎，罕见情况下会出现胰腺炎。在发展中国家，胆道寄生虫病往往与胆道结石病相似。对于绝大多数病例，经腹超声检查有助于确诊。尽管药物治疗仍是治疗的主要手段，但当胆道并发症发生时，内镜逆行胰胆管造影（ERCP）和内镜下括约肌切开术合并胆道清理是必要的。胆道蛔虫病和肝包虫病往往通过放射影像学即可诊断，但在非疫区，诊断支睾吸虫病、后睾吸虫病以及肝片吸虫病则需要敏锐的临床诊断能力。

一、蛔虫病

蛔虫是世界上最常见的肠道寄生虫，感染人数超过 10 亿人。在发展中国家的流行地区和发达国家的非常流行地区都有感染病例的报道。

蛔虫感染一般没有症状。蛔虫的有机体通常生活在空肠内，其活动常较活跃，可侵入乳头、进入胆管并引起胆道梗阻，可诱发各种肝胆并发症，包括胆绞痛、胰腺炎、胆囊炎、胆囊切除术后综合征、肝脓肿和肝内胆管结石。有报道称，蛔虫也可能导致自膨式胆道金属支架梗阻。通过对胆道结石中的寄生虫 DNA 的鉴定表明，华支睾吸虫和蛔虫更容易导致胆结石的形成和复发性化脓性胆管炎（RPC）的发生。超过 5% 的肝胆蛔虫病可发展为复发性化脓性胆管炎（RPC），10% 的 RPC 患者有明确的蛔虫病证据。

在高度流行地区，如印度的克什米尔谷地，胆胰性蛔虫病经常被报道。在一项纳入了 500 例肝胆和胰腺蛔虫病患者的研究中，Khuroo 等报道 56% 的病例出现胆绞痛、24% 有急性胆管炎、13% 患急性胆囊炎、6% 出现急性胰腺炎，而肝脓肿不到 1%。在高度流行地区出现胆道症状的患者，应怀疑胆胰系统的蛔虫病。

在上述情况下，在胆汁或粪便中检出虫卵、幼虫或成虫，就强烈提示蛔虫症。超声检查是肝胆蛔虫病诊断和随访的首选影像学检查。典型的超声表现包括：中央部密集条带样回声、纵向无回声管（蠕虫的胃肠道，内管征）、较薄的无内管征的无回声条带（条带征）和胆总管的纵向重叠界面（意大利面征）等。此外，长回声结构的特征性蠕动也是胆道蛔虫的特点。

在超声无法确诊的情况下，可行超声内镜（EUS）和磁共振胰胆管造影（MRCP）检查。在 EUS 中，蠕虫表现为无声影的长线性高回声结构（"单管"征）或中央低回声管（"双管"征）。

ERCP 和内镜下治疗肝胆蛔虫病

如果保守治疗后症状仍无改善，或者虽经治疗但蛔虫仍在管腔内且时间超过 3 周，则需内镜治疗。在内镜检查中，十二指肠经常可见到蛔虫，也经常可见蛔虫一端从乳头开口伸出。在 ERCP 过程中，蛔虫胆管造影的特点包括：存在长的、光滑的、线状的、末端逐渐变细的线性充盈缺损（图 49-1），或者可见光滑的、平行的充盈缺损，偶可见横跨肝胆管曲线型或环形充盈缺损；通常伴有胆总管扩张。随着近年来 Spyglass 系统（Boston Scientific, Marlborough, MA）的运用，也可在胆管内直接观察蛔虫。内镜是治疗胆道蛔虫病的主要方法。

当蛔虫一端从肝胰壶腹中伸出时，很容易被取出（图 49-2）。可用异物钳夹住蛔虫，退出内镜慢慢取出。也可以用取石网篮将蛔虫的一端收入网篮内，轻轻收住网篮，后退镜取出。

最好避免使用息肉圈套器抓取蛔虫，圈套器容易切断蛔虫。胆道内的蛔虫残端容易形成结石，因此务必将蛔虫完全清除。有时在注射造影剂显影时，蛔虫会伸出乳头开口外。如果蛔虫完全位于胆道内，可通过取石网篮或取石球囊取出。

括约肌切开术后胆道蛔虫的复发率可能增高，蛔虫容易从括约肌切口处进入胆管，因此有人认为在蛔虫流行地区应避免行括约肌切开。在一项纳入了 300 例患者的研究中，Sandouk 等发现，在

胆囊切除或括约肌切开术后的患者中，胆胰管蛔虫更为常见。而 Alam 等的一项纳入了 77 例胆胰管蛔虫病患者的研究中，94.8% 的患者行括约肌大切开，并未报道严重不良事件或胆道蛔虫复发。

同样，Bektas 等也有类似的报道，也没有发现括约肌切开术的患者出现胆道蛔虫复发。有时蛔虫可和胆道结石、胆道狭窄共存。在这种情况下，内镜下胆道括约肌球囊扩张（括约肌成形术）可以代替括约肌切开术，用于寄生虫和结石的取出。在流行地区，孕妇容易患胆道蛔虫病，这种情况下的内镜干预需要特殊的防护措施，包括用铅衣对胎儿进行防护以及限制透视曝光总量（第 3 章）。内镜治疗失败时可能需要外科干预，后者容易导致流产和早产。

蛔虫取出后，症状可迅速减轻。内镜取虫成功率超过 80%。

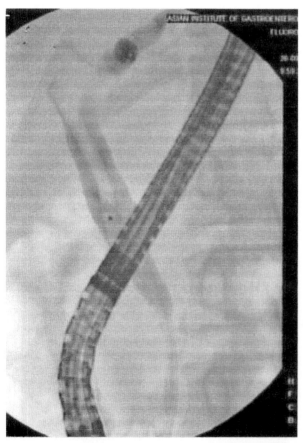

图 49-1　一例胆管蛔虫的胆管造影图，可见胆总管显影，其内有长条状的充盈缺损。内镜下括约肌切开术后，用 Dormia 网篮取出虫体

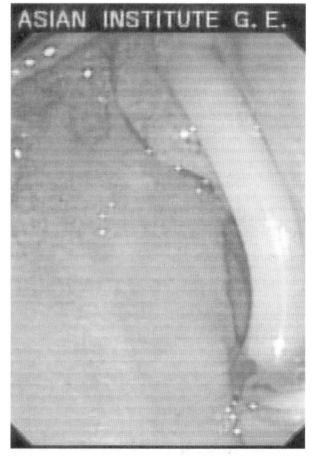

图 49-2　胆管蛔虫从肝胰壶腹内伸出到肠腔内。用异物钳抓取虫体后，退出内镜将蛔虫取出到人体外

胆道感染等并发症可能与结石或狭窄有关，通常可在内镜下进行处理。内镜治疗后，应对所有患者进行抗蛔虫治疗以清除可能的残余蛔虫。口服一次阿苯达唑（400mg）的治疗对蛔虫病非常有效。在流行地区，定期除虫可能有助于预防复发。

二、细粒棘球绦虫

细粒棘球绦虫是人类包虫病的主要病因。世界范围内均有肝包虫病，但其主要在牧羊地区流行。其生命周期包括两个宿主：成年绦虫通常存在于狗（最终宿主）体内，而绵羊（中间宿主）通常是幼虫的宿主。人类通过接触宿主狗粪便污染的食物或水的粪口途径被感染。

囊胚在小肠中孵化，然后释放出钩球蚴迁移到远处。肝右叶是最常见的包囊形成部位。感染后大多数患者无症状。一旦出现症状，腹部超声和血清学检测通常可以确诊。

在大约 1/4 的病例中，包囊破入胆管，导致梗阻性黄疸。

包囊的内容物（头节和子代包囊）流入胆管后会导致间歇性或完全性胆道梗阻，进而导致梗阻性黄疸、胆管炎，有时甚至导致胆管化脓性感染。胆管内包虫囊的破裂偶可见诱发急性胰腺炎。

10% ～ 42% 的患者可出现包囊 - 胆管相通，在手术时经常可见包囊被胆汁染色。如果包囊 - 胆管交通在手术中被漏诊，术后可出现持续性胆道瘘，进而导致住院时间延长和合并症增加。

也有胰头和胰体包囊的罕见报道。这些包囊可逐渐增大，表现为急性胰腺炎、慢性胰腺炎或梗阻性黄疸，容易与胰腺假性囊肿、肿瘤或其他先天性胰腺囊肿相混淆。一般需要手术治疗。

1. 治疗 肝包虫病的治疗方案包括单独抗寄生虫治疗（阿苯达唑），抗寄生虫联合手术治疗，穿刺、抽吸、注射杀菌剂和再抽吸（PAIR）治疗等。Gharbi 和世界卫生组织（WHO）均建立了肝包虫的分类标准，将包囊分为活跃（CE1，CE2）、非活跃（CE4，CE5）和过渡期（CE3a，CE3b）三类，这对于包囊的管理具有重要意义。小囊肿（< 5cm）、CE1/CE3a 级和囊肿破裂可考虑选择手术治疗。

阿苯达唑的用量通常为每日 10 ～ 15mg/kg，持续 3 ～ 6 个月。另外，还可以使用美苯达唑和吡喹酮。

2. 内镜治疗 内镜干预是肝包虫重要的治疗手段，主要用于包膜囊破裂如胆道或外科术后出现胆道并发症等情况。

（1）包囊破裂入胆道：破裂入胆道是肝包膜囊肿常见的严重并发症，发病率在 1% ～ 25%，通常是由于囊肿内高压导致，其压力可达 80cmH_2O。Sharma 等在 120 例患者中，发现胆道瘘 28 例。当出现临床症状（如黄疸）、生化异常（如胆汁淤积）或者超声检查异常（如胆管扩张），怀疑包囊破裂入胆道内时，可适于 ERCP 诊疗。

十二指肠镜检查有时可在十二指肠肠腔或乳头开口处发现白色的、闪光的包膜。胆管造影时，残留包囊膜的显影特点为：①层状包膜表现为丝状、线状、波浪状改变；②漂浮的子囊表现为圆形或卵圆形的充盈缺损；③棕色的、较厚的、形状不规则的物质。胆管造影有时提示与周围导管轻微交通，但其临床意义尚不明确。

在伴有梗阻性黄疸或胆管炎的患者中，可使用取石网篮（图 49-3）或球囊取出包囊或囊膜，胆道括约肌切开术后的操作更容易。需用生理盐水对胆管进行冲洗，以清理残余囊膜和子囊。在发生危及生命的急性胆管炎时，可通过临时置入鼻胆管快速缓解症状，择期再行后续治疗。可对鼻胆管引流液行钩虫或包膜的检查。内镜下急性胆道并发症的处理也为后续择期根治性手术赢得了时间。也有单纯内镜治疗实现了破裂包囊彻底引流的报道。

在包囊与胆道系统直接交通的情况下，可将亲水导丝送入包囊，后插入鼻胆管，以便囊内容物的排空。可通过鼻胆管用高渗盐水冲洗包囊，以达到萌芽层和残余子囊消毒的目的。当包囊与胆道存在多处交通时，不应使用高渗盐水冲洗，以免高渗盐水渗出并损伤胆管导致继发狭窄。

单纯 ERCP 及药物治愈包囊 - 胆瘘的机会极

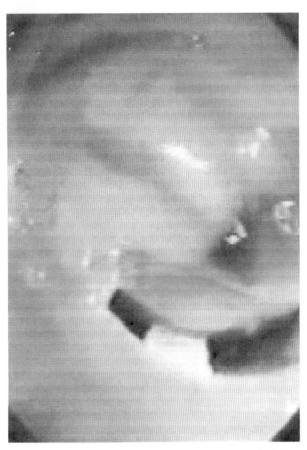

图 49-3 肝包虫病包囊破入胆管内时，可见包囊膜从肝胰壶腹排出。内镜下胆管括约肌切开术有助于 Dormia 网篮取出囊体及囊膜

小，但偶有报道。

（2）外科术后胆道不良事件：外科术后胆道不良事件发生率可高达 16%。术后早期并发症包括持续性胆瘘和梗阻性黄疸。晚期并发症包括硬化性胆管炎和奥迪括约肌狭窄。

持续性胆瘘是最常见的术后并发症，占总体并发症的 50% ～ 63%。有时包囊 - 胆道交通未在术中被发现，术后可表现为 T 管持续胆汁引流或术后胆道皮肤瘘。瘘管引流量较少（＜ 300ml/d）时，平均可在 4 周左右自发闭合。引流量多的胆瘘则需内镜干预。

经过内镜下胆道括约肌切开、胆道清理以及支架置入，瘘管可于 4 ～ 8 周闭合。单纯括约肌切开也可能有效。偶有包囊 - 支气管交通的情况，在术前或术后出现胆道 - 支气管瘘，内镜下括约肌切开术和鼻胆管引流或支架置入也是有效的。

包囊切除术后约有 2% 的患者出现梗阻性黄疸，通常发作时间为术后 2 ～ 4 周。在包囊 - 胆道交通的情况下，梗阻性黄疸多由绦虫残留物阻塞。这种情况下，一般需行内镜下胆道括约肌切开、胆道清理以及支架置入，瘘管闭合需要 4 ～ 8 周时间。当术中使用福尔马林对囊肿进行灭菌时，福尔马林可通过包囊 - 胆道交通渗入胆管，导致早期炎性反应和后期的瘢痕改变，后出现硬化型胆管炎和奥迪括约肌狭窄。在临床及实验室中均发现，几乎所有的杀包囊药物均可能出现上述并发症。高渗盐水（20%）可能是众多杀包囊药物的首选。迟发性并发症可通过括约肌切开术、联合或不联合球囊扩张以及支架置入来进行治疗。

三、华支睾吸虫

华支睾吸虫又称中华肝吸虫，东亚常见，与食用生鱼有关。据估计，全球约 3500 万人受到感染，其中 1500 万在中国。它常寄生于人类或其他食鱼动物的胆道中。中华肝吸虫的寿命为 10 ～ 30 年，某些亚洲移民即便离开疫区很多年，仍可发作相应症状。猫肝吸虫和泰国肝吸虫感染会出现类似的临床表现。

华支睾吸虫病因生食受感染的淡水鱼（鲤鱼和三文鱼）而感染。囊幼虫进入人体后，附着于胆总管，并迁移至肝内胆管上皮内，在那里长成扁平、细长的成虫，长度可达 10 ～ 23mm。它们通常寄生于肝左叶较小的分支处，成虫成熟后 1 个月左右开始产卵。幼虫可导致胆管上皮损伤、溃疡和上皮细胞脱落，持续的慢性损伤可导致腺瘤样增生或杯状细胞化生，后发展为胆管的包裹性纤维化改变。

单次感染肝吸虫并无太大危害，但反复多次感染则易导致胆道系统的弥漫性病变，可累及大胆管和胆囊。一般的感染可有 20 ～ 200 条成虫聚积胆道，而重度感染可致 20 000 条成虫的聚积。感染早期，可见包膜下胆管扩张、导管上皮腺瘤样增生（伴或不伴导管周围纤维化）以及嗜酸性浸润。如出现反复感染，在疾病晚期可发展为肝硬化。在东南亚地区，华支睾吸虫和后睾吸虫的流行地区与肝肿瘤（特别是胆管癌）的地理分布一致。近期研究表明，肝吸虫可导致明显的基因及转录水平变化，进而导致胆管癌，这可能具有诊断、预防和治疗的价值。

胆道华支睾吸虫病的临床表现变化不定。大多数寄生虫负荷低的患者并无症状。携带大量寄生虫的患者会出现胆管炎、胆囊炎或肝内结石。大量成虫可引起胆道的机械梗阻，胆汁的淤积易诱发胆管炎，后者可导致成虫的死亡。胆管炎的上腹痛发作可能与胆石病相混淆。胆道吸虫病可与胆管结石共存，虫卵可以作为微核促进结石的形成。慢性感染与胆管癌的发生发展有关。

对于任何曾经居住或到疫区旅行并食用生淡水鱼的人，若出现肝胆疾病的相应临床表现，均应怀疑华支睾吸虫病。

内镜下治疗

在急性胆管炎发作的患者中，可选择括约肌切开进行急诊胆道减压。抽出的胆汁也许可见成虫和虫卵。胆管造影的特征包括：肝内胆管的多囊或囊性扩张引起的多囊性表现、因肝内胆管向外迅速变细而出现的"箭头"征、因门静脉和门静脉周围纤维化导致的肝内胆管分支数量减少。胆管不规则性改变多与腺瘤样增生有关，表现为小的凹痕或半球形充盈缺损，也可表现为丝状、波浪状、椭圆形充盈缺损等扇形样改变。

当怀疑胆管癌时，应考虑内镜下活检或细胞刷检。当出现肝内胆管结石合并多处胆道狭窄时，需行外科手术干预。

所有胆道华支睾吸虫病患者均应口服吡喹酮（每日 75mg/kg，分 3 次口服，共 2 天）进行治疗，以消灭感染。一些初步研究发现，三苯双脒也有良好的效果。即使药物治疗成功，胆道病理改变往往也是不可逆的。

四、肝片吸虫

肝片吸虫病是由肝片吸虫引起的，其最重要的终宿主是绵羊。该病也是绵羊的一种重要的畜牧业疾病。许多能够反刍的哺乳动物，例如山羊、牛、马、骆驼、猪、兔子和鹿等，都可被感染。中间宿主包括各种蜗牛、两栖类和水生类动物。由于具有广泛的最终宿主和中间宿主，该疾病在地理上分布广泛，并在世界范围内发生。因此，医师应该意识到在所有地区均有发生该病的可能。秘鲁和玻利维亚（拉帕兹、的的喀喀湖）是肝片吸虫病发生率最高的地区。

肝片吸虫病发生在食用豆瓣菜（一种水生植物）的地方，它在流行病学上与在淡水地区的中间宿主——蜗牛的种群分布有关。人类是在食用了受虫媒感染的豆瓣菜后出现感染的。幼虫通过十二指肠壁进入腹腔，并向肝脏迁移。

该病的进展分两个阶段。第一阶段为急性期或肝期，一般为感染后 3 个月以内。当虫体穿过肝包膜并且通过肝实质向胆道系统迁移时，就可能出现症状。急性期的患者常表现为消化不良，部分患者出现急性发热和腹痛，疼痛部位主要位于右侧季肋部或右上腹，也可能伴有荨麻疹和嗜酸性粒细胞增多。上述症状是与幼虫迁移造成的破坏和炎性反应有关。约一半的患者急性期的表现并不明显。

第二阶段为慢性期或胆道期，多为食用污染食物 3 ～ 4 个月后寄生虫进入胆管时出现。患者通常有黄疸、发热和右上腹痛，少数情况下会出现胆管炎、严重的胆道出血和急性胰腺炎。在慢性期，可在胆囊中观察到游动的成虫。

肝功化验往往提示胆汁淤积。血清检测（Fast-Elisa 或斑点印记 Elisa）有着很高的敏感性（95% ～ 100%）和特异性（97%），有助于确诊。

寄生虫毒性代谢产物和幼虫的机械性作用可导致胆道炎症，进而出现上皮坏死和腺瘤样改变，最终导致胆道纤维化。临床上可表现为胆管囊性扩张、胆管部分或完全性梗阻、门静脉周围纤维化和肝硬化。即便成功治疗，大多数纤维化仍将持续，但也有胆道病变逆转的报道。

成虫的寿命为 9 ～ 13 年。虫卵或死亡的寄生虫可以形成结石的微核，导致肝内外胆管结石的发生。

（1）治疗：口服药物治疗是肝片吸虫病的标准治疗方法。首选三氯苯达唑（单剂 10mg/kg）。对于严重或持续性感染，建议每隔 12～24 小时口服双倍剂量。其他药物还包括硫氯酚（30～50mg/kg，隔日服用，共用 10～15 次）、氯喹、甲苯咪唑、阿苯达唑和吡喹酮，效果不一。应告知患者，在驱虫治疗过程中可能会因排虫而出现胆绞痛，通常在服药后 2～7 天发生。

（2）ERCP 和 EUS 的作用：当出现胆道并发症、药物治疗失败或有大量寄生虫感染时，可行内镜治疗。在 ERCP 中，肝片吸虫表现为小的、放射状、线状或新月形影，在胆囊或扩张胆管中呈现锯齿状、不规则的边缘。EUS 和胆道镜也可用于胆道片吸虫病的诊断，常在扩张的胆总管内发现浮动的、线状结构物。

胆道括约肌切开术后，可通过球囊或取石网篮取出寄生虫（图 49-4），通常可在胆管内发现一条片吸虫，偶尔胆囊中也会有一条。当成虫位于胆囊或肝内胆管时，常规方法往往难以取出，用 20ml 的 2.5% 皮维碘溶液冲洗（10% 皮维碘 5ml 加 15ml 造影剂）往往有效。抽吸的胆汁可用于寄生虫虫卵检查。对于急性胆管炎患者，必须做到充分引流。

也有成功治疗一例罕见肝片吸虫病的个案报道，患者肝内、外胆管中有数十或上百条成虫大量聚积，首先用网篮或球囊取虫，后用球囊阻塞肝总管，注入 20ml 的 2.5% 皮维碘溶液，维持 10

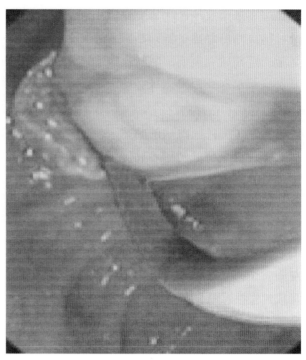

图 49-4　胆管括约肌切开术后用球囊导管取出肝片吸虫

分钟。再用生理盐水反复冲洗，继而取出死的寄生虫。可能需要反复多次治疗以彻底清除寄生虫。在胆管炎和肝脓肿的病例中，可在透视下通过鼻胆管 3 次注入碘溶液予以治疗。

五、小结

即便在非流行地区，内镜医师也偶可碰到胆道寄生虫的病例。蛔虫病和包虫病在临床上和影像学上都是很明显的，而片吸虫病、华支睾吸虫病和后睾吸虫病的诊断则需要敏锐的临床意识，这样才可以做到早期诊断和恰当治疗。

第 50 章

复发性化脓性胆管炎

Tae Jun Song , Dong Wan Seo , Khean-Lee Goh

韩岩智　潘阳林　译

一、介绍和科学依据

复发性化脓性胆管炎（RPC）是一种以反复发作的胆管细菌感染为特征的疾病。目前认为首先是肠道菌群进入胆管树，导致感染、炎症，并对胆红素二葡糖苷酸进行分解形成原发性胆管结石。持续性炎症导致胆管狭窄和胆汁淤滞，进一步导致结石形成，导致反复或持续的炎症和感染的恶性循环。有报道发现，某些 RPC 患者的病因是蛔虫和华支睾吸虫感染。RPC 在亚太地区最为常见，如中国大陆、中国台湾以及日本、韩国和东南亚国家等，但在这一地区发病率也在急剧下降。该病在西方地区更不常见。目前很多 RPC 患者都是老年人，有的因胆管癌并发 RPC。

RPC 的特征是存在结石和狭窄，其位置可以是肝内或肝外（图 50-1）。RPC 的治疗是困难的，需要包括内镜、放射和外科手术在内的多学科合作。RPC 的治疗的成功取决于清除结石、扩张狭窄和保持狭窄胆管的通畅。具体处理的措施包括精确诊断、应用特定的方法取出结石以及扩张狭窄，这有助于缓解胆汁淤积并达到控制胆管炎的目的。相关的内镜技术包括：标准 ERCP、经口胆管镜检查、经皮经肝胆管镜检查（PTCS）以及术后经 T 管窦道的胆道镜检查。

外科手术是 RPC 治疗的重要方式，将在本章末尾简要讨论以将其置于整个管理方案中。

二、胆管炎患者的初始治疗

RPC 患者常伴有急性逆行性胆管炎，可能是初次发作，也可能是复发性的。患者可能迅速发展为感染性休克。初始治疗包括静脉液体复苏和静脉使用高效广谱抗生素。有些患者可能需要急诊手术减压，但术后并发症和死亡率高。

非手术胆道引流是急性胆管炎一种重要的替代治疗方案，尤其是对于伴有胆总管结石的患者。与急诊外科手术相比，急诊 ERCP 并留置支架或鼻胆管导管可降低死亡率（图 50-2）。胆管炎合并肝内胆管结石患者可能需要经皮经肝胆道引流术（PTBD）治疗。

三、肝内胆管结石的特殊治疗

（一）技术要点

1. 标准 ERCP 与经口胆管镜检查　常规的 ERCP 结合乳头肌切开、网篮及球囊清理可将胆总管及肝总管内结石取出（第 19 章）。胆总

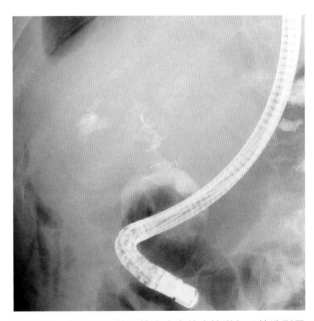

图 50-1　急性逆行性胆管炎患者的内镜逆行胆管造影显示肝内外胆管狭窄并多发结石

管或左、右肝管的狭窄可以通过球囊进行扩张到 4 ～ 10mm，扩张直径取决于狭窄上游的胆管直径〔Quantum TTC 球囊（Cook Endoscopy）和 Maxforce Hurricane 球囊（Boston Scientific）〕，狭窄扩张后有利于网篮套取并取出结石。可通过内镜活检孔道的机械碎石器（Olympus Corporation；德国的 MTW；Boston Scientific, Trapezoid RX）有助于碎石。然而，这些器械常因胆管成角、胆管过于狭窄或结石嵌顿等原因无法进入肝内胆管，使用常受限。

ERCP 术中可应用经口胆道镜检查，有几种不同的方法将细口径的胆道镜插入胆管（第 27 章）。运用子母镜系统进行检查时需要两名内镜医师，一人操作母镜，另一人操作子镜。也有单人操作的经口胆道镜，其新的数字化图像要优于之前的光纤图像，已可与其他类型的胆道镜相媲美。也可经口将超细胃镜直接送入胆道内。超细胃镜可提供高质量的图片，也可进行窄带成像。另外，与传统胆道镜相比，超细胃镜有更大的活检孔道，可进行内镜直视下胆道活检和其他的内镜治疗。

可通过子母镜进行液电碎石或激光碎石处理肝内胆管主干的结石，进而使用取石网篮和球囊取出结石。结石的部位、胆道狭窄的程度和胆管成角可能会影响取石的成败。

2. 超声内镜引导下治疗　近期已有超声内镜引导下的肝内胆管结石治疗的报道（第 32 章及第 33 章），可在或不在经皮经肝穿刺方法的辅助下，使用经胃或经肝方法进行。

3. 经皮经肝胆管镜检查（PTCS）　PTCS 检查需要经过 3 个步骤：经皮经肝穿刺胆管引流、穿刺道扩张和经皮经肝穿刺胆道镜检查。

（1）经皮经肝穿刺胆管引流（PTBD）：PTBD 技术用于解除梗阻性黄疸并且引流感染的胆汁，预防和控制胆管炎和脓毒症。超声及透视引导下进行经皮穿刺是操作的第一步。PTBD 对于后续的胆道镜检查（PTCS）是非常重要的，如果穿刺定位不理想，就可能在穿刺中产生锐角，后面不易到达目标胆管（图 50-3），这是 PTCS 失败的重要原因。在选择 PTBD 穿刺点之前，胆道镜医师或者放射介入医师应当熟悉胆树的解剖，术前需仔细查阅所有的影像学图像，包括超声、CT、ERCP 和 MRCP（第 34 章）等，据此选择理想的 PTBD 穿刺点。PTBD 穿刺包包括穿刺针、导丝、扩张鞘

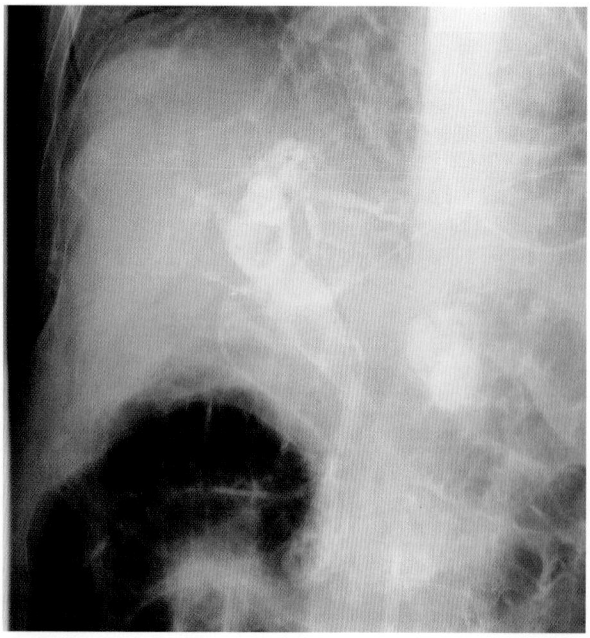

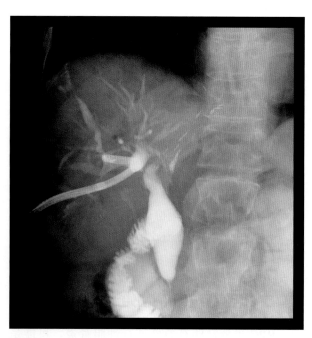

图 50-2　肝外胆管多发的结石和狭窄。ERCP 置入鼻胆管以缓解胆管炎

图 50-3　经皮经肝穿刺胆管引流位点选择不当导致引流管形成锐角

管和猪尾引流管（图 50-4），初始 PTBD 引流管的直径为 6～8.5Fr。初次穿刺时，选择穿刺的外周胆管非常重要，直接将 PTBD 管置入中央胆管则显著增加出血的风险。现已普遍选择在超声引导或放射引导下穿刺预定的外周胆管。穿刺成功后，插入导丝并沿导丝推进扩张鞘管进行扩张，后沿导丝将猪尾引流管置入胆管中（图 50-5）。如果肝内胆管不扩张，行 PTBD 会有较高的出血和胆瘘的风险。为防止上述不良事件的发生，可在 PTBD 前先在内镜下置入鼻胆引流管，鼻胆管造影后再行 PTBD，这有助于精确定位穿刺所需胆管。

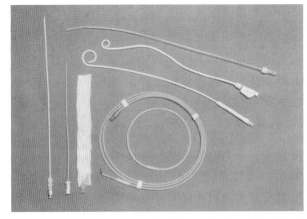

图 50-4 经皮经肝穿刺胆管引流器械套装。完整的套装内包括穿刺用的 Chiba 针，扩张器及单猪尾引流导管

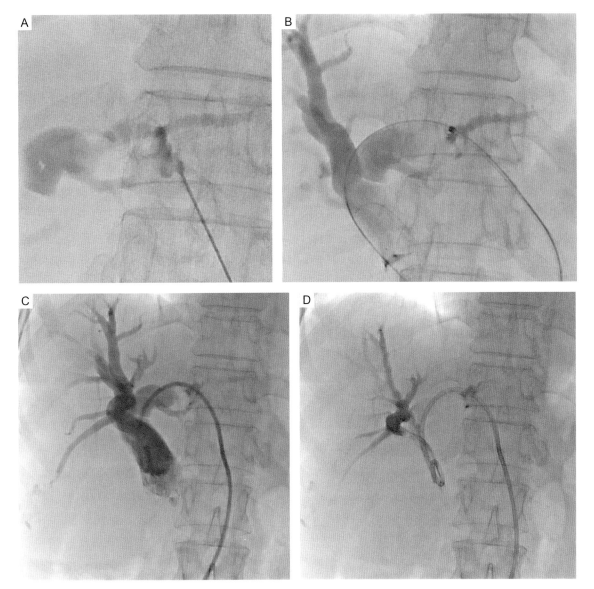

图 50-5 经皮经肝穿刺胆管引流操作过程的透视图。A. 选择 S3 肝叶胆管进行穿刺，将导丝插入左肝内胆管内；B. 将穿刺道直径扩张到 8Fr；C. 将 7.5Fr 单猪尾引流管置入扩张后的穿刺道；D. 造影剂经单猪尾引流管排流通畅

（2）穿刺道扩张：胆道镜检查需要穿刺道的直径大于胆道镜直径（如奥林巴斯的 CHF-P20）。胆道镜的直径为 3.0 ～ 5.2mm，当使用 11Fr 胆道镜时，经皮经肝穿刺道至少应扩张至 11 ～ 12Fr。用来进行治疗的胆道镜外径为 16Fr，因此大多数中心会将穿刺道扩张至 16 ～ 18Fr。可用专门的扩张包（日本 Nipro 公司）进行穿刺道的扩张（图 50-6）。可"逐级"或"单次"完成扩张，逐级扩张需反复多次扩张经皮经肝穿刺道，以逐步达到预定的扩张直径。在第一次穿刺时，PTBD 管的直径为 6 ～ 8.5Fr，每隔 2 ～ 4 天扩张一次，先到 10 ～ 12Fr，后至 14 ～ 16Fr，最后达 18Fr 以上。单次扩张一般在 PTBD 穿刺后 2 ～ 4 天进行，可将经皮经肝穿刺道一次性扩张至 16 ～ 18Fr。

两种扩张方法各有优、缺点：逐级扩张的主要优点是扩张过程中患者痛苦较少、创伤较小，逐步、反复的扩张可以减少严重疼痛及扩张后显著出血的风险。然而，逐级扩张比较耗时，需要经过数次扩张才能达到满意的穿刺道直径，花费也较昂贵。单次扩张更节省时间和花费，但在扩张过程中可能引起明显的疼痛和出血。如采用单次扩张的方案，须给予足够的镇痛。

（3）经皮经肝穿刺胆管镜检查：经皮经肝穿刺道充分扩张后，窦道成熟通常需要 10 ～ 14 天，之后可以安全地进行胆道镜检查（图 50-7）。患者仰卧在透视检查床，检查医师的位置依 PTBD 穿刺道的部位而定。当 PTBD 位于右肝内胆管时，

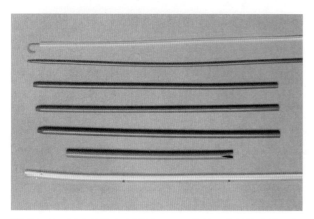

图 50-6　用来扩张穿刺道的 Nipro 套装。完整的套装包括导丝、锥头导管、不同大小的探条和经皮肝胆管造影导管

患者右侧为首选操作部位；而当 PTBD 管位于左肝内胆管时，则应选择左侧进行操作。胆道镜的显示屏幕和透视显示屏位置应根据胆道镜检查医师的位置进行调整。术前联合使用哌替啶和咪达唑仑或地西泮可减轻疼痛和焦虑。胆道镜插入充分扩张的窦道并不难，但如果穿刺道扩张与胆道镜检查的时间间隔较短，则胆道镜插入可能会困难，甚至会造成损伤。当拔除扩张管后，尤其是在第一次胆道镜检查过程中，经皮经肝穿刺道可能会塌陷，因此可在拔出扩张管前插入导丝，后通过导丝的引导将胆道镜顺利插入肝内胆管。

PTCS 有若干优点。首先，经皮入路是到达肝内胆管的最短路径，可用于评估肝内胆管及胆总管的情况；其次，与经口胆道镜相比，经皮胆道镜头端角度的调整和操作更加容易；再次，经皮胆道镜进行活检、吸引和染料喷洒的操作都比较容易；最后，在经皮胆道镜引导下插入球囊和导管、应用活检钳或进行液电碎石都比经口胆道镜容易得多。与经口胆道镜相比，PTCS 的唯一缺点是需要建立一个足够直径的经皮穿刺道，这是一个侵入性的且会给患者带来不适的操作。

在胆道镜诊疗过程中，需进行冲洗以获得胆管的最佳视野。脓液、胆泥和血液可能干扰内镜视野，浓稠的胆汁也可能附着于胆管壁干扰观察。为获得清晰的胆道图像，建议瓶装悬吊的生理盐水，通过胆道镜的工作孔道持续冲洗胆管（图 50-8）。

4. 术后胆道镜检查　虽然胆囊结石合并胆总管结石患者通常行 ERCP 及腹腔镜胆囊切除术，但也可以选择开腹胆囊切除术及胆总管探查术，然后在胆总管中留置 T 管。可在术后 T 管窦道成熟后进胆道镜探查。

与经皮途径相比，T 管窦道的路径相对较长，并且胆道镜需穿过较长的游离腹膜间隙到达胆总管。当进行 PTCS 操作时，壁层腹膜和肝包膜间的距离少于 1cm，而 T 管在壁层附腹膜和胆总管之间的游离间距常大于 4 ～ 5cm。由于这种差异，T 管的窦道成熟需要相对更长的时间，一般至少为 4 周。

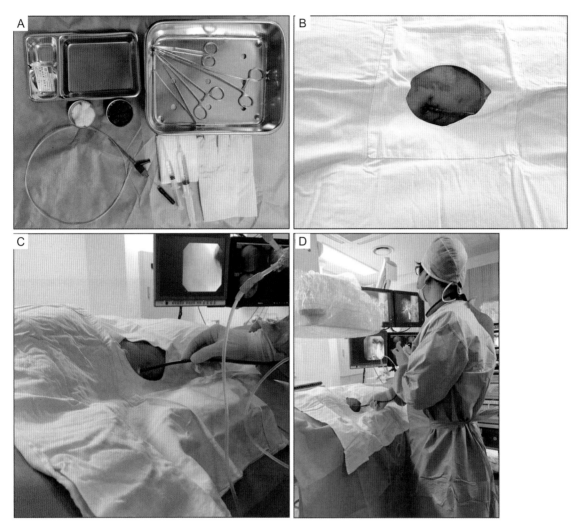

图 50-7　经皮经肝胆管镜检查。A. 经皮经肝穿刺胆管镜检查术（PTCS）套装；B. 胆管镜检查前先局部覆盖无菌单，可见 18Fr PTCS 导管缝合在皮肤上以防移位；C. 胆管镜插入体内前检查光源及生理盐水冲洗流量；D. 插入胆管镜，先将胆管镜头端插入穿刺道，医师根据内镜视野调整胆管镜头端方向，将胆管内腔维持在视野内

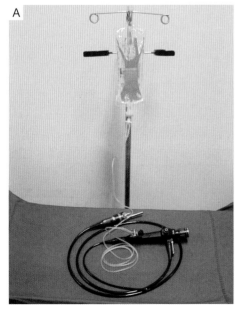

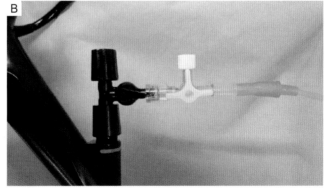

图 50-8　生理盐水重力冲洗。A. 将一瓶生理盐水连接到胆管镜，重力使盐水在胆管镜检查时持续流入胆管内；B. 可通过双通管的开关阀门控制水流

理想的 T 管窦道应从皮肤到胆道呈一直线。如果窦道与胆总管角度良好时，后续的胆总管及肝内胆管的胆道镜检查就相对容易（图 50-9）。经 T 管窦道胆道镜检查技术与 PTCS 基本相似。但是前者也有一定的局限性。一是窦道成熟的时间比较长；二是窦道的角度可能不佳，导致胆道镜不易插入胆管（图 50-10）。成角有时导致胆道镜检查非常困难，插镜过程有可能造成 T 管窦道的破裂（穿孔）。

（二）胆道镜取石技术

1. 网篮取石　胆管结石可存在于笔直和（或）成角的胆管中。胆道镜取石往往费时费力，有经验的操作者可减少操作时间，安全性更高。胆道镜取石的基本步骤如下：第一，将网篮插入胆道；第二，越过结石张开网篮；第三，回撤网篮的时候套取结石；第四，进一步退出网篮以套紧结石；最后，随胆道镜取出网篮及结石（图 50-11）。

可以用 Dormia 取石网篮进行取石。打开网篮前，其头端最好刚越过结石，这样张开网篮、缓慢退出时多可套取结石（图 50-12）。如果网篮在结石近端打开，就有可能将结石推入远端胆管。

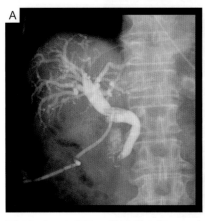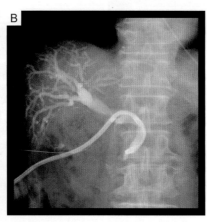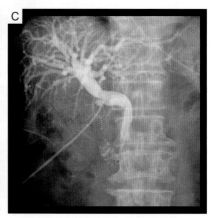

图 50-9　理想的 T 管窦道走行。A. 直行的 T 管窦道是胆管镜检查成功的基础。适于术后胆管镜检查的 T 管窦道应当是直行的，胆管镜插入胆总管（CBD）的角度是直角；B 和 C. 通过弯曲或伸展胆管镜头端，可将胆管镜以直角形式插入肝内胆管或 CBD 远端

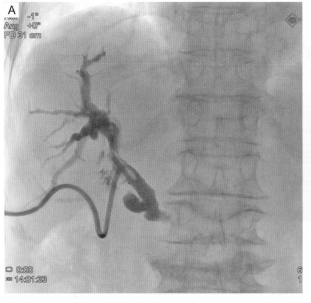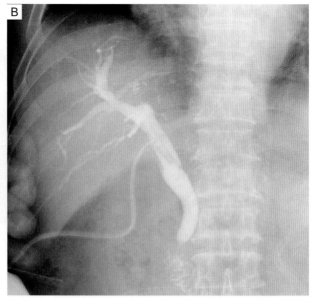

图 50-10　T 管窦道的各种成角。A 和 B. 手术中将 T 管插入到胆管时，可形成多种窦道成角，这是影响胆管镜检查成功的重要因素。外科医师术中应注意避免造成各类成角

有时也可在邻近部位或结石处打开网篮，通过推进网篮或来回移动以套取结石。然而，这些动作也可使网篮变形，建议缓慢撤回并收紧网篮以套取结石。

2. 碎石　巨大结石往往难以直接取出，取石前需先将其碎裂。最简单的碎石方法是通过收紧网篮将其粉碎，这种简单操作可将较软的棕色色素结石粉碎成为数块，较硬的结石需要液电碎石或激光碎石进行粉碎。液电碎石术的原理是产生压缩波（震波），探头末端的冲击波产生爆破性火

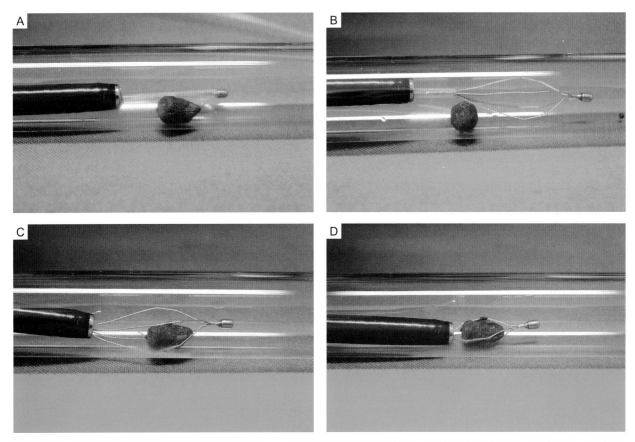

图 50-11　胆管镜胆管取石的四个基本步骤图释。A. 网篮经胆管镜插入胆管内，网篮头端跨越结石；B. 在结石上方打开网篮准备套取结石；C. 轻柔地回拉张开的网篮就足以套住管腔内的结石，保持网篮的初始张开形状有助于顺利完成这一步骤；D. 套住结石后收紧网篮，从而套紧结石。轻柔地将胆管镜和网篮同时退出，通常就可以取出结石了

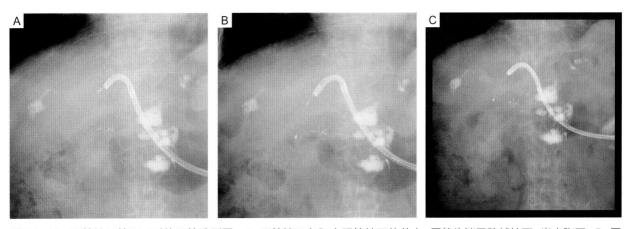

图 50-12　胆管镜网篮取石时的胆管造影图。A. 胆管镜正在肝内胆管结石的前方，网篮头端已跨越结石，尚未张开；B. 网篮越过结石后张开；C. 拉回张开的网篮，套住一个小结石

花，使接触部位的结石碎裂，在液体中操作可有效避免火花对周围胆道的损伤（图50-13）。

可调整碎石的功率和频率，以满足不同部位和不同应用的需求。高能级、高频率可有效破碎较硬的结石，但容易损伤胆管壁。为避免组织损伤，应首先选择低能级碎石。为获得最佳治疗效果，可以将探头直接放置在结石上。液电碎石术的冲击波仅能在水性介质中产生，因此需向胆道注入如生理盐水（0.9%NaCl）等电解质溶液。

EHL不仅可碎裂大块、坚硬的结石，也可用于碎裂外周胆管及胆管狭窄区域的较小结石。由于空间受限，可能无法充分打开网篮并套取嵌顿的结石。当使用EHL时，液电探头可通过狭窄空间接触结石，当探头头端对准结石后，即可在水

性介质中产生液电冲击波作用于结石（图50-14），将大结石碎裂成小结石。随后可使用网篮跨越狭窄段取出碎石，或用盐水冲洗胆道将小结石冲出。偶也可使用体外冲击波碎石（ESWL），之后再行PTCS。

3. 狭窄扩张　肝内胆管结石通常在狭窄部位以上，胆道镜取石常先需扩张狭窄段（第43章）。使用的器械包括扩张球囊或扩张探条。球囊扩张需要柱状球囊及压力计，扩张球囊有不同的类型。理想球囊的直径应小，在扩张中应能承受足够大的压力，其长度应能覆盖狭窄段全长。在操作时，先在胆道镜及放射引导下将导丝送过狭窄段，后在导丝引导及透视定位下将球囊放置于狭窄部位。要保持导丝呈笔直状态以引导球囊进入胆管。要将球囊的中间部分（也称为腰部，此处的扩张力

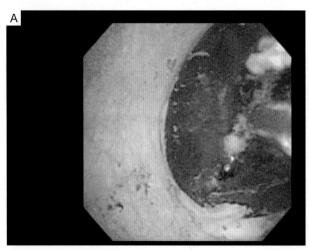
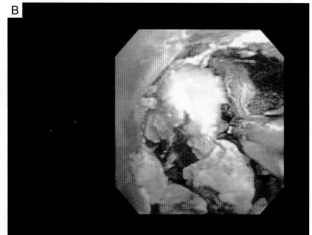

图50-13　液电震波碎石术（EHL）。A.EHL探头位于色素结石的表面；B.EHL术后可见结石内核暴露。结石外壳被破坏后可以看见内核的层状结构

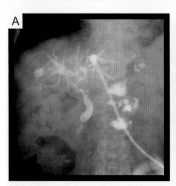
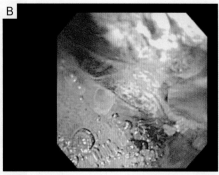
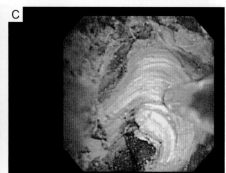

图50-14　液电震波碎石术（EHL）治疗嵌顿的结石。A. 胆管造影可见肝内外胆管内多个嵌顿的大结石。没有取石网篮通过的空间；B. 胆管镜视野下只能看见嵌顿的大结石的一小部分表面，将EHL探头尖端放在结石表面；C.EHL将结石碎成小块状

最大）置于狭窄段，此时的位置最佳。如果球囊的位置不佳，就有可能在注射时滑入或脱出狭窄段。用稀释或未稀释的造影剂来充盈球囊，并且在透视监视下进行扩张。球囊腰部在狭窄处的消失程度可反映扩张程度（图 50-15），成功扩张时球囊的腰部消失；扩张过程中应动态监测压力变化，最好能达到并维持 6 ～ 10 个大气压（图 50-16）。

也可以使用探条进行胆管扩张。探条头端的形状不同，可分为锥形尖头导管（日本 Bakelite 公司）和直头（Cook 公司）（图 50-17）两种。锥形尖头

探条的主要优点是易于进入并通过狭窄段，但在狭窄明显时易于从狭窄处滑脱，而直头探条则不会。直头探条也有其缺点，强行通过狭窄段可能损伤胆管，且其平钝头端可能造成严重疼痛和出血。

使用探条也应先置入导丝穿过狭窄段，后沿导丝送入探条越过狭窄段。如存在胆道成角，探条有时不易通过。可使用 2 根或多根导丝引导探条，以利于通过狭窄段（图 50-18）。探条及扩张球囊也可联合使用。在狭窄严重时，可先行球囊扩张，再使用探条进行扩张。

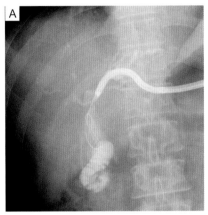
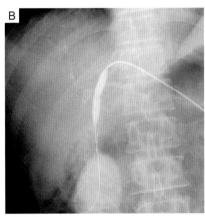
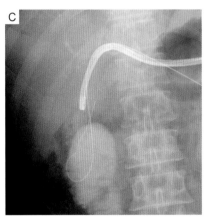

图 50-15 左肝管的球囊扩张治疗。A. 左肝管重度狭窄，上游胆管扩张。在内镜和透视监测下，将一根导丝穿过狭窄段；B. 循导丝置入柱状球囊，其中部跨越狭窄段（可见球囊两端的不透光标记）。用造影剂扩张球囊；C. 扩张成功后，胆管镜可通过狭窄段

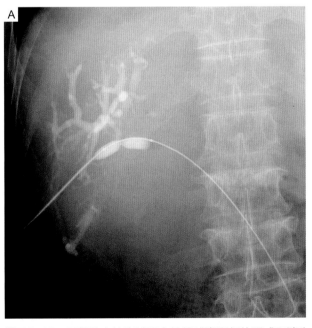
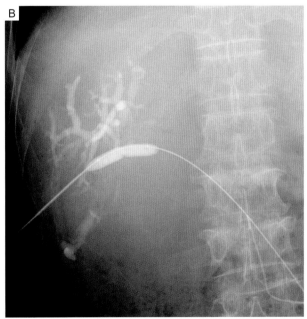

图 50-16 胆管狭窄扩张过程中柱状球囊腰部的形成和消失。A. 球囊充盈时可见腰部形成；B. 当球囊内压力超过狭窄段压力时，球囊腰部消失，此时就不能再继续增加球囊压力

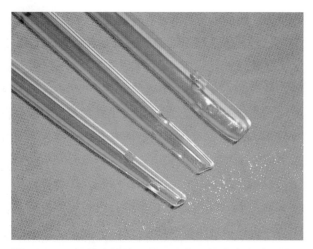

图 50-17　根据头端的形状不同将导管分为两种：锥形（下方两根导管）和直筒形（最上方的导管）

引流管应有侧孔，可实现对其他肝内胆管分支的有效引流。可在置入引流管前制作侧孔，其数量、位置以及大小影响引流的效果，也有助于预防胆瘘。胆道镜医师应预先估计置入的胆道引流管的长度，可通过测量胆道镜插入长度或导丝长度以判断引流管的插入长度，以便制作侧孔。窦道处不应有侧孔，否则会导致胆瘘（图 50-19）。

（三）胆道镜取石的结果

胆道镜可有效治疗肝内胆管结石，特别是多发结石和双侧的胆管结石。经过几次胆道镜治疗后，常可完全取出结石（图 50-20）。但如果存在

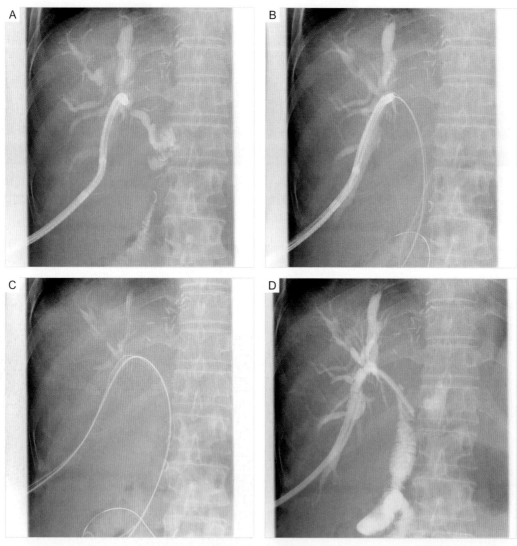

图 50-18　双导丝引导插入导管。A. 胆管镜造影可见胆管吻合口狭窄；B. 将两根导丝穿过吻合口；C. 插入一根 16Fr 经皮肝胆管造影（PTCS）管，多次调整方向后，造影管可通过狭窄成角部分；D. 胆管造影可见 PTCS 引流管的头端位于胆总管远端内

多处狭窄或成角时，则很难取净结石。结石的完全清除率为 80%，严重肝内胆管狭窄时，结石完全清除率明显降低、结石复发率增高。另外，肝功能储备不同的患者结石复发率也有差异，晚期胆汁性肝硬化患者（如 Child B 或 C 级）的结石复发率明显高于轻度肝硬化（如 Child A 级）或无肝硬化患者。

四、适应证和禁忌证

标准 ERCP 可用于急性胆管炎的初始治疗及评估。ERCP 可获得良好的胆管造影图像，但有时因为严重狭窄或结石嵌顿可能无法充分显示病变近端的胆道解剖结构。可使用传统 ERCP 技术

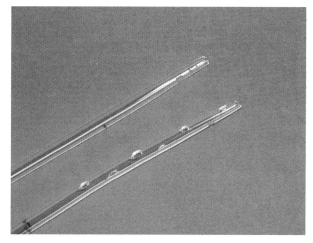

图 50-19　经皮经肝胆管造影（PTCS）导管侧孔制作前（上方导管）后（下方导管）

治疗肝外胆管结石、肝总管结石合并狭窄等情况，可能用到网篮、取石球囊及扩张球囊等工具。急性胆道梗阻和胆管炎可通过放置塑料支架或鼻胆管引流管进行急诊和临时处理。

PTCS 的方法更适于肝内胆管结石、多发性双侧肝内胆管结石或位于肝内狭窄段以上的结石，胆道镜可更容易进入胆管，也可使用 PTBD 进行胆道引流。

接受 ERCP 治疗的 RPC 患者的禁忌证等同于一般患者，而出血性疾病是 PTCS 的禁忌证。合并晚期肝硬化患者的出血风险高。有腹水时，建立成熟的经皮经肝穿刺道比较困难，需要使用保护措施，包括外鞘管。对于有造影剂过敏史的患者，应预防性使用皮质类固醇，或可替代性使用非离子型造影剂。患者必须配合 ERCP 和 PTCS 的操作，需要给予患者充分镇静。这些操作风险相对较高，过程较为复杂，让有经验的内镜医师和助手操作是有必要的。

五、不良事件的管理

RPC 患者的 ERCP 不良事件（AES）与其他 ERCP 患者类似（第 8 章）。胆管炎可能是一个特别棘手的问题，尤其是当胆管操作后造影剂进入肝内不能排出时容易发作，此时可对未充分引流的胆管进行 PTBD 引流。术前术后需使用静脉抗

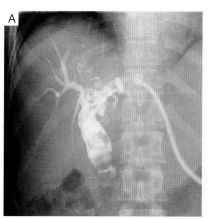
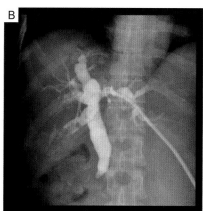
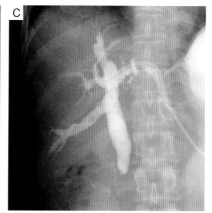

图 50-20　多发胆管狭窄的逐级扩张和取石。A. 导管造影可见多支右肝内胆管未显影，隐约可见数个右肝内胆管结石；B. 用柱状球囊和 PTCS 导管扩张胆管狭窄段数次后，胆管造影显示右上支和右下支肝内胆管内多发结石；C. 充分扩张多支肝内胆管后胆管镜取出结石，造影可见多支右肝内胆管显影

菌药物。

PTCS 的主要不良事件与引流管的置入和扩张瘘道有关。胆道 - 静脉瘘所致的胆道出血是一常见问题。留置引流管时，因压迫或填塞作用导致出血可能不明显；一旦拔除引流管，就可能发生出血。

胆道镜诊疗相关的不良事件较少。据报道，出血发生率约为 10%，而需要输血及治疗干预的大出血占 1% ~ 2%。肝内胆管的穿孔率为 1.7%。

胆管内 PTCS 高强度操作后，易发作术后胆管炎，可能与造影剂残留于胆汁"湖"导致引流不充分所致。

如果经皮经肝窦道或 T 管窦道不够成熟，穿刺道的部分或完全损伤可导致胆瘘和胆汁性腹膜炎，这是严重的不良事件。应将引流管的头端放置于胆总管或经乳头置于十二指肠肠腔，可减少脱管的风险。一旦发生脱管，应立即沿穿刺道再次置入引流管，但成功可能性很小。

六、RPC 长期管理

RPC 患者的肝内胆管狭窄很少能完全解除，导致的最大问题就是持续的胆管感染和复发性结石。当已建立用于胆道镜检查的经皮经肝穿刺道之后，可置入 Yamakawa 型经肝引流管（可在皮外予以关闭）以维持穿刺道的通畅，可通过该通道重复进行胆道镜取石及进一步的胆管狭窄扩张。

肝硬化是 RPC 的远期并发症之一，因此保护肝功能储备非常重要。一旦肝功能恶化，之后的取石会变得更加困难，而复发性胆管炎也会加重肝功能的恶化。胆管癌是 RPC 最严重的远期并发症之一。肝内胆管结石患者血清 CA19-9 的水平升高提示有发生胆管癌的可能。胆管结石和（或）继发性胆管炎可引起胆管的炎症改变，包括胆管狭窄、胆管扩张和胆管畸形等。胆管黏膜也可发生变化，取石后的胆道镜检查常可发现良性黏膜增生或乳头状突起。手术切除可避免异常黏膜向胆管癌的发展，但手术不能完全消除胆管癌的风险。

七、外科手术

由于胆管炎持续及反复发作，非手术治疗 RPC 常较困难。RPC 患者的另一个顾虑是发生胆管癌。在可行的情况下，肝切除是肝内胆管结石的一种根治性治疗方法，它不仅可去除结石，还可切除狭窄胆管，消除了结石复发的可能性以及相应部位发生胆管癌的风险。近年来，腹腔镜肝切除术已用于 RPC 治疗。对局限于一叶的肝内胆管结石患者实施肝叶切除，可实现完全治愈。大多数情况下，肝内结石多局限在肝左叶。治疗双侧肝内胆管结石病很困难。有些激进的外科医师会先切除受影响最严重的肝叶，后将剩余的肝叶行皮肝空肠造口术，以便后期进一步行经皮胆管镜治疗。

八、相关费用

如果患者适合外科手术，尽管其初始花费较高，但可实现治愈，因而可能是最具成本效益的方法。PTCS 需行重复多次的治疗，放射科医师及内镜医师需要花费大量时间，治疗花费将随着时间的延长、治疗次数的增加而增加。

第 51 章

胰腺囊性病变

Omer Basar and William R. Brugge

韩　东　潘阳林　译

胰腺囊性病变的疾病谱较广，包括良性、癌前病变以及恶性侵袭性囊性病变等。胰腺囊性肿瘤（PCN）相对少见，在所有胰腺肿瘤中不足10%。随着年龄的增长，胰腺囊性病变发现率逐步增加，CT、MRI 等横断面成像技术的广泛应用也大幅增加了胰腺囊性病变的检出率。大多数患者因不相关的原因进行腹部影像学检查，偶然发现有胰腺囊性病变。然而，大的或侵袭的胰腺囊性病变则可能导致不适感，促使患者进一步就诊检查。

检出胰腺囊性病变后，首先要排除胰腺假性囊肿的可能。胰周炎性液体蓄积的临床表现和影像学特征有时与 PCN 类似。PCN 患者有的会发作胰腺炎，而胰腺假性囊肿患者可能也有亚临床的轻型胰腺炎。

PCN 根据囊壁上皮类型不同可分为黏液性囊肿和非黏液性囊肿两大类（表 51-1），两者的恶性潜能有别，处理也有不同。黏液性囊肿有恶性倾向，而绝大多数浆液性囊性肿瘤（SCN）是良性的。黏液性囊性病变包括导管内乳头状黏液瘤（IPMN）和黏液性囊性肿瘤（MCN）。非黏液性囊性病变包括浆液性囊肿（SCN）、实性假性乳头状瘤（SPN）、囊性胰腺神经内分泌肿瘤（cPNET）和其他罕见囊性病变。

一、患病率

日本的一项研究发现，对无胰腺疾病的 300 例成人进行尸检，发现 73 例有胰腺囊肿，患病率为 24.3%。胰腺囊肿的患病率随着年龄的增长而增加。囊肿的病理检查表明，囊性上皮细胞的类型影响了不典型增生的检出率，后者可发展为浸润性癌。一些研究已经发现，PCN 有较高的癌变风险，比如混合型 IPMN 的恶变率为 38% ～ 68%，分支型 IPMN 的恶变率为 12% ～ 47%，MCN 的恶变率为 10% ～ 17%，SPN 的恶变率为 8% ～ 20%，cPNET 的恶变率为 6% ～ 31%。

横断面成像检查发现，胰腺囊肿的患病率为 2% ～ 19%，70 岁以上患者的 PCN 患病率可增至 40%，一项包括 24 039 个 CT 和 MRI 检查的研究发现，约 290 例（1.2%）患者有胰腺囊肿而没有胰腺炎病史，70 岁以上患者中这些囊肿约 60% 为 PCN。

表 51-1　胰腺囊性肿瘤的特点

肿瘤类型	性别	年龄	形态	上皮类型	恶性风险
IPMN	男女均可	老年	单发或多发，与胰管相通	乳头状、黏液性	高
MCN	女性	中年	单灶	黏液性	高
SCN	女性	中年	微囊	浆液性（糖原 PAS 染色阳性）	低
SPN	女性	青年	囊实性	类内分泌性	低
cPNET	男女均可	中年	实性为主	内分泌性	低

二、临床流行病学

IPMN、MCN 和 SCN 约占胰腺囊性病变总体的 85%。在西半球的一项基于人口的研究显示，MCN 占 10%～45%，SCN 占 32%～39%，IPMNs 占 21%～33%，SPN 低于 10%。而在韩国全国范围内的一项调查研究发现，IPMN 占总数的 41%，MCN 为 25.2%，SPN 为 18.3%，SCN 为 15.2%。对 851 例接受手术的 PCN 患者回顾分析发现，IPMN 占 38%，MCN 占 23%，SCN 占 16%，SPNs 为 3%。

IPMN 是胰腺导管内黏液分泌细胞的异常增殖所致的上皮性肿瘤，可累及主胰管和（或）分支胰管，发病以男性为主，平均年龄为 65 岁。和 MCN 相比，IPMN 更易在老年人群中发病。

MCN 是第二种类型的黏液性肿瘤，女性占多数（女∶男 =20∶1），发病年龄平均在 55 岁，比 IPMN 患者发病年龄轻，MCN 主要位于胰尾部。

恶性 SCN（浆液性囊腺癌）罕有发生，绝大多数 SCN 均是良性的。大部分 SCN 患者为女性，发病平均年龄为 70 多岁。SCN 生长缓慢，常在腹部成像、手术或尸检中偶然发现。

SPN 呈囊实性，主要发生在女性，平均发病年龄为 20～30 岁。通常认为是低级别的恶性肿瘤。

cPNET 很罕见，在所有胰腺囊性肿瘤中的比例低于 10%，在所有胰腺肿瘤中的比例为 1%～2%。cPNET 由神经内分泌组织组成，恶性潜能有别。男女发病率几乎相等。男性的发病年龄在 40～60 岁。cPNET 一般分泌的激素量有限，多无明显临床症状。cPNET 多为散发，也可能在 VHL 综合征（von Hippel-Lindau 综合征）、Ⅰ型神经纤维瘤、Ⅰ型多发内分泌肿瘤和结节性硬化症等患者中出现。

三、胰腺囊性病变的危险因素

绝大多数的胰腺囊性病变患者没有明显的危险因素。VHL 综合征是与胰腺囊性病变相关的遗传性疾病。到目前为止，包含 158 例 VHL 患者的

最大宗的病例报告发现，77%（122/158）的 VHL 综合征合并有胰腺疾病，其中 91.1% 为真性囊肿，12.3% 为浆液性囊腺瘤，12.3% 为神经内分泌肿瘤，混合病变占 11.5%。

四、发病机制

对胰腺囊性肿瘤的发病机制了解很少。IPMN 与胰腺腺癌的很多分子变化类似，但 IPMN 的一些新突变在胰腺腺癌中并未发现，并且两种疾病的突变发生率也有差别。随着 IPMN 和 MCN 的异型性增加，*KRAS* 癌基因的突变频率也增加。高度异型增生的 MCN 和癌变的 MCN 中均发现 *p53* 突变。恶性 MCN 有 *DPC4* 缺失的报道，但良性 MCN 未见缺失，提示 *DPC4* 在 MCN 恶变中可能发挥了作用。IPMN 中 *KRAS* 癌基因突变率为 38%～100%。78% 的 IPMN 患者中 *p16* 的缺失，随着异型性增加，*p16* 的缺失率升高。与 MCN 相似，50% 的 IPMN 存在 *p53* 突变，在高级别异型增生的 IPMN 患者中 *p53* 突变更为多见。*PIK3CA* 的非典型突变仅见于 11% 的 IPMN 患者。据报道，*GNAS* 和 *RNF43* 基因突变仅见于 IPMN，在 MCN 中并无突变，IPMN 患者的 *GNAS* 基因突变率高达 66%，*RNF43* 突变也常有发生。STKⅡ/LKBⅠ 基因在散发 IPMN 中的失活率为 25%，而在波伊茨 - 耶格综合征合并 IPMN 患者中 100% 失活。

SCN 的发病机制可能与黏液性囊肿不同，在 SCN 中无 *KRAS* 突变。位于 3p25 染色体的 *VHL* 基因可能与 SCN 的发生有关。一项研究发现，70% 的散发性 SCN 有 3p25 染色体的杂合缺失以及另一染色体的 *VHL* 等位基因突变。

五、病理

1. **导管内乳头状瘤**　IPMN 来源于胰腺导管上皮，分泌黏蛋白，其特征是乳头状突起从导管表面进入胰腺管腔，根据累及胰管的部位，IPMN 可分为主胰管型、分支型和混合型。2010 年，世界卫生组织（WHO）根据 IPMN 异型性程度将其分为低中度异型、高度异型（原位癌）以及 IPMN

相关的侵袭癌。乳头状肿瘤及黏液阻塞胰管，引起胰管扩张，胰管扩张程度随黏液分泌量的多少变化而变化，通过影像学或大体病理观察到的胰管扩张是 IPMN 一个诊断特征。有时 IPMN 分泌的黏液量过大，可以看到从乳头开口自然排出。IPMN 属于癌前病变，在同一患者中有时可以看到从低度恶性到原位癌的分界线，存在乳头状结节可能预示着早期癌变的可能。虽然均是起源于主胰管，与典型的胰腺癌相比，IPMN 的实体恶性肿瘤更加具有乳头状肿瘤的特征。

根据大体的组织结构和上皮细胞分化程度，可将 IPMNs 分为 4 型，可用于预测相应的生物学行为。

（1）胃型：一种常见的低级别异型，以分支型为主。

（2）肠型：中度至高度异型，主要见于主胰管型，胶体型的腺癌通常由肠型发展而来。

（3）胆胰型：常呈管状特征，由胆胰型发展而来的浸润癌的预后较胶体型进展癌差。

（4）导管内乳头状癌型：极为罕见，考虑与胰腺导管腺癌类似。

胃型 IPMN 患者预后较好，而胆胰型 IPMN 的预后较差。

2. 黏液性囊性肿瘤　MCN 通常是单发囊肿，大小不一，不与胰管相通，位于胰尾（图 51-1），MCN 囊内为透明黏性液体，囊壁表层为柱状上皮细胞产黏蛋白细胞，其下为卵巢样基质。MCN 囊壁细胞通常含表达不同程度的雌激素和孕激素受体，这有助于与分支型 IPMN 相鉴别。卵巢样基质成分通常见于年轻女性患者，但在男性和绝经后女性中也可见。几乎所有 MCN 相关的恶性肿瘤均起源于黏液移行上皮。根据上皮细胞不典型增生的程度，可将 MCN 分为黏液囊腺瘤（良性）、黏液性囊性肿瘤（交界性）和黏液囊腺癌（恶性）。

3. 浆液性囊性肿瘤　SCN（表 51-2）来源于遍布胰腺的中央腺泡细胞，典型的 SCN 呈良性、单发。根据异型程度不同，SCN 分为浆液性囊腺瘤和浆液性囊腺癌，后者极为罕见，SCNs 的薄壁是由富含糖原的立方上皮细胞构成，PAS 染色阳性。囊壁周围包绕少量血管，富含血供。SCN 囊壁由富含纤维的基质、富含糖原的上皮细胞、内皮和平滑肌细胞构成。在超微结构上，可以发现纤维胶原基质中的成纤维细胞和内皮细胞嵌入厚的纤维束。囊壁无雌激素和孕激素受体表达。

绝大多数 SCN 是微小囊，但仍有 4 种组织学变异，即巨大浆液性囊腺瘤、实性浆液性腺瘤、

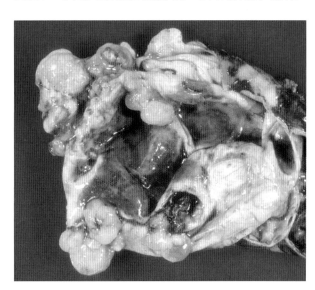

图 51-1　黏液性囊性肿瘤大体标本

表 51-2　FNA 样本的使用：样本使用的优先化				
病变类型	第一优先	第二优先	第三优先	实验
浆液性	CEA	成像	液基细胞学	VHL 基因检测
黏液性	CEA	细胞学	主观评估黏稠度	GNAS 突变分析
器性	组织细胞学	液基细胞学	CEA	GNAS 突变分析

CEA. 癌胚抗原；FNA. 细针抽吸

VHL 相关的 SCN 以及混合型浆液性神经内分泌瘤。经典横断面影像和超声内镜检查（图 51-2）显示微小囊型浆液性囊腺瘤由多个薄壁小囊组成，呈蜂窝状改变。微小 SCN 生长缓慢，可能需要很长时间形成大囊，大囊中央常有更坚实的海绵状星状瘢痕。巨大浆液性囊腺瘤由少数相邻的几个小囊构成，每个囊肿的直径从几毫米到大空腔不等。单个、大的 SCN 与单灶性 BD-IPMN、MCN 及胰腺假性囊肿不易区分。SCN 的囊液较稀薄，因囊壁富含血管，囊液内可有血性成分。实性浆液性腺瘤外观呈实性，仍有典型 SCN 的细胞学和组织学特征。VHL 相关 SCN 表现为 VHL 患者合并多发的 SCN。混合型浆液神经内分泌瘤罕见，高度提示 VHL 综合征可能。

4. 实性假性乳头状瘤　SPN 是低度恶性肿瘤，无神经浸润、血管侵犯或实质浸润和转移等恶性肿瘤的特征。SPN 表现为实性和假性乳头状结构，由黏附性差、形态单一的上皮细胞构成。肿瘤由实性假乳头组织和出血坏死组织构成，常发生囊内变性出血。由于缺乏黏蛋白和糖原，SPN 一般表现为单发、圆形、大的、有波动性的肿块。

5. 囊性神经内分泌肿瘤　cPNET 由内分泌和神经系统细胞构成。在实性胰腺内分泌肿瘤中，小的囊性改变较常见，而以囊性变为主要特征则很罕见。cPNET 可表现单囊和多囊，大小不等，界限清楚，包绕厚厚的纤维包膜，一般不与胰管相通，部分囊含有清亮的浆液，囊腔内可有出血。cPNET 病理生理学机制尚有争论。一般认为，cPNET 的梗死和坏死是囊性变的主要原因，其与

神经内分泌肿瘤有相似生物学行为和恶变潜能。也有不同观点认为 cPNET 和实性神经内分泌肿瘤是不同的肿瘤类型。典型的 cPNET 主要由多个小的颗粒细胞组成，激素、嗜铬粒蛋白和突触素染色常呈阳性。

六、临床表现

胰腺囊肿的患者通常没有症状或者没有特异性的腹部症状，囊肿通常在横断面成像检查其他疾病时偶然发现。当囊肿压迫主胰管或黏液阻塞主胰管时可引起胰腺炎，最常见的临床表现是腹痛、恶心、呕吐，囊性恶性肿瘤患者常有疼痛、体重减轻和黄疸。

大部分 IPMN 患者是没有症状的，少数患者会有急性复发性胰腺炎和慢性胰腺炎的表现。MCN 患者可有腹痛、胃流出道梗阻及可扪及的肿块。大多数 SCN 患者无症状，但可因囊肿增大和占位效应（特别是 > 4cm 时）而出现症状，常见症状包括疼痛、可触及的肿块、胰胆管梗阻和胃流出道梗阻。SPN 患者可能存在腹痛、恶心、呕吐和体重减轻。

七、鉴别诊断

过去，绝大多数胰腺囊肿被误认为是胰腺假性囊肿。胰腺假性囊肿与急性胰腺炎发作或慢性胰腺炎有关，可并发慢性腹痛。胰腺囊肿多是横断面成像检查偶然发现，常没有临床症状和胰腺炎病史。由于假性囊肿和胰腺囊肿的治疗不同，必须对它们进行鉴别诊断。胰腺假性囊肿患者通常有上述症状和胰腺炎病史，但也有患者在无明显临床症状的轻度胰腺炎发作后出现；而胰腺囊肿也可能引起胰腺炎。腹部影像学发现炎性改变也提示假性囊肿。然而，在轻型胰腺炎起始阶段，可能很难将囊性肿瘤引起的胰腺炎与胰腺炎导致的小的假性囊肿相鉴别。如果囊性病变已经存有多年，则囊性肿瘤可能大。先天性胰腺囊肿极为罕见。

一旦排除了假性囊肿，就要对囊性肿瘤进行

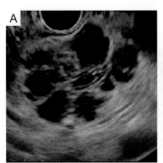
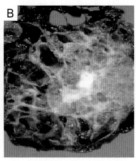

图 51-2　A. 浆液性囊腺瘤的超声内镜图像；B. 浆液性囊腺瘤大体标本

鉴别诊断，并确定是否需要手术治疗。要鉴别黏液性和浆液性病变，前者有恶变的潜能，而后者有典型的微囊形态，可通过最初的影像学获得诊断。对于未治疗的病变，可通过影像学随访追踪病灶的进展。对于有恶性潜能的病变，如黏液性囊肿（MCN 和 IPMN）、SPN 和 pENT，需要手术切除或密切监控。

八、诊断方法

多排螺旋 CT 是目前胰腺囊性病变的首选检查手段。不过，大多数胰腺囊肿是在常规的增强 CT 或 MRI 检查中偶然发现的。MRI 和 CT 对胰腺囊性病变的联合检查优于单项检查，EUS-FNA 可用于组织取样，用于指导临床抉择。EUS-FNA 可抽吸囊液进行生化、细胞学、分子检查或综合分析，有助于确定囊肿是否属于良性、癌前病变或是恶性。正电子发射断层扫描也能预测囊肿的良恶性，为切除提供证据，但阴性结果并不能排除恶性囊肿。

典型的浆液性囊腺瘤在 CT 或 MRI 上表现为中央瘢痕和钙化，周围则有很多微囊包围，约 30% 的 SCN 可出现上述特征性改变。而一些表现为单发、较大囊肿的 SCN 在形态学上与 MCN 和 BD-IPMN 相似，通过常规影像学检查很难鉴别。慢性胰腺炎合并的胰腺假性囊肿也是单囊改变，但有胰腺钙化与胰腺实质萎缩等慢性胰腺炎的特征。如发现病变呈多发、较小、壁薄的囊性改变，则提示 VHL 病。典型的 MCN 呈单发、较大、薄间隔样囊性病变，CT 偶可见外周钙化（图 51-3），MCN 的外周性钙化（所谓的蛋壳样钙化）是层状排列的，与 SCN 的中心性钙化不同。如 MRI 显示 MCN 病变有壁厚、外周钙化和膈膜增厚等表现，则高度提示癌变。MCN 和 SCN 与胰管不相通，MRCP 有助于判断。在横断面影像上，SPN 的边界清楚、囊肿壁厚，厚壁由非间隔的软组织和坏死灶构成。

IPMN 可能累及主胰管、分支胰管或两者均累及，侧视镜或斜视镜检查可发现乳头呈鱼嘴样改

变（胰管扩张和管内充满黏蛋白）。胰腺造影已不作为 IPMN 的常用诊断工具。MRCP 与 ERCP 相比，能更好地显示扩张的胰管、囊壁小结节以及判断囊肿是否与胰管相通（图 51-4）。ERCP 可观察到导管内的充盈缺损和排出的黏蛋白，也可在 70% ～ 90% 的病人中检测到与 IPMN 相关胰管分支的囊肿（图 51-5）。然而，MRCP 对分支病变的检测更敏感。

EUS 是目前诊断胰腺囊性病变的首选方法，并可行细针抽吸活检，EUS 成像胰腺囊性肿瘤良恶性的鉴别的正确性并不高，但有助于发现实质性病变或侵袭性肿瘤的证据，其准确性为 40% ～ 90%。EUS 对 IPMN 的乳头状突起、隔膜、囊壁厚度，壁

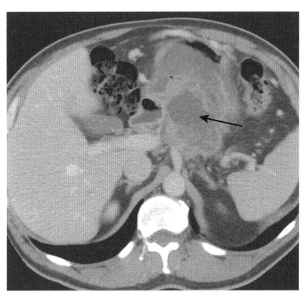

图 51-3　计算机断层扫描所示黏液性囊腺癌（箭号）

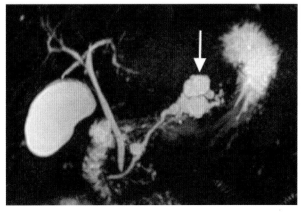

图 51-4　磁共振胆胰管成像所示胰腺尾部分支型导管内乳头状黏液性肿瘤（箭号）

结节和囊内容物的检测非常灵敏，能够敏感检测较小的囊性病变并进行穿刺。EUS 还可用于 IPMN 病变的随访，监测囊肿大小和主胰管直径的变化。对于以大囊肿为表现的 SCN，EUS 可结合囊壁、微囊及囊液中的 CEA 进行诊断（图 51-6）。经口胰管镜评估 IPMN 的胰管内病变的位置，并进行活检确诊（参考第 26 章）。

可对胰腺囊性病变的囊液进行细胞学、生化和分子遗传学分析。肉眼发现黏液呈重度黏性、黏稠、丝状等特点，则提示为黏液性囊肿。细胞学的诊断率很低，囊液中细胞成分一般很少，如发现有炎性细胞，则提示假性囊肿，存在粒细胞

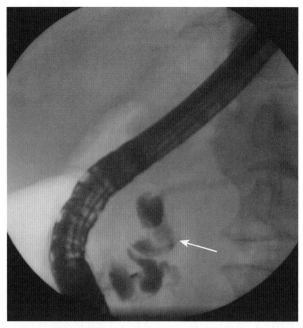

图 51-5　ERCP 所示导管内乳头状黏液性肿瘤。注意扭曲扩张的主胰管（箭号）

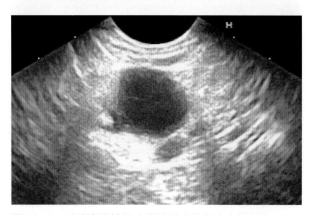

图 51-6　胰腺囊性神经内分泌肿瘤的超声内镜图像

则提示急性感染，而发现上皮细胞则提示为肿瘤性病变而非假性囊肿。如果在细胞学标本中发现小的、立方样细胞，则可诊断 SCN；MSN 细胞学标本中能找到分泌黏液或异型的分泌型上皮细胞。SPNs 囊液的细胞成分较多。一旦发现恶性细胞，则囊腺癌的诊断特异性为 100%，而高度异型增生对恶性肿瘤的预测准确率为 80%。

肿瘤标志物有助于区分主要的囊性肿瘤的良恶性。常用的肿瘤标志物包括 CA19-9、CA125、CA72-4 和 CA15-3。CEA 是可用于准确诊断黏液性囊肿，囊液 CEA < 5ng/ml 明确浆液性囊肿的诊断。对于黏液性囊肿，增加囊液 CEA 的阈值可增加诊断的特异性，但会降低其诊断的敏感性。CEA > 192/ml 被认为是胰腺黏液性囊肿（MCN 和 IPMN）的最佳预测值。一般来说，IPMN 囊液中的淀粉酶水平很高，而 MCN 和 SCN 则低。

早期的囊液 DNA 分子研究显示，*KRAS* 突变在黏液性囊肿中特异性高。随后的研究证实，*KRAS* 突变可用于鉴别囊肿的良、恶性。在 IPMN 和 MCN 患者中，囊液 *KRAS* 阳性，而 *GNAS* 突变似乎是 IPMN 特异的。SCN 的 *KRAS* 和 *GNAS* 突变阴性，但 *VHL* 突变阳性。

近来开发的共聚焦针状探头可实现实时光学活检，在 EUS-FNA 时可进行实时的组织病理学评估，SCN 呈现为浅表的血管网络，IPMN 表现为有上皮边界和血管核心的乳头突起。然而，共聚焦针状探头在胰腺囊肿诊断中的作用尚未建立。

最近也有一种可通过 EUS 穿刺针的微活检钳，已用于在胰腺囊性病变中获取组织。微活检钳可通过 19G 穿刺针，在囊壁、膈膜、结节或邻近部位获得少量组织。初步的研究现实，微活检钳的组织获取率为 90%，其组织学诊断率优于 EUS-FNA 的细胞学诊断率，胰腺囊肿的特异性诊断尤其有用。

九、诊断评估

胰腺囊肿多由横断面成像偶然发现，有明确的胰腺炎病史则提示胰腺假性囊肿。大部分胰腺

囊肿是良性的，当横断面影像表现为典型的微囊型浆液性囊腺瘤、恶性囊性包块或胰腺炎伴有液体聚集时，没有必要做进一步的检查。如果考虑肿瘤性囊肿，则需要区分黏液和非黏液囊肿。在胰尾部出现的单发囊性病变的年轻妇女更可能是 MCN，应进行手术切除的评估。无法确定病变性质时应该进行 EUS-FNA，对囊液进行 CEA 和淀粉酶检查。血清淀粉酶在胰腺假性囊肿和 IPMN 与胰管相同，因而淀粉酶中通常是增高的。CEA 是鉴别黏液性囊肿的最佳标志物之一。对于可能恶性的囊肿，应送检囊液进行细胞学检查，也可进行囊液 KRAS 和 GNAS 的突变分析，每项分析需要 0.3ml 的液体。如果获取的囊液量有限，则应个体化选择下一步的检测方法。例如，考虑恶性肿瘤时，应首选细胞学检查；区分囊肿不同类型时，囊液 CEA 测定可能更有帮助。EU-FNA 或 FNB 不仅有助于抽吸囊液，也可从壁结节、增厚的隔膜和临近部位获取组织。

十、治疗

大多数胰腺囊肿可通过横断层成像或 EUS 进行随访。但对于有症状的患者、细胞学诊断明确的恶性病症或癌前病变（包括 MCN、MD-IPMNs 和 SPN 等），需选择手术切除。手术的决策应根据风险进行综合考量。手术风险高的患者，如囊肿呈低度进展可能，则可定期影像学随访。此外，在特定的内镜中心，对某些特定的胰腺囊肿患者也可选择 EUS 引导下的无水乙醇或无水乙醇联合化学治疗药的消融治疗。

位于胰头的囊肿需要胰十二指肠切除术（Whipple 切除术），而胰体或胰尾部的囊肿需要胰腺远端切除术。对于没有明显症状的浆液性囊腺瘤，则不需要手术。IPMN 沿胰管侵袭性生长，因此术中应送组织冷冻切片以确保边缘无残留。术中胰腺镜联合导管内活检有助于确定切除的边界，一项研究中发现，1/4 的手术因胰管镜检查而改变了原有策略。对于胰尾部孤立囊肿的患者，宜选择远端胰腺切除术，其可治疗潜在的恶变风险，且手术死亡率较低。SPN 或囊性神经内分泌肿瘤的患者也应选择手术治疗。对于 MCN 和 MD-IPMN 患者，建议手术切除；对于 BD-IPMN 患者，如有结节增强、MPD > 10mm、梗阻性黄疸、细胞学可疑恶性肿瘤，应该选择手术治疗；对于囊肿直径 > 3cm 的年轻 BD-IPMN 患者，也应考虑手术治疗。另外，MCN 多发生在预期寿命很长的年轻女性，需要长期随访，其确有癌变风险，但手术可根治，因此如果 MCN 位于胰体或胰尾则建议手术切除。

十一、预后

囊性肿瘤生长缓慢，约 19% 患者在随访 16 个月时发现直径增加。非侵袭性 IPMN 的手术切除的 5 年生存率为 90% ～ 100%。侵袭性 IPMN 的预后则较差，但优于胰腺癌，5 年生存率为 36% ～ 60%，总的术后复发率为 7% ～ 43%，包括原位复发或远处转移。同样，非侵袭性的 MCN 切除后预后良好，但原位癌和侵袭性 MCN 的预后较差。据报道，侵袭和非侵袭性的 IPMN 的 5 年生存率分别为 57% ～ 83% 和 95% ～ 100%，非侵袭性 MCN 的术后 5 年复发率为 0，侵袭性 MCN 的术后 33 个月的复发率为 40%。SCN 的预后良好，即便是罕见的浆液性囊腺癌，报道的术后生存期也很长。至于 SPN，即便已出现局部浸润、转移或复发，外科手术后 85% ～ 95% 的患者也能长期存活。囊性神经内分泌瘤的预后与实性神经内分泌瘤相当，术后 5 年的生存率为 87% ～ 100%。

第 52 章

不明原因急性胰腺炎及急性复发性胰腺炎

Ihab I.El Hajj and Stuart Sherman

宁 波　潘阳林　译

明确急性胰腺炎的原因并不难，急性胰腺炎常常由长期大量饮酒及胆道结石导致，此类患者占总患者的 60% ～ 90%（框 52-1）。

乙醇导致的胰腺炎可以通过患者的病史明确，胆道结石则需通过结合患者年龄、性别等特征，

框 52-1　急性胰腺炎的病因	
• 乙醇	• 原发性
• 自身免疫性胰腺炎	• 感染
• 胆道结石	• 细菌
• 成型结石（胆管结石）	• 寄生虫
• 微结石（胆道结晶）	• 病毒
• 胆道囊肿	• 代谢性
• 胆总管囊肿	• 高钙血症
• 先天性胆总管囊肿 / 重叠囊肿	• 高脂血症
	• 先天性代谢性疾病
• 先天性解剖异常	• 肿瘤新生物
• 环状胰腺	• 十二指肠占位
• 胆胰管合流异常	• 乳头占位
• 胰腺分裂	• 胰腺占位
• 慢性胰腺炎	• 胆管占位
• 十二指肠梗阻	• 肾脏疾病
• 比罗 Ⅱ 式吻合术后输入端梗阻	• 慢性肾衰竭
• 十二指肠闭锁（完全梗阻）	• 透析相关
	• 奥迪括约肌功能障碍
• 克罗恩病	• 毒素
• 憩室	• 有机磷农药中毒
• 药物	• 毒蝎子咬伤
• 遗传性	• 外伤
• α₁ 抗胰蛋白酶缺乏症	• 热带性胰腺炎
• 囊性纤维化	• 血管炎性疾病
• 遗传性胰腺炎	• 结节性多动脉炎
• 医源性	• 系统性红斑狼疮
• ERCP	
• 腹部手术	

实验室检查以及影像学结果来判定。急性胰腺炎其他的常见原因包括高甘油三酯血症、高钙血症、药物副作用、外伤、外科手术及 ERCP 等。在这些患者中，胰腺炎的急性发病与病因的关系通常会比较明确。尽管如此，通过仔细分析患者病史、详细的查体、实验室检查及影像学检查，仍有 10% ～ 30% 患者病因不能明确，这些患者通常被称为不明原因或者原发性急性胰腺炎（IAP）。

原发性急性复发性胰腺炎（IARP）定义为发作 2 次及 2 次以上的急性胰腺炎，且在发作间期症状完全缓解，没有临床或影像学上慢性胰腺炎的证据。迁延性胰腺炎是一组临床综合征，指患者从胰腺急性炎症中恢复但仍存在不间断的腹痛、持续升高的胰腺炎酶学指标，影像学检查发现胰腺及其周围炎症反应，但并没有局部及全身并发症的表现。

由于 IARP 患者急性胰腺炎反复发作会导致慢性胰腺炎，因此对此类患者的评估和治疗非常重要。最近的一项综合了 14 个研究的 meta 分析表明，10% 的第一次发作胰腺炎及 35% 的反复发作胰腺炎会进展成为慢性胰腺炎，在吸烟、酗酒、男性及首次发生即为重症胰腺炎的患者中风险尤其高。

一、病理生理学及 ERCP、EUS 和 MRCP 的意义

现有研究表明，急性胰腺炎的发生有 3 个阶段。第一阶段即启动事件，在大多数情况下为胰腺外起源，在临床上主要是胆道结石移行嵌顿或者乙醇的摄入。其他一些事件包括对胰腺毒素

的暴露、胰腺缺血缺氧、感染等，均能诱发急性胰腺炎。第二阶段包括一系列发生在胰腺腺泡细胞内的事件。第三阶段由腺泡内及非腺泡细胞事件构成，其决定了最终胰腺炎的严重程度。就内镜干预来讲，这些事件有两点非常重要：①胰管梗阻导致胰管内高压，同时胰腺分泌增加进一步恶化该情况；②胰管高压抑制胰酶分泌，导致未被激活的胰酶和溶酶体水解酶相遇，胰酶水解激活导致腺泡细胞损伤和急性胰腺炎发作。有如下因素在急性复发性胰腺炎中扮演着重要角色：实际上任何导致急性胰腺炎发作的因素如果未被纠正均是急性复发性胰腺炎的病因。因此，ERCP、EUS 和 MRCP 的意义就是在 IAP 和 IARP 患者中明确诱发胰腺炎导致胰管梗阻的病因，并同时内镜下干预解除梗阻。目前认为解除胰管梗阻能够阻止胰腺炎进一步发作，胰管梗阻理论同时也认为是梗阻是间歇性的，或者同时存在第二个导致患者易发作胰腺炎的危险因素，因此胰腺炎表现为反复发作。

二、ERCP、EUS 和 MRCP 的诊断意义及时机

促使临床医师耗费大量精力准确评估 IAP 患者的主要原因有两个，第一个是导致 IAP 患者胰腺炎反复发作的原因是可能存在有某种潜在的疾病，除非明确诊断该种疾病并进行充分的治疗，否则该疾病使得患者容易再次发作急性胰腺炎。在没有被准确诊断并治疗的胆道疾病中，患者发生急性胰腺炎的概率是 33% ~ 67%。同样的，其他一些胆胰管系统解剖的或者功能的异常将会导致患者容易出现反复发作的急性胰腺炎。第二个原因是反复发作的胰腺炎可能是与肿瘤有关的表现。因此，ERCP、EUS 和 MRCP 在 IAP 患者的诊断中起着重要的作用。

在过去，在 EUS 和 MRCP 并不普遍的时候，ERCP 是 IAP 和 IARP 患者兼顾诊断和干预治疗唯一合理的选择。相当一部分 IAP 患者的病因能够被 ERCP 及其辅助技术诊断出来并进行相应的

治疗。其中包括胆道隐性结石、胆胰管的异常或者畸形、奥迪括约肌功能障碍（sphincter of Oddi dysfunction,SOD）、十二指肠乳头或者胰腺肿瘤。应用 ERCP 诊断 IAP 病因的有关技术如框 52-2 所示。

框 52-2　ERCP 诊断原发性急性胰腺炎有关技术

- 内镜筛查
  - 乳头和导管内黏液腺瘤
- 胆胰管成像 / 胆胰管内超声检查
  - 胆道结石
  - 胆胰管异常或者解剖畸形
  - 慢性胰腺炎
  - 肿瘤
- 奥迪括约肌测压
  - 奥迪括约肌功能障碍
- 抽吸胆汁做微晶体检测
  - 微结石

尽管 ERCP 的确可以使得患者获益（诊断并治疗发病原因，阻止再次复发），但从总的医疗保健系统和患者来讲，ERCP 也有一些负面的缺点。ERCP 进行干预的时间目前存在争议，Ballinger 及其同事报道在一个 3 年期间的随访研究中，发生过一次不明原因急性胰腺炎并且未切除胆囊的患者仅有 1/27 将会发生第二次胰腺炎。他们认为在该类患者中进行 ERCP 导致胰腺炎的风险甚至超过了其疾病本身，因此反对 ERCP 的使用。与之相反，Trapnell 和 Duncan 报道 148 例 IAP 患者中有 35 例（24%）将会发生第二次胰腺炎，如果同时合并存在胆结石，其概率上升至 38%。使用精确分析方法以后，作者发现 IAP 患者在第一次胰腺炎发作 1 年内，有 10% 的患者出现首次复发，2 年内则有 17% 患者出现复发，6 年内则有 25%。并且出现一次复发后容易再次出现第二次复发。在成本效益分析中，Gregor 及其同事发现在 IAP 患者第一次发作胰腺炎后进行 ERCP 既没有显著增加获益也没有特别增加支出。尽管如此，在具有较大可能存在隐性结石的 IAP 患者中进行 ERCP 将会产生实质性的获益和成本效应比。

由于较高的准确性和较低的并发症，EUS 和 MRCP 在 IAP 和 IARP 患者的诊断和评估中具有重要的价值。在因潜在解剖结构异常导致的 IAP 患者中，使用促胰液素进行 EUS（secretin-enhanced EUS，S-EUS）和 MRCP（secretin-enhanced MRCP，S-MRCP）检查，能够进一步提高诊断准确性。EUS 和 MRCP 的检查结果能够帮助我们选择进一步的治疗措施（如微结石的患者行胆囊切除）并避免进一步侵袭性 ERCP 操作。EUS 和 MRCP 的局限性主要是无法提供干预治疗，必须应用额外其他的方式来进行治疗。除非 EUS 和 MRCP 诊断不明，ERCP 目前主要在 EUS 或者 MRCP 的诊断结果之上作为选项之一进行有关的治疗。在奥迪括约肌异常的情况下，奥迪括约肌测压（sphincter of Oddi manometry, SOM）通常和 ERCP 结合进行。

我们多年来针对 IAP 和 IARP 诊断评估的临床证据显示，EUS 和 MRCP 有着重要的价值。一般来说，对于年轻的患者标准评估结果阴性的话，除非再次发生急性胰腺炎，我们不推荐进一步的评估检查。相反，对于年龄 40 岁以上，标准评估结果阴性或者没有不能确定的，我们会推荐 ERCP（如果在首次发作胰腺炎后未做过 ERCP 和胆囊切除的患者，通常联合 SOM 和胆汁显微镜检查）。Choudari 及其同事的发现，21% 的 40 ~ 60 岁患

者及 25% 的 60 岁以上的患者其胰腺炎发作与肿瘤有关，而 40 岁以下的患者仅有 3%（表 52-1）。

在 Fischer 及其同事的一个类似研究中，报道了 1241 例原发性胰腺炎患者，恶性及癌前病变的发生率是 4.7%（58/1241）。对其中患导管内黏液腺瘤（intraductal papillary mucinous neoplasm, IPMN）的患者分析发现，58 例恶性及癌前病变患者中 IPMN 占了 52 例，随着年龄增加肿瘤及癌前病变发生率增加的趋势，小于 40 岁的患者为 1.3%，大于 70 岁的患者为 13%（图 52-1）。

基于这些研究，肿瘤性疾病随着年龄增长发病率也有增长的趋势，使得 EUS 和 S-MRCP 诊断的价值非常重要。我们目前采取的策略是对于 40 岁以上的原发性胰腺炎患者，在首次发作后用

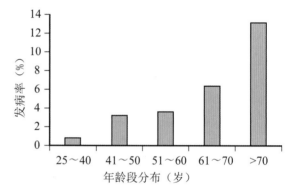

图 52-1　导管内乳头状黏液性肿瘤在不同年龄段的发病率

表 52-1　原发性急性胰腺炎：联合与非联合奥迪括约肌测压和胆汁镜检进行 ERCP 的结果比较（n=225）引用自 Choudari 等

诊断	< 20 岁（n=15）	20 ~ 40 岁（n=53）	40 ~ 60 岁（n=95）	> 60 岁（n=62）
胰腺癌（%）	0	0	2	2
壶腹癌 / 腺癌（%）	0	2	2	0
黏液性肿瘤（%）	0	2	17	23
SOD（%）	47	43	35	26
胰腺分裂（%）	13	15	19	23
慢性胰腺炎（%）	27	11	9	3
其他（%）	7	9	9	3
正常（%）	7	21	6	11

ERCP. 内镜逆行胰胆管造影；SOD. 奥迪括约肌功能障碍

EUS 和 S-MRCP 来评估，排除肿瘤和解剖结构异常导致胰腺炎的可能。

ERCP、EUS 和 MRCP 对每种具体疾病诊断和治疗的意义将会单独介绍，同时也会推荐 IAP 和 IARP 患者的诊治策略。

三、胆道隐性结石

尽管胆道微结石和胆泥从技术上说区别非常明显，但临床中经常将这两个术语混合使用。微结石通常是指直径小于 3mm 的结石，而胆泥则是指胆汁中的结晶、分泌的黏液、糖蛋白、细胞崩解碎片以及一些蛋白质类的大分子物质形成的混悬液物。其中晶体是由胆固醇的一水合物（单羟基胆固醇）、胆红素钙盐或者碳酸钙形成。微结石和胆泥可以存在于胆囊或者胆管内，通常常规的影像学检查不一定能够发现，比如腹部超声或者 CT。

胆囊微结石被认为是 IAP 的常见原因。两个前瞻性的研究发现大约 2/3 或者 3/4 的 IAP 患者胆囊中有隐性结石。微结石通常通过对胆汁显微镜检查而发现，通过检查术后切除的胆囊或者胆囊超声随访出现结石和（或）胆泥而进一步明确诊断。一项多因素分析发现，胆汁中发现结晶是胆囊小结石或者胆泥的强烈预测因子（$P < 0.001$）。此外，胆汁中结晶的检出对于诊断 IAP 患者常规检查漏诊的胆囊结石其敏感性为 86%，特异性为 86%，阳性预测值为 92%。与 Lee 和 Ros 及他们的同事研究结果不同，一些学者 IAP 患者微结石检出率小于 10%。检测微结石收集胆汁通常是做 ERCP 时在胆囊收缩素刺激胆囊后在十二指肠或者胆管内收集，或者直接插管进入胆囊内收集。

在 IAP 患者中，当传统的经皮肝胆胰超声检查正常的患者，EUS 能够发现那些隐藏的微结石。Frossard 及其同事报道 EUS 在 168 例 IAP 患者中发现 103 例存在胆道的问题（61%）。在这 103 例中，52 例（50%）有胆囊结石或者微结石，12 例（12%）有胆囊胆泥，10 例（10%）有胆总管结石，29 例（28%）同时存在上述几种情况。Yusoff 及其同事

比较了 EUS 在 201 例只发作过一次 IAP 的患者和 169 例发作过多次 IAP 患者的结果后发现，在未切除胆囊的患者中，胆道疾病是最常见的原因（46/246，18.7%）。在胆囊切除后的患者，124 例中有 4 例（3.2%）存在明显的胆管结石。Morris-Stiff 及其同事发现其研究的 42 例 MRCP 正常的原发性胰腺炎患者中，有 9 例（21.4%）EUS 发现胆囊结石或者微结石，6 例（14.3%）同时存在胆囊结石和胆管结石，单纯胆总管结石 1 例（2.4%）。在另外一组有 44 例 IAP 患者的研究中，EUS 发现胆囊结石 3 例（6.8%），微结石 20 例（45.5%），胆总管结石 2 例（4.5%）。Ardengh 和其同事发现 36 例 IAP 患者中 27 例有胆囊微结石（75%）。与最终手术切除后的标本相比较，EUS 对胆囊微结石诊断的敏感性为 92.6%（74.2% ～ 98.7%），特异性为 55.6%（22.7% ～ 84.7%）阳性预测值为 86.2%（67.4% ～ 95.5%），阴性预测值为 71.4%（30.3% ～ 94.9%）。超声内镜总的准确率为 83.2%。

导管内超声（intraductal ultrasonography，IDUS）对隐形胆道结石、微结石和胆泥也有诊断价值。在 Kim 及其同事对 31 例 IARP 患者的研究中，ERCP 结果阴性但 IDUS 发现胆管小结石（< 3mm）的有 5 例（16.1%），胆泥 3 例（9.7%）。

MRCP 对于胆总管结石的诊断价值已经非常明确了，它在胆囊结石或胆泥检出中的作用已经有过深入的研究。Calvo 及其同事评估了 80 例怀疑胆囊结石并同时接受了超声和 MRCP 检查的患者，MRCP 对胆囊结石诊断敏感性（43 例，97.7%）与腹部超声相比（44 例）二者相当。MRCP 发现胆泥或者微结石 13 例，而超声仅 5 例。作者最后总结认为 MRCP 诊断胆囊结石和胆泥是一种非常好的技术。但其花费高，有一定的禁忌证以及需要患者配合限制了其作为胆囊评估的常规应用。

治疗微结石能够显著减少胰腺炎的复发，针对微结石导致的胰腺炎有数种治疗选择。腹腔镜胆囊切除术是常见治疗措施之一，能够切除胆囊有效减少结石来源。Ros 及其同事报道 18 例切除

胆囊的患者中 17 例随访 3 年未再发作胰腺炎。内镜下胆管括约肌切开术对于高龄及外科手术高风险患者是一个非常好的选择。通过熊去氧胆酸进行溶石治疗也能够避免胰腺炎的复发，但是其维持治疗昂贵并需要预防结石再次形成。

针对一些研究中发现的隐形的结石阳性率较高的情况，一些学者提倡经验性胆囊切除术作为一线治疗，尤其是胰腺炎反复发作的患者。

四、奥迪括约肌功能障碍（参考第 47 章）

SOD 是指奥迪括约肌收缩功能障碍，临床表现为胆胰疼痛、胰腺炎或者肝功能异常。胆道测压（SOM）目前被大多数学者认为是诊断 SOD 的金标准。SOM 通常在做 ERCP 时完成，也能够通过经皮穿刺或者外科手术中进行。SOM 通过利用水灌注的导管插进胆总管、胰管或者二者来测量括约肌的压力。当基础压力 ≥ 40mmHg 就能诊断 SOD 了。

由于 SOD 操作比较困难，属于侵袭性操作，应用的范围不广，同时合并有较高的并发症，因此研究者设计了数个非侵袭性的方法来检测患者是否存在 SOD。目前已有的数据表明，这些检测手段缺乏敏感性和特异性而无法代替 SOM。

S-MRCP 诊断 SOD 的意义目前仍然存在争论。Marini 及其同事报道，S-MRCP 与 SOM 结果在 15 例患者中有 13 例结果一致（86.7%）。尽管如此，接下来一些比较大的研究并没有发现如此高的一致率。Pereira 及其同事的研究表明，S-MRCP 对 SOD Ⅱ型 SOD Ⅲ型的准确率分别为 73% 和 46%。Aisen 和其同事也表明在基础括约肌压力升高的患者和括约肌基础压力正常的患者，胰管直径增加的大小并没有显著差异。

Siddiqui 等报道 143 例最初内镜和影像学检查结果正常的Ⅲ型 SOD 患者，经 EUS 检查发现较低但是显著的异常结果。S-EUS 对诊断原发性胰腺炎患者是否存在 SOD 的意义目前尚不明确。Mariani 及其同事通过注射肠促胰素后主胰管持续

扩张 15 分钟而诊断了 2 例 SOD 患者，在完成括约肌切开后 18 个月，胰腺炎没有再发作。

SOD 是 IAP 最常见的原因，通过测压可以发现其发生率为 15% ～ 73%（表 52-2）。

尽管最近一项针对美国消化内镜学会会员的调查研究发现针对 SOD 和 IARP 的患者各地区的诊治差异非常明显，但括约肌测压和切开术对 IARP 的意义仍有争议。

很多学者建议在 IARP 的患者中进行胰管括约肌测压，尤其是那些胆管括约肌测压正常和在胆管括约肌切开后仍有胰腺炎反复发作的患者。单纯的胰管括约肌高压在 IARP 患者中经常被发现。

既往胰腺括约肌的干预主要是外科手术切除。尽管内镜下胆管括约肌切开（BES）很早就成了治疗的选择，针对 IARP 患者有关 SOM 和括约肌切开的研究直到 20 世纪 80 年代才开始出现。一项研究分析了 51 例 IARP 患者中 ERCP、SOM 和括约肌切开的意义，24 例患者（47.1%）存在括约肌基础压力升高。30 例接受了内镜下胆管括约肌

表 52-2　测压发现的奥迪括约肌功能障碍导致的原发性胰腺炎

研究者（年限）	例 (%)
Toouli 等（1985）	16/26(62)
Guelrud 等（1986）	17/42(40)
Gregg 等（1989）	38/125(30)
Venu 等（1989）	17/116(15)
Raddawi 等（1991）	7/24(29)
Sherman 等（1993）	18/55(33)
Toouli 等（1996）	24/33(73)
Choudari 等（1998）	79/225(35)
Testoni 等（2000）	14/40(35)
Coyle 等（2002）	29/90(31)
Kaw 和 Brodmerkel（2002）	67/126(53)
Fischer 等（2010）	418/952(44)
总计	743/1854(40)

切开术（BES；n=20）或者外科括约肌成形术和中隔成形术（n=10）。18 例中有 15 例基础括约肌压升高的患者在括约肌切开术（包括 11 例内镜下括约肌切开术中的 10 例患者）后长期获益（中位随访时间，38 个月），而对照 12 例基础括约肌压力正常的患者仅有 4 例（33.3%，$P < 0.05$，为 9 例 BES 术中的 4 例）。该研究结果表明，在 IRAP 患者中，SOM 结果能够预测括约肌切开术的效果，并且括约肌切开术能够阻止胰腺炎进一步发作。在 20 世纪 90 年代，BES 在 SOD 的 IARP 患者是标准治疗。尽管如此，Guelrud 和其同事发现胰管括约肌切开是解决胰腺炎反复发作的必须手段（图 52-2）。

在一项系列研究中，69 例因 SOD 导致 IARP 的患者接受了标准 BES 治疗（n=18）、BES 联合胰管括约肌球囊扩张（n=24）、BES 及胰腺括约肌内镜下切开术（PES）序贯治疗（n=13）或者内镜下胆管及胰管括约肌双切开（DES，n=14）。81% 接受 DES 的患者胰腺炎发作缓解，而 28% 仅接受 BES 的患者出现胰腺炎缓解（$P < 0.005$）。Sherman 及其同事报道 SOD 合并 IARP 的患者仅

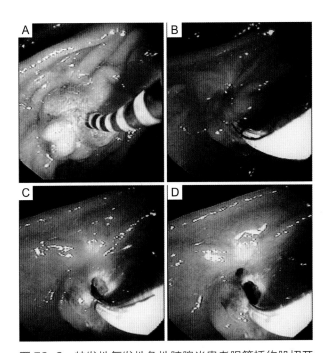

图 52-2　特发性复发性急性胰腺炎患者胆管括约肌切开术后再次发作。A. 胰管括约肌测压；B ~ D. 进行胰管括约肌预切开

有 44% 在 BES 术后随访 5 年内没有胰腺炎进一步发作。此结果与以下理论相符合，也就是患者 BES 术后获益主要是因为胆道结石导致胰腺炎在术后缓解或者随访时间不够长而未检测到下一次胰腺炎发作。Wehrmann 试图通过延长合并 SOD 的 IARP 患者内镜治疗后的随访间期（11.5 年 ±1.6 年）来阐明上述问题。在其研究中，37 例平均随访 32.4 个月（随访间期为 24 ~ 53 个月）的患者中有 5 例（14%）出现复发性胰腺炎，随访 11.5 年后上升到 51%（37 例中有 19 例）。尽管如此，内镜治疗后胰腺炎发作频率也比治疗前降低。学者们认为括约肌切开术能够减缓疾病的自然进程。

Guelrud 及其同事在仅接受 BES 的患者中发现有超过 50% 的人症状并没有缓解，除了通过测压发现残余胰管括约肌高压以外，其研究结果也支持胆管和胰管括约肌解剖上异常也参与发病。Kaw 和 Brodmerkel 报道在因 SOD 导致的原发性胰腺炎患者中，尽管接受了胆管括约肌切开，仍有 78% 的患者存在持续的胰管括约肌高压。Toouli 及其同事的研究显示了胰管和胆管括约肌切开在原发性复发性胰腺炎患者中的重要性。在一项研究中，在 26 例接受了外科胆管和胰管括约肌切开术的患者中有 23 例（88%）在平均随访 24 个月（9 ~ 105 个月）后，没有症状或者症状轻微，而与之相反的是，在 43% 的接受传统治疗的患者（n=7）和仅 29% 的接受 BES 的患者（n=7）没有再发胰腺炎。Okolo 及其同事回顾性地评估了 55 例测压或者是怀疑胰管括约肌高压（患者有复发性胰腺炎及胰管扩张且造影剂从胰管排出时间超过 10 分钟）的患者 PES 术后长期随访的结果，在平均 16 个月的随访间期中（3 ~ 52 个月），34 例患者（62%）报道疼痛显著改善，胰管造影正常的患者比那些胰管造影显示有慢性胰腺炎征象的患者对治疗的反应更佳（73%vs58%）。Jacob 及其同事认为即使 SOM 结果正常，也可能存在 SOD，从而导致胰腺炎发作，胰管支架置入则能够阻止胰腺炎进一步发作。在一项随机研究中，患有

IRAP 的 34 例患者，SOM 测压胰管括约肌压力、ERCP、肠促胰素试验均正常，没有合并胆道微结石（这才是真正意义上的原发性复发性胰腺炎），接受置入胰管支架（$n=19$；支架直径 5～7Fr；1 年内支架更换 3 次）或者传统治疗（$n=15$），在 3 年的随访时间内，胰腺炎复发率在对照组为 53%，胰管支架组为 11%（$P < 0.02$）。该研究表面 SOM 也许不是一项 SOD 完美的检查手段，患者可能存在 SOD 但在 SOM 测压时却不能发现。尽管如此，我们仍需要长期的观察研究来评估支架移除后的治疗效果，同时也应该关注支架诱导的胰管及实质的变化。由于对支架导致胰腺损伤的担忧，对试验性胰管支架置入来研究 PES 术后疗效的研究通常并不提倡。

因此，治疗的方式出现了改变。对 SOD 患者，最初仅做 BES 的方式被胆管及胰管括约肌同时切开的方式替代。但是目前尚没有随机的长期随访研究来支持上述观点。目前，争议主要在于如何恰当地对 IAP 和 IARP 患者进行 SOM 测压。在 Tan 和 Sherman 的一项述评中提到了以下观点，尽管前面提到的诸多研究表明针对 SOD 导致的 IARP 患者内镜治疗是有效的，但仍有很多不足的地方需要强调一下：①已经发表的研究主要是回顾性研究（仅有 1 例除外），存在随访不完全，选择接受治疗的患者一致性较差，不是盲法以及与未治疗组进行比较等不足；②没有对照的前瞻性研究容易产生偏倚；③大多数研究的随访时间没有超过 3 年；④较短的随访时间可能造成对复发率的低估。

五、不同研究治疗效果的定义

研究者们使用不同的效果评价，包括病历记录的复发性胰腺炎、需要治疗干预的情况或者疗效的分级评估系统，如没有缓解、缓解良好或者症状完全缓解。研究接受治疗的 IARP 患者缺乏一致性也是一个问题。其他降低这些临床研究稳定性的问题还包括干预手段的多样性，不同的研究中使用 BES、PES 或 DES 时并没有阐述清楚使用这些治疗的原因和依据，括约肌是否完全切开

通常也没有报道。由于缺乏进一步的随机研究和长随访间期的研究，许多学者认为括约肌切开治疗的有效性目前尚未明确证实。

Cote 等在诊断 IARP 并没有慢性胰腺炎影像学表现的患者中进行了一项有关 ERCP 及 SOM 的随机对照研究（RCT），有胰管 SOD 的患者（$n=69$）被随机分配到仅接受 BES（入组时的标准处理方案是 BES 治疗）或者 DES；SOM 正常的患者（$n=20$）被随机分配到接受 BES 或假括约肌切开术组（入组时标准处理方案是无治疗干预），干预后随访 7 年。在胰管 SOD 的患者中，BES 和 DES 在预防胰腺炎复发的效果上是一样的（48.5%vs47.2%，$P=1$）。在 SOM 测压正常的患者，与接受假手术的患者相比，接受 BES 的患者其胰腺炎复发概率明显增高（27.3%vs11.1%；$P=0.59$）。总的来说，16.9% 的研究对象在平均随访 7 年的过程中进展成为慢性胰腺炎。SOD 患者在随访评估期间胰腺炎复发的概率显著高于 SOM 正常的患者，尤其是 SOD 患者胰腺炎复发率高于 SOM 正常患者 4.3 倍（$P < 0.02$），在调整可能的混杂因子干扰后，该趋势依然存在。该学者总结，胰管 SOD 是一个鉴别患者是否具有复发性胰腺炎高危风险的独立的预测因子。其他预测因子包括是否进展成为慢性胰腺炎（$OR: 3.5, P < 0.02$）、ERCP 术后胰腺炎（$OR: 5.8, P < 0.01$）以及入组前胰腺炎发作次数（$OR: 1.1, P < 0.05$）。作者最后做出结论如下。

1. 胰管 SOD 患者，胰管括约肌切开与单做 BES 相比并没有明显增加减少胰腺炎复发的益处，其原因尚不明确，但是该结果提示胰管 SOD 并不是急性胰腺炎的原因而可能是结果。或者，内镜下胰管括约肌切开术是一种并不完全的解决胰管括约肌功能障碍的治疗。

2. 胰管括约肌功能障碍是慢性进展的高危因素。

3. 在长期随访过程中，慢性胰腺炎的发生率显著升高。

4. 如果不考虑 SOM 的结果，单纯性 BES 的意义尚不明确。

在该 RCT 研究的事后长随访间期分析中，不管是否存在 SOD，急性复发性胰腺炎的相关发生率在内镜下括约肌切开术后有下降。合并 SOD 的 IARP 患者具有较高的急性胰腺炎基线发生率，换句话说，也就是具有较高的内镜括约肌切开术后急性胰腺炎发生率。在 SOD 患者，在减少胰腺炎复发率方面，DES 并没有显示出比 BES 更显著的有效性。基于这些结果，我们可以认为对患有 IARP、具有正常胰管结构和没有慢性胰腺炎征象的患者是可以推荐 BES 的。学者们同时也发现，任何急性胰腺炎和内镜括约肌切开术后胰腺炎高复发率的患者，与进展成为慢性胰腺炎密切相关，提示是一种特殊进展的类型。

针对与 SOD 有关的复发性急性胰腺炎的内镜治疗有关研究的特点总结，如表 52-3 所示。

六、胰腺分裂

胰腺分裂是最常见的先天性胰管解剖变异，其产生是由于在妊娠第二个月背侧胰管和腹侧胰管融合失败导致的。由于胰管未完全融合，胰腺主要部分的外分泌胰液通过背侧胰管（dorsal duct, DD）及十二指肠小乳头引流进入十二指肠。目前认为相对胰腺主要部分分泌的胰液，十二指肠小乳头相对狭窄导致胰管内高压在某些胰腺分裂的人群是导致胰腺炎反复发作的原因。在 Bertin 等人的研究中，他们评估了急性复发性胰腺炎和慢性胰腺炎患者胰腺分裂出现的频率，结果发现胰腺分裂在 *PRSS1*、*SPINK1* 和 *CFTR* 基因突变的患者中非常常见（16%，16% 和 47%），而在 IAP 患者、无基因突变（5%）及对照组（7%）及乙醇诱发的胰腺炎（7%）中没有差别。学者们认为该胰腺炎可能是 2 个辅助因素的累积效应而不是仅仅是胰腺分裂单一因素所致。尽管有少部分流行病学调查研究对胰腺分裂和胰腺炎的关系提出了争论，但仍有如下 3 个证据表明二者存在关系：① 组织学和胰腺影像学的结果发现慢性胰腺炎的特征与背侧胰管无明显关联；② 大量的研究已经表明胰腺分裂患者胰腺炎犯病率显著升高；③ 大量的研究提示通过内镜或者外科手术引流减轻背侧胰管压力可以缓解症状。

在行 ERCP 时，当造影剂经主乳头注入胰管后如果仅观察到较细小的腹侧胰管时，要考虑胰腺分裂。当未显影的胰管通过经副乳头注入造影剂后显影并且与腹侧胰管没有交通时，胰腺分裂诊断明确。对于胰腺分裂不完全的患者，当背侧胰管和腹侧胰管仅有细丝状管道相连时，其临床表现和对治疗的反应与完全胰腺分裂患者类似。

S-MRCP 在原发性胰腺炎的诊断中应用较广泛，先前有研究表明其对胰腺分裂症的诊断的敏感性和特异性可接近 100%（36% ～ 100%，图 52-3）。为了评估 MRCP 对胰腺分裂的检出率，Mosler 和其同事研究了 146 例接受 MRCP 检查的患者，其中部分接受了肠促胰素注射和 ERP（内镜逆行胰管造影术），结果发现 19 例患者存在胰腺分裂。该结果表明 S-MRCP 与 ERP 相比较，总的敏感性和特异性是 73% 和 97%。在非慢性胰腺

表 52-3　奥迪括约肌功能障碍有关急性复发性胰腺炎内镜下治疗研究的特点						
作者（年）	研究类型	N	内镜治疗	随访时间（月）	缓解率（%）
Kaw 和 Brodmerkel（2002）	P	37	BES 和（或）PES	29	78
Wehrmann（2011）	P	37	BES 和（或）PES 联合胰管支架	32	86
	R			140	49
Cote 等（2012）	RCT,p-SOD	69	BES vs DES	78	52 vs 53
	RCT,nl-SOM	20	BES vs 假手术		73 vs 89

BES. 胆管括约肌切开术；DES. 胆胰管双管括约肌切开术；nl. 正常；p. 胰腺；P. 前瞻性研究；PD. 胰管；PES. 胰管括约肌切开术；R. 回顾性研究；RCT. 随机对照研究；SOM. 奥迪括约肌测压

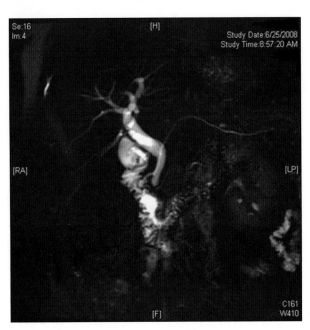

图 52-3 促胰液素强化的磁共振胆胰管成像显示胰腺分裂。注意背侧胰管的走行方向与胆管交叉，细小的腹侧胰管汇入主乳头

炎患者中，其敏感性和特异性可以提高到 83% 和 99%。该作者总结道，S-MRCP 对胰腺分裂的诊断特异性高但敏感性较差。在原发性急性复发性胰腺炎（IARP）患者中，Mariani 及其同事的研究表明 S-MRCP 和 ERP 对胰腺分裂的检出率相当，分别为 8/44（18.25%）和 7/43（16.3%）。

　　EUS 诊断胰腺分裂的数据目前比较有限。在 IARP 的患者，Mariani 和其同事的研究结果表明 S-EUS 和 ERP 对胰腺分裂检出率相当，分别为 6/44（13.6%）和 7/43（16.3%）。

　　内镜对有症状的胰腺分裂患者的治疗主要是在副乳头水平减轻胰液流出的梗阻。内镜下治疗的手段包括扩张、在背侧胰管置入长期支架、副乳头括约肌切开（minor papilla endoscopic sphicterptomy，MiES）或者上述几种治疗措施的联合使用。表 52-4 展示了所选几个研究的内镜治

表 52-4　内镜治疗胰腺分裂导致的胰腺胰腺炎

作者（年限）	研究类型	N	内镜治疗	随访时间（月）	缓解率（%）
Liguory 等（1986）	R	8	MiES	24	63
McCarthy 等（1988）	P	19	Stent	14	89
Lans 等（1992）	RCT	10	Stent	30	90
Lehman 等（1993）	R	17	MiES	20	76
Coleman 等（1994）	R	9	MiES/Stent	23	78
Kozarek 等（1995）	R	15	MiES/Stent	20	86
Jacob 等（1999）	R	10	MiES/Stent/Dilation	16	60
Ertan（2000）	P	25	Stent	24	83
Heyries 等（2002）	R	24	MiES/Stent	39	92
Kwan 等（2008）	R	21	MiES	38	62
Chacko 等（2008）	R	27	MiES/Stent	20	76
Borak 等（2009）	R	62	MiES/Stent/Dilation	48	71
Romagnuolo 等（2013）	P	40	MiES/Stent	6	90
Mariani 等（2014）	R	33	MiES/Stent	54	74
Zator 等（2016）	R	41	MiES/Stent	53	81
合计		316		30	78

MiES. 副乳头括约肌切开术；P. 前瞻性研究；R. 回顾性研究；RCT. 随机对照试验

疗效果，总计 316 例患者中。78% 在平均随访时间为 30 个月的期间内没有再发胰腺炎。

需要指出的是，急性胰腺炎是间歇性发作，治疗后随访时间短至 20 个月并不足够长到可以作出患者"治愈"的结论。此外，那些必须的关于内镜治疗有效性的随机研究目前也是缺乏的。

目前仅有一个针对 IARP 患者胰腺分裂的内镜治疗的随机研究。Lans 及其同事报道了一个针对不明原因胰腺炎且至少发作 2 次以上的患者随机对照研究（RCT），他们在副乳头内置入 12 个月长的支架（$n=19$），中位随访时间为 2.5 年，所有置入支架的患者在支架拔除后随访了至少 12 个月。其结果发现置入支架的患者其胰腺炎发作和住院次数都显著降低（$P < 0.05$），且与对照相比更被倾向于判断为改善（90% 相对于对照组的 11%，$P < 0.05$）。其具有前景的研究结果理所当然地显示了 IARP 患者胰腺分裂的内镜治疗效果。但是，长期的支架置入需要多次手术定期更换支架，每次手术均会存在相应的手术风险。此外，胰管支架伴随的胰管和胰腺实质的改变可能是不可逆的。最后，该研究也未能回答 1 年的支架置入是否能够永久地缓解副乳头的梗阻。我们推荐通过 MiES 来"更永久地"扩大副乳头括约肌开口（图 52-4）。

总之，IARP 患者如果存在胰腺分裂是非常适合做副乳头的内镜下治疗。但是对于不仅仅是胰腺分裂导致的 IARP，还包括其他不明原因的 IARP，长期随访（至少 5 ～ 10 年的随访间期）的研究，尤其是随机的研究来证实内镜治疗的安全性和有效性是非常有必要的。

七、胆总管囊肿

末端胆总管的囊性扩张或者按照 Todani 等人的分类系统中所谓的III型胆总管囊肿，通常累及十二指肠壁内段胆总管。已报道有 30% ～ 70% 的原发性急性胰腺炎患者存在胆总管囊肿。尽管胆总管囊肿通常表现为胰腺炎，由于其较少见，所以并不是原发性急性胰腺炎的常见原因。

胆总管囊肿经常是在行 ERCP 时被发现的。在内镜检查中，乳头具有"膨出"的外观，但用导管头端探测时是柔软的（即枕头征）。在造影剂注射到胆管系统后，可以在胆总管的末端显示圆形囊状结构，伴随着乳头的逐渐增大或乳头"气球样"外观。

目前仅有有限的文献报道了超声内镜在检测胆总管囊肿方面的价值。少数个案病例报告表明，EUS 在扩张的胆总管患者中有助于诊断胆总管囊肿。

MRCP 在检测成人胆总管囊肿中的作用已在文献中报道。在一项有 72 名患者且使用 ERCP 作为金标准的研究中，Park 及其同事表明 MRCP 对检测胆总管形态异常的敏感性、特异性和准确性分别为 83%、90% 和 86%。针对III型胆总管囊肿，MRCP 敏感性为 8/11（73%），特异性为 61/61（100%），阳性预测值为 8/8（100%），阴性预测值为 61/64（95%）。尽管 MRCP 检测轻微的胆总管形态异常和微小胆管囊肿的能力有限，但该作者依然认为 MRCP 可能会超过 ERCP 对胆总管囊肿

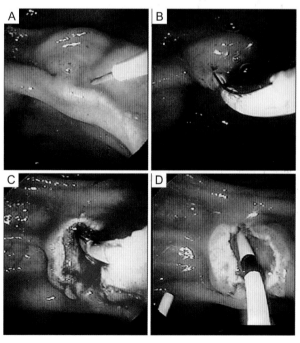

图 52-4　副乳头括约肌切开术。A. 正常形态的副乳头，图中可见使用超细锥头导管和导丝进行背侧胰管插管；B. 乳头括约肌切开刀进入副乳头内；C. 完成副乳头括约肌切开术；D. 在背侧胰管置入支架预防术后胰腺炎

患者的诊断价值。

通过切除术或括约肌成形术进行手术治疗是治疗胆总管囊肿的传统方法。尽管目前明显没有理由不应该这样做，但支持内镜治疗作为一种安全有效的外科手术替代方法的数据有限（表 52-5）。表 52-5 显示了所选的有关内镜治疗效果的 5 个研究的结果，在随访期间内，14 名接受治疗的患者中有 13 名没有进一步的胰腺炎发作。内镜治疗的方式是切开囊肿的上方的囊壁并进行胆道括约肌切开术（图 52-5）。

表 52-5 原发性胰腺炎患者胆总管囊肿的内镜治疗			
作者（年）	N	胰腺炎（n）	改善（例）/ERCP 治疗的 IARP
Venu 等（1984）	8	5	2/3
Martin 等（1992）	10	7	7/7
Ladas 等（1995）	15	1	1/1
Akkiz 等（1997）	1	1	1/1
Jang 等（2010）	2	2	2/2
合计	36	16（44%）	13/14（93%）

ERCP. 内镜逆行胰胆管造影；IARP. 原发性急性复发性胰腺炎

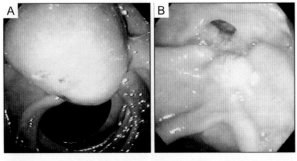

图 52-5 A. 胆总管囊肿的内镜图像；B. 胆总管囊肿去顶术及胆管括约肌切开术后 6 周的内镜下表现

八、肿瘤

5%～7% 的良性或恶性的胰胆管和壶腹部肿瘤患者有原发性急性胰腺炎。首次发生胰腺炎年龄在 40 岁或以上的患者应注意是否有肿瘤的可能。患有如家族性腺瘤性息肉病的遗传性疾病的患者可能有壶腹部受累，并且在较年轻的时候就出现原发性急性胰腺炎。据报道，原发性复发性急性胰腺炎最常见的肿瘤性病变是 IPMN 和黏液性囊性肿瘤、壶腹（乳头）肿瘤、胰腺腺癌和胰岛细胞瘤。壶腹部肿瘤和 IPMN 值得特别提及，因为它们在常规腹部影像学检查中常被遗漏，只有在做 ERCP 时才被发现。

在主乳头处出现的良性肿瘤种类繁多，包括腺瘤、脂肪瘤、纤维瘤、淋巴管瘤、平滑肌瘤和错构瘤，其中最常见的是腺瘤。所有可能导致急性胰腺炎的病变都是通过阻塞胰液流动引起的。内镜检查是诊断乳头肿瘤的最敏感和特异的方法，因为它可以准确定位病变并提供活组织检查进一步确认。尽管一致认为乳头腺瘤应切除，但最佳切除方法存在着争议。无论方法如何，病变都必须完全切除。越来越多人倾向对乳头腺瘤进行内镜治疗，这可能与胃肠道其他部位内镜黏膜切除术（EMR）的广泛应用以及内镜医师的经验增加有关（图 52-6）。越来越多的证据表明，内镜下切除术（"乳头套圈切除术"）、热消融术或两者联合治疗是大多数乳头腺瘤的首选治疗方案。第 25 章有详细讨论壶腹切除术和乳头切除术。

在主乳头处出现的原发性恶性肿瘤包括癌、淋巴瘤和神经内分泌肿瘤，转移性肿瘤包括恶性黑色素瘤、肾细胞癌和淋巴瘤。虽然大多数乳头恶性肿瘤患者有梗阻性黄疸，但偶尔有患者发生胰腺炎作为该疾病的第一个征兆。ERCP 用于确诊肿瘤并对不可切除的患者行姑息性支架置入术。

基于它们累及到胰管的不同位置，IPMN 是具有不同恶性潜能的癌前病变。主胰管病变的 IPMN 患者（MD-IPMN）在外科切除术时出现侵袭性胰腺癌的发生率为 35%～80%，而分支胰管病变患者的发生率为 0～31%。IPMN 患者在诊断前有多年复发性胰腺炎病史的情况并不少见。内镜检查和 ERCP 对诊断至关重要。在 MRCP 和 EUS 广泛应用之前，ERCP 被认为是评估和诊断的标准。在 MD-IPMN 患者中，胰管造影通常显示扩张的主胰管（MPD）和代表黏蛋白的铸型填充缺损（图 52-7）。在多达 60%～80% 的 MD-IPMN 患者中可见扩张的胰管开口有黏蛋白的流出（图 52-8）。

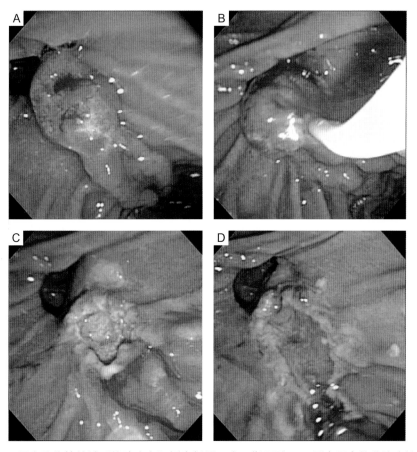

图 52-6 A. 内镜下可见主乳头管状绒毛状腺瘤向肛侧生长累及十二指肠壁；B. 圈套器套住乳头病灶并电凝切除；C. 圈套器切除乳头病变后残余的壶腹部外观；D. 切除累及十二指肠壁的腺瘤病灶，行胆管括约肌切开（该患者存在胰腺分裂，因此未在腹侧胰管置入胰管支架）。该内镜图片显示乳头腺瘤切除的范围

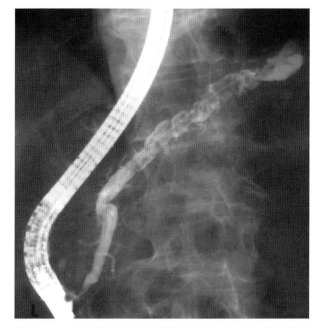

图 52-7 导管内乳头状黏液性肿瘤（IPMN）。内镜逆行胰管造影显示胰管明显扩张，体部可见多个充盈缺损，尾部可见黏液征象

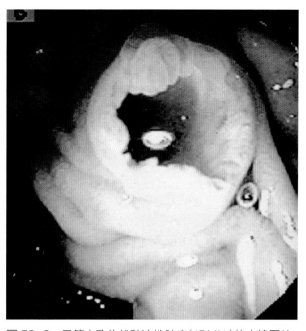

图 52-8 导管内乳头状黏液性肿瘤（IPMN）的内镜图片。可见胰管开口扩张并有黏液排出

然而，胰管造影发现更加微小的病变或很小的充盈缺损也较困难，有时充盈缺损易被当作胰腺结石或气泡。胰管内径正常时常易出现误诊（图52-9）。

最后，IPMN 可能被误诊为慢性胰腺炎。因此，内镜医师的高度敏感是至关重要的，特别是对于年龄超过 40 岁的患者。在胰腺造影时，应查看早期的影像学检查结果并且应该仔细观察透视图像，以便不会错过小的填充缺损。行 ERCP 时可以通过抽吸或刷检获得细胞学标本，活检以进行组织学检查，胰液可用于检查肿瘤标志物。

胰管镜检查（第 26 章）和 IDUS 是 ERCP 的辅助技术，用于帮助定位肿瘤、区分良恶性，并有助于鉴别诊断胰管中的无定形充盈缺损。IDUS 还可用于发现沿着主胰管生长的、远距离、较小的、先前未检测到的 IPMN 以及指导手术切除的范围。IPMN 在第 51 章有详细讨论。

内镜治疗似乎在 IPMN 中几乎没有作用（除了发生胆道梗阻时）。尚未发现 PES 在促进高风险手术患者其黏蛋白通过乳头排泌的价值。鉴于这些患者多数已经有扩张的胰管开口，其不太可能提供远期效益。

EUS 在鉴别 IAP 和 IARP 患者的 IPMN 及其他肿瘤方面具有重要作用。在 IPMN 患者中，急性胰腺炎的发生率变异很大，在已发表的手术系列报道中其发生率为 12% ~ 67%。许多研究发现，与其他成像方式相比，EUS 对于鉴别胰腺肿瘤具

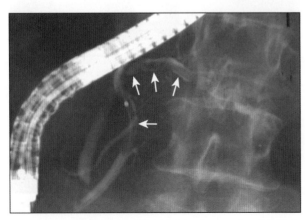

图 52-9　导管内乳头状黏液性肿瘤（IPMN）。该例患者的胰管内径正常，管腔内可见铸形充盈缺损（箭号）

有最高的敏感性，特别是对于直径 < 2 ~ 3cm 的肿瘤。在一项有 90 例急性或复发性胰腺炎的患者且病因不明的研究中，EUS 确定了 8 例先前未在 CT 扫描中检测到的良性或恶性胰腺肿瘤。在一项比较 EUS 和 ERCP 在 IPMN 患者中诊断特点的研究中，EUS 的敏感性为 86%，特异性为 99%。据报道，IPMN 患者的急性胰腺炎发生率高于一般胰腺癌患者，一个可能的解释是，主胰管或分支管的梗阻是由大量的黏液分泌引起的，比实体肿瘤引起的梗阻更为频繁。EUS 是明确病变性质的强有力的工具，其可通过 FNA 安全地收集胰液或者获取组织。因此，通过从囊肿中吸出液体进行细胞学检测、DNA 特征检测、肿瘤标志物测定和胰腺酶学检测，通常可以区分良性（如假性囊肿）和癌前病变。合并胰腺囊肿的相关研究显示，当 CEA > 192ng/ml 时，使用 EUS-FNA 进行囊液分析有助于区分黏液性和非黏液性囊性病变。然而，CEA 的绝对值不能预测恶性肿瘤。Pais 及其同事对 74 名接受手术治疗的 IPMN 患者进行了研究，结果发现恶性预测因素包括高龄、黄疸、体重减轻、EUS 出现实变的特征、扩张的主胰管、胰管出现充盈缺损的影像特点、增厚的隔膜。EUS-FNA 细胞学检查对鉴别 IPMN 的良、恶性有帮助，但囊液 CEA 和 CA19-9 的价值却有限。其他一些比较研究也表明 EUS 是诊断 IPMN 患者恶性肿瘤的最准确的影像学手段。因此，对于 IAP 和 IARP 的患者，EUS 似乎是一个合理的检查，特别是对于年龄 > 40 岁的患者，当其他放射影像检查为阴性、胰腺炎消退后出现不确定的胰腺囊性病变或怀疑有恶性肿瘤的 IPMN 患者（图 52-10），应考虑 EUS。

与 ERCP 相比，MRCP 在检测 IPMN 方面更优（图 52-11，图 52-12）。MRCP 在显示主胰管扩张性和侧支胰管囊性病变的方面优于 ERCP 的原因是肿瘤本身或肿瘤产生的黏液可抑制 ERCP 造影剂充分流入主胰管或囊性扩张的侧支胰管。Waters 及其同事对 18 名接受 IPMN 手术的患者进行的一项研究发现，MRCP 在检测胰管连接交通、估计主胰管受

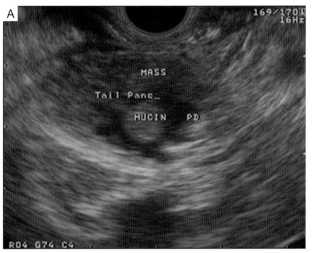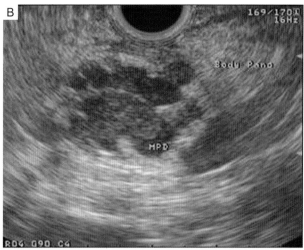

图 52-10　超声内镜显示导管内乳头状黏液性肿瘤恶变。注意其中的实性成分

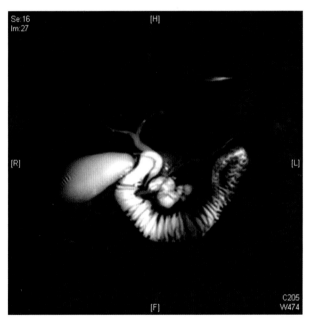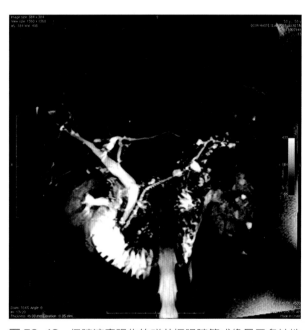

图 52-11　促胰液素强化的磁共振胆胰管成像显示胰头部大的分支型导管内乳头状黏液性肿瘤

图 52-12　促胰液素强化的磁共振胆胰管成像显示多灶性分支型导管内乳头状黏液性肿瘤

累和识别小分支胰管囊肿方面优于 CT 扫描。在一项研究中，73% 的 MRCP 可发现胰管连接交通情况，而仅 18% 的 CT 扫描可检测到。7 例（39%）分类为不同类型的 IPMN 中，其中 4 例（22%）在 CT 上认为具有主胰管受累，但在 MRCP 或外科病理学上未被认可。MRCP 显示 13 例多灶性疾病（72%），而 CT 仅为 9 例（50%）。最后，在 MRCP 上诊断出 101 个分支胰管病变，而在 CT 上则为 46 个。该研究表明，与 CT 相比，MRCP 更好地提示了 IPMN 的类型、位置和范围。然而，在 Sahani

及其同事对另外 25 名接受 IPMN 手术的患者进行的一项研究中，采用二维曲线重建的多排螺旋 CT（MDCT）显示的结果与 MRCP 相似。在 24 个分支胰管型 IPMN 患者中，CT 和 MRCP 分别检测到囊肿信息的有 20 个和 21 个。对于检测恶性肿瘤的敏感性、特异性和准确性，CT 分别为 70%、87% 和 76%，而 MRCP 分别为 70%、92% 和 80%。在所有比较中，两个研究的一致性都是好的（总体而言，kappa=0.70～1.00）。Yoon 及其同事表明，与二维 MRCP 相比，三维 MRCP 提供了更好的图像质量，

提供了对胰管的详尽评估和 IPMN 的形态细节，并且是术前评估的首选检查。因此，在评估因小胰腺肿瘤或 IPMN 导致的慢性复发性急性胰腺炎时，在初始影像学检查中可能会被遗漏，在行 ERCP 之前应该考虑非侵入性且几乎没有风险的 MRCP（二维或三维）或二维曲线重建的 MDCT。

九、其他解剖学原因

一些非肿瘤性解剖结构的病变可引起急性胰腺炎。这些病变可以通过 EUS、MRCP 或 ERCP 发现。导致远端胰管高压的胰管狭窄通常是既往受到创伤、假性囊肿或胰腺坏死愈合后发展的结果。十二指肠憩室很少与胰腺炎相关。胆胰合流异常是一种少见的先天性畸形，胰管和胆管在十二指肠壁外汇合，奥迪括约肌无法阻止胰酶进入胆道以及胆汁进入胰管，胆胰合流异常可能单独发生，也可能与胆总管囊肿同时出现。胰腺炎可能是 APBJ 的并发症。Samavedy 及其同事提出，内镜下括约肌切开术可以消除或减少 APBJ 胰腺炎复发的发生率，并且是大多数有症状的患者合理治疗的第一步。环状胰腺是另一种与胰腺炎相关的先天性畸形，表现为胰腺组织部分或完全环绕十二指肠。ERCP 通常可发现环状的导管。这些患者大约 1/3 都存在胰腺分裂。EUS 也被证明可以帮助诊断环状胰腺。MRI/MRCP 也可以诊断这种异常。十二指肠多发囊肿，也是一种罕见的先天性异常，可能与胰腺炎有关，内镜治疗在其治疗中的潜在作用已经被提出。最后，当存在主胰管和（或）侧支胰管变化时，可以通过 ERCP 诊断慢性胰腺炎。然而，EUS 可能是检测早期慢性胰腺炎最敏感的技术。在 90 例 IAP 和 IARP 患者中，44% 的患者通过 EUS 和 ERCP 发现慢性胰腺炎。在 Fischer 及其同事的研究中，17% 的 IAP 患者和 35% 的 IARP 患者在 ERCP 中诊断为慢性胰腺炎。

十、基因突变

现有文献已有充分证据表明，IAP 和 IARP 患者有多种基因突变的可能。据 Poddar 等报道，在儿童患者中，近 45% 的 IAP 和 33% 的 IARP 具有遗传倾向。

囊性纤维化跨膜传导调节因子（cystic fibrosis transmembrane conductance regulator, CFTR）基因突变是最常见的胰腺外分泌异常相关的遗传性疾病。约 5% 的欧洲和北美白种人群存在某些表型的 CFTR 基因突变，其突变的真实发病率极有可能被低估了。遗传性胰腺炎患者存在阳离子胰蛋白酶原（cationic trypsinogen, PRSS1）基因突变，同时该项基因突变能导致个体于孩童时期反复发作胰腺炎且大多都进展为胰腺囊性病变。有 16% ～ 23% 的特发性胰腺炎患者被测有丝氨酸蛋白酶抑制剂 Kazal 1 型（serine protease inhibitor Kazal type 1, SPINK-1）突变，与之形成对比的是健康人群对照组中只有约 2%。Ariza 等于复发性胰腺炎患者中发现了两种糖基化磷脂酰肌醇锚定蛋白高密度脂蛋白结合蛋白 1（glycosylphosphatidylinositol-anchored high-density lipoprotein-binding protein 1, GPIHBP1）的新突变。

缺乏长期随访的研究会阻碍我们正确理解遗传因素的作用。而且相关数据已证实 IAP 和 IARP 患者可能有不同的遗传背景。因此，在复发性胰腺炎的年轻患者中，基因检测是极具价值的。尽管该项检查对制订治疗计划可能帮助不大，但其能明确疾病的因果关系和评估胰腺囊性病变或胰腺癌的预后。

十一、自身免疫性胰腺炎

自身免疫性胰腺炎（autoimmune pancreatitis, AIP）是 IAP 和 IARP 的少见病因。自身免疫性胰腺炎有以下特征：影像学方面，主胰管的弥散性或节段性不规则狭窄和胰腺组织的弥漫性增大；实验室检查方面，血清 IgG（特别是 IgG4 亚型）水平升高及存在自身抗体；组织病理学方面，胰腺组织有淋巴浆细胞浸润伴纤维化改变。不同国家在诊断 AIP 的标准上不尽相同。关于 AIP 的分型，有一个国际诊断共识可将其分为 1 型和 2 型。一个国际多中心研究证实了梗阻性黄疸在 1 型 AIP

中比 2 型 AIP 更常见（75% vs 47%，$P < 0.001$），然而腹痛症状（41% vs 68%，$P < 0.001$）和急性胰腺炎（5% vs 34%，$P < 0.001$）在 2 型 AIP 中更常见。与其他形式的胰腺囊性病变不同，AIP 对皮质类固醇激素治疗的反应效果相当显著。因此，对于临床及影像学检查提示 AIP 的原发性急性胰腺炎患者，应进行血清免疫球蛋白 IgG 亚型和胰腺活检等检查。

十二、ERCP、MRCP 和 EUS 对 IAP 及 IARP 的诊断率

表 52-6 总结概括了 4 个系列研究的结果，选择的这些研究是关于运用 ERCP、奥迪括约肌测压（sphincter of Oddi manometry, SOM）和胆汁显微镜检查来评估 IAP 和 IARP 患者。总的来说，这些患者中 73% 都发现了导致胰腺炎的病因，其中奥迪括约肌功能障碍（sphincter of Oddi dysfunction, SOD）是最常见的。

在 Kim 等开展的一个前瞻性研究中，选取了 31 例 ERCP 为阴性结果的 IARP 患者，在 ERCP 同时进行导管内超声成像（intraductal ultrasonography, IDUS），有 42% 的患者诊断出可

表 52-6　原发性急性复发性胰腺炎：ERCP、奥迪括约肌测压和胆汁显微镜检的诊断价值（4 个研究共计 522 例患者）

诊断	异常 n(%)
奥迪括约肌功能障碍	179（34）
胰腺分裂	70（13）
胰腺或者乳头肿瘤	46（9）
胆囊或者胆管结石	37（7）
胰管狭窄 / 慢性胰腺炎	37（7）
胆总管囊肿	12（2）
合计	381（73）

ERCP. 内镜逆行胰胆管造影

（数据来源于 Venu、Choudari、Sherman 及 Kaw 和 Brodmerkel 等的研究）

能病因（16.1% 为小结石，9.7% 为胆汁淤积，9.7% 为胰腺囊性病变，6.5% 为远端胰管病变）。在一个针对 44 例胰管不扩张的 IARP 患者的前瞻性研究中，S-EUS 的诊断率分别为 13.6% 和 16.7%，高于 S-MRCP 和 ERCP（二者具有类似的诊断率）。联合运用 S-EUS 和 S-MRCP 能够说明 63.3% 的这些患者发生急性胰腺炎的病因。作者认为在诊断 IARP 的过程中，应以 S-MRCP 和 S-EUS 作为互补的一线诊断技术来代替 ERCP。

许多 IARP 患者通过 EUS、MRCP 和 ERCP 均发现了慢性胰腺炎或将来可能发展为慢性胰腺炎的证据，这表明这些患者可能开始有轻微的慢性胰腺炎的改变并且最终在反复针对胰腺的炎症攻击下进展成为慢性胰腺炎。内镜下胰腺功能测定（endoscopic pancreas function testing, e-PFT）能准确评估胰腺外分泌腺功能和早期诊断慢性胰腺炎。为了测定碳酸氢盐浓度评估胰腺外分泌功能，可在静脉注射肠促胰素后每间隔一定的时间用标准前视内镜或者侧视的十二指肠镜，环阵或者线阵超声内镜来收集十二指肠引流液。联合运用 EUS 和 PFT 被证实能提高诊断的敏感性达 100%。胰腺导管细胞的碳酸氢盐分泌可被不同因素影响，因此影响了 e-PFT 检查的特异性。在一个对 131 受试者进行 e-PFT 的回顾性研究中，不论年龄、性别、乙醇摄入及是否存在慢性胰腺炎，吸烟被认为是损伤胰腺导管细胞分泌功能的独立因素。

十三、特发性急性复发性胰腺炎（IARP）内镜治疗的效果

遗憾的是，对于之前诊断为 IARP 进行内镜治疗的患者，有关结果的对照数据是缺乏的。事实上，目前报道的只有 3 篇随机对照研究。因为对疗效评价指标定义的宽松，临床特征的不一致性、普遍的随访期短以及各式各样的治疗技术，所以很难解读现有数据。同样，正如前面所强调的，由于复发性胰腺炎是一种间歇性发作的疾病，在得出治疗有效的结论之前，有必要在治疗后进行长期随访（至少 5 ～ 10 年）。

之前的章节已经详细介绍了内镜治疗的预后。Kaw 和 Brodmerkel 的前瞻性研究应该得到重视。126 例 IARP 患者接受了 ERCP、SOM（括约肌测压法）和胆道晶体分析。每位患者平均有 3.2 次胰腺炎发作（平均发作间隔为 3.8 个月）。在 100 名患者（79%）中，胰腺炎的病因被证实，包括 67 例（53%）SOD（奥迪括约肌异常）或乳头狭窄（伴或不伴晶体形成）、12 例（9.5%）仅微晶核形成、9 例（7.1%）胰腺分裂症、6 例（4.8%）胆总管结石、2 例（1.6%）恶性肿瘤、2 例（1.6%）慢性胰腺炎伴胰管狭窄、2 例（1.6%）胆总管囊肿。95 名患者接受了内镜治疗，3 名患者接受了手术，治疗的结果显示在表 52-7 中。在平均为 30 个月的随访期内，81% 的患者是无症状的，24 名患者出现了与手术相关的不良事件，20 名患者发生了胰腺炎。

十四、小结

IAP 和 IARP 对于内科医师来说是富有挑战性的临床难题，也常常困扰着患者。在 75% 的患者中，ERCP 结合辅助性技术可以确定导致胰腺炎的可能原因。发现的大多数疾病可以通过内镜或外科手段进行治疗。EUS 和 MRI/MRCP 在 IAP 和 IARP 患者的评估中扮演着更重要的角色。当这些研究证实了胰腺炎的病因时，推荐进行合适的针对性治疗。在这种情况下，应在适当的时候使用 ERCP 进行干预。S-EUS 和 S-MRCP 增加了 EUS 和 MRCP 的诊断能力，在诊断某些病因时，每种诊断模式都有各自的优缺点，在 IAP 和 IARP 的诊断中，这两种诊断模式是互为补充的。

基于这些因素和与 ERCP 相关的风险，我们推荐 EUS 和 MRCP 作为首次的诊断性影像学检查以确定胰腺炎的病因，并直接进行适当的针对性治疗。在 EUS 和 MRCP 检查后，应该在适当情况下使用 ERCP 进行治疗。当 EUS、MRI/MRCP、胆汁显微镜检查、适当的基因检测、自身免疫血清学不能确定 IAP 或 IARP 的病因，并且患者呈现进展性的反复发作时，应考虑使用 ERCP 结合辅助内镜技术进行治疗。Papaclistou 和 Topazian 针对 IARP 提出了一种阶梯式的方法，以最小化患者的风险和成本（框 52-3）。经验性胆囊切除术也已被证明可以显著降低急性特发性胰腺炎的风险，在纳入 IARP 患者时也应考虑这一因素。

我们目前推荐使用的诊治策略如图 52-13 所示，但仍需要进行进一步研究更好的诊治路线，从而为这些患者提供费效比最优的方法。当 IAP 和 IARP 患者在需要高级内镜技术进行诊断干预时，推荐在具备经验丰富的内镜专家和具备相应设备的内镜中心进行。

表 52-7　100 例发病诱因明确的特发性急性复发性胰腺炎患者接受内镜治疗的效果（来自 Kaw 和 Brodmerkel）

诊断	患者 (n)	ERCP(n)	随访时间 (mo)	无症状 (%)
奥迪括约肌功能障碍	67	67	33	79
胆囊 / 胆管结石	18	16	31	89
胰腺分裂	9	8	24	89
肿瘤	2	0	28	50
胆总管囊肿	2	2	18	100
胰管狭窄	2	2	31	50
总计	100	95	30	81

ERCP，经内镜逆行胰胆管造影

框 52-3　特发性急性胰腺炎的阶梯化治疗

1. EUS 联合或者不联合胆汁显微镜检查
2. 分泌 - 刺激成像（EUS 或 ERCP）
3. 考虑基因检测（*PRSS1*，*CFTR* 和 *SPINK-1*）
4. 腹腔镜胆囊切除术或 ERCP
5. ERCP 及奥迪括约肌测压联合或者不联合胆管内超声（IDUS）

CFTR. 电导调节子基因；ERCP. 内镜逆行胰胆管造影；EUS. 超声内镜；IDUS. 胆管内超声；MRCP. 磁共振胰胆管造影；PRSS1. 阳离子胰蛋白酶原基因；SPINK1. 丝氨酸蛋白酶抑制剂 Kazal Ⅰ型基因

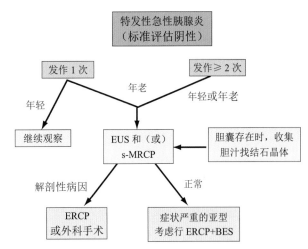

图 52-13　特发性急性胰腺炎患者的处理流程

第53章

急性胆源性胰腺炎的胆道处理

Andrew Korman and David L. Carr-Locke

杨宪武　潘阳林　译

胆石症是急性胰腺炎（acute pancreatitis，AP）最常见的病因，在美国和欧洲大约 35% 的急性胰腺炎由胆石症引起，在亚洲高达 65% 的急性胰腺炎与胆石症有关。大多数急性胆源性胰腺炎（acute gallstone pancreatitis，AGP）临床病程相对较轻，但约 25% 的病例会进展为重症急性胰腺炎（severe acute pancreatitis，SAP），使发病率和死亡率明显增加。虽然胆结石引起急性胰腺炎的具体机制还不明确，但两者之间的关联性早已被证实。近期发作的急性胰腺炎病例中大约 90% 的患者大便中可以发现结石，而在未合并急性胰腺炎的胆结石患者中仅有 10% 能在粪便中发现结石。此外，胆总管（common bile duct, CBD）结石嵌顿壶腹部引起的持续性梗阻会导致严重胰腺损害。内镜逆行胰胆管造影（ERCP）和内镜下乳头肌切开（endoscopic sphincterotomy, ES）是解除结石梗阻、实现引流的一种有效方法，成功率超过 90%。然而 ERCP 操作有风险，尤其对于急性胰腺炎患者急诊操作风险更高。因此，决定何种患者需要行急诊 ERCP 非常重要。

一、急性胆源性胰腺炎的诊断

ERCP 对急性胆源性胰腺炎的治疗效果良好，对急性胰腺炎患者需要鉴别其病因是否为胆源性。正确的诊断需要准确采集病史、进行查体以及实验室和影像学检查，然后综合分析。胆石症病史或者胆绞痛症状有提示价值，但不能以此确定诊断。体格检查无法区别胆源性胰腺炎和其他原因所致的急性胰腺炎，如出现墨菲征和（或）胆管炎体征则提示胆结石可能是胰腺炎的病因。文献上多结合生化和影像学检查以确定急性胰腺炎的病因是否为胆源性。

急性胆源性胰腺炎与乙醇性胰腺炎相比，血清淀粉酶水平升高更明显。笔者认为血清淀粉酶超过 1000U/L 提示胆源性胰腺炎。meta 分析表明，丙氨酸转氨酶（ALT）升高超过 3 倍提示胆源性胰腺炎，研究同时发现总胆红素（TBIL）和碱性磷酸酶（ALP）水平在诊断胆源性胰腺炎中没有意义，天冬氨酸转氨酶（AST）的诊断价值不优于 ALT。此外，急性胆源性胰腺炎一经确诊，在血清胰淀粉酶或肝功能异常患者中存在胆道结石和发生并发症的风险分别是实验室指标稳定 / 缓解患者的 4 倍和 3 倍。

影像学检查提示胆结石时能进一步支持急性胆源性胰腺炎的诊断。腹部超声作为最初的影像学检查，在诊断结石方面具有很高的敏感性和特异性。在急性胰腺炎中，由于肠道气体的干扰，腹部超声的敏感性明显下降。最新研究表明，联合 ALT > 80U/L 及 B 超检查诊断胆道疾病的敏感性达 98%，特异性达 100%。在发病 48 小时内，B 超发现胆道不扩张并不能排除胆源性胰腺炎的诊断。

因为 ERCP 操作存在风险，MRCP 及 EUS 可作为一种替代的更安全的诊断方法。MRCP 在诊断胆总管结石中具有较高的敏感性（84% ～ 95%）和特异性（96% ～ 100%）。造成 MRCP 假阴性最常见的原因是小于 5mm 的结石。一项前瞻性研究对比了 B 超、CT、MRCP、ERCP 和 EUS 等多种影像学手段，提示 MRCP 诊断胆总管结石的敏感性为 80%，ERCP 和 MRCP 的一致性可达 90.6%。

EUS 和 MRCP 在诊断胆道结石方面的准确率相似。EUS 诊断胆总管结石的敏感性达 98%，特异性达 99%，是一种安全的方法，可以替代 ERCP 进行诊断。最近的研究表明，病因不明和影像学检查阴性的患者中，EUS 发现 50% 的急性胰腺炎病因为胆源性。

这几种方法在诊断胆源性胰腺炎方面的作用及哪些病人更适合哪种方法还有待进一步研究，当然主要依赖于当地医院的条件和习惯。

二、胆总管结石的预测

许多评分系统和预后因素可用于评估急性胰腺炎患者中胆管结石的可能性。尽管各个预测模型之间并无优劣之分，但是美国胃肠镜学会（ASGE）在 2010 公布了指南，应用基于 Maple 等创建的方法对患者进行危险分层（框 53-1）。患者分为胆管结石低风险、中度风险、高风险三类。对于高风险患者，应直接行 ERCP，并随后行胆囊切除术。中度危险患者应进一步评估 EUS 或者 MRCP。低危患者胆管结石的概率低于 10%，如果影像显示胆囊中有胆泥或胆结石，此类患者具

框 53-1 胆总管结石的预测因素
很强
● 腹部超声示胆总管结石
● 临床急性胆管炎发作
● 胆红素 > 40mg/L
强
● 超声示胆总管扩张（> 6mm 胆囊结石）
● 胆红素 18，40mg/L
中等
● 除胆红素外的肝生化指标异常
● 年龄 > 55 岁
● 胆源性胰腺炎
基于预测因素评估胆总管结石可能发生风险
● 任何很强的预测因素存在：高风险
● 任何强预测因素的存在：高风险
● 没有预测因素存在：低风险
● 所有其他患者：中度风险

引自：ASGE Standards of Practice Committee.The role of endoscopy in the evaluation of suspected choledocholithiasis. *Gastrointest Endosc*，2010，71:1-9

有手术适应证，应该直接行胆囊切除术。

三、急性胰腺炎危重程度评估

早期诊断急性重症胰腺炎非常重要，因为这些病人需要严密监护，也最可能从内镜介入治疗中获益。一些临床指标和放射学参数（表 53-1）可用来对急性胰腺炎的严重程度进行分级，包括器官衰竭、局部并发症如 CT 发现的胰腺局部坏死、脓肿和积液等。在此基础上，1992 年亚特兰大分类标准将重症急性胰腺炎定义为存在局部并发症和（或）器官衰竭。2013 年更新了亚特兰大急性胰腺炎诊断标准，根据持续器官衰竭 < 48 小时和 ≥ 48 小时将急性胰腺炎分为中度重症和重症两类，将急性重症胰腺炎的标准定义定为存在局部并发症和（或）器官衰竭（表 53-1）或 APACHE Ⅱ 评分 > 8（表 53-2）、Ranson 评分 > 3。

在过去 20 年，随着对疾病病理和生理发展过程的认识以及治疗方法的改善，1992 年制定的亚特兰大分类标准以及 2013 年修订标准备受争议。这种评分缺少对短时间器官衰竭或长时间器官衰竭的区分，缺少对局部并发症（如积液、坏死和假性囊肿）的界定，因此未受到广泛应用。通过对 447 例 SAP 患者的临床数据进行研究分析发现，这种评分标准无论在实验室还是临床应用方面均具有较大的差异。因此，急性胰腺炎工作组根据这种情况建立了新的标准，将多种评分标准如 Marshall 评分系统和序贯器官衰竭评分标准（SOFA）进行整合，用来判断急性胰腺炎的严重程度。但是新修订的标准尚未得到验证，还需要影像学医师和临床医师达成共识。

器官衰竭，特别是当其持续存在或恶化时，是造成急性重症胰腺炎致死的决定因素。尽管已有许多器官衰竭的定义，然而最新的研究多采用多器官功能障碍综合征（MODS）评分或全身炎症反应综合征（SIRS）评分以保证研究具有普遍意义。急性重症胰腺炎的死亡率为 20% ~ 50%。这取决于器官衰竭的持续时间、严重程度及衰竭器官的数目。预后评分用于预测哪些患者可能发展为急性重症胆

表 53-1	需要重症监护室监护和处理的严重并发症
系统	并发症
肺	机械通气；肺炎伴有低氧血症（$PaO_2 \leq 60mmHg$）；低氧血症（$PaO_2 \leq 60mmHg$）或可能需要气管插管的呼吸困难
心血管	需要升压支持的低血压；心电图或心肌酶显示的心肌缺血或急性心肌梗死；新发生的除窦性心动过速以外的心律失常
感染	任何来源造成的脓毒血症
肾脏	新发生的少尿或非少尿的肾衰竭，或者近期行血液透析
血液系统	弥散性血管内凝血及血小板 $< 50 \times 10^9/L$
神经系统	Glasgow 昏迷量表评分 ≤ 9 的低应答状态（需要有效镇静），需频繁气道监测者
胃肠道	伴有呕血或黑粪的应激性溃疡（需要输血量 $> 2U/24h$）

经授权引自 Meek K, Toosie K, Stabile BE, et al. Simplified admission criterion for predicting severe complications of gallstone pancreatitis. Arch Surg，2000，135: 1048 - 1052

表 53-2	APACHE Ⅱ 评分系统
生理变量	
直肠温度（℃）	$36 \sim 38.4$
平均动脉压（mmHg）	$70 \sim 109$
心率（心室率）（次 / 分）	$70 \sim 109$
呼吸频率（次 / 分）	$12 \sim 24$
氧分压（mmHg）	PaO_2- $PaO_2 < 200$ 或 $PO_2 > 70$
动脉血 (pH)	$7.33 \sim 7.49$
血清钠（mmol/L）	$130 \sim 149$
血清钾（mmol/L）	$3.5 \sim 5.4$
血清肌酸酐 μmol/L（mg/L）（急性肾衰竭时评分加倍）	$0.6 \sim 1.4(530 \sim 1230)$
血细胞比容	$0.30 \sim 0.46$
白细胞计数（$\times 10^9$/L）	$0.003 \sim 0.015$
Glasgow 昏迷量表评分（GCS）	15～实际 GCS 评分

经授权引自 Meek K, Toosie K, Stabile BE, et al. Simplified admission criterion for predicting severe complications of gallstone pancreatitis. *Arch Surg*，2000，135: 1048 - 1052

源性胰腺炎并指导采用合适的处理，包括 Ranson 标准（胆源性胰腺炎版本）、修正的 Glasgow 标准、急性胰腺炎严重性床边指数（BISAP）、无创急性胰腺炎评分（HAPS）、血尿素氮水平和 APACHE Ⅱ 评分。放射学评分包括基于胰腺组织坏死和积液范围的 Balthazar 评分和修正的 CT 严重性指数，这些评分与胰腺炎的死亡率有关。一些炎症性生化指标可预测急性重症胰腺炎。如出现症状后 48 ～ 72 小时的 C 反应蛋白水平 $> 150mg/L$ 可预测重症胰腺炎。最新数据表明，遗传多态性可使机体对炎症刺激产生过强的趋化因子反应，是进展为急性重症胰腺炎的危险因素。研究还在寻找能够在急性胰腺炎发病初 24 小时内容易测量、同时能够预测重症胰腺炎的生化指标。

四、急性胆源性胰腺炎的治疗

各种类型急性胰腺炎的早期治疗均是生命支持，包括积极补液、充足营养支持和疼痛控制，SAP 患者通常需要重症监护病房（ICU）监护。持续性胆道梗阻或结石嵌顿会导致胰腺炎加重。因此，在 19 世纪 80 年代，早期外科手术及胆道减压术是治疗急性胆源性胰腺炎的主要方式。但是，研究发现早期手术可造成重症急性胆源性胰腺炎并发症和死亡率明显增加。在过去 30 年来，ERCP 以其微创的特点在胆道疾病中进行应用。大量的文献报道了 ERCP 技术在早期胆源性胰腺炎中的应用。

1. 急性胆源性胰腺炎的内镜治疗　急性胰腺炎病例首先需区分轻型和重型，还需根据体格检查、实验室检查和影像学检查评估患者是否合并胆管炎。这种早期鉴别非常重要，关乎是否需要早期进行内镜治疗。对急性胆源性胰腺炎患者进行早期内镜治疗目前仍存在较多争议。

2. 急性胆源性胰腺炎早期行 ERCP（合并

或不合并内镜下括约肌切开术)的研究 在过去30年来,大量随机对照研究都是关于 ERCP 在急性胆源性胰腺炎中的治疗作用。最著名的是 4 个 RCT 研究、2 个 meta 分析和 1 个 Cochrance 综述,这些研究更好地评估了 ERCR 和 EST 在 AGP 治疗过程中的重要作用。但是,这些研究在评估胰腺炎的轻重、ERCP 治疗的时机、排除标准和可能进行的内镜下操作等几个方面是存在差异的。有关评估 AGP 早期行 ERCP 的安全性和获益性而设计的 4 项随机对照试验的详细信息描述如下,概括性内容见表 53-3。

Neoptolemos 等在 1988 年发表了一项重要研究,该研究于 1983—1987 年将 ERCP 和 EST 在 AGP 治疗中的作用与非手术治疗进行了对比。对该中心 146 例连续 AGP 疑诊病例中的 121 例患者随机分组,一组非手术治疗,另一组在入院后 72 小时内行急诊 ERCP。在入院后 48 小时内利用修正的 Glasgow 标准预测胰腺炎的严重程度。如 ERCP 发现胆总管结石,则行 EST 将结石取出,评估死亡率、住院时间、局部并发症及器官衰竭等指标。该研究纳入患者中 SAP 占 44%,两组间无差别(ERCP 组:25/59;非手术治疗组:28/62)。在 94% 的轻症病例和 80% 的重症病例中成功实施 ERCP。ERCP 并发症发生 1 例,为脊柱骨髓炎,无 ERCP 相关的出血、胆管炎及穿孔。

SAP 两组中总死亡率无显著性差异(ERCP 组 2% vs 非手术治疗组 8%;P=0.23),但 ERCP 组重症胰腺炎发病率明显低于对照组(17% vs 34%;P=0.03)。亚组分析表明 SAP 发病率的差异主要在那些预测为 SAP 的病例中,在这些病例中行急诊 ERCP 的并发症发生率为 24%,保守治疗组则为 61%(P < 0.01)。ERCP 组病例住院天数相应缩短(9.5 天 vs 17 天;P < 0.035)。这说明在技术成熟的中心对急性胆源性胰腺炎患者行 ERCP 是安全的,早期行 ERCP 可以明显降低 SAP 发病率和平均住院日。

有观点认为,早期 ERCP 也许只是处理胆道炎而非使胰腺炎获益。为排除这种可能性,他们随后通过排除胆管炎患者以控制混杂因素,并分析余下患者的资料。结果发现,对没有胆管炎的患者行急诊 ERCP 的并发症发生率明显更低(11%:33%;P =0.02)。并且,大部分差异也表现在疑似 SAP 的患者中。另一个异议是,纳入病例主要从患者入院开始而不是从疾病发生开始,因此部分患者病人的胰腺炎并非早期诊断。

1993 年,Fan 等发表了另一项随机对照研究的结果,这项研究纳入了 195 例各种诱因诱发的急性胰腺炎患者,随机选择在 24 小时内行急诊 ERCP,或者进行非手术治疗,如临床表现加重再进行 ERCP。纳入各种胰腺炎病例的原因是为了尽量减少选择偏倚。对急性胆源性胰腺炎患者的分析结果显示,195 例患者中 127 例有胆

表 53-3 治疗 AGP 随机对照研究总结				
研究者	研究组例数	对照组例数	研究设计	研究结果
Neoptolemos	59	62	单中心(疑似胆源性胰腺炎患者)	重症 AGP 并发症下降,住院时间缩短
Fan	97	98	单中心(所有急性胰腺炎患者)	AGP 发病率下降,重症 AGP 的胆道感染减少
Forsh	126	112	多中心(疑似胆源性胰腺炎,排除 TBIL > 50mg/L)	两组的并发症相当,ERCP 组的呼吸功能不全更多
Oria	51	52	单中心(疑似胆源性胰腺炎患者)	并发症和死亡率相当,早期内镜治疗并无获益

AGP. 急性胆源性胰腺炎;ERCP. 内镜逆行胰胆管造影术

道结石（65%）。急诊 ERCP 治疗组的 97 例患者中，64 例有胆道结石，其中 38 例需要 EST 治疗胆总管或者壶腹部结石。在非手术治疗组的 98 例病例中，63 例有胆道结石，27 例因临床症状加重需行 ERCP，其中 10 例有胆总管或壶腹部结石。不过，这项研究中的胆管炎仍然是一个明显的混杂因素。该项研究通过血清尿素浓度、血浆葡萄糖浓度及 Ranson 评分来评定胰腺炎的严重程度，如入院时血清尿素浓度超过 450mg/L 或血浆葡萄糖浓度升高超过 1980mg/L 则划为 SAP，SAP 占病例总数的 41.5%，在各治疗组中分布无明显差异。结果显示，重症胰腺炎发病率（ERCP 组 18% vs 非手术治疗组 29%，$P \leqslant 0.07$）和死亡率（5% vs 9%，$P \leqslant 0.4$）在各组间没有显著差别。单独分析胆道结石的患者发现，与非手术治疗组比，急诊 ERCP 组 SAP 发病率显著降低（16% vs 33%，$P \leqslant 0.03$），死亡率有降低的趋势（2%vs8%；$P \leqslant 0.09$）。结果表明，急诊 ERCP 能够显著降低胆道结石患者 SAP 胆源性败血症的发病率，此类患者行急诊 ERCP 获益更大（0 vs 20%；$P \leqslant 0.008$）。相反，在轻中度胰腺炎病例中，两组患者胆源性败血症的发生率没有差别。总的来说，这个试验证明，对提示 SAP 病例行急诊 ERCP+/-ES 可降低 SAP 的发病率。尽管在总体样本上，该研究的胆石症患病率很高，但其结果与早先来自英国的发现一致。

1997 年，德国急性胆源性胰腺炎研究组进行了一项多中心前瞻性研究。在这项研究中，126 例 AGP 病例被随机分配在 ERCP 组，在症状发作 72 小时内行急诊 ERCP，112 例 AGP 病例进行非手术治疗。此研究的纳入标准不同于以前，排除了梗阻性黄疸的病例（总胆红素 > 50mg/L），目的是排除已知的 ERCP 对于并发胆管炎者的治疗收益，以确定 ERCP 是否对 AGP 本身有效。该研究根据影像学发现胆结石或是有 2～3 个肝功能的血清学指标（ALT、AST、TBIL 异常）异常诊断急性胆源性胰腺炎，根据修订版 Glasgow 分级标准评估胰腺炎的严重程度。早期 ERCP 在治

疗组中成功率为 96%，其中 46% 发现胆总管结石。20% 的非手术治疗组病例行择期 ERCP，其中 58% 发现有胆道结石。预测为 SAP 者占所有病例的 19.3%，两组间分布相似。ERCP 直接并发症很少，乳头括约肌切开后出血率为 2.8%，无十二指肠壁穿孔报道。在两组中总并发症发生率相似（46% vs 51%），死亡率也相似（11% vs 6%；$P=0.10$）。按胰腺炎严重程度进行分层分析，结果相似。虽然总的全身并发症发生率没有显著差别，但在 ERCP 组，即使使用面罩吸氧，呼吸功能不全（$PO_2 < 60mmHg$）的发生率仍较高（12% vs 4%；$P=0.03$）。

文献对于该研究结果提出几点质疑。该研究包括了 22 家研究中心，但大多数病例由 3 个中心纳入，这就造成了一些中心的经验不足、AGP 出现频率较少等问题。而且，急诊 ERCP 组中呼吸功能不全的发生率很高，这在其他类似研究中未见报道。研究者总结认为：对没有胆道梗阻或胆管炎的 AGP 病例，早期行 ERCP 并不能降低发病率或死亡率，反而会增加呼吸功能不全的发生率。

2007 年，Oria 等发表了一项随机研究结果，探讨了急性胆源性胰腺炎合并胆道梗阻的患者行早期 ERCP 干预是否可以减轻全身和局部的炎症反应。该研究纳入了急性胆源性胰腺炎发作 48 小时内到急诊室就诊的患者。诊断依据包括：腹痛、血清淀粉酶升高 3 倍以上、B 超提示胆总管结石、CT 提示胰腺炎，并排除其他原因引起的急性胰腺炎。纳入患者的 B 超胆管直径 ≥ 8mm、胆红素 ≥ 12mg/L。排除了不能行内镜以及合并急性胆管炎的情况。患者被随机的分成早期 ERCP 治疗组（$n=51$）和早期非手术治疗组（$n=52$）。所有的患者都给予抗生素治疗。应用 APACHE II 评分评估疾病严重度。研究的主要目的是明确早期内镜治疗是否能够减少入院后 1 周内器官衰竭的比例，是否能够将病变范围局限于胰腺及胰周。同时，研究对患者进行 SOFA 评分系统和 CT 严重指数分级的评估。

ERCP 治疗组中。轻型胰腺炎（72%）与重型

胰腺炎（73%）胆道结石的发病率相近。与非手术治疗组相比，早期 ERCP 治疗组的 SOFA 评分、CT 严重指数、总体发病率与死亡率、局部和全身不良事件均无显著差异。作者得出结论，即使是胆道梗阻患者，在早期行 ERCP 对也是没有益处的。

早期 ERCP（症状发作 24 ～ 72 小时）可以减少 AP 进展为重症胰腺炎的观念已被广泛研究。许多临床试验和 meta 分析显示出相互矛盾的结果。为了研究 ERCP 的最佳时机和对 SAP 进行分级，Acosta 等对特定的患者群体进行了一项随机研究，随机选取了 61 例合并有壶腹部梗阻的急性胆源性胰腺炎患者在发病后 24 ～ 48 小时行 ERCP（联合或不联合 EST）（研究组，n=30），或在发病后经非手术治疗 48 小时后出现黄疸或胆管炎症状时行 ERCP（联合或不联合 EST）（对照组，n=31），使用 3 项临床指标判断壶腹部持续性梗阻：严重或持续性上腹部疼痛、胃肠减压无胆汁、胆红素水平的持续性升高（梗阻后每 6 小时检测）。应用 Ranson 或 Acosta 标准用来判别胰腺炎的严重程度，只有约 10% 的人预测为重症急性胰腺炎。大部分患者胆道梗阻症状在 48 小时内均能自行缓解（对照组为 71%，研究组为 53%），研究组中 14 例患者中均在症状出现 48 小时内进行 ERCP，其中 11 例患者中发现了结石（79%）。两组均未出现死亡病例，也没出现 ERCP 或 EST 相关的不良事件。另外，研究组治疗过程中急诊不良事件及整体不良事件发生率明显较对照组低（急诊不良事件发生率研究组 3%，对照组 26%，P=0.026；整体不良事件发生率研究组 7%，对照组 29%，P=0.043），且重症急性胆源性胰腺炎在研究组中发生率较低，为 10%。两组在住院治疗时间及行胆囊切除的时间之间无差异。聚类分析显示在壶腹部梗阻发生 48 小时之内及时进行 ERCP 处理，能够减少不良事件发生（P < 0.001），减少住院等待胆囊切除时间（P=0.018）和减短患者住院时间（P=0.003）。

2012 年，Tse 等分析了 7 个随机临床试验，以探索在 AGP 中早期常规 ERCP 与保守治疗（有或没有延迟 ERCP）的临床有效性，也通过亚组分析寻找可能受益于早期 ERCP 的患者。该研究使用亚特兰大分类标准定义的死亡终点。在 5 项包含死亡终点的 RCT 研究中（共有 644 个患者），异质性是明显的。对合并胆管炎患者的分析表明，早期的常规 ERCP 显著降低死亡率 [相对危险（RR）：0.20，95% CI：0.06 ～ 0.68] 和亚特兰大分类定义的局部（RR：0.45，95% CI：0.20 ～ 0.99）和系统并发症（RR：0.37，95% CI：0.18 ～ 0.78）。对合并胆道梗阻患者的分析表明，早期 ERCP 与亚特兰大分类所定义的局部（RR：0.53，95%CI：0.26 ～ 1.07）和全身并发症（RR：0.56，95%CI：0.30 ～ 1.02）的不显著减少相关。因此，作者认为不应根据胰腺炎的严重程度而应根据胆管炎的存在与否选择早期 ERCP。

3. 急性胆源性胰腺炎早期行 ERCP 的系统回顾　任何试图建立一套统一的针对急性胆源性胰腺炎治疗方法的想法都未能取得成功，因为研究方法差异太多。

早在 1999 年，Sharma 和 Howden 就对 ERCP 在急性胆源性胰腺炎中的疗效进行了评价。meta 分析了包括 Neoptolemos（1998）、Fan（1993）和 Folsch（1997）在内的 4 个临床研究。评估了 460 例 ERCP 病例及 374 例对照病例。对不良事件及死亡率分析发现，每 7.6 例急性胆源性胰腺炎进行 ERCP（联合或不联合 ES）可避免 1 例不良事件的发生（NNT=7.6），每 25.6 例 ERCP 则可避免 1 例死亡。因缺少相关数据，未对胆源性胰腺炎的严重程度进行评估。该研究总结认为，急性胆源性胰腺炎应用 ERCP 或 EST 能够降低发病率及死亡率。由于具体资料的缺乏，这一结论令人怀疑。

2008 年，Moretti 等对包括 Neoptolemos（1998）、Fan（1993）、Folsch（1997）、Zhou（2002）和 Oria（2007）5 个临床研究进行了 meta 分析。试图比较急性胆源性胰腺炎早期 ERCP 治疗与非手术治疗之间的差异。纳入了 702 例病例，其中 353 例进行 ERCP 早期治疗，349 例先行非手术治疗，必要时才考虑 ERCP。研究发现，早期行 ERCP 治疗的不良事件发生率明显下降（NNT=12），而死亡率无差异。重症急性胆源性胰腺炎早期接受 ERCP 治疗，能使不良事件发生率降低约 40%（NNT=3）。

2004 年，Ayub 等仅对 Neoptolemos、Fan、Folsch 研究数据进行了 Cochrane 系统回顾，希望评估急性胆源性胰腺炎早期 ERCP 治疗相对非手术治疗的价值。该研究根据疾病严重程度对病例进行了分层分析，也根据是否合并胆管炎进行分析研究。为此，Folsch 等为入选病例提供了额外的疾病严重程度信息。研究发现，ERCP 或 EST 对急性胆源性胰腺炎的治疗能明显降低发生重症急性胰腺炎的发病率（OR：0.27，95%CI：0.14 ～ 0.53），但对于轻型胰腺炎发病率无影响，此外两组死亡率无明显差异。图 53-1 显示了这些研究的结果，也包括根据严重程度分层对比分析的结果。

4. 急性胆源性胰腺炎早期 ERCP 的总结　根据目前资料，如果胰腺炎为轻型，可避免早期经内镜行 ERCP 或 EST 治疗，但如若病情加重或合并胆道感染症状，则需行经内镜行 ERCP 或 EST 术治疗。但是如果存在发生重症急性胰腺炎的可能，特别是存在胆管炎时，则需谨慎考虑选择 ERCP 或 EST 作为一种治疗手段，还需了解 ERCP 或 EST 治疗可能在死亡率方面并不会带来收益。术中结石可能会被遗漏，因此即使胆管造影术中未发现结石，多数内镜医师倾向经验性 EST 及气囊或网篮清理胆道，也可防止患者在等待胆囊切除术期间其余结石通过时引起的胰腺炎，这样还允许患者出院和择期门诊胆囊切除术，或消除一些较弱适应证患者行胆囊切除术的需要。然而，EST 无法完全避免胆源性胰腺炎的再发，小口径（7Fr）支架置入有时适用于非手术患者和择期胆囊切除术者。

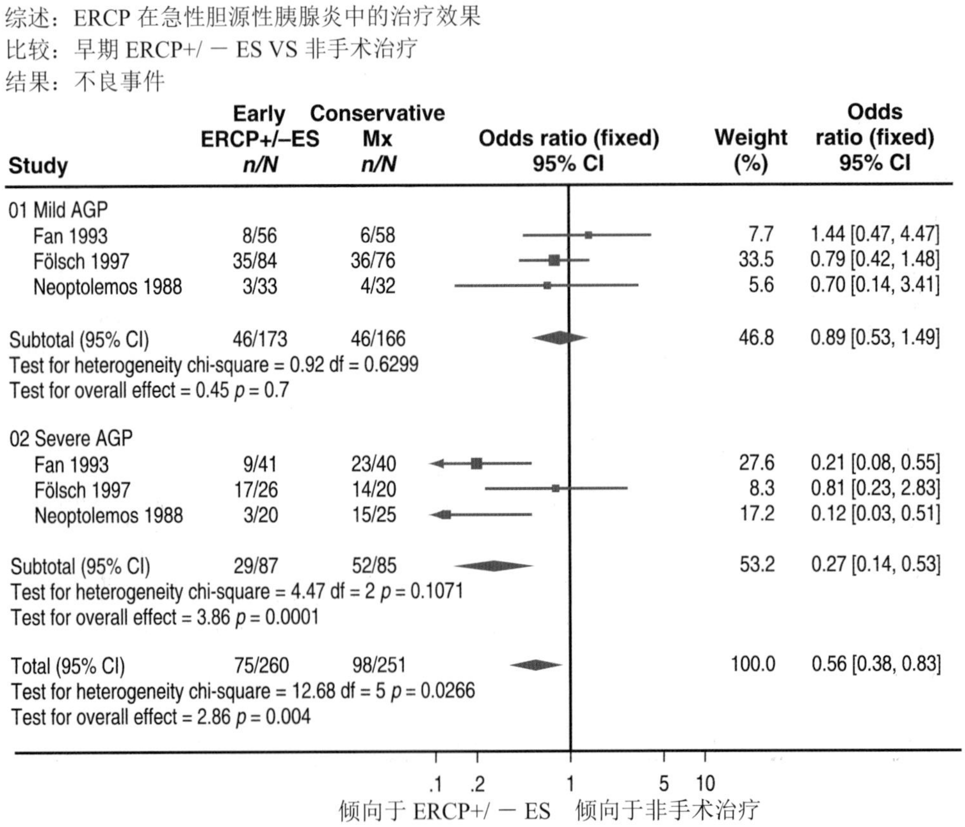

综述：ERCP 在急性胆源性胰腺炎中的治疗效果
比较：早期 ERCP+/ － ES VS 非手术治疗
结果：不良事件

图 53-1　Cochrane 数据库分析结果引自 Ayub K, Imada R, Slavin J. Endoscopic retrograde cholangiopancreatography in gallstone-associated acute pancreatitis. *Cochrane Database Syst Rev*，2004，(4):CD003630

五、MRCP 与 EUS 的比较

根据美国胃肠镜学会（ASGE）发布的有关内镜在处理可疑胆总管结石作用中的指南，应在AGP 患者中进行微创性（如 EUS）或非侵入性（如MRCP）的影像学检查，但选择使用何种方式及使用时机仍存在争议。

MRCP 与 EUS 对诊断胆总管结石均有较高的敏感性和特异性。MRCP 是一个可靠的非侵入性诊断方法，需要依赖影像学医师进行重建，这在许多医学中心可以做到。MRCP 诊断胆总管结石的敏感性与结石大小有关：直径 > 10mm，敏感性为 67% ～ 100%；直径 6 ～ 10mm，敏感性为 89% ～ 94%；直径 < 6mm，敏感性为33% ～ 71%。而 EUS 诊断胆总管结石的敏感性为 95%，特异性为 98%，准确度为 96%。EUS 与MRCP 相比，EUS 在结石检测方面的优点是能发现直径 < 5mm 的结石。MRCP 和 EUS 都依赖于操作者水平，前者也依赖于扫描设备的图像质量。

Anderloni 等进行了一项早期 EUS（入院后 48小时内）对 AGP 患者临床价值的单中心前瞻性研究。在 2010 年 1 月至 2012 年 12 月对疑似 AGP的急性腹痛患者进行了评估。患者基于以下标准分为胆管结石低、中度或高风险 3 类：低风险为TBIL < 20mg/L 和 CBD 不扩张；高风险为 TBIL> 40mg/L 或 > 20mg/L 同时伴有胆管扩张；中度风险则是其他任何情况。共纳入了 71 例患者。根据 Glasgow 标准，所有患者均为轻度 AGP，胆管结石低危患者 21 例（29%），中危 26 例（37%），高危 24 例（34%）。作者发现，20% 的低危患者EUS 可检测出胆管结石，避免了延迟治疗。在高危组中，50% 患者 EUS 未能检测出 CBD 结石，从而避免了不必要的 ERCP。而在 20% 正常胆囊患者中 EUS 发现有微结石，这可能是"特发性胰腺炎"的病因。EUS 可用于检测 CT 未能发现的胆源性胰腺炎和胆管结石患者的胆道结石。

直径 < 5mm 的胆结石称为微结石、胆砂或胆泥，是特发性和复发性急性胰腺炎（参考第 52 章）及其他胆道并发症的病因之一。临床中腹部超声可以诊断微结石，表现为活动的高回声，在重力下移动，不伴声影。EUS 也可有效发现结石，特别是典型胆绞痛而腹部超声正常时。微结石病诊断的金标准是胆汁显微镜分析，在影像学方法不能发现结石时，可以在高达 80% 的疑似胆源性急性胰腺炎病例中发现胆固醇结晶或胆红素钙盐颗粒。虽然目前还没有前瞻性随机对照试验来确立 ERCP在微结石诱发 AGP 中的作用，但非对照研究提示这些患者可以从 ERCP 干预中获益。

六、新近证据

1. 胰管支架置入　AGP 胰腺损伤机制有许多假说。胰管阻塞可能发生在结石梗阻或奥迪括约肌痉挛后。治疗的关键在于尽可能降低胰腺炎严重程度及阻止病情进展到胰腺坏死。最近的研究评估了 AGP 患者急诊 ERCP 胰腺引流的效果。

Dubravcsik 等前瞻性地研究了 AGP 患者在ERCP 期间（在症状发作 72 小时内）接受胰管支架和胆管括约肌切开术与单独括约肌切开术的效果，71/141 例非乙醇性急性胰腺炎患者接受了临时胰腺支架（5Fr，3 ～ 5cm 长）置入。所有支架均在术后 10 天内取出。虽然两组间死亡率无显著差异，但两组间不良事件发生率为 10%（支架组）与 31%（非支架组）。Guoqian 等的研究结果相似，他们在 AGP 和困难胆道括约肌切开术患者中随机放置胰腺支架。所有支架内径 3 ～ 5Fr、长度5 ～ 7cm。并且所有支架在 1 ～ 2 周后取出。与非支架组相比，接受胰管支架的患者总体不良事件发生率低（7.7% vs 31.9%），但总体死亡率无明显差异。

2. 急性胆源性胰腺炎治疗后胆囊切除术　患者在轻症 AGP 发作后，一旦病情稳定下来，则应在出院前行腹腔镜下胆囊切除术。推迟胆囊切除造成胆道并发症复发的风险达 20%，包括急性胆源性胰腺炎、胆管炎和胆囊炎，胆道症状复发率近 50%。最近的一项来自中国的前瞻性随机对照研究纳入了 178 例 60 岁以上病例，发现乳头括约肌切开和胆管清理后早期行胆囊切除术的病例要比仅接受非手术治疗患者的胆道并发症发生率低（7% vs 24%；*P*=0.001）。另一项加州的前瞻性随机研究认为早期胆囊切除术（入院 48 小时内，无论是否腹痛或实验室指标缓解）明显缩短住院时间（3.5 天 vs 5.8 天）。两组间在手术困难程度、围手术期并发症发生率等方面没有差别。不能进行手术的患者，行括约肌切开能在一定程度上预防胆道症状的发生。

对于重症急性胆源性胰腺炎的患者，胆囊切除术应该等待全身炎症反应消退再实施。而对于有明显胰腺坏死和积液的患者，因为感染和外科并发症发生率较高，胆囊切除术应该推迟 3～6 周。如果必须提前施行，胆囊切除术同时应该联合胰周液体的引流或胰腺坏死组织清除术。

七、急性胆源性胰腺炎患者治疗流程图

本章提供了急性胆源性胰腺炎患者治疗的框架方案（图 53-2）。提倡一旦经 Ranson 标准、APACHE Ⅱ 评分或修正的 CT 严重性指数明确重症 AGP 诊断，应尽早行 ERCP+/-ES 治疗。此外施行 ERCP 的指征包括并发胆管炎、黄疸以及持续的壶腹部梗阻或最初病情轻但出现临床表现加重的病例。一旦达到 ERCP 的施行标准，胆总管结石或壶腹部水肿造成梗阻的病例要行 EST 治疗。对于因合并其他疾病不能耐受胆囊切除者，EST 可以预防急性胆源性胰腺炎的再次发生，但可能无法预防胆道其他并发症的发生。文献和作者的临床经验并不支持 ERCP+/-ES 操作会加重急性胰腺炎病情的顾虑。

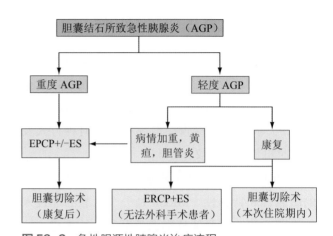

图 53-2　急性胆源性胰腺炎治疗流程
+/-. 合并或不合并；ERCP. 内镜下逆行胰胆管造影术；ES. 内镜下括约肌切开术

八、关于其他观点

急性胰腺炎行 ERCP 的难度与胰腺炎的严重程度有关，理解这点十分重要。重症胰腺炎十二指肠和壶腹周围水肿可使乳头在内镜下难以识别，此外水肿可造成十二指肠狭窄，从而限制了操作空间，并且经常扭曲改变了正常解剖结构。AP 发作后几天至 1 周，胰头水肿导致胆管受压和梗阻性黄疸。在胰腺炎和胆红素升高的全身性炎症过程中，临床上很难区分这是否是结石梗阻所致胆管炎。在此种情况下，行 ERCP 插管在技术上虽有一定难度，但是当成功实现插管后，可找到平滑的远端胆管狭窄。必须置放胆道支架以避免胆管引流不畅所致的 ERCP 术后胆管炎。可在无括约肌切开的情况下放置 7Fr 支架，当乳头水肿导致乳头结构识别困难时，放置支架可能是更好的选择，这也防止了由结石引起的胰腺炎的发作，当胰腺炎恢复和胆囊切除术后可行支架拔除。

第 54 章

急性胰腺炎的胰腺干预问题：腹水、瘘管、胰瘘和其他胰管破裂情况

Michael Larsen and Richard A.Kozarek

孙趁意　潘阳林　译

一、背景

ERCP 在急性胰腺炎治疗中的研究近年来取得了一些进步。首先，ERCP 通常在急性胰腺炎急性发作或多次反复发作缓解后进行，目的是确定病因诊断，如十二指肠重复畸形、胆胰合流异常、环状胰腺和胰腺分裂等先天畸形，或者是找到其他解剖原因引起的胰腺炎，如壶腹部肿瘤或隐性的结石病。这些病因均可通过 ERCP 确诊。大多数情况下，因为侵入性 ERCP 检查有相关的并发症，无创的胰管成像（PD）方法如超声内镜（EUS）、磁共振成像（MRI）和磁共振胰胆管成像（MRCP）已取代了 ERCP 的诊断作用。

先进的影像学已经取代了 ERCP 的诊断作用，ERCP 已经变成了一种以治疗为主的方法。如前一章所述，ERCP 在急诊情况下的主要作用是治疗急性胆源性胰腺炎。然而，在临床实践中，对于有疑似胆总管结石或胆源性菌血症的胆源性胰腺炎患者，才会使用 ERCP。

ERCP 在"特发性"复发性急性胰腺炎中可提供相应的治疗。多数人认为经其他诊断方法均未能明确原因时，奥迪括约肌功能障碍可能是其最常见原因。因此，这些患者在进行病因诊断时，使用 ERCP 联合奥迪括约肌测压（SOM）的方法仍然具有重要价值（框 54-1）。

其次，ERCP 除了与奥迪括约肌测压（SOM）联用诊断"特发性"复发性胰腺炎及在胆源性胰腺炎中应用外，在胰管破裂引起的重症胰腺炎中，也提供了一种内镜治疗手段。胰管破裂有不同的表现形式，如假性囊肿、胰瘘、胰性腹水及高淀粉酶胸腔积液等。治疗这些疾病的主要方法是行 ERCP 放置胰管支架起到桥接的作用。胰管断裂综合征是胰瘘的最严重形式，通常发生于重症急性胰腺炎患者中，但 ERCP 在处理这种疾病中的作用有限；对这种情况的处理会在下一章节进行阐述。本章集中讨论 ERCP 在胰管破裂管理中的作用，胰管破裂也可见于慢性胰腺炎急性发作。

二、胰管破裂的流行病学

在急性胰腺炎中，大部分导管破坏的病例可能是潜在炎症对导管上皮损伤的继发影响而不是胰腺炎的最初原因。然而，在胆总管结石中，括约肌的急性梗阻可能会增加胰管内压力，从而导致胰管侧支以及腺泡渗漏最终诱发胰腺炎。同样，任何其他的下游梗阻都可能引起上游胰管压力增加，从而产生胰管破裂，造成胰腺炎的持续或加重。急性胰腺炎以严重水肿最常见，而慢性胰腺炎中

框 54-1　要点：引言

1. ERCP 对复发性胰腺炎病因的诊断作用已经被 CT、MRI、MRCP 和 EUS 取代，但可用于评估奥迪括约肌功能
2. ERCP 治疗急性胰腺炎的最佳适应证是胆源性胰腺炎
3. 胰腺炎时内镜下胆道干预治疗最常见适应证是胆管结石，也可用于解除因胰腺水肿和积液引起的胆道梗阻
4. 急性胰腺炎的胰腺治疗包括胰管梗阻引流、胰瘘及其他并发症的处理，应作为综合治疗的一环

CT. 计算机断层扫描；ERCP. 内镜逆行胰胆管造影；EUS. 超声内镜；MRCP. 磁共振胰胆管成像；MRI. 磁共振成像

胰管破裂的产生，通常都是下游狭窄、结石所致胰管高压引起。虽然胰腺严重坏死时，胰管破裂几乎是不可避免的，但是胰管破裂是胰腺坏死的原因还是结果仍然不清楚。同样，胰周液体积聚往往提示存在持续性的胰瘘。尽管高达 40% 的急性胰腺炎病人可以产生液体积聚，这类患者中只有少于 5% 的病人可发展为假性囊肿。

三、分类

胰瘘可按破裂位置进行解剖定位，并与破裂大小、有无并存坏死等因素共同决定了临床表现（图 54-1）。少量的外漏通常会导致胰腺内部的液体蓄积，可导致胰腺炎或无症状。大量的外漏更可能导致严重的胰腺和胰周坏死，并可能导致液体蓄积、高淀粉酶胸腔积液、腹水甚至累及纵隔。

胰管尾部较大的破裂可能会导致急性脾周积液、伴或不伴左侧胸腔高淀粉酶积液。此外，胰液还可能会沿解剖学途径流向左侧肾脏周围，甚至会进入骨盆，从而导致阴囊阴唇水肿。在某些情况下，从胰尾漏出的液体会聚集到十二指肠悬韧带附近的小肠或降结肠中。胰头部的胰管破裂有多种表现。一般右上部胰腺液体积聚可造成十二指肠环周水肿、胃流出道梗阻、胆道受压，甚至可出现胰胆管瘘等。大量胰液外漏时，液体会随生理途径波及肝门周围、右侧会阴及骨盆区域。

中段胰管破裂会导致胃小弯区域的积液，在严重急性胰腺炎伴包裹性坏死（WOPN）的情况下较常见，可导致永久性胰管断裂综合征。该区域的渗漏会导致纵隔、心包积液及胰性腹水的形

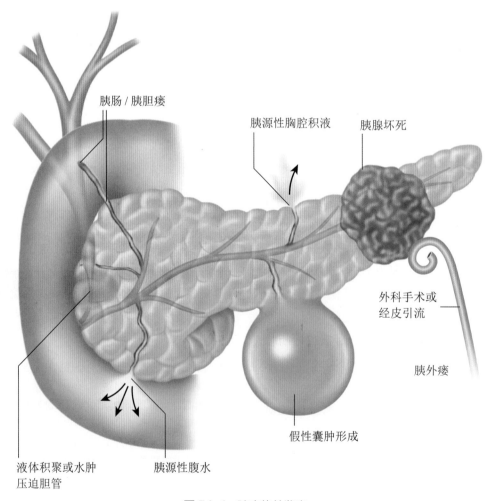

图 54-1　胰瘘的并发症

成，胰性腹水常伴有腹痛、腹胀，偶伴细菌性腹膜炎。

胰瘘除按解剖位置区分外，也可分为内瘘和外瘘。外瘘通常由外伤、手术或介入引流操作引起。内瘘表现为假性囊肿、胰源性腹水、高淀粉酶性胸腔积液及胰液侵入邻近脏器，导致胰肠、胰胃、胰结肠和胰胆瘘等。胰腺内瘘还包括合并高淀粉酶积液的进展性胰腺坏死，多见于中心型胰腺坏死。框 54-2 概述了基于急性或慢性胰管破裂的解剖学分类。

尽管本章的重点是胰管的渗漏及内镜下治疗，框 54-3 总结了内镜医师在 EPCR 实践中发现的其他一些内镜可治疗的病变，包括结石性胆道梗阻、胰头水肿及偶尔表现为胰腺炎的肿瘤，胰腺疾病包括造成乳头和胰管梗阻的恶性病变、乳头括约肌痉挛或水肿以及胰管炎性狭窄等。

框 54-2　急性胰腺炎中可内镜治疗的解剖学病变

1. 胆道梗阻：黄疸、胆管炎
- 胆总管结石
- 胰头水肿所致胆管狭窄
- 假性囊肿所致外源性梗阻
2. 胰管渗漏：胰腺炎的发生、加重
- 乳头括约肌痉挛 / 狭窄 / 水肿
- 胰管狭窄
  - 急性、炎症
  - 慢性、纤维化
  - 肿瘤
- 胰管结石

框 54-3　胰管渗漏的表现

内瘘
- 胰周积液
- 假性囊肿
- 胰源性腹水
- 高淀粉酶胸腔积液
- 胰肠、胆道、支气管瘘
- 进行性胰腺坏死
- 难治性胰腺炎

外瘘
- 胰皮瘘

四、诊断策略（框 54-4）

与胰内瘘相比，胰外瘘的诊断通常比较简单，不需要影像学诊断，经皮引流胰腺假性囊肿或胰周积液后，引流管持续有清亮液体流出即提示胰外瘘（框 54-5）。同样，在胰腺切除术、减压术或胰周手术（如脾切除术、左肾切除术、右半结肠切除术或胃切除术等）后，经皮引流管持续引流出液体常提示胰腺的外瘘。更麻烦的是，当患者有穿透性腹外伤（如刀伤或枪弹伤）时，临床医师可能因专注于明显的外伤而忽视了胰外瘘。在所有的腹部创伤中，均应考虑胰腺损伤的可能。

内瘘的诊断见框 54-5。实际上，无创的 CT 成像仍是难治性、重症胰腺炎及慢性胰腺炎急性发作评估的首选检查方法。CT 不仅有助于明确胰腺炎的并发症（积液、坏死、胸腔积液、腹水），而且还可以发现潜在的病因（如结石、狭窄），也有助于胰腺炎病情的随访。但 CT 仍有不足之处，如对胆石症的诊断率较低，易高估胰腺坏死，仅能间接诊断胰管渗漏。如果要明确胰管破裂，则可能需要重复 CT 扫描来证明积液是否增多，抽取积液检测淀粉酶或脂肪酶含量。ERCP 或促胰液素增强 MRCP（S-MRCP）可明确胰瘘的存在和位置。后者还可预测正在发生的胰管破裂，也可显著减少 ERCP 检查所引起的并发症，如胰腺炎加重及胰周积液的医源性感染等。而且，S-MRCP 还可以发现完全胰管断裂和胰管不连续综合征患者。这类患者通过 ERCP 治疗的成功率很低。最后，对于肝门肿瘤患者，在 ERCP 之前使用 S-MRCP 检查，可能有助于确定后续的内镜治疗方法。虽然 ERCP 可以显示持续性胰管破裂的位置和引起持续性胰瘘的病因（如胰胆管结石、炎性或纤维性狭窄），但大多数情况下，诊断性 ERCP 的胰腺造影给急慢性胰瘘患者带来了不必要的风险，仅在有相应预案的情况（如拟经皮、经内镜或外科手术治疗）下实施。

框 54-4 诊断策略

- 胰管外瘘通常较为简单
- 胰腺 CT 扫描是诊断胰内瘘合并积液、坏死的最佳方法
- 促胰液素 -MRCP 适于胰内瘘的定位和复查，ERCP 更适于诊断同时进行内镜治疗

CT. 计算机断层扫描；ERCP. 内镜逆行胰胆管造影；MRCP. 磁共振胆胰管成像

框 54-5 胰管渗漏的诊断方法

外瘘
- 经手术或经皮引流液中淀粉酶含量高
- 经术后 JP 引流管进行胰腺造影验证

内瘘
- 假性囊肿或进行性胰腺坏死
  - CT
  - MRI/MRCP
  - US
  - EUS
  - ERCP

胰源性腹水
- 腹水淀粉酶高
- 平片（毛玻璃样改变）
- CT/MRCP
- ERCP
- 胰管断裂、胰管梗阻合并上游胰管漏

高淀粉酶性胸腔积液
- ERCP
- S-MRCP

CT. 计算机断层扫描；ERCP. 内镜逆行胰胆管造影；EUS. 超声内镜；JP. 杰克逊普拉特；MRCP. 磁共振胆胰管成像；MRI. 磁共振；S-MRCP. 促胰液素 - 磁共振胆胰管成像；US. 超声

五、治疗策略（框 54-6）

（一）内镜治疗适应证

疑似胰瘘并不是进行内镜治疗的适应证。着重考虑的因素包括患者是否有急性或潜在的慢性胰腺炎、有无胰腺坏死、有无积液继发感染、胰瘘是否适合用内镜处理及胰瘘是否已得到控制。例如，在胰腺切除术后的胰液渗漏大多较小，可以通过手术置入 JP 管控制，无论是否使用奥曲肽，经过数天或数周多能自发闭合。但如果患者出现

框 54-6 要点：胰瘘的处理

- 理想的胰瘘治疗需要多学科协作
- 如果胰管断裂处经乳头支架置入能够桥接起来，治疗内瘘会有较高的成功率
- 对于明显的胰管不连续综合征患者，ERCP 的作用是有限的

迅速增加的腹水、胸腔积液、黄疸或胆汁淤积时，则需要紧急处理。

总的来说，以下指征是疑诊胰瘘患者进行内镜治疗的适应证。

1. 非手术治疗后仍有胰腺积液的增多（假性囊肿、胰性腹水或高淀粉酶胸腔积液）。

2. 有症状的液体积聚。

3. 持续性外瘘。

4. 尽管没有复发性疼痛或胰腺炎，患者无法恢复进食。

5. 合并胆道疾病，常见为胰头水肿或假性囊肿引起黄疸或胆管炎，偶见胆源性胰腺炎的残余结石。

与适应证同样重要的是禁忌证。除患者病情不稳定外，也许最重要的禁忌证是要避免对较为明确的胰管渗漏进行单纯的诊断性内镜操作。胰瘘的诊断操作可能会导致并发液体积聚或坏死组织的医源性感染，最终可能需要经内镜、经皮或外科手术引流。因有潜在的"治疗性风险"及胰瘘的复杂性，周密的诊疗计划、高质量的断层成像及多学科综合治疗是必要的。

（二）胰腺液体积聚

第 56 章详述了内镜和非内镜下胰腺假性囊肿和进展性胰腺坏死的治疗。如果条件合适，应对胰管破裂及其并发症同时进行治疗。有各种经手术、经皮或经内镜的积液减压引流方法。

（三）胰性腹水及高淀粉酶性胸腔积液

既往对胰性腹水和胸腔积液的治疗包括肠道休息以及全肠外营养以减少对胰液的刺激。使用利尿药、胸腔穿刺大量放液和奥曲肽治疗数周或数月，可能一定程度避免手术切除或改道。由于上述治疗

成功率不到 50%，常需进行"补救"式手术，如对胰腺假性囊肿患者进行胰腺部分切除或行鲁氏 Y 形囊肿空肠造瘘术，但术前通常行 ERCP 以明确有无手术适应证。上述治疗有较高的并发症发生率，围手术期死亡率为 8% ～ 15%，复发率 15% ～ 20%。

作者首次报道了经乳头置入胰管支架越过破裂处及联合腹腔大量放液的方法，可成功治疗胰源性腹水的患者（图 54-2）。之后一系列的研究证实了作者的发现。目前的文献证实，内镜下经乳头置入支架越过胰管破裂处可成功解决 90% 以上胰性腹水和胸腔积液，并大大降低并发症发生率，使操作死亡率接近于 0。

Telford 等的一项研究报道了 43 例胰管破裂伴不同临床表现的病例，其中包括 24 例急性胰腺炎、9 例慢性胰腺炎、7 例手术损伤和 3 例外伤。支架置入成功治疗胰管破裂 25 例，失败 16 例，2 例失访。单因素分析提示，胰管破裂处的桥接及支架置入时间与预后相关，而女性和急性胰腺炎与预后呈负相关。多因素分析显示，只有胰管破裂的桥接与治疗成功有明显的统计学相关性（图 54-3 ～ 图 54-5）。其他的研究也证实了在胰瘘部位桥接对成功治疗胰瘘的重要性。最近发表了一个类似的回顾性系列报道，数据来自两个三级转诊中心，包括各种临床表现和病因相关的胰瘘，在 103/107（96%）患者中成功置入了胰管支架，80 例患者（75%）治疗是成功的。

胰管支架可改变胰液引流的压力梯度，胰液被导向压力最小的十二指肠。胰管支架可治疗潜在的下游梗阻，包括乳头括约肌功能障碍、可能的结石及常伴随胰瘘的炎性或纤维化狭窄等，胰液最终流入十二指肠腔（图 54-6）。胰管支架难以治疗胰管不连续综合征，后者完全离断的胰尾部胰管产生的大量胰液进入胸腔或腹腔，其显著特征是各种类型的胰内瘘及胰外瘘。

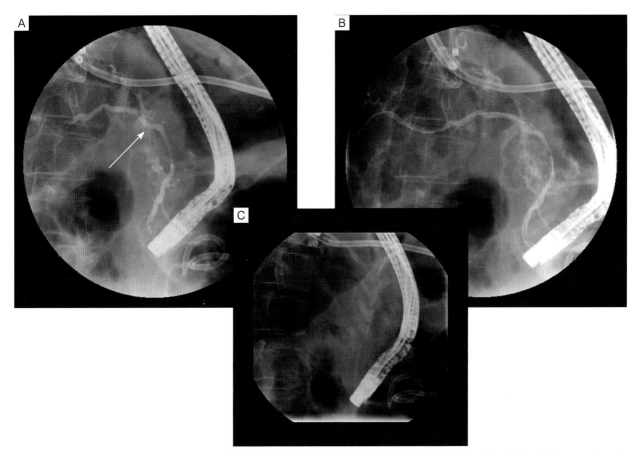

图 54-2　A. 高淀粉酶腹水患者的胰管造影显示胰体中部（箭号）胰管破裂；B. 置入胰管导丝并穿过破裂处；C. 置入胰管支架跨越破裂处

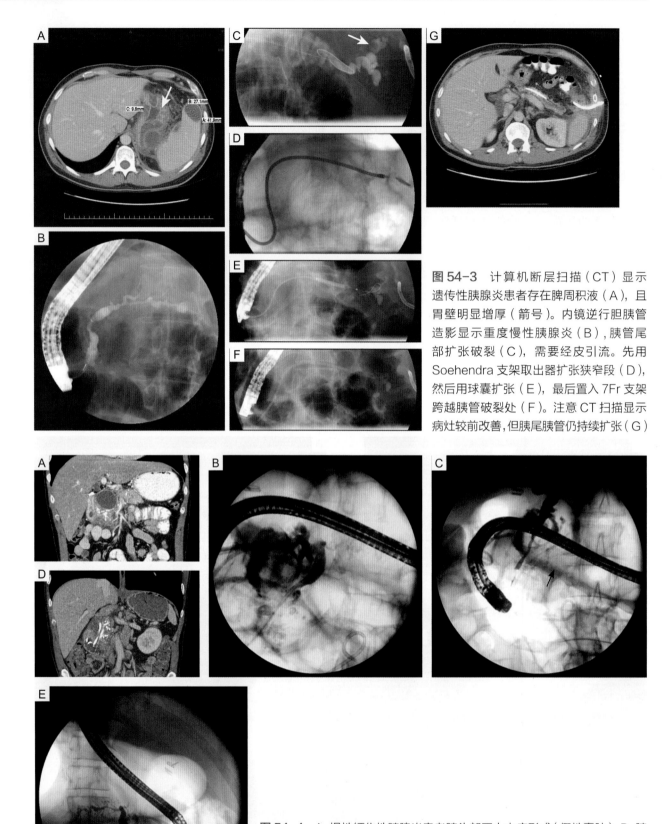

图 54-3　计算机断层扫描（CT）显示遗传性胰腺炎患者存在脾周积液（A），且胃壁明显增厚（箭号）。内镜逆行胆胰管造影显示重度慢性胰腺炎（B），胰管尾部扩张破裂（C），需要经皮引流。先用 Soehendra 支架取出器扩张狭窄段（D），然后用球囊扩张（E），最后置入 7Fr 支架跨越胰管破裂处（F）。注意 CT 扫描显示病灶较前改善，但胰尾胰管仍持续扩张（G）

图 54-4　A. 慢性钙化性胰腺炎患者胰头部巨大内瘘形成（假性囊肿）；B. 胰管造影显示胰管重度狭窄导致胰管破裂（箭）；C. 置入胰管支架跨越狭窄段及胰瘘瘘口（箭头）；D.6 周后计算机断层扫描显示在内镜下经十二指肠置入双猪尾支架后假性囊肿完全缓解；E. 胰管造影显示慢性胰腺炎改变，但胰瘘已愈合

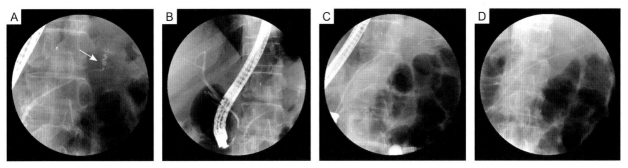

图 54-5　严重左上腹和侧腹部疼痛并脾静脉血栓患者的内镜下逆行胆胰管造影显示胰腺体尾部交界处(A 和 B)胰管破裂。置入胰管支架后腹痛缓解，胰管破裂愈合（C 和 D）。1 年后胰管破裂复发，需行远端胰腺切除和脾脏切除术

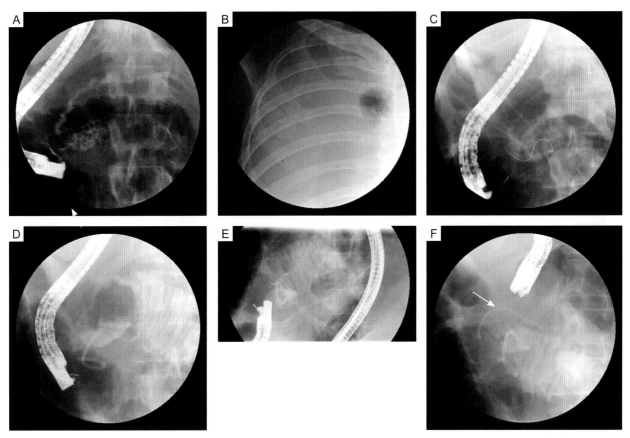

图 54-6　右肺大量高淀粉酶胸腔积液（B）患者的内镜逆行胆胰管造影（ERCP）显示胰头部胰管破裂（A）。在积液区置入跨乳头的猪尾胰管支架（C），同时经副乳头置入支架以减轻上游胰管压力（D-F）

（四）胰肠瘘与急性胰腺外伤

作者迄今已经治疗了超过 30 例的胰肠瘘或胰胆瘘患者。尽管这些患者可能会出现积液快速自发消退，不需要治疗，但胰管破裂处的狭窄可能导致胰腺炎的复发。当胰液漏入胆道或结肠脾区时（图 54-7），可能会引起胆汁淤积、胆管炎或复发性脓毒血症。在我们最初的 8 例胰肠瘘患者中，3 例通过外引流后瘘管缩小，3 例通过经乳头支架

置入后治愈，2 例手术治疗。对于胰肠瘘的患者，分流性回肠造瘘术已经被成功用来闭合瘘口，并且可减少细菌移位和败血症的产生。胰胆瘘通常不是上游断裂的胰腺所致，一般可通过同时放置胰管和胆道支架进行治疗（图 54-8，图 54-9）。

胰肠瘘或胰胆瘘通常好发于坏死性胰腺炎或慢性胰腺炎中，ERCP 可有效治疗。ERCP 也可用于急性胰腺损伤所形成的内瘘的治疗。Kim 等发

现 23 例急性腹部外伤患者中,14 例胰腺造影正常,8 例主胰管渗漏的患者自行缓解,3 例主胰管瘘经乳头支架置入而缓解。该研究的作者认为,早期 ERCP 对决定药物、手术或内镜治疗的抉择是有益的。然而,S-MRCP 也是一种重要的诊断手段,有助于筛选出那些能从 ERCP 治疗中得到最大获益的患者。

(五)外瘘

先前讨论过,除了腹部穿透伤外,绝大多数外瘘为医源性的。胰外瘘偶可发生在胰腺部分切除或下游狭窄分流术后,多见于经皮或外科引流的胰管断裂病例。约 10 年前,作者报道了一组经乳头置入支架治疗外瘘的病例。此后,也有多个类似的研究或摘要发表。综合相关报道,86%(50/58)可成功置入支架,46 例(92%)外瘘治愈。并发症多为轻微的胰腺炎,Costamagna 等报道有 2 例死亡,但与瘘和内镜治疗无关。随访 12 ～ 36

个月后,瘘管闭合患者无复发。

在过去的 10 年中,我们对胰皮瘘的内镜治疗取得了一定的进展。最初的内镜治疗用于经手术或经皮引流术数周全胃肠外营养及奥曲肽治疗无效者。我们现在的方法是采用 S-MRCP 检查引流量大的外瘘患者,经过几天生长抑素类似物的治疗后观察有无轻微改变。如果影像学检查证实排除胰管不连续综合征,ERCP 及经乳头支架置入则可应用(图 54-10,图 54-7)。

(六)胰管不连续综合征

经验证明,因为胰管不连续综合征(DPDS)的治疗很复杂,所以重在预防。大量接受经皮引流治疗的 WOPN 患者会出现继发于胰管不连续综合征的胰皮瘘,作者采用"双模引流"的方式防止胰管不连续综合征的形成,通过经皮引流和内镜下腔内置入支架至 WOPN 内,坏死消失后取出经皮引流管。如果确定没有 DPDS,再拔除腔内

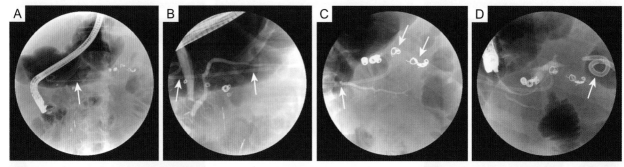

图 54-7　重症坏死性胰腺炎患者存在门静脉血栓和胰管断裂,内镜逆行胆胰管造影(ERCP)时可见经胃置入的猪尾支架(箭号,A 和 B)。注意既往用于治疗脾动脉瘤的栓塞钢圈(箭号,C)以及用于治疗持续性结肠胰头瘘的 Jackson-Pratt(JP)引流管

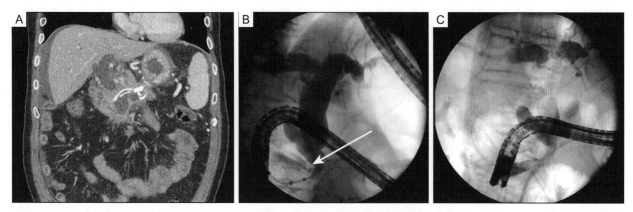

图 54-8　A. 计算机断层扫描显示扩张的胆管以及跨十二指肠置入胰周积液区域的猪尾支架;B. 胆管造影显示胆管与胰腺积液之间有交通(箭号);C. 置入胆管全覆膜金属支架封堵瘘口

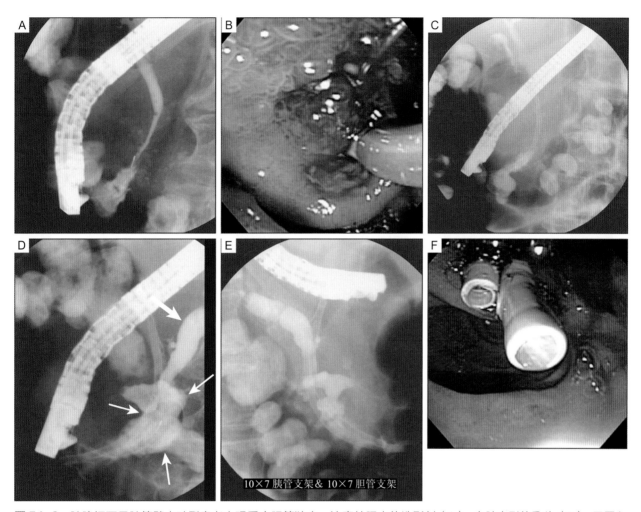

图 54-9　胰腺坏死且胰管壁内破裂患者出现重度胆管狭窄。注意结肠内的造影剂（A），水肿变形的乳头（B），已置入的胆管支架（C）。小箭头所示为十二指肠内脓肿，大箭头所示为扩张的胰管（D），注意置入胆胰管双支架后（E 和 F），黄疸和胰管破裂和梗阻都已缓解

引流管。若有 DPDS，则保留支架在原处，防止渗液的积聚。这种联合治疗的方法已将胰皮瘘的发生率降到 0。

在以前，胰管不连续综合征和胰皮瘘的病人需行远端胰腺切除术以封闭瘘口。最近，创伤更小的疗法已经取得了不同程度的成功。放射介入医师将氰基丙烯酸酯注入断开的胰尾以治疗 DPDS。该操作先将导丝通过瘘管置入胰腺导管尾部，沿导丝置入微导管，并将药物注入包括侧支的整个断开部分腺体的导管内。约有 50% 的患者会出现轻度术后胰腺炎，如果导管及其侧支封闭不佳则外瘘有可能复发。此操作适用于胰管断裂 3～4cm 的情况。当胰管在胰腺颈部断裂时，则需要将大部分腺体封闭，因而不易成功。

除经皮法与手术疗法注射黏合剂封闭胰切除术后渗漏外，Soehendra 等使用这种技术治疗内瘘，经乳头注入甲基丁酰氰基丙烯酸酯到腺管破裂的远端导管。所有病例都同时置入胰管支架或经皮或内镜下经腔内引流积液，11 例患者中有 8 例治愈没有复发。在重症胰腺炎内镜经腔内坏死物清理的病例中，该研究组在用 EUS 引导灌洗或清创的同时，也使用组织胶注射作为合并治疗。

作者的团队最近还设计了一种内镜和经皮会师技术，成功治疗了胰管不连续综合征所致的慢性胰皮瘘的病例（图 54-10）。首先由放射介入医师使用 TIPS 针穿瘘道，然后在透视和内镜直视下再穿刺入胃。然后使用 8Fr 扩张导管扩张。用两根导丝穿过导管，并通过内镜用圈套器抓取后拉

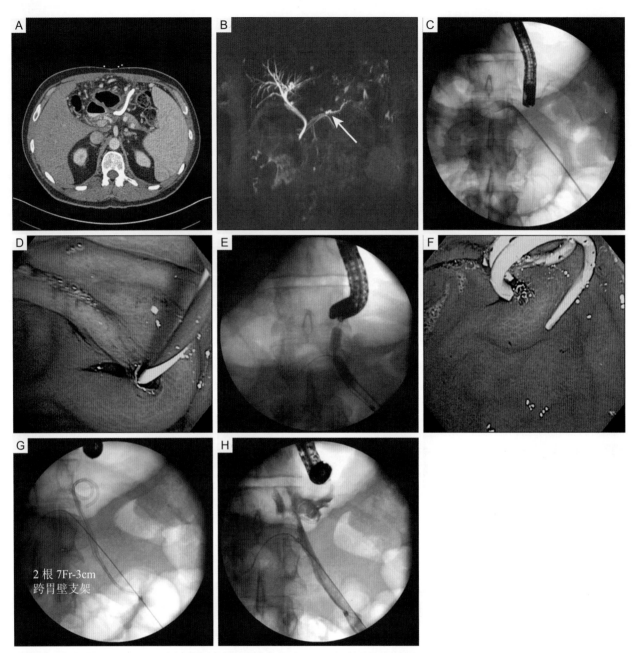

图 54-10　A. 患者既往有重症急性胰腺炎和胰腺中央坏死，计算机断层扫描显示胰腺体部附近的经皮引流管。引流管每日引流大量富含淀粉酶的液体；B. 磁共振胰胆管成像显示胰腺尾部胰管扩张（箭号），与胰头部胰管不相通，提示为胰管离断综合征；C. 使用 TIPS 穿刺针经皮进入窦道，并直接穿刺胃壁；D. 经穿刺针置入导丝，内镜下圈套器套住；E. 用可控直径的扩张球囊扩张胃壁穿刺道，随后置入两根双猪尾支架（F 和 G）。经窦道注射造影剂使胃腔显影，可见胰液经胰瘘道流出后的替换路径（H）。TIPS. 经颈静脉肝内门体分流

入内镜。接下来使用双向扩张球囊扩张穿刺孔道，最后置入两个双猪尾支架穿过胃壁通入瘘管。15 例患者通过这种将胰液"改道"入胃的方法使胰瘘获得闭合。长期随访表明，有两例因支架移位造成胰性积液复发，经腔镜行囊肿胃吻合术治愈。

尽管上述的注射组织胶及会师疗法是成功的，但仍然需要强调的是，这些病例只是在具备丰富经验的医疗中心进行的小样本复杂胰腺炎治疗的病例。在这些非手术治疗方法广泛应用之前，还需要进行更严格的评估。然而，这些病例毕竟为替代长期置管引流及手术治疗提供了新的治疗思路。

六、不良事件（框 54-7）（参考第 8 章）

> **框 54-7　要点：不良事件**
>
> - 内镜治疗胰瘘的术中术后不良事件的风险，应与持续胰瘘本身及其他疗法的风险相权衡
> - 内镜治疗胰内瘘的主要风险是操作引起的继发性胰腺炎和积液的医源性感染
> - 当所选支架大于胰管内径时，胰管支架置入可导致医源性"胰管炎"，甚至导致不可逆的狭窄形成

（一）急性不良事件

经乳头支架置入术的间接并发症与诊断性 ERCP 一致，包括药物反应、误吸、心肺意外、造影剂注射或括约肌操作引起的胰腺炎，如存在胆道狭窄未经内镜治疗可造成胆管炎。如果需要将括约肌切开进行支架置入，则偶见出血及医源性穿孔。胰管正常者的胰腺炎发生率为 10%，在已有胰管变化的慢性胰腺炎中则并发术后胰腺炎的概率很低。当使用多种附件和导丝进行胰管插管试图跨越胰管渗漏处时，如未能成功置入支架，则术后胰腺炎发生率约为 50%。如置入短支架，可避免乳头水肿或括约肌创伤所造成的梗阻，可减轻胰腺炎发作时的症状。胰腺炎更常见于支架选择不当，即使胰管破损处已被修复。因此，不宜将 7Fr 支架置入 5Fr 的胰管中，同样，在距乳头 3cm 的胰管破裂处放置一个 12cm 长的支架也是不合适的。

（二）亚急性不良事件

亚急性不良事件通常表现为感染，主要是行 ERCP 时医源性地将细菌引入积液或坏死组织。因此，所有可能有内瘘者行 ERCP 之前均应使用广谱抗生素，操作后也需长时间使用，存在胰腺坏死的情况下尤其需要预防使用抗生素。此外，如第 53 章所述，感染性的积液应考虑进行内镜或经皮引流。值得注意的是，我们认为，胰管支架置入后不可避免地导致胰管内细菌感染，支架堵塞是发生感染的必要条件，但一般不会引起胰腺化脓性感染。支架堵塞也可能与阻塞性胰腺炎有关，

因此，留置的支架应当在外瘘闭合后尽快拔除，在内瘘治疗 4 ～ 6 周后拔除，这样可避免医源性管道的损伤。

（三）慢性不良事件

医源性管道损伤属于慢性不良事件。置入的支架（除外短期支架置入预防 EPCP 术后胰腺炎）本身就是异物，尤其是对那些胰管正常的患者。过去的几年改进了一些操作方法和支架，减少了对主胰管的损伤和对胰管侧支的阻塞。这些改进包括使用 3 ～ 4Fr 直径支架，去除支架内侧翼，也认识到支架放置时用力过大可能导致管腔溃疡和随后的纤维化。尽管如此，1 ～ 2 周 3Fr 的无侧翼猪尾支架几乎都会自发移位，可能只适用于桥接胰管破裂段未成功的患者，用来预防或减轻 ERCP 术后胰腺炎。应预计到医源性胰管炎症的发生，选择比渗漏处近端胰管直径更细的支架以减少炎症的发生。适宜的长度能桥接破裂部位的管道，但不应过长，也需避免支架的胰管末端嵌顿或与管壁成角。

七、小结

（1）胰瘘是急性炎症合并胰管破裂、下游胰管阻塞或两者兼有造成的结果。

（2）急性、坏死性胰腺炎中出现轻微渗漏很常见，非手术治疗常有效。

（3）主胰管破裂可造成内瘘（假性囊肿、胰腺坏死、胰性腹水、胰源性胸腔积液、胰肠瘘或胰胆瘘）或外瘘。

（4）内瘘治疗需要治疗内瘘本身和（或）内瘘后遗症。

（5）除胰管不连续综合征外，使用经乳头支架通常可以解决胰管破裂的问题。

（6）大多数胰瘘临床表现复杂，需要胰腺疾病方面的专家多学科共同协作。在治疗胰管不连续综合征时尤其需要多学科合作。

第 55 章

慢性胰腺炎：结石和狭窄

Jacques Deviere Todd H. Baron Richard A. Kozarek
孙　鹏　潘阳林　译

慢性胰腺炎（CP）在西方国家是一种罕见的疾病［每年发病率（2～10）/10 万］，最终可导致胰腺的不可逆损伤，并伴有外分泌和内分泌功能不全。在多数病例中，疼痛是其最主要临床表现，并且出现在疾病早期除热带性胰腺炎和遗传性慢性胰腺炎外，其他慢性胰腺炎的病因尚不清楚。慢性酗酒是一个诱因，可显著增加患慢性胰腺炎的概率，但这种疾病也发生于没有明显遗传背景的非酗酒人群中，被称为"特发性"慢性胰腺炎（第52章）。吸烟在酒精性胰腺炎的发展过程中也起着重要作用。

慢性胰腺炎的病理生理学机制仍有争议。信奉"结石理论"者认为，胰溶石蛋白的先天性缺乏导致蛋白栓子形成是始动因素，但这个理论已经过时了。而"坏死纤维化"支持者则认为纤维化和胰腺导管狭窄导致了局灶性炎症及坏死。

慢性胰腺炎伴发的疼痛由多种因素所致，包括胰腺间质和导管内压力增加、闭合间室综合征、神经浸润、进行性急性胰腺炎、假性囊肿形成和（或）胆道梗阻。其中胰管结石和（或）狭窄引起的胰管内压力升高是导致慢性胰腺炎疼痛的主要原因之一。由于在慢性胰腺炎早期胰腺腺体顺应性降低，胰管内压力增加可迅速导致胰腺实质压力增加，影响了胰腺的血供，导致缺氧并释放氧自由基，进而激发炎性反应引起纤维化。大多数病人经主胰管外科减压可以降低导管和间质内压力从而缓解疼痛，这与内镜下的主胰管引流机制类似。

慢性胰腺炎疼痛的另一个特征是发作方式的多样性，从间歇痛到强度不同的持续性疼痛，这并不能靠胰腺的形态学改变来预判。初始发作的急性复发性腹痛或急性胰腺炎发作常逐渐加重，并可能演变成需要麻醉药才能缓解的持续性疼痛综合征。在慢性胰腺炎的自然病程进展中，疼痛在数年后可能会自行消失，随之而来的是内分泌、外分泌功能障碍。这种疼痛的多样性造成了对手术或内镜下引流术的疗效评价困难。此外，即使是在手术治疗后，持续吸烟也会影响疼痛的缓解。

一、内镜治疗：针对结石和狭窄的胰管减压术

重症慢性胰腺炎患者内镜治疗的目的是通过取石和处理狭窄来实现主胰管减压，另一个目的是通过主胰管减压增加流入十二指肠的胰液量以降低或延迟脂肪泻的发生发展。尽管经过内镜治疗后，脂肪泻可能延迟至10年后发作，但尚未证实内镜治疗能显著改善胰腺功能。

内镜下缓解主胰管阻塞的方法有多种，包括经内镜胰管括约肌切开、单纯取出结石或体外冲击波（ESWL）辅助下取石、狭窄扩张及置入胰管支架、与主胰管相通的积液的跨壁引流（第56章）甚至主胰管的直接跨壁引流。

1. 术前准备　除常规实验室检查和腹部 X 线平片或普通腹部 CT 扫面检查胰腺钙化的程度外，磁共振成像（MRI）检查是用于选择合适病例和进行内镜治疗准备的最佳检查方法（图 55-1）。

通过注射促胰液素刺激胰液分泌同时进行磁共振胰胆管造影（S-MRCP）可获取胰管解剖结构、胰周积液和胆道梗阻等信息。此外，S-MRCP 还可用于量化胰腺外分泌功能，评价胰管引流术的短期和长期疗效（图 55-2）。

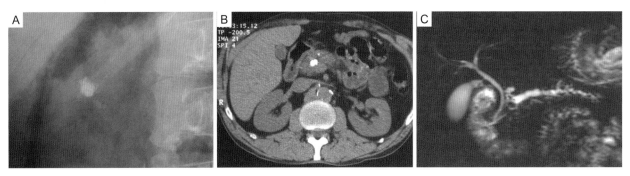

图 55-1　慢性胰腺炎重度腹痛患者的择期内镜治疗。A. 腹部平片可见高密度钙化影；B. 计算机断层平扫可见明显的钙化灶；C. 注射促胰液素后的动态磁共振胆胰管成像显示主胰管颈部有结石嵌顿，其上游的胰管扩张，胰头部胰管内径正常。该患者在接受内镜治疗之前先接受了体外震波碎石治疗

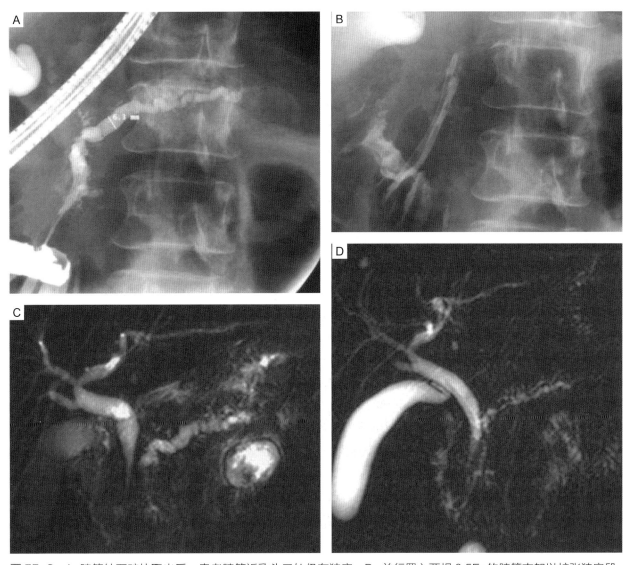

图 55-2　A. 胰管结石碎块取出后，患者胰管近乳头口处仍有狭窄；B. 并行置入两根 8.5Fr 的胰管支架以扩张狭窄段。比较胰管引流前（C）及引流后 (D) 的促胰液素刺激的磁共振胆胰管成像图，可见引流后的主胰管直径变细，且胰液更快流入十二指肠

2. 主胰管（MPD）插管和内镜下胰管括约肌切开术　MPD 插管和经内镜胰管括约肌切开术（EPS）是胰腺内镜下治疗的第一步（第 14 章和第 20 章），可充分暴露主胰管。近 20% 的副胰管狭窄（完全或不完全胰腺分裂）患者需要行副乳头括约肌切术（第 21 章）。在一小部分患者中，内镜下胰管括约肌切开（EPS）本身就能改善乳头肌狭窄，并能清除小的活动性 MPD 结石。实际上，在一些胰头部主胰管梗阻和胰腺分裂的患者中，可以通过副乳头括约肌切开和支架置入来绕过梗阻，缓解疼痛。在西方国家，在常规的 X 线检查中看到的胰头部钙化通常意味着主胰管结石已深嵌在导管壁中，很难清除。在这种情况下，正如后面将讨论的那样，在内镜干预之前应首先考虑 ESWL，这可能是内镜治疗前的唯一干预措施。

对于胆管炎、梗阻性黄疸、胆汁淤积或技术上要求暴露胰管开口的病例，可以考虑先切开胆管括约肌。此时，胰管开口通常在括约肌切口右侧 3～6 点钟的位置。胰管显影后，在 X 线透视下，可以将一根亲水导丝（Terumo Inc.，Japan；Glidewire，Boston Scientific，Natick，Mass）送达狭窄近端或经结石边缘送达结石近端（图 55-3）。再利用标准或较细的拉式括约肌切开刀进行深部插管，沿导丝进行胰管乳头括约肌切开。根据经验，作者更喜欢使用单纯切割电流，逐渐扩大切开直至十二指肠壁。并且可使用此方法进行副乳头括

约肌切开。此外，可将支架置入主胰管，然后沿支架使用针状刀进行胰管乳头括约肌切开。

3. 体外震荡波碎石（ESWL）　在专为重症胰腺炎内镜治疗的三级转诊中心，通常内镜治疗前行 ESWL。其作用在最近的欧洲胃肠内镜学会指南中得到了明确："90% 的患者经 ESWL 治疗后成功碎石（证据力度：1+）；经 ESWL 治疗后，增加了内镜下取出主胰管结石的概率（证据力度：2+）。约 80% 的患者在 ESWL 后自发的排出了结石。单独 ESWL 治疗比常规的 ESWL 与 ERCP 联合治疗更节约成本（证据力度：1+）。"一个最近的 meta 分析（27 项研究，包括 6 项前瞻性研究，共 3189 名患者）显示，对于主胰管结石超过 5mm，并且保守治疗不缓解的患者进行胰腺 ESWL 治疗是安全有效的。

从技术上讲，使用具有二维 X 线聚焦系统和高功率发生器的碎石设备对 ESWL 至关重要。超声定位胰腺结石精准度不够。在全身麻醉或深度镇静下可以进行 ESWL，使用强度为 0.33～0.54mJ/mm^2、3000～6000 次的震荡波，平均一个疗程即可将结石完全粉碎，根据作者的经验，碎石次数很少有需要 5 个疗程的。在 ESWL 时静脉内使用胰泌素更有利于接下来的内镜下取石。ESWL 时，患者取俯卧位，如果结石在胰头部震荡发生器应置于右侧；如果结石在胰体部或尾部则将其置于左侧。ESWL 粉碎胰管碳酸钙结石远比胆管结石的效果

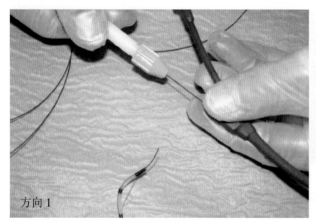

方向 1

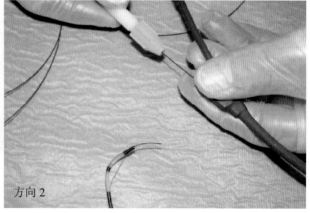

方向 2

图 55-3　对于难以通过且走行扭曲的狭窄段，最好使用迷你切开刀（Cook Endoscopy, Winston-Salem, NC）带 0.018 英寸的 Terumo 弯头导丝进行插管，由助手旋转套在导丝上的旋钮，可在透视监测下调整导丝头端的方向

好，可以将胰管结石粉碎成毫米级的碎片，易于 ERCP 取出（图 55-4，图 55-5）。如果碎石机在内镜中心附近，可在同一次麻醉下连续进行 ESWL 和治疗性 ERCP。

4. 胰管内碎石（IL）　胰管内机械碎石要求用取石网篮套住结石，这种方法很难取出胰管内嵌顿的钙化结石。胰管可以使用内镜下的液电碎石术（EHL）[胆胰镜（Olympus，Tokyo，Japan）或 Spyglass（Boston Scientific, Marlborough, MA）]（第 26 章）或激光碎石术来进行碎石。虽然在 25 年前胰管内激光或液电碎石术即被报道，但是关于这两种碎石技术的有价值的研究非常少。最大的随访报道显示，在 46 例患者中成功率是 74%，也有另外的报道发现不成功率为 10%。胰管镜可使得碎石光纤处于可视状态，但也可在 X 线透视下进行激光或 EHL 碎石。管内碎石的技术难题是无法取出胰管内的嵌顿结石和不能处理狭窄，这个难题或许能通过提高新型内镜导管的可操控性来解决。在大多数病例中，胰管内碎石仍然具有挑战，尽管目前没有 ESWL 和胰管内碎石的比较

研究，但在 ESWL 无法解决的病例中或专家强烈建议下才考虑用胰管内碎石。

5. 结石取出及狭窄扩张　ESWL 术后，在主胰管内可清晰看到细小结石碎片，也可见正自发通过乳头的小结石碎片。如果细小结石位于狭窄近端，可用直径 4 ～ 6mm 的扩张球囊（Hurricane，Boston Scientific）扩张狭窄后再取石。作者更喜欢用一个小取石网篮将结石碎片取出（图 55-4，图 55-5）。当透视下可看到结石，可将导丝插入主胰管，再沿着导丝送入网篮，可不注射或只注射少量的造影剂，这样更容易定位结石碎片的位置便于网篮捕捉。套取结石的方法通常在管内张开网篮，用生理盐水轻柔冲洗同时转动网篮。轻度充盈的球囊导管有时也会用到，但因尖锐的碎片会划破球囊，其应用受限。对于严重狭窄最常用球囊扩张来处理，但有时需要使用扩张探条（Soehendra dilators；Cook Endoscopy. Winston-Salem, NC）。当狭窄严重到任何导管都无法进入时，可以使用 8.5Fr 的 Soehendra 支架回收器在狭窄处旋动以便插入扩张球囊（图 55-6）。

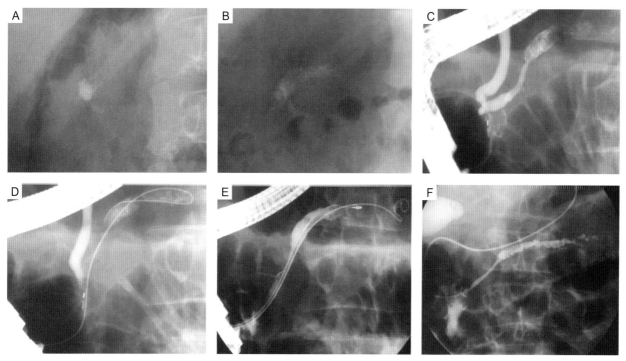

图 55-4　图 55-1 中的患者，体外震波碎石成功（对比图 A 和图 B），表现为透视下结石密度减低、表面积增加、形状大小不一呈粉末状。结石被震碎后，行胰管括约肌切开（C），导丝插入胰管内（D），小号 Dormia 网篮（E）沿着导丝取出结石碎块。最后置入鼻胆管引流（F）

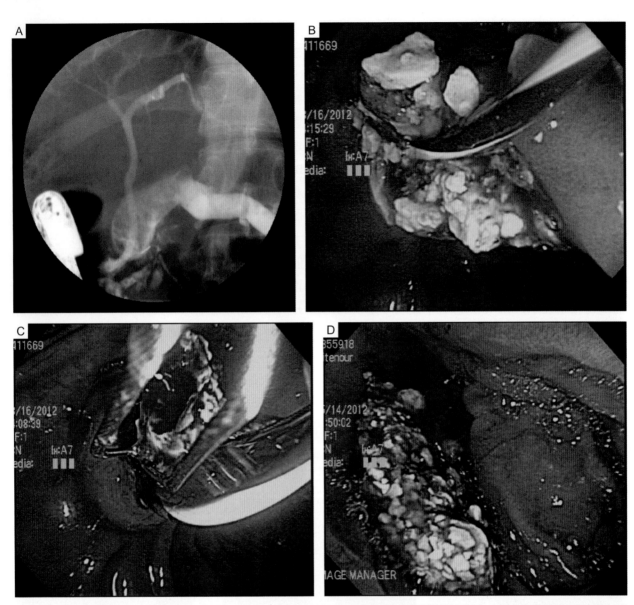

图 55-5　体外震波碎石（ESWL）术后行 ERCP。A.ESWL 术后胰管造影可见胰管内巨大、形态不规则充盈缺损。注意原结石被震碎分散，其中没有大块的碎石，提示 ESWL 成功；B. 内镜下可见导丝已置入主胰管（MPD）内，胰管括约肌切开术后结石碎块随而排出；C. 内镜下可见网篮沿导丝插入 MPD 内，取出结石碎块；D. 内镜下可见结石碎块全部被取出到十二指肠腔内

　　如果需要多次内镜下碎石及取石，则需要在 2 次内镜操作间期放置鼻胰管（NPC）来进行引流，以减少因为碎石嵌顿引起急性胰腺炎的风险。此外，当狭窄不明显时，放置 NPC 还有助于提示是否需要置入胰管支架。实际上如果患者可以耐受 NPC 灌注而未感到疼痛则说明狭窄可能并不严重，可以不放或缓放支架。相反，如灌注时痛苦，则应插管协助引流，考虑进一步放置支架及取石。

　　6. 支架置入　梗阻的主胰管存在狭窄时需要

置入支架以保证胰液顺利流入十二指肠。与在高危病例中为预防 ERCP 术后胰腺炎放置的支架不同，重症慢性胰腺炎病例可放置多个较粗（7Fr 或 10Fr）的塑料支架。支架的长度取决于胰管长度和狭窄的位置。作者的经验是塑料支架每半年更换或在症状复发时"按需"更换，支架一般留置 2 年。不再需要替换时，可取出支架。而进一步的治疗要根据病情的发展决定。现在提倡并排放置多个支架，狭窄扩张至 6mm 后通常可并排放入

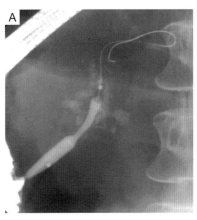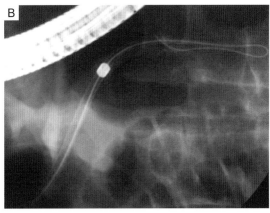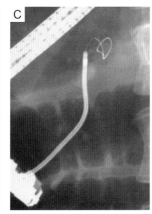

图 55-6　常用的扩张方法。A.0.6 ～ 4cm 柱状球囊跨越狭窄段，开始扩张时可见狭窄导致球囊形成腰部；B. 循导丝置入胆管探头进行扩张；C. 重度狭窄时使用 8.5Fr Soehendra 支架取出器旋转前进扩张狭窄段，为后续扩张球囊的插入创造足够的空间。逆时针旋转退出支架回收器，避免带出导丝

2 个 8.5 Fr 支架。如果近端胰管扩张程度允许，支架的数目可以在后续更换过程中增加（图 55-2）。推荐这种策略的理由是可以用来缩短支架留置的时间及缓解远期症状。在开始置入两根导丝后分别置入支架在操作上较容易，可避免再次插管以及第一个支架置入后狭窄加剧的问题。一种新的融合系统（Cook Endoscopy，Winston Salem, NC）可以在胰管内进行多个支架的并排置入或互换，且只需使用 1 根导丝。这个系统已经成为笔者在置入多个 8.5Fr 塑料支架时的首选。

　　主胰管内置入全覆膜自膨式支架（FCSEMS）可替代多个塑料支架（图 55-7），或者塑料支架难以治愈的狭窄也可置入 FCSEMS。一项针对 32 例慢性疼痛性胰腺炎和主胰管狭窄患者的研究显示，这些患者经特殊设计的 FCSEMS 置入治疗，在取出支架 3 个月后，效果良好。然而，这些都是没有与塑料支架置入相比较的病例。适合 FCSEMS 置入的患者胰管内径需要足够大，以便容纳 8 ～ 10mm 的支架；而且需要狭窄足够长，以防止侧支近端的狭窄堵塞。FCSEMS 的放置可以便于内镜下清除狭窄近端的结石。目前，使用 FCSEMS 进行胰管治疗还没有被认可。总的来说，使用 FCSEMS 的疗效尚不明确，在临床试验中可以考虑使用它们。使用 FCSEMS 的副作用包括疼痛、医源性狭窄等。

　　还可以通过胃或十二指肠壁对与胰腺积液（PFC）相通的主胰管进行引流（第 56 章）。在这种情况下，应该进行跨壁引流而不是尝试经乳头

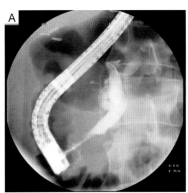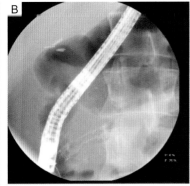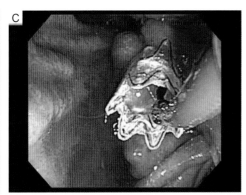

图 55-7　慢性胰腺炎患者有腹痛症状，置入全覆膜自膨式金属支架治疗胰头部胰管的难治性狭窄。A. 胰管造影可见塑料支架扩张治疗后仍有胰管狭窄，其上游胰管扩张；B. 全覆膜自膨式金属支架刚刚置入后的透视图；C. 内镜图示支架尾端伸出乳头外

进行引流，后者对缓解疼痛和治疗改善没有额外的作用，还可造成远期的复发。

7. 技术效果　大多数疼痛严重的慢性胰腺炎病例都有结石，需要体外碎石。作者的经验是此类病例中有 2/3 需要行 ESWL。一项多中心研究发现，1000 多例胰腺梗阻病例中，单纯结石梗阻占 17%，单纯主胰管狭窄占 47%，两者均有的占到 32%。大量报道显示，ESWL 的风险低，碎石成功率达 100%，但主胰管结石完全清理率只有 44% ～ 75%（表 55-1）。一项 meta 分析表明，ESWL 可以有效清理胰管结石、改善疼痛。最近的一项关于 ESWL 联合内镜治疗慢性胰腺炎疼痛的荟萃分析报告，参加治疗的患者中疼痛减轻者达 89%，完全缓解疼痛者达 50%。近来的单中心系列研究显示，对 1006 例患者使用 ESWL 治疗后破碎结石及清除结石的成功率为 93%。然而内镜下胰管引流术在技术上成功是指主胰管直径缩小，而并非胰管结石的完全排出。按这个指标来看，目前发表的大规模病例研究显示，内镜胰管引流技术成功率为 54% ～ 99%。Dumoncenu 等认为 ESWL 是与技术成功相关的唯一的独立影响因素。多数报道认为，碎石和取石的成功与否与主胰管结石的大小和数目无关。

8. 临床效果　内镜下胰管引流术后，只要主胰管引流通畅，82% ～ 94% 的病例疼痛可以缓解。48% ～ 84% 的患者在 2 ～ 5 年的后续随访中症状改善。术前疼痛发作频繁是唯一与复发相关的独立预测指标，其他指标还包括治疗前病史较长和主胰管狭窄等（表 55-2）。在作者随访时间最长（14.4 年）的病例研究中，2/3 的患者预后良好，这与此部分患者发病时的病程短和后续的戒烟相关。有趣的是，另一个研究也证实了戒烟是与远期疼痛缓解有关的唯一因素。这证实了持续性吸烟可干扰慢性胰腺炎术后疼痛的缓解。这些研究结果提示，慢性胰腺炎的患者需尽早进行 ESWL 和（或）内镜治疗，这有利于维持长期效果。并且应该鼓励患者戒除烟酒。

表 55-1　ESWL 和内镜治疗慢性结石性胰腺炎的结果

研究	时间（年）	患者数量	碎石率（%）	完全清除率（%）	完全或部分疼痛缓解率(%)	需要外科手术率（%）	平均随访时间（月）
ESWL 和内镜治疗							
Delhaye 等	1992	123	99	59	85	8	14
Schneider 等	1994	50	86	60	62	12	20
Costamagna 等	1997	35	100	74	72	3	27
Adamek 等	1999	80	54	ND	76	10	40
Brand 等	2000	48	60	44	82	4	7
Farnbacher 等	2002	125	85	64	48	13	29
Kozarek 等	2002	40	100	ND	80	20	30
Inui 等	2005	470	92	73	69[*]	4	44
Tandan 等	2010	1006	100	ND	84	ND	6
Seven 等	2012	120	100	ND	85	16	52
Tandan 等	2013	632	100	77	93	ND	60
Hu 等	2016	214	87	72	95	ND	19
单纯 ESWL							
Ohara 等	1996	32	100	75	86	3	44

ND：无数据；* 随访期间疼痛缓解

表 55-2　发表的超过 50 例慢性胰腺炎患者 ESWL 及内镜胰管引流系列研究中技术与临床成功的预测因素					
系列研究	患者数量	技术成功率（%）	相关因素	临床成功率（%）	相关因素
短期随访＜ 2 年	123	90	无	85	主胰管直径减小
中期随访 2 ～ 5 年	153 ～ 996	54 ～ 99	有 ESWL 设备 单个结石	48 ～ 84	病史短 疼痛发作频率低 没有主胰管狭窄
总数	1557	86		65	
长期随访＞ 5 年	56	86	无	66	病史较短 未戒烟
长期随访＞ 4 年	120	100	无	85	未戒烟

多数病例在随访中出现的疼痛复发与结石碎片移位、主胰管狭窄复发、胰管支架梗阻及脱落有关。有趣的是，再次治疗比初次治疗容易操作而且止痛效果依然很好。这与外科手术有显著的区别，重复外科手术会加剧疼痛。

复发性结石并不是引起疼痛再次发作的必要因素。例如，目前最大的单中心研究显示，在随访 2 ～ 5 年的疼痛复发患者中未见结石再发的占 59%，在随访 5 年以上的患者中未见结石的占 56%。这再次证明了多种因素导致了慢性胰腺炎的疼痛复发，而且这种疼痛不能通过内镜下胰管取石或手术引流来缓解。

主胰管显著狭窄是置入胰腺支架的指征。50% ～ 60% 的重症慢性胰腺炎病例除了胰腺乳头切开和处理结石，还需要置入支架。置入支架的缺点是支架有可能会堵塞。因此支架需常规更换或在腹痛及主胰管扩张复发时按需更换。

对于置入多个支架的病例我们首选 "按需更换的原则" 更换支架。这种情况下，平均每 8 ～ 12 个月更换 1 次支架，这可能是因为即使是堵塞的支架也有助于胰液引流入十二指肠。短期支架置入（6 个月）不足以纠正狭窄和长期缓解疼痛。可是置入支架则通常要进行重复内镜操作，两项大型研究评估了支架移除后的长期疗效，其中一项研究显示，93 例患者中 49 例在平均置入支架 16 个月后可以取出支架，对这些患者平均随访 3.8 年，其中 73% 的患者没有出现疼痛症状；另一项研究中，患者留置支架时间平均为 23 个月，取出支架后随访 27 个月，其中 63% 患者疼痛控制良好。胰腺分裂是唯一需要在移除支架后 1 年内再需置入的疾病，大多数因疼痛复发需要再置入支架的情况一般出现在支架移除 1 年后。因此，如果患者在移除支架后 1 年内无不适症状，则无须再次置入支架。如果患者因为支架堵塞频繁发作腹痛，而更换支架之后又能得到较好地缓解，这提示通过手术胰管减压有可能取得良好疗效，应考虑选择性胰管空肠吻合术。这进一步强调了内镜治疗应当由综合性医疗团队实施，也证明内镜治疗不会对以后的手术造成影响。

为缩短支架留置的时间，Costamagna 的团队最先提议置入多个主胰管支架，留置周期为 6 ～ 12 个月。他们依据主胰管狭窄程度和近端胰管直径大小放置尽可能多（平均 3 个）的支架。在移除支架后，19 例患者中有 16 例在平均随访 38 个月时没有复发。另外，这些病例中的多数在移除支架时支架已全部堵塞，但并无疼痛症状，提示胰液仍能从支架的间隙流出。这进一步的说明积极处理主胰管明显狭窄可能缩短支架留置的时间，长期缓解疼痛。

胰头部狭窄合并假性囊肿的患者中需要进一步研究是胰十二指肠或胰胃跨壁引流的远期疗效。跨壁引流形成的瘘道通常需要放置 1 支或 2 支支架来维持。EUS 跨壁引流可用在完全性主胰管梗阻的病例，其优势在于可能形成真正的胰十二指肠内瘘，这个瘘不必依赖于支架的通畅。EUS 跨壁引流也适宜于治疗与主胰管不相通的胰腺假性囊肿病例。如果对重症慢性胰腺炎的假性囊肿进行跨壁引流，跨壁瘘道可使胰管减压，无须也不推荐同时进行经乳头内镜引流。

胰管（PD）结石患者的另一个内镜治疗的选择是初始治疗时仅使用 ESWL 还是联合使用 ERCP。事实上，ESWL 产生的毫米级碎石片在不用胰括约肌切开术的情况下可以通过乳头，而无须内镜干预。这种方法最适合于没有胆道狭窄或存在假性囊肿以及胰头部的主胰管狭窄较短的患者。在一项多中心随机对照试验中，我们前瞻性地探索了单独使用 ESWL 方法的效果，该方法对 55 名患者（表 55-3）进行了平均 4 年以上的随访，结果显示单独使用 ESWL 与 ESWL 和 ET 联合治疗相比，长期疼痛缓解效果类似，但单独使用 ESWL 患者的住院时间、费用和额外手术的需要都有所减少。作者目前已经在选定的患者中采用了这种方法来控制疼痛。

9. 不良事件　急性胰腺炎是胰腺结石碎石和胰腺内镜治疗后的主要副作用。幸运的是，在钙化性慢性胰腺炎患者治疗后，重症胰腺炎的发生率较低。在对 572 例胰腺疾病患者行内镜胰腺括约肌切开术的回顾性研究中，12% 的患者出现术后胰腺炎，但都不严重。多因素分析显示，括约肌切开后急性胰腺炎风险的相关因素包括存在胰管结石、主乳头括约肌切开以及充分的胰液引流。虽然还没有在慢性胰腺炎患者中使用直肠给非甾体抗炎药（NSAIDs）来预防 ERCP 后胰腺炎的研究（第 8 章），但我们推荐内镜下胰腺治疗后使用。

根据最近一项包括 27 项研究达 3189 例病例的荟萃分析显示，接受 ESWL 和 ET 治疗的患者中，与手术相关的急性胰腺炎发生率为 4.2%，无死亡。ESWL 单独治疗几乎没有副作用。事实上，即使在有胰腺假性囊肿的情况下使用 EWSL 治疗也是安全的。即使在 ESWL 治疗前没有进行括约肌切开，ESWL 治疗后的胰腺炎发病率也小于 1%。而轻微的胃和（或）十二指肠小糜烂是常见的。作者在 ESWL 治疗后给予患者使用 2 周质子泵抑制剂进行治疗。

10. 胰管引流对于胰腺内外分泌功能的影响与 Rosch 等的多中心研究有所不同，作者的长期研究结果表明，ESWL 结合内镜下胰管引流可将慢性胰腺炎患者出现脂肪泻的时间推后 10 年以上。一个最近的 meta 分析报道了经内镜和 ESWL 联合治疗后 82% 的患者的体重增加了或维持了原体重。

除酗酒外，胰管阻塞的病程也是脂肪泻发生的高风险因素，这说明在疾病早期进行胰管减压或许有利于疾病的恢复。然而对无痛性脂肪泻患者，并不推荐早期内镜干预。

表 55-3　ESWL 与 ESWL 联合内镜初始治疗有梗阻性胰管结石而无较大假性囊肿及胆管狭窄的慢性胰腺炎的比较

初始治疗	ESWL(n=26)	ESWL 和内镜联合治疗（n=29）
初始住院时间（天）	2	7*
合并症发病率	0%	3%
随访 51 个月的至少一次疼痛复发率	42%	45%
需要额外的 ERCP/ESWL 的患者数	8（31%）	18（62%）*

ERCP. 内镜逆行胰胆管造影；ESWL. 体外冲击波碎石。*$P < 0.05$（引自 Dumonceau JM, Costamagna G, Tringali A, et al. Treatment for painful calcified chronic pancreatitis: extracorporeal shock wave lithotripsy versus endoscopic treatment: a randomized controlled trial. Gut，2007，56:545-552）

此外，早期研究已证实胰管引流并不能阻止糖尿病的发展，相反，糖尿病可能是继续酗酒的结果。这提示只有胰腺的外分泌功能获益于胰管梗阻的早期治疗。

11. 超声内镜的应用　对于不可通性狭窄和无法取出的结石，超声引导下的会师技术或胰胃造瘘术可用于置入支架，改善引流（详见第 33 章）。

12. 胆道狭窄　胆道狭窄在严重的慢性胰腺炎患者中并不少见。这种狭窄位于远端，位于胆道的胰腺内部分。内镜治疗包括放置多个大口径（10 ～ 11.5Fr）塑料支架或一个全覆膜支架（SEMS）。如果置入支架没有效果，根据胆道梗阻是否需要处理 [有无胰腺引流（胰管空肠侧侧吻合术）] 或是否已伴有胰头切除来选择进行手术建立旁路或切除胰头。第 43 章讨论了内镜在胆道狭窄处理中的作用。

二、小结

多个长期随访的大型研究证明了内镜治疗伴有疼痛的慢性胰腺炎有效性，并支持内镜作为可行的一线干预手段。可是，内镜治疗的质疑者仍大有人在。

一种质疑认为缺乏无处理对照。伴有严重疼痛的慢性胰腺炎患者被转移到转诊中心寻求手术治疗时，在那里很难进行无处理对照。作者进行了登记，在 3 年多的时间里，只有 8 名患者接受作为无处理对照，这个数字只占新增患者的 5%。在近期发表的一项研究中，对有持续疼痛及胰管扩张的患者进行内镜治疗，所有患者的疼痛完全缓解并不再使用镇痛药。这预示着在这类患者中，主胰管引流优于安慰治疗。

在治疗疼痛时，内镜治疗是否能代替外科手术还有争论。第一个比较内镜治疗和外科手术的随机试验表明，尽管外科手术对中期疼痛控制更好一些，但对短期疼痛缓解两者疗效相似。值得注意的是，进行外科治疗时 80% 的患者进行了切除手术，这与单纯的内镜引流是不好比较的，并

且 ESWL 并没有用于内镜治疗，作者的经验是没有联合 ESWL 的内镜治疗病例中 44% 会失败。另外，当症状复发时没有再次进行内镜治疗，多个以往的研究已经证实内镜减压后早期仍需要再次进行内镜治疗。在另外一项研究中，2 年期疼痛的缓解率外科手术要优于内镜治疗（75% vs 32%）。但是，在该研究中的内镜治疗组绝大多数患者有严重的主胰管狭窄，治疗这些狭窄时支架留置时间平均 6 个月，这些支架影响长期疼痛的缓解。此外，内镜治疗组中包括了梗阻性慢性胰腺炎、胆道狭窄及假性囊肿患者。这个研究还报道了对这些患者 6 年的随访结果。相比之下，内镜治疗组患者中获得部分或完全的疼痛缓解得（6/16）要显著少于外科治疗组（12/15）。但是，总体疼痛评分、生命质量、总住院时间及治疗费用两组相当。有趣的是，内镜治疗组中有 9 名患者又接受了外科手术，只有 2 人后来疼痛得到缓解。尽管研究者认为使用内镜治疗而延迟手术是术后反应不佳的原因，但这也许正反映了内镜治疗组患者的多样性，其中包括那些需要手术而不只是胰管引流的患者。这些随机试验有助于建立治疗慢性胰腺炎患者的最佳方法。

内镜治疗方法（ESWL、支架留置时间、多学科协作治疗）必须标准化，这样有利于使结果判读和各研究间的结果进行比较。结果测定也非常重要，因为绝大多数内镜治疗后的疼痛复发发生在初始治疗后 1 年内。而外科手术后的疼痛复发通常发生在术后平均 6 ～ 7 年。

最后一个问题是如何确定这些患者是否接受了过度治疗。来自日本的研究显示，许多患者单用 ESWL 就能缓解疼痛。疼痛缓解很可能就是碳酸钙结石经 ESWL 破碎成的细小碎渣自行排出的结果，尤其是胰头部单个结石的患者更是如此。

正如上文所述，一个将 ESWL 作为初始治疗与 ESWL 联合内镜治疗比较的随机对照试验表明，创伤性较小的 ESWL 和创伤性较大的 ESWL 联合内镜治疗同样有效。对患者平均随访 4 年以上发现单独 ESWL 组患者中只有 31% 需要再进行内镜

治疗（图 55-8）。这也支持将 ESWL 作为治疗这类患者的基本方法。目前 ESWL 单独治疗已经成为作者治疗梗阻性结石患者疼痛的首选手段。如果需要另外的治疗，再选择内镜治疗或外科手术。对伴有胰管狭窄并且经过 1 年支架治疗（最好并排放置两根 8.5Fr 的支架）胰管狭窄没有改善的患者更适宜手术治疗。

对于慢性胰腺炎患者，内镜治疗应作为多学科治疗方法的一部分，最好由同时具备外科手术及内镜治疗经验的临床医师来完成。

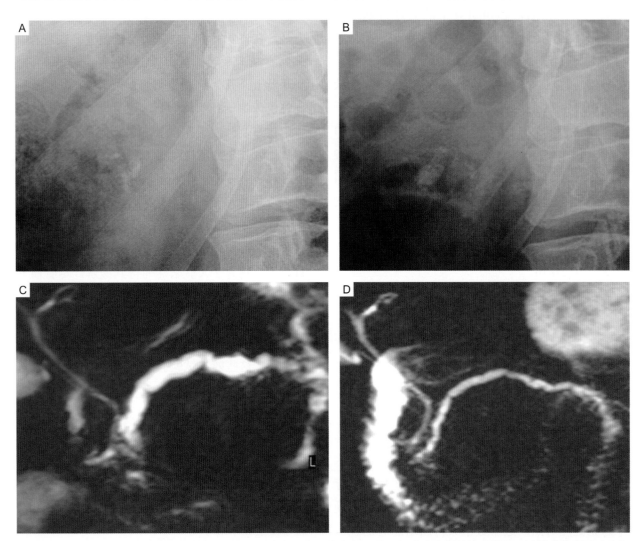

图 55-8　长期腹痛的慢性胰腺炎患者。A 和 C. 患者入院时的腹部平片和促胰液素刺激的磁共振胆胰管成像显示胰头部胰管结石嵌顿，其上游的主胰管（MPD）扩张；B 和 D. 患者仅接受单次 ESWL 治疗，未行内镜下治疗，复查腹部平片可见结石主体已消失（B），磁共振胆胰管成像可见 MPD 内径变细（D），给予促胰液素刺激分泌后十二指肠的显影更为明显

第 56 章

胰腺假性囊肿、脓肿及包裹性坏死的内镜下引流

Ryan Law and Todd H. Baron
郭长存　潘阳林　译

胰腺假性囊肿、脓肿和包裹性坏死是胰腺损伤后胰腺液体积聚的不同类型，是由于主胰管和（或）分支胰管破裂引起的。胰管破裂可继发于急性胰腺损伤（如急性胰腺炎、创伤、外科切除、腹腔手术意外损伤等）或慢性损伤（如慢性胰腺炎、自身免疫性胰腺炎等）。胰管破裂进而导致胰腺液体积聚，可伴有或不伴有固体碎屑。

内镜治疗胰腺液体积聚旨在经胃壁引流液体固体成分、经乳头治疗胰管断裂或狭窄或者二者联合治疗适宜患者。现认为治疗胰管断裂可以降低远期并发症，改善患者胰腺液体积聚缓解后的临床转归。本章主要讲述胰腺液体积聚的内镜治疗方法。

一、胰腺液体积聚的类型

对胰腺液体积聚进行分类和定义有助于理解其形成机制，并可用于比较不同学科的不同治疗方法。本书上一版之后，胰腺液体积聚的分类和定义已经修改，而且有可能会继续被不断修订。

在选择治疗胰腺液体积聚治疗方法前，需要回答 3 个简单的问题，①液体积聚是胰腺炎引起还是胰腺囊腺瘤（第 15 章）？②囊液成分液体为主还是含有大量固体成分？③胰管解剖结构如何？回答好这 3 个基本问题就可以选择胰腺液体积聚患者短期或长期治疗方法。液性成分为主的胰腺液体积聚与含有大量固体的胰腺病灶治疗方法不同，前者可以单纯通过经胃壁或经乳头置入小孔径支架治疗，而后者可能需要直接内镜下坏死切除、大孔径自膨胀式金属支架置入、辅助经皮引流、置入或不置入冲洗管情况下直接清除囊内坏死物质等。

二、液性或液性为主的胰腺液体积聚

（一）急性液体积聚

急性液体积聚发生于胰腺炎早期，常位于胰腺周围，常可自行缓解消失但也可能发展成为胰腺假性囊肿。

（二）胰腺假性囊肿

1. 急性胰腺假性囊肿　急性胰腺假性囊肿继发于急性胰腺炎，需要至少 4 周才能完全包裹，不含固体成分。急性胰腺假性囊肿常是由于胰腺局限坏死及胰管泄漏所致（图 56-1）。此外胰腺或胰周脂肪坏死可以逐渐完全液化形成假性囊肿。尽管胰腺假性囊肿需要至少 4 周才能成熟，但超过 4 周的囊性病变不一定是假性囊肿。胰腺广泛坏死（超过 30%）可以逐渐进展成为液体积聚，影像学上与假性囊肿相似，可持续存在超过 4 周（见本章包裹性坏死部分）。根据定义，含有固体碎屑的液体积聚不属于胰腺假性囊肿。单纯内镜下引流常导致剩余未清除固体碎屑发生感染。

2. 慢性胰腺假性囊肿　慢性假性囊肿继发于慢性胰腺炎，是由于胰管纤维狭窄和（或）胰管结石导致远端胰液排除受阻所致。这种情况常引起胰管破裂、胰液溢出、胰管泄漏和胰腺液体积聚。慢性假性囊肿不含固体成分，一般不是急性胰腺炎症所致（图 56-2）。

3. 胰腺假性囊肿　胰腺假性囊肿分为无菌性或感染性（后者在某些分类系统中被称为胰腺脓肿）。

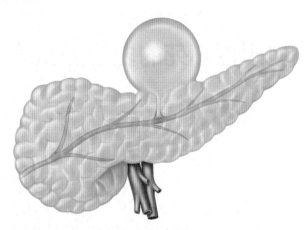

图 56-1 急性胰腺假性囊肿形成机制的示意图。主胰管局部坏死导致胰瘘，形成富含淀粉酶的液体积聚

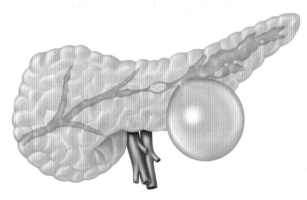

图 56-2 慢性胰腺假性囊肿形成机制的示意图。结石和或狭窄导致主胰管堵塞，继发胰管破裂，形成富含淀粉酶的液体积聚

（三）胰腺脓肿

真性胰腺脓肿很少见，且不等同于感染性胰腺假性囊肿。但由于现有分类及定义有待更新，本章将不含或仅含很少固体碎屑感染性胰腺假性囊肿也定义为胰腺脓肿（而不定义为后面所述的感染性胰腺坏死）。作者认为如此定义的胰腺脓肿可以通过中等孔径引流管引流，而不一定需要冲洗或清创。

三、液性积聚引流的适应证

一般情况下，单纯断层影像学发现胰腺液体积聚不一定是引流治疗的适应证，而是根据患者症状和（或）感染体征确定。无菌性胰腺液体积聚的症状包括上腹痛、常进食后加重、体重减轻、胃流出道梗阻（恶心、呕吐）、梗阻性黄疸和持续

胰管泄漏。胰管泄漏可以表现为胰性腹水或高淀粉酶浆膜腔积液和胰瘘（第 54 章）。感染是引流治疗的绝对指征。

多年以来引流治疗的标准为液体积聚直径超过 6cm 且持续存在。但胰腺液体积聚直径 ≥ 6cm 的患者也可长期无症状，发生破裂、感染、出血等不良事件的风险很低；而内镜引流治疗具有一定（也可能很高的）不良事件发生风险。除病灶直径外，进行性增大的胰腺液体积聚也被认为是引流的指证，但这些患者也可以密切随访直到症状出现才进行治疗。

四、引流前评估

在引流胰腺液性病灶之前，需要做以下评估：

1. 确定病灶是液体积聚还是胰腺囊腺瘤或其他病变所致的类似病变（框 56-1，图 56-3）。若患者没有明确的急性、慢性胰腺炎病史，内镜医师需要警惕病变并非假性囊肿或其他炎性液体积聚。可以通过超声内镜诊断胰腺囊腺瘤（第 51 章）。临床表现、CT、MRI 扫描有助于鉴别诊断囊性瘤或炎性液体积聚（第 34 章）。

2. 明确病灶主要液体为主还是含有大量固体物质。

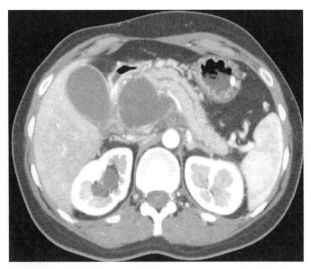

图 56-3 女性患者出现腹痛和"胰腺炎"，检查发现表现为胰腺假性囊肿的转移性纤维性组织细胞瘤，该患者既往有原发病史。病灶经超声内镜细针穿刺活检确诊，予以手术切除治疗

框 56-1　易与胰腺液体积聚混淆的其他病变或结构
● 胰腺囊腺瘤
● 重复囊肿
● 真性胰腺囊肿
● 假性动脉瘤
● 实体瘤坏死（如腹膜后肉瘤）
● 淋巴囊肿
● 胆囊

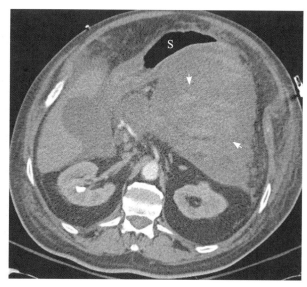

图 56-4　重症胆源性胰腺炎 4 周后的计算机断层扫描图。注意胃（S）后方密度均匀的巨大积液区，其内密度不均匀的部分（箭头）为固体坏死组织

3. 明确病灶与周围管壁和血管结构的关系。

4. 确定是否存在需要其他治疗或辅助治疗的潜在的病因，如胰腺癌、自身免疫性胰腺炎、导管内胰腺黏液瘤等。

在引流之前，除了完善的病史采集及体格检查之外，需要完成以下术前检查、检验措施。

1. 对于可疑凝血障碍和（或）肝病患者需要完善凝血指标检验，尤其是考虑进行经胃肠壁引流时。对于高出血风险患者，需调整抗凝药物使用（第 10 章）。

2. 完善腹部增强 CT 检查。预判可能需要经胃肠壁引流时，腹部 CT 检查可以准确判断液体积聚部位与胃和十二指肠的解剖关系；也可以确定病灶与周围血管结构的关系。可能会发现周围脾静脉发出的曲张静脉和门静脉血栓等状况。CT 影像学表现病变内容不均一提示病灶内存在固体物质和（或）出血（图 56-4）。

也可以考虑完善以下其他检查。

1. 超声内镜　引流前进行超声内镜内镜检查可以判断病灶内固体成分含量，从而根据固体成分多少改变治疗策略。此外超声内镜可以通过超声影像学特点、囊液抽吸化验、囊壁穿刺活检及经穿刺针置入共聚焦探头等方法对胰腺病灶进行确定诊断（第 28 章）。内镜医师确定病变为胰腺液体积聚，确定内镜引流方案后，可在超声内镜引导下完成经胃肠壁引流。

2. 磁共振成像（MRI）/ 磁共振胆道成像（MRCP）MRI 也可发现病灶的固体成分，进而根据当地医疗条件及坏死引流策略偏好确定病灶引流的方法。MRCP 可以明确胆道结构，也可在促胰泌素刺激

后进行扫查。促胰液素 MRCP 有助于确定有无胰管断裂。

五、引流方法

胰腺液体积聚液化病灶可以经胃肠壁或十二指肠乳头引流，也可以二者联合治疗。如何选择引流方法需要根据病灶大小、与胃十二指肠壁的远近、能否进入胰管和（或）到达胰管破裂区域等因素确定。如胰管结石梗阻导致的胰腺假性囊肿一般可以经十二指肠乳头引流（图 56-5A、B）。但如导丝无法通过梗阻部位则需要经过胃肠壁引流。胰管结石可以后期通过其他方法进行评估和处理，如体外振波碎石等。

（一）经乳头引流

如果液体积聚与主胰管相通，可以通过置入胰管支架方法治疗（可行胰管括约肌切开也可不切开）。此方法尤其适用于直径 ≤ 6cm，经胃肠壁不能引流的患者。可以将胰管支架近端（胰尾端）直接置入液体积聚区域，也可以跨过泄漏区域置于泄漏区近端（胰尾端）（图 56-6）。更推荐后一种方法（图 56-7），因为这种方法可以恢复胰管连续性。对于慢性胰腺假性囊肿患者，胰管支架必

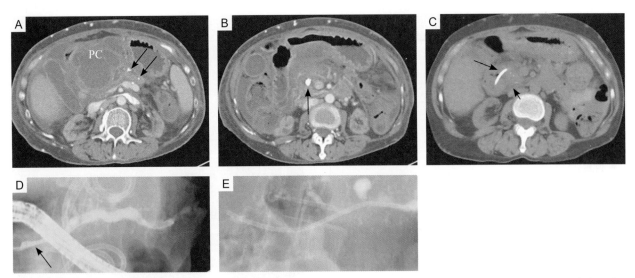

图 56-5　慢性胰腺炎患者的假性囊肿。A. 假性囊肿（PC）压迫十二指肠，胰尾部（箭号）可见钙化灶；B. 同例患者图像，可见巨大结石（箭号）堵塞主胰管；C. 囊肿透壁引流及体外震波碎石后的随访 CT 可见经十二指肠壁置入的多根引流支架（箭号）；D. 取出支架后，胰管造影可见胰头部胰管狭窄（箭号）；E. 取出结石碎块，球囊扩张狭窄段，置入胰管支架

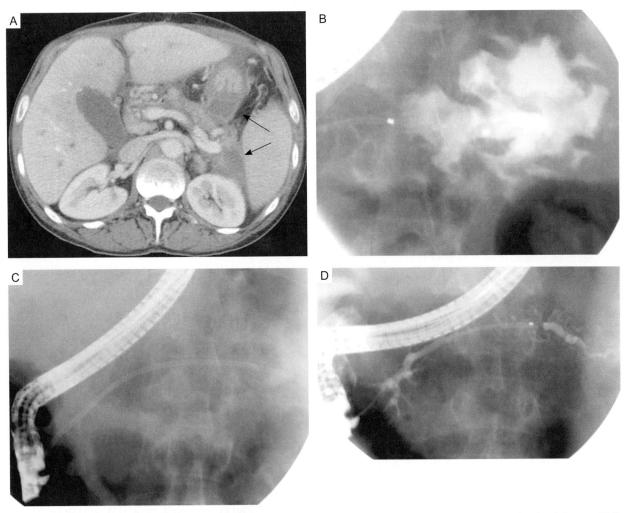

图 56-6　经乳头引流胰腺假性囊肿。A. 计算机断层扫描可见液体积聚（箭号）；B. 胰管造影可见胰尾部胰瘘；C. 经乳头置入胰管支架直达胰尾部；D. 随访胰管造影显示胰瘘愈合

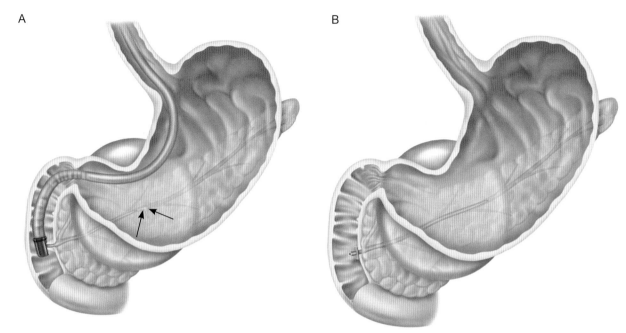

图 56-7　A. 胰瘘示意图；B. 置入胰管支架跨越瘘口的理想位置

须跨越泄漏区域以及与十二指肠乳头之间的胰管结石或胰管狭窄所致的梗阻区。胰管支架的孔径需根据胰管的直径确定，最常用支架孔径为 7Fr（第 22 章和第 55 章）。慢性胰腺炎患者内镜下治疗胰管狭窄和胰管结石可以降低胰腺假性囊肿的复发率。

　　经乳头引流相对经胃肠壁引流的优势在于因并非必须切开胰管括约肌所以可避免出血，也可降低穿孔风险。其缺点在于对于胰管正常患者置入胰管支架可能会导致胰管损伤。此类患者包括急性胰腺假性囊肿小分支胰管破裂患者和远端胰腺切除后胰管泄漏患者（第 45 章）。

（二）经胃肠壁引流

　　与以往白光内镜下根据内镜下标志（可见外压性隆起）置入针刀导管或电切导管（针刀或囊肿切开刀导管）相比，超声内镜引导下胰腺液体积聚引流的优势越来越明显。早期比较超声内镜引导和内镜直接穿刺引流的随机对照临床研究结果显示，对于内镜下可以看到外压隆起的患者，直接穿刺引流是可接受的一线治疗方法。超声内镜可以降低经胃肠壁引流的不良事件发生率。超声内镜下定位液体积聚后，可以进行无超声内镜

引导的内镜穿刺，但这种方法需要更换内镜，且准确性低一些。

　　经胃肠壁胰腺液体积聚引流的器械分为电切和非电切两种。电切器械有标准透热导丝（如针刀）和专用囊肿切开器械（如 Cystitine CST，Cook Endoscopy, Winston-Salen, NC）。此外，现已有专用的头端带热置入器的双蘑菇头的金属支架（AXIOS-EC，Boston Scientific，Marlborough，MA）（图 56-8）。

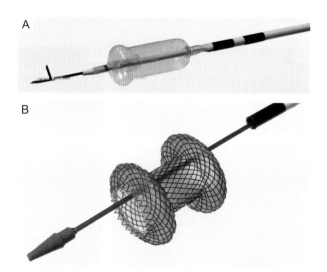

图 56-8　A. NAVIX 穿刺扩张器；B. 在推送系统上释放的 AXIOS 支架（Xlumena, Mountain View, CA）

非电切器械包括各种 EUS-FNA 穿刺针和其他抽吸针（Marcon-Haber 曲张静脉注射针 MHI-21，Cook Medical，Winston-Salem，NC）。超声内镜下穿刺引流术详见第 32 章和第 33 章。使用线阵式超声内镜，95% 的患者可以成功穿刺并引流，不良事件发生率低，对内镜下无明显外压隆起的患者也有很好的效果。应用多普勒功能可以降低穿刺大血管的风险。

如果采用非超声内镜引导下的液体积聚引流，可以将电切器械直接在内镜下外压隆起处电切送入液体集聚区域，可预先使用穿刺针穿刺定位，也可以直接电切引流（图 56-9）。另外一种方法是不用电凝电切，采用 Seldinger 穿刺法，将可置入导丝的穿刺针定位并穿刺病灶。可通过抽囊液或注入造影剂证实穿刺位置是否正确（图 56-10A ～ C）。非电切穿刺相对电切法更加安全。如果穿刺不成功，可以撤出穿刺针。同样，如果穿刺后发生出血，穿刺针抽出大量血液或者可见血肿形成，可撤出穿刺针，对出血部位血管进行压迫止血。随后，可以选择其他部位再次穿刺。研究报道 97 例患者中，94 例直接穿刺成功（97%），患者病灶最小为 3cm，有些病例无明显内镜下可见的外压隆起。该项研究的操作者是一名具有丰富直接穿刺经验的内镜医师。

对于仅含液体成分的病灶（急性液体积聚和假性囊肿），置入两根 10F 双猪尾塑料支架或者一个全覆膜胆道自膨胀金属支架可使病灶成功消失。

经胃肠壁置入 1 ～ 2 根 7 ～ 10Fr 塑料支架需要使用 8 ～ 10mm 标准 ERCP 扩张球囊（图 56-10D）对穿刺道进行扩张（图 56-10E）。如果置入自膨胀金属支架，穿刺道扩张直径不需要超过 4mm 就足以通过支架释放装置。病灶内导丝成圈以确保足够长度导丝进入液体积聚区域是非常重要的（图 56-10D）。由于可能增加穿刺部位出血的风险，现在较少使用电切装置扩大穿刺道。

经胃肠壁引流可使用塑料直支架或双猪尾塑料支架。推荐使用双猪尾塑料支架的原因有两个：首先双猪尾支架脱落进入病灶或胃内的可能性更低；其次，病灶缩小后直支架可能会抵住囊壁或者胃壁引起迟发型出血。我们经胃壁引流时常规置入 1 ～ 2 根 10F 的双猪尾塑料短支架（3 ～ 5cm）。多家公司生产此类支架。我们偏好使用标准 10F 双猪尾塑料支架（Zimmon 支架，Cook Medical），这种支架一端变细，因此无法使用内套管引导支架置入。释放支架时内镜医师需非常小心地避免将整个支架推入病灶内。一般支架置入不超过 50% 就可避免支架被送入病灶。如果支架本身没有放射透视标记，可以用标记笔对支架进行标记以控制置入深度。当支架置入胃壁或十二指肠壁一半后一边回退内镜一边将支架推出内镜孔道（视频 56-1）。也可以使用其他更柔韧的塑料支架（Hobbs Medical Inc、Stafford Springs、CT、Solus

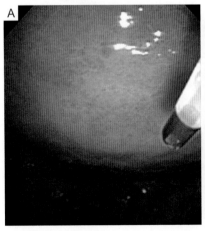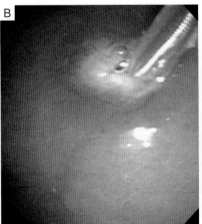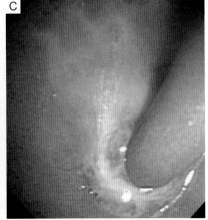

图 56-9　用囊肿切开刀（Cook Endoscopy）进行非超声内镜引导的透壁引流。A. 图中可见囊肿切开刀和囊性病变所致的胃壁外压性改变；B. 用囊肿切开刀的电凝内芯切开胃壁；C.10Fr 囊肿切开刀外鞘循内芯电凝穿透囊肿壁

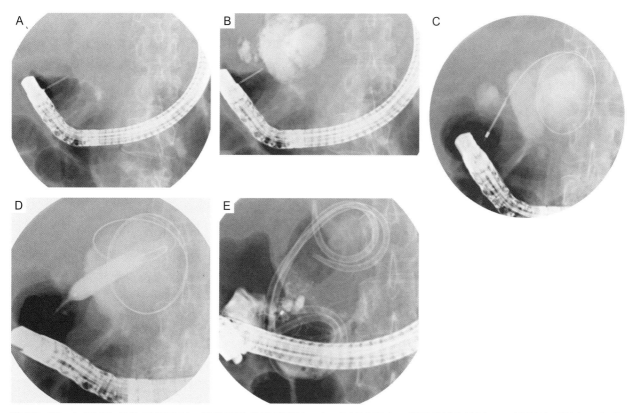

图 56-10　与图 56-5 为同例患者。假性囊肿的透壁引流。A. 穿刺针经十二指肠壁进入囊腔；B. 注射造影剂充盈囊腔；C. 导丝进入囊腔盘曲；D.10mm 胆道扩张球囊扩张十二指肠壁；E. 置入两根双猪尾支架

支架 Cook Medical）。Solus 支架内置导丝且带有放射透视标记（图 56-11），但在液体积聚缩小时或缩小前自发脱落比较常见。

　　液体区域引流也可使用全覆膜自膨胀金属胆道支架或特制的短支架（图 56-12）。金属支架内置入双猪尾支架有助于防止支架移位（第 42 章）。最近研发的双蘑菇头金属支架（LAMS，AXIOS Boston Sci）克服了以往引流支架的缺陷。此类支架总长 1cm，支架孔径 10mm 或 15mm，蘑菇头直径分别为 21mm 和 24mm。目前有两种 AXIOS 支架置入装置。一种需要常规步骤置入（穿刺 - 置入导丝 - 扩张穿刺道 - 支架释放）。另一种自带热置入器可同时穿刺、扩大穿刺道随后释放支架，在有些情况下不需要导丝引导。许多内镜医师放置 LAMS 支架后还在金属支架内置入 1 条双猪尾支架，以便病灶缩小后支架能保持通畅。与传统的塑料或金属胆道支架引流需要穿刺、电切、扩张操作及交换器械等相比，使用自带热置入器的双蘑菇头支架大大简

化了操作步骤，可一次性置入 10mm 或 15mm 支架而不需交换器械。但目前 LAMS 支架非常昂贵，一定程度上削弱了其操作优势。

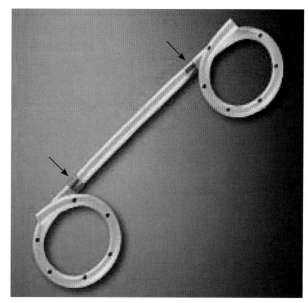

图 56-11　单根双猪尾支架。支架两端的标记（箭号）在内镜下及透视下都容易看见

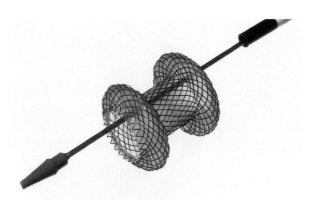

图56-12　用于透壁引流假性囊肿的自膨式金属支架（AXIOS 支架；Xlumena, Mountain View, CA）

六、胰腺坏死

胰腺坏死是指胰腺实质失活常伴有胰腺周围脂肪坏死。早期增强 CT 影像学显示为胰腺实质不强化区域（图56-13）。胰腺坏死常伴有主胰管破裂。在几周内，坏死区域逐渐形成液体积聚并扩大。积聚区内含有液体成分和固体成分（图56-14），以前此类病变定义为"机化胰腺坏死"，以区别于早期（急性期）胰腺坏死。现在此类病变被称为包裹性坏死（图56-15）。包裹性坏死的 CT 表现与急性胰腺假性囊肿的相似，CT 常不能分辨坏死区底部的固体碎屑，坏死区域常表现为均匀低密度区，因此可能会对包裹性坏死进行常规的胰腺假性囊肿穿刺引流。此时常规引流不能充分去除底部的坏死物质，有可能导致患者严重感染。

可以根据临床表现、病程、影像学表现及引流时内镜发现等区分急性假性囊肿和包裹性坏死。包裹性坏死患者多数临床上都有急性重症胰腺炎的病史。一些影像学特征提示液体积聚区存在固体成分。胰腺炎后增强 CT 扫描常可以发现胰腺显著坏死。可以根据 CT 影像学的演变观察到原有坏死区域逐渐发展成为液体积聚。假性囊肿与包裹性坏死相比 CT 表现不同，包裹性坏死的 CT 表现为病灶较大、病灶延伸至结肠旁区、囊壁不清晰、存在脂肪变性成分、胰腺形态不规则或不连续。内镜引流后，CT 随访可以发现液区消失后的固体成分（图56-16）。内镜引流时如果见固体成分，引流液呈棕巧克力色或特别浑浊浓稠（感染时）或者发现主胰管断裂（图56-17），提示液体积聚区存在坏死。通过主胰管或者经胃肠壁穿刺注入

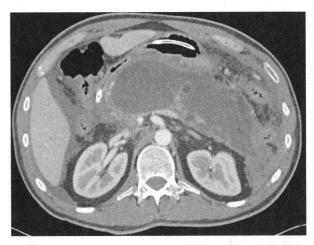

图56-14　图56-13 中患者的 5 周后 CT。巨大积液区占据胰床，为包裹性坏死（机化的胰腺坏死灶）

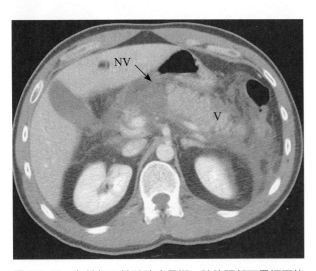

图56-13　急性坏死性胰腺炎早期。胰腺颈部可见坏死的胰腺实质部分没有腺体灌注，胰腺体尾部实质部分正常

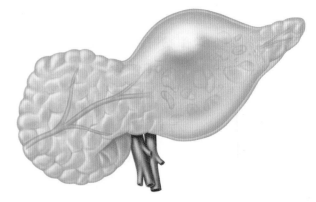

图56-15　机化的胰腺坏死（包裹性坏死）示意图。注意胰头及胰尾的实质是正常的，这也是胰管离断的发生机制

造影剂后，病灶区域较大的造影剂缺损区就是固体坏死物质的区域。包裹性坏死 EUS 下表现为液区存在高回声区，由漂浮碎屑或是固体成分构成。包裹性坏死固体成分可以很少，也可以占据整个病变区域（仅含少量液性成分）。如果病灶内固体成分很多，应采取措施清理固体物质防止继发感染。总体而言，急性胰腺炎胰腺坏死发展成为胰腺假性囊肿是一个动态演变的过程，包裹性坏死是中间的一个阶段。需要认识到，有些液体积聚即使经过很长时间也可能无法完全液化。

　　无菌性胰腺坏死引流的适应证和时机还存在争议。胰腺坏死在发病后 4～6 周机化后才适宜内镜下引流。根据定义，包裹性坏死只有在胰腺炎发生 4 周之后才会形成。在此之前，胰腺坏死被称为急

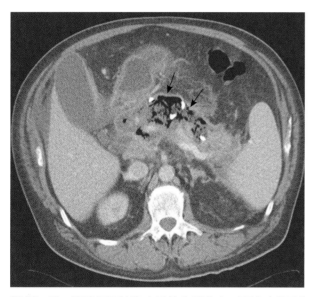

图 56-16　胰腺坏死灶治疗后的典型改变。积液（箭号）内可见游离气体和坏死组织碎屑

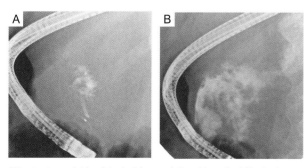

图 56-17　内镜引流胰腺坏死时发现的重度胰管破裂。A. 刚注射造影剂时，可见一短截正常内经的胰管，随后可见造影剂经胰管破口溢入坏死腔（B）

性坏死积聚。如果病灶不发生感染，其引流的指征包括顽固性腹痛、胃流出道梗阻、胆道梗阻或不能康复（如持续性全身状态较差、恶心、体重减轻等），这与液性液体积聚的引流指证是一致的。除内镜引流外，其他治疗方法还包括肠内肠外营养支持、经皮穿刺或手术引流等（包括腹腔镜下后腹膜清创等微创手术）。需要根据医疗专长和患者合并疾病的严重程度等决定治疗方法。三级医疗结构多学科诊治是此类患者最理想的治疗方式。

　　感染性胰腺坏死被认为是引流治疗的一个指征。临床上可能无法根据患者是否发热、白细胞升高等区分无菌性坏死和感染性坏死。以往，常经皮穿刺抽吸进行细菌学检查确定是否存在感染进而决定是否需要治疗干预。开腹手术已不是治疗的金标准，已基本被可弯曲内镜、刚性内镜、经皮或腹腔镜单独或联合治疗等微创方法替代。

包裹性坏死的内镜引流

　　包裹性坏死的内镜引流由于需要清除固体坏死物质，因此有别于其他液性液体积聚。一般认为经乳头引流不能有效的清除固体坏死物质，因此建议采用与前述液性病灶相似的经胃肠壁引流方法。如果使用塑料支架，胃壁或十二指肠壁的穿刺道需扩张至 ≥ 15mm（图 56-18A）。充分扩张可以使液体快速流出，也为内镜清理坏死物质提供通路。可单独使用一种方法或联合多种方法对坏死物质进行清除。其中一种为灌洗清理，即在置入引流支架时通过相同穿刺道或不同穿刺道将 7F 的鼻囊冲洗管（常规鼻胆管）置入液体积聚区（图 56-18B、C）。随后每 2～4 小时通过冲洗管快速注入最多 200ml 的生理盐水进行冲洗。对于不能耐受鼻胆管冲洗和（或）需要进行数周冲洗的患者，可使用胃造瘘套件经皮囊肿造瘘，经造瘘管将空肠营养管放入囊肿内，对坏死灶进行冲洗（图 56-19）。此类患者胃内通道可放置另一营养管进行肠内营养。也有报道对患者同一天内进行经胃肠壁穿刺支架引流和经皮穿刺冲洗管置入作为初始治疗方法（图 56-20），然后通过经皮导管冲洗进行坏死组织清理。

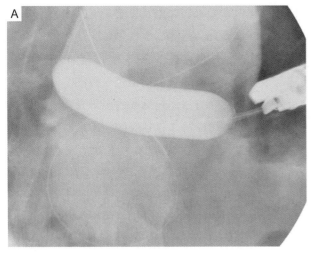

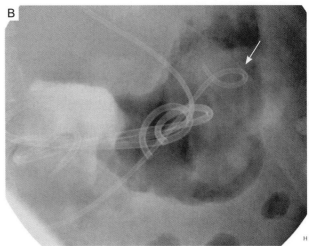

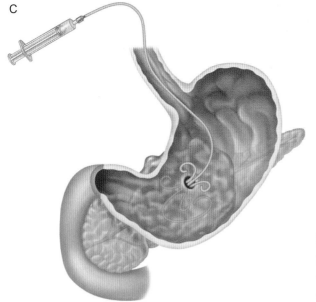

图 56-18　与图 56-13 为同例患者。胰腺坏死的内镜下透壁引流治疗。A. 用 16mm 球囊扩张透壁窦道；B. 置入多根双猪尾支架和鼻胰冲洗管（箭头所示为冲洗管的头端）；C. 透壁支架引流和鼻胰冲洗管示意图

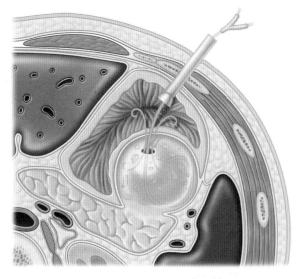

图 56-19　通过经皮内镜下胃造瘘术将瘘管的空肠延伸管穿过胃后壁置入胰腺坏死腔内进行冲洗

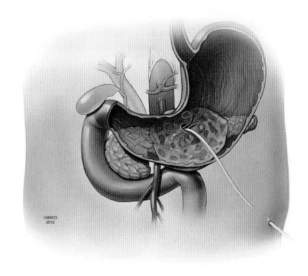

图 56-20　联合透壁支架和经皮冲洗管对胰腺坏死积液进行双引流

内镜下坏死物清理是另外一种治疗方法。可通过胃肠壁穿刺道将导管置入液体积聚区进行冲洗，X 线监测下采用取石网篮、球囊和回收网清理坏死物质。也可以将前视或侧视内镜直接经胃肠壁进入液体积聚区进行直接内镜下坏死切除（DEN）（图 56-21）。可用网篮、异物钳、圈套器等清洗坏死物（图 56-22）。经胃肠壁置入大孔径自膨胀金属支架或双蘑菇头金属支架后更易于进行直接内镜下坏死清理，而不需要每次清创前重复进行引流道球囊扩张。大孔径双蘑菇头支架直径可达 15mm，内镜可重复自由进出，充分清创；蘑菇头可以将胃壁和囊壁牢固而紧密的挤压在一起，因此尤其适宜直接内镜下坏死清理（图 56-23）。20mm 内径的双蘑菇头金属支架已经被 FDA 批准用于包裹性坏死引流，但尚未上市。两次内镜下坏死物质清理操作期间坏死物质也可以这些金属支架的大孔径直接排出。如前所述，也可以在金属支架内放置双猪尾支架以便在液体积聚缩小后保持支架通畅，防止支架移位。不管采用哪种引流方法，常需要多次操作才能完成治疗。可以定期进行内镜操作也可以根据临床及 CT 表现按需进行治疗。

延伸至结肠旁沟的病变可以经皮冲洗，也可以经皮置入大孔径（20 ～ 25mm）全覆膜自膨胀

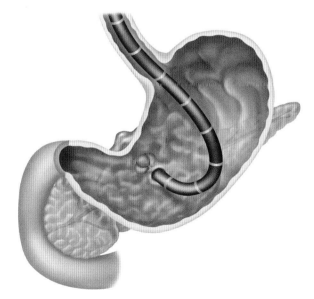

图 56-21　前视镜进入胰腺坏死腔直接清创

金属支架，随后通过支架使用柔性内镜进行直接内镜下坏死清理（图 56-5）。病灶也可能引起结肠瘘，常发生于靠近远端横结肠或脾区，此时有可能通过结肠镜进行坏死清理。

无菌性机化胰腺坏死患者进行内镜引流治疗时需使用抗生素治疗（如碳氢酶烯类、广谱青霉素类或喹诺酮类等）。感染性胰腺坏死患者需持续抗生素治疗，可经验性使用抗生素或根据引流液或清创物的细菌培养结果确定。

门诊患者引流后需要住院观察，如果放置了冲洗管，需要对患者进行冲洗管护理宣教。患者可耐受经口进食并掌握冲洗管护理后可出院。术后应给予口服抗生素，并且要不断冲洗，直至 CT 随访显示病灶消失。一般每 2 周进行一次 CT 随访，以跟踪引流情况确定是否需要进一步内镜下清创。为了避免外瘘形成，一般先拔除外引流管，病灶完全消失数周后再内镜下移除内引流支架。

最近，我们改变了包裹性坏死的治疗策略。我们置入大孔径双蘑菇头金属支架，并在金属支架内置入一根 10Fr 双猪尾支架。双猪尾支架的作用在于：①坏死物质堵塞金属支架时囊液可经过双猪尾支架流出；②预防囊壁发生迟发接触性出血；③当双蘑菇头支架被包埋时有助于支架取出；④为长期放置双猪尾支架治疗胰管断裂综合征提供空间。我们确保患者不使用抑酸药物，以利用胃酸进行坏死物质清除。我们一般不常规进行直接内镜下坏死物质清除，而是在患者症状不改善或恶化时才采用。囊腔消除后可以用常规圈套器或异物钳拔除双蘑菇头金属支架。拔除支架的时机需要根据患者的个体情况决定，一般在适宜情况下尽早拔除，避免长期支架存留引发迟发性出血。

七、胰腺液体积聚内镜下治疗效果

以往胰腺假性囊肿内镜下引流的成功率、复发率和不良事件的报道结果不一。其原因可能是不同研究纳入的患者及采用的治疗方法不一致所致，如：未区分经乳头引流与经胃肠壁引流两种

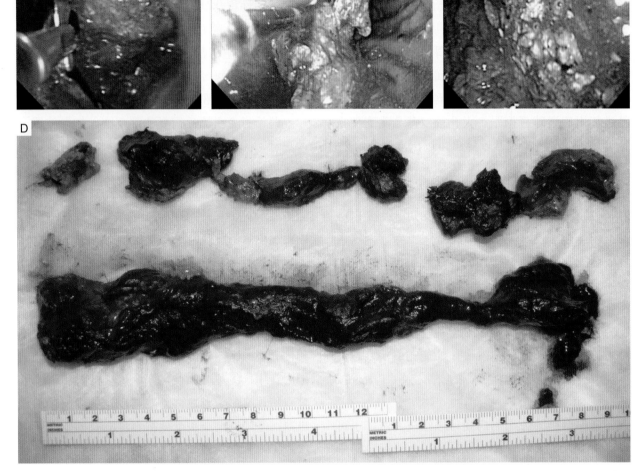

图 56-22　前视镜直接清创。A. 内镜通过透壁大窦道进入坏死腔。用鳄嘴钳抓取固体的坏死组织；B. 将坏死组织移出至胃窦；C. 术后可见胃腔内大量坏死组织碎块；D. 直视下内镜清创术可以一次性清除大量的坏死组织碎块

不同方法。近年来的研究所采用的方法及病变定义更加统一。最近一项多中心研究显示经胃肠壁引流后再经乳头引流患者无更多的受益。而且经乳头引流与长期影像学缓解呈负相关。液化性胰腺液体积聚引流成功率约为90%，不良事件发生率为5%～10%，复发率为5%～20%。内镜下引流与外科手术相比具有一定的优势。尽管胰腺假性囊肿经皮引流临床成功率更高，但可导致胰液外瘘。这是因为假性囊肿常与胰管相通。

假性囊肿经十二指肠引流比经胃壁引流似乎复发率稍低，但尚未被完全证实。这可能是由于十二指肠瘘可以保持长时间通畅，可长期维持主胰管引流。

（一）胰腺脓肿

尽管现有研究较少，病例样本量也较小，但如果将感染性胰腺假性囊肿和其他无坏死的感染性液化胰腺液体积聚也归为胰腺脓肿，那么胰腺脓肿的内镜下引流的成功率是很高的。

（二）包裹性坏死

越来越多的研究显示绝大多数包裹性坏死可内镜下成功治疗。两项系统回顾研究显示单独采

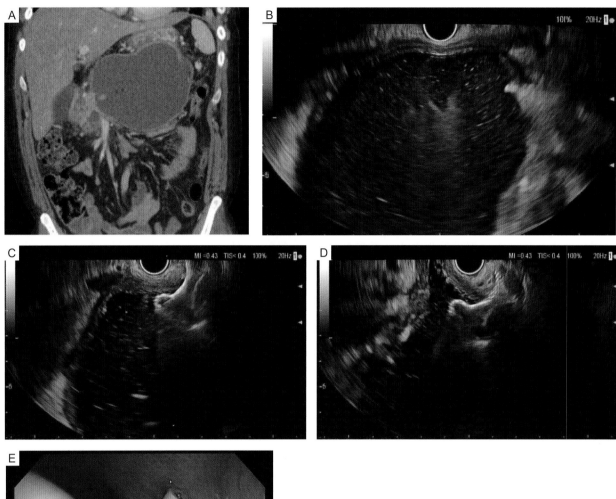

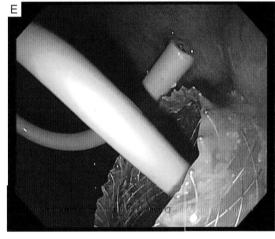

图 56-23　超声内镜引导下胰腺包裹性坏死的引流。A. 重症胰腺炎 4 周后的冠状位计算机断层扫描上可见巨大液体积聚压迫胃腔；B.EUS 可见积液区内实性坏死碎屑；C.EUS 可见跨胃壁置入的双蘑菇头覆膜金属支架（LAMS）的远端侧翼在积液区内释放；D.EUS 可见 LAMS 跨越胃壁在积液区域内释放；E. 内镜下可见 LAMS 的近端侧翼在胃腔内释放。同时可见 10Fr 猪尾支架经 LAMS 内腔置入

用传统的内镜下引流后，超过 80% 的患者可以完全缓解，每位患者平均需要 4 次内镜操作。最近使用自膨胀覆膜金属支架和双蘑菇头覆膜金属支架进行直接内镜下坏死清除的研究也有报道。初步的病例资料显示该方法缓解率高（约 90%），而不良事件发生率低（约 5%）。

尽管有些患者内镜可以经胃肠壁进入盆腔病灶或经皮辅助引流，胰腺液体积聚延伸至结肠旁沟被认为是内镜下治疗预后较差的预测因素。结肠旁沟病灶可发生肠瘘，因此有可能经结肠壁进行引流和（或）直接内镜下坏死清除。

八、胰腺液体积聚内镜下引流结果差异

研究发现胰腺假性囊肿和胰腺坏死患者内镜下引流的成功率存在显著性差别。与胰腺假性囊肿相比，胰腺坏死患者不良事件发生率更高。同样，

胰腺假性囊肿患者住院时间也短于包裹性坏死患者。胰腺坏死和慢性胰腺假性囊肿患者复发率更高。两组患者成功率、不良事件、复发率和住院时间的差异是由于两种疾病的病理、病理生理及疾病严重程度不同造成的。胰腺坏死患者病情更重，而固体坏死物内镜引流的效果也显著低于液体。急性胰腺假性囊肿患者胰管病变较轻，复发率较低；而慢性胰腺炎合并胰管狭窄、结石等胰管病变可导致复发，尤其是在经胃壁引流后未采取措施对胰管病变进行治疗时。在复发方面，胰腺坏死患者急性胰管破裂可发生严重的胰管狭窄或主胰管完全断裂，从而导致胰头和胰尾胰管互不相通（图 56-24，图 56-25）。胰尾部胰液不能经胰管引流可导致液体积聚复发。对所有胰腺液体积聚患者，我们推荐对于胰管病变采取积极内镜下治疗，以避免病变或症状复发（图 56-5D、E）。

急性坏死性胰腺炎胰管断裂尚无标准的内镜治疗方法。一些学者推荐如果术前或术后任何一种方法（胰腺造影、CT、MRI）发现胰管断裂，经胃肠壁引流后可以长期保留双猪尾支架。也有学者建议移除所有支架，并且对患者症状进行密切随访（胰管断裂综合征）。对于此类患者，经乳

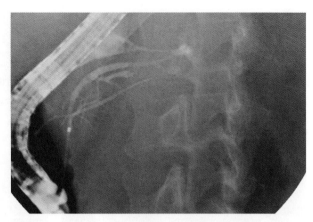

图 56-25　图 56-13 中同例患者最终的胰管造影图。计算机断层扫描可见坏死腔已愈合。可见胰管内造影剂从透壁引流的位点回流到十二指肠腔，与胰尾部胰管无交通

头引流几乎是不可行，可能需要进行 EUS 引导引流或外科手术。

九、内镜经验在胰腺液体积聚治疗中的作用

胰腺液体积聚内镜下治疗需要较高的内镜技巧。胰腺液体积聚引流存在学习曲线，因此操作者的经验可影响患者临床治疗结果。有研究报道了假性囊肿引流技巧的动物训练模型，可有助于掌握相关技能。

十、胰腺液体积聚内镜下治疗的不良事件

胰腺液体积聚内镜下引流可发生危及生命的严重不良事件，见框 56-2。建议在有外科及放射介入支持的情况下进行液体积聚引流。经胃肠壁引流最令人担忧的并发症是出血和穿孔。发生出血后可采取保守支持、内镜下止血、外科手术或放射介入血管栓塞等治疗。经胃壁内镜引流发生胃壁局限性穿孔（仅限于胃壁而不与囊壁交通），且内镜未经穿孔误入腹腔时，患者可行非手术治疗。胃内容物如不发生泄漏，经鼻胃管引流和抗生素治疗后，胃壁穿孔可迅速闭合。可以用大孔径自膨胀金属覆膜支架（如食管支架）封闭穿孔，对一些患者可用于压迫止血。有些学者认为由于位于腹膜后，十二指肠穿孔可以保守治疗。感染

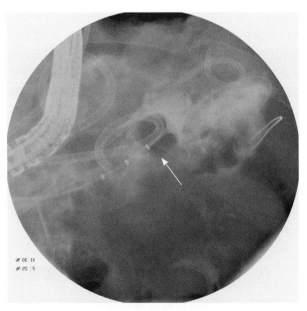

图 56-24　图 56-13 中同例患者胰腺坏死的间接内镜下清创术。取石球囊（箭号）在坏死腔内充盈，将固体坏死组织经由透壁窦道清扫出来

框 56-2　内镜下胰腺液体积聚治疗的不良事件

- 出血
- 穿孔
- 感染
- 胰腺炎
- 镇静相关不良事件
- 异物吸入
- 支架移位或堵塞
- 胰管损伤
- 气体栓塞（经胃壁引流）

并发症常是由于液体和（或）固体成分未能充分引流导致。液化的液体积聚如果经乳头引流，可通过更换和（或）增大支架孔径治疗感染。如存在较多固体坏死物，可以通过放置冲洗管或者（对于经乳头引流患者）改为经胃肠壁引流治疗感染。

个别情况下，有些患者可能需要辅助放置经皮引流和（或）冲洗管控制感染，尤其是对于坏死延伸至结肠旁沟患者。内镜下经胃壁或十二指肠壁支架置入时或支架置入后，支架可移位至液体积聚内部。液体积聚未完全消除且穿刺道尚通畅的情况下，有可能内镜下取出支架。新的双蘑菇头金属支架由于有较大直径（超过 20mm）的远近侧边缘，因此可以避免支架移位。术后致死性气体栓塞在胰腺假性囊肿引流（内镜未进入液体积聚区）和内镜下坏死清除中均有报道。鉴于此风险的存在，建议在胰腺液体积聚引流时因使用二氧化碳而不用常规注气。

内镜治疗发生不良事件或者治疗失败后患者可能需要外科治疗。内镜治疗后再行外科治疗患者的结局有可能要比初始就选择外科治疗者更差。